执业医师资格考试通关全攻略丛书

中西医结合执业助理医师资格考试通关全攻略

（上册）

徐　雅　杜庆红◎主编

中国中医药出版社
·北　京·

图书在版编目（CIP）数据

中西医结合执业助理医师资格考试通关全攻略：全2册 / 徐雅，杜庆红主编．—北京：中国中医药出版社，2020.4

ISBN 978－7－5132－5967－5

Ⅰ．①中…　Ⅱ．①徐…②杜…　Ⅲ．①中西医结合—资格考试—自学参考资料　Ⅳ．①R2-031

中国版本图书馆CIP数据核字（2019）第289361号

中国中医药出版社出版

北京经济技术开发区科创十三街31号院二区8号楼

邮政编码　100176

传真　010-64405750

山东临沂新华印刷物流集团有限责任公司印刷

各地新华书店经销

开本 889×1194　1/16　印张 86.75　字数 2796千字

2020年4月第1版　2020年4月第1次印刷

书号　ISBN 978－7－5132－5967－5

定价　468.00元

网址　www.cptcm.com

社长热线　010-64405720

购书热线　010-89535836

维权打假　010-64405753

微信服务号　zgzyycbs

微商城网址　https：//kdt.im/LIdUGr

官方微博　http：//e.weibo.com/cptcm

天猫旗舰店网址　https：//zgzyycbs.tmall.com

如有印装质量问题请与本社出版部联系（010-64405510）

《中西医结合执业助理医师资格考试通关全攻略》
编委会

主　编　徐　雅　杜庆红

副主编　李卫红　禄　颖　储著朗

编　委　（以姓氏笔画为序）

王宇同　王丽涛　王珊珊　田　甜　闫凤娜　杜烨君
李　爽　李　雪　李腾辉　吴子彧　宋楚玉　张国亮
张明霞　陈子杰　范德会　赵　歆　徐强强　唐博杰
董一昕　韩宁宁　薛贝珊　穆　青　穆　岩　穆千祥
穆志超

编写说明

执业（助理）医师资格考试是行业准入考试，是评价申请医师资格者是否具备从事医师工作所必需的专业知识与技能的考试。本套丛书的编者长期从事执业医师考试培训工作，对考试规律和特点有深刻的认识，同时也深谙考生的心理和需求，在研究了市场上同类图书的长短优劣，总结多年医考培训经验的基础上，编写了这套“执业医师资格考试通关全攻略丛书”。

本套丛书根据《医师资格考试大纲（中医、中西医结合）2020 年版》编写。包括《中医执业医师资格考试通关全攻略》《中医执业助理医师资格考试通关全攻略》《中西医结合执业医师资格考试通关全攻略》和《中西医结合执业助理医师资格考试通关全攻略》四个分册。

全套丛书注重应试的实用性，具有以下特色：

1. 科目通关攻略

每科目开头设有【本章通关攻略】，向考生介绍该科目的性质特点，历年执业医师资格考试中所占的分值，考试的重点内容和学习的基本方法，使考生能把握好重点，合理地分配时间。

2. 重难点突出

在每个细目下设【考点突破攻略】，除详细讲解每个要点以外，对考试中涉及的重要知识点采用“下划线”的形式突出标示，并在要点下以【常考考点】的形式提示高频考点，使读者对考试的重点难点一目了然。

3. 图表、比较，强化记忆

在单元、细目或要点下设【知识纵横比较】，主要是针对读者在学习过程中一些容易混淆的知识点进行归纳、比较和鉴别，从纵向和横向两个维度梳理，帮助读者加深记忆。如纵向比较方面，中医内科肺系病证中咳嗽、哮证、喘证、肺胀等，中西医结合内科呼吸系统疾病中慢性支气管炎、慢性阻塞性肺疾病和慢性肺源性心脏病，在证型、治疗方剂方面有很多相同或相近之处，很容易记混，鉴于此，书中就以表格的形式对其进行了比较。再如，横向方面，中医内科和中医儿科均有感冒、泄泻等同名的疾病，中西医结合内科和中西医结合儿科均有上呼吸道感染等同名的疾病，其证候类型和使用方剂也有相同和相近的地方，书中也以表格的形式对类似情形进行梳理。通过图表，不仅能帮助读者准确记忆，也提高了记忆效率。

4. 真题、仿真题实战练习

每个单元或细目下设【例题实战模拟】，主要是针对该部分内容中的重要知识点，以 A 和 B 型题的形式，检验读者学习的效果，后附【参考答案】，使读者在加深对重点知识记忆理解的基础上，熟悉执业医师资格考试的出题思路和考试方向。

本套丛书集备考攻略、考点解析和真题实练于一体，非常适合考生在第一阶段系统复习使用。希望本套丛书能成为广大考生顺利通过执业医师资格考试的通关利器。

徐　雅

2020 年 2 月 26 日于北京

总目录

上　册

下　册

目 录

（上册）

中医学基础

中医基础理论

中医诊断学

中药学

方剂学

中西医结合临床

中西医结合内科学

中西医结合外科学

中医学基础

中医基础理论

【本章通关攻略】

中医基础理论是中医学的基础课程，也是入门课程。在历年中西医结合执业助理医师资格考试中占据重要地位。其中在综合笔试考试中，平均每年出题约25道，占25分左右。

本部分考查的重点主要分布在阴阳学说、五行学说、五脏、气血津液、经络、病因、病机、治则8个方面。要求考生主要掌握中医的基本概念和基本理论，在理解的基础上强化记忆，并注意该部分知识与后面基础课程和临床课程的结合，做到融会贯通，提高辨证能力。

第一单元　中医学理论体系

细目一　中医学概念与学科属性

【考点突破攻略】

要点

1. 中医学的概念　中医学是研究人体生理、病理，以及疾病的诊断、预防和治疗为主的一门学科。它具有自己完整的理论体系，在漫长的历史发展进程中，在常见病和疑难病的诊治中，所形成的丰富的理、法、方、药理论知识和临床经验，一直有效地指导着临床实践，在疾病的防治和人类卫生保健事业中，发挥了不可忽视的作用。

2. 中医学的学科属性　中医学是研究人体生理、病理，疾病的诊断、防治，以及养生和生命本质等内容的一门科学，是世界医学科学的一个组成部分。

科学是关于自然、社会和思维的知识体系，是社会实践经验的总结，并能在社会实践中得到检验和发展的知识体系，是运用范畴、定理、定律等思维形式，反映现实世界各种现象的本质和规律的知识体系。医学科学是研究人类生命过程及其同疾病做斗争的一门科学体系，属于自然科学范畴。它的任务是：从人的整体性及其同外界环境的辩证关系出发，用实验研究、现场调查、临床观察等方法，不断总结经验，研究人类生命活动和外界环境的相互关系，研究人类疾病的发生、发展及其防治的规律，以及增进健康、延长寿命和提高劳动能力的有效措施。中医学是经过千百年临床应用发展起来的，集理、法、方、药理论知识为一体，强调临床实践为主，以研究人体生理、病理，疾病诊断和防治，以及养生康复等理论为主要内容，具有明确的医学科学特性的知识体系。

医学科学主要的研究对象是人类自身生命的生存、繁衍和运动变化。人是社会性劳动的产物，它的生存离不开自然和社会两大环境，因此，它是具有自然属性和社会属性两大特性所构成的有机体而不同于其他生物。中医学在研究人类生命现象和疾病变化时，一个明显的特征是在关注有形之脏腑气血变化的同时，又重视人的社会属性，结合我国的人文社会科学的某些学术思想和人自身的思维、意识、精神情绪，阐述关于生命、健康、疾病等一系列的医学问题，形成了中医学独特的医学理论和医学理论体系。中医学按照研究内容、对象和方法，分为基础医学、临床医学和养生康复预防医学。

［常考考点］中医学的学科属性是既属于自然科学，又属于社会科学。

细目二　中医学理论体系的主要特点

【考点突破攻略】

要点

1. 整体观

（1）整体观的概念：整体观念，是中医学关于人体自身的完整性及人与自然、社会环境的统一性的认识。整体观念认为，人体是一个由多层次结构构成的有机整体。构成人体的各个部分之间，各个脏腑形体官窍之间，结构上不可分割，功能上相互协调、相互为用，病理上相互影响。人生活在自然和社会环境中，人体的生理功能和病理变化，必然受到自然环境、社会条件的影响。人类在适应和改造自然与社会环境的斗争中维持着机体的生命活动。

（2）整体观念的内容

1）人体是一个有机整体：人体是一个内外联系、自我调节和自我适应的有机整体。主要体现于：①五脏一体观，即构成人体的脏腑、形体、官窍等各个组成部分，通过经络的沟通联络作用，构成以五脏为中心的五个生理病理系统，系统之间在结构与功能上是完整统一的。②形神一体观，即人的形体与精神是相互依附、不可分割的。

2）人与自然环境的统一性：人类生活在自然界中，自然界存在着人类赖以生存的必要条件。自然气候和地理环境的变化又可直接或间接地影响人体的生命活动，而人也在适应自然环境变化的过程中维持生命活动的稳定。这种人与自然环境息息相关的认识，即是“天人一体”的整体观。

3）人与社会环境的统一性：人与社会环境是统一的，相互联系的。政治、经济、文化、宗教、法律、婚姻、人际关系等社会因素，必然通过与人的信息交换影响着人体的各种生理、心理活动和病理变化，而人也在认识世界和改造世界的交流中，维持着生命活动的稳定、有序、平衡、协调，此即人与社会环境的统一性。

［常考考点］整体观念的内涵。

2. 辨证论治

（1）病、证、症的概念和关系：病，即疾病，是致病邪气作用于人体，人体正气与之抗争而引起的机体阴阳失调、脏腑组织损伤、生理功能失常或心理活动障碍的一个完整的异常生命过程。

证，是疾病过程中某一阶段或某一类型的病理概括。一般由一组相对固定的、有内在联系的、能揭示疾病某一阶段或某一类型病变本质的症状和体征构成。证是病机的外在反映；病机是证的内在本质。

症，即症状和体征的总称，是疾病过程中表现出的个别、孤立的现象，可以是病人异常的主观感觉或行为表现，也可以是医生检查病人时发现的异常征象。症是判断疾病、辨识证的主要依据。

［常考考点］证的概念及证、病、症的关系。

（2）辨证论治的概念：辨证论治，是运用中医学理论辨析有关疾病的资料以确立其证候，论证其治则治法与方药并付诸实施的思维和实践过程。

辨证，是在认识疾病的过程中确立证的思维和实践过程，即将四诊（望、闻、问、切）所收集的有关疾病的所有资料，包括症状和体征，运用中医学理论进行分析、综合，辨清疾病的原因、性质、部位及发展趋向，然后概括、判断为某种性质的证的过程。由于证是疾病过程中某一阶段或某一类型的病理概括，只能反映疾病某一阶段和某一类型的病变本质，故中医学在辨识证时，要求同时辨明疾病的病因、病位、病性及其发展变化趋向，即辨明疾病从发生到转归的总体病机。

论治，是在通过辨证思维得出证的诊断的基础上，确立相应的治疗原则和方法，选择适当的治疗手段和措施来处理疾病的思维和实践过程。论治过程一般分为因证立法、随法选方、据方施治三个步骤。

（3）同病异治和异病同治：同病异治，指同一种病，由于发病的时间、地域不同，或所处的疾病的阶段或类型不同，或病人的体质有异，故反映出的证候不同，因而治疗也就有异。

异病同治，指几种不同的疾病，在其发展变化过程中出现了大致相同的病机，即大致相同的证候，故可用大致相同的治法和方药来治疗。

［常考考点］同病异治和异病同治的概念。

【知识纵横比较】

病和证的比较

知识点	相同点	不同点	举例
病	都是对疾病本质的认识，均由症状和体征构成	强调全过程	感冒、泄泻、消渴、痹证、内伤发热
证		强调现阶段	肝阳上亢证、心脉痹阻证、肾精亏虚证

【例题实战模拟】

A1 型题

1. 中医学中的整体观念是指
   A. 自然界是一个整体 B. 时令、晨昏与人体阴阳相应 C. 五脏与六腑是一个有机整体
   D. 人体是一个有机的整体 E. 人体是一个有机的整体，并且人与自然社会、环境相统一
2. 证候不包括
   A. 内外致病因素 B. 四诊检查所得 C. 疾病的全过程 D. 疾病的性质 E. 疾病的特征
3. 同病异治的实质是
   A. 证同治异 B. 证异治异 C. 病同治异 D. 证异治同 E. 病同治同
4. 因外感风寒所致的多种疾病，都可采用发散风寒法治疗，此属于
   A. 因人制宜 B. 同病异治 C. 虚则补之 D. 审因论治 E. 异病同治
5. 胃痛的治疗，可分别采用温胃散寒或消食化积，此属于
   A. 辨病论治 B. 因人制宜 C. 同病异治 D. 异病同治 E. 对症论治

【参考答案】

1. E 2. C 3. B 4. E 5. C

第二单元 精气学说

细目一 精气学说的概念

【考点突破攻略】

要点

1. 精的概念 精，又称精气，在中国古代哲学中，一般泛指气，是一种充塞宇宙之中的无形（指肉眼看不见形质）而运动不息的极细微物质，是构成宇宙万物的本原；在某些情况下专指气中的精粹部分，是构成人类的本原。

精概念的产生，源于“水地说”。

2. 气的概念 气，在古代哲学中，指存在于宇宙之中的无形而不断运动的极细微物质，是宇宙万物的共同构成本原。

气的概念源于“云气说”。

两汉时期的元气说同化了之前的各种气概念，认为元气是构成宇宙万物的最基本、最原始的物质，这就是后世所谓的“元气一元论”。

3. 精气的概念 精气，又称为“精”。精，首见于《老子》一书。书中云：“寂兮冥兮，其中有精，其精甚真，其中有信。”《管子》认为精的存在形态是“气”，其曰：“精也者，气之精者也。”可见“精”与“气”同义，指一切细微、精粹的物质，亦是生成宇宙万物的原始物质。故《易经》和《管子》将气直接称为精气或精，并认为宇宙万物皆由精气所构成。如《易传·系辞上》说：“精气为物。”《管子·心术下》说：“一气能变曰精。”可见精或精气，即是精粹的、能够运动变化的“气”。故精、精气与气所指实为一物，其内涵是同一的。

精气不但是生成天地万物及人类的原始精微物质，亦是万物运动、变化和发展的共同物质基础和客观存在。正如《淮南子·天文训》所说：“天地之袭精为阴阳，阴阳之专精为四时，四时之散精为万物。”由于精气是存在于宇宙之中运动不息的极精微物质，故其运动变化亦推动和促进着宇宙万物的发生、发展和变化。

[常考考点] 精、气和精气的概念内涵及三者的关系。

细目二 精气学说的基本内容

【考点突破攻略】

要点

1. 精气的运动与变化 精气是活动力很强，运行不息的精微物质。自然界一切事物的纷繁变化，都是精气运动的结果。气的运动，称为气机。气运动的形式多种多样，但主要有升、降、聚、散等几种。气的运动产生宇宙各种变化的过程称为气化，宇宙万物在形态、性能及表现方式上所出现的各种变化，皆是气化的结果。气的运动是产生气化过程的前提和条件，而在气化过程中又寓有气的各种形式的运动。

2. 天地精气化生为人 人为宇宙万物之一，宇宙万物皆由精气构成，是由天地阴阳精气交感聚合而化生。人类与宇宙中的他物不同，不仅有生命，还有精神活动，故由“精气”，即气中的精粹部分所化生。气聚则成形，气散则形亡，人的生死过程也就是气的聚散过程。

[常考考点] 精气学说的基本内容。

【例题实战模拟】

A1 型题

1. 下列不属于气化形式的是

A. 气与形之间的转化　B. 气与气之间的转化　C. 形与形之间的转化
D. 内与外之间的变化　E. 有形之体自身不断更新变化

2. 气的运动产生宇宙各种变化的过程称为

A. 运化　B. 升华　C. 气化　D. 气机　E. 感化

3. 气的运动称为

A. 运化　B. 升华　C. 气化　D. 气机　E. 感化

4. 人的生命过程是气的什么过程

A. 升降　B. 出入　C. 聚散　D. 气化　E. 运化

【参考答案】

1. D　2. C　3. D　4. C

第三单元 阴阳学说

细目一 阴阳的概念

【考点突破攻略】

要点

1. 阴阳的含义 阴阳，是中国古代哲学的一对范畴，是对自然界相互关联的某些事物或现象对立双方属性的概括。阴阳，既可以标示相互对立的事物或现象，又可以标示同一事物或现象内部对立着的两个方面。

一般来说，凡是运动的、外向的、上升的、弥散的、温热的、明亮的、兴奋的都属于阳；相对静止的、内守的、下降的、凝聚的、寒冷的、晦暗的、抑制的都属于阴。寒热、动静、明暗是阴阳的标志性属性，而水火皆具备，故称“水火者，阴阳之征兆也”。

［常考考点］阴阳的哲学概念及阴阳划分标准。

2. 事物阴阳属性的绝对性和相对性 事物阴阳属性的绝对性，主要表现在其属阴或属阳的不可变性，即绝对性。

事物阴阳属性的相对性，主要体现在三个方面：一是阴阳属性可互相转化；二是阴阳之中复有阴阳；三是因比较的对象的改变而发生改变。

昼夜阴阳属性的一般说法是：上午属阳中之阳，下午属阳中之阴；前半夜属阴中之阴，后半夜属阴中之阳。

四季阴阳属性的一般说法是：夏天属太阳（阳中之阳），秋天属少阴（阳中之阴），冬天属太阴（阴中之阴），春天属少阳（阴中之阳）。

［常考考点］昼夜和四季阴阳的划分。

细目二 阴阳学说的基本内容

【考点突破攻略】

要点

1. 阴阳对立制约 指属性相反的阴阳双方在一个统一体中的相互斗争、相互制约和相互排斥。阴阳的相互对立，主要表现于它们之间的相互斗争、相互制约。阴与阳之间的对立制约，维持了阴阳之间的动态平衡，因而促进了事物的发生发展和变化。人体处于正常生理状态下，相互对立着的阴阳两方面，处在相互制约、相互排斥、相互消长的动态之中。如果阴阳之间的对立制约关系失调，动态平衡遭到了破坏，则标志着疾病的产生。

2. 阴阳互根互用 阴阳互根，指一切事物或现象中相互对立着的阴阳两个方面，具有相互依存、互为根本的关系，即阴和阳任何一方都不能脱离另一方而单独存在，每一方都以相对的另一方的存在作为自己存在的前提和条件。如果由于某些原因，阴和阳之间的互根关系遭到破坏，就会导致“孤阴不生，独阳不生”，甚则“阴阳离决，精气乃绝”而死亡。

阴阳互用，指阴阳双方具有相互资生、促进和助长的关系。《素问·阴阳应象大论》说：“阴在内，阳之守也；阳在外，阴之使也。”阳以阴为基，阴以阳为偶；阴为阳守持于内，阳为阴役使于外。老年人“昼不精，夜不瞑”，就是因阴阳双方相互为用的关系失调而致。如果相互为用的关系破坏，阴阳不得相互资助，则出现阴损及阳、阳损及阴的病变。

3. 阴阳交感互藏 阴阳交感，指阴阳二气在运动中相互感应而交合，亦即发生相摩、相错、相荡的相互作用。阴阳交感是宇宙万物赖以生成和变化的根源。古代哲学家认为，构成宇宙万物的本原之气，由自身的运动分化为相互对立的阴阳二气：阳气升腾而为天，阴气凝聚而为地。天气下降，地气上升，天地阴阳二气相互作用，交感合和，产生了宇宙万物，并推动着它们的发展和变化。《周易·系辞下》说："天地氤氲，万物化醇，男女构精，万物化生。"

阴阳互藏，指相互对立的阴阳双方中的任何一方都包含着另一方，即阴中有阳，阳中有阴。宇宙中的任何事物都含有阴与阳两种属性不同的成分，属阳的事物含有阴性成分，属阴的事物也寓有属阳的成分。事物或现象的阴阳属性是依据其所涵属阴与属阳成分的比例大小而定的。一般来说，表示事物属性的成分占绝对大的比例并呈显象状态，而被寓涵于事物或现象内部不得显露的成分占较小的比例，它虽不能代表事物的属性，但有非常重要的调控作用。

阴阳互藏是阴阳双方交感合和的动力根源。天气下降，地气上升，古代哲学家是用"本乎天者亲上，本乎地者亲下"（《周易·乾传》）来解释的，即阴中有阳则能升，阳中有阴则能降。阴阳互藏是阴阳消长与转化的内在依据。

4. 阴阳的消长 阴阳消长是阴阳运动变化的一种形式，而导致阴阳出现消长变化的根本原因在于阴阳之间存在着的对立制约与互根互用的关系。由阴阳对立制约关系导致的阴阳消长主要表现为阴阳的互为消长，有阴长阳消、阳长阴消、阴消阳长、阳消阴长 4 种形式；由阴阳互根互用关系导致的阴阳消长主要表现为阴阳的皆消皆长，有阴随阳消、阳随阴消、阴随阳长、阳随阴长 4 种形式。阴阳双方在一定限度内的消长变化，反映了事物之间对立制约和互根互用关系的协调平衡，在自然界可表征气候的正常变化，在人体则表征生命过程的协调有序。

5. 阴阳的转化 阴阳转化，指事物的总体属性，在一定条件下可以向其相反的方向转化，即属阳的事物可以转化为属阴的事物，属阴的事物可以转化为属阳的事物。阴阳双方的消长运动发展到一定阶段，事物内部阴与阳的比例出现了颠倒，则该事物的属性即发生转化，所以说转化是消长的结果。阴阳相互转化，一般都产生于事物发展变化的"物极"阶段，即所谓"物极必反"。因此，在事物的发展过程中，如果说阴阳消长是一个量变的过程，阴阳转化则是在量变基础上的质变。

阴阳转化一般有两种形式：一是渐变，如一年四季的温热寒凉变化；二是突变，如气候出现剧烈的寒热变化。

［常考考点］阴阳学说的 5 方面内容及经典阐释。

【知识纵横比较】

阴阳互根和阴阳互藏的鉴别。阴阳互根是指阴阳互以对方为自己的存在前提，即没有阴就无所谓阳，没有阳也就无所谓阴。阴阳互藏是指阴中有阳，阳中有阴，强调阴阳二者你中有我，我中有你。

细目三　阴阳学说在中医学中的应用

【考点突破攻略】

要点

1. 在组织结构和生理功能方面的应用 脏腑及形体组织的阴阳属性，就大体部位来说，上部为阳，下部为阴；体表属阳，体内属阴。就其腹背四肢内外侧来说，则背为阳，腹为阴；四肢外侧为阳，四肢内侧为阴。以脏腑来分，五脏属里，为阴，六腑属表，为阳。由于阴阳之中复有阴阳，所以分属于阴阳的脏腑形体组织还可以再分阴阳。如体表属阳，然皮肉为阳中之阳，筋骨为阳中之阴。再继续分，则皮肤为阳中之阳，肌肉为阳中之阴，筋为阴中之阳，骨为阴中之阴。再如五脏分阴阳，心、肺居于膈上属阳，而心属火，位南方，通于夏，属阳中之阳的太阳；肺属金，位西方，通于秋，属阳中之阴的少阴。肝、脾、肾居膈下属阴，而肝属木，位东方，通于春，属阴中之阳的少阳；肾属水，位北方，通于冬，属阴中之阴的太阴；脾属土，居中央，主四时，属阴中之至阴。《素问·金匮真言论》说："背为阳，阳中之阳，心也；背为阳，阳中之阴，肺也；腹为阴，阴中之阴，肾也；腹为阴，阴中之阳，肝也；腹为阴，阴中之至阴，脾也。"

经络系统的阴阳属性：十二正经中有手足三阴三阳经。属腑而行于肢体外侧面的为阳经，一阳分为三阳，因行于上肢与下肢的不同而分称为手足阳明、少阳、太阳经；属脏而行于肢体内侧面的为阴经，一阴化为三阴，分称为手足太阴、厥阴、少阴经。奇经八脉中的跷脉与维脉，行于身之内侧者，称阴跷、阴维；行于身体之外侧者，称阳跷、阳维。督脉行于背，有总督一身之阳经的作用，称为"阳脉之海"；任脉行于腹，有总任一身之阴经的作用，称为"阴脉之海"。络脉中分布于体表及身体上部的称为阳络；分布于内脏、肢体深层及身体下部的称为阴络。

人体的整体生命活动，是由各脏腑经络形体官窍各司其职，协调一致来完成的，而脏腑经络的功能，是由贮藏和运行于其中的精与气为基础的，精藏于脏腑之中，主内守而属阴；气由精所化，藏于脏腑，运行于全身而属阳。精与气的相互资生、相互促进，维持了脏腑经络形体官窍的功能活动稳定有序。人体之气，含有具有不同作用和运动趋向的阴阳两部分：具有凉润、宁静、抑制、沉降等作用和运动趋向的为阴气；具有温煦、推动、兴奋、升发等作用和运动趋向的为阳气。正是由于阴阳二气的交感相错、相互作用，推动着人体内物质与物质之间、物质与能量之间的相互转化，推动和调控着人体的生命进程。

［常考考点］阴阳在组织结构和生理功能方面的应用实例。

2. 在病理方面的应用 病邪可以分为阴、阳两大类："夫邪之生也，或生于阴，或生于阳。"（《素问·调经论》）一般而言，六淫属阳邪，饮食居处、情志失调等属阴邪。阴阳之中复有阴阳：六淫之中，风邪、暑邪、火（热）邪属阳，寒邪、湿邪属阴。

疾病的发生发展过程就是邪正斗争的过程：阳邪侵犯人体，人体正气中的阴气奋而抗之；阴邪侵犯人体，正气中的阳气与之斗争。如此产生了邪正相搏，导致了阴阳失调而发生疾病。因此，阴阳失调是疾病的基本病机之一。阴阳失调的主要表现形式是阴阳的偏盛偏衰和互损。"阳胜则热，阴胜则寒"，"阳胜则阴病，阴胜则阳病"，"阳虚则寒，阴虚则热"，是寒热性疾病的病理总纲。

［常考考点］"阳胜则热，阴胜则寒""阳虚则寒，阴虚则热"。

【知识纵横比较】

阴胜则寒和阳虚则寒的比较

知识点	共同点	不同点
阴胜则寒	二者均有寒象	实寒证：形寒肢冷、脘腹冷痛、吐泻物清冷味小、舌淡苔白、脉沉迟，虚象不明显
阳虚则寒		虚寒证：畏寒肢冷、面色㿠白、舌淡白胖嫩、脉沉迟无力，虚象明显

阳胜则热和阴虚则热的比较

知识点	共同点	不同点
阳胜则热	二者均有热象	实热证：高热、面赤、大汗、口渴喜饮、大便秘结、小便短赤、舌红而干、苔黄、脉洪数，虚象不明显
阴虚则热		虚热证：潮热、盗汗、五心烦热、两颧潮红、舌红少苔、脉细数，虚象明显

3. 在疾病诊断方面的应用 中医诊断疾病的过程包括诊察疾病和辨识证候两个方面。"善诊者，察色按脉，先别阴阳"。阴阳学说用于疾病的诊断，主要包括分析四诊所收集的资料和概括各种证候的阴阳属性两个方面。

（1）四诊分阴阳

四诊	阴	阳
望诊	面色晦暗	面色鲜明
	蜷卧静默	躁动不安

续表

四诊	阴	阳
闻诊	语声低微无力、少言而沉静者，多属虚、属寒	语声高亢洪亮，多言而躁动，属实、属热
问诊	身寒喜暖	身热恶热
脉诊	尺脉	寸脉
	迟脉	数脉
	脉去	脉至
	沉涩细小	浮大洪滑

（2）辨证分阴阳：在临床辨证中，阴阳学说用来概括分析错综复杂的各种证候。在八纲辨证中，表证、热证、实证属阳，里证、寒证、虚证属阴。阴阳是八纲辨证的总纲。

［常考考点］阴阳学说在四诊方面的应用实例。

4. 在疾病预防和治疗方面的应用 调整阴阳，使之保持或恢复相对平衡，达到阴平阳秘，是防治疾病的基本原则，也是阴阳学说用于疾病防治的主要内容。

（1）指导养生：注重养生是保持身体健康无病的重要手段，而其最根本的原则就是要“法于阴阳”。“春夏养阳，秋冬养阴”，即遵循自然界阴阳的变化规律来调理人体之阴阳，使人体中的阴阳与四时阴阳的变化相适应。如以“春夏养阳，秋冬养阴”及“冬病夏治，夏病冬养”之法，调养“能夏不能冬”“能冬不能夏”之人。

（2）确定治疗原则

1）阴阳偏盛：治疗原则是“实则泻之”，即损其有余。阳偏盛而导致的实热证，用“热者寒之”的治疗方法；阴偏盛而导致的寒实证，用“寒者热之”的治疗方法。若在阳盛或阴盛的同时，由于“阳胜则阴病”或“阴胜则阳病”而出现阴虚或阳虚时，则又当兼顾其不足，于“实者泻之”之中配以滋阴或助阳之品。

2）阴阳偏衰：治疗原则是“虚则补之”，即补其不足。①通过阴阳互制调补阴阳：阴偏衰产生的是“阴虚则热”的虚热证，治疗当滋阴制阳，《内经》称之为“阳病治阴”，即“壮水之主，以制阳光”；阳偏衰产生的是“阳虚则寒”的虚寒证，治疗当扶阳抑阴，《内经》称之为“阴病治阳”，即“益火之源，以消阴翳”。②通过阴阳互济调补阴阳：对于阴偏衰导致的虚热证，采用“阳中求阴”的方法；阳偏衰导致的虚寒证，采用“阴中求阳”的方法。

3）阴阳互损：导致阴阳两虚应采用阴阳双补的治疗原则。对阳损及阴导致的以阳虚为主的阴阳两虚证，当以补阳为主，兼以补阴；对阴损及阳导致的以阴虚为主的阴阳两虚证，当以补阴为主，兼以补阳。如此则阴阳双方相互资生，相互为用。

（3）分析和归纳药物的性能：药物的性能，一般来说，主要靠它的气（性）、味和升降浮沉来决定。而药物的气、味和升降沉浮，又皆可以用阴阳来归纳说明。

药性，主要是寒、热、温、凉四种药性，又称“四气”。其中寒凉属阴，温热属阳。五味，就是酸、苦、甘、辛、咸五种滋味，辛、甘、淡三味属阳；酸、苦、咸三味属阴。升降浮沉，是指药物在体内发挥作用的趋向，升浮之药，其性多具有上升、发散的特点，故属阳；沉降之药，其性多具有收涩、泻下、重镇的特点，故属阴。

	阳			阴		
四气	温		热	寒		凉
作用趋势	升		浮	降		沉
五味	辛	甘	淡	酸	苦	咸

［常考考点］损其有余、补其不足及阳病治阴、阴病治阳。

【知识纵横比较】

阴病治阳与阴中求阳、阳病治阴与阳中求阴的鉴别

	共同点	不同点	
		内涵不同	依据的阴阳关系不同
阴病治阳	都用于治疗阳虚则寒的虚寒证	是指对于阳虚则寒的虚寒证，采用温阳以抑阴的方法来治疗，即“益火之源，以消阴翳”	阴阳的对立制约
阴中求阳		是指对于阳虚则寒的虚寒证，在大剂温阳的同时，少佐滋阴药，即阴中求阳	阴阳的互根互用
阳病治阴	都用于治疗阴虚则热的虚热证	是指对于阴虚则热的虚热证，采用滋阴以抑阳的方法来治疗，即“壮水之主，以制阳光”	阴阳的对立制约
阳中求阴		是指对于阴虚则热的虚热证，在大剂滋阴的同时，少佐温阳药，即阳中求阴	阴阳的互根互用

【例题实战模拟】

A1 型题

1. “在阴或阳的任何一方，还可以再分阴阳”体现的阴阳属性是
   A. 阴阳的相关性　B. 阴阳的相对性　C. 阴阳的普遍性
   D. 阴阳的可分性　E. 阴阳的规定性
2. “热者寒之”体现的阴阳关系是
   A. 阴阳互根　B. 阴阳消长　C. 阴阳交感　D. 阴阳对立制约　E. 阴阳互藏
3. “重阴必阳，重阳必阴”说明了阴阳之间的哪种关系
   A. 相互交感　B. 对立制约　C. 互根互用　D. 消长平衡　E. 相互转化
4. 言人身脏腑之阴阳，则肺被称之为
   A. 阴中之阳　B. 阳中之阴　C. 阴中之阴　D. 阴中之至阴　E. 阳中之阳
5. 阴中求阳的治法适用于
   A. 阴虚　B. 阳虚　C. 阴盛　D. 阳盛　E. 阴阳两虚
6. “壮水之主，以制阳光”的治法，最适于治疗的是
   A. 阴盛则寒之证　B. 阴虚则热之证　C. 阴盛伤阳之证
   D. 阴损及阳之证　E. 阳损及阴之证

B1 型题

A. 实热　B. 实寒　C. 虚热　D. 虚寒　E. 真寒假热

7. 阳偏衰所形成的病理变化是
8. 阳偏盛所形成的病理变化是

【参考答案】

1. D　2. D　3. E　4. B　5. B　6. B　7. D　8. A

第四单元 五行学说

细目一 五行学说的概念

【考点突破攻略】

要点

1. 五行的概念 五行，即木、火、土、金、水五种物质及其运动变化，是归纳宇宙万物并阐释其相互关系的五种基本属性。

2. 五行的特性和事物与现象的五行归类

（1）五行特性：是古人在长期的生活和生产实践中对木、火、土、金、水五种物质的直观观察和朴素认识的基础上，进行抽象而逐渐形成的理性概念，是用以识别各种事物的五行属性的基本依据。“水曰润下，火曰炎上，木曰曲直，金曰从革，土爰稼穑”是对五行特性的经典性概括。

“木曰曲直”：“曲”，屈也；“直”，伸也。曲直，是指树木的枝条具有生长、柔和，能屈又能伸的特性。引申为凡具有生长、升发、条达、舒畅等性质或作用的事物和现象，归属于木。

“火曰炎上”：“炎”，是焚烧、炎热、光明之义；“上”，是上升。炎上，是指火具有炎热、上升、光明的特性。引申为凡具有温热、上升、光明等性质或作用的事物和现象，归属于火。

“土爰稼穑”：“爰”，通“曰”；“稼”，即种植谷物；“穑”，即收获谷物。稼穑，泛指人类种植和收获谷物的农事活动。引申为凡具有生化、承载、受纳性质或作用的事物和现象，归属于土，故有“土载四行”“万物土中生”“万物土中灭”和“土为万物之母”说。

“金曰从革”：“从”，顺也；“革”，即变革。从革，是指金有刚柔相济之性：金之质地虽刚硬，可作兵器以杀戮，但亦有随人意而更改的柔和之性。引申为凡具有沉降、肃杀、收敛等性质或作用的事物和现象，归属于金。

“水曰润下”：“润”，即滋润、濡润；“下”，即向下、下行。润下，是指水具有滋润、下行的特性。引申为凡具有滋润、下行、寒凉、闭藏等性质或作用的事物和现象，归属于水。

（2）事物与现象的五行归类：五行学说依据五行各自的特性，对自然界的各种事物和现象进行归类，从而构建了五行系统。

事物属性的五行归类表

自然界							五行	人体						
五音	五味	五色	五化	五气	方位	季节		五脏	五腑	五官	形体	情志	五声	变动
角	酸	青	生	风	东	春	木	肝	胆	目	筋	怒	呼	握
徵	苦	赤	长	暑	南	夏	火	心	小肠	舌	脉	喜	笑	忧
宫	甘	黄	化	湿	中	长夏	土	脾	胃	口	肉	思	歌	哕
商	辛	白	收	燥	西	秋	金	肺	大肠	鼻	皮	悲	哭	咳
羽	咸	黑	藏	寒	北	冬	水	肾	膀胱	耳	骨	恐	呻	栗

［常考考点］五行的特性及各种事物现象的五行归类。

细目二 五行学说的基本内容

【考点突破攻略】

要点

1. 五行相生与相克 五行相生，指木、火、土、金、水之间存在着有序的递相资生、助长和促进的关系。相生次序是：木生火，火生土，土生金，金生水，水生木。在五行相生关系中，任何一行都具有"生我"和"我生"两方面的关系。《难经》将此关系比喻为母子关系："生我"者为母，"我生"者为子。五行相生，实际上是指五行中的某一行对其子行的资生、促进和助长。

五行相克，指木、火、土、金、水之间存在着有序的递相克制、制约的关系。相克次序是：木克土，土克水，水克火，火克金，金克木。在五行相克关系中，任何一行都具有"克我"和"我克"两方面的关系。《内经》把相克关系称为"所胜""所不胜"关系："克我"者为"所不胜"，"我克"者为"所胜"。五行相克，实为五行中的某一行对其所胜行的克制和制约。

［常考考点］五行生克规律，重点是所胜、所不胜关系。

2. 五行制化 指五行之间既相互资生，又相互制约，维持平衡协调，推动事物间稳定有序的变化与发展。

五行制化的规律是：五行中一行亢盛时，必然随之有制约，以防止亢而为害。即在相生中有克制，在克制中求发展。

3. 五行相乘与相侮 五行相乘，指五行中一行对其所胜的过度制约或克制。相乘的次序与相克相同，即木乘土，土乘水，水乘火，火乘金，金乘木。导致五行相乘的原因有两种情况：一是指五行中的某一行过于亢盛，对其所胜的进行超过正常限度的克制，产生相乘，如木亢乘土等；二是五行中某一行过于虚弱，难以抵御其所不胜的正常限度的克制，产生相乘，如土虚木乘等。

五行相侮，指五行中一行对其所不胜的反向制约和克制。相侮的次序是：木侮金，金侮火，火侮水，水侮土，土侮木。导致五行相侮的原因有二：一是五行中的某一行过于强盛，使原来克制它的一行不仅不能克制它，反而受到它的反向克制，产生相侮，如木亢侮金等；二是五行中某一行过于虚弱，不仅不能制约其所胜的一行，反而受到其所胜的相侮，如金虚木侮等。

［常考考点］五行相乘和相侮的规律。

4. 五行的母子相及 母子相及包括母病及子和子病及母两种情况，属于五行之间相生关系异常的变化。

母病及子，指五行中的某一行异常，累及其子行，导致母子两行皆异常。母病及子的一般规律是：母行虚弱，引起子行亦不足，终致母子两行皆不足。

子病及母，指五行中的某一行异常，影响到其母行，终致子母两行皆异常。子病及母的一般规律有三种：一是子行亢盛，引起母行亦亢盛，结果是子母两行皆亢盛，一般称为"子病犯母"；二是子行虚弱，上累母行，引起母行亦不足，终致子母俱不足；三是子行亢盛，损伤母行，以致子盛母衰，一般称为"子盗母气"。

细目三 五行学说在中医学中的应用

【考点突破攻略】

要点

1. 在生理方面的应用

（1）说明五脏的生理特点：五行学说将人体的五脏分别归属于五行，并以五行的特性来说明五脏的生理功能。如木有生长、升发、舒畅、条达的特性，肝喜条达而恶抑郁，有疏通气血，调畅情志的功能，故以肝属木。

（2）构建天人一体的五脏系统：五脏学说除以五行特性类比五脏的生理特点，确定五脏的五行属性外，还以五脏为中心，推演络绎整个人体的各种组织结构与功能，将人体的形体、官窍、精神、情志等分归于五脏，构建以五脏为中心的生理病理系统。同时又将自然界的五方、五气、五色、五味等与人体的五脏联系起来，建立了以五脏为中心的天人一体的五脏系统，将人体内外环境联结成一个密切联系的整体。

（3）说明五脏之间的生理联系：五脏的功能活动不是孤立的，而是互相联系的。五行学说运用生克制化理论来说明脏腑生理功能的内在联系，即五脏之间存在着既相互资生又相互制约的关系。以五行相生说明五脏之间的资生关系，以五行相克说明五脏之间的制约关系，以五行制化说明五脏之间的协调平衡。

2. 在病理方面的应用 五行学说可以说明在病理情况下脏腑间的相互影响。某脏有病可以传至他脏，他脏疾病也可以传至本脏，这种病理上的相互影响称之为传变。五脏病变的相互影响，可用五行的乘侮和母子相及规律来阐释。相生关系的传变，包括“母病及子”和“子病及母”两个方面；相克关系的传变，包括“相乘”和“相侮”两个方面。如肝有病，影响到心，为母病及子；影响到肾，为子病及母；影响到脾，称为乘；影响到肺，称为侮。他脏以此类推。

[常考考点]五脏疾病按照五行的传变规律。

3. 在疾病诊断方面的应用 五行学说将人体五脏与自然界的五色、五音、五味等都作了相应联系，构成了天人一体的五脏系统。因而观察分析望、闻、问、切四诊所搜集的外在表现，依据事物属性的五行归类和五行生克乘侮规律，可确定五脏病变的部位，推断病情进展和判断疾病的预后，即所谓“视其外应，以知其内脏”。

4. 在疾病治疗方面的应用

（1）指导脏腑用药：不同的药物，有不同的颜色与气味。以颜色分，有青、赤、黄、白、黑“五色”。以气味辨，则有酸、苦、甘、辛、咸“五味”。药物的五色、五味与五脏的关系是以天然色味为基础，以其不同性能与归经为依据，按照五行归属来确定的。青色、酸味入肝；赤色、苦味入心；黄色、甘味入脾；白色、辛味入肺；黑色、咸味入肾。

（2）控制疾病的传变：根据五行生克乘侮理论，五脏中一脏有病，可以传及其他四脏而发生传变。如肝有病可以影响到心、肺、脾、肾等脏。心、肺、脾、肾有病也可以影响肝脏。不同脏腑的病变，其传变规律不同。因此，临床治疗时除对所病本脏进行治疗之外，还要依据其传变规律，治疗其他脏腑，以防止其传变。如“见肝之病，则知肝当传之于脾，故先实其脾气”（《难经 · 七十七难》）。

（3）确定治则治法：运用五行相生规律来治疗疾病，其基本治疗原则是补母和泻子，即“虚则补其母，实则泻其子”。补母适用于母子关系的虚证；泻子适用于母子关系的实证。依据五行相生规律确定的治法，常用的有滋水涵木法、益火补土法、培土生金法和金水相生法四种。

运用五行相克规律来治疗疾病，其基本治疗原则是抑强扶弱。抑强，适用于相克太过引起的相乘和相侮；扶弱，适用于相克不及引起的相乘和相侮。依据五行相克规律确定的治法，常用的有抑木扶土法、培土制水法、佐金平木法和泻南补北法四种。

[常考考点]根据五行生克规律确立的治疗原则和方法。

（4）指导针灸取穴：在针灸疗法中，针灸学家将手足十二经近手足末端的井、荥、输、经、合“五输穴”，分别配属于木、火、土、金、水“五行”（配属规律是阴井木，阳井金，余此类推）。在治疗脏腑病证时，根据不同的病情以五行的生克规律进行选穴治疗。

（5）指导情志疾病的治疗：依据五行的相生相克，人的情志活动也有相互抑制的作用。临床上可以运用不同情志变化的相互抑制关系来达到治疗目的。如“怒伤肝，悲胜怒……喜伤心，恐胜喜……思伤脾，怒胜思……忧伤肺，喜胜忧……恐伤肾，思胜恐”。这就是情志病治疗中的所谓“以情胜情”之法。

【知识纵横比较】

五行相乘与相侮的关系对比

相互关系	主要联系	主要区别
相乘	二者都是不正常的相克现象。相乘与相侮可同时发生，均可由“太过”“不及”引起	是按五行相克次序发生过度克制
相侮		是按五行相克次序发生反向克制

【例题实战模拟】

A1 型题

1. 属于五行之“火”的是

A. 宫音　B. 商音　C. 徵音　D. 角音　E. 羽音

2. 肺病及肝的五行传变是

A. 母病及子　B. 子病犯母　C. 相乘　D. 相侮　E. 反克

3. 肺病及心的五行传变是

A. 母病及子　B. 子病犯母　C. 相侮　D. 相乘　E. 反克

4. 五行学说指导诊断，面见青色，脉见弦象，则病位在

A. 心　B. 肝　C. 脾　D. 肺　E. 肾

5. 培土生金法的理论基础是

A. 五行相生　B. 五行制化　C. 五行相克　D. 五行相乘　E. 五行相侮

6. 佐金平木法的适应证是

A. 肝火犯肺证　B. 肝肾阴虚证　C. 肝火上炎证　D. 肝胆湿热证　E. 肝火犯胃证

B1 型题

A. 肝病及心　B. 肝病及肾　C. 肝病及肺　D. 肝病及脾　E. 脾病及心

7. 属五行相乘传变的是

8. 属五行相侮传变的是

【参考答案】

1. C　2. C　3. C　4. B　5. A　6. A　7. D　8. C

第五单元　藏象学说

【考点突破攻略】

要点

1. 藏象及藏象学说的概念与特点　藏象，近年来又写作“脏象”，是指藏于体内的内脏及其表现于外的生理病理征象及与自然界相通应的事物和现象。

“藏”，是藏于体内的内脏，包括五脏、六腑和奇恒之腑。由于五脏是所有内脏的中心，故“藏”之所指，实际上是以五脏为中心的五个生理病理系统。

“象”，是这五个生理病理系统的外在现象和比象。其涵义有二：一是表现于外的生理病理征象；二是内在以五脏为中心的五个生理病理系统与外在自然环境的事物与现象类比所获得的比象。

藏象学说的主要特点是以五脏为中心的整体观，主要体现在以五脏为中心的人体自身的整体性及五脏与自然环境的统一性两个方面。

［常考考点］藏象的含义及藏象学说的特点。

2. 五脏、六腑、奇恒之腑的分类 脏腑分为脏、腑和奇恒之腑三类。脏有五，即心、肺、脾、肝、肾，合称五脏（在经络学说中，心包亦作为脏，故又称“六脏”）。腑有六，即胆、胃、小肠、大肠、膀胱、三焦，合称六腑。奇恒之腑亦有六，即脑、髓、骨、脉、胆、女子胞。

中医学以生理特点的不同作为区分脏与腑的主要依据。五脏共同的生理特点是化生和贮藏精气，六腑共同的生理特点是受盛和传化水谷。“所谓五脏者，藏精气而不泻也，故满而不能实；六腑者，传化物而不藏，故实而不能满也”。奇恒之腑在形态上中空有腔与六腑相类，功能上贮藏精气与五脏相同，与五脏和六腑都有明显区别，故称之。

五脏六腑的生理特点，对临床辨证论治有重要指导意义。一般说来，病理上，“脏病多虚”，“腑病多实”。治疗上，“五脏宜补”，“六腑宜泻”。

［常考考点］五脏、六腑、奇恒之府的生理特点。

【例题实战模拟】

A1 型题

1. 五脏共同的生理特点是
   A. 传化物 B. 实而不能满 C. 藏精气 D. 泻而不藏 E. 受盛传化水谷
2. 五脏的生理特性是
   A. 传化物而不藏，实而不能满 B. 藏精气而不泻，实而不能满
   C. 传化物而不藏，满而不能实 D. 藏精气而不泻，满而不能实
   E. 虚实交替，泻而不藏
3. 区分五脏、六腑、奇恒之腑的最主要依据是
   A. 解剖形态的差异 B. 分布部位的不同 C. 功能特点的不同
   D. 经脉阴阳属性的不同 E. 病理表现的不同
4. 对“满而不实”理解正确的是
   A. 精气充满且流通布散 B. 形态中空且贮藏精气 C. 形态中空且传化水谷
   D. 水谷充满且化生精气 E. 形态充实，不传化水谷
5. 对“实而不满”理解正确的是
   A. 精气充满且流通布散 B. 形态中空且贮藏精气 C. 传化水谷但不化生精气
   D. 水谷充满且化生精气 E. 形态充实且传化水谷

【参考答案】

1. C 2. D 3. C 4. A 5. C

第六单元 五 脏

细目一 五脏的生理功能与特性

【考点突破攻略】

要点

1. 心的生理功能与特性

（1）主血脉：指心气推动和调控血液在脉道中运行，流注全身，发挥营养和滋润作用。心主血脉包括心主血和主脉两个方面。

心主血的基本内涵，是心气能推动血液运行，以输送营养物质于全身脏腑形体官窍。另一内涵是心

有生血的作用，即所谓“奉心化赤”。饮食水谷经脾胃之气的运化，化为水谷之精，水谷之精再化为营气和津液，营气和津液入脉，经心火（即心阳）的作用，化为赤色血液，即《素问·经脉别论》所谓”浊气归心，淫精于脉。”

心主脉，指心气推动和调控心脏的搏动和脉的舒缩，使脉道通利，血流通畅。心气充沛，心脏有规律的搏动，脉有规律的舒缩，血液则被输送到各脏腑形体官窍，发挥濡养作用，以维持人体正常的生命活动。

心、脉、血三者密切相连，构成一个血液循环系统。血液在脉中正常运行，必须以心气充沛、血液充盈、脉道通利为基本条件，其中心脏的正常搏动，起着主导作用。

（2）藏神：又称主神明或主神志，指心有统帅全身脏腑、经络、形体、官窍的生理活动和主司意识、思维、情志等精神活动的作用。人体之神，有广义与狭义之分。广义之神，是整个人体生命活动的主宰和总体表现；狭义之神，指人的意识、思维、情感、性格等精神活动。心所藏之神，既是主宰人体生命活动的广义之神，又包括意识、思维、情感等狭义之神。《素问·灵兰秘典论》说：“心者，君主之官也，神明出焉。”《素问·六节藏象论》说：“心者，生之本，神之变也。”

心的主血脉与藏神功能是密切相关的。血是神志活动的物质基础之一，心血充足则能化神养神而使心神灵敏不惑；而心神清明，则能驭气以调控心血的运行，濡养全身脏腑形体官窍及心脉自身。

（3）生理特性：①心为阳脏而主通明。心在五行属火，属阳中之阳的太阳，故称为阳脏，又称“火脏”。心主通明，指心脉以通畅为本，心神以清明为要。心脉畅通和心神清明，是心阳的温煦、推动作用与心阴的凉润、宁静作用相协调的结果。②心气下降。心火在心阴的牵制下合化为心气下行以温肾，维持人体上下协调。

（4）心血、心气、心阴、心阳的生理作用：心血，指在心、脉中流动的血液，具有濡养心脏及其形体官窍和化生心神的生理作用。心血不足，可见心悸怔忡、面色萎黄无华、舌色不荣、脉细无力，以及精神委顿、失眠健忘等病理表现。

心气由心血化生，具有推动和调控心脏搏动、脉管舒缩及精神活动的生理作用。心气充沛，则心脏搏动有力，脉管舒缩有度，血运通畅，精神振奋，思维敏捷。心气虚衰，则心搏无力，血运失常，精神委顿，可见心悸气短、自汗、乏力，活动时尤甚，脉弱或结代。

心阴是心气中具有凉润、宁静、抑制作用的部分；心阳是心气中具有温煦、推动、兴奋作用的部分。心阴能制约心阳，抑制心脏的搏动和精神活动；心阳能制约心阴，激发心脏的搏动和精神活动。心阴与心阳协调，则心气冲和畅达，心脏搏动和精神活动稳定有度。心阴不足则凉润、宁静、抑制等作用减退，虚热内生，可见心悸、烦躁、手足心热、少寐多梦、舌红少苔、脉细数等症；心阳虚衰则温煦、推动作用减退，虚寒内生，可见心悸、胸闷、形寒肢冷、精神困倦、气喘自汗、面浮肢肿，或心痛暴作，面色㿠白，舌淡润，脉迟弱等症。

［常考考点］心的生理功能及其含义。

2. 肺的生理功能与特性

（1）主气司呼吸：包括主呼吸之气和主一身之气两个方面。

1）肺主呼吸之气：指肺是气体交换的场所。通过肺的呼吸作用，不断吸进清气，排出浊气，吐故纳新，实现机体与外界环境之间的气体交换，以维持人体的生命活动。肺主呼吸，实际上是肺气的宣发与肃降运动在气体交换过程中的具体表现：肺气宣发，浊气得以呼出；肺气肃降，清气得以吸入。肺气的宣发与肃降运动协调有序，则呼吸均匀通畅。

2）肺主一身之气：指肺有主司一身之气的生成和运行的作用，体现在两个方面：①宗气的生成。一身之气主要由先天之气和后天之气构成。宗气属后天之气，由肺吸入的自然界清气，与脾胃运化的水谷之精所化生的谷气相结合而生成。宗气在肺中生成，积存于胸中“气海”，上走息道出喉咙以促进肺的呼吸，并能贯注心脉以助心推动血液运行，还可沿三焦下行至脐下丹田以资先天元气，故在机体生命活动中占有非常重要的地位；②对全身气机的调节作用。肺有节律的呼吸，对全身之气的升降出入运动起着重要的调节作用。《素问·六节藏象论》说：“肺者，气之本。”

（2）主行水：指肺气的宣发肃降运动推动和调节全身水液的输布和排泄。肺主行水表现在两个方面：一是通过肺气的宣发运动，将脾气转输至肺的水液和水谷之精中的较轻清部分，向上向外布散，上至头面诸窍，外达全身皮毛肌腠以濡润之；输送到皮毛肌腠的水液在卫气的推动作用下化为汗液，并在卫气的调节作用下有节制地排出体外。二是通过肺气的肃降运动，将脾气转输至肺的水液和水谷精微中的较稠厚部分，向内向下输送到其他脏腑以濡润之，并将脏腑代谢所产生的浊液下输至膀胱，成为尿液生成之源。肺以其气的宣发与肃降运动输布水液，故说“肺主行水”。又因为肺为华盖，故称“肺为水之上源”。若肺气的宣发或肃降失常，均可致津液代谢障碍而出现尿少、痰饮、水肿等病证，可用宣肺利水或降气利水方法进行治疗。

（3）朝百脉，主治节

1）肺朝百脉：指全身的血液都通过百脉流经于肺，经肺的呼吸，进行体内外清浊之气的交换，然后再通过肺气宣降作用，将富有清气的血液通过百脉输送到全身。全身的血脉均统属于心，心气是血液循环运行的基本动力，而血液的运行，又赖于肺气的推动和调节，即肺气具有助心行血的作用。肺通过呼吸运动，调节全身气机，从而促进血液运行。宗气有“贯心脉”以推动血液运行的作用，肺气充沛，宗气旺盛，气机调畅，则血运正常。

2）肺主治节：指肺气具有治理调节肺之呼吸及全身之气、血、水的作用，是对肺的主要生理功能的高度概括。主要表现在四个方面：一是治理调节呼吸运动：肺气的宣发与肃降运动协调，维持通畅均匀的呼吸，使体内外气体得以正常交换；二是调理全身气机：通过呼吸运动，调节一身之气的升降出入，保持全身气机调畅；三是治理调节血液的运行：通过肺朝百脉和气的升降出入运动，辅佐心脏，推动和调节血液的运行；四是治理调节津液代谢：通过肺气的宣发与肃降，治理和调节全身水液的输布与排泄。《素问 · 灵兰秘典论》说：“肺者，相傅之官，治节出焉。”

（4）生理特性

1）肺为华盖：肺位于胸腔，覆盖五脏六腑之上，位置最高，因而有“华盖”之称。肺居高位，又能行水，故称之为“水之上源”。肺覆盖于五脏六腑之上，又能宣发卫气于体表，具有保护诸脏免受外邪侵袭的作用，故有“脏之长”之称。

2）肺为娇脏：肺脏清虚而娇嫩，不耐寒热燥湿诸邪之侵；外感六淫之邪从皮毛或口鼻而入，常易犯肺而为病。

3）肺气宣降：肺气宣发，是肺气向上向外的布散运动，主要体现在以下三个方面：一是呼出体内浊气；二是将脾所转输来的津液和部分水谷精微上输头面诸窍；外达于全身皮毛肌腠；三是宣发卫气于皮毛肌腠，以温分肉、充皮肤、肥腠理、司开阖，将代谢后的津液化为汗液，并控制和调节其排泄。肺气肃降，是肺气向内向下的布散运动，主要体现在以下三个方面：一是吸入自然界之清气，并将吸入之清气与谷气相融合而成的宗气向下布散至脐下，以资元气；二是将脾转输至肺的津液及部分水谷精微向下向内布散于其他脏腑以濡润之；三是将脏腑代谢后产生的浊液下输于膀胱，成为尿液生成之源。肺气的宣发与肃降，是相互制约、相互为用的两个方面，宣降运动协调，维持着肺的呼吸和行水功能。

（5）肺津、肺气、肺阴、肺阳的生理作用：肺津，即脾转输至肺的津液，具有濡养滋润肺、大肠、皮毛、鼻、喉等脏器的作用。肺津不足，津伤化燥，不但本脏不得濡养，呼吸运动失常，而且大肠、皮肤、毛发、鼻、喉亦失其滋润而见肠燥便秘、皮肤粗糙、毛发枯槁稀疏或声音嘶哑等干燥表现。

肺气，主要由肺津化生，具有推动和调控呼吸、行水等作用。肺气不足则呼吸无力而见少气不足以息，津液不得输布而见痰饮内生，阻塞气道，咳喘并作。肺气不足，不得布散卫气以卫外，则多发感冒。

肺气中具有凉润、沉降等作用和运动趋向的部分称为肺阴；具有温煦、宣发等作用和运动趋向的部分称为肺阳。肺阴能够凉润肺脏，使肺气下行；肺阳能温暖肺脏，使肺气上行。肺阴与肺阳的作用协调，则肺气的宣发与肃降运动相反相成，呼吸均匀，和缓有度，“水精四布，五经并行”。肺阴亏虚则肺失凉润，气不下降而上逆，故见咳喘、逆气、潮热、五心烦热等症；肺阳虚衰则宣发无力，津液不得四布而停聚肺中为痰为饮，阻塞气道，常见咳喘憋气、痰多清稀，遇寒易发或加重，伴有肢冷等。

［常考考点］肺的生理功能及其含义。

3. 脾的生理功能与特性

（1）主运化：指脾具有把饮食水谷转化为水谷精微（即谷精）和津液（即水精），并把水谷精微和津液吸收、转输到全身各脏腑的生理功能。包括运化食物和运化水液两个方面：

1）运化食物：食物经胃的受纳腐熟，被初步消化后，变为食糜，下送于小肠作进一步消化，经脾气的作用，则分为清浊两部分。其精微部分，经脾气的激发作用由小肠吸收，再由脾气的转输作用输送到其他四脏，内养五脏六腑，外养四肢百骸。

2）运化水液：指脾气将水液化为水精，亦即津液，并将其吸收、转输到全身脏腑的生理功能。脾气转输津液的途径及方式有四：一是上输于肺，通过肺气宣降输布全身；二是向四周布散，“以灌四傍”，发挥其滋养濡润脏腑的作用；三是将胃、小肠、大肠中的部分水液经过三焦（六腑之一的三焦）下输膀胱，成为尿液生成之源；四是居中枢转津液，使全身津液随脾胃之气的升降而上腾下达：肺之上源之水下降，膀胱水府之津液上升，脾气健运，津液化生充足，输布正常，脏腑形体官窍得养。

运化食物和运化水液，是脾主运化的两个方面，二者是同时进行的。饮食物的消化及其精微的吸收、转输都由脾所主，脾气不但将饮食物化为水谷精微，而且能将水谷精微吸收并转输至全身促进人体的生长发育，是维持人体生命活动的根本，故称为“后天之本”。脾为“后天之本”的理论，对养生防病有着重要意义。

（2）主统血：指脾气具有统摄、控制血液在脉中正常运行而不逸出脉外的作用。脾气统摄血液，实际上是气的固摄作用的体现。脾气是一身之气分布到脾脏的部分，一身之气充足，脾气必然充盛；而脾气健运，一身之气自然充足。气足则能摄血，故脾统血与气摄血是统一的。

（3）生理特性：①脾气上升，指脾气具有向上运动以维持水谷精微的上输和内脏位置相对稳定的生理特性。脾主升清，指脾气的升动转输作用，将胃肠道吸收的水谷精微和水液上输于心、肺等脏，通过心、肺的作用化生气血，以营养濡润全身。若脾气虚衰或为湿浊所困，不得升清，可见“清气在下，则生飧泄”。脾主升举内脏，指脾气上升能起到维持内脏位置的相对稳定，防止其下垂的作用。若脾气虚弱，无力升举，可见胃下垂、肾下垂、子宫脱垂、脱肛等。②喜燥恶湿。脾的喜燥恶湿的特性，与其运化水饮的生理功能相关。脾气健旺，运化水饮正常，水精四布，自然无痰饮水湿的停聚。脾气升动，才能将水液布散全身，而脾气升运的条件之一就是脾体干燥而不被痰饮水湿所困，因而有“脾生湿”“湿困脾”“脾恶湿”“脾燥则升”等说法。据以上两生理特性推测，脾气下陷的病机主要有二：一是脾气虚衰，无力升举，又称为中气下陷；二是脾气为湿所困，不得上升反而下陷。③脾为孤脏。脾属土，居中央，与四方、四时无配。脾主运化，为精血津液生化之源，“灌四傍”而长养四脏，称为后天之本，属人体中最大最重要的脏，故称孤脏。

（4）脾精、脾气、脾阴、脾阳的生理作用：脾精，主要指脾吸收的水谷之精。脾精由脾气转输到其他四脏，化为诸脏之精，故《素问·玉机真脏论》有“脾为孤脏，中央土以灌四旁”之说。其中脾精之浓厚者化营化血，轻清者化卫化气，故又有脾为“后天之本，气血生化之源”之论。脾精不足则既乏化营生血之源，亦缺生卫化气之本，可出现形体消瘦、面色萎黄、少气乏力、倦怠神疲等血与气皆虚的症状。

脾气，由脾精化生，具有化水谷为精微，化水饮为津液，转输水谷之精于全身各脏腑形体官窍，并能统摄血液等作用。脾气虚衰，可见食少腹胀、少气懒言、四肢乏力、面色㿠白、形体消瘦或浮肿、舌淡苔白、脉弱等症，还可出现内脏下垂及各种出血或失精（如蛋白尿、乳糜尿）症状。

脾阴即脾气中的具有凉润、宁静等作用的部分；脾阳是脾气中具有温煦、推动等作用的部分。脾阴与脾阳协调统一，维护着脾生理功能的正常发挥。脾阴虚则其凉润、宁静等作用减退，虚热内生，可见消瘦、烦热、食少、口唇生疮、舌红少津、脉细数；脾阳虚则其温煦、推动等作用减退，虚寒内生，表现为腹胀食少、腹痛喜温、大便清稀、形寒肢冷、面色㿠白，或周身浮肿、舌质淡胖、苔白滑、脉沉迟无力。

［常考考点］脾的生理功能及其含义。

4. 肝的生理功能与特性

（1）主疏泄：指肝气具有疏通、畅达全身气机的作用。主要表现于以下几个方面：①促进血液与津液的运行输布：血液的运行和津液的输布代谢，有赖于气机的调畅，肝气疏泄，调畅气机，使全身脏腑经络之气的运行畅达有序，气能运血，气行则血行，故说肝气的疏泄作用能促进血液的运行，使之畅达而无瘀滞。②促进脾胃运化和胆汁的分泌排泄：肝气疏泄，畅达气机，促进和协调脾胃之气的升降，从而促进脾胃的运化。胆汁乃肝之余气所化，其分泌和排泄受肝气疏泄作用的影响，肝气疏泄，气机调畅，胆汁才能够正常的分泌与排泄。③调畅情志：肝气疏泄，能调畅气机，因而能使人心情舒畅，既无亢奋，也无抑郁。情志活动分属五脏，依赖于气机的调畅，因肝主疏泄，调畅气机，所以肝具有调畅情志的生理功能。④促进男子排精与女子排卵行经："主闭藏者肾也，司疏泄者肝也。"男子精液的贮藏与排泄，是肝肾二脏之气的闭藏与疏泄作用相互协调的结果。肝气疏泄，则精液排泄通畅有度；肝失疏泄，则排精不畅而致精瘀。女子的按时排卵，也是肝气疏泄和肾气闭藏作用相互协调的体现。气机调畅又是女子行经能否通畅有度的重要条件，因而亦受肝气的疏泄作用的影响。

肝气的疏泄作用失常，称为肝失疏泄。其病机主要有三个方面：一为肝气郁结，疏泄失职。多因情志抑郁，郁怒伤肝而致。临床多见闷闷不乐，悲忧欲哭，胸胁、两乳或少腹等部位胀痛不舒等症。二是肝气亢逆，疏泄太过。多因暴怒伤肝，或气郁日久化火，导致肝气亢逆，升发太过。临床表现为急躁易怒，失眠头痛，面红目赤，胸胁、乳房走窜胀痛，或血随气逆而吐血、咯血，甚则突然昏厥。如《素问・调经论》说："血之与气并走于上，则为大厥，厥则暴死，气复反（返）则生，不反则死。"三是肝气虚弱，疏泄不及，升发无力。表现出一系列因虚而郁滞的临床表现，如忧郁胆怯、懈怠乏力、头晕目眩、两胁虚闷、时常太息、脉弱等。《灵枢・本神》说："肝气虚则恐。"

（2）主藏血：指肝脏具有贮藏血液、调节血量和防止出血的功能。肝藏血的生理意义有以下六个方面：①涵养肝气：肝贮藏充足的血液，化生和涵养肝气，使之冲和畅达，发挥其正常的疏泄作用。②调节血量：在正常情况下，人体各部分的血量是相对恒定的，但是随着机体活动量的增减、情绪的变化、外界气候的变化等因素，人体各部分的血量也随之有所变化，如剧烈运动或情绪激动时，外周血流量增加；而在安静或休息时，外周血液分配量则减少。《素问・五脏生成》说："人卧则血归于肝。"唐代王冰注解说："肝藏血，心行之，人动则血运于诸经，人静则血归于肝脏。何者？肝主血海故也。"这种变化是通过肝的藏血和疏泄功能协调而实现的。③濡养肝及筋目：肝贮藏充足的血液，可濡养肝脏及其形体官窍，使其发挥正常的生理功能。《素问・五脏生成》云："肝受血而能视，足受血而能步，掌受血而能握，指受血而能摄。"④化生和濡养魂，维持正常神志及睡眠。《灵枢・本神》说："肝藏血，血舍魂。"肝血不足，魂不守舍，可见失眠、梦呓、梦游等。⑤为经血之源：肝藏血而称为血海。冲脉起于胞中而通于肝，与女子月经来潮密切相关，也称为"血海"。女子以血为本，肝藏血充足，冲脉血液充盛，是其月经按时来潮的重要保证。⑥防止出血：肝主凝血以防止出血。气有固摄血液之能，肝气充足，则能固摄肝血而不致出血；又因阴气主凝，肝阴充足，肝阳被涵，阴阳协调，则能发挥凝血作用而防止出血。

（3）生理特性：①肝为刚脏：指肝气主升主动，具有刚强躁急的生理特性而言。肝在五行属木，木性曲直，肝气具有木的冲和条达、伸展舒畅之能；肝有主疏泄的生理功能；肝气性喜条达而恶抑郁；肝内寄相火，主升主动，皆反映了肝为刚脏的生理特性。②肝气升发：指肝气的向上升动和向外发散以调畅气机的生理特性。肝在五行属木，通于春气，比类春天树木的生长伸展和生机勃发之性，肝气具有条达疏畅、升发生长和生机盎然的特性。

（4）肝血、肝气、肝阴、肝阳的生理作用：肝血，即肝所藏之血，有濡养目、筋、爪，化生和涵养魂与怒的作用。肝血亏虚，筋、目、魂、怒等不得濡养或涵养，则出现头昏眼花、夜盲、梦呓、易怒，或肢体震颤等征象。

肝气，由肝血化生，具有升发的特性，能畅达全身气的运行，进而调畅血液与津液的运行输布，调畅脾胃之气的升降，调畅胆汁的分泌与排泄，调畅情志活动，调畅男子泄精、女子排卵和月经等。

肝阴是肝气中具有凉润、宁静、抑制作用的部分；肝阳是肝气中具有温煦、推动、兴奋作用的部分。肝阴与肝阳协调，肝气冲和条达，肝阴不足则肝阳偏亢，可见眩晕、头痛、耳鸣、目涩、少寐、急躁易怒、脉弦细等症。阳亢化风又可见抽搐、掉摇等症。肝阳虚衰则肝阴偏盛，寒滞肝脉，可见少腹冷痛拘急，或小腹隐痛而畏寒，囊冷阴湿或阳痿，四肢厥冷，颠顶疼痛，舌淡苔白滑，脉沉缓等症。

［常考考点］肝的生理功能及其含义。

5. 肾的生理功能与特性

（1）藏精，主生长发育生殖与脏腑气化

1）肾藏精：指肾具有贮存、封藏精的生理功能。精，是构成人体和维持人体生命活动的最基本物质，是生命之本原，是脏腑形体官窍功能活动的物质基础。肾藏的精包括先天之精和后天之精。先天之精来源于父母的生殖之精，是禀受于父母的生命遗传物质，与生俱来，藏于肾中。人出生后，机体由脾胃的运化作用从饮食物中摄取的营养物质，称为“后天之精”。后天之精经脾气的转输作用以“灌四旁”，则为脏腑之精。肾精的构成，是以先天之精为基础，加之部分后天之精的充养而化成。先天之精是肾精的主体成分，后天之精仅起充养作用。先、后天之精相互资助，相互为用。《素问·六节藏象论》说：“肾者，主蛰封藏之本，精之处也。”

2）主生长发育与生殖：指肾精、肾气促进机体生长发育与生殖功能成熟的作用。《素问·上古天真论》记述了肾气由稚嫩到充盛，由充盛到衰少，继而耗竭的演变过程：“女子七岁，肾气盛，齿更发长。二七而天癸至，任脉通，太冲脉盛，月事以时下，故有子。三七，肾气平均，故真牙生而长极。四七，筋骨坚，发长极，身体盛壮。五七，阳明脉衰，面始焦，发始堕。六七，三阳脉衰于上，面皆焦，发始白。七七，任脉虚，太冲脉衰少，天癸竭，地道不通，故形坏而无子也。丈夫八岁，肾气实，发长齿更。二八，肾气盛，天癸至，精气溢泻，阴阳和，故能有子。三八，肾气平均，筋骨劲强，故真牙生而长极。四八，筋骨隆盛，肌肉满壮。五八，肾气衰，发堕齿槁。六八，阳气衰竭于上，面焦，发鬓颁白。七八，肝气衰，筋不能动，天癸竭，精少，肾脏衰，形体皆极。八八，则齿发去。”

人体的生、长、壮、老、已的生命过程，可分为幼年期、青年期、壮年期和老年期等几个阶段，而每一阶段机体的生长发育或衰退情况，都取决于肾精及肾气的盛衰。

3）脏腑气化：指由脏腑之气的升降出入运动推动和调控着各脏腑形体官窍的生理功能，进而推动和调控着机体精气血津液各自的新陈代谢及其与能量的相互转化的过程。肾精、肾气及其分化的肾阴、肾阳在推动和调控脏腑气化过程中起着极其重要的作用。肾气由肾精所化，也是一身之气分布到肾的部分。由于肾精的主体成分是先天之精，肾气也主要属先天之气，与元气的概念大致相同，故为脏腑之气中最重要者，称为脏腑之气的根本。肾气也涵有阴阳两种成分：肾阴是其中具有凉润、宁静、抑制、凝聚等作用的部分；肾阳是其中具有温煦、推动、兴奋、宣散等作用的部分。肾阴与肾阳对立统一，协调共济，则肾气冲和畅达。肾阳为一身阳气之本，“五脏之阳气，非此不能发”，能推动和激发脏腑的各种功能，温煦全身脏腑形体官窍。肾阴为一身阴气之本，“五脏之阴气，非此不能滋”，能宁静和抑制脏腑的各种功能，凉润全身脏腑形体官窍。肾精、肾气及其所含的肾阴、肾阳称为机体生命活动的根本。肾阴、肾阳又称为“五脏阴阳之本”。生理上，肾之精、气、阴、阳与他脏之精、气、阴、阳之间，存在着相互资助和相互为用的动态关系。病理上，两者也相互影响，各脏之精、气、阴、阳不足，最终必然会累及肾，故有“久病及肾”之说。

（2）主水：指肾气具有主司和调节全身水液代谢的作用。主要体现在两方面：一是肾气对参与水液代谢脏腑的促进作用：肾气及肾阴、肾阳对水液代谢过程中各脏腑之气的功能，尤其是脾肺之气的运化和输布水液的功能，具有促进和调节作用。二是肾气的生尿和排尿作用：水液代谢过程中，各脏腑形体官窍代谢后产生的浊液，下输于膀胱，在肾气的蒸化作用下，分为清浊，清者回吸收，由脾气的转输作用通过三焦水道上腾于肺，重新参与水液代谢；浊者则化为尿液，在肾与膀胱之气的推动作用下排出体外。

（3）主纳气：指肾气有摄纳肺所吸入的自然界清气，保持吸气的深度，防止呼吸表浅的作用。人体的呼吸，由肺所主，但吸入的清气，由肺气的肃降下达于肾，必须再经肾气的摄纳潜藏，使其维持一定的深度，以利于气体的交换，故《难经·四难》说：“呼出心与肺，吸入肾与肝。”《类证治裁·喘证》说：“肺为气之主，肾为气之根。”

（4）生理特性：①主蛰守位：主蛰，喻指肾有潜藏、封藏、闭藏之生理特性，是对其藏精功能的高度概括。肾的藏精、主纳气、主生殖、主二便等功能，都是肾主蛰藏生理特性的具体体现。守位，是指肾中相火（肾阳）涵于肾中，潜藏不露，以发挥其温煦、推动等作用。相火与君火相对而言。君火，即心阳，心之生理之火，又称心火。相对于心火，其他脏腑之火皆称为相火。生理状态下，各脏腑的阳气称“少火”；病理状态下，各脏腑的亢盛之火称“壮火”。相火以其所在脏腑的不同而有不同的称谓，肝之相火称为“雷火”，肾之相火称为“龙火”。君火与相火的关系是“君火以明，相火以位”（《素问·天元纪大论》），即君火在心，主发神明，以明著为要；相火在肝肾，禀命行令，以潜藏守位为要。心神清明，机体的生命活动有序稳定，相火自然潜藏守位以发挥其温煦、激发等作用。肾阴充足，涵养相火，相火则潜藏于肾中而不上僭。②肾气上升：肾阳鼓动肾阴，合化为肾气上升以济心，维持人体上下的协调。

（5）肾精、肾气、肾阴、肾阳的生理作用：肾精，为生命产生之本原，决定人体的生长发育与生殖，并能化髓充骨通脑。肾精不足常见不育不孕，小儿发育迟缓、囟门迟闭，或未老先衰，牙齿过早脱落，精神委顿，健忘恍惚等表现。

肾气由肾精化生，具有推动和调控人体的生长发育，使人具备生殖能力，促进与调节全身津液的代谢，并使肺吸入的清气下纳于肾以维持呼吸的深度的作用。同时，肾气还是人体防御功能的根本，肾气不足，可见发育迟缓、生殖能力低下、水肿尿少或尿失禁、遗精、滑精、虚喘，或卫外不固而易感冒等。

肾阴是肾气中具有凉润、宁静、抑制等作用的部分，肾阳是肾气中具有温煦、推动、兴奋等作用的部分。肾阴与肾阳协调共济，则合化为冲和之肾气，推动和调控肾的各种功能活动。若肾阴不足，不能制阳，则相火偏亢，出现潮热盗汗、五心烦热、性欲亢进、遗精或梦交、舌红少苔、脉细数等症。治当滋养肾阴，“壮水之主，以制阳光”。若肾阳虚衰，不能制阴，则虚寒内盛，出现畏寒肢冷、腰痛阴冷、性欲减退，或浮肿，或泄泻、夜尿频数、舌淡苔白、脉沉迟无力等症。治当温补肾阳，“益火之源，以消阴翳”。

［常考考点］肾的生理功能及其含义。

细目二　五脏之间的关系

【考点突破攻略】

要点

1. 心与肺的关系　心主血而肺主气，心主行血而肺主呼吸。心与肺的关系，主要表现在血液运行与呼吸吐纳之间的协同调节关系。

血液的正常运行，必须依赖于心气的推动，亦有赖于肺气的辅助。由于宗气具有贯心脉而司呼吸的生理功能，从而加强了血液运行与呼吸吐纳之间的协调平衡。因此，积于胸中的宗气是连接心之搏动和肺之呼吸的中心环节。

2. 心与脾的关系　心主血而脾生血，心主行血而脾主统血。心与脾的关系，主要表现在血液生成方面的相互为用及血液运行方面的相互协同。

3. 心与肝的关系　心与肝的关系，主要表现在行血与藏血以及精神调节两个方面。

（1）血液运行方面：心主行血，心为一身血液运行的枢纽。肝藏血，肝是贮藏血液、调节血量的重要脏器。两者相互配合，共同维持血液的正常运行。

（2）精神调节方面：心藏神，主宰意识、思维、情感等精神情志活动。肝主疏泄，调畅气机，维护情志的舒畅。心肝两脏，相互为用，共同维持正常的精神情志活动。

4. 心与肾的关系　心与肾在生理上的联系，主要表现为“心肾相交”。心肾相交的机理，主要从水火既济、精神互用、君相安位来阐发。

（1）水火既济：心居上焦属阳，在五行中属火；肾居下焦属阴，在五行中属水。在上者宜降，在下者宜升。升已而降，降已而升。心位居上，故心火（阳）必须下降于肾，使肾水不寒；肾位居下，故肾水（阴）必须上济于心，使心火不亢。肾无心火之温煦则水寒，心无肾阴之凉润则火炽。心与肾之间的水火升降互济，维持了两脏之间生理功能的协调平衡。

（2）精神互用：心藏神，肾藏精。精能化气生神，为气、神之源。神能控精驭气，为精、气之主。故积精可以全神，神清可以控精。

（3）君相安位：心为君火，肾为相火（命火）。君火在上，如日照当空，为一身之主宰；相火在下，系阳气之根，为神明之基础。命火秘藏，则心阳充足。心阳充盛，则相火亦旺。君火相火，各安其位，则心肾上下交济。

5. 肺与脾的关系 肺与脾的关系，主要表现在气的生成与水液代谢两个方面。

（1）气的生成：肺主呼吸，吸入自然界的清气。脾主运化，化生水谷之精并进而化为谷气。清气与谷气在肺中汇为宗气，宗气与元气再合为一身之气。一身之气的盛衰，主要取决于宗气的生成。

（2）水液代谢：肺气宣降以行水，使水液正常地输布与排泄。脾气运化，散精于肺，使水液正常地生成与输布。人体的水液，由脾气上输于肺，通过肺气的宣发肃降而布散周身及下输膀胱。肺脾两脏协调配合，相互为用，是保证津液正常输布与排泄的重要环节。

6. 肺与肝的关系 肺与肝的生理联系，主要体现在人体气机升降的调节方面。“肝生于左，肺藏于右”。肝气从左升发，肺气由右肃降。肝气以升发为宜，肺气以肃降为顺。此为肝肺气机升降的特点所在。肝升肺降，升降协调，对全身气机的调畅，气血的调和，起着重要的调节作用。

7. 肺与肾的关系 肺与肾的关系，主要表现在水液代谢、呼吸运动及阴阳互资三个方面。

（1）水液代谢：肺主行水，为水之上源。肾主水液代谢，为主水之脏。肺气宣发肃降而行水的作用，有赖于肾气及肾阴、肾阳的促进。肾气所蒸化的水液，有赖于肺气的肃降运动使之下归于膀胱。肺肾之气的协同作用，保证了体内水液输布与排泄的正常。

（2）呼吸运动：肺主气而司呼吸，肾藏精而主纳气。人体的呼吸运动，虽由肺所主，但亦需肾的纳气功能协助。只有肾精及肾气充盛，封藏功能正常，肺吸入的清气才能经过其肃降而下纳于肾，以维持呼吸的深度。

（3）阴阳互资：肺肾阴阳，相互资生。肺阴充足，下输于肾，使肾阴充盈。肾阴为诸阴之本，肾阴充盛，上滋于肺，使肺阴充足。肾阳为诸阳之本，能资助肺阳，推动津液输布，则痰饮不生，咳喘不作。

8. 肝与脾的关系 肝与脾的生理联系，主要表现在疏泄与运化的相互为用、藏血与统血的相互协调关系。

（1）饮食物消化：肝主疏泄，调畅气机，协调脾胃升降，并疏利胆汁，输于肠道，促进脾胃对饮食物的消化及对精微的吸收和转输。脾气健运，水谷精微充足，气血生化有源，肝得以濡养而使肝气冲和条达。

（2）血液运行：肝主藏血，调节血量。脾主生血，统摄血液。脾气健运，水谷精微充足，气血生化有源，肝得以濡养而使肝气冲和条达。肝脾相互协作，共同维持血液的正常运行。

9. 肝与肾的关系 肝肾之间的关系，有“肝肾同源”或“乙癸同源”之称。主要表现在精血同源、藏泄互用以及阴阳互滋互制等方面。

（1）精血同源：肝藏血，肾藏精，精血皆由水谷之精化生和充养，且能相互资生，故曰同源互化。

（2）藏泄互用：肝主疏泄，肾主封藏，二者之间存在着相互为用、相互制约的关系。肝气疏泄可促使肾气封藏有度，肾气闭藏可防肝气疏泄太过。疏泄与封藏，相反而相成，从而调节女子的月经来潮、排卵和男子的排精。

（3）阴阳互滋互制：肝气由肝血所化所养，内含肝阴与肝阳。肾气由肾精化生，内含肾阴与肾阳。不仅肝血与肾精之间存在着同源互化的关系，而且肝肾阴阳之间也存在着相互资养和相互制约的联系。

10. 脾与肾的关系 脾为后天之本，肾为先天之本。脾肾两者首先表现为先天与后天的互促互助关系。脾主运化水液，肾为主水之脏，脾肾的关系还表现在水液代谢方面。

（1）先天后天相互资生：脾主运化水谷精微，化生气血，为后天之本。肾藏先天之精，是生命之本原，为先天之本。脾的运化水谷，有赖于肾气及肾阴、肾阳的资助和促进，始能健旺。肾所藏先天之精及其化生的元气，亦赖脾气运化的水谷之精及其化生的谷气的不断充养和培育方能充盛。后天与先天，相互资生，相互促进。

（2）水液代谢：脾气运化水液功能的正常发挥，须赖肾气的蒸化及肾阳温煦作用的支持。肾主水液输布代谢，又须赖脾气及脾阳的协助，即所谓“土能制水”。脾肾两脏相互协同，共同主司水液代谢的协调平衡。

［常考考点］五脏之间的关系。

细目三　五脏与五体、五官九窍、五志五神、五液和季节的关系

【考点突破攻略】

要点

1. 五脏与五体的关系　五体是指脉、筋、肉、皮、骨五种形体组织。

（1）心在体合脉：指全身的血脉统属于心，由心主司。

（2）肺在体合皮：又称肺合皮毛。肺对皮毛的作用有二：一是肺气宣发，将卫气外输于皮毛，以发挥其“温分肉，充皮肤，肥腠理，司开阖”及防御外邪的作用；二是肺气宣发，将水谷精微和津液外输于皮毛，以发挥其濡养、滋润的作用。若肺津亏、肺气虚，既可致卫表不固而见自汗或易罹感冒，又可因皮毛失养而见枯槁不泽。皮毛对肺的作用也主要有二：一是皮毛宣散肺气，以调节呼吸。《内经》把汗孔称作“玄府”，又叫“气门”，是说汗孔不仅是排泄汗液之门户，而且是随着肺气宣发肃降进行体内外气体交换的场所。二是皮毛受邪，可内合于肺，如寒邪客表，卫气被遏，可见恶寒发热、头身疼痛、无汗、脉紧等症。若伴有咳喘等症，则表示病邪已伤及肺脏，故治疗外感表证时，解表与宣肺常同时并用。

（3）脾在体合肉：指脾气的运化与肌肉的壮实及其功能发挥之间有着密切的联系。全身的肌肉，都有赖于脾胃运化的水谷精微及津液的营养滋润，才能壮实丰满，并发挥其收缩运动。

（4）肝在体合筋：筋依赖肝血的濡养。肝血充足，筋得其养，才能运动灵活而有力，能耐受疲劳，并能较快地解除疲劳，故称肝为“罢极之本”。

（5）肾在体合骨，生髓：髓分骨髓、脊髓和脑髓，皆由肾精化生。肾藏精，精生髓，髓居于骨中称骨髓。骨的生长发育，有赖于骨髓的充盈及其所提供的营养。脊髓上通于脑，脑由髓聚而成，故称“脑为髓海”。肾精的盛衰，不仅影响骨骼的发育，而且影响脊髓及脑髓的充盈。故《素问・灵兰秘典论》说：“肾者，作强之官，伎巧出焉。”齿与骨同出一源，亦由肾精充养，故称“齿为骨之余”。

2. 五脏的外华　内在脏腑精气的盛衰及其功能的强弱，可显露于外在相应的体表组织器官。

（1）心之华在面：心血、心气的盛衰，可从面部的色泽表现出来。由于全身血气皆上注于面，故心的精气盛衰及其生理功能正常与否，可以显露于面部的色泽变化。

（2）肺之华在毛：由于肺气宣发，将输送于肺的津液和部分水谷之精向上向外布散于全身皮毛肌腠以滋养之，使之红润光泽。

（3）脾之华在唇：口唇的色泽可以反映脾精、脾气的盛衰。

（4）肝之华在爪：爪甲，包括指甲和趾甲，乃筋之延续，所以有“爪为筋之余”之说。爪甲亦赖肝血的濡养，因而肝血的盈亏，可以影响到爪甲的荣枯。而观察爪甲的荣枯，又可以测知肝血是否充足。

（5）肾之华在发：发的生长，赖血以养，故称“发为血之余”。但发的生机根源于肾，肾藏精，精化血，精血旺盛，则毛发粗壮而润泽。由于发为肾之外候，所以发之生长与脱落、润泽与枯槁，常能反映肾精的盛衰。

3. 五脏与五官九窍的关系　五脏的生理功能可通过相应官窍反映出来。

（1）心在窍为舌：又称心开窍于舌，指心之精气盛衰及其功能常变可从舌的变化得以反映。因而观察舌的变化可以了解心的主血脉及藏神功能是否正常。另外，《素问・金匮真言论》有“南方，赤色，入通于心，开窍于耳”的说法。

（2）肺开窍于鼻：鼻为呼吸道之最上端，通过肺系（喉咙、气管等）与肺相连，具有主通气和主嗅觉的功能。鼻的通气和嗅觉功能，都必须依赖肺气的宣发运动。喉为肺之门户，主司发音，有赖于肺津

的滋养与肺气的推动。肺津充足，喉得滋养，或肺气充沛，宣降协调，则呼吸通畅，声音洪亮。若各种内伤或过用，耗损肺津、肺气，以致喉失滋养或推动，发音失常，出现声音嘶哑、低微，称为“金破不鸣”。若各种外邪袭肺，导致肺气宣降失常，郁滞不畅，出现声音嘶哑、重浊，甚或失音，称为“金实不鸣”。

（3）脾开窍于口：指人的食欲、口味与脾气的运化密切相关。脾的经脉“连舌本，散舌下”，舌又主司味觉，所以，食欲和口味都可反映脾的运化功能是否正常。

（4）肝在窍为目：目为视觉器官，具有视物的功能，故又称“精明”。目之所以能视物辨色，依赖肝血之濡养和肝气之疏泄的协调。肝的经脉上连目系，肝之血气循此经脉上注于目，使其发挥视觉作用。肝血充足，肝气调和，目才能正常发挥其视物辨色的功能。除肝之外，目的视物辨色还依赖于五脏六腑之精的濡养。《灵枢·大惑论》说：“五脏六腑之精气，皆上注于目而为之精。精之窠为眼，骨之精为瞳子，筋之精为黑眼，血之精为络，其窠气之精为白眼，肌肉之精为约束。”后世在此基础上发展了“五轮”学说，为眼科疾病的辨证论治奠定了理论基础。

（5）肾在窍为耳及二阴：耳是听觉器官，耳的听觉灵敏与否，与肾精、肾气的盛衰密切相关。临床常以耳的听觉变化，作为判断肾精及肾气盛衰的重要标志，故说肾开窍于耳。二阴，指前阴和后阴。前阴是指排尿和生殖的器官，后阴是指排泄粪便的通道，都与肾精、肾气及肾阴、肾阳的关系密切。

4. 五脏与五志、五神的关系 情志活动由脏腑精气应答外在环境因素的作用所产生。脏腑精气是情志活动产生的内在生理学基础。

（1）五脏与五志

1）<u>心在志为喜</u>：喜，是心之精气对外界刺激的应答而产生的良性情绪反应。心精、心血、心气充沛，心阴、心阳协调，是产生喜乐情绪的内在基础。喜乐愉悦有益于心主血脉的功能。但喜乐过度则可使心神受伤，如《灵枢·本神》说：“喜乐者，神惮散而不藏。”心为神明之主，不仅喜能伤心，而且五志过极均能损伤心神，所以《灵枢·邪气脏腑病形》说：“愁忧恐惧则伤心。”

2）<u>肺在志为忧（悲）</u>：悲忧皆为人体正常的情绪变化或情感反映，由肺精、肺气所化生。过度悲哀或过度忧伤，又可损伤肺精、肺气，或导致肺气的宣降运动失调。

3）<u>脾在志为思</u>：思即思虑，属人体的情志活动。思虽为脾志，但与心神有关。故有“思出于心，而脾应之”之说。思虑过度，或所思不遂，最易妨碍脾气运化，致使脾胃之气结滞，脾气不能升清，胃气不能降浊，因而出现不思饮食、脘腹胀闷、头目眩晕等症。

4）<u>肝在志为怒</u>：怒是人在情绪激动时的一种情志变化，由肝血、肝气所化。一般来说，怒志人人皆有，一定限度内的情绪发泄对维持机体的生理平衡有重要的意义，但大怒或郁怒不解，对于机体是一种不良的刺激，可引起肝气上逆或肝气郁结的病机变化。

5）<u>肾在志为恐</u>：恐，是一种恐惧、害怕的情志活动。由肾精、肾气对外在环境的应答而产生，人人皆有。过度恐惧可伤肾精、肾气，出现二便失禁，甚则遗精、滑精等症。

（2）五脏与五神：所谓五神，指神、魂、魄、意、志。其属神志，分藏于五脏，总统于心，称之为五神。神志，主要是指人的精神、意识和思维活动。中医学将其概括为神、魂、魄、意、志及思、虑、智等。在中医学里，它们往往具有独特的含义并分属于不同的脏腑，体现了中医整体的、系统的观点。如《灵枢·本神》说：“故生之来谓之精，两精相搏谓之神，随神往来者谓之魂，并精出入者谓之魄，所以任物者谓之心，心有所忆谓之意，意之所存谓之志，因志而存变谓之思，因思而远慕谓之虑，因虑而处物谓之智。”这段原文论述人的神志活动的整个过程，还强调了精气是神志活动的物质基础，而心是神志活动产生的主要脏器。

1）<u>心与神：“心藏脉，脉舍神”。</u>神是对一切生命活动及其外在表现的高度概括，主要指人的精神、意识和思维活动，实际上神概括了人的高级生命活动。神产生的物质基础是精，而精是构成人体的原始物质。父母两性之精相互结合，构成了人体，神也随之产生了。

神与五脏中心的关系极为密切，神产生后，其活动的场所为心，并依靠心的气血作为物质基础，故《灵枢·本神》说：“心藏脉，脉舍神。”

2）<u>肝与魂：“肝藏血，血舍魂”。</u>魂是精神活动的一部分。中医学认为，魂是伴随神而产生并随神往来而进行的精神活动。魂之安藏，对神的活动具有辅助作用。正如《类经·藏象类》所说："魂之为言，如梦寐恍惚，变幻游行之境，皆是也。"

魂与五脏中肝的关系极为密切，以肝之精血为物质基础。如《灵枢·本神》说："肝藏血，血舍魂。"只有肝血充盈，魂才能安藏。若肝血亏虚，则魂不守舍，就会脱离于神，临床可见梦寐不安、梦游等症。中医常采用养肝血的方法进行治疗。

3）肺与魄："肺藏气，气舍魄"。魄是精神活动的组成部分。魄以肺的精气作为物质基础，其与身俱来，为人的某些本能的感觉及动作。如人初生即有的感觉、啼哭、吸吮，以及痛、痒感觉等，都属魄的范围。如《类经·藏象类》说："魄之为用，能动能作，痛痒由之而觉也。"

魄与五脏中肺的关系极为密切。魄在五脏中属肺，如《灵枢·本神》说："肺藏气，气舍魄。"魄的功能失常，主要表现为感觉迟钝、动作迟缓、反应不灵等。

4）脾与意："脾藏营，营舍意"。意是对某种事物具有忆念并准备实施的神志活动。如《类经·藏象类》说："一念之生，心有所向而未定者曰意。"

意与五脏中脾的关系密切，以脾的精气作为物质基础。如《灵枢·本神》说："脾藏营，营舍意。"意的功能失常，则主要表现为思维能力减退或意志消沉等。

5）肾与志："肾藏精，精舍志"。志是指对人的思维活动内容及经验的存记。即《灵枢·本神》所说的"意之所存谓之志"。

志与五脏中肾的关系极为密切，志的活动归属于肾，以肾的精气作为物质基础。故《灵枢·本神》说："肾藏精，精舍志。"志的功能失常，可出现意志薄弱及记忆力减退等。所以《灵枢·本神》又说："肾盛怒不止则伤志，志伤则喜忘其前言。"

此外，按《内经》的理论体系，人的神志活动还有思、虑、智等。思，即思考；虑，即在思考的基础上做长远的预测；智，即经过深思熟虑而做出正确决定的思维过程。思、虑、智与心、肝、脾的调控有直接的关系，同时肾和胆也参与了这些神志活动过程。

5. 五脏与五液的关系 五液包括汗、泪、涎、唾、涕，这些都是人体官窍正常的分泌液，其生成和代谢，又都依赖于脏腑的正常生理活动才得以进行。

（1）心在液为汗：指心精、心血为汗液化生之源。汗液的生成、排泄与心血、心神的关系密切。心主血脉，血液与津液同源互化，故又有"血汗同源""汗为心之液"之说。心又藏神，汗液的生成与排泄又受心神的主宰与调节。

（2）肺在液为涕：鼻涕由肺津所化，由肺气的宣发运动布散于鼻窍，有润泽鼻窍、防御外邪、利于呼吸的作用。肺津、肺气的作用是否正常，亦能从涕的变化中得以反映。

（3）脾在液为涎：涎为口津，即唾液中较清稀的部分，由脾精、脾气化生并转输布散。涎具有保护口腔、润泽口腔、助食物的咀嚼和消化的作用。

（4）肝在液为泪：泪由肝精、肝血所化。肝开窍于目，泪从目出，有濡润、保护眼睛的作用。

（5）肾在液为唾：唾，即唾液中较稠厚的部分，由肾精化生，经肾气的推动作用，沿足少阴肾经，从肾向上经过肝、膈、肺、肺系，直达舌下之金津、玉液二穴，分泌而出，有润泽口腔、滋润食物及滋养肾精的作用。

6. 五脏与季节的关系 五脏和自然界的四时阴阳相通应。

（1）心气通于夏：夏季气候炎热，在人体则心为火脏而阳气最盛，同气相求，故夏季与心相应。

（2）肺气通于秋：时令至秋，暑去而凉生，草木皆凋，人体肺脏主清肃下行，为阳中之少阴，同气相求，故与秋气相应。

（3）脾气与四时之外的"长夏"（夏至至处暑）相通应：长夏之季，气候炎热，雨水较多，天气下迫，地气上腾，湿为热蒸，蕴酿生化，万物华实，合于土生万物之象，而人体的脾主运化，化生精气血津液，以奉生身，类于"土爰稼穑"之理，故脾与长夏，同气相求而相通应。

另外，脾气通于四时，又称脾主四时。《素问·太阴阳明论》说："脾者土也，治中央，常以四时长四脏，各十八日寄治，不得独主于时也。"提出脾主四季之末的各十八日，表明四时之中皆有土气，而脾不独主一时。人体生命活动的维持，依赖脾胃所化生的水谷精微的充养，心、肺、肝、肾的生理功能，赖脾气运化及其化生的精微物质的支持。脾气健运，则四脏得养，功能正常发挥，人体康健，正气充足，不易得病，既病也易于康复，即所谓“四季脾旺不受邪”。

（4）肝气通于春：春季为一年之始，阳气始生，自然界生机勃发，一派欣欣向荣的景象。人体之肝主疏泄，其气升发，恶抑郁而喜条达，为阴中之少阳，故与春气同气相求而相通应。

（5）肾气通于冬：冬季是一年中气候最寒冷的季节，一派霜雪严凝，冰凌凛冽之象。自然界的物类，则静谧闭藏以度冬时。人体中肾为水脏，有润下之性，藏精而为封藏之本，同气相求，故肾与冬气相通应。

［常考考点］五脏与五体、五官九窍、五志、五液和五时的关系。

【知识纵横比较】

五脏与五体、五官九窍、五志、五液和五时的关系

	心	肺	肝	脾	肾
五体	在体合脉	在体合皮	在体合筋	在体合肌肉	在体合骨
五华	其华在面	其华在毛	其华在爪	其华在唇	其华在发
五官九窍	开窍于舌	开窍于鼻	开窍于目	开窍于口	开窍于耳和二阴
五志	在志为喜	在志为悲忧	在志为怒	在志为思	在志为惊恐
五液	在液为汗	在液为涕	在液为泪	在液为涎	在液为唾
五时	夏	秋	春	长夏	冬

【例题实战模拟】

A1 型题

1. 心的主要生理功能是

A. 主藏血　B. 主神志　C. 主运化　D. 主统血　E. 主疏泄

2. 肺主气的功能取决于

A. 司呼吸　B. 宗气的生成　C. 全身气机的调节　D. 朝百脉　E. 主治节

3. 下列不属于脾的生理功能的是

A. 水谷的受纳和腐熟　B. 水谷精微的转输　C. 水液的吸收和转输
D. 脏器位置的维系　E. 血液的统摄

4. 肝主疏泄的基本生理功能是

A. 调畅情志活动　B. 调畅全身气机　C. 促进脾胃运化
D. 促进血行和津液代谢　E. 调节月经和精液的排泄

5. 肾中精气的主要生理功能是

A. 促进机体的生长发育　B. 促进生殖功能的成熟　C. 主生长发育和生殖
D. 化生血液的物质基础　E. 人体生命活动的根本

B1 型题

A. 心与脾　B. 心与肺　C. 肺与脾　D. 肺与肾　E. 肾与肝

6. 与正常生殖功能有关的脏是

7. 与正常呼吸功能有关的脏是

A. 心、肺　B. 心、肝　C. 肺、脾　D. 肺、肝　E. 肺、肾

8. 与气的生成关系最密切的是

9. 与呼吸运动关系最密切的是

【参考答案】

1. B　2. A　3. A　4. B　5. C　6. E　7. D　8. C　9. E

第七单元　六　腑

细目一　六腑的生理功能

【考点突破攻略】

要点

六腑，即胆、胃、小肠、大肠、膀胱、三焦六个脏器的总称。其共同生理特点是传化物而不藏，实而不能满。后世医家将此概括为“六腑以通为用”。

1. 胆的生理功能　胆位于右胁腹腔内，与肝紧密相连，附于肝之短叶间。胆为中空的囊状器官，内盛胆汁，因胆汁清静，称为“精汁”，故《灵枢·本输》称胆为“中精之腑”，亦有医家将其称为“中清之腑”。胆为中空器官而类腑，其内盛的胆汁应适时排泄，具有“泻而不藏”的特性，故胆为六腑之一；又因其内盛精汁，与六腑传化水谷、排泄糟粕有别，故又属奇恒之腑。胆的生理功能主要有两个方面。

（1）贮藏和排泄胆汁：胆汁来源于肝，由肝之余气凝聚而成。胆汁生成后，进入胆腑，由胆腑浓缩并贮藏。贮藏于胆腑的胆汁，在肝气的疏泄作用下排泄而注入肠中，以促进饮食水谷的消化和吸收。

（2）主决断：指胆具有判断事物、作出决定的作用。胆的这一作用对于防御和消除某些精神刺激的不良影响，以维持精气血津液的正常运行和代谢，确保脏腑之间的协调关系，有着极为重要的意义。所以《素问·灵兰秘典论》说：“胆者，中正之官，决断出焉。”

［常考考点］胆的生理功能及其含义。

2. 胃的生理功能与生理特性　胃位于腹腔之内，横膈膜以下，上接食管，下连小肠。胃又称“胃脘”，分为上、中、下三部。上部为上脘，包括贲门；下部为下脘，包括幽门；上下脘之间为中脘，包括胃体。其中贲门上接食管，幽门下连小肠。

（1）生理功能：①主受纳水谷：指胃气具有接受和容纳饮食水谷的作用。饮食入口，经过食管（咽）进入胃中，在胃气的通降作用下，由胃接受和容纳，暂存于其中，故胃有“太仓”“水谷之海”之称。②主腐熟水谷：指胃气将饮食物初步消化，并形成食糜的作用。容纳于胃中的饮食物，经过胃气的磨化和腐熟作用后，精微物质被吸收，并由脾气转输而营养全身，未被消化的食糜则下传于小肠作进一步消化。经过胃的腐熟，水谷才能游溢出人体所需要的精微物质，人的气血才能充盛，脏腑组织才能得到水谷精微的充养而发挥其各自的生理功能，故又称胃为“水谷气血之海”“五脏六腑之海也”。如胃火亢盛，腐熟作用亢进，表现为吞酸嘈杂、消谷善饥等。胃的腐熟作用减退，可见胃脘部胀满疼痛，食欲不振，甚或饮食停滞等。

（2）生理特性：①胃气下降：指胃气的向下通降运动以下传水谷及糟粕的生理特性。胃气下降，主要体现于饮食物的消化和糟粕的排泄过程中：一是饮食物入胃，胃容纳而不拒之；二是经胃气腐熟作用而形成的食糜，下传小肠作进一步消化；三是食物残渣下移大肠，燥化后形成粪便；四是粪便有节制地排出体外。②喜润恶燥：指胃当保持充足的津液以利饮食物的受纳和腐熟。胃的受纳腐熟，不仅依赖胃气的推动和蒸化，亦需胃中津液的濡润。胃中津液充足，则能维持饮食水谷的受纳腐熟和胃气的通降下行。

（3）胃津、胃气、胃阴、胃阳的生理作用：胃津，即胃中津液。含义有二：一指胃中分泌的津液及摄入的水饮，有滋润胃腑、促进胃气向下运动及有助于饮食物受纳和腐熟等作用。胃津不足则滋润作用减退，可出现纳呆食少、饥不欲食、口燥咽干、大便干结等。二是泛指水谷精微，如《素问·厥论》所谓“脾主为胃行其津液者也”，其津液即指水谷之精。

胃气的含义，主要有以下四点：一是指推动胃的运动以发挥受纳腐熟水谷作用的一类精微物质，是一身之气分布到胃的部分。二是指脾气与胃气的合称，又称为“中气”。中气的盛衰影响着整个消化系统的功能，关系着机体的营养来源，乃至于人体生命活动的强弱与存亡。三是指水谷之气，即水谷之精化生的气，简称谷气。谷气是一身之气的重要组成部分，谷气充则五脏之气足，故有“胃为五脏之本”之说。谷气充盛，随脉运行，则脉见从容和缓、节律一致之象，所谓脉有“胃气”。脉中胃气的强弱有无，对判断病情预后有着重要价值，故《素问·平人气象论》说：“人以水谷为本，故人绝水谷则死，脉无胃气亦死。”四是指代一身之气或正气。如李杲、张介宾等都视胃气为一身之气或正气。胃阴、胃阳都是胃气（上述第一义）的一部分：胃阴为胃气中具有凉润、抑制作用的部分，胃阳为胃气中具有温煦、推动作用的部分，二者相辅相成，对立统一，共同完成胃气的受纳、腐熟水谷的生理作用。胃阴不足，凉润、抑制作用减退，可出现胃脘嘈杂、隐隐灼痛、干呕、呃逆、舌红少苔、脉细数等症。胃阳虚弱，温煦、推动作用减退，可出现腹胀脘冷、喜食热饮、食欲减退、呕逆、舌淡苔白、脉沉缓等症。

［常考考点］胃的生理功能及其含义。

3. 小肠的生理功能　小肠位于腹中，其上口与胃在幽门相接，下口与大肠在阑门相连。小肠的生理功能有：

（1）主受盛化物：表现于以下两个方面：一是小肠接受由胃腑下传的食糜而盛纳之，即受盛作用。小肠承受适时下降的经过胃初步腐熟的饮食物，并在小肠内停留一定的时间，以便进一步充分的消化和吸收。二是由脾气对小肠中的食糜进一步消化，化为精微和糟粕两部分，即化物作用。故《素问·灵兰秘典论》说：“小肠者，受盛之官，化物出焉。”若小肠的受盛失常，可见腹部胀闷疼痛。如化物失常，可致消化、吸收障碍，出现消化不良、腹泻便溏，甚或完谷不化等。

（2）主泌别清浊：指小肠中的食糜在进一步消化的过程中，随之分为清浊两部分：清者，即水谷精微和津液，由小肠吸收，经脾气的转输至全身；浊者，即食物残渣和部分水液，经胃和小肠之气的作用通过阑门传送到大肠。

（3）小肠主液：指小肠在吸收谷精的同时，吸收了大量的津液。小肠吸收的津液与谷精合为水谷之精，由脾气转输到全身，其中部分津液经三焦下渗膀胱，成为尿液生成之源。如《类经·藏象类》说：“小肠居胃之下，受盛胃中水谷而分清浊，水液由此而渗于前，糟粕由此而归于后，脾气化而上升，小肠化而下降，故曰化物出焉。”临床上，以“利小便所以实大便”的方法治疗泄泻，就是“小肠主液”理论的具体应用。

［常考考点］小肠的生理功能及其含义。

4. 大肠的生理功能　大肠居腹中，其上口在阑门与小肠相接，其下端连肛门，是一个管腔性器官。大肠的主要生理功能有：

（1）主传化糟粕：大肠将食物残渣经过燥化变成粪便，并将粪便传送至大肠末端，经肛门有节制地排出体外。《素问·灵兰秘典论》说：“大肠者，传导之官，变化出焉。”大肠的传化糟粕，实为对小肠泌别清浊的承接，并与胃气的通降、肺气的肃降、脾气的运化、肾气的推动和固摄作用相关。

（2）大肠主津：指大肠接受食物残渣，吸收津液，使之形成粪便，即所谓燥化作用。大肠吸收食物残渣中的津液，由脾气转输全身，部分津液经三焦下渗于膀胱，成为尿液生成之源。由于大肠参与体内的津液代谢，故说“大肠主津”。大肠主津的功能失常，津液不得吸收，与糟粕俱下，可出现肠鸣、腹痛、泄泻等症。若大肠实热，消烁津液，或大肠津亏，肠道失润，又会导致大便秘结不通。

［常考考点］大肠的生理功能及其含义。

5. 膀胱的生理功能　膀胱位于小腹部，下有尿道，开口于前阴。膀胱的主要生理功能有：

（1）汇聚水液：人体的津液通过肺、脾、肾等脏腑的作用，布散至全身脏腑形体官窍，发挥其滋养濡润作用。其代谢后的浊液则下归于膀胱，胃、小肠、大肠中的部分津液由脾吸收后，经三焦之腑渗入膀胱，成为尿液生成之源。因此，膀胱是水液汇聚之处，故《灵枢》称之为“津液之腑”。《素问·灵兰秘典论》说：“膀胱者，州都之官，津液藏焉。”汇聚于膀胱中的水液，经肾气和膀胱之气的蒸化作用，其清者上输于脾，重新参与津液代谢，而剩余者则留于膀胱为尿。

（2）贮存和排泄尿液：膀胱中尿液的贮存和排泄，由肾气及膀胱之气的激发和固摄作用调节。肾气及膀胱之气的激发与固摄作用协调，则膀胱开阖有度，尿液可及时地从溺窍排出体外。若肾气与膀胱之气的激发与固摄作用失调，膀胱开阖失权，既可出现小便不利或癃闭，又可出现尿频、尿急、遗尿、小便不禁等。故《素问·宣明五气》说："膀胱不利为癃，不约为遗尿。"此外，由于膀胱通过尿道与外界直接相通，故湿热邪气易从外直接侵入膀胱，引起膀胱湿热蕴结，气化不利之膀胱湿热证，主要表现为尿频、尿急、尿痛，甚或可见血尿等症。

［常考考点］膀胱的生理功能及其含义。

6. 三焦的概念和生理功能 三焦是上焦、中焦、下焦的合称。三焦概念有六腑三焦、部位三焦与辨证三焦的不同。

（1）六腑三焦：三焦作为六腑之一，位于腹腔中，与其他五腑相同，有着特定形态结构与生理功能。

三焦的形态结构，据多年来的研究和考证，大多认为是腹腔中的肠系膜及大小网膜、淋巴管道等组织。这些组织充填于腹腔脏腑之间，能通透津液，为津液自胃肠渗入于膀胱的通道，与六腑中空有腔的形态结构特点相符。《灵枢·经脉》说"三焦手少阳之脉……下膈，循属三焦"，"心主手厥阴心包络之脉……下膈，历络三焦"，也说明三焦是位于腹腔中的实体性脏器。

六腑三焦的主要生理功能是疏通水道，运行津液。《素问·灵兰秘典论》说："三焦者，决渎之官，水道出焉。"津液自胃肠经三焦下渗膀胱，三焦水道通畅，则津液源源不断渗入膀胱，成为尿液生成之源。《灵枢·本输》说："三焦者，中渎之府也，水道出焉，属膀胱。"

（2）部位三焦：三焦作为人体上中下部位的划分，源于《灵枢·营卫生会》的"上焦如雾，中焦如沤，下焦如渎"之论，与《难经·三十八难》所谓"有名而无形"的三焦相通。部位三焦，包含了上至头、下至足的整个人体，已经超出了实体六腑的概念。张介宾等医家将其称之为"孤府"。

部位三焦的总体生理功能有二：一是通行诸气，即部位三焦是一身之气上下运行的通道。肾精化生的元气，自下而上运行至胸中，布散于全身。胸中气海的宗气，自上而下达于脐下，以资先天元气。诸气运行输布于周身，皆以三焦为通道。故《难经·六十六难》说："三焦者，原气之别使也。"《难经·三十八难》指出三焦"有原气之别焉，主持诸气"。二是运行津液，即部位三焦是全身津液上下输布运行的通道。全身津液的输布和排泄，是在肺、脾、肾等脏腑的协同作用下完成的，但必须以三焦为通道。三焦水道不利，肺、脾、肾等脏腑输布调节津液代谢的作用则难以实现，所以又把津液代谢的协调平衡状态，称作"三焦气化"。

上中下三焦部位的划分及其生理特点如下：

1）上焦：横膈以上的胸部，包括心、肺两脏，以及头面部。"上焦如雾"（《灵枢·营卫生会》）作为其生理特点，是对心肺输布营养至全身的作用和形式的形象描写与概括，喻指上焦宣发卫气，敷布水谷精微和津液，如雾露之灌溉。如《灵枢·决气》说："上焦开发，宣五谷味，熏肤、充身、泽毛，若雾露之溉，是谓气。"

2）中焦：在横膈以下、脐以上的脘腹部，包括脾胃、肝胆等脏腑。"中焦如沤"（《灵枢·营卫生会》）作为其生理特点，是对脾胃、肝胆等脏腑的消化饮食物的作用和形式的形象描写与概括，喻指中焦消化饮食物，如发酵酿造之过程。如《灵枢·营卫生会》说："中焦……此所受气（通'氣'，指饮食物）者，泌糟粕，蒸津液，化其精微，上注于肺脉。"《灵枢·决气》说："中焦受气（通'氣'）取汁，变化而赤是谓血。"

就解剖位置而言，肝胆属中焦，《内经》的脉法以及《脉经》等，均以肝应左关而属于中焦。就功能联系而言，肝肾同源，肾居下焦，故肝从肾又属下焦。明清温病学以"三焦"作为辨证纲领，将外感热病后期出现的精血亏虚和动风病证，归于"下焦"的范围，即以肝属下焦。

3）下焦：脐以下的部位，包括小肠、大肠、肾、膀胱、女子胞、精室等脏腑。"下焦如渎"（《灵枢·营卫生会》）作为其生理特点，是对小肠、大肠、肾和膀胱的排泄糟粕的作用和形式的描写与概括，喻指肾、膀胱、大肠等脏腑排泄二便，如沟渠之通导。

（3）辨证三焦：既非六腑三焦，亦非部位三焦，而是温病发生发展过程中由浅及深的三个不同病理阶段。究其概念的来源，则可能是由部位三焦的概念延伸而来。

［常考考点］三焦的生理功能及其含义。

细目二　五脏与六腑之间的关系

【考点突破攻略】

要点

脏与腑的关系，即是脏腑阴阳表里相合的关系。五脏属阴，六腑属阳；五脏为里，六腑为表。脏腑之间之所以构成这种紧密关系，主要根据有以下几方面：①经脉属络：即属脏的经脉络于所合之腑，属腑的经脉络于所合之脏。如手太阴肺经属肺络大肠，手阳明大肠经属大肠络肺。肺与大肠构成脏腑表里关系，手太阴经与手阳明经则构成表里经。其他脏腑依此类推。②生理配合：六腑功能受五脏之气的支持和调节，五脏功能也有赖于六腑的配合。如肺气肃降，有利于大肠的传导，而大肠的传导也有助于肺气的肃降。③病理相关：脏病可影响到其相合的腑，腑病也可影响其相合的脏。如心经有热，可以循经下移于小肠，小肠火亦可循经上扰于心等。因此，在治疗上，相应的就有脏病治腑、腑病治脏、脏腑同治诸法。

1. 心与小肠的关系　心与小肠通过手少阴经与手太阳经的相互属络构成表里关系。

生理上，心主血脉，心阳之温煦，心血之濡养，有助于小肠的化物等功能。小肠化物，泌别清浊，清者经脾上输心肺，化赤为血，以养心脉，即《素问·经脉别论》所谓“浊气归心，淫精于脉”。

病理上，心经实火，可移热于小肠，引起尿少、尿赤涩刺痛、尿血等小肠实热的症状。反之，小肠有热，亦可循经上熏于心，可见心烦、舌赤糜烂等症状。此外，小肠虚寒，化物失职，水谷精微不生，日久可出现心血不足的病证。

2. 肺与大肠的关系　肺与大肠通过手太阴经与手阳明经的相互属络构成表里关系。

在生理上，肺气的下降可以推动大肠的传导，有助于糟粕下行。而大肠传导正常，腑气通畅，亦有利于肺气的下降。

在病理上，肺失清肃，津液不能下达，大肠失润，传导失常，可见大便干结难下。若肺气虚弱，推动无力，大肠传导无力，可见大便困难，中医称之为“气虚便秘”。反之，若大肠腑气不通，传导不利，则肺气壅塞而不能下降，出现胸闷、咳喘、呼吸困难等，是谓上窍不通则下窍不利，下窍不利则上窍为之闭塞。在治疗中，常通过通腑泄热治疗肺热咳喘，亦常采用宣降肺气治疗大肠腑气不通。

3. 脾与胃的关系　脾与胃以膜相连，通过足太阴经与足阳明经的相互属络而构成表里关系。脾与胃在生理上密切配合，共同完成饮食物的消化吸收。

（1）纳运相成：脾主运化，胃主受纳，受纳与运化相辅相成，二者一纳一运，紧密配合，完成饮食物的消化吸收。正如《景岳全书》所说：“胃司受纳，脾司运化，一运一纳，化生精气。”在病理上，胃之受纳失常则脾之运化不利，脾失健运则胃纳失常，出现恶心呕吐、脘腹胀满、不思饮食等，称为“脾胃不和”。

（2）升降相因：脾气主升，以升为顺；胃气主降，以降为和。脾气主升，将水谷精微输布于头目心肺；胃气主降，将水谷下降于小肠而泌别清浊，糟粕并得以下行。脾胃之气，升降相因，相反相成，饮食物得以正常的消化吸收。在病理上，脾气不升，水谷夹杂而下，出现泄泻，甚则完谷不化。胃气不降反而上逆，可见恶心呕吐、呃逆嗳气。故《素问·阴阳应象大论》说：“清气在下，则生飧泄；浊气在上，则生䐜胀。”

（3）燥湿相济：脾为阴脏，喜燥而恶湿；胃为阳腑，喜润而恶燥。正如《临证指南医案》所说：“太阴湿土，得阳始运；阳明燥土，得阴自安。以脾喜刚燥，胃喜柔润故也。”脾易生湿，得胃阳以制之，使脾不至于湿；胃易生燥，得脾阴以制之，使胃不至于燥。脾胃阴阳燥湿相济是保证两者纳运、升降协调的必要条件。病理上，脾属阴，阳气易损；胃属阳，津液和阴气易伤。如湿困脾运，可导致胃纳不振；胃津不足，亦可影响脾气运化。脾湿则其气不升，胃燥则其气不降，可见中满痞胀、排便异常等症。

4. 肝与胆的关系　胆附于肝，通过足厥阴经与足少阳经的互为属络构成表里关系。

（1）同司疏泄：肝主疏泄，分泌胆汁。胆附于肝，藏泄胆汁。两者协调合作，疏利胆汁于小肠，帮助脾胃消化饮食物。肝气疏泄正常，促进胆汁的分泌和排泄，而胆汁排泄无阻，又有利于肝气疏泄的正常发挥。病理上，若肝气郁滞，可影响胆汁疏利。胆腑郁热，也可影响肝气疏泄，最终均可导致肝胆气滞、肝胆湿热，或郁而化火、肝胆火旺之证。

（2）共主勇怯：《素问·灵兰秘典论》说："肝者，将军之官，谋虑出焉；胆者，中正之官，决断出焉。"胆主决断与人的勇怯有关，而决断又基于肝之谋虑。肝胆相互配合，情志活动正常，处事果断，如《类经·藏象类》说："胆附于肝，相为表里，肝气虽强，非胆不断。肝胆相济，勇敢乃成。"实际上，肝胆共主勇怯是以两者同司疏泄为生理学基础。病理上，若肝胆气滞，或胆郁痰扰，均可导致情志抑郁或惊恐胆怯等病证。

5. 肾与膀胱的关系 肾与膀胱通过足少阴经与足太阳经的相互属络构成了表里关系。

生理上，肾为主水之脏，开窍于二阴；膀胱为津液之腑。肾与膀胱相互协作，共同完成尿液的生成、贮存与排泄。膀胱的汇聚水液及贮尿排尿，取决于肾气的盛衰。肾气充足，蒸化及固摄作用正常发挥，则尿液正常生成，贮于膀胱并有度地排泄。膀胱贮尿排尿有度，也有利于肾气的主水作用。

病理上，若肾气虚弱，蒸化无力，或固摄无权，可影响膀胱的汇聚水液及贮尿排尿，而见尿少、癃闭或尿失禁。膀胱湿热，或膀胱失约，也可影响到肾气的蒸化和固摄，出现尿液排泄异常。

［常考考点］脾与胃的关系可概括为纳运相成、升降相因、燥湿相济。

【知识纵横比较】

胃与小肠生理功能的比较

	共同点	不同点		
		接受	加工	运输
胃	功能均是三步：接受→加工→运输	受纳	腐熟	通降
小肠		受盛	化物	泌别清浊

小肠与大肠生理功能的比较

	津液代谢方面	《素问·灵兰秘典论》
小肠	小肠主液	小肠者，受盛之官，化物出焉
大肠	大肠主津	大肠者，传导之官，变化出焉

【例题实战模拟】

A1 型题

1. 下列属于胃的生理功能的是
   A. 水谷精微的转输　B. 水谷的受纳和腐熟　C. 水液的吸收和转输
   D. 脏器位置的维系　E. 血液的统摄
2. 利小便而实大便的理论依据是
   A. 脾主运化　B. 肺主通调水道　C. 小肠主受盛　D. 小肠主化物　E. 小肠主泌别清浊
3. 大肠的主要生理功能是
   A. 受盛　B. 传化糟粕　C. 化物　D. 泌别清浊　E. 通行元气
4. 被称为"决渎之官"的是
   A. 胆　B. 胃　C. 三焦　D. 小肠　E. 膀胱

B1 型题

A. 肺与大肠　B. 肾与膀胱　C. 心与肾　D. 肺与肝　E. 脾与胃

5. 脏腑关系中，被称为"燥湿相济"的是

6. 脏腑关系中，被称为“纳运相得”的是

【参考答案】

1. B 2. E 3. B 4. C 5. E 6. E

第八单元　奇恒之腑

奇恒之腑，包括脑、髓、骨、脉、胆、女子胞六个脏器组织。它们在形态上类腑，但其功能上似脏，主贮藏精气，与六腑传化水谷有别，故称之为奇恒之腑，亦即有别于六腑的腑。如《素问·五脏别论》所说：“脑、髓、骨、脉、胆、女子胞，此六者，地气之所生也，皆藏于阴而象于地，故藏而不泻，名曰奇恒之腑。”

细目一　脑

【考点突破攻略】

要点

脑位于头部的颅腔之内，为髓汇聚之处，故《灵枢·海论》说：“脑为髓之海。”《素问·五脏生成》说：“诸髓者，皆属于脑。”

1. 脑的生理功能

（1）主宰生命活动：脑为神明之所出，称为“元神之府”（《本草纲目》），是生命的枢机，主宰人体的生命活动。

（2）主司感觉运动：人的感官位于头部，与脑相通，依赖脑髓的充养才能发挥感觉功能，脑主元神，神能驭气，各类感觉随气运行于诸筋百节，调控肢体运动。脑髓充盈，则视物精明，听力正常，嗅觉灵敏，感觉无碍，运动如常，轻劲多力。

（3）主司精神活动：人的精神活动，包括思维、意识和情志活动等，都是客观外界事物反映于脑的结果。思维意识是精神活动的高级形式，是“任物”的结果。脑为髓海，主人的思维、意识和记忆，是精神活动的枢纽。

2. 脑与脏腑精气的关系　脑的生理病理统归于心而分属于五脏。心是君主之官，五脏六腑之大主，神明之所出，故将人的意识、思维及情志活动统归于心，称之曰“心藏神”。但又把神分为神、魂、魄、意、志五种不同的表现，分别由心、肝、肺、脾、肾五脏主司，即所谓“五神脏”。如《素问·宣明五气》说：“心藏神，肺藏魄，肝藏魂，脾藏意，肾藏志。”脑的功能与五脏密切相关，五脏之精充盈，五脏之气畅达，才能化养五神并发挥其生理功能。

［常考考点］脑为髓海，主宰生命活动。脑为“元神之府”。

细目二　女子胞

【考点突破攻略】

要点

女子胞，又称胞宫、胞脏、子宫、子脏等。女子胞位于小腹部，膀胱之后，直肠之前，通过阴道与外界相通，是女性的生殖器官。男子之胞称为“精室”。

1. 女子胞的生理功能

（1）主持月经：月经，又称月信、月事、月水，是女子天癸来至后周期性子宫出血的生理现象。健康女子，约到 14 岁，天癸至，生殖器官发育成熟。子宫发生周期性变化，约 1 个月（28 天）周期性排

血一次，即月经开始来潮。到49岁左右，天癸竭绝，月经闭止。月经周期中还要排卵一次。月经的产生，是脏腑经脉气血及天癸作用于胞宫的结果。胞宫的形态与功能正常与否直接影响月经的来潮，所以胞宫有主持月经的作用。

（2）孕育胎儿：胞宫是女性孕育胎儿的器官，女子在发育成熟后，月经应时来潮。经后便要排卵，因而有受孕生殖的能力。此时，两性交媾，两精相合，就构成了胎孕。女子在其受孕后，女子胞即成为孕育胎儿的场所。此时，女子胞停止排泄月经，全身的气血，有相当一部分输送到胞宫，保护胎元，促进胎儿的发育，直至分娩。故《类经》说："女子之胞，子宫是也，亦以出纳精气而成胎孕者为奇。"

［常考考点］女子胞的功能是排泄月经和孕育胎儿。

2. 女子胞与脏腑经脉的关系

（1）与天癸的关系：天癸，是肾精、肾气充盈到一定程度时体内出现的一种精微物质，有促进生殖器官发育成熟、女子月经来潮及排卵、男子精气溢泻，因而具备生殖能力的作用。如《素问·上古天真论》说："女子二七而天癸至，任脉通，太冲脉盛，月事以时下，故有子……七七，任脉虚，太冲脉衰少，天癸竭，地道不通，故形坏而无子也。"可见，肾精、肾气的盛衰，对天癸的来至、女子生殖器官的发育和生殖能力的维持，具有决定性的作用。

（2）与经脉的关系：女子胞与冲、任、督、带及十二经脉，均有密切关系。其中与冲脉和任脉联系最紧密。冲、任二脉，同起于胞中，冲脉与肾经并行且与阳明经相通，能调节十二经气血，与女子月经排泄关系密切，有"冲为血海""冲为十二经脉之海"之称。任脉与足三阴经相会，能调节全身阴经，为"阴脉之海"。任脉又与胎儿孕育密切相关，故有"任主胞胎"之称。

（3）与脏腑的关系：女子以血为本，经水为血液所化，月经的来潮和周期，以及孕育胎儿，均离不开气血的充盈和血液的正常运行。而心主血，肝藏血，脾胃为气血生化之源又主统血，肾藏精，关乎天癸，且精能化血，肺主气，朝百脉而输精微，诸脏分司血的生化、统摄与调节等，故脏腑安和，血脉流畅，血海充盈，则经候如期，胎孕乃成。五脏之中，女子胞与心、肝、脾、肾的关系尤为密切。

［常考考点］女子胞与脏腑、经脉的关系。

【例题实战模拟】

A1型题

1. 下列被称为"元神之府"的是
   A. 脑　B. 髓　C. 骨　D. 脉　E. 胆
2. 下列与女子胞功能无关的是
   A. 肾　B. 肝　C. 脾　D. 肺　E. 心
3. 下列经脉中与女子胞关系最密切的是
   A. 足三阴经　B. 阴阳跷脉　C. 冲任二脉　D. 阴阳维脉　E. 任督二脉

【参考答案】

1. A　2. D　3. C

第九单元　精、气、血、津液、神

细目一　精

【考点突破攻略】

要点

1. 人体之精的概念　精，是由禀受于父母的生命物质与后天水谷精微相融合而形成的一种精华物质，是人体生命的本原，是构成人体和维持人体生命活动的最基本物质。《素问·金匮真言论》说："夫精者，身之本也。"

人体之精的概念与古代哲学中的精概念有严格的区别：人体之精是人体生命的本原，古代哲学的精是宇宙万物的生成本原。

人体之精，有狭义之精、广义之精和一般意义之精之分：狭义之精，特指具有繁衍后代作用的生殖之精，是精的本始含义。广义之精，指一切构成人体和维持人体生命活动的液态精华物质，如先天之精、水谷之精、生殖之精、脏腑之精以及血、津液等，都属广义之精范畴。一般意义的精，即通常所说的先天之精、水谷之精、生殖之精、脏腑之精，不包含血、津液。

2. 人体之精的生成 精气学说认为万物的本原是精气，生命现象的本质是精气，生命过程就是精气的运动过程。故天地自然的物质性，决定着生命过程的物质性。新生命的产生，乃是由于精气凝聚而成，同时，精气亦维持着生命活动的全过程，故精气一旦离散，则生命活动亦随之终止。因而，人之生命始于精气之聚合，而终于精气之散失，从而说明了生命过程的物质性。精气也是生成人类的原始精微物质。

人体之精，是构成人体和维持人体生长发育及各种功能活动的基本物质。中医学认为人体之精藏于肾，包括"先天之精"和"后天之精"两部分。

先天之精来源于父母，是禀受于父母的生殖之精。它与生俱来，是构成胚胎发育的原始物质。人出生后，这种精藏于肾，成为繁衍下一代的物质基础。所以有人又将先天之精称为"生殖之精"。后天之精来源于脾胃，是胎儿出生以后，通过脾胃的运化功能从饮食物摄取来的精微物质。它是维持人体脏腑组织器官功能的物质基础，具有滋养脏腑的功能，故有人又称之为"脏腑之精"。正如《素问·上古天真论》所说："肾者主水，受五脏六腑之精而藏之。""先天之精"与"后天之精"虽然来源与功能有异，但均同归于肾，二者之间存在着相互依存、相互为用的关系。"先天之精"的存在以及所产生的激发、推动作用，为"后天之精"的摄取提供了物质基础和前提条件，而"后天之精"又不断地充养"先天之精"，使之经常保持充盛而不枯竭，保持长久的活力。它们之间的这种关系，可概括为"先天生后天，后天养先天"。

此外，人体之精血可以相互化生，如《诸病源候论》说："肾藏精，精者，血之所成也。"故肾精充盛与血液充盈也密切相关。

综上所述，人体之精的生成与全身脏腑经络功能的协调和旺盛，尤其是脾胃运化功能的正常、肾所藏精的充盛以及气血的充盈直接相关。

[常考考点] 人体之精的生成与脾胃运化功能的正常、肾所藏精的充盛以及气血的充盈直接相关。

3. 人体之精的功能

（1）繁衍生命：由先天之精与后天之精合化而生成的生殖之精，具有繁衍生命的作用。由于具有遗传功能的先天之精主要藏于肾，并且五脏六腑之精都可资助藏于肾的先天之精，故生殖之精实由肾精化生。

（2）濡养作用：精能滋润濡养人体各脏腑形体官窍。先天之精与后天之精充盛，则脏腑之精充盈，肾精也充盛，因而全身脏腑组织官窍得到精的濡养，各种生理功能得以正常发挥。

（3）化血作用：一是精可以转化为血，是血液生成的来源之一。二是精作为精微的生命物质，既可单独存在于脏腑组织中，也可不断地融合于血液中。如心精一般融入心血中，肝精一般融入肝血中以发挥其濡养作用。

（4）化气作用：先天之精可以化生先天之气（元气），水谷之精可以化生谷气，再加上肺吸入的自然界清气，综合而成一身之气。精是气的化生本原。

（5）化神作用：精是神化生的物质基础之一。神是人体生命活动的主宰及其外在总体现。其产生离不开精这一基本物质。只有积精，才能全神，这是生命存在的根本保证。反之，精亏则神疲，精亡则神散，生命休矣。

[常考考点] 人体之精的功能。

4. 人体之精的分类

（1）先天之精与后天之精：人体之精从生成来源来说，有先天之精与后天之精之分。先天之精禀受于父母，源于父母的生殖之精，是构成胚胎的原始物质，是生命产生的本原。后天之精源于饮食水谷，由脾胃等脏腑吸取饮食精华而产生，是维持人体生命活动的重要物质。先天之精为基础，后天之精为补充，二者相辅相成，使一身之精生成有源，逐渐充盛。

（2）生殖之精：生殖之精源于肾精，在天癸的促发下由肾藏的先天之精在水谷之精的资助充养下合化而成，起着繁衍后代的作用。人们在生殖活动过程中，通过生殖之精的交合将生命物质遗传给下一代。男女双方生殖之精结合成为胚胎，产生了新的生命体。

（3）脏腑之精：一身之精分藏于脏腑，成为脏腑之精。脏腑之精，指脏腑所藏的具有濡养、滋润本脏腑及其所属的形体、官窍等作用的液态精华物质。各脏腑之精都由先天之精与后天之精相融合而成，其中肾精主要由先天之精构成，而心、肺、脾、肝四脏之精主要由后天之精构成。

各脏腑之精具有不同的存在形式及生理作用：心精的概念源于《素问·大奇论》，心精与心血相融合贮存于心内，起到濡养心脏、血脉和心神的作用。肝精与肝血融合贮存于肝内，发挥濡养肝脏及筋目的作用。肺精的概念源于《素问·经脉别论》“输精于皮毛”之论。肺精与脾转输至肺的水谷之精和津液融合贮藏于肺中，具有滋养肺脏及皮毛的作用。脾精的概念源于《素问·示从容论》，主要由水谷之精构成，并由脾气输布到其他脏腑，化为该脏腑之精，故有“脾主为胃行其津液”（《素问·厥论》）、“中央土以灌四旁”（《素问·玉机真脏论》）、“脾气散精，上归于肺”（《素问·脉要精微论》）之说。脾精还有化生气血、生长肌肉的作用。肾精由禀受于父母的先天之精，加之分藏于肾的水谷之精的充养而生成。肾精主要有濡养肾脏、化生殖之精以繁衍生命、化髓通脑以养神等作用。

脏腑之精不仅濡养脏腑，而且化生脏腑之气，推动和调控脏腑的生理功能。如心精、心血化生心气，推动和调节心脏搏动、血脉的舒缩以及精神活动。肺精、肺津化生肺气，推动和调节呼吸运动和水液的输布。肝精、肝血化生肝气，疏泄气机，调畅情志，促进精血津液的运行。脾精化生脾气，推动和调节水谷和水液的运化、血液的生成和运行。肾精化生肾气，推动和调节人体的生长发育和生殖以及水液代谢、呼吸运动等。

［常考考点］先天之精与后天之精、脏腑之精与生殖之精的关系。

细目二　气

【考点突破攻略】

要点

1. 人体之气的概念　气是人体内活力很强、运行不息的极精微物质，是构成人体和维持人体生命活动的基本物质之一。气运行不息，推动和调控着人体内的新陈代谢，维系着人体的生命进程。气的运动停止，意味着生命的终止。

人体之气的概念与古代哲学的气的概念是有严格区别的。人体之气是客观存在于人体中的运动不息的细微物质，既是构成人体的基本物质，又对生命活动起着推动和调控作用。古代哲学认为存在于宇宙中的气，是宇宙万物包括人类的生成本原。

精与气的概念在中医学中是有严格区别的。精是构成人体的最基本物质，也是维持人体生命活动的基本物质。《灵枢·经脉》说：“人始生，先成精。”气是由精化生的运行不息的极细微物质。《素问·阴阳应象大论》说：“精化为气。”精为脏腑功能活动的物质基础，气是推动和调控脏腑生理功能的动力。精是人体生命的本原，气是人体生命的维系。

人体之精化为人体之气。人体之气含有阴气、阳气两部分。阴气是气中具有寒凉、抑制等特性的部分；阳气是气中具有温热、兴奋等特性的部分。气中的阴阳两部分对立互根，协调共济，共同推动和调控机体的生命进程。

2. 人体之气的生成

（1）人体之气的生成之源：人体之气来源于先天之精所化生的先天之气（即元气）、水谷之精所化生的水谷之气和自然界的清气，后两者又合称为后天之气（即宗气），并通过肺、脾、胃和肾等脏腑的综合作用，将此三者结合起来而成一身之气。《内经》称为“人气”。

（2）与气生成的相关脏腑

1）肾为生气之根：肾藏先天之精，并受后天之精的充养。先天之精化生元气。

2）脾胃为生气之源：脾主运化，胃主受纳，共同完成对饮食水谷的消化和水谷精微的吸收。水谷之精化生水谷之气。

3）肺为生气之主：肺主气，主司宗气的生成，在气的生成过程中占有重要地位。

肾与先天之气的生成关系密切，脾胃和肺与后天之气的生成关系密切。诸多脏腑的功能协调，密切配合，则人体之气的生成来源不断，人体之气得以充足旺盛。

[常考考点] 人体之气的生成来源和相关脏腑。

3. 人体之气的功能

（1）推动与调控作用

1）气的推动作用：指气中属阳部分（阳气）的激发、兴奋、促进等作用。主要体现于：①激发和促进人体的生长发育及生殖功能。②激发和促进各脏腑经络的生理功能。③激发和促进精血津液的生成及运行输布。④激发和兴奋精神活动。

2）气的调控作用：指气中属阴部分（阴气）的减缓、抑制、宁静等作用。主要体现于：①抑制和减缓人体的生长发育及生殖功能。②抑制和宁静各脏腑经络的生理功能。③抑制和减缓精血津液的生成及运行输布。④抑制和宁静精神活动。

人体的各种功能活动的协调平衡和稳定有序，是一身之气中阳气部分的推动作用与阴气部分的调控作用相反相成的结果。若阴气不足，宁静、抑制等作用减弱，阴不制阳，阳气相对亢盛，激发、兴奋作用过亢，则脏腑功能虚性亢奋，精气血津液的生成、输布、运行、代谢加快，消耗过多，精神亢奋，可见遗精、多汗、出血、烦躁、失眠等症。反之，若阳气不足，激发、兴奋等作用减退，阳不制阴，阴气相对过盛，宁静、抑制等作用过亢，则脏腑功能减弱，精气血津液的生成、输布、代谢减缓，运行不畅，精神抑制，可见精瘀、血瘀、痰饮、精神委顿等病症。

（2）温煦与凉润作用

1）气的温煦作用：指气中属阳部分（阳气）的促进产热，消除寒冷，使人体温暖的作用。气的温煦作用对人体有重要的生理意义：①温煦机体，维持相对恒定的体温。②温煦各脏腑、经络、形体、官窍，助其进行正常的生理活动。③温煦精血津液，助其正常疏泄、循行、输布，即所谓“得温而行，得寒而凝”。

2）气的凉润作用：指气中属阴部分（阴气）的抑制产热，消除热量，使人体寒凉的作用。气的凉润作用对人体有重要的生理意义：①凉润机体，维持相对恒定的体温。②凉润各脏腑、经络、形体、官窍，防其生理功能过亢。③凉润精血津液，防其过度代谢和运行失常。

人体体温的恒定、脏腑功能的稳定发挥及精血津液的正常运行输布，是一身之气中阳气部分的温煦作用和阴气部分的凉润作用对立统一的结果。清·何梦瑶《医碥·杂症·气》说：“阳气者，温暖之气也。”若阳气不足，温煦作用减退，产热过少，可见虚寒性病变，表现为畏寒肢冷、脏腑生理活动减弱、精血津液代谢减弱、运行迟缓等。若阴气不足，凉润作用减退，产热相对增多，可出现低热、盗汗、五心烦热、脉细数等脏腑功能虚性亢奋、精血津液代谢加快的虚热性病变。

（3）防御作用：气既能护卫肌表，防御外邪入侵，同时也可以祛除侵入人体内的病邪。《素问遗篇·刺法论》说：“正气存内，邪不可干。”说明气的防御功能正常，则邪气不易入侵。若气的防御作用低下，邪气易于入侵而发生疾病。故《素问·评热病论》说：“邪之所凑，其气必虚。”气的防御功能决定着疾病的发生、发展和转归。

邪气有阴邪、阳邪之分，人体正气含有阴气、阳气两部分。正气中的阳气部分能抵抗寒冷等阴邪的入侵并能祛除已侵入的阴邪，正气中的阴气部分能抵抗火热等阳邪的入侵并能祛除已侵入的阳邪。

（4）固摄作用：指气对体内血、津液、精等液态物质的固护、统摄和控制作用，防止其无故流失，保证它们发挥正常的生理作用。气的固摄作用表现为：①统摄血液，使其在脉中正常运行，防止其逸出脉外。②固摄汗液、尿液、唾液、胃液、肠液，控制其分泌量、排泄量，使之有度而规律地排泄，防止其过多排出及无故流失。③固摄精液，防止其妄泄。

若气的固摄作用减弱，则有可能导致体内液态物质的大量丢失。例如，气不摄血引起各种出血症；气不摄津引起自汗、多尿、小便失禁、流涎、呕吐清水、泄泻滑脱等症；气不固精可以引起遗精、滑精、早泄等病症。

（5）中介作用：指气能感应传导信息以维系机体的整体联系。气充斥于人体各个脏腑组织器官之间，是感应传递信息之载体，彼此相互联系的中介。外在信息感应并传递于内脏，内脏的各种信息反映于体表，以及内脏之间各种信息的相互传递，都以人体之气作为信息的载体来感应和传导。例如，针灸、按摩或其他外治方法产生的刺激和信息，是通过气的感应运载而传导于内脏，达到调节机体生理活动协调的目的。

［常考考点］人体之气的功能：推动与调控、温煦与凉润、防御、固摄和中介。

4. 人体之气的分类 人体之气，因其生成来源、分布部位及功能特点的不同而有着各自不同的名称。一般可从三个层次进行分类：第一层次是人身之气，亦即一身之气；第二层次是元气、宗气、营气和卫气，都属一身之气的组成部分；第三层次是脏腑之气和经络之气，它们都由先天元气和后天宗气来构成。

（1）人身之气：是活力很强、运行于全身的极细微物质，简称“人气”或“气”。人身之气与邪气相对而言，称为正气。人身之气从生成来源而言，先天之精化生为元气，水谷之精化生为谷气。人身之气从分布部位而言，其行于脉中为营气，行于脉外为卫气。谷气与自然界清气相聚于胸中者为宗气，分布于脏腑、经络者称为脏腑之气、经络之气。

（2）元气：是人体最根本、最重要的气，是人体生命活动的原动力。元气在《难经》中又称“原气”。《内经》中无“元气”或“原气”之称，但有“真气”之说。“元”“真”“原”本为儒家或道家术语，中医学用之表述先天禀赋。元气、原气、真气，三者的内涵是同一的，都是由先天之精化生的先天之气。

元气由肾精化生，根于命门。《难经·三十六难》说：“命门者……原气之所系也。”肾精的主体成分是先天之精，但必须得到水谷之精的充养，方能充盛而化生充足的元气。元气通过三焦流行于全身。《难经·六十六难》说：“三焦者，原气之别使也，主通行三气，经历于五脏六腑。”

元气的生理功能主要有两个方面：一是推动和调节人体的生长发育和生殖功能；二是推动和调控各脏腑、经络、形体、官窍的生理活动。

元气含有元阴、元阳，为一身阴阳之根，脏腑阴阳之本。元阳具有推动、兴奋、温煦等作用，元阴具有宁静、抑制、凉润等作用。元阴与元阳协调平衡，元气则能发挥推动和调控各脏腑的生理功能及人体的生长发育和生殖功能。元气根于命门，故《景岳全书·传忠录下》说：“命门为元气之根，为水火之宅。五脏之阴气非此不能滋，五脏之阳气非此不能发。”

（3）宗气：是由谷气与自然界清气相结合而积聚于胸中的气，属后天之气的范畴。宗气的生成直接关系到一身之气的盛衰。宗气在胸中积聚之处，《灵枢·五味》称为“气海”，又名为“膻中”。

宗气的生成有两个来源：一是脾胃运化的水谷之精所化生的水谷之气，一是肺从自然界中吸入的清气，二者相结合生成宗气。宗气聚于胸中，通过上出息道（呼吸道），贯注心脉及沿三焦下行的方式布散全身。

宗气的生理功能主要有走息道以行呼吸、贯心脉以行血气和下蓄丹田以资先天三个方面。凡语言、声音、呼吸的强弱，气血的运行，肢体的寒温和活动能力，视听的感觉能力，心搏的强弱及其节律等，皆与宗气的盛衰有关。

《素问·平人气象论》说：“胃之大络，名曰虚里，贯膈络肺，出于左乳下，其动应衣，脉宗气也。”临床上常以“虚里”处（相当于心尖搏动部位）的搏动情况和脉象变化来测知宗气的盛衰。

（4）营气：是行于脉中而具有营养作用的气。营气在脉中，是血液的重要组成部分。营与血关系密切，可分不可离，故常常将“营血”并称。营气与卫气从性质、功能和分布进行比较，则营属阴，卫属阳。有些医籍将营气称为“营阴”，将卫气称为“卫阳”。

营气由水谷精微中的精华部分化生，并进入脉中运行全身。《素问·痹论》说：“营者，水谷之精气也，和调于五脏，洒陈于六腑，乃能入于脉也，故循脉上下，贯五脏，络六腑也。”

营气的生理功能有化生血液和营养全身两个方面。营气注于脉中，化为血液。《灵枢·邪客》说：“营气者，泌其津液，注之于脉，化以为血。”营气循血脉流注于全身，五脏六腑、四肢百骸都得到营气的滋养。

（5）卫气：是运行于脉外而具有保卫作用的气。因其有卫护人体，避免外邪入侵的作用，故称之为卫气。

卫气由水谷精微中的慓悍滑利部分化生，在脉外运行。《素问·痹论》说：“卫者，水谷之悍气也，其气慓疾滑利，不能入于脉也。故循皮肤之中，分肉之间，熏于肓膜，散于胸腹。”卫气行于脉外，外而皮肤肌腠，内而胸腹脏腑，布散全身。

卫气的生理功能，主要有：①防御外邪。②温养全身。③调控腠理。《灵枢·本脏》说：“卫气者，所以温分肉，充皮肤，肥腠理，司开阖者也。”又说：“卫气和，则分肉解利，皮肤润柔，腠理致密矣。”

营气与卫气，既有联系，又有区别。营气与卫气都来源于脾胃化生的水谷精微，但是营气性质精纯，富有营养。卫气性质慓疾滑利，易于流行。营气行于脉中，卫气行于脉外。营卫相偕而行：白天以卫气为主导，营气随卫气由体内行于体表。夜间以营气为主导，卫气随营气由体表行于内脏。若营卫二者失和，则可能出现恶寒发热、无汗或汗多，“昼不精，夜不瞑”，以及抗病能力低下而易于感冒等。

（6）脏腑之气、经络之气：一身之气分布到某一脏腑或某一经络，即成为某一脏腑或某一经络之气。

脏腑之气由脏腑之精化生，也可以说是一身之气分布到各脏腑的部分。一身之气含有阴气与阳气两个部分，因而各脏腑之气也含有阴气与阳气两个部分：脏腑之阴气，是脏腑之气中具有凉润、宁静、抑制等作用的部分。脏腑之阳气，是脏腑之气中具有温煦、推动、兴奋等作用的部分。在正常情况下，脏腑之阴气与脏腑之阳气维持着协调平衡关系，因而脏腑之气冲和畅达，运行有序，各发挥其应有的作用。

由于肾气由肾精所化，而肾精的主体是先天之精，故肾气也主要属于先天之气，其所含有的肾阴、肾阳分别是各脏腑阴气与脏腑阳气的根本。所谓“五脏之阴气，非此不能滋”，“五脏之阳气，非此不能发”。

脏腑之气不足，如心气虚、肺气虚、脾气虚、肝气虚、肾气虚等，一般出现推动、调控、固摄、防御等作用减退的虚弱无力的病证。脏腑之阴气不足，如心阴虚、肺阴虚、脾阴虚、胃阴虚、肝阴虚、肾阴虚等，一般出现因凉润、宁静等作用减退而产生的虚热性病证和虚性亢奋的病证。脏腑之阳气不足，如心阳虚、肺阳虚、脾阳虚、胃阳虚、肝阳虚、肾阳虚等，一般出现因温煦、推动等作用减退而产生的虚寒性病证和抑制太过的病证。

经络之气，是一身之气运行于经络系统的极细微物质，是各种刺激、信息的感应、负载和传导者。经络之气在经络系统中运行，感应、负载和传导各种刺激、信息（如针灸、推拿、拔罐等）到达病所，因而起到治疗作用。

［常考考点］元气、宗气、营气、卫气的概念、生成、分布和作用。

5. 人体之气的气化 气的运动称之为气机，升降出入是气运动变化的基本形式，气的运动而产生的各种变化称为气化。诸如体内精微物质的化生及输布，精微物质之间、精微物质与能量之间的互相转化，以及废物的排泄等都属气化。气化的形式多种多样。《素问·阴阳应象大论》说：“味归形，形归气，气归精，精归化，精食气，形食味，化生精，气生形……精化为气。”就是对气化过程的简要概括。体内精气血津液各自的代谢及其相互转化，是气化的基本形式。如精的生成，包括先天之精的充盛和后天水谷之精的化生；精化为气，包括先天之精化生元气和后天之精化生谷气，以及谷气分化为营卫二气；精化为髓，髓充骨而造血或汇脑而化神；精与血同源互化；津液与血同源互化；血的化生与其化气养神；津液的化生与其化汗化尿；气的生成与代谢，包括化为能量、热量以及生血、化精、化神，并分化为脏腑之气和经络之气。如此等等，皆属气化的具体体现。气化过程的有序进行，是脏腑生理活动相互协调的结果。

［常考考点］气化的概念及其表现形式。

细目三　血

【考点突破攻略】

要点

1. 血的基本概念　血是循行于脉中而富有营养的红色液态物质，又称血液。它是构成人体和维持人体生命活动的基本物质之一，具有很高的营养和滋润作用。血液必须在脉管中循行，才能发挥其正常的生理效应。如因某些原因而致血液逸出于脉外，则失去其正常的生理作用，即为出血，又称为“离经之血”。

2. 血的生成

（1）血液生化之源

1）水谷之精化血：《灵枢·决气》指出：“中焦受气取汁，变化而赤，是谓血。”即是说明中焦脾胃受纳运化饮食水谷，吸取其中的精微物质，即所谓“汁”，其中包含营气和津液，二者进入脉中，变化而成红色的血液。因此，由水谷之精化生的营气和津液是化生血液的主要物质，也是血液的主要构成成分。

2）肾精化血：精与血之间存在着相互资生和相互转化的关系，因而肾精充足，则可化为肝血以充实血液。如《张氏医通·诸血门》说：“精不泄，归精于肝而化清血。”

（2）与血生成相关的脏腑：①脾胃是血液生化之源：脾胃运化的水谷精微所产生的营气和津液，是化生血液的主要物质。②心肺对血液的生成起重要作用：脾胃运化水谷精微所化生的营气和津液，由脾向上升输于心肺，与肺吸入的清气相结合，贯注心脉，在心气的作用下变化而成为红色血液。③肾藏精，精生髓，精髓是化生血液的基本物质之一。同时肾精充足，肾气充沛，也可以促进脾胃的运化，有助于血液的化生。

［常考考点］血的生成来源及相关脏腑。

3. 血的运行

（1）影响血液运行的因素：①血液的正常运行需要气的推动与调控作用的协调、温煦与凉润作用的平衡。②血的运行还需要气的固摄作用的发挥。③血的运行需要脉道的完好无损与通畅无阻。④血的运行还与血液的清浊及黏稠状态相关。⑤血液的或寒或热，直接影响着血运的或迟或速。⑥阳邪侵入则阳盛，易致血液妄行；阴邪侵袭则阴盛，可致血行缓慢，甚至出现瘀血。

（2）影响血液运行的相关脏腑：心、肝、脾、肺等脏生理功能的相互协调与密切配合，共同保证了血液的正常运行。心阳的推动和温煦、肺气的宣发与肃降、肝气的疏泄是推动和促进血液运行的重要因素。心阴的宁静与凉润、脾气的统摄、肝气的藏血是控制和固摄血液运行的重要因素。

［常考考点］血液运行的相关脏腑及影响血液运行的因素。

4. 血的功能

（1）濡养作用：血液由水谷精微所化生，含有人体所需的丰富的营养物质，对全身各脏腑组织器官起着濡养和滋润作用。《难经·二十二难》提出“血主濡之”。《素问·五脏生成》也提出：“肝受血而能视，足受血而能步，掌受血而能握，指受血而能摄。”血的濡养作用，较明显地反映在面色、肌肉、皮肤、毛发、感觉和运动等方面。血量充盈，濡养作用正常，则面色红润，肌肉壮实，皮肤和毛发润泽，感觉灵敏，运动自如。如若血量亏少，濡养作用减弱，则可能出现面色萎黄，肌肉瘦削，肌肤干涩，毛发不荣，肢体麻木或运动无力失灵等。

此外，血液亦是化生经水、乳汁，养育胎儿，哺育婴儿的物质基础。若血液亏虚，则经水无源，乳汁亦见缺少，临床则可见经少，甚则经闭，以及缺乳等症。

（2）化神作用：血是机体精神活动的主要物质基础。《素问·八正神明论》说：“血气者，人之神，不可不谨养。”《灵枢·平人绝谷》说：“血脉和利，精神乃居。”说明人体的精神活动必须得到血液的营养。只有物质基础的充盛，才能产生充沛而舒畅的精神活动。若人体血气充盛，则精神充沛，神志清晰，感觉灵敏，思维敏捷。反之，在诸多因素影响下，出现血液亏耗，血行异常时，都可能出现不同程度的精神方面的病症，如精神疲惫、健忘、失眠、多梦、烦躁、惊悸，甚至神志恍惚、谵妄、昏迷等。

［常考考点］血液的功能是濡养和化神。

细目四　津液

【考点突破攻略】

要点

1. 津液的基本概念　津液，是机体一切正常水液的总称，包括各脏腑形体官窍的内在液体及其正常的分泌物。津液是构成人体和维持生命活动的基本物质之一。

津液是津和液的总称。质地较清稀，流动性较大，布散于体表皮肤、肌肉和孔窍，并能渗入血脉之内，起滋润作用的，称为津。质地较浓稠，流动性较小，灌注于骨节、脏腑、脑、髓等，起濡养作用的，称为液。《灵枢·决气》说：“腠理发泄，汗出溱溱，是谓津。”“谷入气满，淖泽注于骨，骨属屈伸，泄泽补益脑髓，皮肤润泽，是谓液。

［常考考点］津液的概念及津和液的鉴别。

2. 津液的生成输布与排泄

（1）津液的生成：津液来源于饮食水谷，通过脾胃的运化及有关脏腑的生理功能而生成。胃主受纳腐熟，“游溢精气”而吸收饮食水谷的部分精微。小肠泌别清浊，将水谷精微和水液大量吸收后并将食物残渣下送大肠。大肠主津，在传导过程中吸收食物残渣中的水液，促使糟粕成形为粪便。

（2）津液的输布：津液的输布主要是依靠脾、肺、肾、肝和三焦等脏腑生理功能的协调配合来完成的：①脾气转输布散津液。②肺气宣降以行水。③肾气蒸腾气化水液。④肝气疏泄促水行。⑤三焦决渎利水道。

（3）津液的排泄：津液的排泄主要通过排出尿液和汗液来完成。除此之外，呼气和粪便也将带走一些水分。因此，津液的排泄主要与肾、肺、脾的生理功能有关。由于尿液是津液排泄的最主要途径，因此肾在津液排泄中的地位最为重要。

［常考考点］津液生成、输布和排泄的相关脏腑及功能。

3. 津液的功能

（1）滋润濡养：津液是液态物质，有着较强的滋润作用。津液中含有营养物质，又有着丰富的濡养作用。如若津液不足，可致皮毛、肌肉、孔窍、关节、脏腑失去滋润而出现一系列干燥的病变，骨髓、脊髓、脑髓失去濡养而生理活动受到影响。

（2）充养血脉：津液入脉，成为血液的重要组成部分。《灵枢·邪客》中已说明津液在营气的作用下，渗注于脉中，化生为血液，以循环全身发挥滋润、濡养作用。

另外，津液的代谢能调节机体体温以适应自然环境的气温变化。当天气炎热或体内发热时，津液化为汗液向外排泄以散热。当天气寒冷或体温低下时，津液因腠理闭塞而不外泄，如此则可维持人体体温相对恒定。

［常考考点］津液的功能。

细目五　神

【考点突破攻略】

要点

1. 人体之神的基本概念　人体之神，是人体生命活动的主宰及其外在总体表现的统称。人体之神的含义有广义与狭义之分：广义之神指人体生命活动的主宰及其外在的表现，包括形色、眼神、言谈、表情、应答、举止、精神、情志、声息、脉象等方面；狭义之神指人的意识、思维、情感等精神活动。

人体之神与古代哲学中的神，在概念内涵和生成来源上有严格的区别：人体之神，是有关人体生命的认识，其产生有着物质依赖性，由精化生，由气培养。古代哲学中的神，指宇宙的主宰及规律，是有关宇宙万物发生发展变化的认识。

2. 人体之神的生成

（1）人体内的精气血津液，是神产生的物质基础。

（2）脏腑精气对自然环境与社会环境的各种刺激作出应答，便产生了意识、思维、情感等精神活动。心是接受自然环境和社会环境的事物和刺激而作出应答，产生精神活动的脏腑，故《灵枢·本神》说："所以任物者，谓之心。"自然环境与社会环境的刺激，作用于心及其他脏腑，其精气血对各种刺激作出相应的反应，则产生了相应的情绪、意识、思维、认知、感觉等精神活动。

［常考考点］人体之神的生成。

3. 人体之神的分类　人体之神有广义与狭义之分，而狭义之神又有五神、情志及思维活动之别。

（1）五神：即神、魂、魄、意、志，是对人的感觉、意识等精神活动的概括。五神分属于五脏，如《素问·宣明五气》所说："心藏神，肺藏魄，肝藏魂，脾藏意，肾藏志。"魄是与生俱来的感知觉和运动能力；魂是人的意识活动；意、志是人类特有的理智、理性等精神活动。心神统率魂、魄、意、志诸神，是精神活动的主宰，故张介宾说："心为五脏六腑之大主，而总统魂魄，兼赅意志。"

（2）情志：包括七情、五志，亦是精神活动的表现，属于神的范畴。七情，是喜、怒、忧、思、悲、恐、惊七种情志活动的概括。根据五行学说，情志分属于五脏：心在志为喜，肝在志为怒，肺在志为忧，脾在志为思，肾在志为恐，合称五志。情志是脏腑功能活动的表现形式，脏腑精气是情志活动产生的物质基础。如《素问·阴阳应象大论》说："人有五脏化五气，以生喜怒悲忧恐。"五志虽分属五脏，但受心神统摄调节。

（3）思维：思维活动，《内经》概括为意、志、思、虑、智，是对客观事物的整个认识过程，是以心神为主导的各脏腑的功能活动协调的结果。即《灵枢·本神》所说："所以任物者谓之心，心有所忆谓之意，意之所存谓之志，因志而存变谓之思，因思而远慕谓之虑，因虑而处物谓之智。"外界事物的信息通过耳目等感官入心，心接受外界事物信息进行思维活动，通过心的忆念活动形成对事物表象的认识，称为意。将忆念保存下来，即通过记忆来累计事物表象认识，形成志向，称为志。在此基础上酝酿思索，反复分析、比较事物的过程，称为思。在反复思索的基础上，由近而远地估计未来的思维过程，称为虑。最后在上述基础上，准确处理事物，支配行为对事物作出适当反应的措施，称为智。

［常考考点］五神和情志与五脏的关系。

4. 人体之神的作用

（1）调节精气血津液的代谢：神既由精、气、血、津液等作为物质基础而产生，又能反作用于这些物质。神具有统领、调控这些物质在体内进行正常代谢的作用。《类经·摄生类》说："虽神由精气而生，然所以统驭精气而为运用之主者，则又在吾心之神。"

（2）调节脏腑的生理功能：脏腑精气产生神，神通过对脏腑精气的主宰来调节其生理活动。

（3）主宰人体的生命活动：《素问·移精变气论》说："得神者昌，失神者亡。"神的盛衰是生命力盛衰的综合体现。因此神是人体生理活动和心理活动的主宰。神是机体生命存在的根本标志，形离开神则形亡，形与神俱，神为主宰。

细目六 精、气、血、津液之间的关系

【考点突破攻略】

要点

精、气、血、津液均是人体内的精微物质，是产生一切生理功能和维持生命活动的物质基础，皆归属为“形”。而人体生命的主宰及总体现，包括意识、思维、情志等精神活动，概称之为“神”。形与神二者之间相互依附而不可分割：无形则神无以附，无神则形无以活。形为神之宅，神为形之主。形神统一是生命存在的根本保证。

1. 气与血的关系

（1）气为血之帅：①气能生血：气能参与、促进血液的化生。血液的化生以营气、津液和肾精作为物质基础，在这些物质本身的生成以及转化为血液的过程中，每一个环节都离不开相应脏腑之气的推动和激发作用，这是血液生成的动力。②气能行血：气能推动与调控血液在脉中稳定运行。血液的运行主要依赖于心气、肺气的推动和调控，以及肝气的疏泄调畅。③气能摄血：气能控制血液在脉中正常循行而不逸出脉外。气的摄血主要体现在脾气统血的生理作用中。

（2）血为气之母：①血能养气：指血液对气的濡养作用，血足则气旺。②血能载气：指气存于血中，依附于血而不致散失，赖血之运载而运行全身。大失血的病人，气亦随之发生大量丧失，导致气的涣散不收，漂浮无根的气脱病变，称为“气随血脱”。

［常考考点］气和血之间的关系及临床应用。

2. 气与津液的关系

（1）气能生津：气是津液生成的动力。津液的生成依赖于气的推动作用，在津液生成的一系列气化过程中，诸多脏腑之气，尤其是脾胃之气起到至关重要的作用。

（2）气能行津：气是津液在体内正常输布运行的动力。津液的输布、排泄等代谢活动离不开气的推动与调控作用的协调和升降出入运动的有序。津液由脾胃化生之后，经过脾、肺、肾及三焦之气的有序的升降出入运动，输布到全身各处，以发挥其生理作用。

（3）气能摄津：气的固摄作用可以防止体内津液无故地大量流失。气通过对津液排泄的有节制的控制，维持着体内津液量的相对恒定。例如，卫气司汗孔开阖，固摄肌腠，不使津液过多外泄。肾气固摄下窍，使膀胱正常贮尿，不使津液过多排泄等，都是气对于津液发挥固摄作用的体现。

（4）津能生气：津液在输布过程中受到各脏腑阳气的蒸腾温化，可以化生为气，以敷布于脏腑、组织、形体、官窍，促进正常的生理活动。

（5）津能载气：津液是气运行的载体之一。在血脉之外，气的运行必须依附于津液，否则也会使气漂浮失散而无所归，故说津能载气。因此，津液的丢失，必定导致气的损耗。例如，暑热病证不仅伤津耗液，而且气亦随汗液外泄，出现少气懒言、体倦乏力等气虚表现。而当大汗、大吐、大泻等津液大量丢失时，气亦随之大量外脱，称之为“气随津脱”。

［常考考点］气和津液之间的关系及临床应用。

3. 精、血、津液之间的关系

（1）精血同源：精与血都由水谷精微化生和充养，化源相同，两者之间又互相资生、互相转化，并都具有濡养和化神等作用。精与血的这种化源相同而又相互资生的关系称为精血同源。

（2）津血同源：血和津液都由饮食水谷精微所化生，都具有滋润濡养作用。二者之间可以相互资生、相互转化，这种关系称为“津血同源”。由于汗由津液化生，故又有“汗血同源”之说。《灵枢·营卫生会》有“夺血者无汗，夺汗者无血”之论。

［常考考点］精血同源和津血同源的含义及临床应用。

4. 精、气、神之间的关系 精是生命产生的本原，气是生命维系的动力，神是生命活动的体现及主宰。精、气、神三者为人身之“三宝”，可分而不可离。

（1）气能化精、摄精：气的运行不息能促进精的化生。气又能固摄精，防止其无故耗损外泄。气虚可致精的化生不足而出现精亏，或致精不固聚而出现失精等病证。临床上常常采用补气生精、补气固精的治疗方法。

（2）精能化气：人体之精在气的推动激发作用下可化生为气。各脏之精化生各脏之气，而藏于肾中的先天之精化为元气，水谷之精化为谷气。精为气化生的本原，精足则人身之气得以充盛，分布到各脏腑经络，则各脏腑经络之气亦充足。各脏之精充足则各脏之气化生充沛，自能推动和调控各脏腑形体官窍的生理活动。

（3）精与气化神：精与气都是神得以化生的物质基础。神必须得到精和气的滋养才能正常发挥作用。精盈则神明，精亏则神疲。故《内经》倡导“积精全神”以养生。气充则神明，气虚则神衰，故称气为“神之母”。

（4）神驭精气：神以精气为物质基础，但神又能驭气统精。人体脏腑形体官窍的功能活动及精气血等物质的新陈代谢，都必须受神的调控和主宰。形是神之宅，但神乃形之主，神安则精固气畅，神荡则精失气衰。

【例题实战模拟】

A1 型题

1. 气机升降出入的枢纽是

A. 肝、肺　B. 肺、肾　C. 脾、胃　D. 肝、胆　E. 心、肾

2. 下列与患者自汗、多尿、滑精有关的是

A. 推动　B. 温煦　C. 防御　D. 固摄　E. 气化

3. 具有推动呼吸和血行功能的气是

A. 心气　B. 肺气　C. 营气　D. 卫气　E. 宗气

4. 具有助心行血、助肺呼吸功能的气是

A. 元气　B. 卫气　C. 宗气　D. 营气　E. 中气

5. 推动人体生长发育及脏腑功能活动的气是

A. 元气　B. 宗气　C. 营气　D. 卫气　E. 中气

6. 与血液运行关系最密切的脏腑是

A. 肝、脾、肾　B. 心、肝、脾　C. 心、肺、肾　D. 心、肝、肾　E. 肺、脾、肾

B1 型题

A. 推动功能　B. 温煦功能　C. 防御功能　D. 固摄功能　E. 气化功能

7. 易于外感病邪，是气的何种功能减弱

8. 使血不溢出脉外而在脉中循行，是气的何种功能失调

A. 气　B. 血　C. 津　D. 液　E. 精

9. 对孔窍起滋润作用的主要是

10. 对关节起润泽和滑利作用的主要是

A. 气能生血　B. 气能摄血　C. 气能行血　D. 血能载气　E. 血能生气

11. 治疗血虚，常配伍补气药，其根据是

12. 气随血脱的生理基础是

【参考答案】

1. C　2. D　3. E　4. C　5. A　6. B　7. C　8. D　9. C　10. D　11. A　12. D

第十单元 经 络

细目一 经络学说概述

【考点突破攻略】

要点

1. 经络的基本概念 经络，是经脉和络脉的总称，是运行全身气血，联络脏腑形体官窍，沟通上下内外，感应传导信息的通路系统，是人体结构的重要组成部分。经脉是经络系统中的主干，是气血运行和信息传导的主要通道。络脉是经脉的分支，网络全身。《灵枢·本脏》说："经脉者，所以行血气而营阴阳，濡筋骨，利关节者也。"《灵枢·海论》说："夫十二经脉者，内属于腑脏，外络于肢节。"说明经络是运行气血、沟通联系脏腑肢节的通路。

在经络中运行的气称为经络之气，简称经气。经气是一身之气分布到经络的部分，与脏腑之气相通。经气是信息的载体，有感应和传导信息的作用，是经络沟通联络脏腑、形体、官窍的中介。

2. 经络系统的组成 人体的经络系统由经脉、络脉及其连属部分组成。

（1）经脉：是经络系统的主干，主要有正经、经别和奇经三大类。

正经有十二，故又称"十二正经"或"十二经脉"，包括手三阴经、足三阴经、手三阳经、足三阳经。十二正经是气血运行的主要通道，在肢体的分布及走向有一定的规律，相互之间有表里关系，与脏腑有直接的属络关系。

奇经八脉是十二经脉以外的重要经脉，包括督脉、任脉、冲脉、带脉、阴维脉、阳维脉、阴跷脉、阳跷脉，有统率、联络和调节十二经脉的作用。

十二经别是从十二经脉别出的经脉，有加强十二经脉中相为表里的两经之间联系的作用。

（2）络脉：包括别络、浮络和孙络三部分。

别络是十二经脉及任、督各分出一支别络，加脾之大络，共十五支，有加强十二经脉表里两经在体表的联系和渗灌气血的作用。浮络是浮现于体表的络脉。孙络是最细小的络脉。

（3）连属部分：十二经脉对内连属脏腑，对外连于筋肉、皮肤。经筋，是十二经脉之气濡养和支持筋肉骨节的体系，为十二经脉的附属部分，具有约束骨骼、屈伸关节的作用。皮部，是十二经脉及其所属络脉在体表的分区，经气布散之所在，具有保卫机体、抗御外邪的作用，并能反映十二经脉的病证。

［常考考点］经络系统的组成。

细目二 十二经脉

【考点突破攻略】

要点

1. 十二经脉的走向规律 手三阴经，起于胸中走向手指端，与手三阳经交会；手三阳经，起于手指端走向头面部，与足三阳经交会；足三阳经，起于头面部走向足趾端，与足三阴经交会；足三阴经，起于足趾端走向腹部和胸部，在胸中与手三阴经交会。《灵枢·逆顺肥瘦》说："手之三阴，从脏走手；手之三阳，从手走头；足之三阳，从头走足；足之三阴，从足走腹。"手三阳经从手走头，足三阳经从头走足，手足六阳经均行经头面部，故称"头为诸阳之会"。

［常考考点］十二经脉的走向规律歌诀：手之三阴胸内手，手之三阳手外头；足之三阳头外足，足之三阴足内腹（胸）。

2. 十二经脉的交接规律

（1）相为表里的阴经与阳经在四肢末端交接：如手太阴肺经和手阳明大肠经在食指端交接；手少阴心经和手太阳小肠经在小指端交接；手厥阴心包经和手少阳三焦经在无名指端交接。足阳明胃经和足太阴脾经在足大趾端交接；足太阳膀胱经和足少阴肾经在足小趾端交接；足少阳胆经和足厥阴肝经在足大趾爪甲后交接。

（2）同名手足阳经在头面部交接：如手阳明大肠经与足阳明胃经交接于鼻翼旁；手太阳小肠经与足太阳膀胱经交接于目内眦；手少阳三焦经与足少阳胆经交接于目外眦。

（3）异名的手足阴经在胸部交接：如足太阴脾经与手少阴心经交接于心中；足少阴肾经与手厥阴心包经交接于胸中；足厥阴肝经与手太阴肺经交接于肺中。

［常考考点］十二经脉的交接规律。

3. 十二经脉的分布规律

（1）头面部的分布：阳经在头面部的分布特点是：阳明经主要行于面部，其中足阳明经行于额部；少阳经主要行于侧头部；手太阳经主要行于面颊部；足太阳经行于头顶和头后部。

（2）四肢部的分布：十二经脉在四肢的分布特点是：阴经行于内侧面，阳经行于外侧面。上肢内侧为太阴在前，厥阴在中，少阴在后；上肢外侧为阳明在前，少阳在中，太阳在后。下肢内侧，内踝尖上八寸以下为厥阴在前，太阴在中，少阴在后；内踝尖上八寸以上则太阴在前，厥阴在中，少阴在后；下肢外侧为阳明在前，少阳在中，太阳在后。

（3）躯干部的分布：十二经脉在躯干部的分布特点是：手三阴经均从胸部行于腋下；手三阳经行于肩部和肩胛部。足三阳经则阳明经行于前（胸腹面），太阳经行于后（背面），少阳经行于侧面。足三阴经均行于腹胸面。循行于腹胸面的经脉，自内向外依次为足少阴肾经、足阳明胃经、足太阴脾经和足厥阴肝经。

［常考考点］十二经脉的分布规律：头面、四肢、躯干。

4. 十二经脉的表里关系 手足三阴与三阳经，通过各自的经别和别络相互沟通，组成六对表里相合关系。如《素问·血气形志》说："手太阳与少阴为表里，少阳与心主为表里，阳明与太阴为表里，是为手之阴阳也。""足太阳与少阴为表里，少阳与厥阴为表里，阳明与太阴为表里，是为足阴阳也。"见下表。

十二经脉的表里关系

	表	里
手经	手阳明大肠经	手太阴肺经
	手少阳三焦经	手厥阴心包经
	手太阳小肠经	手少阴心经
足经	足阳明胃经	足太阴脾经
	足少阳胆经	足厥阴肝经
	足太阳膀胱经	足少阴肾经

5. 十二经脉的流注次序 十二经脉是气血运行的主要通道，它们首尾相贯、依次衔接，因而脉中气血的运行也是循经脉依次传注的。

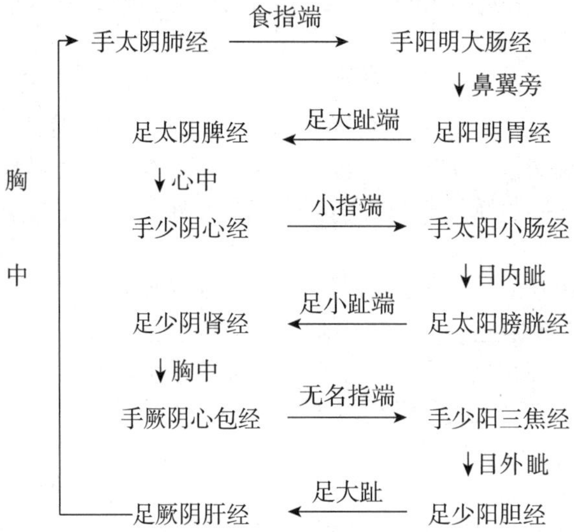

十二经脉流注次序表

［常考考点］十二经脉的流注次序歌诀：肺大胃脾心小肠，膀肾包焦胆肝藏。

细目三　奇经八脉

【考点突破攻略】

要点

1. 奇经八脉的含义及其循行和功能特点

（1）含义：奇经八脉，是督脉、任脉、冲脉、带脉、阴跷脉、阳跷脉、阴维脉、阳维脉的总称。奇经是与正经相对而言的，由于其分布不如十二经脉那样有规律，与五脏六腑没有直接的属络联系，相互之间也没有表里关系，又异于十二正经，故曰“奇经”。又因其数有八，故曰“奇经八脉”。

（2）循行和功能

1）密切十二经脉的联系：奇经八脉在循行分布过程中，不但与十二经脉交叉相接，加强十二经脉间的联系，补充十二经脉在循行分布上的不足，而且对十二经脉的联系还起到分类组合的作用。

2）调节十二经脉气血：奇经八脉具有蓄溢和调节十二经气血的作用。当十二经脉气血满溢时，则流入奇经八脉，蓄以备用；当十二经脉气血不足时，奇经中所蓄溢的气血则溢出给予补充，以保持十二经脉气血的相对恒定状态，有利于维持机体生理功能的需要。

3）与某些脏腑关系密切：奇经八脉虽然不似十二经脉那样与脏腑有直接的属络关系，但它在循行分布过程中与脑、髓、女子胞等奇恒之腑以及肾脏等有较为密切的联系。

［常考考点］奇经八脉的含义及其分布特点。

2. 督脉、任脉、冲脉、带脉、跷脉和维脉的循行特点和基本功能

（1）督脉

1）循行特点：督脉起于胞中，下出会阴，沿脊柱里面上行，至项后风府穴处进入颅内，络脑，并由项沿头部正中线，经头顶、额部、鼻部、上唇，到上唇系带处。分支：从脊柱里面分出，络肾。分支：从小腹内分出，直上贯脐中央，上贯心，到喉部，向上到下颌部，环绕口唇，再向上到两眼下部的中央。

2）基本功能：①调节阳经气血，为“阳脉之海”：督脉行于背部正中，背为阳，其脉与手足三阳经交会于大椎穴；督脉又与阳维脉会合于头部，故能蓄溢、调节全身阳经之气血，总督一身之阳经。②与脑、髓和肾的功能有关：督脉循行于脊柱后面，入颅络脑，分支属肾，肾能藏精生髓，脑为髓海，故督脉与脑、髓和肾的功能活动有着密切的联系。《素问·骨空论》说:“督脉为病，脊强反折。”说明督脉病变，可引起脊髓与脑的病变。督脉属肾，故与肾的功能也有着密切的关系。肾藏精，主生殖，精冷不孕等生殖系统疾病与督脉有关。

（2）任脉

1）循行特点：任脉起于胞中，下出会阴，经阴阜，沿腹部和胸部正中线上行，至咽喉，上行至下颌部，环绕口唇，沿面颊，分行至目眶下。分支：由胞中别出，与冲脉相并，行于脊柱前。

2）基本功能：①调节阴经气血，为“阴脉之海”：任脉循行于腹面正中线，与足三阴经交会于关元、气海，而足三阴经上接手三阴经，任脉又与阴维脉交会于廉泉、天突，故能总任阴脉之间的相互联系，对阴经气血起着调节作用。②任主胞胎：任脉起于胞中，与女子月经来潮及妊养生殖功能有关，故为生养之本，有“任主胞胎”之说。

（3）冲脉

1）循行特点：冲脉起于胞中，下出会阴，从气街部起与足少阴经相并，夹脐上行，散布于胸中，再向上行，经喉，环绕口唇，到目眶下。分支：从少腹输注于肾下，浅出气街，沿大腿内侧进入腘窝，再沿胫骨内缘，下行到足底。分支：从内踝后分出，向前斜入足背，进入大趾。分支：从胞中分出，向后与督脉相通，上行于脊柱内。

2）基本功能：①调节十二经气血：冲脉上行于头，下至于足，后行于背，前布于胸腹，贯穿全身，通受十二经之气血，为总领诸经气血之要冲。当脏腑经络气血有余时，冲脉能加以涵蓄和贮存；而在脏腑经络气血不足时，则冲脉给予补充灌注，以维持人体各组织器官正常生理活动的需要。由于冲脉能调节十二经脉气血，故又称其为“十二经脉之海”或“五脏六腑之海”。②与女子月经及孕育功能有关：冲脉起于胞中，具有调节妇女月经的功能，与人体生殖功能有着密切的联系。如《素问·上古天真论》说:“太冲脉盛，月事以时下，故有子。”“太冲脉”即冲脉，故亦称其为“血海”(《灵枢·海论》)。冲脉起于胞中，分布广泛，又为“十二经脉之海”。

（4）带脉

1）循行特点：带脉起于季胁，斜向下行到带脉穴，绕身一周，并于带脉穴处再向前下方沿髂骨上缘斜行到少腹。

2）基本功能：①约束纵行诸经：十二正经与奇经中的其余七脉均为上下纵行，唯有带脉环腰一周，有总束诸脉的作用。②固护胞胎:《傅青主女科》载:“带脉者，所以约束胞胎之系也，带脉无力，则难以提系，必然胞胎不固。”说明带脉还有维络腰腹，提系胞胎，固护胎儿的作用。③主司带下：因带脉有病，常见妇人带下，故有“带脉主司带下”之说。

（5）跷脉的基本功能：①主司下肢运动：具有交通一身阴阳之气和调节肢体肌肉运动的作用。主要使下肢运动灵活跷捷。②司眼睑开阖：阴阳跷脉有司眼睑开阖的作用。跷脉有病则目不阖。

（6）维脉的基本功能：阴维有维系联络全身阴经的作用；阳维有维系联络全身阳经的作用。

［常考考点］奇经八脉各自的生理功能。

细目四　经别、别络、经筋、皮部

【考点突破攻略】

要点

1. 经别的概念、特点和生理功能

（1）经别的概念：经别，即别行的正经。十二经别，是从十二经别行分出，深入躯体深部，循行于胸腹及头部的重要支脉。

（2）经别的分布特点：十二经别，多分布于肘膝、脏腑、躯干、颈项及头部，其循行分布特点，可用“离、合、出、入”来加以概括。十二经别循行，多从四肢肘膝以上部位别出，称为“离”；走入体腔脏腑深部，呈向心性循行，称为“入”；然后浅出体表，而上头面，称为“出”；阴经的经别合于相表里的阳经经别，然后一并注入六条阳经，称为“合”。每一对相表里的经别组成一“合”，这样十二经别分手足三阴、三阳共组成六对，称为“六合”。

（3）经别的生理功能：①加强十二经脉表里两经在体内的联系。②加强体表与体内、四肢与躯干的向心性联系。③加强了十二经脉和头面部的联系。这为“十二经脉，三百六十五络，其血气皆上于面而走空窍”（《灵枢·邪气脏腑病形》）的理论奠定了基础。④扩大十二经脉的主治范围。⑤加强足三阴、足三阳经脉与心脏的联系。

2. 别络的概念、特点和生理功能

（1）别络的概念：别络，也是从经脉分出的支脉，大多分布于体表。别络有十五条，即十二经脉各有一条，加之任脉、督脉的别络和脾之大络。另外，若再加胃之大络，也可称为十六别络。

（2）别络的特点：别络多为斜行的支脉，其分布亦均有一定的规律。在四肢部，十二经脉的别络都是从四肢肘、膝以下分出，阴经的络脉走向与其相为表里的阳经，阳经的络脉走向与其相为表里的阴经，以沟通表里两经。在躯干部，共有三络分布于身前、身后、身侧，即任脉的络脉散布于腹部，督脉的络脉行于背部，散于头上并别走足太阳经，脾之大络散布于胸胁部。

（3）别络的生理功能：①加强十二经脉表里两经在体表的联系。②加强人体前、后、侧面统一联系，统率其他络脉。③渗灌气血以濡养全身。

3. 经筋的概念、特点和生理功能

（1）经筋的概念：经筋，是十二经脉之气濡养和支持筋肉骨节的体系，为十二经脉的附属部分，具有约束骨骼、屈伸关节的作用。

（2）经筋的特点：经筋均起于四肢末端，走向头身。经筋一般分布在周身的浅部，多结聚于关节和骨骼附近，有的进入胸腹腔，但不属络于脏腑。其中手足三阴经筋分布在肢体的内侧，手足三阳经筋分布在肢体的外侧。

（3）经筋的生理功能：经筋多附于骨和关节，具有约束骨骼，主司关节运动的作用。

4. 皮部的概念和应用

（1）皮部的基本概念：皮部，是十二经脉及其所属络脉在体表的分区。经气布散之所在，具有保卫机体，抗御外邪的作用，并能反映十二经脉的病证。《素问·皮部论》说：“皮有分部。”“皮者，脉之部也。”“欲知皮部，以经脉为纪。”由于正经有十二条，所以体表皮肤亦相应地划分为十二个部分，称之为十二皮部”。皮部不仅是经脉在体表的分区，也与络脉的分布有密切的关系。故《素问·皮部论》还说：“凡十二经络脉者，皮之部也。”因此可以认为，十二皮部是指十二经脉及其所属络脉在皮表的分区，也是十二经脉之气的散布所在，皮部的分布范围比经络更为广泛。

（2）皮部的应用

1）用于疾病的诊断：由于十二皮部分属于十二经脉，而十二经脉又内属于脏腑，所以脏腑、经络的病变亦能在相应的皮部分区反映出来。故在临床上观察不同部位皮肤的色泽和形态变化，即可以诊断某些脏腑、经络的病变。

2）用于疾病的治疗：通过对浅表皮部的刺激和渗透作用，结合经络穴位所形成的敷贴、药浴、温灸、热熨、梅花针等疗法，可温通气血、疏通经络、增强机体抗病能力，治疗内在脏腑的病变。

［常考考点］经别、别络、经筋和皮部的功能。

细目五　经络的生理功能和经络学说的应用

【考点突破攻略】

要点

1. 经络的生理功能

（1）沟通联系作用：经络沟通联系的作用加强了脏腑与体表、脏腑与官窍、脏腑与脏腑之间，以及经脉与经脉之间的联系。

（2）运输渗灌作用：经脉作为运行气血的主要通道而具有运输气血的作用。络脉作为经脉的分支而具有布散和渗灌经脉气血到脏腑形体官窍及经络自身的作用。

（3）感应传导作用：感应传导，是指经络系统具有感应及传导针灸或其他刺激等各种信息的作用。如对经穴刺激引起的感应及传导，通常称为“得气”，即局部有酸、麻、胀的感觉及沿经脉走向传导，就是经络感应传导作用的体现。

（4）调节作用：经络系统通过其沟通联系、运输渗灌气血作用及其经气的感受和负载信息的作用，对各脏腑形体官窍的功能活动进行调节，使人体复杂的生理功能相互协调，维持阴阳动态平衡状态。

2. 经络学说的应用

（1）阐释病理变化及其传变：①外邪由表传里的途径：由于经络内属于脏腑，外布于肌表，因此当体表受到病邪侵袭时，可通过经络由表及里、由浅入深，逐次向里传变而波及脏腑。②体内病变反映于外的途径：由于内在脏腑与外在形体、官窍之间，通过经络密切相连，故脏腑病变可通过经络的传导反映于外。③脏腑病变相互传变的途径：由于脏腑之间有经脉相互联系，所以一脏腑的病变可以通过经络传到另一脏腑。

（2）指导疾病的诊断：①循经诊断，即根据疾病表现的症状和体征，结合经络循行分布部位及其属络脏腑进行诊断。②分经诊断，即根据病变所在部位，详细区分疾病所属经脉进行诊断。

（3）指导疾病的治疗：①指导针灸推拿治疗。②指导药物治疗。

［常考考点］经络的生理功能。

【例题实战模拟】

A1 型题

1. 在十二经的走向中，手三阳经的走向为

A. 从头走足　B. 从足上腹　C. 从胸走手　D. 从手走头　E. 从手走足

2. 手三阳经与足三阳经交接在

A. 四肢部　B. 肩胛部　C. 头面部　D. 胸部　E. 背部

3. 足厥阴肝经与足太阴脾经循行交叉，变换前中位置，是在

A. 外踝上 8 寸处　B. 内踝上 2 寸处　C. 内踝上 3 寸处
D. 内踝上 5 寸处　E. 内踝上 8 寸处

4. 按十二经脉气血流注次序，小肠经上接

A. 胆经　B. 心经　C. 胃经　D. 膀胱经　E. 三焦经

5. 八脉中既称“血海”又称“经脉之海”的是

A. 冲脉　B. 任脉　C. 督脉　D. 带脉　E. 维脉

6. 与女子妊娠密切相关的经脉是

A. 督脉　B. 任脉　C. 冲脉　D. 带脉　E. 阴维脉

B1 型题

A. 下肢外侧后缘　B. 上肢内侧中线　C. 下肢外侧前缘
D. 上肢外侧中线　E. 上肢内侧后缘

7. 患者疼痛沿三焦经放散，其病变部位在

8. 患者病发心绞痛，沿手少阴经放散，其病变部位在

A. 督脉　B. 任脉　C. 冲脉　D. 带脉　E. 维脉

9. 与女子妊娠关系密切，主胞胎的是

10. 与妇女月经关系密切的是

【参考答案】

1. D　2. C　3. E　4. B　5. A　6. B　7. D　8. E　9. B　10. C

第十一单元　体　质

细目一　体质的概念和构成

【考点突破攻略】

要点

1. 体质的概念　体质是指人体生命过程中，在先天禀赋和后天获得的基础上所形成的形态结构、生理功能和心理状态方面综合的相对稳定的固有特质。

［常考考点］体质的概念。

2. 体质的构成　体质由形态结构、生理功能和心理状态三个方面的差异性构成。

（1）形态结构的差异性：人体形态结构是个体体质特征的重要组成部分，包括外部形态结构和内部形态结构（有脏腑、经络、气血津液等）。根据中医学“司外揣内”的认识方法，内部形态结构与外观形象之间是有机的整体。外部形态结构是体质的外在表现，内部形态结构是体质的内在基础。

（2）生理功能的差异性：形态结构是产生生理功能的基础。个体不同的形态结构特点决定着机体生理功能及对刺激反应的差异，而机体生理功能的个性特征，又会影响其形态结构，引起一系列相应的改变。因此，生理功能上的差异也是个体体质特征的组成部分。

（3）心理状态的差异性：心理是指客观事物在大脑中的反映，是感觉、知觉、情感、记忆、思维、性格、能力等的总称，属于中医学“神”的范畴。形与神是统一的整体，体质是特定的形态结构、生理功能与相关心理状况的综合体。形态、功能、心理之间具有内在的相关性。

［常考考点］体质的构成。

3. 体质的特点

（1）先天遗传性：父母之精是生命个体形成的基础，人类的外表形态、脏腑功能、精神状态等的个性特点均形成于胎儿期，取决于个体的遗传背景。遗传因素维持着个体体质特征的相对稳定，是决定体质形成和发展的基础。

（2）差异多样性：体质特征因人而异，其有明显的个体差异性，且千变万化，呈现出多样性特征。它通过人体形态、功能和心理活动的差异现象表现出来。因此，个体多样性差异现象是体质学说研究的核心问题。

（3）形神一体性：“形神合一”是中医学体质概念的基本特征之一。复杂多样的体质差异现象全面地反映着人体在形态结构（形）以及由脏腑功能活动所产生的各种精神活动（神）这两个方面的基本特征，是特定的生理特性与心理特性的综合体，是对个体身心特性的概括。

（4）群类趋同性：同一种族或聚居在同一地域的人，因为生存环境和生活习惯相同，遗传背景和生存环境具有同一性和一致性，从而使人群的体质具有相同或类似的特点，形成了地域人群的不同体质特征，使特定人群的体质呈现类似的特征，因此体质具有群类趋同性。

（5）相对稳定性：个体禀承于父母的遗传信息，使其在生命过程中遵循某种既定的内在规律，呈现出与亲代类似的特征。这些特征一旦形成，不会轻易改变，在生命过程某个阶段的体质状态具有相对的稳定性。

（6）动态可变性：先天禀赋决定着个体体质的相对稳定性和个体体质的特异性。后天各种环境因素、营养状况、饮食习惯、精神因素、年龄变化、疾病损害、针药治疗等，又使体质具有可变性。

（7）连续可测性：体质的连续性体现在不同个体体质的存在和演变时间的不间断性。体质的特征伴随着生命自始至终的全过程，具有循着某种类型体质固有的发展演变规律缓慢演化的趋势，这就使得体质具有可预测性，为治未病提供了可能。

（8）后天可调性：体质既是相对稳定的，又是动态可变和连续可测的，这就为改善体质的偏倾、防病治病提供了可能。

［常考考点］体质的特点。

细目二　体质学说的应用

【考点突破攻略】

要点

人体的体质是正气盛衰偏倾的反映。因此，体质强弱决定着发病与否及发病情况。中医学认为“正气存内，邪不可干”。邪正交争是疾病发生的基本原理，正气虚是发病的内在根据，邪气是疾病形成的外在条件。疾病发生与否，主要取决于正气的盛衰，而体质正是正气盛衰偏倾的反映。

1. 体质与病因病机

（1）决定个体对某些病因的易感性：体质反映了机体自身生理范围内阴阳寒热的盛衰偏倾。这种偏倾性决定了个体的功能状态的不同，因而对外界刺激的反应性、亲和性、耐受性不同。因此，体质因素决定着个体对某些病邪的易感性、耐受性。

（2）决定病变的从化和传变：从化，即病情随体质而变化。由于体质的特殊性，不同的体质类型有其潜在的、相对稳定的倾向性，可称之为“质势”。人体遭受致病因素的作用时，即在体内产生相应的病理变化，而且不同的致病因素具有不同的病变特点，这种病理演变趋势称之为“病势”。病势与质势结合就会使病变性质发生不同的变化，这种病势依附于质势，从体质而发生的转化，称之为“质化”，亦即从化。

传变，指病变部位在脏腑经络等之间的传递转移。体质因素决定疾病的传变，主要体现于两个方面：一是通过影响正气强弱而决定疾病的传变：体质强者，正气亦强，不易发生传变。体质弱者，正气亦弱，易于发生传变。二是通过决定病邪的从化而影响传变：体质为阳盛阴虚者，感邪易从阳化热。体质为阴盛阳虚者，感邪多从阴化寒。

2. 体质与诊治

（1）指导辨证：体质是辨证的基础，体质决定疾病的证的类型。感受相同的致病因素或患同一种疾病，因个体体质的差异可表现出阴阳、表里、寒热、虚实等不同的证的类型，即同病异证。感受不同的病因或患不同的疾病，而体质在某些方面具有共同点时，常常可表现为相同或类似的证的类型。

（2）指导治疗

1）区别体质特征而治：在治疗中，常以患者的体质状态作为立法、处方、用药的重要依据。针对证的治疗实际上包含了对体质内在偏颇的调整，是根本的治疗，也是治病求本的反映。如面色白而体胖，属阳虚体质者，感受寒湿阴邪，易从阴化寒化湿，当用附子、肉桂、干姜等大热之品以温阳祛寒或通阳利湿。面色红而形瘦，属阴虚体质者，内火易动，若同感受寒湿阴邪，反易从阳化热伤阴，治宜清润之品。因此，偏阳质者，多发实热证，当慎用温热伤阴之剂。偏阴质者，多发实寒证，当慎用寒凉伤阳之药。针刺治疗也要依据病人体质施以补泻之法：体质强壮者，多发为实性病证，当用泻法。体质虚弱者，多发为虚性病证，当用补法，如《灵枢·根结》说：“刺布衣者深以留之，刺大人者微以徐之。”

2）根据体质特征注意针药宜忌：一般来说，体质偏阳者宜甘寒、酸寒、咸寒、清润，忌辛热温散。体质偏阴者宜温补益火，忌苦寒泻火。素体气虚者宜补气培元，忌耗散克伐。阴阳平和质者宜视病情权衡寒热补泻，忌妄攻蛮补。痰湿质者宜健脾芳香化湿，忌阴柔滋补。湿热质者宜清热利湿，忌滋补厚味。瘀血质者宜疏利气血，忌固涩收敛等。

不同的体质对药物的反应不同。一般说来，体质强壮者，对药物耐受性强，剂量宜大，用药可峻猛。体质瘦弱者，对药物耐受性差，剂量宜小，药性宜平和。

体质不同，针灸治疗后的疼痛反应和得气反应有别。一般体质强壮者，对针石、火焫的耐受性强。

体质弱者，耐受性差。肥胖体质者，多气血迟涩，对针刺反应迟钝，进针宜深，刺激量宜大，多用温针艾灸。瘦长体型者气血滑利，对针刺反应敏感，进针宜浅，刺激量相应宜小，少用温灸。

3）兼顾体质特征，重视善后调理：疾病初愈或趋向恢复时，调理时皆须兼顾患者的体质特征。如体质偏阳者大病初愈，慎食狗肉、羊肉、桂圆等温热及辛辣之味。体质偏阴者大病初愈，慎食龟鳖、熟地黄等滋腻之物和五味子、诃子、乌梅等酸涩收敛之品。

3. 体质与养生 善于养生者，要根据各自不同的体质特征，选择相应的措施和方法。如在饮食调养方面：体质偏阳者，进食宜凉而忌热；体质偏寒者，进食宜温而忌寒。形体肥胖者多痰湿，食宜清淡而忌肥甘。阴虚之体，饮食宜甘润生津之品，忌肥腻厚味、辛辣燥烈之品。阳虚之体宜多食温补之品。在精神调摄方面，气郁质者，精神多抑郁不爽，神情多愁闷不乐，性格多孤僻内向，多愁善感，气度狭小，应注意情感上的疏导，消解其不良情绪，以防过极。阳虚质者，精神多萎靡不振，神情偏冷漠，多自卑而缺乏勇气，应帮助其树立起生活的信心。

［常考考点］体质学说的应用。

【例题实战模拟】

A1 型题

1. 下列属于影响体质的因素是

A. 年龄　B. 生活习惯　C. 生活起居　D. 居住方位　E. 穿着打扮

2. 下列属于体质特点的是

A. 先天遗传性　B. 个体相似性　C. 静态可控性　D. 群类趋异性　E. 随意改变性

【参考答案】

1. A　2. A

第十二单元　病　因

病因，即导致疾病发生的原因，又称为致病因素。如六气异常、疠气传染、七情内伤、饮食失宜、劳逸失度、持重努伤、跌仆金刃、外伤及虫兽所伤等，均可导致发病而成为病因。某些病理产物如痰饮、瘀血，医、药失当及先天因素等，也可成为病因。

《内经》将病因分为阴阳两类，如《素问·调经论》说："夫邪之生也，或生于阴，或生于阳。其生于阳者，得之风雨寒暑；其生于阴者，得之饮食居处，阴阳喜怒。"《内经》还提出了病因的"三部"分类，如《灵枢·百病始生》说："夫百病之始生也，生于风雨寒暑，清湿喜怒。喜怒不节则伤脏，风雨则伤上，清湿则伤下。"宋·陈言在《三因极一病证方论》中将病因分为外所因、内所因和不内外因三类，即六淫邪气侵犯为外所因，七情所伤为内所因，饮食劳倦、跌仆金刃及虫兽所伤等为不内外因。

中医探求病因，主要是以临床表现为依据，通过分析病证的症状、体征来推求病因，为治疗用药提供依据，这种方法称为"辨症求因"，又称"审症求因"，是中医病因学的主要特点之一。

细目一　六淫

【考点突破攻略】

要点

1. 六淫的概念 六淫，指风、寒、暑、湿、燥、火（热）六种外感病邪。正常情况下，风、寒、暑、湿、燥、火是自然界六种不同的气候变化，是万物生长变化和人类赖以生存的条件，称为"六气"。当自然界气候变化异常，超过了人体的适应能力，或人体正气不足，抗病能力下降，不能适应自然界气候变化而导致发病时，六气则成为六淫，又称为“六邪”。

［常考考点］六淫与六气的区别。

2. 六淫的共同致病特点

（1）外感性：六淫致病，其侵犯途径多从肌表、口鼻而入，或两者同时受邪。如风寒湿邪易犯人肌表，温热燥邪易自口鼻而入等。由于六淫邪气均是自外界侵犯人体，故称其为外感致病因素，所致疾病即称为“外感病”。

（2）季节性：六淫致病常具有明显的季节性。如春季多风病，夏季多暑病，长夏多湿病，秋季多燥病，冬季多寒病等。六淫致病与时令气候变化密切相关，故其所致病变又称之为“时令病”。由于气候异常变化的特殊性，因此夏季也可见寒病，冬季也可有热病。

（3）地域性：六淫致病与生活、工作的区域环境密切相关。如西北多燥病、东北多寒病、江南多湿热病；久居潮湿环境多湿病；长期高温环境作业者，多燥热或火邪为病等。

（4）相兼性：六淫邪气既可单独伤人致病，又可两种以上同时侵犯人体而为病。如风热感冒、暑湿感冒、湿热泄泻、风寒湿痹等。如《素问·痹论》说：“风寒湿三气杂至，合而为痹也。其风气胜者为行痹，寒气胜者为痛痹，湿气胜者为着痹也。”

［常考考点］六淫共同的致病特点：外感性、季节性、地域性和相兼性。

3. 六淫各自的性质及致病特点

（1）风邪的性质及致病特点

1）风性轻扬开泄，易袭阳位：风邪具轻扬、向上、向外的特性。开泄，指风邪伤人易使腠理不固而汗出，故风邪侵袭，常伤及人体的上部（头、面）和肌表，易出现头痛、汗出、恶风、咽痒、咳嗽等症。

2）风性善行而数变：“善行”，指风性善动不居，游走不定，故风邪致病具有病位游走、行无定处的特点。如风、寒、湿三气杂至而引起的痹证，若见游走性关节疼痛，痛无定处，即是风邪偏盛的表现，称为“行痹”或“风痹”。“数变”，指风邪致病变幻无常，发病迅速，如风疹块（中医称瘾疹，西医称荨麻疹）常表现为皮肤瘙痒时作，疹块发无定处，此起彼伏，时隐时现等。而且，以风邪为先导的外感病，一般发病急，传变也较快。

3）风性主动：指风邪致病具有动摇不定的特征。如风邪伤人，常见颜面肌肉抽掣，或眩晕、震颤、抽搐、颈项强直、角弓反张、两目上视等。

4）风为百病之长：一指风邪常兼他邪而伤人致病，故凡寒、湿、暑、燥、热诸邪，常依附于风而侵犯人体，从而形成外感风寒、风湿、风热、风燥等证。二指风邪伤人致病最多，风邪终岁常在；且风邪伤人，无孔不入，表里内外均可伤及，易发生多种病证。古人习惯将风邪作为外感致病因素的总称。

（2）寒邪的性质及致病特点

1）寒为阴邪，易伤阳气：寒即阴气盛的表现，故称其为阴邪。感受寒邪，最易损伤人体阳气，即“阴盛则阳病”。寒邪袭于肌表，卫阳被遏，可见恶寒、发热、无汗、鼻塞、流清涕等症。寒邪直中脾胃，脾阳受损，可见脘腹冷痛、呕吐、腹泻等症。若心肾阳虚，寒邪直中于少阴，则可见恶寒蜷卧、手足厥冷、下利清谷、小便清长、精神萎靡、脉微细等症。

2）寒性凝滞：指寒邪伤人，易致所伤部位之气血津液凝结，经脉阻滞。寒邪伤人，阳气受损，失其温煦，易使经脉气血运行不畅，甚或凝结阻滞不通，不通则痛。故寒邪是最易导致疼痛的外邪，如寒客肌表经络，气血凝滞不通，则头身肢体关节疼痛。痹证中若以关节冷痛为主者，称为“寒痹”或“痛痹”；寒邪直中脾胃，则脘腹剧痛；寒客肝脉，可见少腹或外阴部冷痛等。

3）寒性收引：指寒邪伤人，可致气机收敛，腠理、筋脉挛急收缩。如寒邪伤及肌表，卫阳被郁遏不得宣泄，可见无汗等。寒客血脉，则气血凝滞，血脉挛缩，可见头身疼痛、脉紧等。《素问·举痛论》说：“寒则气收。”

（3）暑邪的性质及致病特点

1）暑为阳邪，其性炎热：暑为盛夏火热之气所化，故暑邪为阳邪。暑邪伤人多表现为一系列阳热症状，如高热、心烦、面赤、脉洪大等。

2）暑性升散，易扰心神，易伤津耗气：暑为阳邪，易升发上犯，故易上扰心神、头目，出现心胸烦闷不宁、头昏、目眩、面赤等。暑邪伤人，可致腠理开泄而多汗，且汗出过多，不仅伤津，而且气随津泄则易耗气，故临床除常见口渴喜饮、尿赤短少等津伤之症外，往往可见气短、乏力，甚则耗伤太过，清窍失养而突然昏倒、不省人事等。《素问·举痛论》说："炅则气泄。"

3）暑多夹湿：暑季气候炎热，且常多雨潮湿，热蒸湿动，故暑邪致病，多夹湿邪为患。临床表现除发热、烦渴等暑热症状外，常可见身热不扬、汗出不畅、四肢困重、倦怠乏力、胸闷呕恶、大便溏泄不爽等湿滞症状。

（4）湿邪的性质及致病特点

1）湿为阴邪，易伤阳气：湿与水同类，故属阴邪。阴邪侵人，机体阳气与之抗争，故湿邪侵人，易伤阳气。脾主运化水液，性喜燥而恶湿，故外感湿邪，常易困脾，致脾阳不振，运化无权，从而使水湿内生、停聚，发为泄泻、水肿、痰饮等，所以说湿易损伤脾阳。《素问·六元正纪大论》说："湿胜则濡泄，甚则水闭胕肿。"清·叶桂《温热论》说："湿胜则阳微。"

2）湿性重浊：湿邪致病，常出现以沉重感及附着难移为特征的临床表现，如头身困重、四肢酸楚沉重并且附着难移等。湿邪外袭肌表，困遏清阳，清阳不升，则头重如束布帛，如《素问·生气通天论》说："因于湿，首如裹。"湿邪阻滞经络关节，阳气不得布达，则可见肌肤不仁、关节疼痛重着或屈伸不利等，病位多固定且附着难移，称之为"湿痹"或"着痹"。湿邪为患，易出现分泌物和排泄物秽浊不清的特征。如湿浊在上，则面垢、眵多；湿浊下注，则小便混浊或滞涩不利、妇女白带过多；湿滞大肠，则大便溏泄、下痢脓血；湿邪浸淫肌肤，则可见湿疹浸淫流水等。

3）湿性黏滞，易阻气机：湿邪致病，其黏腻停滞的特性，主要表现在三个方面：一是症状的黏滞性。湿邪为患，易呈现分泌物和排泄物黏滞不爽的特征，如湿热痢疾的大便排泄不爽，淋证的小便滞涩不畅，以及汗出而黏、口黏、口甘和舌苔厚滑黏腻等。二是病程的缠绵性。因湿性黏滞，易阻气机，气不行则湿不化，胶着难解。故湿邪为病，起病隐缓，病程较长，反复发作，或缠绵难愈。如湿温、湿疹、湿痹（着痹）等，皆因其湿邪难除而不易速愈，或反复发作。三是易阻气机。因湿为重浊之邪，故伤人最易留滞于脏腑经络，阻遏气机，使脏腑气机升降失常，经络阻滞不畅。如湿阻胸膈，气机不畅则胸膈满闷；湿阻中焦，脾胃气机升降失常，纳运失司，则脘痞腹胀、食欲减退；湿停下焦，肾与膀胱气机不利，则小腹胀满、小便淋涩不畅等。

4）湿性趋下，易袭阴位：湿邪类水属阴而有趋下之势，故湿邪为病，多易伤及人体下部，如水肿、湿疹、脚气等病以下肢较为多见。故《素问·太阴阳明论》说："伤于湿者，下先受之。"小便混浊、泄泻、下痢、妇女带下等，多由湿邪下注所致。但易伤人体下部的病邪尚有寒邪，如《灵枢·百病始生》说："清（寒）湿袭虚，病起于下。"

（5）燥邪的性质及致病特点

1）燥性干涩，易伤津液：燥邪为多发于秋季的干燥涩滞之病邪，侵犯人体，最易损耗津液，出现各种干燥、涩滞的症状，如口燥咽干，皮肤干涩，甚则皲裂，毛发不荣，小便短少，大便干结等。《素问·阴阳应象大论》说："燥胜则干。"

2）燥易伤肺：肺为娇脏，喜润而恶燥；肺司呼吸，开窍于鼻，燥邪易从口鼻而入，故最易损伤肺津，从而影响肺气之宣降；或燥伤肺络，出现干咳少痰，或痰黏难咳，或痰中带血，甚则喘息胸痛等。由于肺与大肠相表里，肺津耗伤，大肠失润，传导失司，可现大便干涩不畅等症。

（6）火（热）邪的性质及致病特点

1）火热为阳邪，其性燔灼趋上：火热之性燔灼、升腾，故为阳邪。阳邪伤人，发为实热性病证，临床多见高热、恶热、烦渴、汗出、脉洪数等症。火性炎上，火热之邪易侵害人体上部，故火热病证，多发生在人体上部，尤以头面部为多见，如目赤肿痛、咽喉肿痛、口舌生疮糜烂、口苦咽干、牙龈肿痛、头痛眩晕、耳内肿痛或流脓等。

2）火热易扰心神：火性炎上躁扰，故火邪伤人尤易影响心神。轻者心神不宁而心烦、失眠；重者可扰乱心神，出现狂躁不安，或神昏、谵语等症。

3）火热易伤津耗气：火热之邪伤人，因其性燔灼急迫，一是可迫津外泄，使气随津泄而致津亏气耗；二是直接消灼津液，耗伤人体的阴气。故火热之邪致病，临床表现除热象外，往往伴有口渴喜冷饮、咽干舌燥、小便短赤、大便秘结等津伤阴亏的征象。若阳热过盛，大量伤津耗气，还可兼见体倦乏力、少气懒言等气虚症状；重者可致全身津气脱失的虚脱证。

4）火热易生风动血："生风"，指火热之邪侵犯人体，燔灼津液，劫伤肝阴，筋脉失养失润，易引起肝风内动的病证，临床表现为高热神昏、四肢抽搐、两目上视、角弓反张等。"动血"，指火热邪气入于血脉，迫血妄行和损伤血络，轻则血行加速而脉数；甚则可灼伤脉络，迫血妄行，引起各种出血证，如吐血、衄血、便血、尿血、皮肤发斑、妇女月经过多、崩漏等。

5）火邪易致疮痈：火邪入于血分，结聚于局部，燔灼腐肉，易发为痈肿疮疡，以局部红肿热痛为临床特征。

［常考考点］六淫各自的性质及致病特点。

【知识纵横比较】

暑邪和火热之邪的比较

	相同点	不同点
暑邪	均为阳邪，其性炎热，易于扰神、伤津、耗气	暑性升散，暑多夹湿
火热之邪		火热之邪燔灼趋上，易于生风动血，易致疮痈

寒邪和湿邪的比较

	相同点	不同点
寒邪	均为阴邪，易伤人体阳气	寒性凝滞，寒性收引
湿邪		湿性黏滞，湿性重浊，湿性趋下，易袭阴位

细目二 疠气

【考点突破攻略】

要点

1. 疠气的概念 疠气，是一类具有强烈致病性和传染性病邪的统称，又称为"疫毒""疫气""异气""戾气""毒气""乖戾之气"等。明 · 吴又可《温疫论 · 原序》说："夫瘟疫之为病，非风非寒非暑非湿，乃天地间别有一种异气所感。"

疠气可通过空气传染，多从口鼻侵犯人体而致病，也可随饮食污染、蚊虫叮咬、虫兽咬伤、皮肤接触、性接触、血液传播等途径感染而发病。

疠气种类繁多，其所引起的疾病，统称为疫疠，又称疫病、瘟病，或瘟疫病。如时行感冒、痄腮（腮腺炎）、烂喉丹痧（猩红热）、白喉、天花、疫毒痢（中毒性痢疾）、肠伤寒、霍乱、鼠疫、疫黄（急性传染性肝炎）以及流行性出血热、艾滋病（AIDS）、严重急性呼吸道综合征（SARS）、禽流感、甲型H1N1流感等，都属感染疠气引起的疫病，实际上包括了现代临床许多传染病和烈性传染病。

［常考考点］疠气的概念以及疠气与六淫的区别。

2. 疠气的致病特点

（1）发病急骤，病情危笃：疠气之邪，其性暴戾，其伤人致病大多具有发病急骤、来势凶猛、变化多端、病情险恶的特点，病程中常出现发热、扰神、动血、生风、剧烈吐泻等危重病状。所以说疠气致病病情凶险，死亡率高。

（2）传染性强，易于流行：疠气可通过空气、食物、接触等多种途径伤人致病。无论男女老少，体质强弱，凡触之者，多可发病，且疠气发病，传染性强，可致疫病流行。

（3）一气一病，症状相似：疠气种类不同，所致之病各异，不同的疠气可专门侵犯某脏腑、经络或某一部位而发病。每一种疠气所致之疫病，均有各自的临床特点和传变规律，所谓“一气致一病”，且大都症状相似。例如，痄腮无论男女，大都表现为耳下腮部肿胀等。

［常考考点］疠气的致病特点。

【知识纵横比较】

六淫与疠气的鉴别

	相同点	不同点
六淫	均属于外感病邪，从肌表或口鼻侵入人体	外感性、季节性、地域性、相兼性、不具有传染性
疠气		传染性、流行性

细目三　七情内伤

【考点突破攻略】

要点

1. 七情内伤的基本概念　七情，指喜、怒、忧、思、悲、恐、惊七种正常的情志活动，是人体脏腑生理和精神活动对内外环境变化产生的情志反应，一般不会导致或诱发疾病。

七情内伤，指喜、怒、忧、思、悲、恐、惊七种引发和诱发疾病的情志活动，过于突然、强烈或持久不解的七情反应，超越了人体生理和心理的适应和调节能力，导致脏腑精气损伤，功能失调，或人体正气虚弱，脏腑精气虚衰，对情志刺激的适应和调节能力低下，引发或诱发疾病时，七情则成为病因。因病从内发而称之为“七情内伤”。

［常考考点］内伤七情的概念。

2. 七情与脏腑精气的关系　情志活动与脏腑精气有着密切的关系。五脏精气是情志活动产生和保持正常的物质基础。外界的各种刺激只有作用于相应的内脏，五脏精气应答，才能表现出不同的情志反应。《素问·天元纪大论》说：“人有五脏化五气，以生喜、怒、思、忧、恐。”即心“在志为喜”，肝“在志为怒”，脾“在志为思”，肺“在志为忧”，肾“在志为恐”。如果五脏精气发生病变，就会影响人的情志活动，出现异常的情志反应，如《灵枢·本神》说：“肝气虚则恐，实则怒……心气虚则悲，实则笑不休。”

另一方面，外在环境的变化过于强烈，情志过激或持续不解，又可导致五脏精气的失常，气血运行失调，如大喜大惊伤心，大怒郁怒伤肝，过度思虑伤脾，过度悲忧伤肺，过度恐惧伤肾等。

3. 七情内伤的致病特点

（1）直接伤及内脏：七情过激致病，大都直接损伤内脏而导致内伤疾病的发生。《灵枢·百病始生》说：“喜怒不节则伤脏。”

1）损伤相应之脏：七情过激损伤相应之脏。即心在志为喜，过喜则伤心。肝在志为怒，过怒则伤肝。脾在志为思，过度思虑则伤脾。肺在志为悲为忧，悲忧过度则伤肺。肾在志为恐，过恐则伤肾。

2）影响心神：心主神志，七情皆从心而发，故七情内伤均可作用于心神，导致心神不宁，甚至精神失常。如《灵枢·本神》说：“是故怵惕思虑者则伤神……喜乐者，神惮散而不藏；愁忧者，气闭塞而不行；盛怒者，迷惑而不治；恐惧者，神荡惮而不收。”《素问·举痛论》也说“惊则心无所倚，神无所归”，“思则心有所存，神有所归”。说明不仅喜乐过度可伤心，致使精神涣散，神志失常，而且怵惕思虑、盛怒、恐惧、大惊等情志太过都可伤及心神。七情发于心而应于五脏，无论何种情志致病，均可影响心神和损伤相应的脏腑。对此，《类经·疾病类·情志九气》解释说：“情志之伤，虽五脏各有所属，然求其所由，则无不从心而发。”又说：“心为五脏六腑之大主，而总统魂魄，兼赅志意，故忧动于心则肺应，思动于心则脾应，怒动于心则肝应，恐动于心则肾应。此所以五志惟心所使也。”《灵枢・口问》也说：“心者，五脏六腑之大主也……故悲哀愁忧则心动，心动则五脏六腑皆摇。”

3）数情交织，易伤心肝脾：七情伤脏，既可单一情志伤人，又可两种以上情志交织伤人。由于心、肝、脾三脏在人体生理和情志活动中发挥着重要作用，故情志内伤，最易损伤心、肝、脾三脏。

4）易损伤潜病之脏腑：潜病，是指已经存在但无明显临床表现的病证。潜病之脏腑是指潜病所在的脏腑。潜病之脏腑因其正气已虚，即是情志易伤之所，故七情内伤易于损伤潜病之脏腑。例如，曾患胸痹、飧泄、头痛等病证的患者，若遭遇情志刺激，最易导致潜病发作或反复发作。

（2）影响脏腑气机：情志内伤影响脏腑之气的运行，导致脏腑气机升降失常而出现相应的临床表现，故《素问・举痛论》说：“百病生于气也，怒则气上，喜则气缓，悲则气消，恐则气下……惊则气乱……思则气结。”

1）怒则气上：指大怒致使肝气上逆，甚则血随气逆的病机变化。临床主要表现为：头胀头痛，面红目赤，急躁易怒，血随气逆则呕血，甚则昏厥猝倒。若肝气横逆犯脾，可兼见腹痛、腹泻等症。《素问・生气通天论》说：“大怒则形气绝，而血菀于上，使人薄厥。”《素问・举痛论》说：“怒则气逆，甚则呕血及飧泄。”

2）喜则气缓：指过度喜乐，致使心气涣散或心神惮散的病机变化。轻者可见心悸失眠、少气无力、精神不集中等；重者神志失常、狂乱，或见心气暴脱而大汗淋漓、气息微弱、脉微欲绝等。如《素问・阴阳应象大论》说：“暴喜伤阳。”《灵枢・本神》又说：“喜乐者，神惮散而不藏。”

3）悲则气消：指过度悲忧，导致肺气耗伤或宣降失常的病机变化。临床常见意志消沉、精神不振、气短胸闷、乏力懒言等症。《素问・举痛论》说：“悲则心系急，肺布叶举，而上焦不通，荣卫不散，热气在中，故气消矣。”

4）恐则气下：指过度恐惧，致使肾气失固，气陷于下的病机变化。临床可见二便失禁、遗精、滑精、骨痿等症。《灵枢・本神》说：“恐惧而不解则伤精，精伤则骨酸痿厥，精时自下。”

5）惊则气乱：指猝然受惊，导致心神不定，气机逆乱的病机变化。临床可见惊悸不安、慌乱失措，甚则神志错乱。《素问・举痛论》说：“惊则心无所倚，神无所归，虑无所定，故气乱矣。”

6）思则气结：指过度思虑，导致心脾气机郁滞，运化失职的病机变化。临床可见心悸、失眠、多梦、精神萎靡及倦怠乏力、食少、腹胀、便溏等症状。《素问・举痛论》说：“思则心有所存，神有所归，正气留而不行，故气结矣。”

（3）多发为情志病：情志病，系指发病与情志刺激有关或具有情志异常表现的病证。包括：①因情志刺激而发的病证，如郁证、癫、狂等。②因情志刺激而诱发的病证，如胸痹、真心痛、眩晕、胃脘疼痛等。③其他原因所致但具有情志异常表现的病证，如消渴、恶性肿瘤、慢性肝胆疾病等，大都有异常的情志表现，并且其病情也随其情绪变化而有相应的变化。

（4）影响病情变化：七情变化对病情具有两方面的影响：一是有利于疾病康复。良性的或积极乐观的情绪，有利于病情的好转乃至痊愈。二是诱发疾病发作或加重病情。消极悲观的情绪，或七情强烈波动，可诱发疾病发作或使病情加重、恶化。

［常考考点］内伤七情的致病特点。

细目四　饮食失宜

【考点突破攻略】

要点

1. 饮食不节　即饮食失于节制，如过饥过饱，或饥饱无常，均可影响健康，导致疾病发生。

（1）过饥：指摄食不足，如饥而不得食，或有意识限制饮食，或因脾胃功能虚弱而纳少，或因七情强烈波动而不思饮食，或不能按时饮食等。过饥，一方面因气血亏虚而脏腑组织失养，功能衰退，全身虚弱；另一方面因正气不足，抗病力弱，易感邪而发病。

（2）过饱：即饮食过量，或暴饮暴食，或中气虚弱而强食，以致脾胃难以运化而致病。轻则饮食积滞不化，以致“宿食”内停，可见脘腹胀满疼痛、嗳腐泛酸、呕吐、泄泻、厌食等。重则食滞日久，可至脾胃大伤，或可聚湿、化热、生痰而变生他病。

2. 饮食偏嗜 指过于喜食某种性味的食物或专食某些食物，包括饮食偏寒偏热、偏嗜五味，或食类偏嗜等。

（1）寒热偏嗜：良好的饮食习惯要求寒温适中。若过于偏嗜寒热饮食，可导致人体阴阳失调而发生某些病变。如偏食生冷寒凉之品日久，则易损伤脾胃阳气，导致寒湿内生。如偏嗜辛温燥热，饮食日久，则易致肠胃积热等。

（2）五味偏嗜：指长期嗜食酸、苦、甘、辛、咸不同味道的饮食物。五味各入五脏，如果长期嗜好某种性味的食物，就会导致该脏的脏气偏盛、功能失调而发生多种病变。故《素问·至真要大论》又说：“久而增气，物化之常也，气增日久，夭之由也。”

（3）食类偏嗜：指偏食某种或某类食品，或厌恶某类食物而不食等，久之也可成为导致某些疾病发生的原因。如过食肥甘厚味，可聚湿生痰、化热，易致肥胖、眩晕、中风、胸痹、消渴等病变。若嗜酒成癖，久易聚湿、生痰、化热而致病，甚至变生癥积。

3. 饮食不洁 指因食用不清洁、不卫生或陈腐变质或有毒的食物而成为致病因素。饮食不洁所致病变以胃肠病为主。如进食腐败变质食物，则胃肠功能紊乱，出现脘腹疼痛、恶心呕吐、肠鸣腹泻等。如进食或误食被毒物污染或有毒性的食物，则会发生食物中毒，轻则脘腹疼痛、呕吐腹泻；重则毒气攻心，神志昏迷，危及生命。

［常考考点］饮食失宜的分类。

细目五　劳逸失度

【考点突破攻略】

要点

1. 过度劳累 包括劳力过度、劳神过度和房劳过度。

（1）劳力过度：即过度劳伤形体而积劳成疾，或是病后体虚，勉强劳作而致病。其病变特点主要表现在两个方面：一是过度劳力而耗气，出现少气懒言、体倦神疲、喘息汗出等。《素问·举痛论》说：“劳则气耗。”二是劳伤筋骨。长时间用力太过，则致形体组织损伤，久而积劳成疾。《素问·宣明五气》说：“久立伤骨，久行伤筋。”

（2）劳神过度：即长期思虑劳神而积劳成疾，长思久虑，暗耗心血，损伤脾气，以致心神失养而心悸、健忘、失眠、多梦和脾失健运而纳少、腹胀、便溏、消瘦等。

（3）房劳过度：即房事太过，或手淫恶习，或妇女早孕多育等，以致耗伤肾精肾气而致病。常见腰膝酸软、眩晕耳鸣、精神萎靡、性功能减退、早衰等。

［常考考点］过劳的分类：劳力过度、劳神过度和房劳过度。

2. 过度安逸 包括体力过逸和脑力过逸。其致病特点主要表现在三个方面：一是安逸少动，气机不畅。若长期运动减少，则人体气机失于畅达，可致脾胃等脏腑功能活动呆滞不振，出现食少、胸闷、腹胀、肌肉软弱或发胖臃肿等，久则进一步影响血液运行和津液代谢，导致气滞血瘀、水湿痰饮内生等。二是阳气不振，正气虚弱。过度安逸，或长期卧床则阳气失于振奋，以致脏腑经络功能减退，体质虚弱，正气不足，抗病力下降等，常见动则心悸、气喘汗出等，或易感外邪致病。《素问·宣明五气》说：“久卧伤气，久坐伤肉。”三是长期用脑过少，加之阳气不振，可致神气衰弱，常见精神萎靡、健忘、反应迟钝等。

细目六　痰饮

【考点突破攻略】

要点

1. 痰饮的概念　痰饮是人体水液代谢障碍所形成的病理产物。一般以较稠浊者称为痰，清稀者称为饮。痰分为有形之痰和无形之痰。有形之痰，指视之可见，闻之有声的痰液，如咳嗽吐痰、喉中痰鸣等，或指触之有形的痰核等。无形之痰，是指只见其征象，不见其形质，但从痰治疗有效，从而推测其病因为痰。如眩晕、癫狂等，是无形之痰在作祟。饮则流动性较大，可留积于人体脏器组织的间隙或疏松部位，因其停留的部位不同而表现各异，如《金匮要略·痰饮咳嗽病脉证并治》的“痰饮”“悬饮”“溢饮”“支饮”等。

［常考考点］痰饮的概念及鉴别。

2. 痰饮的形成　多因外感六淫，或七情内伤，或饮食不节等，以致脏腑功能失调，气化不利，水液代谢障碍，津液停聚而形成。由于肺、脾、肾、肝及三焦等对水液代谢起着重要作用，故痰饮的形成，多与肺、脾、肾、肝及三焦的功能失常密切相关。

［常考考点］痰饮的形成多与肺、脾、肾、肝及三焦的功能失常密切相关。

3. 痰饮的致病特点　痰饮一旦产生，可随气流行，外而经络、肌肤、筋骨，内而脏腑，无处不到，易导致各种不同的病变。

（1）阻滞气血运行：痰饮通常称为有形实邪，其随气流行，或停滞于经脉，或留滞于脏腑。若流注经络，可致经络阻滞，气血运行不畅，出现肢体麻木、屈伸不利，甚则半身不遂等。若结于局部，可形成瘰疬痰核、阴疽流注等。若留滞于脏腑，可致脏腑气机失常，如肺失宣降而胸闷气喘、咳嗽吐痰等；胃失和降而恶心呕吐等；痹阻心脉而胸闷、心痛等；痰结咽喉形成“梅核气”等。

（2）影响水液代谢：痰饮本为水液代谢障碍所形成的病理产物，但痰饮形成之后又可作为致病因素反过来作用于机体，进一步影响肺、脾、肾等脏腑的功能活动而加重水液代谢失常。如痰湿困脾，脾气不升，可致水湿不运；痰饮阻肺，肺失宣降，可致水液不布；痰饮停滞下焦，影响肾气的蒸化，可致水液停蓄。

（3）易于蒙蔽心神：痰饮致病，随气上逆，易于蒙蔽清窍，扰乱心神，致使心神活动失常，出现头晕目眩、精神不振等；或痰浊上犯，与风、火相合，尤易扰乱神明，出现神昏谵妄，甚或引起癫、狂、痫等疾病。

（4）致病广泛，变幻多端：由于痰饮随气流行，内可五脏六腑，外可四肢百骸、肌肤腠理，故其致病面广，发病部位不一。且又易于兼邪致病，因而痰饮所形成的病证繁多，症状表现十分复杂，故有“百病多由痰作祟”之说。且痰饮停滞体内，还可夹风、夹热，化寒、化火、化燥，既可上犯清窍，也可下注足膝，且病势缠绵，病程较长。

［常考考点］痰饮的致病特点。

细目七　瘀血

【考点突破攻略】

要点

1. 瘀血的概念　瘀血是指体内因血行滞缓或血液停积而形成的病理产物，又称“恶血”“衃血”“蓄血”“败血”“污血”等。瘀血既是病理产物，又是具有致病作用的“死血”“瘀血”与“血瘀”的概念不同。血瘀是指血液运行不畅或血液瘀滞不通的病理状态，属于病机学概念。瘀血是指具有致病性的病理产物，属于病因学概念。

2. 瘀血的形成 凡是影响血液正常运行，引起血液运行不畅，或致血离经脉而瘀积的内外因素，均可导致瘀血。

（1）血出致瘀：各种外伤，如跌打损伤、金刃所伤、手术创伤等，致血脉损伤而出血，或其他原因，如脾不统血、肝不藏血、热灼脉络而致出血以及妇女经行不畅、流产等。其所出之血未能排出或及时消散，留积于体内则成瘀血。

（2）血行不畅致瘀：凡是影响血液正常运行，使血液运行不畅的各种因素，均可致瘀血。如气滞致瘀、因虚致瘀（气虚而推动无力、阳虚而脉道失于温通、阴虚而脉道失于柔润、津液亏虚而无以充养血脉等）、血寒致瘀（寒邪入于血脉则血液凝涩而运行不畅）、血热致瘀（火热邪气入舍于血，血热互结，煎灼血中津液，血液黏稠而不畅）等。

［常考考点］瘀血的形成原因。

3. 瘀血的致病特点

（1）易于阻滞气机：瘀血一旦形成，必然影响和加重气机郁滞，即所谓“血瘀则气滞”。且气机郁滞，又可引起局部或全身的血液运行不畅，出现局部青紫、肿胀、疼痛等症。

（2）影响血脉运行：瘀血形成之后，无论其瘀滞于脉内，还是留积于脉外，均可导致局部或全身的血液运行失常。如瘀血阻滞于心，心脉痹阻，气血运行不畅，可致胸痹心痛。瘀血阻滞于脉道，损伤脉络，血逸脉外，可致出血，血色紫黯有块等。

（3）影响新血生成：瘀血为病理性产物，不仅已失去其对机体的濡养滋润作用，且因其阻滞于体内，尤其是瘀血日久不散，还可严重影响气血的运行，导致脏腑功能失常，生机受阻，影响新血的生成，因而有“瘀血不去，新血不生”之说。故久瘀之人，常可表现出肌肤甲错、毛发不荣等失于濡养的临床特征。

（4）病位固定，病证繁多：瘀血一旦停滞于某脏腑组织，多难于及时消散，故其致病又具有病位相对固定的特征，如局部刺痛、固定不移，或肿块形成等。而且，因瘀血阻滞的部位不同、形成原因各异、兼邪不同，其病理表现也就不同。如瘀阻于心，血行不畅则胸闷心痛。瘀阻于肺，则宣降失调，或致脉络破损，可见胸痛、气促、咯血。瘀阻胞宫，经行不畅，可见痛经、闭经、经色紫黯有块。瘀阻于肢体肌肤，可见局部肿痛青紫，所以说瘀血致病，病证繁多。

［常考考点］瘀血的致病特点。

4. 瘀血致病的症状特点 瘀血致病，症状错综繁多，其主要病症特点如下：①疼痛：多为刺痛，痛处固定不移，拒按，夜间痛甚。②肿块：瘀血积于皮下或体内则可见肿块，肿块部位固定。③出血：因瘀血阻滞，损伤血络，血逸脉外而见出血色紫黯，或夹有瘀血块。④色紫黯：一是面色紫黯，口唇、爪甲青紫等。二是舌质紫黯，或舌有瘀斑、瘀点等。⑤可出现肌肤甲错，脉涩或脉结代等。

［常考考点］瘀血所致病证的症状特点。

【例题实战模拟】

A1 型题

1. 最易导致身体疼痛部位游走不定的外邪是

A. 燥　B. 暑　C. 湿　D. 风　E. 寒

2. 患者关节疼痛重着，四肢困重，头重如裹，其病因是

A. 风邪　B. 寒邪　C. 暑邪　D. 湿邪　E. 痰饮

3.《素问·五脏生成》说：多食辛，则

A. 肉胝皱而唇揭　B. 脉急而爪枯　C. 骨痛而发落
D. 脉凝泣而变色　E. 皮槁而毛拔

4. 症见肠鸣沥沥有声，其病机为

A. 饮在胸胁　B. 饮在胸膈　C. 饮在肠间
D. 饮在肌肤　E. 饮在体内

5. 下列各项，属于瘀血内阻临床表现的是
A. 面色黧黑　B. 面黑干焦　C. 面黑浅淡
D. 眼周发黑　E. 耳轮焦黑

B1 型题
A. 小腹胀痛　B. 下肢水肿　C. 大便黏滞不爽　D. 头身困重　E. 脘痞腹胀
6. 由于湿性重浊，其致病可出现的症状是
7. 由于湿性黏滞，其致病可出现的症状是

A. 气上　B. 气下　C. 气结　D. 气消　E. 气乱
8. 过度思虑可导致的是
9. 过度恐惧可导致的是

【参考答案】
1. D　2. D　3. B　4. C　5. A　6. D　7. C　8. C　9. B

第十三单元　发　病

发病，是机体处于病邪损害与正气抗损害的相搏交争过程。《灵枢·根结》有“正邪相搏”的记载。《内经》提出了“两虚相得”和“外内合邪”的发病观，如《灵枢·百病始生》说：“卒然逢疾风暴雨而不病者，盖无虚，故邪不能独伤人。此必因虚邪之风，与其身形，两虚相得，乃客其形。”《素问·咳论》则指出：先有脏腑损伤，内疾产生，若再有外邪侵袭，则“外内合邪因而客之”，导致疾病发生。

细目一　发病的基本原理

【考点突破攻略】

要点

1. 正气与邪气的概念

（1）正气的基本概念：正气，相对“邪气”而言，指人体内具有抗病、祛邪、调节、修复等作用的一类细微物质。正气含有阴气、阳气两部分：阴气有凉润、宁静、抑制、沉降等作用和运动趋向；阳气有温煦、推动、兴奋、升发等作用和运动趋向。阴气能抵抗阳邪的侵袭，并能抑制、祛除阳邪，阻止阳热病证的发展以使病情向愈；阳气能抵抗阴邪的入侵，并能制约、祛除阴邪，阻止阴寒病证的传变并使之康复。阳虚体质者，易引致寒邪的侵袭；阴虚体质者，易引致热邪的伤害。

正气的防御作用主要表现为：①抵御外邪：正气强盛，抗邪有力，则病邪难以入侵，故不发病，或虽邪气已经进入，但正气盛，能及时抑制或消除邪气的致病力，亦不发病。②祛除病邪：正气强盛，可祛除入侵病邪，或阻止邪气的深入，致病较轻浅，预后良好。③修复调节：正气，对邪气侵入而导致的机体阴阳失调、脏腑组织损伤、精血津液亏耗及生理功能失常，有调节、修复的作用，可使疾病向愈。④维持脏腑经络功能的协调，防止痰饮、瘀血、结石等病理产物以及内风、内寒、内湿、内燥、内火等内生五“邪”的产生。

（2）邪气的基本概念：邪气，泛指各种致病因素，简称为“邪”，包括由外而入或由体内产生的各种具有致病作用的因素，如六淫、疠气、外伤、虫兽伤、寄生虫、七情内伤、饮食失宜、痰饮、瘀血、结石等。

《素问·调经论》根据病邪来源不同，用阳邪与阴邪区分外感和内伤两类病邪。“夫邪之生也，或生

于阴，或生于阳。其生于阳者，得之风雨寒暑；其生于阴者，得之饮食居处，阴阳喜怒”。《素问·八正神明论》将邪气分为“虚邪”与“正邪”。《灵枢·刺节真邪》称为“虚风”和“正风”，指出四时不正之气（如六淫、疠气）乘虚侵入，致病较重者，为虚邪或虚风。四时之正气（六气）因人体一时之虚而侵入，致病轻浅者，称为正邪或正风。

邪气对机体的损害作用主要体现为：①导致生理功能失常：邪气侵人发病，可导致机体的阴阳失调，脏腑经络等组织器官的功能紊乱，气血精津液的代谢失常。②造成脏腑组织的形质损害：邪气作用于人体，可对机体的皮肉筋骨、脏腑经络等组织器官造成不同程度的损伤，或致气血精津液等物质的亏耗而为病。③改变体质类型：邪气侵人，还能改变个体的体质特征，进而影响其对疾病的易罹倾向。如阴邪致病，损伤阳气，久之可使体质由原型转变为阳虚体质，使之易感阴寒之邪；阳邪致病，易伤阴气，可使体质转化为阴虚体质，使之易感阳热之邪。

2. 正气不足是疾病发生的基础 《素问遗篇·刺法论》说：“正气存内，邪不可干。”《素问·评热病论》说：“邪之所凑，其气必虚。”正气在发病中起主导作用，主要体现在以下几个方面：

（1）正虚感邪而发病：正气不足，抗邪无力，外邪乘虚而人，疾病因之发生。如《灵枢·百病始生》说：“卒然逢疾风暴雨而不病者，盖无虚，故邪不能独伤人。此必因虚邪之风，与其身形，两虚相得，乃客其形。”

（2）正虚生邪而发病：正气不足，调节脏腑经络功能活动的能力下降，易致脏腑功能紊乱，精气血津液的代谢失常，可“内生五邪”而发病，或导致病理产物的积聚而引起新的病变。如《灵枢·口问》说：“故邪之所在，皆为不足。”

（3）正气强弱可决定发病的证候性质：邪气侵人，若正气充盛，奋起抗邪，邪正相搏剧烈，多表现为实证。正气不足，脏腑功能减退，气血精津液亏损，多表现为虚证或虚实夹杂证。若正气虚衰，不能敌邪，邪气易于深入内脏，为病多重。

3. 邪气是发病的重要条件 邪气在发病中的作用主要有：

（1）邪气是疾病发生的原因：一般说来，没有邪气侵袭，人体不会发病。

（2）影响发病的性质、类型和特点：不同的邪气作用于人体，表现出不同的发病特点、证候类型。如六淫邪气致病，发病急，病程较短，初起多有卫表证候，证属风、寒、暑、湿、燥、火。七情内伤，发病多缓慢，病程较长，多直接伤及内脏，或致气机紊乱、气血失调，产生病变。

（3）影响病情和病位：邪气的性质、感邪的轻重、邪所中的部位与发病时病情的轻重有关。

（4）某些情况下主导疾病的发生：在邪气的毒力和致病力特别强，超越人体正气抗御能力和调节范围时，邪气对疾病的发生起着决定性的作用。如疠气、高温、高压、电流、枪弹伤、虫兽伤等，即使正气强盛，也难免被损伤而产生病变。

4. 邪正相搏的胜负与发病 邪气伤人，必然引起邪正相争，而邪正相争的胜负，不仅关系着疾病的发生，还关系疾病全过程病变的发展、变化与转归。就发病而言，邪气伤人，若正胜邪却则不发病。即病邪伤人之初，由于机体正气充足，正气驱邪外出，正胜邪却，机体不被邪气所侵害，可不发病。

邪胜正负则发病。即邪气伤人之后，正虚抗邪无力，邪气得以深入，则引起疾病发生，而且发病后，邪正相争的状态还决定其证候类型、病变性质、病情轻重。如正盛邪实，多形成实证；正虚邪衰，多形成虚证；正虚邪盛，多形成较为复杂的虚实夹杂证。感受阳邪，易形成实热证；感受阴邪，易形成实寒证或寒湿证。感邪轻或正气强，病位多轻浅；感邪重或正气弱，病位常较深重。

［常考考点］中医的发病原理。

细目二　影响发病的主要因素

【考点突破攻略】

要点

1. 环境与发病 环境，指与人类生存密切相关的自然环境与社会环境而言，主要包括<u>气候变化、地</u>

域因素、生活工作环境、社会环境等。这些因素均可形成病邪或导致正气不足而影响发病。

2. 体质与发病 不同的体质，在发病中可：①决定发病倾向，如体质虚弱，则易感邪发病，且发病后易形成虚实夹杂证。②决定对某种病邪的易感性，如阳虚之体，每易感受寒邪；阴虚之质，每易感受热邪等。③决定某些疾病发生的证候类型，如感湿邪，阳盛之体易热化形成湿热病变，阳虚者则易寒化为寒湿病变等。

3. 精神状态与发病 精神状态能影响内环境的协调平衡，故能影响发病。精神状态好，情志舒畅，气机通畅，气血调和，脏腑功能协调，则正气强盛，邪气难以入侵，或虽受邪也易祛除。

［常考考点］影响发病的因素包括环境、体质与精神状态。

细目三　发病类型

【考点突破攻略】

要点

1. 感邪即发 又称为猝发、顿发，即感邪后立即发病，多见于：①新感外邪较盛。如感受风寒、风热、温热、暑热、温毒邪气，邪气较盛时，多感邪即发。②情志剧变。剧烈的情绪变化，如暴怒、过度悲伤均可致气机逆乱，气血失调，脏腑功能障碍而顷刻发病。③毒物所伤。误服有毒食品、药物中毒、吸入有毒的秽浊之气，可使人中毒而迅速发病。④外伤。无论何种外伤，伤人后立即发病。⑤感受疠气。由于其性毒烈，致病力强，来势凶猛，感邪后多呈暴发。

2. 徐发 又称为缓发，指感邪后缓慢发病。徐发与致病因素的种类、性质，以及体质因素等密切相关。徐发多见于内伤邪气致病，如思虑过度、房室不节、忧愁不解、嗜酒成癖，引起机体渐进性病理改变，不断积累，而逐渐出现临床症状。在外感病邪中，如感受湿邪，其性黏滞重浊，起病多缓慢。正气不足之人，若感邪较轻，正气抗邪缓慢，亦可见到徐发。

3. 伏而后发 指感受邪气后，并不立即发病，病邪在机体内潜伏一段时间，或在诱因的作用下，过时而发病。这种发病形式多见于外感性疾病和某些外伤。外感性疾病多见于感受温热邪气所形成的“伏气温病”等。外伤所致的肌肤破损，经过一段时间后，发为破伤风、狂犬病等，亦属伏而后发。伏邪发病时，病情一般较重且多变。

4. 继发 指在原发疾病的基础上，继发新的疾病。其特点是新的疾病与原发病在病理上有密切联。如肝阳上亢所致的中风，小儿食积而致的疳积等。

5. 合病与并病 合病之说，首见于《伤寒论》，指外感病初起时两经同时受邪而发病，如太阳与少阳合病，太阳与阳明合病等。并病，指一经病证未罢又出现另一经病证的发病特点，也可指具体疾病的病后增病，即可视为并发病证。如胃脘痛并发大量出血、腹痛厥脱、反胃等。

6. 复发 指疾病初愈或慢性疾病的缓解阶段，在某些诱因的作用下，引起疾病再度发作或反复发作的一种发病形式。引起复发的机理是余邪未尽，正气未复，或慢性病变宿根未除，均可在诱因的作用下而引起复发。

（1）复发的基本特点：①原病基本病症特点再度出现，但又不是原有病理过程的完全重现。大多比原病更复杂，病情更重。②复发的次数愈多，其宿根难除，大多反复发作，且容易留下后遗症。③大多有诱因。

（2）复发的诱因：①外感致复：疾病初愈，邪气未尽，正气未复；或宿根未除，抗病力低下，易外感邪气而复发。②食复：因饮食失宜而致疾病复发。③劳复：因形神过劳，或早犯房事而致疾病复发。④药复：因病后滥用补剂，或药物调理失当而致疾病复发。⑤情志致复：因情志失调引起疾病复发。⑥某些气候因素、地域因素也可成为复发的诱因。

［常考考点］常见的六种发病类型及实例。

【例题实战模拟】

A1 型题

1. 下列与疾病发生有关的外环境的叙述，错误的是

A. 气候因素　B. 地域因素　C. 生活环境　D. 工作场所　E. 外界精神刺激

B1 型题

A. 体质因素　B. 精神刺激　C. 工作环境　D. 气候因素　E. 精神状态

2. “恬淡虚无，真气从之。精神内守，病安从来”，指出与防病关系密切的因素是

3. “肉不坚，腠理疏，则善病风”，指出与发病关系密切的因素是

【参考答案】

1. E　2. E　3. A

第十四单元　病　机

病机，即疾病发生、发展与变化的规律和机理。

《素问·至真要大论》总结归纳了脏腑病机和六气病机，被后世称为“病机十九条”：“诸风掉眩，皆属于肝；诸寒收引，皆属于肾；诸气膹郁，皆属于肺；诸湿肿满，皆属于脾；诸热瞀瘛，皆属于火；诸痛痒疮，皆属于心；诸厥固泄，皆属于下；诸痿喘呕，皆属于上；诸禁鼓栗，如丧神守，皆属于火；诸痉项强，皆属于湿；诸逆冲上，皆属于火；诸胀腹大，皆属于热；诸躁狂越，皆属于火；诸暴强直，皆属于风；诸病有声，鼓之如鼓，皆属于热；诸病胕肿，疼酸惊骇，皆属于火；诸转反戾，水液浑浊，皆属于热；诸病水液，澄澈清冷，皆属于寒；诸呕吐酸，暴注下迫，皆属于热。”

［常考考点］病机十九条原文。

细目一　邪正盛衰

【考点突破攻略】

要点

1. 邪正盛衰与虚实变化

（1）虚实病机：《素问·通评虚实论》说：“邪气盛则实，精气夺则虚。”

实，指以邪气亢盛为主，而正气未衰，正邪激烈相争，临床上出现一系列以太过、亢奋、有余为特征的一种病理变化。常见壮热、狂躁、声高气粗、腹痛拒按、二便不通、脉实有力、舌苔厚腻等。常见于外感六淫和疠气致病的初期和中期，或由于湿、痰、水饮、食积、气滞、瘀血等引起的内伤病变。

虚，指以正气虚损为主，而邪气已退或不明显，正邪难以激烈相争，出现一系列以虚弱、衰退和不足为特征的一种病理变化。常见神疲体倦、面色无华、气短、自汗、盗汗，或五心烦热，或畏寒肢冷、脉虚无力等。多见于素体虚弱，精气不充；或外感病的后期及各种慢性病证日久，耗伤人体的精血津液；或因暴病吐利、大汗、亡血等致使正气脱失的病变。

（2）虚实变化

1）虚实错杂：①虚中夹实：即以正虚为主，又兼有实邪为患的病理变化。如脾虚湿滞病变，即是由于脾气亏损，运化无力，而致湿自内生，阻滞中焦所致。临床上既有脾气虚弱的神疲肢倦、食少、食后腹胀、大便稀等症状，又兼见湿滞的口黏、舌苔厚腻等。②实中夹虚：即以邪实为主，又兼有正气虚损的病理变化。如外感热病发展过程中，由于热邪耗伤津液，可形成邪热炽盛兼津液损伤之证。临床表现既有高热气粗、心烦不安、面红目赤、尿赤便秘、苔黄脉数等实热，又兼见口渴引饮、舌燥少津等津

液不足之症。

2）虚实真假：①真实假虚：指病机的本质为“实”，但表现出“虚”的假象。大多是因邪气过盛，结聚体内，阻滞经络，气血不能外达所致。故真实假虚又称为“大实有羸状”，如因瘀血内阻而出现的妇女崩漏下血；热结肠胃而见泻下稀水臭秽的“热结旁流”等。②真虚假实：是指病机的本质为“虚”，但表现出“实”的假象。大多是因正气虚弱，脏腑经络之气不足，推动无力所致。故真虚假实证又称为“至虚有盛候”，如脾气虚弱，运化无力之食少脘腹胀满；气血亏损，血海空虚之女子经闭等。

［常考考点］邪正盛衰与虚实的关系及虚实的转化。

2. 邪正盛衰与疾病转归

（1）正胜邪退：指在疾病过程中，正气渐复并趋强盛，而邪气渐趋衰减，疾病向好转和痊愈方向发展的一种病理变化。多是因为患者的正气较盛，抗邪能力较强，或因为邪气较弱，或因治疗及时、正确，疾病可以较快地趋于好转、痊愈。

（2）邪去正虚：指在疾病过程中，正气抗御邪气，邪气退却而正气大伤的病理变化。多因邪气亢盛，正气耗伤较重；或正气素虚，感邪后重伤正气；或攻邪猛烈，正气大伤所致。此时的病机特点是邪气已退，对机体的损害作用也已消失，但正气被消耗的状况尚有待恢复。邪去正虚多见于重病的恢复期，其最终的转归一般仍然是趋向好转、痊愈。

（3）邪胜正衰：指在疾病过程中，邪气亢盛，正气渐弱，机体抗邪无力，疾病趋于恶化、危重，甚至向死亡方面转归的一种病理变化。多是由于机体的正气大虚，或邪气过盛，或失于治疗，或治疗不当，以致机体正气不能制止邪气的致病性，病情因而趋向恶化和加剧。

（4）邪正相持：指在疾病过程中，机体正气不甚虚弱，而邪气亦不亢盛，则邪正双方势均力敌，相持不下，病势处于迁延状态的一种病理变化。此时，由于正气不能完全祛邪外出，邪气可以稽留于一定的部位，病邪既不能消散，亦不能深入，又称为“邪留”或“邪结”。一般说来，邪气留结之处，即是邪正相搏病理表现明显之所。疾病则随邪留部位的不同而有不同的临床表现。

（5）正虚邪恋：指在疾病过程中，正气大虚，余邪未尽，或邪气深伏伤正，正气无力祛除病邪，致使疾病处于缠绵难愈的病理变化。一般多见于疾病后期，且是多种疾病由急性转为慢性，或慢性病久治不愈，或遗留某些后遗症的主要原因之一。

［常考考点］邪正盛衰与疾病转归的关系。

【知识纵横比较】

虚和实的比较

	定义	病机特点	好发阶段	临床表现
虚	指正气不足，是以正气虚损为矛盾主要方面的一种病理状态	正气亏虚，邪气不胜，正邪斗争不激烈	素体虚弱或疾病后期，以及多种慢性病	虚弱、衰退和不足的证候，可见神疲体倦、面色无华、气短、自汗、盗汗，或五心烦热，或畏寒肢冷、脉虚无力
实	指邪气亢盛，是以邪盛为矛盾主要方面的病理状态	邪气亢盛，正气不亏，正邪剧烈交争	外感病初期和中期，或由于痰、食、水、饮等留滞于体内而引起的病证	病理性反应比较剧烈的证候，外感病实证常见壮热、狂躁、声高气粗、腹痛拒按、二便不通、脉实有力、舌苔厚腻等；而内伤病实证则表现为痰涎壅盛、食积不化、水湿泛滥、气滞血瘀等各种病变

真虚假实和真实假虚的比较

	定义	病机本质	举例
真实假虚	指病机的本质为“实”，但表现出“虚”的临床假象，称“大实有羸状”	实	饮食积滞导致的腹泻，其中食积（实）实病机本质，但是出现泻下（假虚）之象
真虚假实	指病机的本质为“虚”，但表现出“实”的临床假象，称“至虚有盛候”	虚	脾虚所致的腹胀，其中脾虚（虚）实病变的本质，但是由于脾运化无力，导致腹胀（假实）之象

细目二　阴阳失调

【考点突破攻略】

要点

1. 阴阳偏盛　指人体在邪正斗争及其盛衰变化中，阴或阳一方病理性亢盛的病变，属于“邪气盛则实”的实性病机。

（1）阳偏胜：即阳盛，指机体在疾病过程中所出现的一种阳气病理性偏盛、功能亢奋、机体反应性增强、热量过剩的病理变化。一般来说，其病机特点多表现为阳盛而阴未虚的实热病变。形成阳偏胜的原因，多由于感受温热阳邪，或阴邪从阳化热，也可由于情志内伤，五志过极而化火，或气滞、血瘀、食积等郁而化热所致。阳气病理性亢盛，多以热、动、燥为其特点，故常见壮热、烦渴、面红、目赤、尿黄、便干、苔黄、脉数等症。

阳气亢盛，必然消灼津液和阴气，所以说“阳盛则阴病”。阳盛之初，对津液和阴气的损伤一般不明显，因而表现为实热病变。如果病情发展，阳气亢盛且明显耗伤机体津液和阴气，病变可从实热转化为实热兼津亏阴虚。若致阴气大伤，则病由实转虚而发展为虚热性病变。

（2）阴偏胜：即阴盛，指机体在疾病过程中所出现的一种阴气病理性偏盛、功能抑制、热量耗伤过多的病理变化。一般来说，其病机特点多表现为阴盛而阳未虚的实寒病变。形成阴偏胜的主要原因，多由于感受寒湿阴邪，或过食生冷，寒邪中阻等。阴气过盛，多以寒、静、湿为其特点，故常见形寒、肢冷、蜷卧、舌淡而润、脉迟等症。

阴气过盛，必然损伤阳气，所以说“阴盛则阳病”。故在阴偏胜时，常同时伴有程度不同的阳气不足，若阳气损伤较重，可发展为虚寒性病变。

［常考考点］阴阳偏盛的成因、所致证候的性质及其表现。

2. 阴阳偏衰　指人体在疾病过程中，阴或阳一方虚衰不足的病变，属于”精气夺则虚”的虚性病机。

（1）阳偏衰：即阳虚，指机体阳气虚损，温煦、推动、兴奋等作用减退，出现功能减退或衰弱、代谢减缓、产热不足的病理变化。一般而言，其病机特点多表现为阳气不足，阳不制阴，阴气相对偏亢的虚寒证。

阳偏衰的形成，多因先天禀赋不足，或后天失养，或劳倦内伤，或久病损伤阳气所致。阳偏衰虽也可见到面色㿠白、畏寒肢冷、脘腹冷痛、舌淡、脉迟等寒象，但还有喜静蜷卧、脉微细等虚象。所以，阳虚则寒与阴胜则寒，不仅在病机上有区别，而且在临床表现方面也有不同：前者是虚而有寒；后者是以寒为主，虚象不明显。

阳气不足可发于五脏六腑，如心阳、脾阳和肾阳等，皆可出现虚衰病变，但一般以肾阳虚衰最为重要。肾阳为人身诸阳之本，所以肾阳虚衰在阳气偏衰的病机中占有极其重要的地位。

（2）阴偏衰：即阴虚，指机体阴气不足，凉润、宁静、抑制等作用减退，出现代谢相对增快、功能虚性亢奋、产热相对增多的病理变化。一般来说，其病机特点多表现为阴气不足，阴不制阳，阳气相对偏盛的虚热证。

阴偏衰的形成，多因阳邪伤阴，或因五志过极，化火伤阴，或因久病伤阴所致。阴气虚衰，主要表现为凉润、抑制与宁静的作用减退，阴不能制约阳，阳气相对偏亢，从而形成阴虚内热、阴虚火旺和阴虚阳亢等多种病变，表现出虚热及虚性亢奋的症状，如低热、五心烦热、骨蒸潮热、面红升火、消瘦、盗汗、舌红少苔、脉细数等，即所谓“阴虚则热”。阴虚则热与阳胜则热的病机不同，其临床表现也有所区别：前者是虚而有热；后者是以热为主，虚象并不明显。

阴气不足可见于五脏六腑，如肺阴、脾阴、胃阴、心阴、肝阴和肾阴皆可发生亏虚的病变，但一般以肾阴亏虚为主。肾阴为人身诸阴之本，所以肾阴不足在阴偏衰的病机中占有极其重要的地位。

［常考考点］阴阳偏衰的成因、所致证候的性质及其表现。

3. 阴阳互损 指在阴或阳任何一方虚损的前提下，病变发展损及另一方，形成阴阳两虚的病机。

（1）阴损及阳：指由于阴气亏损日久，以致阳气生化不足，形成以阴虚为主的阴阳两虚病理。如肝肾阴虚，水不涵木，阴不制阳的肝阳上亢。随着病变发展，可进一步损及阳气，可继而出现畏寒、肢冷、面白，脉沉细等阳虚征象.

（2）阳损及阴：指由于阳气虚损日久，以致阴气化生不足，形成以阳虚为主的阴阳两虚病理。如肾阳亏虚之水肿，其病机主要为阳气不足，温煦、推动作用减退，水液停聚所致。但其病变发展，则又可因阳气不足而导致阴气化生无源而阴虚，出现日益消瘦，烦躁升火，甚至阴虚风动而抽搐等。

［常考考点］阴阳互损的成因、所致证候的性质及其表现。

4. 阴阳格拒 指在阴阳偏盛至极的基础上，阴阳双方相互排斥而出现寒热真假病变的一类病机。

（1）阴盛格阳：指阴气偏盛至极，壅闭于里，寒盛于内，逼迫阳气浮越于外的一种病理变化。寒盛于内是疾病的本质，由于排斥阳气于外，可在原有面色苍白、四肢逆冷、精神萎靡、畏寒蜷卧、脉微欲绝等寒盛于内表现的基础上，又出现面红、烦热、口渴、脉大无根等假热之象，故称为真寒假热证。

（2）阳盛格阴：指阳气偏盛至极，深伏于里，热盛于内，格阴于外的一种病理变化。热盛于内是疾病的本质，但由于格阴于外，可在原有壮热、面红、气粗、烦躁、舌红、脉数大有力等热盛于内表现的基础上，又现四肢厥冷、脉象沉伏等假寒之象，故称为真热假寒证。

［常考考点］阴阳格拒的成因、证候性质和表现。

5. 阴阳亡失 指机体的阴气或阳气突然大量地脱失，导致生命垂危的一种病理变化。

（1）亡阳：指机体的阳气突然大量脱失，而致全身功能严重衰竭的一种病理变化。多因邪气过盛，正不敌邪，阳气突然脱失所致；也可因汗出过多，或吐泻太过，气随津泄，阳气外脱；或由于素体阳虚，劳伤过度，阳气消耗过多所致；亦可因慢性疾病，长期大量耗散阳气所致。阳气暴脱，多见冷汗淋漓、面色苍白、四肢逆冷、精神萎靡、脉微欲绝等生命垂危的临床征象。

（2）亡阴：指由于机体阴气发生突然大量消耗或丢失，而致全身功能严重衰竭的一种病理变化。亡阴多由于热邪炽盛，或邪热久留，大量伤耗阴气，煎灼津液，或逼迫津液大量外泄而为汗，以致阴气随之大量消耗而突然脱失；也可由于长期大量耗损津液和阴气，日久导致亡阴者。阴气脱失，多见手足虽温而大汗不止、烦躁不安、心悸气喘、体倦无力、脉数疾躁动等危重征象。

由于机体的阴和阳存在着互根互用的关系，阴亡则阳无所依附而散越，阳亡则阴无以化生而耗竭，故亡阴可以迅速导致亡阳，亡阳也可继而出现亡阴，最终导致“阴阳离决，精气乃绝”，生命活动终止而死亡。

阴阳失调的病机虽然是复杂的，但其中最基本的病机是阴阳的偏盛和偏衰。阴阳偏盛不仅可以导致其对方的亏损，也可以形成阴阳格拒或阴阳转化。阴阳偏衰不仅可发展为阴阳互损，也可导致阴阳亡失。

［常考考点］阴阳亡失的成因、证候性质和表现。

6. 阴阳转化 就疾病的发生发展过程而言，由阳转阴或由阴转阳的证候变化，也很常见。如某些急性温热病，由于热毒极重，大量耗伤机体元气，在持续高热的情况下，可突然出现体温下降、面色苍白、四肢厥冷、脉微欲绝等阳气暴脱之危象，此种病证变化，即属于由阳而转阴。当此之时，若抢救及时，处理得当，患者四肢转温，色脉转和，则说明病者阳气得以恢复，病情已出现好的转机。再如寒饮中阻患者，本为阴证，但由于某种原因，寒饮可以从阳而化热，其临床表现亦可以由阴证转化为阳证。从上述两个病证的转化中可以看出，前者的热毒极重，阳气随津液外泄而亡脱，以及后者的寒饮郁而化热，即是促成阴阳相互转化的条件。

此外，临床常见病证的由实转虚（如急性肝炎的脾胃湿热证或肝郁气滞证，迁延成慢性肝炎之脾虚不运而见腹胀、便溏）、由虚转实（如慢性肝炎脾虚不运证，发展成肝硬化，由于气滞血瘀致水邪停蓄而产生腹水，形成虚实夹杂病证）、由表入里（如脑炎初起，症见恶寒、发热等表证，如治不及时，表邪入里，内陷心包，转化为高热、神昏、惊厥等里证）、由里出表（如麻疹患儿，皮疹出透，疹毒出表而解）等病证变化，都是阴阳转化的例证。应当指出，这些病证的转化，主要是由机体抗病能力的强弱、病邪性质的差异、治疗方法是否得当以及抢救是否及时等条件所决定的，如是方能导致病情的寒热、虚实、表里等发生转化。所以，阴阳的转化是以一定的条件为前提，不具备内部或外在的一定的条件，其阴阳的属性就不会转化。

总之，阴阳转化是指事物或现象的阴阳属性，在一定的条件下，当阴阳两方面的消长运动发展到一定的阶段，其消长变化达到一定的阈值，就可能导致阴阳属性的转化，即阴可以转化为阳，阳也可以转化为阴，这对我们分析病机有着重要的指导意义。

[常考考点] 阴阳转化的成因、证候性质和表现。

【知识纵横比较】

阴偏盛和阳偏盛的比较

证型	定义	病机特点	临床表现
阳偏盛	机体在疾病过程中出现的一种阳气偏盛、功能亢奋、热量过剩的病理状态	多表现为阳热亢盛而阴液未亏的实热证。成因：①感受温热阳邪；②感受阴邪，从阳化热；③情志内伤，五志过极而化火；④因气滞、血瘀、食积等郁而化热	“阳盛则热”，表现为壮热、面红耳赤、舌红、脉弦数洪等；“阳盛则阴病”，表现为口干、口渴等（热、动、燥）
阴偏盛	机体在疾病过程中所出现的一种阴气偏盛、功能障碍或减退、产热不足，以及病理性代谢产物积聚的病理状态	多表现为阴盛而阳未虚的实寒证。成因：①感受寒湿阴邪；②过食生冷，寒邪中阻	“阴盛则寒”“阴盛则阳病”，表现为形寒、肢冷、舌淡而润、脉沉迟等（寒、静、湿）

阴偏衰和阳偏衰的比较

证型	定义	病机特点	临床表现
阳偏衰	机体阳气虚损、功能减退、热量不足的病理状态	表现为机体阳不制阴，阴气相对偏亢的虚寒证——“阳虚则寒”。成因：先天禀赋不足，后天饮食失养；或劳倦内伤；或久病损伤阳气所致	畏寒肢冷、舌淡、脉迟等寒象，以及喜静踡卧、小便清长、下利清谷等阳虚之象
阴偏衰	机体精、血、津液等物质亏耗，以及阴不制阳，导致阳相对亢盛、功能活动虚性亢奋的病理状态	表现为阴不制阳，阳气相对偏盛的虚热证——“阴虚则热”。成因：热性病证，邪热炽盛，灼耗阴液；或五志过极，化火伤阴；或久病损耗阴液所致	五心烦热、骨蒸潮热、面红升火、盗汗、咽干燥、舌红少苔、脉细数等阴虚内热、阴虚火旺和阴虚阳亢

细目三　精、气、血失常

【考点突破攻略】

要点

1. 精的失常

（1）精虚：<u>指肾精（主要为先天之精）和水谷之精不足，及其功能低下所产生的病理变化。</u>因先天禀赋不足，或后天失养，或过劳伤肾，以及脏腑精亏不足，日久累及于肾等，均能导致肾精不足的病理变化。肾精不足常见生长发育不良、女子不孕、男子精少不育或滑遗过多、精神委顿、耳鸣、健忘，以及体弱多病、未老先衰等。脾失健运，或饮食不当等，可致水谷之精生成不足的病理变化。水谷之精不足，可出现面黄无华、肌肉瘦削、头昏目眩、疲倦乏力等虚弱状态。

（2）精的施泄失常：主要包括失精或精瘀。

1）<u>失精：指生殖之精和水谷之精大量丢失的病理变化</u>。失精的临床表现有两类：一是生殖之精的大量丢失，表现为精液排泄过多，或兼有滑精、梦遗、早泄等症，并兼有精力不支、思维迟钝、失眠健忘、少气乏力、耳鸣目眩等症。治疗一般宜补肾气加填肾精，而偏实者当泻肝火兼滋肾阴。二是水谷之精大量丢失，表现为长期蛋白尿或乳糜尿，并兼有少气乏力、精力不支、面黄无华、肌肉瘦削、失眠健忘等，。治疗当用补脾气以摄精。

精脱为失精之重证。若精泄不止，则成精脱。精为气的化生本原，精脱必致气的大量损耗而致气脱。精脱的治疗以固气为要。

2）精瘀：指男子精滞留精道，排精障碍而言。多因房劳过度，忍精不泄，少年手淫，或久旷不交，或惊恐伤肾，或瘀血、败精、湿热瘀阻，或手术所伤等所致。精瘀的主要临床表现是排精不畅或排精不能，可伴随精道疼痛、睾丸小腹重坠、精索小核硬结如串珠、腰痛、头晕等症状。治疗则应审因论治，或补气，或疏肝，或活血化瘀，或祛痰利湿。

［常考考点］精亏、失精、精瘀的病因及表现。

2. 气的失常

（1）气虚：指一身之气不足及其功能低下的病理变化。多因先天禀赋不足，或后天失养，或肺、脾、肾的功能失调而致气的生成不足，也可因劳倦内伤，或久病不复等，过多耗气而致。常见神疲、乏力、眩晕、自汗、易感冒、面白、舌淡、脉虚等。

（2）气机失调：即气的升降出入运动失常，包括气滞、气逆、气陷、气闭、气脱等病理变化。

1）气滞：指气的运行不畅，或郁滞不通的病理变化。多是由于情志抑郁，或痰、湿、食积、热郁、瘀血等的阻滞，影响到气的流通；或因脏腑功能失调，如肝气失于疏泄、大肠失于传导等所致。气滞大多属于邪实，但亦有因气虚推动无力而致者。气滞的病理表现有多个方面：气滞于某一经络或局部，可出现相应部位的胀满、疼痛。气滞则血行不利，津液输布不畅，故气滞甚者可引起血瘀、津停，形成瘀血、痰饮、水湿等病理产物。由于肝升肺降、脾升胃降，在调整全身气机中起着极其重要的作用，故脏腑气滞以肺、肝、脾胃为多见。肺气壅塞，见胸闷、咳喘；肝郁气滞，见情志不畅、胁肋或少腹胀痛；脾胃气滞，见脘腹胀痛，休作有时，大便秘结等。气滞的表现虽然各不一样，但共同的特点不外闷、胀、疼痛。因气虚而滞者，一般在闷、胀、痛方面不如实证明显，并兼见相应的气虚征象。

2）气逆：指气升之太过，或降之不及，以致气逆于上的一种病理变化。气逆，多因情志所伤，或饮食不当，或外邪侵犯，或痰浊壅阻所致，亦可因虚而无力下降导致气机上逆者。气逆多见于肺、肝、胃等脏腑。肺气上逆，发为咳逆上气；胃气上逆，发为恶心、呕吐、嗳气、呃逆；肝气上逆，发为头痛头胀、面红目赤、易怒等。

3）气陷：指气的上升不足或下降太过，以气虚升举无力而下陷为特征的一种病理变化。气陷多由气虚发展而来，与脾的关系最为密切，通常又称"脾气下陷"。气陷的病理变化，主要表现为"上气不足"与"中气下陷"两方面。"上气不足"，主要指上部之气不足，头目失养的病变，多因脾气虚损，升清无力，以致头目失养，可见头晕、目眩、耳鸣等症。"中气下陷"，指脾气虚损，升举无力，气机趋下，甚至内脏下垂，常见气短乏力、语声低微、小腹坠胀、便意频频，以及胃下垂、子宫脱垂、脱肛等。

4）气闭：指气机闭阻，失于外达，甚至清窍闭塞，出现昏厥的一种病理变化。多与情志刺激，或外邪、痰浊等闭塞气机有关。气闭病机有因触冒秽浊之气所致的闭厥，突然精神刺激所致的气厥，剧痛所致的痛厥，痰闭气道之痰厥等。

5）气脱：指气虚至极，不能内守而大量脱失，以致生命功能突然衰竭的一种病理变化。多是由于正不敌邪，或慢性疾病，长期耗气而衰竭，以致突然气不内守而外脱；或因大出血、大汗等气随血脱，或气随津泄而致气脱。可见面色苍白、汗出不止、目闭口开、全身瘫软、手撒、二便失禁、脉微欲绝或虚大无根等症状。

气脱与亡阳、亡阴在病机和临床表现方面多有相同之处。病机都属气的大量脱失，临床上都可见因气脱失而致生命功能严重衰竭的表现。但亡阳是阳气突然大量脱失，当见冷汗淋漓、四肢厥冷等寒象；亡阴是阴气突然大量脱失，当出现大汗而皮肤尚温、烦躁、脉数疾等热性征象；若无明显寒象或热象，但见气虚不固及生命功能衰竭的上述表现，则称为气脱。

［常考考点］气虚和气机失调的成因及临床表现。

3. 血的失常

（1）血虚：指血液亏少，濡养功能减退的病理变化。多因失血过多，或脾胃虚弱，血液生化乏源，或血液的化生障碍，或久病消耗等因素而致营血暗耗等，均可导致血虚。常见面色淡白或萎黄、唇舌爪甲色淡无华、神疲乏力、头目眩晕、心悸不宁、脉细等临床表现。血虚以心、肝两脏为多见。

（2）血运失常：血液运行失常主要有血瘀和出血两种病理变化。

1）血瘀：指血液的运行不畅，甚至血液瘀滞不通的病理变化。血瘀主要是血液运行不畅，或形成瘀积，可为全身性病变，亦可瘀阻于脏腑、经络、形体、官窍等某一局部。血瘀病机的形成，多与气虚、气滞、痰浊、瘀血、血寒、血热、津亏等致血行不畅有关。

2）出血：指血液溢出血脉的病理变化。若突然大量出血，可致气随血脱而引起全身功能衰竭。出血病机的形成多与血热、气虚、外伤及瘀血内阻等有关。

［常考考点］血虚、血瘀、出血等病理变化的形成及表现。

4. 精、气、血关系失调

（1）精与气血关系的失调

1）精气两虚：由于精可化气，气聚为精，故精气两虚或精伤及气、气伤及精，都可见精气两虚。肾主藏精化元气，因此，精气两虚多与肾有关。肾之精气亏虚，以生长、发育迟缓，生殖功能障碍以及早衰等为临床特征。

2）精血不足：肾藏精，肝藏血，两者精血同源。病及肝肾，或肝病及肾、肾病及肝皆可形成肝肾精血不足的病机。常见面色无华、眩晕、耳鸣、神疲健忘、毛发脱落稀疏、腰膝酸软，男子精少、不育，女子月经愆期、经少、不孕等。

3）气滞精瘀和血瘀精阻：气机阻滞，疏泄失司，或瘀血内阻，血瘀气滞，皆可致精道瘀阻而形成气滞精瘀或血瘀精阻的病机变化。

（2）气与血关系的失调

1）气滞血瘀：指气机阻滞，导致血液运行障碍，出现血瘀的病理变化。气滞可致血瘀，血瘀可致气滞，两者互相影响。多见于肝肺气滞而致心血、肝血瘀滞的病变，出现疼痛、瘕聚、癥积、咳喘、心悸、胸痹等。

2）气虚血瘀：指因气虚推动无力而致血行不畅，甚至瘀阻不通的病理变化。多见于心气不足，运血无力而致的惊悸怔忡、喘促、胸闷、水肿等症。

3）气不摄血：指因气虚统摄无力，以致血逸脉外而出血的病理变化。由于脾主统血，所以气不摄血的病变，多与脾气亏虚有关。

4）气随血脱：指在大量出血的同时，气随血液的流失而脱失，形成气血两脱的危重病理变化。常见于外伤失血、呕血，或妇女产后大出血的过程中。

5）气血两虚：即气虚和血虚同时存在的病理变化。多因久病气血耗伤，或先有失血，气随血耗，或先因气虚，血液生化障碍而日渐衰少而形成气血两虚。气血两虚，则脏腑经络、形体官窍失之濡养，功能衰退，出现脏腑组织不荣的病变。常见面色淡白或萎黄、少气懒言、疲乏无力、形体瘦怯、心悸失眠、肌肤干燥、肢体麻木，甚至感觉障碍、肢体痿废不用等。

［常考考点］气、血关系失调病机的形成原因和临床表现。

【知识纵横比较】

血证的比较

证型	定义	形成原因	临床表现
血虚	血液不足或血的濡养功能减退的病理状态	失血过多、化生不足、久病及劳倦耗伤	主要为器官组织失荣，与血密切相关的脏器功能减退，如面色不华、唇舌爪甲不荣、目干涩及心悸、神衰
血瘀	血液的循行迟缓和不流畅，甚则血液停滞的病理状态	气滞、气虚、痰浊、寒凝、邪热煎熬等。病机是血行不畅	主要有疼痛，痛有定处，面目黧黑，唇舌紫暗，或有瘀斑，肌肤失荣
血热	热入血分，使血行加速、脉络扩张，或血液妄行的病理状态	邪热、五志化火	以热象、动血、耗血伤阴为特点。多见壮热、面红、目赤、吐血、尿血、皮肤斑疹、心烦或躁扰不安

细目四　津液代谢失常

【考点突破攻略】

要点

1. 津液不足　指津液亏损，脏腑组织失于滋养，表现一系列干燥枯涩征象的病理变化。导致津液不足的原因：一是热邪伤津，如外感燥热之邪，灼伤津液；二是耗失过多，如吐泻、大汗、多尿或久病耗津等；三是生成不足，如脏腑功能减退，津液生成不足。轻者，常见口渴引饮、大便燥结、小便短少色黄及口、鼻、皮肤干燥等；重者可出现目眶深陷、小便全无、精神委顿，甚至大肉尽脱、手足震颤、舌光红无苔等。

［常考考点］津液不足的成因及临床表现。

2. 津液输布、排泄障碍　津液输布障碍，指津液转输、运行失调，津液停滞于体内某些部位的病变。津液排泄障碍，指津液化为汗、尿的作用失调，导致水液贮留体内为患。

津液的输布障碍和排泄障碍，均导致痰饮水湿形成，且两者常相互影响，导致湿浊困阻、痰饮凝聚、水液贮留等多种病变。

3. 津液与气血关系失调

（1）水停气阻：指津液代谢障碍，水湿痰饮停留导致气机阻滞的病理变化。因水湿痰饮的形成，可因气滞而水停，而痰饮等有形之邪停滞，又易阻碍气的运行，故水停与气滞常常并见。

（2）气随津脱：指津液大量耗失，气失其依附而出现暴脱亡失的病理变化。多由高热伤津或大汗伤津，或严重吐泻耗伤津液等所致。如《金匮要略心典·痰饮篇》说："吐下之余，定无完气。"

（3）津枯血燥：指津液亏损，导致血燥虚热内生或血燥生风的病理变化。多因高热伤津，或烧伤导致津液耗损，或阴虚痨热，津液暗耗，而致津枯血燥。

（4）津亏血瘀：指津液耗损导致血行瘀滞不畅的病理变化。津液充足是保持血脉充盈，血行通畅的重要条件。若因高热、烧伤，或吐泻、大汗出等因素，致使血中津液大量亏耗，则血液循行滞涩不畅，从而发生血瘀之病变。

（5）血瘀水停：指因血脉瘀阻，血行不畅导致津液输布障碍而水液停聚的病理变化。血瘀则津液不行，从而导致津停为水湿痰饮。

［常考考点］津亏血瘀与津枯血燥的比较。

【知识纵横比较】

津亏血瘀与津枯血燥的比较

证型	共同点	不同点
津枯血燥	都是在津液不足的基础上产生的；均有津液不足的表现，如口干咽燥、鼻干少津、小便短少	津液不足导致血燥虚热内生或血燥生风，临床除津液不足的表现外，尚有虚热和生风的表现，如五心烦热、皮肤瘙痒
津亏血瘀		津液不足致血行瘀滞不畅，临床除津液不足的表现外，尚有瘀血的特点，如舌质紫降、有瘀点或瘀斑、斑疹显露

细目五　内生"五邪"

【考点突破攻略】

要点

1. 内生"五邪"的概念　内生"五邪"，指在疾病过程中，机体自身由于脏腑功能异常而导致化风、化火、化寒、化燥、化湿的病理变化。因病起于内，又与风、寒、湿、燥、火外邪所致病证的临床征象类似，故分别称为“内风”“内寒”“内湿”“内燥”和“内火”，统称为内生“五邪”。内生“五邪”并不是致病因素，而是由于脏腑功能失调及精气血津液代谢失常所引起的综合性病机变化。

内生“五邪”与外感六淫有一定区别：内生“五邪”属内伤病的病机；外感六淫属于外感病的病因。

［常考考点］内生“五邪”与外感六淫的鉴别。

2. 风气内动 即“内风”，与外风相对，指脏腑精气阴阳失调，体内阳气亢逆而致风动之征的病理变化。凡是在疾病发展过程中，因为阳盛，或阴虚不能制阳，阳升无制，出现动摇、眩晕、抽搐、震颤等类似风动的征象，都是风气内动的具体表现。

（1）肝阳化风：指肝阳偏亢，或肝肾阴亏，阴不制阳，致肝阳亢逆无制而动风的病理变化。多由于情志所伤，肝郁化火，或年老肝肾阴亏，或操劳过度等，耗伤肝肾之阴，导致阴虚阳亢，风气内动。常见临床表现：轻者可见筋惕肉瞤、肢麻震颤、眩晕欲仆，或见口眼㖞斜、半身不遂；严重者则因血随气升而发猝然仆倒，或为闭证，或为厥证。

（2）热极生风：又称热甚动风，指邪热炽盛，燔灼津液，劫伤肝阴，筋脉失养而动风的病理变化。多见于热性病的极期，由于火热亢盛，煎灼津液，致使筋脉失养，动而生风。常见临床表现：在高热不退基础上出现痉厥、抽搐、鼻翼扇动、目睛上吊、神昏谵语等。

（3）阴虚风动：指阴气虚衰，宁静、抑制作用减退而动风的病理变化。多见于热病后期，或由于久病耗伤，阴气和津液大量亏损，阴虚则阳亢，抑制能力减弱，加之筋脉失之滋润，变生内风。临床可见筋挛肉瞤、手足蠕动等动风症状，并见低热起伏、舌光红少苔、脉细如丝等阴气衰少表现。

（4）血虚生风：指血液虚少，筋脉失养而动风的病理变化。多由于生血不足或失血过多；或久病耗伤营血，肝血不足，筋脉失养；或血不荣络，致虚风内动。临床可见肢体麻木不仁、筋肉跳动，甚则手足拘挛不伸等症。

此外，血燥生风，指血虚津亏，失润化燥，肌肤失于濡养而生风的病理变化。临床可见皮肤干燥或肌肤甲错，并有皮肤瘙痒或落屑等症状。

［常考考点］风气内动的常见分类及鉴别。

3. 寒从中生 又称“内寒”，指机体阳气虚衰，温煦作用减退，阳不制阴而虚寒内生的病理变化。多因先天禀赋不足，阳气素虚，或久病伤阳，或外感寒邪，过食生冷，损伤阳气，以致阳气虚衰所致。常见面色苍白、畏寒喜热、四肢不温、舌质淡胖、苔白滑润、脉沉迟弱或筋脉拘挛、肢节痹痛等症。

阳虚阴盛之寒从中生，与外感寒邪之外寒的区别是：“内寒”的临床特点主要是虚而有寒，以虚为主。“外寒”的临床特点是以寒为主，多为实寒。两者之间的联系：寒邪侵犯人体，必然会损伤机体阳气，日久可致阳虚。阳气素虚之体，易感寒邪而致病。

［常考考点］寒从中生的原因及表现。

4. 湿浊内生 又称“内湿”，指因体内水液输布排泄障碍而致湿浊停滞的病理变化。多因过食肥甘，嗜烟好酒，恣食生冷，内伤脾胃，以致脾失健运；或喜静少动，素体肥胖，情志抑郁，以致气机不利，津液输布障碍，聚而成湿所致。脾气的运化失职是湿浊内生的关键，但脾气运化有赖肾阳的温煦，故肾阳虚亦易导致湿浊内生。

其临床表现常因湿邪阻滞部位不同而异。如湿邪留滞经脉之间，则见头闷重如裹、肢体重着或屈伸不利；湿犯上焦，则胸闷咳嗽；湿阻中焦，则脘腹胀满、食欲不振、口腻或口甜、舌苔厚腻；湿滞下焦，则腹胀便溏、小便不利。

外感湿邪与内生湿浊常密切相关，湿邪外袭每易伤脾，困遏脾气；而脾失健运，内湿素盛之体，又易外感湿邪而发病。

［常考考点］湿浊内生的关键是脾气的运化失职。

5. 津伤化燥 又称“内燥”，指津液耗伤，各脏腑形体官窍失其滋润而出现干燥枯涩的病理状态。多因久病伤津耗液，或大汗、大吐、大下，或亡血失精导致津亏，也可因热性病过程中热盛伤津所致。内燥病变可发生于各脏腑形体官窍，但以肺、胃及大肠为多见。常见肌肤干燥不泽，起皮脱屑，甚则皲裂，口燥咽干，舌上无津，大便燥结，小便短赤等症。如以肺燥为主，还兼见干咳无痰，甚则咯血；以胃燥为主时，可见食少、舌干少津；若系肠燥，则兼见便秘等症。

另外，因气虚或气滞，津液不得布散而发挥滋润作用，也可导致内燥产生。

［常考考点］津伤化燥以肺、胃及大肠为多见。

6. 火热内生 火热内生有虚实之分，其病机也各有不同。

（1）实火：①阳气过盛化火的“壮火”，又称为“气有余便是火”。②外感六淫病邪，郁而从阳化火。③病理性代谢产物（如痰饮、瘀血、结石等）和食积、虫积等邪郁化火。④情志刺激，气机郁结，日久化火等。临床多表现为壮热、烦渴、尿赤、便结、舌苔黄、脉数有力等。

（2）虚火：阴气亏虚，不能制阳，阳气相对亢盛而化热化火，虚热虚火内生。一般说来，阴虚内热多见全身性的虚热征象，如五心烦热、骨蒸潮热、面部烘热、消瘦、盗汗、舌红少苔、脉细数无力等。阴虚火旺，多见集中于机体某一部位的火热征象，如虚火上炎所致的牙痛、齿衄、咽痛、升火颧红等。此外，气虚无力推动机体的精血津液代谢，可致代谢迟缓或郁滞而虚火内生。

［常考考点］火热内生的常见分类及鉴别。

【知识纵横比较】

内风的分类

证型	形成原因	临床表现
热极生风（实）	多由高热至极，热灼津液、营血，筋脉失濡，阳热亢盛化风	惊厥、抽搐、鼻翼扇动、目睛上吊，并伴高热、神昏谵语等。发病急且重
肝阳化风（上盛下虚）	肝肾阴亏，水不涵木，肝阳上亢而化风	筋惕肉瞤、眩晕欲仆、口眼㖞斜、半身不遂，甚则闭厥或脱厥。发病急且重
阴虚风动（虚）	多由热病或久病伤阴，筋脉失于濡养，变为内风	筋惕肉颤，手足蠕动。发病缓慢，病轻
血虚生风（虚）	多由血化生不足，失血，耗血，使肝血不足，筋脉失濡，血不荣络而化风	肢体麻木不仁，筋肉跳动，甚则手足拘挛不伸。发病缓慢，病轻

细目六 疾病传变

【考点突破攻略】

要点

1. 疾病传变的形式

（1）病位传变：包括表里之间与内脏之间的传变。

表与里，是一个相对的概念。疾病表里的传变，即是病邪的表里出入，包括表邪入里和里病出表。表邪入里，指外邪侵袭肌表之后，由表传里，病及脏腑的病理传变过程。多是由于机体正气受损，抗病能力减退，病邪入里；或因邪气过盛，或因失治、误治等，以致表邪不解，迅速传变入里所致。里病出表，指病邪原本位于脏腑，由于正气渐复，抗邪有力，病邪由里透达于外的病理传变过程。如温热病变之汗出而热邪外解，脉静身凉，症状缓解等。

（2）外感病传变：外感病的发展变化，可表现为自表入里、由浅而深的传变。

1）六经传变：指疾病的病位在六经之间的传移。实际上是对伤寒热病六个不同发展阶段的病变规律和本质的概括。六经由表入里传变的基本形式是由阳入阴，即先太阳、阳明、少阳，而后太阴、少阴、厥阴的六个层次，以说明疾病由轻到重的发展过程。若正气不支，邪气亢盛，病邪也可不经阳经而直接侵犯阴经，称为直中三阴。

2）三焦传变：指外感病循上、中、下三焦发生传移。温热病邪，多自口鼻而入，首先侵犯上焦肺卫，病邪深入，则从上焦传入中焦脾胃，再入下焦肝肾。这是疾病由浅入深，由轻而重的一般发展过程，故称之为顺传。若病邪从肺卫直接传入心包，病情恶化，则称为逆传。

3）卫气营血传变：指温热病过程中，病变部位在卫、气、营、血四个阶段的传移变化。卫分是温病的初期阶段，病位在肺卫；气分为温病的中期，病位在胃、肠、脾及肺、胆；营分是温病的严重阶段，病位在心包及心；血分属温病的晚期，病位在肝、肾及心。卫气营血传变，一般从卫分，发展为气分，再入营分、血分，反映病邪由浅入深，病势由轻而重的发展过程，称为“顺传”。若邪入卫分后，不经过气分阶段，直接深入营分或血分，称为“逆传”。此外，卫气营血传变，还有初起即不见卫分阶段，而径入气分、营分者；亦有卫分证未罢，又兼见气分证的“卫气同病”；或气分证尚存，同时出现营分、血分证而成“气营两燔”“气血两燔”等。

（3）内伤病传变：内伤病的病位在脏腑，其基本传变形式是脏腑传变，包括：①脏与脏之间的传变：即指病位传变发生于五脏之间。这是内伤病最主要的病位传变形式。②脏与腑传变：具体传变形式则是按脏腑之间表里关系而传。③腑与腑传变：指病变部位在六腑之间发生传移变化。④形脏内外传变：包括病邪通过形体而内传相关之脏腑，及脏腑病变影响外在形体，如《素问·痹论》说：“五脏皆有合，病久而不去者，内舍于其合也。故骨痹不已，复感于邪，内舍于肾；筋痹不已，复感于邪，内舍于肝；脉痹不已，复感于邪，内舍于心；肌痹不已，复感于邪，内舍于脾；皮痹不已，复感于邪，内舍于肺。所谓痹者，各以其时，重感于风寒湿之气也。”

［常考考点］外感病的传变途径。

2. 病性转化

（1）寒热转化：指疾病过程中，病机性质由寒转化为热，或由热转化为寒的病理变化。

由寒化热，主要有两种形式：一是实寒转为实热病变，以寒邪化热入里为常见。如太阳表寒证，疾病初起恶寒重、发热轻、脉浮紧，继则出现阳明里热证，而见壮热、不恶寒反恶热、心烦口渴、脉数。二是虚寒转化为虚热病变，即“阳损及阴”。

由热转寒，主要有三种形式：一是实热转化为虚寒病变，一般多是“壮火食气”所致。如外感高热患者，由于大汗不止，阳从汗脱，或因吐泻过度，阳随津脱，病机就由实热转为虚寒的亡阳危证，出现冷汗淋漓、体温骤降、四肢厥冷、面色苍白、脉细微欲绝等症。二是实热转化为实寒病变。如风湿热邪痹阻肢体关节的热痹证，或因治疗用药，或素体阳虚，热去而从寒化为风寒湿邪痹阻的寒痹证。三是虚热转化为以阴阳为主的阴阳两虚病变，即“阴损及阳”。

（2）虚实转化：包括由实转虚、因虚致实。

由实转虚，指疾病本来是以邪气盛为矛盾主要方面的实性病变，转化为以正气虚损为矛盾主要方面的虚性病变。多是由于邪气过于强盛，正不敌邪，正气耗损所致。此外，因失治、误治等原因，致使病程迁延，虽邪气渐去，然正气已伤，亦可由实转虚。如肝火上炎的眩晕，日久可因火盛伤阴而发展为肝肾阴虚的病变。

因虚致实，指疾病本来是以正气亏损为矛盾主要方面的虚性病变，转变为以邪气盛为主的实性病变。多是由于脏腑功能减退，气化失常，以致全身气血津液等代谢障碍，从而产生食积、水饮、痰浊、瘀血等病理变化；或因正虚病证，复感外邪，邪盛致实。如肺肾两虚的哮喘，因肺卫不固，复感风寒，哮喘复发，表现为寒邪束表、痰涎壅肺的实性病变。

【例题实战模拟】

A1 型题

1. 患者身患外感实热病证，兼见喘咳、气短，甚则心悸。其病机是
   A. 实中夹虚　B. 真虚假实　C. 虚中夹实　D. 真实假虚　E. 因虚致实
2. 导致虚热证的病理变化是
   A. 阴偏盛　B. 阴偏衰　C. 阳偏盛　D. 阳偏衰　E. 阴阳两虚
3. 以阴阳失调来阐释实热或实寒，其病机是
   A. 阴阳离决　B. 阴阳偏盛　C. 阴阳偏衰　D. 阴阳格拒　E. 阴阳互损
4. 恶心呕吐，呃逆、嗳气频作，其病机是
   A. 痰浊上壅　B. 肺气上逆　C. 肝气上逆　D. 胃气上逆　E. 奔豚气逆

5. 患者高热，3 日后热退，现见口鼻干燥，形瘦，目陷，舌质紫绛，边有瘀斑、瘀点。其病机是
A. 津液不足　B. 津亏血瘀　C. 津枯血燥　D. 津停气阻　E. 气阴两亏
6. 下列关于火热内生形成机理的叙述，错误的是
A. 气有余便是火　B. 邪郁化火　C. 五志过极化火
D. 精亏血少，阴虚阳亢　E. 外感暑热阳邪
B1 型题
A. 内风　B. 内寒　C. 内湿　D. 内燥　E. 内火
7. 久病累及脾肾，以致脾肾阳虚，温煦气化失司，可以形成
8. 邪热炽盛，煎灼津液，伤及营血，燔灼肝经，可以形成
【参考答案】
1. A　2. B　3. B　4. D　5. B　6. E　7. B　8. A

第十五单元　防治原则

细目一　预防

【考点突破攻略】

要点

1. 治未病的概念　预防，就是采取一定的措施，防止疾病的发生与发展，传统称为“治未病”。预防，对于健康人来说，可增强体质，预防疾病的发生。对于病者而言，可防止疾病的发展与传变。中医学历来重视预防，早在《内经》就提出“治未病”的预防思想。孙思邈在《千金要方·论诊候》中提出：“古人善为医者，上医医未病之病，中医医欲病之病，下医医已病之病。”将疾病分为未病、欲病、已病三类，这是中医学最早的三级预防概念，亦与现代预防医学的三级预防思想甚为相合。治未病，包括未病先防和既病防变两个方面。

2. 未病先防　指在未病之前，采取各种措施，以防止疾病的发生。未病先防，包括：

（1）养生以增强正气：其措施主要有：①顺应自然。②养性调神。③护肾保精。④形体锻炼。⑤调理饮食。⑥针灸、推拿、药物调养等。

（2）防止病邪侵害：其措施主要有：①避其邪气，《素问·上古天真论》曰：“虚邪贼风，避之有时。”②药物预防，以防止病邪伤害。

3. 既病防变　指在疾病发生之后，力求做到早期诊治，防止疾病的传变。

（1）早期诊治：《素问·阴阳应象大论》说：“故邪风之至，疾如风雨，故善治者治皮毛，其次治肌肤，其次治筋脉，其次治六腑，其次治五脏。治五脏者，半死半生也。”《素问·八正神明论》说：“上工救其萌芽……下工救其已成。”

（2）防止疾病的传变：①阻截病传途径。②先安未受邪之地。

［常考考点］未病先防和既病防变的常见措施。

细目二　治则

【考点突破攻略】

要点

1. 治则、治法的基本概念　治则，是治疗疾病时所必须遵循的基本原则，是在整体观念和辨证论治

精神指导下而制定的治疗疾病的准绳。如扶正祛邪、调整阴阳、正治反治、治标治本、调理精气血津液及三因制宜等，属于基本治则，从属于治病求本的指导思想。

治法，是在一定治则指导下制订的针对疾病与证的具体治疗大法、治疗方法和治疗措施。其中治疗大法是针对一类相同病机的证而确立的，如汗、吐、下、和、清、温、补、消法等八法，其适应范围相对较广，是治法中的较高层次。治疗方法则是在治疗大法限定范围之内，针对某一具体的证所确立的具体治疗方法，如辛温解表、镇肝息风、健脾利湿等，它可以决定选择何种治疗措施。治疗措施，是在治法指导下对病证进行治疗的具体技术、方式与途径，包括药治、针灸、按摩、导引、熏洗等，是治法中的较低层次。

2. 正治与反治 是针对疾病过程中病变本质与征象是否一致而提出的治则。

（1）正治：指采用与疾病的证候性质相反的方药以治疗的一种原则。适用于疾病的征象与其本质相一致的病证。由于采用的方药与疾病证候性质相逆，如热证用寒药，故又称“逆治”。包括寒者热之、热者寒之、虚者补之、实者泻之。

（2）反治：指顺从病证的外在假象而治的一种治疗原则。适用于疾病的征象与其本质不相符的病证，即病有假象者。由于采用的方药性质与病证假象性质相同，故又称为“从治”。究其实质，仍然是针对疾病本质而进行的治疗，包括：①热因热用，即以热治热，是用热性药物来治疗具有假热征象的病证。适用于阴盛格阳的真寒假热证。②寒因寒用，即以寒治寒，是用寒性药物来治疗具有假寒征象的病证。适用于阳盛格阴的真热假寒证。③塞因塞用，即以补开塞，是用补益药物来治疗具有闭塞不通症状的虚证。适用于“至虚有盛候”的真虚假实证。④通因通用，即以通治通，是用通利的药物来治疗具有通泻症状的实证。适用于“大实有羸状”的真实假虚证。

［常考考点］正治与反治的概念及临床应用。

3. 治标与治本 标与本是相对而言的，这里主要是用来概括病变过程中矛盾的主次关系。如邪与正，正气为本，邪气为标；病机与症状，病机为本，症状为标；疾病先后，旧病、原发病为本，新病、继发病为标。在复杂多变的疾病过程中，根据标本主次的不同，治疗上就有先后缓急之分。

（1）缓则治本：多用在病情缓和、病势迁延、暂无急重症状的情况下。此时必须着眼于疾病本质的治疗，因标病产生于本病，本病得治，标病自然也随之而去。如痨病肺肾阴虚之咳嗽，肺肾阴虚是本，咳嗽、潮热、盗汗是标，标病不至于危及生命，故治疗多不选用单纯止咳、敛汗之剂来治标，而采滋补肺肾之阴以治其本。本病得以恢复，咳嗽盗汗等诸症也自然会消除。

（2）急则治标：适用于病情严重，在疾病过程中又出现某些急重症状的情况。这时则应当先治或急治，此时的危重症状已成为疾病矛盾的主要方面，若不及时解决就要危及生命，或影响本病的治疗，故必须采取紧急措施先治其标。如病因明确的剧痛、频繁呕吐、二便不通等，可分别采用缓急止痛、降逆止呕、通利二便等治标之法，缓解危机再图其本。又如水臌病人，就原发病与继发病而言，臌胀多是在肝病基础上形成的，则肝血瘀阻为本，腹水为标；如腹水不重，则宜化瘀为主，兼以利水。但若腹水严重、腹部胀满、呼吸急促、二便不利时，则为标急，此时当先治标病之腹水，待腹水减退，病情稳定后，再治其肝病。又如大出血病人，由于大出血会危及生命，故不论何种原因的出血，均应采用“急则治其标”紧急止血，待血止，病情缓和后再治其本。

（3）标本兼治：病变过程中标本错杂并重时，当标本兼治。如素体气虚，抗病力低下，反复感冒，如单补气则易留邪，只解表则易伤正，当标本兼顾，治宜益气解表等。

［常考考点］标本缓急的临床应用。

4. 扶正与祛邪 扶正，即扶助正气以提高机体的抗病能力，适用于各种虚性病变，即“虚则补之”。祛邪，即祛除邪气以安正气，适用于各种实性病变，即所谓“实则泻之”。

扶正祛邪的运用，包括：①单独运用。扶正，适用于虚性病变或真虚假实。祛邪，适用于实性病变或真实假虚。②同时运用。即攻补兼施，适用于虚实夹杂的病变。按主次有扶正兼祛邪和祛邪兼扶正的不同。③先后运用。适用于虚实夹杂病变。先扶正后祛邪，即先补后攻，适应于正虚为主，兼祛邪反更伤正气，或机体不能耐受攻伐者。先祛邪后扶正，即先攻后补，适用于邪盛为主，兼扶正反会助邪，或正气尚能耐受攻伐者。

［常考考点］扶正祛邪的适应证及临床应用。

5. 调整阴阳 即针对疾病过程中机体阴阳的偏盛偏衰，损其有余、补其不足，以恢复人体阴阳的相对平衡的治则。

（1）损其有余：即“实则泻之”，适用于疾病过程中人体阴阳偏盛有余的实性病变。“阳盛则热”的实热则”热者寒之”，“阴盛则寒”的实寒则“寒者热之”。

（2）补其不足：即“虚则补之”，适用于疾病过程中人体阴阳中一方虚损不足的病变。“阴虚则热”的虚热，当“壮水之主，以制阳光”，也可“阳中求阴”，即在补阴时适当佐以补阳药，如肾阴虚衰而相火上僭的虚热证，可用滋阴降火的知柏地黄丸少佐温热药性的肉桂以阳中求阴。“阳虚则寒”的虚寒则“益火之源，以消阴翳”，也可“阴中求阳”，即补阳时适当佐以补阴药，如真武汤中大量补阳药中配以芍药，以阴中求阳。

（3）阴阳两补：适用于阴阳两虚病变。阳损及阴者，以阳虚为主，则在补阳的基础上辅以补阴；阴损及阳者，以阴虚为主，则应在补阴的基础上辅以补阳。

［常考考点］调整阴阳的临床应用。

6. 调理精气血津液

（1）调理气与血的关系：气虚生血不足，而致血虚者，宜补气为主，辅以补血，或气血双补。气虚行血无力而致血瘀者，宜补气为主，辅以活血化瘀。气滞致血瘀者，行气为主，辅以活血化瘀；气虚不能摄血者，补气为主，辅以收涩止血。血虚不足以养气，可致气虚，宜补血为主，辅以益气。但气随血脱者，应先益气固脱以止血，待病势缓和后再进补血之品。

（2）调理气与津液的关系：气虚而致津液化生不足者，宜补气生津；气不行津而成水湿痰饮者，宜补气、行气以行津；气不摄津而致体内津液丢失者，宜补气以摄津；津停而致气阻者，在治水湿痰饮的同时，应辅以行气导滞；气随津脱者，宜补气以固脱，辅以补津。

（3）调理气与精的关系：气滞致精阻而排出障碍者，治宜疏利精气；精亏不化气或气虚不化精的精气两虚，治宜补气填精并用。

（4）调理精血津液的关系：“精血同源”，故血虚者在补血的同时，也可填精补髓；精亏者在填精补髓的同时，也可补血。“津血同源”，病理上常有津血同病而见津血亏少或津枯血燥，治当补血养津或养血润燥。

7. 三因制宜

（1）因时制宜：是根据时令气候特点，考虑用药的治则。如《素问 · 六元正纪大论》所说：“用寒远寒，用凉远凉，用温远温，用热远热，食宜同法。”

（2）因地制宜：是根据不同地域环境特点，考虑用药的治则。不同的地域，地势有高下，气候有寒热湿燥，水土性质各异，以及生活习惯与方式的不同，病理变化亦不尽相同。因此，处方用药要因地制宜。

（3）因人制宜：是根据病人的年龄、性别、体质等不同特点，考虑用药的治则。所谓老年慎泻，少年慎补即是。

［常考考点］三因制宜的含义及临床应用。

【知识纵横比较】

阴病治阳与阴中求阳及阳病治阴与阳中求阴的鉴别

	共同点	不同点		
		内涵不同	依据的阴阳关系不同	使用药物不同
阴病治阳	都用于治疗阳虚则寒的虚寒证	是指对于阳虚则寒的虚寒证，采用温阳以抑阴的方法来治疗，即“益火之源，以消阴翳”	阴阳的对立制约	纯用温阳药
阴中求阳		是指对于阳虚则寒的虚寒证，在大剂温阳的同时，少佐滋阴药，即阴中求阳	阴阳的互根互用	大剂温阳的药中少佐滋阴药

续表

	共同点	不同点		
		内涵不同	依据的阴阳关系不同	使用药物不同
阳病治阴	都用于治疗阴虚则热的虚热证	是指对于阴虚则热的虚热证，采用滋阴以抑阳的方法来治疗，即“壮水之主，以制阳光”	阴阳的对立制约	纯用滋阴药
阳中求阴		是指对于阴虚则热的虚热证，在大剂滋阴的同时，少佐温阳药，即阳中求阴	阴阳的互根互用	大剂滋阴药中少佐温阳药

【例题实战模拟】

A1 型题

1. 用补益方剂治疗具有闭塞不通症状的虚证，属于
   A. 实者泻之　B. 虚者补之　C. 通因通用　D. 塞因塞用　E. 攻补兼施
2. 调整阴阳，其中满者，应
   A. 因而越之　B. 按而收之　C. 泻之于内　D. 引而竭之　E. 散而泻之
3. 少年慎补、老年慎泻，属于
   A. 因人制宜　B. 因时制宜　C. 因病制宜　D. 因地制宜　E. 因证制宜

B1 型题

A. 因地制宜　B. 因时制宜　C. 正治　D. 反治　E. 调整阴阳

4. 用寒远寒，属于
5. 寒因寒用，属于

【参考答案】

1. D　2. C　3. A　4. B　5. D

第十六单元　养生与寿夭

细目一　养生

【考点突破攻略】

要点

1. 养生的基本概念　养生，又称道生、摄生、保生，即采取各种方法以保养身体，增强体质，预防疾病，延缓衰老。

2. 养生的原则与方法

（1）养生的原则：①顺应自然：了解和把握自然界各种变化的规律和特点，保持与自然的统一，即“天人合一”。②形神兼养：注意将调养形体与调摄精神活动相结合，使“形与神俱”，即保持形神合一。③调养脾肾：脾为后天之本，肾为先天之本，保养肾精，“食饮有节”，才能保养脾肾。④因人而异：根据每个人的体质特点、所患疾病、生活习惯等的不同制定具体的养生方法，才能达到有效养生的目的。

（2）养生的方法：主要包括：①适应自然，避其邪气：即提高自身的适应能力，顺应自然界四季气候变化规律，注意“虚邪贼风，避之有时”，防止疾病的发生。②调摄精神，内养真气：保持良好心态，精神内守，喜怒有节对养生具有重要意义。《素问·上古天真论》就指出：“恬惔虚无，真气从之，精神内守，病安从来？”③饮食有节，谨和五味：注意饮食不可过饥过饱，不可过于偏食。④劳逸结合，不可过劳：讲究“起居有常，不妄作劳”，“与天地同纪”。⑤和于术数，适当调补：术数，包括导引、吐纳等，即要注意活动肢体，动静结合才有益养生。同时，可以根据自身的体质适当进食调补之品。

［常考考点］养生的原则和方法。

细目二　生命的寿夭

【考点突破攻略】

要点

1. 生命的寿夭规律　关于人体生命的产生，《内经》有两种说法：一是人体生命由父母媾精而产生。如《灵枢·天年》说："人之始生……以母为基，以父为楯。"《素问·金匮真言论》说："夫精者，身之本也。"《灵枢·经脉》说："人始生，先成精，精成而脑髓生。骨为干，脉为营，筋为刚，肉为墙，皮肤坚而毛发长。"这是中医学的生命观。二是人类如同宇宙万物，由天地精气相合而生成。如《素问·宝命全形论》说："人以天地之气生……天地合气，命之曰人。"这是中国古代哲学的生命观。

关于人体生命进程及其规律，《内经》有多篇作了描述。《素问·上古天真论》以女子七七、男子八八之数论述人体生长发育到衰老的过程："女子七岁，肾气盛，齿更发长……五七，阳明脉衰，面始焦……七七，任脉虚，太冲脉衰少……丈夫八岁，发长齿更……八八，则齿发去》。"《灵枢·天年》以十岁为纪描述了人体生命活动的进程和发展变化规律："人生十岁，五脏始定，血气已通，其气在下，故好走。二十岁，血气始盛，肌肉方长，故好趋。三十岁，五脏大定，肌肉坚固，血气盛满，故好步。四十岁，五脏六腑十二经络皆大盛以平定，腠理始疏，荣华颓落，发颇斑白，平盛不摇，故好坐。五十岁，肝气始衰，肝叶始薄，胆汁始灭，目始不明。六十岁，心气始衰，苦忧悲，血气懈惰，故好卧。七十岁，脾气虚，皮肤枯。八十岁，肺气衰，魄离，故言善误。九十岁，肾气焦，四脏经脉空虚。百岁，五脏皆虚，神皆去，形骸独居而终矣。"

《内经》对人体生命的产生及其发展变化的论述，主要强调三点：一是脏腑精气的充盛及其生理功能的协调是生命进程的基础；二是形神合一是生命的保证；三是肾精、肾气是构成生命、维持生命活动的根本。

2. 决定寿夭的基本因素　依据《内经》有关论述，决定人之生命长短的基本因素有：

（1）脏腑功能协调者寿：《灵枢·天年》说："人之寿夭各不同，或夭寿，或卒死，或病久，愿闻其道……五脏坚固，血脉和调，肌肉解利，皮肤致密，营卫之行不失其常，呼吸微徐，气以度行，六腑化谷，津液布扬，各如其常，故能长久。"

（2）肾精肾气充盛者寿：《素问·上古天真论》说："有其年已老而有子者，何也……此其天寿过度，气脉常通，而肾气有余也。"

（3）与天地融为一体，顺应自然规律者寿：《素问·四气调神大论》说："夫四时阴阳者，万物之根本也，所以圣人春夏养阳，秋冬养阴，以从其根，故与万物沉浮于生长之门。"

《素问·上古天真论》说："夫上古圣人之教下也，皆谓之虚邪贼风，避之有时，恬惔虚无，真气从之，精神内守，病安从来。是以志闲而少欲，心安而不惧，形劳而不倦，气从以顺，各从其欲，皆得所愿，故美其食，任其服，乐其俗，高下不相慕，其民故曰朴。是以嗜欲不能劳其目，淫邪不能惑其心，愚智贤不肖不惧于物，故合于道。所以能年皆度百岁而动作不衰者，以其德全不违也。"

【例题实战模拟】

A1 型题

1. 下列不属于养生原则的是

A. 顺应自然　B. 形神兼养　C. 因人而异　D. 节制饮食　E. 调养脾肾

2. 下列不属于养生方法的是

A. 适应自然，避其邪气　B. 节制情欲，保养肾精　C. 饮食有节，谨合五味

D. 劳逸结合，不可过劳　E. 合于术数，适当调补

【参考答案】

1. D　2. B

中医诊断学

【本章通关攻略】

中医诊断学是中医基础理论与临床学科的桥梁课程，是临床诊断病证的依据和基础。本章内容在中西医结合执业助理医师资格考试中，实践技能部分常考四诊操作及病史采集，第二站操作技能中常考望诊、按诊、脉诊操作，第三站临床答辩中常考问诊，共 20 分（实践技能总分 100 分）；综合笔试考试中，平均每年出题 25 道，占 25 分左右（综合笔试总分 300 分）。

本学科重点考查四诊、八纲辨证、气血辨证和脏腑辨证的内容。要求考生重点掌握各证的辨证要点，以及类似证候间的鉴别，以便为后面临床各科辨证能力的提升打好基础。

第一单元　绪　论

细目　绪论

【考点突破攻略】

要点　中医诊断的基本原则

在中医基础理论指导下，正确运用科学的诊断思维方法，才能在错综复杂的临床表现中找出疾病的根结所在，才能确诊无误。中医诊断的三大原则：整体审察、四诊合参、病证结合。

（一）整体审察

整体审察，是指诊断疾病时，重视病人整体的病理联系，同时，还要将病人与其所处环境结合起来综合地判断病情。因此，整体审察可视为整体观念在中医诊断学中的集中体现。

1. 整体审察的理论依据　人是一个有机的整体，内在的脏腑与体表的形体官窍之间是密切相关的，整个人体又受到社会环境和自然环境的影响。人体一旦患了疾病，局部的病变可以影响全身；精神的刺激可以导致气血甚至形体的变化，脏腑的病变可以造成气血阴阳的失常和精神活动的改变等，任何疾病都或多或少地具有整体性的变化。

2. 整体审察的含义

（1）通过诊法收集病人的临床资料时，必须从整体上进行多方面的考虑，而不能只看到局部的痛苦。要从整体上了解疾病的病因病机、脏腑气血阴阳的变动状况，不仅应对局部的病状进行详细的询问、检查，而且要通过寒热、饮食、二便、睡眠、精神状况、舌象、脉象等了解全身的情况。

（2）要了解病史、体质、家庭、环境、时令、气候等对疾病有无影响。

（二）四诊合参

“四诊合参”，是指四诊并重，诸法参用，综合收集病情资料。

1. 疾病是一个复杂的过程，其临床表现可体现于多个方面，必须四诊合参，才能全面、详尽地获取诊断所需的临床资料。

2. 望、闻、问、切四诊是从不同的角度检查病情和收集临床资料，各有其独特的方法与意义，不能互相取代。

（三）病证结合

中医诊断包括辨病和辨证，中医的诊断结论由病名和证名组成。病与证是疾病诊断的两个不同的侧重点，辨病是探求病变全过程总的发展规律，认识贯穿疾病始终的基本矛盾；而辨证则是识别疾病某一阶段的主要病理症结，抓住当前疾病的主要矛盾。中医历来既强调辨证，也不忽视辨病，把辨证与辨病结合起来。

1. 病是对疾病全过程的特点与规律所作的概括。

2. 证是对疾病当前阶段的病位、病性等所作的结论。

3. 病注重从贯穿疾病始终的根本矛盾上认识病情，证主要是从机体反应状况上认识病情。辨病有利于从疾病全过程、特征上认识疾病的本质，重视疾病的基本矛盾。辨证则重在从疾病当前的表现中判断病变的位置与性质，抓住当前的主要矛盾。

［常考考点］中医诊断的基本原则：整体审察、四诊合参、病证结合。

第二单元　望　诊

望诊，是医生运用视觉对人体外部情况进行有目的的观察，以了解健康状况，测知病情的方法。

细目一　望神

【考点突破攻略】

要点一　得神、失神、少神、假神的常见临床表现及其意义

（一）得神

得神即有神，是精充气足神旺的表现。

1. 临床表现　神志清楚，语言清晰；目光明亮，精彩内含；面色荣润含蓄，表情丰富自然；反应灵敏，动作灵活，体态自如；呼吸平稳，肌肉不削。

2. 临床意义　提示精气充盛，体健神旺，为健康的表现；或虽病而精气未衰，病轻易治，预后良好。

（二）少神

少神又称为神气不足，是指精气不足，神气不旺的表现，介于得神与失神之间。

1. 临床表现　精神不振，两目乏神，面色少华，肌肉松软，倦怠乏力，少气懒言，动作迟缓等。

2. 临床意义　提示正气不足，精气轻度损伤，脏腑功能减弱。常见于虚证患者，或病后恢复期病人。

（三）失神

失神即无神，是精亏神衰或邪盛神乱的表现。

1. 精亏神衰

（1）临床表现：精神萎靡，意识模糊，反应迟钝，面色无华，晦暗暴露，目无光彩，眼球呆滞，呼吸微弱，或喘促无力，肉削著骨，动作艰难等。

（2）临床意义：提示脏腑精气亏虚已极，正气大伤，功能活动衰竭。多见于慢性久病重病之人，预后不良。

2. 邪盛神乱

（1）临床表现：神昏谵语，躁扰不宁，循衣摸床，撮空理线；或猝然昏倒，双手握固，牙关紧闭等。提示邪气亢盛，热扰神明，邪陷心包，或肝风夹痰，蒙蔽清窍，阻闭经络。

（2）临床意义：提示气血功能严重障碍，气血津液失调，多见于急性病人，亦属病重。

（四）假神

假神是指久病、重病患者，精气本已极度衰竭，而突然一时间出现某些神气暂时“好转”的虚假表现，是脏腑精气极度衰竭的表现。

1. 临床表现　如久病、重病患者，本已神昏或精神极度萎靡，突然神识清楚，想见亲人，言语不休，但精神烦躁不安；或原本目无光彩，突然目光转亮，但却浮光外露，目睛直视；或久病面色晦暗无华，突然两颧泛红如妆等；或原本身体沉重难移，忽思起床活动，但并不能自己转动；或久病本无食欲，而突然欲进饮食等。

2. 临床意义　提示脏腑精气耗竭殆尽，正气将绝，阴不敛阳，虚阳外越，阴阳即将离决，属病危。常见于临终之前，为死亡的预兆，故古人比喻为回光返照、残灯复明。

［常考考点］得神、失神、少神、假神的常见表现及临床意义。

要点二　神乱的常见临床表现及其意义

神乱是指神志错乱失常。临床常表现为焦虑恐惧、狂躁不安、淡漠痴呆和猝然昏倒等，多见于癫、狂、痴、痫、脏躁等病人。

1. 焦虑恐惧　焦虑恐惧是指病人时时恐惧，焦虑不安，心悸气促，不敢独处的症状。多由心胆气虚，心神失养所致，常见于卑惵、脏躁等病人。

2. 狂躁不安　狂躁不安是指患者毫无理智，狂躁不安，胡言乱语，少寐多梦，甚则打人毁物，不避亲疏的症状。多由痰火扰乱心神所致，常见于狂病等。

3. 淡漠痴呆　淡漠痴呆是指病人表情淡漠，神识痴呆，喃喃自语，哭笑无常，悲观失望的症状。多由痰浊蒙蔽心神，或先天禀赋不足所致，常见于癫病、痴呆等。

4. 猝然昏倒　猝然昏倒是指病人突然昏倒，口吐白沫，目睛上视，四肢抽搐，移时苏醒，醒后如常的症状。多由于脏气失调，肝风夹痰上逆，蒙蔽清窍所致，属痫病。

［常考考点］神乱的常见表现及临床意义。

细目二　望面色

【考点突破攻略】

要点一　常色与病色的分类、临床表现及其意义

（一）常色的分类、临床表现及意义

常色指健康人面部皮肤的色泽，表示人体精神气血津液充盈。

我国正常人的面色应是红黄隐隐，明润含蓄，是有神气、有胃气的表现。所谓有神气，即光明润泽。所谓有胃气，即隐约微黄，含蓄不露。由于时间、气候、环境等变化，常色又有主色、客色之分。

1. 主色　主色为人生来就有的基本面色，属于个体特征，终生基本不变。但由于种族、禀赋的原因，主色也有偏白、偏黑、偏红、偏黄、偏青的差异。

2. 客色　客色是指因外界因素（如季节、昼夜、阴晴气候等）的不同，或生活条件的差异，而微有相应变化的面色。如春应稍青，夏应稍红，长夏应稍黄，秋应稍白，冬应稍黑等。

主色和客色都是正常的生理现象。此外，如饮酒、跑步、七情等一时的影响，或因职业、工作关系少见阳光，或久经日晒，以及风土、种族等而有所变化，也不是病色，诊断时必须注意。

（二）病色的分类、临床表现及意义

病色是指人体在疾病状态时面部显示的色泽。病色是以晦暗（即面部皮肤枯槁发暗而无光泽）、暴

露（即某种面色异常明显地显露于外）为特点。

一般情况下，面部颜色显露程度与光泽的有无，受疾病轻重等不同情况的直接影响。一般而言，新病、轻病、阳证，面色多显露但尚有光泽；久病、重病、阴证，面色则多暴露而晦暗。观察病色的关键在于分辨面色的善、恶。

1. 善色 善色指病人面色虽有异常，但仍光明润泽。说明病变尚轻，脏腑精气未衰，胃气尚能上荣于面。其病易治，预后较好。

2. 恶色 恶色指病人面色异常，且枯槁晦暗。说明病变深重，脏腑精气已衰，胃气不能上荣于面。其病难治，预后较差。

［常考考点］常色与病色的特征及其意义。

要点二　五色主病的临床表现及其意义

病色大致可分为赤、白、黄、青、黑五种，分别见于不同脏腑和不同性质的疾病。

（一）赤色

赤色主热证，亦可见于戴阳证。

1. 满面通红者，多属外感发热，或脏腑火热炽盛的实热证。

2. 两颧潮红者，多属阴虚阳亢的虚热证。

3. 久病、重病面色苍白，却颧颊部嫩红如妆，游移不定者，属戴阳证。是脏腑精气衰竭殆尽，阴阳虚极，阴不敛阳，虚阳浮越所致，属病重。

（二）白色

白色主虚证（包括血虚、气虚、阳虚）、寒证、失血证。

1. 面色淡白无华，舌、唇色淡者，多属血虚证或失血证。

2. 面色㿠白者，多属阳虚证；面色㿠白而虚浮者，多属阳虚水泛。

3. 面色苍白（白中透青）者，多属阳气暴脱之亡阳证；或阴寒凝滞，血行不畅之实寒证；或大失血之人。

（三）黄色

黄色主虚证、湿证。

1. 面色淡黄，枯槁无华，称“萎黄”，常见于脾胃气虚、气血不足者。

2. 面黄虚浮，称为“黄胖”，多是脾气虚衰，湿邪内阻所致。

3. 若面目一身俱黄，称为“黄疸”，黄而鲜明如橘子色者，属“阳黄”，为湿热熏蒸之故；黄而晦暗如烟熏者，属“阴黄”，为寒湿郁阻之故。

（四）青色

青色主寒证、气滞、血瘀、疼痛和惊风。

1. 面色淡青或青黑者，属寒盛、痛剧。

2. 突然面色青灰，口唇青紫，肢凉脉微，多为心阳暴脱，心血瘀阻之象。

3. 久病面色与口唇青紫，多属心气、心阳虚衰，血行瘀阻，或肺气闭塞，呼吸不利。

4. 面色青黄（苍黄），多见于肝脾不调。

5. 小儿眉间、鼻柱、唇周色青者，多属惊风或惊风先兆。

（五）黑色

黑色主肾虚、寒证、水饮、瘀血、剧痛。

1. 面黑暗淡者，多属肾阳虚。

2. 面黑干焦者，多属肾阴虚。

3. 眼眶周围色黑者，多属肾虚水饮或寒湿带下。

4. 面色黧黑、肌肤甲错者，多由瘀血日久所致。

［常考考点］五色主病的临床表现及其意义。

【知识纵横比较】

五色	常见病证
青色	主寒证、气滞、血瘀、疼痛和惊风
白色	主虚证（包括血虚、气虚、阳虚）、寒证、失血证
黄色	主虚证、湿证
红色	主热证，戴阳证
黑色	主肾虚、寒证、水饮、瘀血、剧痛

细目三　望形态

【考点突破攻略】

要点一　形体强弱胖瘦的临床表现及其意义

（一）形体强弱

1. 体强　指身体强壮。表现为胸廓宽厚，筋强骨健，肌肉充实有力，皮肤光滑润泽，同时精力充沛，食欲旺盛。说明内脏坚实，气血旺盛，抗病力强。这种人不易患病，即使有病，也容易治愈，预后较好。

2. 体弱　指身体衰弱。表现为胸廓狭窄，筋细骨弱，肌肉瘦软无力，皮肤干枯不泽，同时精神不振，食少乏力。说明内脏脆弱，气血不足，抗病力弱。这种人容易患病，且病后多迁延难愈，预后较差。

（二）形体胖瘦

1. 肥胖　体重超过正常标准 20% 者，一般可视为肥胖。其体形特点是头圆形，颈短粗，肩宽平，胸厚短圆，大腹便便，体形肥胖。

（1）若形体肥胖，肌肉坚实，食欲旺盛，为形气有余。

（2）若形体肥胖，肉松皮缓，食少懒动，动则乏力气短，属形盛气虚。

肥胖多因嗜食肥甘，喜静少动，脾失健运，痰湿脂膏积聚等所致。因形盛气虚，水湿难以周流，则痰湿积聚，故有“肥人湿多”“肥人多痰”之说。

2. 消瘦　指体重明显下降，较标准体重减少 10% 以上者。其体形特点是头长形，颈细长，肩狭窄，胸狭平坦，腹部瘦瘪，体形瘦长。形体较瘦但精力充沛，神旺有力，抗病力强，也应属正常健康之人。

（1）形瘦食多，为中焦有火。

（2）形瘦食少，为中气虚弱。

由于消瘦者，形瘦皮皱，多属阴血不足，内有虚火的表现，易患肺痨等病，故有“瘦人多火”之说。

要点二　姿态异常（动静姿态、异常动作）的临床表现及其意义

（一）动静姿态

1. 坐形

（1）坐而喜仰，但坐不得卧，卧则气逆，多为咳喘肺胀，或水饮停于胸腹等所致的肺实气逆。

（2）坐而喜俯，少气懒言，多属体弱气虚。

（3）但卧不得坐，坐则神疲或昏眩，多为气血俱虚，或夺气脱血，或肝阳化风。

（4）坐时常以手抱头，头倾不能昂，凝神熟视，为精神衰败。

2. 卧式

（1）卧时常向外，躁动不安，身轻能自转侧，多为阳证、热证、实证。

（2）卧时喜向里，喜静懒动，身重不能转侧，多为阴证、寒证、虚证。
（3）蜷卧缩足，喜加衣被者，多为虚寒证。
（4）仰卧伸足，掀去衣被，多属实热证。
（5）咳逆倚息不得卧，卧则气逆，多为肺气壅滞，或心阳不足，水气凌心，或肺有伏饮。

3. 立姿

（1）站立不稳，伴见眩晕者，多属肝风内动，或脑有病变。
（2）不耐久站，站立时常欲倚靠他物支撑，多属气虚血衰。
（3）若以两手护腹，俯身前倾者，多为腹痛之征。

4. 行态

（1）以手护腰，弯腰曲背，行动艰难，多为腰腿痛。
（2）行走之际，突然止步不前，以手护心，多为脘腹痛或心痛。
（3）行走时身体震动不定，为肝风内动。

（二）异常动作

1. 病人睑、面、唇、指（趾）不时颤动者，在外感热病中，多是动风预兆；在内伤杂病中，多是气血不足，筋脉失养，虚风内动。

2. 四肢抽搐或拘挛，项背强直，角弓反张者，常见于小儿惊风、痫病、破伤风、子痫、马钱子中毒等。

3. 猝然昏倒，不省人事，口眼㖞斜，半身不遂者，属中风；猝倒神昏，口吐涎沫，四肢抽搐，醒后如常者，属痫病。

4. 恶寒战栗（寒战），见于疟疾发作，或伤寒、温病邪正剧争欲作战汗之时。

5. 肢体软弱无力，行动不灵而无痛，多是痿病；关节拘挛，屈伸不利，多属痹病。

6. 儿童手足伸曲扭转，挤眉眨眼，呶嘴伸舌，状似舞蹈，不能自制，多由气血不足，风湿内侵所致。

［常考考点］姿态异常的意义。

细目四　望头面五官

【考点突破攻略】

要点一　望头、发的主要内容及其临床意义

头发的生长与肾气和精血的盛衰关系密切，故望发可以诊察肾气的强弱和精血的盛衰。正常人发黑稠密润泽，是肾气充盛，精血充足的表现。

（一）发黄

指发黄干枯，稀疏易落，多属精血不足，可见于慢性虚损病人或大病之后精血未复。

（1）小儿头发稀疏黄软，生长迟缓，甚至久不生发，或枕后发稀，或头发稀疏不匀者，多因先天不足，肾精亏损而致。

（2）小儿发结如穗，枯黄无泽，伴见面黄肌瘦，多为疳积。

（二）发白

指青少年白发。发白伴有耳鸣、腰酸者，属肾虚；伴有失眠健忘症状者，为劳神伤血所致；但亦有因先天禀赋所致者。

（三）脱发

1. 突然片状脱发，脱落处显露圆形或椭圆形光亮头皮而无自觉症状，称为斑秃，多为血虚受风所致。

2. 青壮年头发稀疏易落，有眩晕、健忘、腰膝酸软等表现者，多为肾虚。

3. 头发已脱，头皮瘙痒、多屑、多脂者，多为血热化燥所致。

［常考考点］头发各种变化的临床意义。

要点二 面肿、腮肿及口眼㖞斜的临床表现及其意义

（一）面肿

面部浮肿，按之凹陷者，为水肿病，属全身水肿的一部分。

1. 颜面浮肿，发病迅速者，为阳水，多为外感风邪，肺失宣降所致。

2. 颜面浮肿，兼见面色㿠白，发病缓慢者，属阴水，多由脾肾阳虚，水湿泛滥所致。

3. 颜面浮肿，兼见面唇青紫，心悸气喘，不能平卧者，多属心肾阳虚，多由血行瘀滞，水气凌心所致。

（二）腮肿

1. 痄腮 指一侧或两侧腮部以耳垂为中心肿起，边缘不清，局部灼热疼痛的症状。为外感温毒之邪所致，多见于儿童，属传染病。

2. 发颐 指颧下颌上耳前发红肿起，伴有寒热、疼痛的症状。为阳明热毒上攻所致。

（三）口眼㖞斜

1. 口僻 单见口眼㖞斜，肌肤不仁，面部肌肉患侧偏缓、健侧紧急，患侧目不能合，口不能闭，不能皱眉鼓腮，饮食言语皆不利者，为风邪中络所致。

2. 中风 若口眼㖞斜兼半身不遂者，则为中风。

［常考考点］面肿、腮肿及口眼㖞斜的临床表现及其意义。

要点三 目的脏腑分属，望目色、目形、目态的主要内容及其临床意义

（一）目的脏腑分属

1. 目内眦及外眦的血络属心，称为“血轮”。

2. 黑珠属肝，称为“风轮”。

3. 白睛属肺，称为“气轮”。

4. 瞳仁属肾，称为“水轮”。

5. 眼胞属脾，称为“肉轮”。

（二）望目色

1. 目赤肿痛 多属实热证。如白睛色红为肺火或外感风热；两眦赤痛为心火；睑缘赤烂为脾有湿热；全目赤肿为肝经风热上攻。

2. 白睛发黄 为黄疸的主要标志。多由湿热或寒湿内蕴，肝胆疏泄失常，胆汁外溢所致。

3. 目眦淡白 属血虚、失血。是血少不能上荣于目所致。

4. 目胞色黑晦暗 多属肾虚。

5. 黑睛灰白混浊 称为目生翳。多因邪毒侵袭，或肝胆实火上攻，或湿热熏蒸，或阴虚火炎等，使黑睛受伤而成。

（三）望目形

1. 目胞浮肿 为水肿的常见表现。

2. 眼窠凹陷 多为伤津耗液或气血不足，可见于吐泻伤津或气血虚衰的病人；若久病、重病眼球深陷，伴形瘦如柴，则为脏腑精气竭绝，正气衰竭，属病危。

3. 眼球突出 眼球突出兼喘满上气者，属肺胀，为痰浊阻肺，肺气不宣，呼吸不利所致。若眼球突出兼颈前微肿、急躁易怒者，称为瘿病，因肝郁化火，痰气壅结所致。

4. 胞睑红肿 睑缘肿起结节如麦粒，红肿较轻者，称为针眼；胞睑漫肿，红肿较重者，称为眼丹，皆为风热邪毒或脾胃蕴热上攻于目所致。

（四）望目态

1. 瞳孔缩小 可见于川乌、草乌、毒蕈、有机磷类农药及吗啡、氯丙嗪等药物中毒。

2. 瞳孔散大 可见于颅脑损伤（如头部外伤）、出血中风等，提示病情危重；若两侧瞳孔完全散大，

对光反射消失则是临床死亡的指征之一；也可见于青风内障或颠茄类药物中毒等。

3. 目睛凝视 指病人两眼固定，不能转动，固定前视者，称瞪目直视；固定上视者，称戴眼反折；固定侧视者，称横目斜视。多属肝风内动所致。

4. 睡眠露睛 指病人昏昏欲睡，睡后胞睑未闭而睛珠外露。多属脾气虚弱，气血不足，胞睑失养所致。常见于吐泻伤津和慢脾风的患儿。

5. 胞睑下垂 又称睑废，指胞睑无力张开而上睑下垂者。双睑下垂者，多为先天不足、脾肾亏虚；单睑下垂者，多见于外伤所致。

［常考考点］五轮学说及目色、目形、目态主病。

要点四 望口、唇、齿、龈的主要内容及其临床意义

（一）望口

1. 口之形色

（1）口角流涎：小儿见之多属脾虚湿盛；成人见之多为中风口㖞，不能收摄。

（2）口疮：唇内和口腔肌膜出现灰白色小溃疡，周围红晕，局部疼痛。多由心脾二经积热上熏所致。

（3）口糜：口腔肌膜糜烂成片，口气臭秽，多由湿热内郁，上蒸口腔而成。

（4）鹅口疮：小儿口腔、舌上出现片状白屑，状如鹅口者。多因感受邪毒，心脾积热，上熏口舌所致。

2. 口之动态

（1）口张：口开而不闭，属虚证。若状如鱼口，但出不入，则为肺气将绝。

（2）口噤：口闭而难开，牙关紧急，属实证。多因筋脉拘急所致，可见于中风、痫病、惊风、破伤风等。

（3）口撮：上下口唇紧聚，不能吸吮，可见于小儿脐风。

（4）口㖞：口角向一侧歪斜，见于风邪中络，或中风的中经络。

（5）口振：战栗鼓颌，口唇振摇。多为阳虚寒盛或邪正剧争所致，可见于温病、伤寒欲作汗时，或疟疾发作时。

（6）口动：口频繁开合，不能自禁，是胃气虚弱的表现；若口角掣动不止，是热极生风或脾虚生风之象。

（二）望唇

1. 唇之色泽

（1）唇色红润：此为正常人的表现，说明胃气充足，气血调匀。

（2）唇色淡白：多属血虚或失血。

（3）唇色深红：多属热盛。

（4）口唇赤肿而干：多为热极。

（5）口唇樱桃红色：多见于煤气中毒。

（6）口唇青紫：多属瘀血证。

（7）口唇青黑：多属寒盛、痛极。

2. 唇之形态

（1）口唇干裂，为津液损伤，多属燥热伤津或阴虚液亏。

（2）口唇糜烂，多为脾胃积热上蒸。

（3）唇内溃烂，其色淡红，为虚火上炎。

（4）唇边生疮，红肿疼痛，为心脾积热。

（5）唇角生疔，麻木痒痛，多为锁口疔；人中部生疔，多为人中疔。

（6）人中满唇反。久病而人中沟变平，口唇翻卷不能覆齿，称“人中满唇反”，为脾气将绝，属病危。

（三）望齿

1. 牙齿色泽

（1）牙齿洁白润泽，是津液内充、肾气充足的表现。

（2）牙齿干燥，为胃阴已伤。

（3）牙齿光燥如石，是阳明热盛，津液大伤。

（4）牙齿燥如枯骨，是肾阴枯涸，精不上荣，见于温热病的晚期。

（5）牙齿枯黄脱落，见于久病者，多为骨绝。

（6）齿焦有垢，为胃肾热盛，但气液未竭；齿焦无垢，为胃肾热甚，气液已竭。

2. 牙齿动态

（1）牙关紧急：多属风痰阻络或热极生风。

（2）咬牙龂齿：为热盛动风。

（3）睡中龂齿：多因胃热或虫积所致，也可见于正常人。

（四）望牙龈

1. 牙龈色泽

（1）牙龈淡红而润泽：是胃气充足，气血调匀。

（2）牙龈淡白：多是血虚或失血。

（3）牙龈红肿疼痛：多是胃火亢盛。

2. 牙龈形态

（1）齿衄：齿缝出血，痛而红肿，多为胃热伤络；若不痛、不红、微肿者，多为气虚，或肾火伤络。

（2）牙宣：龈肉萎缩，牙根暴露，牙齿松动，多属肾虚或胃阴不足。

（3）牙疳：牙龈溃烂，流腐臭血水，多因外感疫疠之邪，积毒上攻所致。

［常考考点］口、唇、齿、龈色态的特点及其临床意义。

要点五　望咽喉的主要内容及其临床意义

（一）望咽喉色泽

1. 咽部深红，肿痛明显　属实热证，多因肺胃热毒壅盛所致。

2. 咽部嫩红，肿痛不显　属阴虚证，多由肾水亏少，阴虚火旺所致。

3. 咽喉淡红漫肿　多属痰湿凝聚所致。

（二）望咽喉形态

1. 乳蛾　一侧或两侧喉核红肿肥大，形如乳头或乳蛾，表面或有脓点，咽痛不适。属肺胃热盛，邪客喉核；或虚火上炎，气血瘀滞所致。

2. 喉痈　咽喉部红肿高突，疼痛剧烈，吞咽困难。多因脏腑蕴热，复感外邪，热毒客于咽喉所致。

3. 咽喉腐烂　溃烂成片或凹陷者，为肺胃热毒壅盛；若腐烂分散浅表者，为肺胃之热尚轻；若溃腐日久，周围淡红或苍白者，多属虚证。

4. 伪膜　咽部溃烂处上覆白腐，形如白膜者。如伪膜松厚，容易拭去，去后不复生，此属肺胃热浊上壅于咽，证较轻；如伪膜坚韧，不易剥离，重剥则出血，或剥去随即复生，此属重证，多是白喉，又称“疫喉”，因肺胃热毒伤阴而成，属烈性传染病。

5. 成脓　咽喉局部红肿高突，有波动感，压之柔软凹陷者，多已成脓；压之坚硬则尚未成脓。

［常考考点］咽喉形态异常代表的临床意义。

细目五　望皮肤

【考点突破攻略】

要点一　望皮肤色泽的内容及其临床意义

（一）皮肤发赤

皮肤突然鲜红成片，色如涂丹，边缘清楚，灼热肿胀者，为丹毒。

1. 发于头面者，名抱头火丹。
2. 发于小腿足部者，名流火。
3. 发于全身、游走不定者，名赤游丹。
4. 发于上部者，多由风热化火所致；发于下部者，多因湿热化火而成；亦有因外伤染毒而引起者。

（二）皮肤发黄

面目、皮肤、爪甲俱黄者，为黄疸。多因外感湿热、疫毒，内伤酒食，或脾虚湿困，血瘀气滞等所致。

1. 黄色鲜明如橘皮色者，属阳黄，因湿热蕴蒸，胆汁外溢肌肤而成。
2. 黄色晦暗如烟熏色者，属阴黄，因寒湿阻遏，胆汁外溢肌肤所致。

（三）皮肤紫黑

面、手、乳晕、腋窝、外生殖器、口腔黏膜等处呈弥漫性棕黑色改变者，多为黑疸，由劳损伤肾所致，周身皮肤发黑亦可见于肾阳虚衰的病人。

（四）皮肤白斑

四肢、面部等处出现白斑，大小不等，界限清楚，病程缓慢者，为白驳风。多因风湿侵袭，气血失和，血不荣肤所致。

[常考考点] 丹毒和黄疸的临床鉴别。

要点二　望斑疹的内容及其临床意义

斑和疹都是全身性疾病表现于皮肤的症状。

（一）斑

斑指皮肤黏膜出现深红色或青紫色片状斑块，平摊于皮肤，摸之不碍手，压之不褪色的症状。可由外感温热邪毒，热毒窜络，内迫营血，或脾虚血失统摄，或阳衰寒凝血瘀，或外伤血溢肌肤所致。

（二）疹

疹指皮肤出现红色或紫红色、粟粒状疹点，高出皮肤，抚之碍手，压之褪色的症状。常见于麻疹、风疹、瘾疹等病，也可见于温热病中。多因外感风热时邪，或过敏，或热入营血所致。

1. 麻疹　疹色桃红，形似麻粒，先见于耳后发际，渐延及颜面、躯干和四肢，疹发透彻后按出疹顺序依次消退。因外感时邪所致，属儿科常见传染病。

2. 风疹　疹色淡红，细小稀疏，瘙痒不已，时发时止。为外感风热时邪所致。

3. 瘾疹　皮肤上出现淡红色或苍白色风团，大小形态各异，瘙痒，搔之融合成片，高出皮肤，发无定处，出没迅速，时隐时现。为外感风邪或过敏所致。

[常考考点] 斑疹的特征及临床意义。

【知识纵横比较】

斑和疹的鉴别

病变名称	特点
斑	凡色深红或青紫，成片平铺于皮肤，抚之不碍手，压之不褪色者，为斑
疹	凡色红，点小如粟米，高出皮肤，抚之碍手，压之褪色者，为疹

麻疹、风疹和瘾疹的鉴别

病名	皮疹特点	病机
麻疹	疹色桃红，形似麻粒，先见于耳后发际，渐延及颜面、躯干和四肢，疹发透彻后按出疹顺序依次消退	外感病毒时邪；儿童常见传染病
风疹	疹色淡红，细小稀疏，瘙痒不已，时发时止	外感风热时邪
瘾疹	皮肤上出现淡红色或苍白色风团，大小形态各异，瘙痒，搔之融合成片，高出皮肤，发无定处，出没迅速，时隐时现	外感风邪或过敏所致

细目六　望排出物

【考点突破攻略】

要点　望痰、涕的内容及其临床意义

（一）望痰

1. 痰黄黏稠，坚而成块者，属热痰。因热邪煎熬津液之故。
2. 痰白而清稀，或有灰黑点者，属寒痰。因寒伤阳气，气不化津，湿聚为痰之故。
3. 痰白滑而量多，易咳出者，属湿痰。因脾虚不运，水湿不化，聚而成痰之故。
4. 痰少而黏，难于咳出者，属燥痰。因燥邪伤肺，或肺阴虚津亏所致。
5. 痰中带血，色鲜红者，为热伤肺络。多因肺阴亏虚，或肝火犯肺，或痰热壅肺所致。
6. 咳吐脓血腥臭痰，属肺痈。是热毒蕴肺，化腐成脓所致。

（二）望涕

1. 新病鼻塞流清涕，是外感风寒；鼻流浊涕，是外感风热。
2. 阵发性清涕，量多如注，伴喷嚏频作，多属鼻鼽，是风寒束于肺卫所致。
3. 久流浊涕，质稠、量多、气腥臭者，为鼻渊，是湿热蕴阻所致。

［常考考点］痰和涕的不同改变及其临床意义。

细目七　望小儿食指络脉

【考点突破攻略】

要点一　望小儿食指络脉的方法及其正常表现

（一）望小儿食指络脉的方法

诊察小儿食指络脉时，令家长抱小儿面向光亮。医生用左手拇指和食指握住小儿食指末端，再以右手拇指的侧缘在小儿食指掌侧前缘从指尖向指根部推擦几次，用力要适中，使食指络脉显露，便于观察。

（二）小儿食指络脉正常表现

1. 食指络脉特点　在食指掌侧前缘，隐隐显露于掌指横纹附近，纹色浅红略紫，呈单支且粗细适中。

2. 影响因素　小儿食指络脉亦受多种因素的影响。

（1）年幼儿络脉显露而较长；年长儿络脉不显而略短。
（2）皮肤薄嫩者，食指络脉较显而易见；皮肤较厚者，络脉常模糊不显。
（3）肥胖儿络脉较深而不显；体瘦儿络脉较浅而易显。
（4）天热脉络扩张，食指络脉增粗变长；天冷脉络收缩，食指络脉变细缩短。

要点二　小儿食指络脉病理变化的临床表现及其意义

对小儿病理食指络脉的观察，应注意其纹位、纹态、纹色、纹形四方面的变化，其要点可概括为：三关测轻重，浮沉分表里，红紫辨寒热，淡滞定虚实。

（一）三关测轻重

小儿食指按指节分为三关：食指第一节（掌指横纹至第二节横纹之间）为风关，第二节（第二节横纹至第三节横纹之间）为气关，第三节（第三节横纹至指端）为命关。根据络脉在食指三关出现的部位，可以测定邪气的浅深，病情的轻重。

1. 食指络脉显于风关　是邪气入络，邪浅病轻，可见于外感初起。

2. 食指络脉达于气关　是邪气入经，邪深病重。

3. 食指络脉达于命关　是邪入脏腑，病情严重。

4. 食指络脉直达指端（称透关射甲）　提示病情凶险，预后不良。

（二）浮沉分表里

1. 食指络脉浮而显露　为病邪在表，见于外感表证。因外邪袭表，正气抗争，鼓舞气血趋向于表，故食指络脉浮显。

2. 食指络脉沉隐不显　为病邪在里，见于内伤里证。因邪气内困，阻滞气血难于外达，故食指络脉沉隐。

（三）红紫辨寒热

1. 食指络脉鲜红　属外感表证。因邪正相争，气血趋向于表，食指络脉浮显，故色偏红。

2. 食指络脉紫红　属里热证。因里热炽盛，脉络扩张，气血壅滞，故见紫红。

3. 食指络脉色青　主疼痛、惊风。因痛则不通，或肝风内动，使脉络郁滞，气血不通，故纹色变青紫。

4. 食指络脉淡白　属脾虚、疳积。因脾胃气虚，生化不足，气血不能充养脉络，故纹色淡白。

5. 食指络脉紫黑　为血络郁闭，病属重危。因邪气亢盛，心肺气衰，脉络瘀阻，故见紫黑。

一般来说，食指络脉色深暗者，多属实证，是邪气有余；色浅淡者，多属虚证，是正气不足。

（四）淡滞定虚实

1. 食指络脉浅淡而纤细者，多属虚证。因气血不足，脉络不充所致。

2. 食指络脉浓滞而增粗者，多属实证。因邪正相争，气血壅滞所致，

［常考考点］望小儿食指络脉的内容及临床意义。

【例题实战模拟】

A1 型题

1. 下列除哪项外，均提示病情严重、预后不良

A. 目暗睛迷　B. 舌苔骤剥　C. 脉微欲绝　D. 抽搐吐沫　E. 昏迷烦躁

2. 湿热熏蒸的面色是

A. 黄而鲜明　B. 黄如烟熏　C. 苍黄　D. 淡黄消瘦　E. 淡黄浮肿

3. 下列各项，不属于面色青主病的是

A. 寒证　B. 惊风　C. 湿证　D. 气滞　E. 血瘀

4. 下列各项，属疳积表现的是

A. 发黄干枯　B. 头发稀疏黄软　C. 发结如穗　D. 少年白发　E. 枕后发稀

5. 下列各项，与牙齿干燥如枯骨关系最密切的是

A. 热盛伤津　B. 阳明热盛　C. 胃阴不足　D. 肾阴枯涸　E. 肺阴亏虚

6. 疹的主要特点是

A. 色深红或青紫　B. 平铺于皮肤　C. 抚之碍手　D. 压之不褪色　E. 点大成片

B 型题

A. 白滑而量多，易咳　B. 清稀而多泡沫　C. 少而黏，难咳

D. 白而清稀　E. 黄而黏稠，坚而成块

7. 寒痰的特征是

8. 热痰的特征是

【参考答案】

1. D　2. A　3. C　4. C　5. D　6. C　7. D　8. E

第三单元　望　舌

舌诊是观察病人舌质和舌苔的变化以诊察疾病的方法，是望诊的重要内容，是中医诊法的特色之一。

细目一　舌诊原理与方法

【考点突破攻略】

要点一　舌诊原理

舌为一肌性器官，由黏膜和舌肌组成。它附着于口腔底部、下颌骨、舌骨，呈扁平而长形。其主要功能是辨别滋味，调节声音，拌和食物，协助吞咽。舌由肌肉、血脉和经络所构成，三者都与脏腑存在着密切的联系。

（一）舌可反映心、神的病变

1. 舌为心之苗，手少阴心经之别系舌本。因心主血脉，而舌的脉络丰富，心血上荣于舌，故人体气血运行情况，可反映在舌质的颜色上。

2. 心主神明，舌体的运动又受心神的支配，因而舌体运动是否灵活自如，语言是否清晰，与神志密切相关，故舌可反映心、神的病变。

（二）舌可反映脾胃的功能状态

舌为脾之外候，足太阴脾经连舌本、散舌下。舌居口中司味觉，舌苔是禀胃气而生，与脾胃运化功能相应，故舌可反映脾胃的功能状态；脾胃为后天之本、气血生化之源，故舌象亦是全身营养和代谢功能的反映，代表了全身气血津液的盛衰。

（三）舌可反映其他脏腑的病变

1. 肝藏血，主筋，足厥阴肝经络舌本。

2. 肾藏精，足少阴肾经循喉咙、夹舌本。

3. 足太阳膀胱经经筋结于舌本。

4. 肺系上达咽喉，与舌根相连。

5. 其他脏腑组织，由经络沟通，也直接、间接与舌产生联系，因此，脏腑的病变亦必然通过经络气血的变化而反映于舌。

（四）脏腑的病变反映于舌，具有一定的规律

1. 舌质多候五脏病变，侧重血分。

2. 舌苔多候六腑病变，侧重气分。

3. 舌尖多反映上焦心肺的病变。

4. 舌中多反映中焦脾胃的病变。

5. 舌根多反映下焦肾的病变。

6. 舌两侧多反映肝胆的病变。

7. 另外，还有“舌尖属上脘，舌中属中脘，舌根属下脘”的说法。

舌尖红赤或破溃，多为心火上炎；舌体两侧出现青紫色斑点，多为肝经气滞血瘀；若舌见厚腻苔，多见于脾失健运所致的湿浊、痰饮、食积等；若舌苔出现剥脱，在舌中多为胃阴不足，在舌根多为肾阴虚等。

（五）舌可反映气血津液的盛衰

舌为血脉丰富的肌性组织，有赖气血的濡养和津液的滋润。舌体的形质和舌色与气血的盈亏和运行状态有关。舌苔和舌体的润燥与津液的多少有关。舌下肉阜部有唾液腺腺体的开口。中医认为唾为肾液，涎为脾液，为津液的一部分，其生成、输布离不开脏腑功能，尤其与肾、脾、胃等脏腑密切相关，所以通过观察舌体的润燥，可以判断体内津液的盈亏及邪热的轻重。

要点二　舌诊方法与注意事项

舌诊以望诊为主，有时还须结合闻诊、问诊和扪、摸、揩、刮等方法进行全面诊察。

（一）舌诊方法

1. 望舌的体位和伸舌姿势　望舌时，医者姿势可略高于患者，以便俯视口舌部位，患者可以采用坐位或仰卧位，面向自然光线，头略扬起，自然地将舌伸出口外，舌体放松，舌面平展，舌尖略向下，尽量张口使舌体充分暴露。如伸舌过分用力，舌体紧张卷曲，或伸舌时间过久，都会影响舌体血液循环而引起舌色改变，或舌苔紧凑变样，或干湿度发生变化。

2. 诊舌的方法　望舌的顺序是先看舌尖，再看舌中、舌边，最后看舌根部。先看舌质，再看舌苔，再根据舌质、舌苔的基本特征，分项察看。望舌质，主要观察舌质的颜色、光泽、形状及动态等；察舌苔，重点观察舌苔的有无、色泽、质地及分布状态等。在望舌过程中，既要迅速敏捷，又要全面准确，尽量减少患者伸舌的时间，以免口舌疲劳。若一次望舌判断不准，可让病人休息片刻后，再重新望舌，根据临床需要，还可察看舌下静脉。

3. 刮舌与揩舌　刮舌可用消毒压舌板的边缘，以适中的力量，在舌面上由舌根向舌尖刮三五次。若刮之不去或刮而留有污质，多为里有实邪；刮之即去，舌体明净光滑者，多为虚证。

揩舌可用消毒纱布卷在食指上，蘸少许清洁水在舌面上揩抹数次。可用于鉴别舌苔有根无根，以及是否属于染苔。

此外，还可以询问舌上味觉的情况，舌体是否有疼痛、麻木、灼辣等异常感觉，舌体运动是否灵活等，以协助诊断。

（二）诊舌的注意事项

为了使舌诊所获得的信息准确，必须注意排除各种操作因素所造成的虚假舌象。望舌时应注意以下几点：

1. 光线影响　光线的强弱与色调，对颜色的影响极大，常常会使望诊者对同一颜色产生不同的感觉，望舌以白天充足而柔和的自然光线为佳，如在夜间或暗处，用日光灯为好，光线要直接照射到舌面，避免面对有色的门窗。如光线过暗，可使舌色暗滞；日光灯下，舌色多偏紫；白炽灯下，舌苔偏于黄色；用普通灯泡或手电筒照明，易使舌苔黄、白二色难于分辨。周围有色物体的反射光，可使舌色发生相应的改变。

2. 饮食或药品影响　饮食及药物可使舌象发生变化。如进食之后，由于食物的反复摩擦，使舌苔由厚变薄；饮水后，可使干燥舌苔变为湿润。过冷过热的饮食及刺激性食物可使舌色发生改变，如刚进辛热食物，舌色可由淡红变为鲜红，或由红色转为绛色。过食肥甘之品及服大量镇静剂，可使舌苔厚腻；长期服用某些抗生素，可产生黑腻苔或霉腐苔。某些饮食或药物，会使舌苔染色，称为染苔。如饮用牛奶、豆浆、钡剂、椰汁等可使舌苔变白、变厚；食用花生、瓜子、豆类、核桃、杏仁等富含脂肪的食品，往往在短时间可使舌面附着黄白色渣滓，易与腐腻苔相混；食用蛋黄、橘子、柿子、核黄素等，可将舌苔染成黄色；各种黑褐色食品、药品，或吃橄榄、酸梅，长期吸烟等，可使舌苔染成灰色、黑色。一般染苔多在短时间内自然退去，或经揩舌除去，与病情亦不相符，如有疑问，可询问饮食、服药等情况进行鉴别。

3. 口腔对舌象的影响 牙齿残缺，可造成同侧舌苔偏厚；镶牙可以使舌边留有齿痕；睡觉时张口呼吸者，可以使舌苔增厚、干燥等。

[常考考点] 舌的脏腑定位以及舌诊的方法。

细目二 正常舌象

【考点突破攻略】

要点 正常舌象的特点及临床意义

舌诊的内容主要分望舌质和望舌苔两方面。舌质，又称舌体，是舌的肌肉脉络组织。舌苔，是舌体上附着的一层苔状物。

（一）正常舌象的主要特征

1. 正常舌象的主要特征 舌色淡红鲜明，舌质滋润，舌体大小适中、柔软灵活，舌苔均匀薄白而润。简称“淡红舌，薄白苔”。

2. 影响因素 正常舌象受体内外环境的影响，可以产生生理性变异。

（1）年龄：儿童的舌质多淡嫩，舌苔偏少易剥；老年人的舌色多暗红。

（2）性别：受女性生理特点的影响，在月经期可以出现蕈状乳头充血而舌质偏红，或舌尖边部有明显的红刺，月经过后可以恢复正常。

（3）体质、禀赋：受禀赋体质因素的影响，舌象可以出现一些差异。如裂纹舌、齿痕舌、地图舌等，均有属于先天性者。

（4）气候、环境：夏天舌苔多厚，秋天舌苔偏干燥，冬季舌常湿润等。

（二）正常舌象的临床意义

正常舌象说明胃气旺盛，气血津液充盈，脏腑功能正常。

[常考考点] 正常舌象为“淡红舌，薄白苔”。

细目三 望舌质

【考点突破攻略】

要点一 舌色变化（淡白、淡红、红、绛、青紫）的特征与临床意义

舌色是指舌质的颜色。

（一）淡白舌

1. 表现特征 淡白舌指舌色较正常人的淡红色浅淡，白色偏多，红色偏少，甚至全无血色者（枯白舌）的表现。

2. 临床意义 淡白舌主气血两虚、阳虚。枯白舌主脱血夺气。气血两亏，血不荣舌，或阳气不足，推动血液运行无力，致使血液不能充分营运于舌质中，故舌色浅淡。脱血夺气，病情危重，舌无血气充养，则显枯白无华。

（1）淡白湿润，舌体胖嫩多为阳虚水湿内停。

（2）淡白光莹，舌体瘦薄属气血两亏。

（二）淡红舌

1. 表现特征 淡红舌指舌体颜色淡红润泽、白中透红的表现。

2. 临床意义 淡红舌为气血调和的征象，多见于正常人，或病之轻者。淡红舌为心血充足，胃气旺盛的生理状态；若外感病初起，病情轻浅，尚未伤及气血及内脏，舌色仍可保持正常。

（三）红舌

1. 表现特征 舌色较淡红色为深，甚至呈鲜红色的表现，红舌可见于整个舌体，亦可只见于舌尖。

2. 临床意义 红舌主实热、阴虚。血得热则行，热盛则气血沸涌，舌体脉络充盈，或阴液亏虚，虚火上炎，故舌色鲜红。

（1）舌色稍红，或舌边尖略红：多属外感风热表证初期。

（2）舌色鲜红，舌体不小，或兼黄苔：多属实热证。

（3）舌尖红：多为心火上炎。

（4）舌两边红：多为肝经有热。

（5）舌体小，舌鲜红而少苔，或有裂纹，或光红无苔：属虚热证。

（四）绛舌

1. 表现特征 绛舌指舌色较红色更深，或略带暗红色的表现。

2. 临床意义 绛舌主里热亢盛、阴虚火旺。

绛舌多由红舌进一步发展而来，其形成是因热入营血，耗伤营阴，血液浓缩而瘀滞，或虚火上炎，舌体脉络充盈。

（1）舌绛有苔，或伴有红点、芒刺：多属温病热入营血，或脏腑内热炽盛。

（2）舌绛少苔或无苔，或有裂纹：多属久病阴虚火旺，或热病后期阴液耗损。

（五）青紫舌

1. 表现特征 全舌呈现青紫色，或局部出现青紫斑点的表现。舌淡而泛现青紫者，为淡紫舌；舌红而泛现紫色者，为紫红舌；舌绛而泛现紫色者，为绛紫舌；舌体局部出现青紫色斑点者，为斑点舌。

2. 临床意义 紫舌，主血行不畅。

（1）全舌青紫：多是全身性血行瘀滞。

（2）舌有紫色斑点：多属瘀血阻滞于某局部。

（3）舌色淡红中泛现青紫：多因肺气壅滞，或肝郁血瘀，亦可见于先天性心脏病，或某些药物、食物中毒。

（4）舌淡紫而湿润：阴寒内盛，或阳气虚衰所致寒凝血瘀。

（5）舌紫红或绛紫而干枯少津：为热盛伤津，气血壅滞。

［常考考点］淡白舌、红舌、绛舌、紫舌的临床意义。

要点二 舌形变化（老嫩、胖瘦、点刺、裂纹、齿痕）的特征与临床意义

舌形是指舌体的形状。

（一）老舌

1. 表现特征 舌质纹理粗糙或皱缩，坚敛而不柔软，舌色较暗者，为苍老舌。

2. 临床意义 老舌多见于实证。实邪亢盛，充斥体内，而正气未衰，邪正交争，邪气壅滞于上，故舌质苍老。

（二）嫩舌

1. 表现特征 舌质纹理细腻，浮胖娇嫩，舌色浅淡者，为娇嫩舌。

2. 临床意义 多见于虚证。气血不足，舌体脉络不充，或阳气亏虚，运血无力，寒湿内生，故舌嫩色淡白。

（三）胖舌（胖大舌）

1. 表现特征 舌体较正常舌大而厚，伸舌满口者，称为胖大舌；舌体肿大，盈口满嘴，甚者不能闭口，不能缩回者，称为肿胀舌。

2. 临床意义 胖大舌多主水湿内停、痰湿热毒上泛。

（1）舌淡胖大：多为脾肾阳虚，水湿内停。

（2）舌红胖大：多属脾胃湿热或痰热内蕴。

（3）肿胀舌：舌红绛肿胀者，多见于心脾热盛，热毒上壅。

（4）先天性舌血管瘤患者，可呈现青紫肿胀。

（四）瘦舌（瘦薄舌）

1. 表现特征 舌体比正常舌瘦小而薄者，称为瘦薄舌。

2. 临床意义 多主气血阴液不足。

（1）舌体瘦薄而色淡：多是气血两虚。

（2）舌体瘦薄而色红绛干燥：多见于阴虚火旺，津液耗伤。

（五）点、刺舌

1. 表现特征 点是指突起于舌面的红色或紫红色星点。大者为星，称红星舌；小者为点，称红点舌。刺是指舌乳头突起如刺，摸之棘手的红色或黄黑色点刺，称为芒刺舌。点、刺相似，多见于舌的边尖部分。

2. 临床意义 点、刺舌提示脏腑热极，或血分热盛。点、刺是由蕈状乳头增生，数目增多，充血肿大而形成。一般点、刺越多，邪热越盛。

（1）舌红而起芒刺：多为气分热盛。

（2）舌红而点刺色鲜红：多为血热内盛，或阴虚火旺。

（3）舌红而点刺色绛紫：多为热入营血而气血壅滞。

3. 根据点刺出现的部位，可区分热在何脏

（1）舌尖生点刺：多为心火亢盛。

（2）舌边有点刺：多属肝胆火盛。

（3）舌中生点刺：多为胃肠热盛。

（六）裂纹舌

1. 表现特征 是指舌面出现各种多少不等、深浅不一、各种形态的裂沟，有深如刀割剪碎的，有横直皱纹而短小的，有纵形、横形、“井”字形、“爻”字形，以及辐射状、脑回状、鹅卵石状等。

2. 临床意义 裂纹舌多属阴血亏损，不能荣润舌面所致。

（1）舌红绛而有裂纹：多是热盛伤津，或阴液虚损。

（2）舌淡白而有裂纹：多为血虚不润。

（3）舌淡白胖嫩，边有齿痕而又有裂纹：属脾虚湿侵。

（4）健康人舌面上出现裂纹、裂沟，裂纹中一般有舌苔覆盖，且无不适感觉者，为先天性舌裂，应与病理性裂纹舌作鉴别。

（七）齿痕舌

1. 表现特征 齿痕舌指舌体边缘见牙齿压迫的痕迹。

2. 临床意义 齿痕舌多主脾虚、水湿内停证。齿痕舌多因舌体胖大而受齿缘压迫所致，故常与胖大舌同见。

（1）舌淡胖大润而有齿痕：多属寒湿壅盛，或阳虚水湿内停。

（2）舌淡红而有齿痕：多是脾虚或气虚。

（3）舌红肿胀而有齿痕：为内有湿热痰浊壅滞。

（4）舌淡红而嫩，舌体不大而边有轻微齿痕：可为先天性齿痕；如病中见之提示病情较轻，多见于小儿或气血不足者。

［常考考点］7 种舌形的特点及临床意义。

要点三　舌态变化（强硬、痿软、颤动、歪斜、吐弄、短缩）的特征与临床意义

舌态是指舌体的动态。

（一）强硬舌

1. 表现特征 强硬舌指舌体板硬强直，运动不灵活的表现。

2. 临床意义 强硬舌多见于热入心包，或高热伤津，或风痰阻络。外感热病，热入心包，扰乱心

神，使舌无主宰；高热伤津，筋脉失养，使舌体失其灵活与柔和；肝风夹痰，阻于廉泉络道，以致舌体强硬失和。

（1）舌红绛少津而强硬：多因邪热炽盛。

（2）舌胖大兼厚腻苔而强硬：多见于风痰阻络。

（3）舌强语言謇涩，伴肢体麻木、眩晕：多为中风先兆。

（二）痿软舌

1. 表现特征 痿软舌指舌体软弱，无力屈伸，痿废不灵的表现。

2. 临床意义 痿软舌多见于伤阴，或气血俱虚。痿软舌多因气血亏虚，阴液亏损，舌肌筋脉失养而废弛，致使舌体痿软。

（1）舌淡白而痿软：多是气血俱虚。

（2）新病舌干红而痿软：多是热灼津伤。

（3）久病舌绛少苔或无苔而痿软：多见于外感病后期，热极伤阴，或内伤杂病，阴虚火旺。

（三）颤动舌

1. 表现特征 颤动舌指舌体震颤抖动，不能自主的表现，轻者仅伸舌时颤动，重者不伸舌时亦抖颤难宁。

2. 临床意义 颤动舌为肝风内动的表现，可因热盛、阳亢、阴亏、血虚等所致。气血两虚，使筋脉失于濡养而无力平稳伸展舌体，或因热极阴亏而动风、肝阳化风等导致舌抖颤难安。

（1）久病舌淡白而颤动：多属血虚动风。

（2）新病舌绛而颤动：多属热极生风。

（3）舌红少津而颤动：多属阴虚动风。

（4）酒毒内蕴：可见舌体颤动。

（四）歪斜舌

1. 表现特征 歪斜舌指伸舌时舌体偏向一侧，或左或右。

2. 临床意义 歪斜舌多见于中风、喑痱或中风先兆。多因肝风内动，夹痰或夹瘀，痰瘀阻滞一侧经络，受阻侧舌肌弛缓，收缩无力，而健侧舌肌如常所致。

（五）吐弄舌

1. 表现特征 舌伸于口外，不即回缩者，为“吐舌”；舌微露出口，立即收回，或舐口唇上下左右，摇动不停者，叫作“弄舌”。

2. 临床意义 吐弄舌两者皆因心、脾二经有热所致。心热则动风，脾热则津耗，以致筋脉紧缩不舒，频频动摇。

（1）吐舌可见于疫毒攻心或正气已绝。

（2）弄舌多见于热甚动风先兆。

（3）吐弄舌可见于小儿智能发育不全。

（六）短缩舌

1. 表现特征 指舌体卷短、紧缩，不能伸长的表现。

2. 临床意义 短缩舌，多属危重证候的表现。

（1）舌短缩，色淡白或青紫而湿润：多属寒凝筋脉。

（2）舌短缩，色淡白而胖嫩：多属气血俱虚。

（3）舌短缩，体胖而苔滑腻：多属痰浊内蕴。

（4）舌短缩，色红绛而干：多属热盛伤津。

[常考考点] 6 种舌态的特点及临床意义。

细目四　望舌苔

【考点突破攻略】

要点一　苔质变化（厚薄、润燥、腐腻、剥落、真假）的特征与临床意义

苔质，是指舌苔的质地、形态，主要观察舌苔的厚薄、润燥、腐腻、剥落、真假等方面的改变。

（一）薄、厚苔

1. 表现特征　苔质的厚薄以“见底”和“不见底”为标准，即透过舌苔能隐隐见到舌体的为“薄苔”，不能见到舌体则为“厚苔”。

2. 临床意义　苔的厚薄主要反映邪正的盛衰和邪气之深浅。

（1）薄苔：本是胃气所生，属正常舌苔。若有病见之，亦属疾病轻浅，正气未伤，邪气不盛。故薄苔主外感表证，或内伤轻病。

（2）厚苔：是胃气夹湿浊邪气熏蒸所致，故厚苔主邪盛入里，或内有痰湿、食积等。

3. 舌苔厚薄变化的临床意义

（1）舌苔由薄转厚：提示邪气渐盛，或表邪入里，为病进。

（2）舌苔由厚转薄：提示正气胜邪，内邪消散外达，为病退。

舌苔的厚薄变化，一般是渐变的过程，如果薄苔突然增厚，提示邪气极盛，迅速入里；舌苔骤然消退，舌上无新生舌苔，为正不胜邪，或胃气暴绝。

（二）润、燥苔

1. 表现特征

（1）润苔：舌苔干湿适中，不滑不燥。

（2）滑苔：舌面水分过多，伸舌欲滴，扪之湿而滑。

（3）燥苔：舌苔干燥，扪之无津，甚则舌苔干裂。

（4）糙苔：苔质粗糙如砂石，扪之糙手，津液全无。

2. 临床意义　舌苔的润燥主要反映体内津液的盈亏和输布情况。

（1）润苔：是正常的舌苔表现，疾病过程中见润苔，提示体内津液未伤，多见于风寒表证、湿证初起、食滞、瘀血等。

（2）滑苔：多因水湿之邪内聚，主寒证、湿证、痰饮。外感寒邪、湿邪，或脾阳不振，寒湿、痰饮内生，均可出现滑苔。

（3）燥苔：提示体内津液已伤。如高热、大汗、吐泻、久不饮水或过服温燥药物等，导致津液不足，舌苔失于濡润而干燥。亦有因痰饮、瘀血内阻，阳气被遏，不能上蒸津液濡润舌苔而见燥苔者，属津液输布障碍。

（4）糙苔：糙苔可由燥苔进一步发展而成。多见于热盛伤津之重症。若苔质粗糙而不干者，多为秽浊之邪盘踞中焦。

3. 舌苔润燥变化的临床意义

（1）舌苔由润变燥：表示热重津伤，或津失输布。

（2）舌苔由燥变润：主热退津复，或饮邪始化。

但在特殊情况下也有湿邪苔反燥而热邪苔反润者，如湿邪传入气分，气不化津，则舌苔反燥；热邪传入血分，阳邪入阴，蒸动阴气，则舌苔反润，均宜四诊合参。

（三）腻苔

1. 表现特征　苔质颗粒细腻致密，揩之不去，刮之不脱，如涂有油腻之状，中间厚边周薄者。

2. 临床意义　多由湿浊内蕴，阳气被遏，湿浊痰饮停聚于舌面所致。

（1）舌苔薄腻，或腻而不板滞：多为食积，或脾虚湿困。

（2）舌苔白腻而滑：为痰浊、寒湿内阻。

（3）舌苔黏腻而厚，口中发甜：为脾胃湿热。

（4）舌苔黄腻而厚：为痰热、湿热、暑湿等邪内蕴。

（四）腐苔

1. 表现特征 苔质颗粒疏松，粗大而厚，形如豆腐渣堆积舌面，揩之可去。若舌上黏厚一层，有如疮脓，则称“脓腐苔”。

2. 临床意义 腐苔，主痰浊、食积；脓腐苔主内痈。腐苔的形成，多因阳热有余，蒸腾胃中腐浊邪气上泛，聚集于舌面而成。

（1）腐苔：多见于食积胃肠，或痰浊内蕴。

（2）脓腐苔：多见于内痈，或邪毒内结，是邪盛病重的表现。

（3）病中腐苔渐退，续生薄白新苔：为正气胜邪之象，是病邪消散。

（4）病中腐苔脱落，不能续生新苔：为病久胃气衰败，属于无根苔。

（五）剥落苔

1. 表现特征 舌面本有苔，疾病过程中舌苔全部或部分脱落，脱落处光滑无苔。根据舌苔剥脱的部位和范围大小，可分为以下几种：

（1）光剥苔：舌苔全部退去，以致舌面光洁如镜（又称为光滑舌或镜面舌）。

（2）花剥苔：舌苔剥落不全，剥脱处光滑无苔，余处斑斑驳驳地残存舌苔，界限明显。

（3）地图舌：舌苔不规则地大片脱落，边缘凸起，界限清楚，形似地图。

（4）类剥苔：剥脱处并不光滑，似有新生颗粒。

（5）前剥苔：舌前半部分苔剥脱。

（6）中剥苔：舌中部分苔剥脱。

（7）根剥苔：舌根部分苔剥脱。

（8）鸡心苔：舌苔周围剥脱，仅留中心一小块。

2. 临床意义 观苔之剥落，可了解胃气胃阴之存亡及气血的盛衰，从而判断疾病的预后。

（1）舌红苔剥：多为阴虚。

（2）舌淡苔剥或类剥：多为血虚或气血两虚。

（3）镜面舌而舌色红绛：胃阴枯竭，胃乏生气。

（4）舌色白如镜，甚至毫无血色：主营血大虚，阳气虚衰。

（5）舌苔部分脱落，未剥处仍有腻苔者：为正气亏虚，痰浊未化。

（6）动态观察舌苔之剥脱：舌苔从全到剥是胃的气阴不足，正气衰败的表现。舌苔剥脱后，复生薄白之苔为邪去正胜，胃气渐复之佳兆。

（六）真、假苔

1. 表现特征 判断舌苔之真假，以有根无根作为标准。

（1）真苔：指舌苔紧贴舌面，似从舌里生出，乃胃气所生，又称为有根苔。

（2）假苔：指舌苔浮涂舌上，不像从舌上长出来者，又称为无根苔。

2. 临床意义 舌苔之真假，对于辨别疾病的轻重与预后有重要意义。

（1）真苔：真苔是脾胃生气熏蒸食浊等邪气上聚于舌面而成。

病之初期、中期，舌见真苔且厚，为胃气壅实，病邪深重；久病见真苔，说明胃气尚存。

（2）假苔：假苔乃胃气告匮，不能接生新苔，而旧苔仅浮于舌面，并逐渐脱离舌体。新病出现假苔，乃邪浊渐聚，病情较轻；久病出现假苔，是胃气匮乏，不能上潮，病情危重。

［常考考点］6种苔质变化的特点及临床意义。

要点二 苔色变化（白、黄、灰黑）的特征与临床意义

苔色，指舌苔的颜色，主要有白、黄、灰黑苔。

（一）白苔

1. 表现特征 舌面上所附着的苔垢呈现白色。白苔有厚薄之分，苔白而薄，透过舌苔可看到舌体

者，是薄白苔；苔白而厚，不能透过舌苔见到舌体者，是厚白苔。

2. 临床意义 白苔一般常见于表证、寒证、湿证。但在特殊情况下，白苔也主热证。

（1）薄白苔：正常舌象，或见于表证初期，或是里证病轻，或是阳虚内寒。

（2）苔薄白而滑：多为外感寒湿，或脾肾阳虚，水湿内停。

（3）苔薄白而干：多见于外感风热。

（4）苔白厚腻：多为湿浊内停，或为痰饮、食积。

（5）苔白厚而干：主痰浊、湿热内蕴。

（6）苔白如积粉，扪之不燥（称“积粉苔”）：常见于瘟疫或内痈等病，系秽浊时邪与热毒相结而成。

（7）苔白燥裂如砂石，扪之粗糙（“糙裂苔”）：提示内热暴起，津液暴伤。

（二）黄苔

1. 表现特征 舌苔呈现黄色。根据苔黄的程度，有淡黄、深黄和焦黄之分。淡黄苔又称微黄苔，苔呈浅黄色，多由薄白苔转化而来；深黄苔又称正黄苔，苔色黄而深厚；焦黄苔又称老黄苔，是正黄色中夹有灰黑色苔。

2. 临床意义 黄苔一般主里证、热证。由于热邪熏灼，所以苔现黄色。淡黄热轻，深黄热重，焦黄为热结。外感病苔由白转黄，或黄白相兼，为外感表证处于入里化热的阶段。

（1）薄黄苔：提示热势轻浅，多见于外感风热表证或风寒化热。

（2）苔淡黄而滑润多津（黄滑苔）：多是阳虚寒湿之体，痰饮聚久化热，或为气血亏虚，复感湿热之邪。

（3）苔黄而干燥，甚至干裂：多见于邪热伤津，燥结腑实之证。

（4）苔黄而腻：主湿热或痰热内蕴，或食积化腐。

（三）灰黑苔

1. 表现特征 苔色浅黑，为灰苔；苔色深黑，为黑苔。灰苔与黑苔只是颜色深浅之别，故常并称为灰黑苔。

2. 临床意义 灰黑苔主阴寒内盛，或里热炽盛。

（1）苔灰黑而湿润：主阳虚寒湿内盛，或痰饮内停。

（2）苔灰黑而干燥：主热极津伤。

（3）苔黄黑（霉酱苔）：多见于胃肠素有湿浊宿食，积久化热，或湿热夹痰。

［常考考点］3 种苔色变化的临床意义。

细目五　舌象综合分析

【考点突破攻略】

要点一　舌质和舌苔的综合诊察

舌体颜色、形质主要反映脏腑气血津液的情况。舌苔的变化主要与感受病邪和病证的性质有关，所以，观察舌体可以了解脏腑虚实，气血津液的盛衰；察舌苔重在辨病邪的寒热、邪正消长及胃气的存亡。

（一）舌苔或舌质单方面异常

一般无论病之久暂，舌苔或舌质单方面异常意味着病情尚属单纯。如淡红舌而伴有干、厚、腻、滑、剥等苔质变化，或苔色出现黄、灰、黑等异常时，主要提示病邪性质、病程长短、病位深浅、病邪盛衰和消长等方面的情况，正气尚未明显损伤，故临床治疗时应以祛邪为主。舌苔薄白而出现舌质老嫩，舌体胖瘦或舌色红绛、淡白、青紫等变化时，主要反映脏腑功能强弱，或气血、津液的盈亏以及运行的畅滞，或为病邪损及营血的程度等，临床治疗应着重于调整阴阳，调和气血，扶正祛邪。

（二）舌质和舌苔均出现异常

1. 舌苔和舌体变化一致 提示病机相同，所主病证一致，说明病变比较单纯。例如：舌质红，舌苔黄而干燥，主实热证；舌体红绛而有裂纹，舌苔焦黄干燥，多主热极津伤；青紫舌与白腻苔并见，提示气血瘀阻、痰湿内阻等病理特征。

2. 舌苔和舌体变化不一致 多提示病因病机复杂，应对二者的病因病机以及相互关系进行综合分析。

淡白舌黄腻苔者，其舌淡白多主虚寒，而苔黄腻又常为湿热之征，脾胃虚寒而感受湿热之邪可见上述之舌象，表明本虚标实，寒热夹杂的病变特征。

红绛舌白滑腻苔，舌色红绛属内热盛，而白滑腻苔又常见于寒湿内阻，分析其成因可能是由于外感热病，营分有热，故舌色红绛，但气分有湿则苔白滑而腻；又有素体阴虚火旺，复感寒湿之邪或饮食积滞，亦可见红绛舌白滑腻苔。所以，当舌苔和舌体变化不一致时，往往提示体内存在两种或两种以上的病理变化，病情一般比较复杂。

（三）舌象的动态分析

无论外感与内伤病，在疾病发展过程中，都有一个发生、发展、变化的动态过程，舌象亦随之相应变化。因此，观察舌象的动态改变，可以了解疾病的进退、顺逆。

1. 外感病中舌苔由薄变厚表明邪由表入里；舌苔由白转黄，为病邪化热的征象。

2. 舌色转红，舌苔干燥为邪热充斥，气营两燔。

3. 舌苔剥落，舌质红绛为热入营血，气阴俱伤。

4. 在内伤杂病的发展过程中，舌象亦会产生一定的变化，如中风病人舌色淡红，舌苔薄白，表示病情较轻，预后良好；如舌色由淡红转红，转暗红、红绛、紫暗，舌苔黄腻或焦黑，或舌下络脉怒张，表明风痰化热，瘀血阻滞。反之，舌色由暗红、紫暗转为淡红，舌苔渐化，多提示病情趋向稳定好转。

要点二　舌诊的临床意义

舌象变化能较客观地反映病情，故对临床辨证、立法、处方、用药以及判断疾病转归，分析病情预后，都有十分重要的意义。

（一）判断邪正盛衰

邪正的盛衰能明显地在舌上反映出来，如气血充盛则舌色淡红而润；气血不足则舌色淡白；气滞血瘀则舌色青紫或舌下络脉怒张；津液充足则舌质舌苔滋润，津液不足则舌干苔燥。舌苔有根，表明胃气旺盛；舌苔无根或光剥无苔，表明胃气衰败等。

（二）区别病邪性质

不同的病邪致病，舌象特征亦各异，如外感风寒，苔多薄白；外感风热，苔多薄黄。寒湿为病，舌淡而苔白滑；痰饮、湿浊、食滞或外感秽浊之气，均可见舌苔厚腻；燥热为病，则舌红苔燥；瘀血内阻，则舌紫暗或有瘀点等。故风、寒、热、燥、湿、痰、瘀、食等诸种病因，大多可从舌象上加以辨别。

（三）辨别病位浅深

病邪轻浅多见舌苔变化，而病情深重可见舌苔舌体同时变化。以外感温热病而言，其病位可划分为卫、气、营、血四个层次。邪在卫分，则舌苔薄白；邪入气分，舌苔白厚而干或见黄苔，舌色红；舌绛则为邪入营分；舌色深红、紫绛或紫暗，舌枯少苔或无苔为邪入血分。说明不同的舌象提示病位浅深不同。

（四）推断病势进退

病情发展的进退趋势，可从舌象上反映出来。从舌苔上看，舌苔由薄转厚，由白转黄，由黄转焦黑色，苔质由润转燥，提示热邪由轻变重、由表及里、津液耗损；反之，苔由厚变薄，由黄转白，由燥变润，为邪热渐退，津液复生，病情向好的趋势转变。若舌苔突然剥落，舌面光滑无苔，是邪盛正衰，胃气、胃阴暴绝的证候；薄苔突然增厚，是病邪急剧入里的表现。从舌质观察，舌色淡红转红、绛，甚至转为绛紫，或舌上起刺，是邪热深入营血，有伤阴、血瘀之势；舌色由淡红转为淡白、淡青紫，或舌胖嫩湿润，则为阳气受伤，阴寒渐盛，病邪由表入里，由轻转重，由单纯变复杂，病势在进展。

（五）估计病情预后

舌荣有神，舌面薄苔，舌态正常者为邪气未盛，正气未伤之象，预后较好。舌质枯晦，舌苔无根，舌态异常者为正气亏损，胃气衰败，病情多凶险。

【例题实战模拟】

A1 型题

1. 脏腑病变可反映于舌面，舌两侧多反映的是

A. 心、肺　B. 脾、胃　C. 肝、胆　D. 肾　E. 膀胱

2. 淡白舌的主病是

A. 阳虚证　B. 虚热证　C. 寒凝证　D. 瘀血证　E. 气滞证

3. 气血两虚证的舌象是

A. 舌体淡瘦　B. 舌淡齿痕　C. 舌尖芒刺　D. 舌暗瘀点　E. 舌红裂纹

4. 舌绛少苔有裂纹，多见于

A. 热邪内盛　B. 气血两虚　C. 阴虚火旺　D. 瘀血内阻　E. 脾虚湿侵

5. 患者腹部痞胀，纳呆呕恶，肢体困重，身热起伏，汗出热不解，尿黄便溏。其舌象应是

A. 舌红苔黄腻　B. 舌红苔黄糙　C. 舌绛苔少而干　D. 舌绛苔少而润　E. 舌红苔白而干

B1 型题

A. 舌鲜红苔黄厚　B. 舌淡苔白而润　C. 舌红胖苔厚腻
D. 舌淡红苔薄白　E. 舌红绛少苔

6. 虚寒证的舌象是

7. 阴虚证的舌象是

【参考答案】

1. C　2. A　3. A　4. C　5. A　6. B　7. E

第四单元　闻　诊

闻诊是通过听声音和嗅气味来诊察疾病的方法。听声音包括诊察病人的声音、呼吸、语言、咳嗽、心音、呕吐、呃逆、嗳气、太息、喷嚏、呵欠、肠鸣等各种响声。嗅气味包括嗅病体发出的异常气味、排出物的气味及病室的气味。

细目一　听声音

【考点突破攻略】

要点一　音哑与失音的临床表现及其意义

语声嘶哑者为音哑，语而无声者为失音，或称为“喑”。前者病轻，后者病重。

1. 新病音哑或失音者，多属实证。多因外感风寒或风热袭肺，或痰湿壅肺，肺失清肃，邪闭清窍所致，即所谓“金实不鸣”。

2. 久病音哑或失音者，多属虚证。多因各种原因导致阴虚火旺，肺肾精气内伤所致，即所谓“金破不鸣”。

3. 暴怒喊叫或持续高声宣讲，伤及喉咙所致音哑或失音者，亦属气阴耗伤。

4. 久病重病，突见语声嘶哑，多是脏气将绝之危象。

5. 妇女妊娠末期出现音哑或失音者，称为妊娠失音（子喑），系因胎儿渐长，压迫肾之络脉，使肾精不能上荣于舌咽所致。

［常考考点］音哑与失音的临床表现及意义

要点二　谵语、郑声、独语、错语、狂言、言謇的临床表现及其意义

1. 谵语　谵语指神识不清，语无伦次，声高有力的症状。多属邪热内扰神明所致，属实证，故《伤寒论》谓“实则谵语”。见于外感热病，温邪内入心包或阳明实热证、痰热扰乱心神等。

2. 郑声　郑声指神识不清，语言重复，时断时续，语声低弱模糊的症状。多因久病脏气衰竭，心神散乱所致，属虚证，故《伤寒论》谓“虚则郑声”。见于多种疾病的晚期、危重阶段。

3. 独语　独语指自言自语，喃喃不休，见人语止，首尾不续的症状。多因心气虚弱，神气不足，或气郁痰阻，蒙蔽心神所致，属阴证，常见于癫病、郁病。

4. 错语　错语指病人神识清楚而语言时有错乱，语后自知言错的症状。证有虚实之分，虚证多因心气虚弱，神气不足所致，多见于久病体虚或老年脏气衰微之人；实证多为痰湿、瘀血、气滞阻碍心窍所致。

5. 狂言　狂言指精神错乱，语无伦次，狂叫骂詈的症状。《素问・脉要精微论》说：“衣被不敛，言语善恶，不避亲疏者，此神明之乱也。”多因情志不遂，气郁化火，痰火互结，内扰神明所致。多属阳证、实证，常见于狂病、伤寒蓄血证。

6. 言謇　言謇指神志清楚、思维正常而吐字困难，或吐字不清。因习惯而成者，不属病态。病中言语謇涩，每与舌强并见者，多因风痰阻络所致，为中风之先兆或后遗症。

［常考考点］谵语、郑声、独语、错语的概念及临床意义。

要点三　咳嗽、喘、哮的临床表现及其意义

（一）咳嗽

咳嗽指肺气向上冲击喉间而发出的一种“咳——咳”声音。古人将其分为三种，有声无痰谓之咳，有痰无声谓之嗽，有痰有声谓之咳嗽。多因六淫外邪袭肺、有害气体刺激、痰饮停肺、气阴亏虚等而致肺失清肃宣降，肺气上逆所致。临床上首先应分辨咳声和痰的色、量、质的变化，其次参考时间、病史及兼症等，以鉴别病证的寒热虚实性质。

1. 咳声重浊沉闷，多属实证。是寒痰湿浊停聚于肺，肺失肃降所致。

2. 咳声轻清低微，多属虚证。多因久病肺气虚损，失于宣降所致。

3. 咳声不扬，痰稠色黄，不易咳出，多属热证。多因热邪犯肺，肺津被灼所致。

4. 咳有痰声，痰多易咳，多属痰湿阻肺所致。

5. 干咳无痰或少痰，多属燥邪犯肺或阴虚肺燥所致。

6. 咳声短促，呈阵发性、痉挛性，连续不断，咳后有鸡鸣样回声，并反复发作者，称为顿咳（百日咳）。多因风邪与痰热搏结所致，常见于小儿。

7. 咳声如犬吠，伴有声音嘶哑、吸气困难，是肺肾阴虚，疫毒攻喉所致，多见于白喉。

（二）喘

喘即气喘，指呼吸困难、急迫，张口抬肩，甚至鼻翼扇动，难以平卧。常由肺、心病变及白喉、急喉风等导致，而辨证还与脾、肾有关。喘有虚实之分。

1. 实喘　发作急骤，呼吸深长，息粗声高，唯以呼出为快者，为实喘。多为风寒袭肺或痰热壅肺，痰饮停肺，肺失宣肃，或水气凌心所致。

2. 虚喘　病势缓慢，呼吸短浅，急促难续，息微声低，唯以深吸为快，动则喘甚者，为虚喘。是肺肾亏虚，气失摄纳，或心阳气虚所致。

（三）哮

哮指呼吸急促似喘，喉间有哮鸣音的症状。多因痰饮内伏，复感外邪所诱发，或因久居寒湿之地，或过食酸咸生冷所诱发。

喘不兼哮，但哮必兼喘。喘以气息急迫、呼吸困难为主，哮以喉间哮鸣声为特征。临床上哮与喘常同时出现，所以常并称为哮喘。

［常考考点］咳嗽、喘、哮的概念及临床意义。

要点四　呕吐、呃逆、嗳气的临床表现及其意义

（一）呕吐

呕吐指饮食物、痰涎从胃中上涌，由口中吐出的症状，是胃失和降，胃气上逆的表现。前人以有声有物为呕吐，有物无声为吐，有声无物为干呕。但临床上难以截然分开，一般统称为呕吐。根据呕吐声音的强弱和吐势的缓急，可判断证候的寒热虚实等。

1. 吐势徐缓，声音微弱，呕吐物清稀者，多属虚寒证。常因脾胃阳虚，脾失健运，胃失和降，胃气上逆所致。

2. 吐势较猛，声音壮厉，呕吐出黏稠黄水，或酸或苦者，多属实热证。常因热伤胃津，胃失濡养所致。

3. 呕吐呈喷射状者，多为热扰神明，或因头颅外伤，颅内有瘀血、肿瘤等，使颅内压力增高所致。

4. 呕吐酸腐味的食糜，多因暴饮暴食，或过食肥甘厚味，以致食滞胃肠，胃失和降，胃气上逆所致。

5. 共同进餐者皆发吐泻，多为食物中毒。朝食暮吐、暮食朝吐者，为胃反。多属脾胃阳虚证。

6. 口干欲饮，饮后则吐者，称为水逆。因饮邪停胃，胃气上逆所致。

（二）呃逆

呃逆指从咽喉发出的一种不由自主的冲击声，声短而频，呃呃作响的症状，俗称打呃，唐代以前称“哕”，是胃气上逆的表现。

1. 呃声频作，高亢而短，其声有力者，多属实证。呃声低沉，声弱无力，多属虚证。

2. 新病呃逆，其声有力，多属寒邪或热邪客于胃；久病、重病呃逆不止，声低气怯无力者，属胃气衰败之危候。

3. 突发呃逆，呃声不高不低，无其他病史及兼症者，多属饮食刺激，或偶感风寒，一时胃气上逆动膈所致，一般为时短暂，不治自愈。

（三）嗳气

嗳气指胃中气体上出咽喉所发出的一种声长而缓的症状，古称“噫”，是胃气上逆的一种表现。饱食之后，或饮汽水后，偶有嗳气，无其他兼症者，是饮食入胃排挤胃中气体上出所致，不属病态。临床根据嗳声和气味的不同，可判断虚实寒热。

1. 嗳气酸腐，兼脘腹胀满者，多因宿食内停，属于实证。

2. 嗳气频作而响亮，嗳气后脘腹胀减，嗳气发作因情志变化而增减者，多为肝气犯胃，属于实证。

3. 嗳气频作，兼脘腹冷痛，得温症减者，多为寒邪犯胃，或为胃阳亏虚。

4. 嗳声低沉断续，无酸腐气味，兼见纳呆食少者，为胃虚气逆，属虚证。多见于老年人或体虚之人。

［常考考点］呕吐、呃逆、嗳气的概念及临床意义。

要点五　太息的临床表现及其意义

太息又称叹息，指情志抑郁、胸闷不畅时发出的长吁或短叹声。不自觉地发出太息声，太息之后自觉宽舒者，是情志不遂，肝气郁结之象。

细目二　嗅气味

【考点突破攻略】

要点一　口气、排泄物之气味异常的临床意义

（一）口气

口气指从口中散发出的异常气味。正常人呼吸或讲话时，口中无异常气味散出。若口中散发臭气者，称为口臭，多与口腔不洁、龋齿、便秘或消化不良有关。

1. 口气酸臭，并伴食欲不振，脘腹胀满者，多属食积胃肠。
2. 口气臭秽者，多属胃热。
3. 口气腐臭，或兼咳吐脓血者，多是内有溃腐脓疡。
4. 口气臭秽难闻，牙龈腐烂者，为牙疳。

（二）排泄物

1. 便酸臭难闻者，多属肠有郁热。
2. 大便溏泄而腥者，多属脾胃虚寒。
3. 大便泄泻，臭如败卵，或夹有未消化食物，矢气酸臭者，为伤食，是食积化腐而下趋的表现。
4. 小便黄赤混浊，有臊臭味者，多属膀胱湿热。
5. 尿甜并散发烂苹果样气味者，为消渴病。
6. 妇女经血臭秽者，多为热证。
7. 经血气腥者，多为寒证。
8. 妇女带下臭秽而黄稠者，多属湿热。
9. 带下腥而清稀者，多属寒湿。
10. 带下奇臭而色杂者，多见于癌症。

［常考考点］排泄物气味异常的临床意义。

要点二　病室气味异常的临床意义

病室气味是由病体本身或排出物、分泌物散发而形成。气味从病体发展到充斥病室，说明病情重笃。临床上通过嗅病室气味，可作为推断病情及诊断特殊疾病的参考。

1. 病室臭气触人，多为瘟疫类疾病。
2. 病室有血腥味，病者多患失血。
3. 病室散有腐臭气，病者多患溃腐疮疡。
4. 病室尸臭，多为脏腑衰败，病情重笃。
5. 病室尿臊气（氨气味），见于肾衰竭。
6. 病室有烂苹果样气味（酮体气味），多为消渴并发症患者，属危重病症。
7. 病室有蒜臭气味，多见于有机磷中毒。

［常考考点］病室气味异常的临床意义。

【例题实战模拟】

A1 型题

1. 外感风寒或风热之邪，或痰湿壅肺，肺失宣肃导致的音哑或失音，称为

　A. 子喑　B. 金破不鸣　C. 金实不鸣　D. 少气　E. 短气

2. 独语、错语的共同病因是

　A. 风痰阻络　B. 热扰心神　C. 中气大伤　D. 心气不足　E. 痰火扰心

3. 下列除哪项外，均可出现口臭

A. 龋齿　B. 心火　C. 胃热　D. 宿食　E. 内痈

4. 呕吐吞酸，胸胁胀满，嗳气频作，脘闷食少。其证候是

A. 食滞胃脘　B. 胃阴虚　C. 肝脾不调　D. 肝胃不和　E. 胃阳虚

5. 干呕呃逆，胃脘嘈杂，口干咽燥，舌红少苔。其证候是

A. 胆火犯胃　B. 胃气不足　C. 肝脾不调　D. 肝胃不和　E. 胃阴不足

B1 型题

A. 郑声　B. 独语　C. 狂言　D. 谵语　E. 错语

6. 神志不清，语无论次，声高有力，是指

7. 精神错乱，语无伦次，狂躁妄言，是指

8. 神志不清，语言重复，时断时续，是指

【参考答案】

1. C　2. D　3. B　4. D　5. E　6. D　7. C　8. A

第五单元　问　诊

“问诊”是询问病人有关疾病的情况、病人的自觉症状、既往病史、生活习惯等，从而了解患者的各种病态感觉以及疾病的发生发展、诊疗等情况的诊察方法。

细目一　问诊内容

【考点突破攻略】

要点一　主诉的概念与意义

（一）主诉的概念

主诉是病人就诊时最感痛苦的症状、体征及持续时间。

（二）主诉的意义

主诉通常是病人就诊的主要原因，也是疾病的主要矛盾所在，是调查、认识、分析及处理疾病的重要线索。确切的主诉常可作为某系统疾病的诊断向导，可初步估计疾病的范畴和类别、病势的轻重缓急等情况。

要点二　十问歌

明代医家张介宾在《景岳全书・十问篇》中，将问诊归纳为十问，便于临床应用。“一问寒热二问汗，三问头身四问便，五问饮食六胸腹，七聋八渴俱当辨，九问旧病十问因，再兼服药参机变，妇女尤必问经期，迟速闭崩皆可见，再添片语告儿科，天花麻疹全占验”。

[常考考点] 主诉的概念和十问歌的内容。

细目二　问寒热

【考点突破攻略】

“寒”指病人自觉怕冷的感觉，临床上有恶风、恶寒和畏寒之分。病人遇风觉冷，避之可缓者，谓之恶风；病人自觉怕冷，多加衣被或近火取暖而不能缓解者，谓之恶寒；病人自觉怕冷，多加衣被或近火取暖而能够缓解者，谓之畏寒。

“热”指发热，包括病人体温升高，或体温正常而病人自觉全身或局部（如手足心）发热。

寒与热的产生，主要取决于病邪的性质和机体阴阳的盛衰两个方面。邪气致病者，由于寒为阴邪，其性清冷，故寒邪致病，恶寒症状突出；热为阳邪，其性炎热，故热邪致病，发热症状明显。机体阴阳失调时，阳盛则热，阴盛则寒，阴虚则热，阳虚则寒。

要点一　恶寒发热的临床表现及其意义

恶寒发热，是指病人恶寒的同时，伴有体温升高，是表证的特征性症状。恶寒发热产生的原因是由于外邪袭表，影响卫阳“温分肉”的功能所致。肌表失煦则恶寒；正气奋起抗邪，则阳气趋向于表，又因邪气外束，玄府闭塞，阳气不得宣发，则郁而发热。

根据恶寒发热的轻重不同和有关兼症，又可分为以下三种类型：

（1）恶寒重发热轻：是风寒表证的特征。因寒为阴邪，束表伤阳，故恶寒明显。

（2）发热轻而恶风：是伤风表证的特征。因风性开泄，使玄府开张，故自汗恶风。

（3）发热重恶寒轻：是风热表证的特征。因热为阳邪，易致阳盛，故发热明显。

表证寒热的轻重，除与感受外邪的性质有关外，还与感邪轻重关系密切。一般而言，病邪轻者，则恶寒发热俱轻；病邪重者，则恶寒发热俱重。

［常考考点］恶寒发热的临床表现及其意义。

要点二　但寒不热的临床表现及其意义

但寒不热是指病人只感寒冷而不发热的症状，是里寒证的寒热特征。临床常有新病恶寒、久病畏寒之分。

（一）新病恶寒

新病恶寒是指病人突然感觉怕冷，且体温不高的症状。常伴有四肢不温，或脘腹、肢体冷痛，或呕吐泄泻，或咳喘痰鸣，脉沉紧等症。主要见于里实寒证。多因感受寒邪较重，寒邪直中脏腑、经络，郁遏阳气，机体失于温煦所致。

（二）久病畏寒

久病畏寒是指病人经常怕冷，四肢凉，得温可缓的症状。常兼有面色㿠白，舌淡胖嫩，脉弱等症。主要见于里虚寒证。因阳气虚衰，形体失于温煦所致。

［常考考点］但寒不热的临床表现及其意义。

要点三　但热不寒（壮热、潮热、微热）的临床表现及其意义

但热不寒是指病人只发热而无怕冷感觉的症状，是里热证的寒热特征。根据发热的不同，临床表现可有壮热、潮热、微热之别。

（一）壮热

壮热即病人身发高热，持续不退（体温超过39℃以上），属里实热证。可见有满面通红、口渴饮冷、大汗出、脉洪大等症，是风寒之邪入里化热，或风热内传，正盛邪实，邪正剧争，里热亢盛，蒸达于外的表现。多见于伤寒阳明经证和温病气分阶段。

（二）潮热

潮热即病人定时发热或定时热甚，有一定规律，如潮汐之有定时。

1. 日晡潮热　其特点是热势较高，日晡热甚，兼见腹胀便秘等，属阳明腑实证。因热结于阳明胃与大肠，日晡（申时，即下午3～5时）为阳明经气当旺之时，阳明气盛而又加之有实热，故日晡热甚。

2. 骨蒸潮热　午后或夜间潮热，其特点是午后和夜间有低热。有热自骨内向外透发的感觉者，称为骨蒸发热，多属阴虚火旺所致。由于阴液亏虚，不能制阳，机体阳气偏亢，午后卫阳渐入于里，夜间卫阳行于里，使体内偏亢的阳气更加亢盛而生内热。

3. 湿温潮热　午后发热明显，其特点是身热不扬，肌肤初扪之不觉很热，扪之稍久即觉灼手，此属湿温，为湿郁热蒸之象。

4. 瘀血潮热　午后和夜间有低热，可兼见肌肤甲错，舌有瘀点瘀斑者，属瘀血积久，郁而化热。

（三）微热

微热指发热不高，体温一般在37～38℃，或仅自觉发热的症状。常见于某些内伤病和温热病的后期。按病机有气虚发热、血虚发热、阴虚发热、气郁发热和小儿夏季热等。

1. 气虚发热 长期微热，烦劳则甚，兼见有少气自汗、倦怠乏力等症。

2. 血虚发热 时有低热，兼面白、头晕、舌淡、脉细等症。

3. 阴虚发热 长期低热，兼颧红、五心烦热等症。

4. 气郁发热 每因情志不舒而时有微热，兼胸闷、急躁易怒等症。

5. 小儿夏季热 小儿在夏季气候炎热时长期发热不已，兼见烦躁、口渴、无汗、多尿等症，至秋凉时不治自愈。是由于小儿气阴不足，不能适应夏令炎热气候所致。

［常考考点］但热不寒的临床表现及其意义。

要点四 寒热往来的临床表现及其意义

寒热往来是指病人自觉恶寒与发热交替发作的症状，是正邪相争，互为进退的病理反映，为半表半里证寒热的特征。在临床上有以下两种类型：

（一）寒热往来无定时

病人自觉时冷时热，一日多次发作而无时间规律的症状，多见于少阳病。兼见口苦、咽干、目眩、胸胁苦满、不欲饮食、脉弦等症，是外感病邪由表入里而尚未达于里，邪气停于半表半里之间的阶段。因邪正交争于半表半里之间，邪胜则恶寒，正胜则发热，故恶寒与发热交替发作。

（二）寒热往来有定时

病人恶寒战栗与高热交替发作，发有定时，每日发作一次，或二三日发作一次的症状，兼见头痛剧烈、口渴、多汗等症，常见于疟疾。是因疟邪侵入人体，潜伏于半表半里的膜原部位，疟邪内入与阴争则恶寒战栗，外出与阳争则身发壮热，故寒战与壮热交替出现。

［常考考点］寒热往来热的临床表现及其意义。

细目三 问汗

【考点突破攻略】

要点一 特殊汗出（自汗、盗汗）的临床表现及其意义

（一）自汗

自汗指醒时经常汗出，活动后尤甚的症状。兼见畏寒、神疲、乏力等症，多见于气虚证和阳虚证。因阳虚（卫阳不足）不能固密肌表，玄府不密，津液外泄，故自汗出。动则耗伤阳气，故出汗更为明显。

（二）盗汗

盗汗指睡时汗出，醒则汗止的症状。兼见潮热、颧红等症，多见于阴虚证。因阴虚阳亢而生内热，入睡时卫阳入里，不能固密肌表，虚热蒸津外泄，故睡眠时汗出较多；醒时卫气复出于表，肌表固密，故醒则汗止。

［常考考点］自汗、盗汗的表现及临床意义。

要点二 局部汗出（头汗、手足心汗）的临床表现及其意义

（一）头汗

头汗指病人仅头部或头颈部出汗较多，又称为“但头汗出”。多因上焦热盛，或中焦湿热蕴结，或病危虚阳上越，或进食辛辣、热汤，饮酒，使阳气旺盛，热蒸于头。

（二）手足心汗

手足心汗指病人手足心汗出较多的症状。可因阴经郁热熏蒸，或阳明燥热内结，或脾虚运化失常，阴虚阳亢或中焦湿热郁蒸，或阳气内郁所致。

细目四 问疼痛

【考点突破攻略】

要点一 疼痛的性质及其临床意义

不同病因、病机所致疼痛，其性质特点表现各异，故询问疼痛的性质特点，有助于辨析疼痛的病因与病机。常见疼痛的性质如下：

（一）胀痛

胀痛指疼痛带有胀满的症状，是气滞作痛的特点。如胸胁、脘腹等处胀痛，时发时止，多属肺、肝、胃肠气滞之证；但头目胀痛，多见于肝阳上亢或肝火上炎的病证。

（二）刺痛

刺痛指疼痛如针刺之状，是瘀血致痛的特征之一。以头部及胸胁、脘腹等处较为常见。

（三）冷痛

冷痛指疼痛伴有冷感而喜暖的症状，是寒证疼痛的特点。常见于腰脊、脘腹及四肢关节等处。因寒邪侵入，阻滞脏腑、组织、经络所致者，属实寒证；因阳气不足，脏腑、组织、经络失于温煦所致者，属虚寒证。

（四）灼痛

灼痛指疼痛伴有灼热感而喜凉的症状，是热证疼痛的特点。常见于咽喉、口舌、胁肋、脘腹、关节等处。因火邪窜络，阳热熏灼所致者，属实热证；因阴虚火旺所致者，属虚热证。

（五）重痛

重痛指疼痛伴有沉重感的症状，多因湿邪困阻气机所致。常见于头部、四肢及腰部。但头部重痛，亦可因肝阳上亢，气血上壅所致。

（六）酸痛

酸痛指疼痛伴有酸软不适感的症状，多因风湿侵袭，气血运行不畅，或肾虚、气血不足，组织失养所致。常见于四肢、腰背的关节、肌肉处。

（七）绞痛

绞痛指疼痛剧烈如刀绞一般而难于忍受的症状，多因瘀血、气滞、结石、虫积等有形实邪阻闭气机，或寒邪凝滞气机所致。如心脉痹阻引起的真心痛、结石阻塞尿路引起的腰腹痛、寒邪内侵胃肠所致的脘腹痛等，往往都具有绞痛的特点。

（八）空痛

空痛指疼痛带有空虚感的症状，是虚证疼痛的特点。常见于头部、腹部，多因阴精不足，或气血亏虚，组织器官失养所致。

（九）隐痛

隐痛指痛势较缓，尚可忍耐，但绵绵不休的症状，是虚证疼痛的特点。常见于头、脘腹、胁肋、腰背等部位，多因精血亏虚，或阳气不足，机体失养所致。

（十）走窜痛

走窜痛指疼痛的部位游走不定，或走窜攻冲作痛的症状，或为气滞所致，或见于行痹。若胸胁、脘腹疼痛而走窜不定者，称为窜痛，多因肝郁气滞所致；若肢体关节疼痛而游走不定者，称为游走痛，多见于痹病的行痹。

（十一）固定痛

固定痛指疼痛部位固定不移的症状。若胸胁、脘腹等处固定作痛，多是瘀血为患；若四肢关节固定作痛，多因寒湿、湿热阻滞，或热壅血瘀所致。

（十二）掣痛

掣痛指抽掣牵引作痛，由一处连及他处的症状，也称引痛、彻痛。多因筋脉失养，或筋脉阻滞不通所致。

一般而言，新病疼痛，痛势剧烈，持续不解，或痛而拒按，多属实证；久病疼痛，痛势较轻，时痛时止，或痛而喜按，多属虚证。

[常考考点] 12种疼痛的表现及临床意义。

要点二　头痛、胸痛、胁痛、胃脘痛、腹痛、腰痛的要点及其临床意义

（一）头痛

头痛指头的某一部位或整个头部疼痛的症状。

1. 根据头痛部位的不同，可辨识病在何经

（1）前额部连眉棱骨痛，属阳明经头痛。

（2）侧头部痛，痛在两侧太阳穴附近为甚者，属少阳经头痛。

（3）后头部连项痛，属太阳经头痛。

（4）颠顶痛，属厥阴经头痛。

（5）全头重痛，多为太阴经头痛。

（6）脑中痛，或牵及于齿，多属少阴经头痛。

2. 根据头痛的不同性质，可辨识病性的寒热虚实

（1）头痛连项，遇风加重者，属风寒头痛。

（2）头痛怕热，面红目赤者，属风热头痛。

（3）头痛如裹，肢体困重者，属风湿头痛。

（4）头痛绵绵，过劳则盛者，属气虚头痛。

（5）头痛眩晕，面色苍白者，属血虚头痛。

（6）头脑空痛，腰膝酸软者，属肾虚头痛。

头痛有虚实的不同，凡外感风、寒、暑、湿、燥、火以及瘀血、痰浊、郁火等阻滞或上扰脑窍所致者，多属实证；凡气血阴精亏虚，不能上荣于头，脑窍空虚所致者，多属虚证。

（二）胸痛

胸痛指胸的某一部位疼痛的症状，胸痛多与心肺病变有关。

1. 左胸心前区憋闷作痛，时痛时止者，多因痰、瘀等邪气阻滞心脉所致。

2. 胸痛剧烈，面色青灰，手足青冷者，多因心脉急骤闭塞不通所致，可见于真心痛等病。

3. 胸痛，壮热面赤，喘促鼻扇者，多因热邪壅肺，脉络不利所致，可见于肺热病等。

4. 胸痛，颧赤盗汗，午后潮热，咳痰带血者，多因肺阴亏虚，虚火灼络所致，可见于肺痨等病。

5. 胸痛，壮热，咳吐脓血腥臭痰者，多因痰热阻肺，热壅血瘀所致，可见于肺痈等病。

（三）胁痛

胁痛指胁的一侧或两侧疼痛的症状，胁痛多与肝胆病变有关。

1. 胁肋胀痛，太息易怒者，为肝郁气滞。

2. 胁肋胀痛，纳呆厌食，身目发黄者，为肝胆湿热。

3. 胁肋灼痛，面红目赤者，为肝胆火盛。

4. 胁肋刺痛，或胁下触及肿块，固定而拒按者，属肝血瘀阻。

5. 胁痛，患侧肋间饱满胀，咳唾引痛者，为悬饮痛，是饮邪停留胸胁所致。

（四）胃脘痛

胃脘痛指上腹部、剑突下，胃之所在部位疼痛的症状。胃失和降，气机不畅，则会导致胃脘痛。

1. 实证多在进食后疼痛加剧；虚证多在进食后疼痛缓解。

2. 胃脘突然剧痛暴作，出现压痛及反跳痛者，多因胃脘穿孔所致。

3. 胃脘疼痛失去规律，痛无休止而明显消瘦者，应考虑胃癌的可能。

（五）腹痛

腹痛指剑突下至耻骨毛际以上的腹部疼痛（胃脘所在部位除外）。

腹有大腹、小腹和少腹之分，大腹疼痛多属脾胃之病变，小腹疼痛多属膀胱、大小肠及胞宫的病变，少腹疼痛多属肝经的病变。

1. 腹部持续性疼痛，阵发性加剧，伴腹胀、呕吐、便闭者，多见于肠痹或肠结，因肠道麻痹、梗阻、扭转或套叠，气机闭塞不通所致。

2. 全腹痛，有压痛及反跳痛者，多因腹部脏器穿孔或热毒弥漫所致。

3. 脐外侧及下腹部突然剧烈绞痛，向大腿内侧及阴部放射，尿血者，多系结石所致。

4. 腹部脏器破裂，或癌瘤亦可引起腹痛，疼痛部位多是破裂脏器或癌瘤所在部位。

5. 妇女小腹及少腹部疼痛，常见于痛经、异位妊娠破裂等病。

另外，某些心肺病变可引起上腹部疼痛。肠痨、脂膜痨等病，可致全腹、脐周或右少腹疼痛。

（六）腰痛

腰痛指腰部两侧，或腰脊正中疼痛的症状。

1. 腰部经常酸软而痛，多因肾虚所致。

2. 腰部冷痛沉重，阴雨天加重，多因寒湿所致。

3. 腰部刺痛，或痛连下肢者，多因瘀血阻络所致。

4. 腰部突然剧痛，向少腹部放射，尿血者，多因结石阻滞所致。

5. 腰痛连腹，绕如带状，多因带脉损伤所致。

［常考考点］头痛、胃脘痛、腹痛、腰痛的要点及临床意义。

【知识纵横比较】

头痛的分经辨证

疼痛部位	分经辨证
前额部连眉棱骨痛	阳明经
两侧头痛	少阳经
后头部连头项痛	太阳经
颠顶痛	厥阴经
头痛连齿	少阴经
全头重痛	太阴经

头痛的病因辨证

疼痛特点	病因辨证
头痛连项，遇风加重者	风寒头痛
头痛怕热，面红目赤者	风热头痛
头痛如裹、肢体困重者	风湿头痛
头痛绵绵，过劳则盛者	气虚头痛
头痛眩晕，面色苍白者	血虚头痛
头部空痛，腰膝酸软者	肾虚头痛

细目五　问头身胸腹

【考点突破攻略】

要点　问头晕、胸闷、心悸、脘痞、腹胀的要点及其临床意义

（一）头晕

头晕是指病人自觉头脑眩晕，轻者闭目自止，重者感觉自身或眼前景物旋转，不能站立的症状。

1. 头晕而胀，烦躁易怒，舌红苔黄，脉弦数者，多因肝火上炎。
2. 头晕胀痛，头重脚轻，舌红少津，脉弦细者，多因肝阳上亢。
3. 头晕面白，神疲乏力，舌淡，脉细弱者，多因气血亏虚。
4. 头晕且重，如物裹缠，痰多苔腻者，多因痰湿内阻。
5. 头晕耳鸣，腰酸遗精者，多因肾虚精亏。
6. 若外伤后头晕刺痛者，多属瘀血阻络。

（二）胸闷

胸闷是指患者自觉胸部痞塞满闷的症状。胸闷与心、肺等脏气机不畅，肺失宣降，肺气壅滞有关。

1. 胸闷，心悸气短者，多属心气不足，或心阳不足。
2. 胸闷，咳喘痰多者，多属痰饮停肺。
3. 胸闷，壮热，鼻翼扇动者，多因热邪或痰热壅肺。
4. 胸闷气喘，畏寒肢冷者，多因寒邪客肺。
5. 胸闷气喘，少气不足以息者，多因肺气虚或肾气虚所致。

（三）心悸

心悸是指病人自觉心跳不安的症状。

惊悸：因惊恐而心悸，或心悸易惊，恐惧不安者，称为惊悸。

怔忡：无明显外界诱因，心跳剧烈，上至心胸，下至脐腹，悸动不安者，称为怔忡。

1. 突受惊吓，气短神疲，惊悸不安，舌淡苔薄，脉细数，为心胆气虚。
2. 心神不安，惊惕不宁，胆怯烦躁，失眠眩晕，呕恶，为胆郁痰扰。
3. 心悸，胸闷，气短，精神疲倦，或有自汗，活动后诸症加重，面色淡白，舌质淡，脉虚，为心气虚。
4. 心悸怔忡，心胸憋闷或痛，气短，自汗，畏冷肢凉，舌质淡胖或紫暗，苔白滑，脉弱或结或代，为心阳虚。
5. 心悸，兼见面色无华，舌淡脉细，为心血不足。
6. 心悸，兼见心烦少寐，头晕目眩，五心烦热，盗汗，舌红少苔，脉细数，为心阴虚。
7. 心悸怔忡，心胸憋闷疼痛，痛引肩背内臂，时作时止，为心脉痹阻。
8. 心悸，气短，咳喘痰鸣，形寒肢冷，下肢浮肿，舌质淡胖，苔白滑，脉沉迟无力，为肾虚水泛。
9. 心悸，头晕目眩，纳差乏力，失眠多梦，舌淡，脉细弱，为心脾两虚。

（四）脘痞

脘痞指病人自觉胃脘胀闷不舒的症状，是脾胃病变的表现。

1. 脘痞，嗳腐吞酸者，多为食积胃脘。
2. 脘痞，食少，便溏者，多属脾胃气虚。
3. 脘痞，饥不欲食，干呕者，多为胃阴亏虚。
4. 脘痞，纳呆呕恶，苔腻者，多为湿邪困脾。
5. 脘痞，胃脘有振水声者，为饮邪停胃。

（五）腹胀

腹胀指病人自觉腹部胀满不舒，如物支撑。多因脾、胃肠、肝肾等病变，导致气机不畅所致。腹胀有虚实之分。

1. 腹部时胀时减而喜按者，多属虚证，因脾胃虚弱，健运失司所致。

2. 持续胀满不减而拒按者，多属实证，因食积胃肠，或实热内结，气机阻塞所致。

3. 若腹部胀大如鼓，皮色苍黄，腹壁青筋暴露者，称为臌胀。多因酒食不节、情志内伤或房劳太过，致使肝脾肾功能失常，气血水等邪结聚于腹内而成。

[常考考点] 头晕、胸闷、心悸、脘痞、腹胀的要点及临床意义。

细目六　问耳目

【考点突破攻略】

要点一　耳鸣、耳聋的临床表现及其意义

耳鸣是指患者自觉耳内鸣响的症状。耳聋是指听力减退，甚至听觉完全丧失的症状。耳鸣、耳聋的病因病机及辨证基本相同。

（一）实证

突发耳鸣，声大如雷，按之鸣声不减，或新病暴聋者，多属实证。可因肝胆火盛、肝阳上亢、痰火壅结、气血瘀阻、风邪上袭，或药毒损伤耳窍等所致。

（二）虚证

渐起耳鸣，声细如蝉，按之可减，或耳渐失聪而听力减退者，多属虚证。可因肾精亏虚、脾气亏虚、肝阴血不足等引起。

要点二　目眩的临床表现及其意义

目眩是指病人自觉视物旋转动荡，如在舟车之上，或眼前如有蚊蝇飞动的症状。实者，多因肝阳上亢、肝火上炎、肝阳化风及痰湿上蒙清窍所致；虚者，多因气虚、血亏、阴精不足，目失充养所致。

[常考考点] 耳鸣、耳聋、目眩的临床表现及其意义。

细目七　问睡眠

【考点突破攻略】

要点一　失眠的临床表现及其意义

失眠是指病人经常不易入睡，或睡而易醒不能再睡，或睡而不酣时易惊醒，甚至彻夜不眠的病症，常伴有多梦，又称“不寐”或“不得眠”。

正常人睡眠时间的长短有个体差异，且与年龄大小相关，不能单以睡眠时间的长短判断是否失眠。

失眠是阳不入阴，神不守舍的病理表现，多由阴虚或阳盛所致，其病机有虚实之分。虚者多因阴血亏虚，心神失养，或心胆气虚，心神不安所致，常见于心脾两虚、心肾不交、心胆气虚等证；实者多因邪气内扰心神所致，如心肝火盛，或痰火扰神，或食滞内停所致的“胃不和则卧不安”等。临床常见有四种类型：

（1）不易入睡，甚至彻夜不眠，兼心烦不寐者，多见于心肾不交。

（2）睡后易醒，不易再睡者，兼心悸、便溏，多见于心脾两虚。

（3）睡眠时时惊醒，不易安卧者，多见于胆郁痰扰。

（4）夜卧不安，腹胀嗳气酸腐者，多为食滞内停。

要点二　嗜睡的临床表现及其意义

嗜睡指患者神疲困倦，睡意很浓，经常不自主地入睡的症状。嗜睡常因痰湿内盛，或阳虚阴盛导致。

1. 困倦嗜睡，伴头目昏沉，胸闷脘痞，肢体困重者，乃痰湿困脾，清阳不升所致。
2. 饭后嗜睡，兼神疲倦怠，食少纳呆者，多由脾失健运，清阳不升所致。
3. 大病之后，精神疲乏而嗜睡，是正气未复的表现。
4. 精神极度疲惫，神识蒙眬，困倦欲睡，肢冷脉微者，系心肾阳衰，神失温养所致。

［常考考点］失眠与嗜睡的临床意义。

细目八　问饮食与口味

【考点突破攻略】

要点一　口渴与饮水：口渴多饮、渴不多饮的临床表现及其意义

询问病人口渴与饮水的情况，可以了解病人津液的盛衰和输布是否障碍，以及病性的寒热虚实。口渴饮水的多少直接反映体内津伤的程度。

（一）口渴多饮

口渴多饮指口干，欲饮水，饮水则舒的症状。

1. 口渴咽干，鼻干唇燥，发于秋季者，多因燥邪伤津。
2. 口干微渴，兼发热者，多见于外感温热病初期，伤津较轻。
3. 大渴喜冷饮，兼壮热面赤，汗出，脉洪数者，属里热炽盛，津液大伤，多见于里实热证。
4. 口渴多饮，伴小便量多，多食易饥，体渐消瘦者，为消渴病。
5. 口渴咽干，夜间尤甚，兼颧红盗汗，舌红少津者，属阴虚证。

（二）渴不多饮

1. 渴不多饮，兼身热不扬，头身困重，苔黄腻者，属湿热证。
2. 口渴饮水不多，兼身热夜甚，心烦不寐，舌红绛者，属温病营分证。
3. 渴喜热饮，饮水不多，或饮后即吐者，多为痰饮内停。
4. 口干但欲漱水而不欲咽，兼面色黧黑，或肌肤甲错者，为瘀血内停。

［常考考点］口渴多饮、渴不多饮的临床表现及其意义。

要点二　食欲与食量：食欲减退、厌食、消谷善饥、饥不欲食、除中的临床表现及其意义

询问病人的食欲和食量情况，可以了解脾胃功能的强弱、判断疾病的轻重和估计预后的好坏。

（一）食欲减退

食欲减退指病人进食的欲望减退，甚至不思进食的症状。

1. 食欲减退，兼见面色萎黄，食后腹胀，疲乏无力者，多属脾胃虚弱。
2. 纳呆食少，兼见脘闷腹胀，头身困重，便溏苔腻者，多属湿邪困脾。
3. 纳呆食少，兼见脘腹胀闷，嗳腐食臭者，多属食滞胃肠。

（二）厌食

厌食指患者厌恶食物，或恶闻食味的症状。

1. 厌食，兼脘腹胀满，嗳气酸腐，舌苔厚腻者，多属食滞胃肠。
2. 厌食油腻之物，兼脘腹痞闷，呕恶便溏，肢体困重者，多属湿热蕴脾。
3. 厌食油腻厚味，伴胁肋胀痛灼热，口苦泛呕，身目发黄者，为肝胆湿热。

妇女在妊娠早期，若有择食或厌食反应，多为妊娠后冲脉之气上逆，影响胃之和降所致，属生理现象。严重者，反复出现恶心呕吐，厌食，甚至食入即吐，则属病态，称为妊娠恶阻。

（三）消谷善饥

消谷善饥指患者食欲过于旺盛，进食量多，食后不久即感饥饿的症状。

1. 消谷善饥，兼多饮多尿，形体消瘦者，多见于消渴病。

2. 消谷善饥，兼大便溏泄者，多属胃强脾弱。

（四）饥不欲食

饥不欲食指病人虽然有饥饿感，但不想进食或进食不多。

饥不欲食，兼脘痞，胃中有嘈杂、灼热感，舌红少苔，脉细数者，是因胃阴不足，虚火内扰所致。

（五）除中

危重病人，本来毫无食欲，突然索食，食量大增，称为“除中”，是假神的表现之一，因胃气败绝所致。

［常考考点］食欲不振、厌食、消谷善饥，饥不欲食、除中的表现及临床意义。

要点三　口味：口淡、口甜、口黏腻、口酸、口涩、口苦、口咸的临床表现及其意义

口味异常是指病人口中的异常味觉，询问病人口味的异常变化，可诊察内在脏腑的疾病。

（一）口淡

口淡是指病人味觉减退，口中乏味，甚至无味的症状。多见于脾胃虚弱证。

（二）口甜

口甜是指病人自觉口中有甜味的症状。多见于脾胃湿热或脾虚之证。

（三）口黏腻

口黏腻是指病人自觉口中黏腻不爽的症状。常见于痰热内盛、湿热蕴脾及寒湿困脾之证。

（四）口酸

口酸是指病人自觉口中有酸味，或泛酸。多因肝胃郁热或饮食停滞所致。

（五）口涩

口涩是指病人自觉口有涩味，如食生柿子的症状。为燥热伤津，或脏腑热盛所致。

（六）口苦

口苦是指病人自觉口中有苦味的症状。多见于心火上炎，或肝胆火热之证。

（七）口咸

口咸是指病人自觉口中有咸味的症状。多见于肾病，或寒水上泛的病证。

［常考考点］口淡、口甜、口黏腻、口酸、口涩、口苦、口咸的临床意义。

细目九　问二便

要点一　大便异常（便次、便质、排便感觉）的临床表现及其意义

（一）便次异常

1. 便秘　指大便燥结，排出困难，便次减少，甚则多日不便。

便秘可因胃肠积热，或阳虚寒凝，或气血阴津亏损，或腹内癥块阻结等，导致肠道燥化太过，肠失濡润，或推运无力，传导迟缓，气机阻滞所致。

2. 泄泻　指大便次数增多，粪质稀薄不成形，甚至呈水样的症状。

泄泻可因外感风寒湿热疫毒之邪，或饮食所伤，食物中毒，痨虫或寄生虫寄生于肠道，或情志失调，肝气郁滞，或脾肾阳气亏虚等，导致脾失健运所致。

（二）便质异常

除便秘便燥、泄泻便稀外，常见的便质异常有：

1. 完谷不化　即大便中含有较多未消化食物的症状，多见于脾虚、肾虚或食滞胃肠的泄泻。

2. 溏结不调　即大便时干时稀的症状，多因肝脾不调所致，若大便先干后溏，多属脾虚。

3. 脓血便 即大便中含有脓血黏液。多见于痢疾或肠癌，常因湿热疫毒等邪，阻滞肠道，肠络受损所致。

4. 便血 指血从肛门排出体外，或大便带血，或便血相混，或便后滴血，或全为血便。多因脾胃虚弱，气不摄血，或胃肠积热、湿热蕴脾、气血瘀滞等所致。

（1）远血：便黑如柏油，或便血紫暗，其来较远，为远血，多见于胃脘等部位出血。

（2）近血：便血鲜红，血附在大便表面，或于排便前后滴出者，为近血，多见于内痔、肛裂等。

（三）排便感异常

1. 肛门灼热 指排便时肛门有灼热感的症状。多因大肠湿热下注，或大肠郁热下迫直肠所致，见于湿热泄泻或湿热痢疾。

2. 里急后重 指腹痛窘迫，时时欲便，肛门重坠，便出不爽的症状。多因湿热内阻，肠道气滞所致，常见于湿热痢疾。

3. 排便不爽 指排便不通畅，有滞涩难尽之感的症状。多因湿热蕴结，肠道气机不畅；或肝气犯脾，肠道气滞；或因食滞胃肠等所致。

4. 大便失禁 指大便不能控制，滑出不禁，甚则便出而不自知的症状。多因脾肾虚衰、肛门失约所致，见于久病年老体衰，或久泻不愈的患者。

5. 肛门重坠 指肛门有下坠之感的症状。常于劳累或排便后加重。多属脾虚中气下陷，常见于久泻或久利不愈的患者。

［常考考点］大便异常（便次、便质、排便感觉）的临床意义。

要点二 小便异常（尿次、尿量、排尿感觉）的临床表现及其意义

（一）尿次异常

1. 小便频数 指排尿次数增多，时欲小便的症状。

（1）小便短赤，频数急迫者，为淋证，是湿热蕴结下焦，膀胱气化不利所致。

（2）小便澄清，频数量多，夜间明显者，是因肾阳虚或肾气不固，膀胱失约所致。

2. 癃闭 小便不畅，点滴而出为“癃”；小便不通，点滴不出为“闭”，一般统称为“癃闭”。

癃闭有虚实的不同，因湿热蕴结，或瘀血、结石，或败精阻滞、阴部手术者，多属实证；因老年气虚，肾阳不足，膀胱气化不利者多属虚证。

（二）尿量异常

1. 尿量增多 指尿次、尿量皆明显超过正常量次的症状。

（1）小便清长量多，属虚寒证。

（2）多饮多尿而形体消瘦者，属消渴病。

2. 尿量减少 指尿次、尿量皆明显少于正常量次的症状。

（1）小便短赤量少，多属实热证，或汗、吐、下后伤津所致。

（2）尿少浮肿，是肺、脾、肾三脏功能失常，气化不利，水湿内停所致。

（三）排尿感异常

1. 尿道涩痛 即排尿不畅，且伴有急迫、疼痛、灼热感，见于淋证。可因湿热蕴结、热灼津伤、结石或瘀血阻塞等所致。

2. 余沥不尽 即排尿后小便点滴不尽，多因老年人肾阳亏虚，肾气不固所致。

3. 小便失禁 病人神志清醒时，小便不能随意控制而自遗，多属肾气不固，膀胱失约所致。

4. 遗尿 即睡时不自主排尿，多属肾气不足，膀胱虚衰所致。

［常考考点］小便异常（便次、便质、排便感觉）的临床意义。

细目十 问经带

【考点突破攻略】

要点一 经期、经量异常的临床表现及其意义

（一）经期异常

1. 月经先期 指月经周期提前7天以上，并连续两个月经周期以上的症状。多因脾气亏虚、肾气不足，冲任不固，或因阳盛血热、肝郁化热、阴虚火旺，热扰冲任，血海不宁所致。

2. 月经后期 指月经周期延后7天以上，并连续两个月经周期以上的症状。因营血亏损、肾精不足，或因阳气虚衰，生血不足，使血海空虚所致者，属虚证；因气滞或寒凝血瘀，痰湿阻滞，冲任受阻所致者，属实证。

3. 月经先后无定期 指经期不定，月经或提前或延后7天以上，并连续两个月经周期以上的症状。多因肝气郁滞，或脾肾虚损，使冲任气血失调，血海蓄溢失常所致。

（二）经量异常

1. 月经过多 指月经周期、经期基本正常，但经量较常量明显增多。多因热伤冲任，迫血妄行；或气虚，冲任不固；或瘀阻胞络，络伤血溢等所致。

2. 月经过少 月经周期基本正常，但经量较常量明显减少，甚至点滴即净。属虚者，多因精血亏少，血海失充所致；属实者，常因寒凝瘀阻，痰湿阻滞，冲任气血不畅所致。

[常考考点] 经期、经量异常的临床表现及其意义。

要点二 闭经、痛经、崩漏的临床表现及其意义

（一）闭经

闭经是指女子年逾18周岁，月经尚未来潮，或已行经，未受孕、不在哺乳期，而停经达3个月以上的症状。多因肝肾不足，气血亏虚，阴虚血燥，血海空虚；或因痨虫侵及胞宫，或气滞血瘀、阳虚寒凝、痰湿阻滞胞脉，冲任不通所致。

（二）痛经

痛经是指正值经期或行经前后，出现周期性小腹疼痛，或痛引腰骶，甚至剧痛难忍的症状。

1. 经前或经期小腹胀痛或刺痛，多属气滞或血瘀。

2. 小腹冷痛，得温痛减者，多属寒凝或阳虚。

3. 经期或经后小腹隐痛，多属气血两虚或肾精不足，胞脉失养所致。

（三）崩漏

非行经期间，阴道内大量出血，或持续下血，淋沥不止者，称为崩漏。一般来势急，出血量多者，称为崩，或称崩中；来势缓，出血量少者，称为漏，或称漏下。

崩与漏在病势上虽有缓急之分，但发病机理基本相同，在疾病演变过程中，又常互相转化，交替出现，故统称为崩漏。其形成多因热伤冲任，迫血妄行；或脾肾气虚，冲任不固；或瘀阻冲任，血不归经所致。

[常考考点] 闭经、痛经、崩漏的临床表现及其意义。

要点三 带下异常（白带、黄带）的临床表现及其意义

（一）白带

白带是指带下色白量多，质稀如涕，淋沥不绝的症状，多属脾肾阳虚，寒湿下注所致。

（二）黄带

黄带是指带下色黄，质黏，气味臭秽的症状，多属湿热下注或湿毒蕴结所致。

[常考考点] 白带、黄带的临床表现及其意义。

【例题实战模拟】

A1 型题

1. 自汗、盗汗并见，其病机是
   A. 精血亏虚　B. 气阴两虚　C. 阳气不足　D. 津液不足　E. 气血两虚

2. 有形实邪闭阻气机所致的疼痛性质是
   A. 胀痛　B. 灼痛　C. 冷痛　D. 绞痛　E. 隐痛

3. 情志郁结不疏所致胸痛的特点是
   A. 胸背掣痛　B. 胸痛喘促　C. 胸痛咳血　D. 胸痛走窜　E. 胸部刺痛

4. 视物旋转动荡，如在舟车之上，称为
   A. 目昏　B. 目痒　C. 目眩　D. 雀目　E. 白内障

B1 型题

A. 恶寒重发热轻　B. 发热重恶寒轻　C. 发热轻而恶风
D. 恶寒重发热重　E. 恶寒轻发热轻

5. 风寒表证的寒热特征是
6. 伤风表证的寒热特征是

A. 热　B. 寒　C. 风　D. 气　E. 虚

7. 疼痛而皮色不红、不热，得暖则痛缓，其痛的原因是
8. 攻痛无常，时感抽掣，喜缓怒甚，其痛的原因是

A. 口酸　B. 口苦　C. 口淡　D. 口咸　E. 口甜

9. 寒湿中阻，其口味是
10. 湿热蕴脾，其口味是

A. 小便点滴短少　B. 小便混浊如米泔水　C. 小便有血
D. 小便点滴不通　E. 小便时尿道刺痛有血

11. 尿浊的主症是
12. 血淋的主症是

A. 脾气虚　B. 脾阳虚　C. 脾虚气陷　D. 寒湿困脾　E. 湿热蕴脾

13. 白带清稀量多，食少腹胀，畏寒怕冷，舌质淡胖，舌苔白滑，脉沉迟无力。辨证为
14. 白带量多，脘腹胀闷，纳呆便溏，头身困重，舌淡苔白腻，脉濡缓。辨证为

【参考答案】

1. B　2. D　3. D　4. C　5. A　6. C　7. B　8. D　9. C　10. E　11. B　12. E　13. B　14. D

第六单元　脉　诊

细目一　脉诊概说

【考点突破攻略】

脉诊又称切脉，是医生用手指对患者身体某些特定部位的动脉进行切按，体验脉动应指的形象，以

了解健康或病情，辨别病证的一种诊察方法。

要点一　脉象形成原理

脉象是手指感觉脉搏跳动的形象，或称为脉动应指的形象。人体的血脉贯通全身，内连脏腑，外达肌表，运行气血，周流不休，所以，脉象能够反映全身脏腑功能、气血、阴阳的综合信息。脉象的产生，与心脏的搏动，心气的盛衰，脉管的通利和气血的盈亏及各脏腑的协调作用直接有关。

（一）心、脉是形成脉象的主要脏器

1. 心脏的搏动　在宗气和心气的作用下，心脏一缩一张的搏动，把血液排入脉管而形成脉搏。脉动源出于心，脉搏是心功能的具体表现。因此，脉搏的跳动与心脏搏动的频率、节律基本一致。

2. 脉管的舒缩　脉是气血运行的通道，脉管尚有约束、控制和推进血液沿着脉管运行的作用。当血液由心脏排入脉管，则脉管必然扩张，然后血管依靠自身的弹性收缩，压迫血液向前运行，脉管的这种一舒一缩功能，既是气血周流、循行不息的重要条件，也是产生脉搏的重要因素。所以脉管的舒缩功能正常与否，能直接影响脉搏，产生相应的变化。

3. 心阴与心阳的协调　心血和心阴是心脏生理功能活动的物质基础，心气和心阳主导心脏的功能活动。心阴心阳的协调，是维持脉搏正常的基本条件。当心气旺盛，血液充盈，心阴心阳调和时，心脏搏动的节奏和谐有力，脉搏亦从容和缓，均匀有力。反之，可以出现脉搏的过大过小，过强过弱，过速过迟或节律失常等变化。

（二）气血是形成脉象的物质基础

气、血是构成人体组织和维持生命活动的基本物质。脉道必赖血液以充盈，因而血液的盈亏，直接关系到脉象的大小；气属阳主动，血液的运行全赖于气的推动，脉的壅遏营气有赖于气的固摄，心搏的强弱和节律亦赖气的调节。脉乃血脉，赖血以充，赖气以行。心与脉、血相互作用，共同形成“心主血脉”的活动整体。

（三）其他脏腑与脉象形成的关系

脉象的形成不仅与心、脉、气、血有关，同时与脏腑的整体功能活动亦有密切关系。

1. 肺　肺主气，司呼吸。肺对脉的影响，首先体现在肺与心，以及气与血的功能联系上。由于气对血有运行、统藏、调摄等作用，所以肺的呼吸运动是主宰脉动的重要因素。一般情况下，呼吸平缓则脉象徐和；呼吸加快，脉率亦随之急促；呼吸匀和深长，脉象流利盈实；呼吸急迫浅促，或肺气壅滞；而呼吸困难，脉象多呈细涩；呼吸不已则脉动不止，呼吸停息则脉搏亦难以维持。

2. 脾胃　脾胃能运化水谷精微，为气血生化之源，“后天之本”。气血的盛衰和水谷精微的多寡，表现为脉之“胃气”的多少。脉有胃气为平脉（健康人的脉象），胃气少为病脉，无胃气为死脉，所以临床上根据胃气的盛衰，可以判断疾病预后的善恶。同时，血液之所以能在脉管中正常运行而形成脉搏，还依赖脾气的统摄与裹护，使血液不溢于脉管之外而在脉管内运行，即“脾主统血”之谓。

3. 肝　肝藏血，具有贮藏血液、调节血量的作用。肝主疏泄，可使气血调畅，经脉通利。肝的生理功能失调，可以影响气血的正常运行，从而引起脉象的变化。

4. 肾　肾藏精，为元气之根，是脏腑功能的动力源泉，亦是全身阴阳的根本。肾气充盛则脉搏重按不绝，尺脉有力，是谓“有根”；若精血衰竭，虚阳浮越则脉象变浮，重按不应指，是为无根脉，提示阴阳离散、病情危笃。

要点二　诊脉部位

（一）寸口

寸口又称气口或脉口，是指单独切按桡骨茎突内侧一段桡动脉的搏动，根据其脉动形象，以推测人体生理、病理状况的一种诊察方法。寸口脉分为寸、关、尺三部。通常以腕后高骨（桡骨茎突）为标记，其内侧的部位为关，关前（腕侧）为寸，关后（肘侧）为尺。两手各有寸、关、尺三部，共六部脉。寸、关、尺三部又可施行浮、中、沉三候。

（二）寸口诊法的原理

1. 寸口部为"脉之大会" 寸口脉属手太阴肺经之脉，气血循环流注起始于手太阴肺经，营卫气血遍布周身，循环五十度又终止于肺经，复会于寸口，为十二经脉的始终。脉气流注肺而总会聚于寸口，故全身各脏腑生理功能的盛衰，营卫气血的盈亏，均可从寸口部的脉象上反映出来。

2. 寸口部脉气最明显 寸口部是手太阴肺经"经穴"（经渠）和"输穴"（太渊）的所在处，为手太阴肺经经气流注和经气渐旺，以至达到最旺盛的特殊反应点，故前人有"脉会太渊"之说，其脉象变化最有代表性。

3. 可反映宗气的盛衰 肺脾同属太阴经，脉气相通，手太阴肺经起于中焦，而中焦为脾胃所居之处，脾将通过胃所受纳腐熟的食物之精微上输于肺，肺朝百脉而将营气与呼吸之气布散至全身。脉气变化见于寸口，故寸口脉动与宗气一致。

4. 便于诊察 寸口处为桡动脉，该动脉所在桡骨茎突处，其行径较为固定，解剖位置亦较浅表，毗邻组织比较分明，方便易行，便于诊察，脉搏强弱易于分辨。同时诊寸口脉沿用已久，在长期医疗实践中，积累了丰富的经验，所以说寸口部为诊脉的理想部位。

（三）其他诊脉部位

1. 三部九候诊法 三部九候诊法，又称为遍诊法，出自《素问·三部九候论》，是遍诊上、中、下三部有关的动脉，以判断病情的一种诊脉方法。上为头部、中为手部、下为足部。上、中、下三部又各分为天、地、人三候，三三合而为九，故称为三部九候诊法。

2. 人迎寸口诊法 人迎寸口诊法，是对人迎和寸口脉象互相参照，进行分析的一种方法。寸口主要反映内脏的情况，人迎（颈总动脉）主要反映体表情况，这二处脉象是相应的，来去大小亦相一致。在正常情况下，春夏季人迎脉稍大于寸口脉；秋冬季寸口脉稍大于人迎脉。如果人迎脉大于寸口脉一倍、二倍、三倍时，疾病由表入里，并说明表邪盛为主，如果人迎脉大于寸口脉四倍者名为"外格"，大而数者是危重的证候。反之，寸口脉大于人迎脉一倍、二倍、三倍时，为寒邪在里，或内脏阳虚，寸口脉四倍于人迎脉者名为"内关"，大而数者亦为危重征象。

3. 仲景三部诊法 张仲景在《伤寒杂病论》中常用寸口、趺阳、太溪三部诊法。三部诊法是以诊寸口脉候脏腑病变，诊趺阳脉候胃气，诊太溪脉候肾气。现在这种方法多在寸口无脉搏或者观察危重病人时运用。如两手寸口脉象十分微弱，而趺阳脉尚有一定力量时，提示患者的胃气尚存，尚有救治的可能；如趺阳脉难以触及时，提示患者的胃气已绝，难以救治。也有以寸口、人迎、趺阳三脉为三部诊法，其中以寸口候十二经，以人迎、趺阳分候胃气。

要点三　诊脉方法及注意事项

（一）患者体位

诊脉时患者应取正坐位或仰卧位，前臂自然向前平展，与心脏置于同一水平，手腕伸直，手掌向上，手指微微弯曲，在腕关节下面垫一松软的脉枕，使寸口部位充分伸展，局部气血畅通，便于诊察脉象。

（二）医生指法

诊脉指法主要包括有选指、布指、运指三部分。

1. 选指 医生用左手或右手的食指、中指和无名指三个手指指目诊察。指目是指尖和指腹交界棱起之处，是手指触觉较灵敏的部位。诊脉者的手指指端要平齐即三指平齐，手指略呈弓形，与受诊者体表约呈45°左右为宜，这样的角度可以使指目紧贴于脉搏搏动处。

2. 布指 中指定关，医生先以中指按在掌后高骨内侧动脉处，然后食指按在关前（腕侧）定寸，无名指按在关后（肘侧）定尺。布指的疏密要与患者手臂长短、医生手指粗细相适应，如病人的手臂长或医者手指较细者，布指宜疏，反之宜密。定寸时可选取太渊穴所在位置（腕横纹上），定尺时可考虑按寸到关的距离确定关到尺的长度以明确尺的位置。寸关尺不是一个点，而是一段脉管的诊察范围。

3. 运指 医生运用指力的轻重、挪移及布指变化以体察脉象。常用的指法有举、按、寻、循、总按和单诊等。注意诊察患者的脉位（浮沉、长短）、脉次（至数与均匀度）、脉形（大小、软硬、紧张度等）、脉势（强弱与流利度等）及左右手寸关尺各部表现。常用具体指法：

（1）举法：是指医生用较轻的指力，按在寸口脉搏跳动部位，以体察脉搏部位的方法，亦称“轻取”或“浮取”。

（2）按法：是指医生用较重的指力，甚至按到筋骨体察脉象的方法，此法又称“重取”或“沉取”。

（3）寻法：寻是指切脉时指力从轻到重，或从重到轻，左右推寻，调节最适当指力的方法。在寸口三部细细寻找脉动最明显的部位，统称寻法，以捕获最丰富的脉象信息。

（4）循法：循是指切脉时三指沿寸口脉长轴循行，诊察脉之长短，比较寸、关、尺三部脉象的特点。医生手指用力适中，按至肌肉以体察脉象的方法称为“中取”。

（5）总按：总按即三指同时用力诊脉的方法。从总体上辨别寸、关、尺三部和左右两手脉象的形态、脉位的浮沉等。总按时一般指力均匀，但亦有三指用力不一致的情况。

（6）单诊：单诊是用一个手指诊察一部脉象的方法。主要用于分别了解寸、关、尺各部脉象的形态特征。

首先用总按的方法，从总体上辨别脉象的形态、脉位的浮沉，然后再使用循法和单诊手法等辨别左右手寸、关、尺各部脉象的形态特征。

（三）平息

医生在诊脉时注意调匀呼吸，即所谓“平息”。一方面医生保持呼吸调匀，清心宁神，可以自己的呼吸计算病人的脉搏至数；另一方面，平息有利于医生思想集中，可以仔细地辨别脉象。

（四）切脉时间

一般每次诊脉每手应不少于1分钟，两手以3分钟左右为宜。

诊脉时需注意每次诊脉的时间至少应在五十动，一则有利于仔细辨别脉象变化，再则切脉时初按和久按的指感有可能不同，对临床辨证有一定意义，所以切脉的时间要适当长些。

（五）注意事项

1. 保持环境安静　诊脉时应注意诊室环境安静，避免因环境嘈杂对医生和患者的干扰。

2. 注意静心凝神　医生诊脉时应安神定志，集中注意力认真体察脉象，最好不要同时进行问诊，以避免医生分散精力；患者必须平心静气，如果急走远行或情绪激动时，应让其休息片刻，待其平静后方可诊脉，避免由于活动及情绪波动引起脉象变化。

3. 选择正确体位　诊脉时避免让患者坐得太低或太高，保证手与心脏在同一水平上；不宜佩带手表或其他手饰诊脉；肩上、手臂上不宜挎包，也不要将一手搭在另一手上诊脉，以避免脉管受到压迫。卧位诊脉也要注意手与心在同一水平上，不宜将患者的手臂过高抬起，也不宜侧卧诊脉。

［常考考点］诊脉指法（选指、布指、运指）的操作。

要点四　脉象要素

（一）四要素

1. 脉位　脉位指脉搏跳动显现的部位和长度。每次诊脉均应诊察脉搏显现部位的浅深、长短。正常脉搏的脉位不浮不沉，中取可得，寸、关、尺三部有脉。

（1）脉位表浅者为浮脉。

（2）脉位深沉者为沉脉。

（3）脉搏超越寸、关、尺三部者为长脉。

（4）脉动不及寸、尺者为短脉。

2. 脉数　脉数指脉搏跳动的至数和节律。每次诊脉均应诊察脉搏的频率快慢和节律是否均匀。正常成人，脉搏的频率约每分钟72～90次，且节律均匀，没有歇止。

（1）如一息五至以上为数脉。

（2）一息不满四至为迟脉。

（3）出现歇止者，有促、结、代等脉的不同。

（4）脉律快慢不匀者，为三五不调。

3. 脉形 脉形指脉搏跳动的宽度等形态。每次诊脉均应诊察脉搏的大小、软硬等形状。脉形主要与脉管的充盈度、脉搏搏动的幅度等因素有关。

（1）如脉管较充盈，搏动幅度较大者为洪脉。

（2）脉管充盈度较小，搏动幅度较小者为细脉。

（3）脉管弹性差、欠柔和者为弦脉。

（4）脉体柔软无力者为濡脉、缓脉等。

4. 脉势 脉势指脉搏应指的强弱、流畅等趋势。脉势包含着多种因素，如脉动的轴向和径向力度；主要有由心脏和阻力影响所产生的流利度；由血管弹性和张力影响而产生的紧张度等。每次诊脉均应诊察脉动势力的强弱及流畅程度。正常脉象，应指和缓，力度适中。

（1）应指有力为实脉。

（2）应指无力为虚脉。

（3）通畅状态较好，脉来流利圆滑者为滑脉。

（4）通畅状态较差，脉来艰涩不畅者为涩脉。

（二）八要素

脉位：指脉动显现部位的浅深。脉位表浅为浮脉；脉位深沉为沉脉。

脉率（至数）：指脉搏的频率。中医以一个呼吸周期为脉搏的计量单位，一呼一吸为“一息”。一息脉来四五至为平脉，一息六至为数脉，一息三至为迟脉。

脉长：指脉动应指的轴向范围长短，即脉动范围超越寸、关、尺三部称为长脉；应指不及三部，但见关部或寸部者均称为短脉。

脉势（脉力）：指脉搏的强弱。脉搏应指有力为实脉，应指无力为虚脉。

脉宽：指脉动应指的径向范围大小，即手指感觉到脉道的粗细（不等于血管的粗细）。脉道宽大的为大脉，狭小的为细脉。

流利度：指脉搏来势的流利通畅程度。脉来流利圆滑者为滑脉；来势艰难，不流利者为涩脉。

紧张度：指脉管的紧急或弛缓程度。脉管绷紧为弦脉，弛缓为缓脉。

均匀度：均匀度包括两个方面：一是脉动节律是否均匀。脉律不均匀，脉搏搏动无规律可见于散脉、微脉等，出现歇止者，有促、结、代等脉的不同。二是脉搏力度、大小是否一致。一致为均匀，不一致为参差不齐。

［常考考点］诊脉的四要素和八要素。

细目二　正常脉象

【考点突破攻略】

要点一　正常脉象的表现

正常脉象的主要特点是：寸关尺三部有脉，一息四五至，相当于 72 ～ 90 次 / 分，不浮不沉，不大不小，从容和缓，节律一致，尺部沉取有一定力量，并随生理活动、气候、季节和环境不同而有相应变化。这些特征在脉学中称为有胃、有神、有根。

［常考考点］正常脉象的表现。

要点二　正常脉象的特点（胃、神、根）

（一）胃

胃也称胃气。脉之胃气主要反映脾胃运化功能的盛衰和营养状况的优劣。脉有胃气的特点是从容、和缓、流利的感觉。

（二）神

脉搏有力是有神的标志，故有胃即有神。脉之有神是指有力柔和、节律整齐。

（三）根

脉之有根关系到肾。脉之有根主要表现在尺脉有力、沉取不绝两个方面。

总之，胃、神、根是从不同侧面强调了正常脉象所必备的条件，三者相互补充而又不能截然分开。

［常考考点］正常脉象的特点。

细目三　常见脉象的特征与临床意义

【考点突破攻略】

要点一　常见脉象的脉象特征及鉴别（浮脉、沉脉、迟脉、数脉、虚脉、实脉、洪脉、细脉、滑脉、涩脉、弦脉、紧脉、缓脉、濡脉、弱脉、微脉、结脉、促脉、代脉）

（一）常见脉象的脉象特征

1. 浮脉　轻取即得，重按稍减而不空，举之有余，按之不足。其脉象特征是脉管的搏动在皮下较浅表的部位，即位于皮下浅层。因此，轻取即得，按之稍减而不空。

2. 沉脉　轻取不应，重按始得，举之不足，按之有余。其脉象特征是脉管搏动的部位在皮肉之下靠近筋骨之处，因此用轻指力按触不能察觉，用中等指力按触搏动也不明显，只有用重指力按到筋骨间才能感觉到脉搏明显的跳动。

3. 迟脉　脉来迟慢，一息不足四至（相当于每分钟脉搏在 60 次以下）。其脉象特征是脉管搏动的频率小于正常脉率。

4. 数脉　脉来急促，一息五至以上而不满七至（每分钟在 91 ～ 120 次）。其脉象特征是脉率较正常为快，比疾脉慢。

5. 虚脉　三部脉举之无力，按之空豁，应指松软，亦是无力脉象的总称。其脉象特征是脉搏搏动力量软弱，寸、关、尺三部，浮、中、沉三候均无力。

6. 实脉　三部脉充实有力，其势来去皆盛，亦为有力脉象的总称。其脉象特征是脉搏搏动力量强，寸、关、尺三部，浮、中、沉三候均有力量，脉管宽大。

7. 洪脉　脉体宽大，充实有力，来盛去衰，状若波涛汹涌。其脉象特征主要表现在脉搏显现的部位、形态和气势三个方面。脉体宽大，搏动部位浅表，指下有力。

8. 细脉　脉细如线，但应指明显。其脉象特征是脉道狭小，指下寻之往来如线，但按之不绝，应指起落明显。

9. 滑脉　往来流利，应指圆滑，如盘走珠。其脉象特征是脉搏形态应指圆滑，如同圆珠流畅地由尺部向寸部滚动，浮、中、沉取皆可感觉到。

10. 涩脉　形细而行迟，往来艰涩不畅，脉势不匀。其脉象特征是脉形较细，脉势滞涩不畅，如“轻刀刮竹”，至数较缓而不匀，脉力大小亦不均，呈三五不调之状。

11. 弦脉　端直以长，如按琴弦。其脉象特征是脉形端直而似长，脉势较强，脉道较硬，切脉时有挺然指下、直起直落的感觉。

12. 紧脉　绷急弹指，状如牵绳转索。其脉象特征是脉势紧张有力，坚搏抗指，脉管的紧张度、力度均比弦脉高，其指感比弦脉更加绷急有力，且有旋转绞动或左右弹指的感觉，但脉体较弦脉柔软。

13. 缓脉

（1）平缓脉：脉来和缓，一息四至（每分钟 60 ～ 71 次），应指均匀，脉有胃气的一种表现，称为平缓脉，多见于正常人。

（2）病缓脉：脉来怠缓无力，弛纵不鼓的病脉。

14. 濡脉　浮细无力而软。其脉象特征是位浮、形细、势软。其脉管搏动的部位在浅层，形细而软，如絮浮水，轻取即得，重按不显。

15. 弱脉 沉细无力而软。其脉象特征是位沉、形细、势软，由于脉管细小不充盈，其搏动部位在皮肉之下靠近筋骨处，指下感到细而无力。

16. 微脉 极细极软，按之欲绝，若有若无。其脉象特征是脉形极细小，脉势极软弱，以致轻取不见，重按起落不明显，似有似无。

17. 结脉 脉来缓慢，时有中止，止无定数。其脉象特征是脉来迟缓，脉律不齐，有不规则的歇止。

18. 促脉 脉来数而时有一止，止无定数。其脉象特征是脉率较快且有不规则的歇止。

19. 代脉 脉来一止，止有定数，良久方还。其脉象特征是脉律不齐，表现为有规则的歇止，歇止的时间较长，脉势较软弱。

［常考考点］19 部脉象的脉象特点。

（二）常见脉象的脉象鉴别

1. 比类法鉴别

（1）归类：或称分纲，即将 28 种脉象进行归类、分纲，就能提纲挈领，执简驭繁。如浮脉类有浮、洪、濡、散、芤、革；沉脉类有沉、伏、弱、牢。迟脉类有迟、缓、涩、结；数脉类有数、疾、促、动。虚脉类有虚、细、微、代、短；实脉类有实、滑、弦、紧、长、大。

（2）辨异：在了解同类脉象相似特征的基础上，再将不同之处进行比较而予以区别，这就是脉象的辨异。

相似脉部位比较

脉位	脉名	特征
脉位表浅	浮脉	举之有余，重按稍减而不空
	濡脉	浮细无力而软
脉位在皮下深层	沉脉	轻取不应，重按始得
	弱脉	沉而细软无力

相似脉至数比较

脉率	脉名	特征
脉率快于正常脉象	数脉	一息五至以上，不足七至（91 ～ 120 次 / 分）
	促脉	脉率每息在五至以上，且有不规则的歇止
脉率慢于正常脉象	迟脉	一息不足四至（60 次 / 分以下）
	缓脉	一息四至，脉来怠缓无力（60 ～ 71 次 / 分）
	结脉	脉来缓慢，且有不规则的歇止

相似脉节律不整比较

节律不整	脉名	节律
节律有间歇的脉象	促脉	数而时止，止无定数
	结脉	缓而时止，止无定数
	代脉	脉来一止，止有定数，良久方还
无间歇的脉象	涩脉	脉律不齐，三五不调，往来艰涩，形态不匀
	微脉	极细极软，似有似无

相似脉脉宽比较

脉象宽细	脉名	脉宽
具有细的特征的脉象	细脉	脉细如线，应指显然
	濡脉	浮细无力而软
	弱脉	沉细无力而软
	微脉	脉极细极软，似有若无
具有宽的特征的脉象	洪脉	脉体宽大，充实有力，来盛去衰
	实脉	三部脉充实有力，其势来去皆盛

相似脉脉紧张度比较

脉体紧张度	脉名	特征
脉体较硬	弦脉	端直以长，如按琴弦
	紧脉	紧张有力，如按绳索，在脉势绷急和脉形宽大两方面超过弦脉
脉体柔软	濡脉	脉浮细而软
	弱脉	沉而软小无力
	缓脉	脉来怠缓无力，弛纵不鼓

相似脉脉流利度比较

流利度	脉名	特征
脉来流利	数脉	频率快，一息五至以上而不满七至（91 ～ 120 次 / 分）
	滑脉	往来流利圆滑，如珠走盘
脉来艰涩	涩脉	形细而行迟，往来艰涩不畅，脉势不匀，如轻刀刮竹

[常考考点] 相似脉的鉴别。

2. 对举法鉴别 对举法就是把两种相反的脉象对比而加以鉴别的方法。如分别进行浮与沉、迟与数、虚与实、滑与涩、洪与细、长与短、弦与紧、紧与缓、散与牢的鉴别比较。

要点二 常见脉象的临床意义

（一）常见病脉的临床意义

1. 浮脉 一般见于表证，亦见于虚阳浮越证。

2. 沉脉 多见于里证。有力为里实；无力为里虚。亦可见于正常人。

3. 迟脉 多见于寒证。迟而有力为实寒；迟而无力为虚寒。亦见于邪热结聚之实热证。

4. 缓脉 多见于湿证，脾胃虚弱。亦可见于正常人。

5. 数脉 多见于热证，亦见于里虚证。

6. 虚脉 见于虚证，多为气血两虚。

7. 实脉 见于实证，亦见于常人。

8. 洪脉 多见于阳明气分热盛。

9. 细脉 多见于气血两虚、湿邪为病。

10. 濡脉 多见于虚证或湿困。

11. 弱脉 多见于阳气虚衰、气血俱虚。

12. 微脉 多见于气血大虚，阳气衰微。

13. 滑脉 多见于痰湿、食积和实热等病证，亦是青壮年的常脉，妇女的孕脉。

14. 涩脉 多见于气滞、血瘀、精伤、血少、痰食内停。

15. 弦脉 多见于肝胆病、疼痛、痰饮等，或为胃气衰败者。亦见于老年健康者。

16. 紧脉 见于实寒证、疼痛和食积等。
17. 结脉 多见于阴盛气结、寒痰血瘀，亦可见于气血虚衰。
18. 代脉 见于脏气衰微、疼痛、惊恐、跌仆损伤等病证。
19. 促脉 多见于阳盛实热、气血痰食停滞，亦见于脏气衰败。

（二）脉象鉴别与主病比较

脉象鉴别与主病比较

脉纲	共同特点	脉名	脉象	主病
浮脉类	轻取即得	浮	举之有余，按之不足	表证，亦见于虚阳浮越证
		洪	脉体宽大，充实有力，来盛去衰	热盛
		濡	浮细无力而软	虚证，湿困
沉脉类	重按始得	沉	轻取不应，重按始得	里证
		弱	沉细无力而软	阳气虚衰，气血俱虚
迟脉类	一息不足四至	迟	一息不足四至	寒证，亦见于邪热结聚
		缓	一息四至，脉来怠缓	湿病，脾胃虚弱，亦见于平人
		涩	往来艰涩，迟滞不畅	精伤，血少，气滞，血瘀，痰食内停
		结	迟而时一止，止无定数	阴盛气结，寒痰瘀血，气血虚衰
数脉类	一息五至以上	数	一息五至以上，不足七至	热证，亦主里虚证
		促	数而时一止，止无定数	阳热亢盛，瘀滞，痰食停积，脏气衰败
虚脉类	应指无力	虚	举按无力，应指松软	气血两虚
		细	脉细如线，应指明显	气血俱虚，湿证
		微	极细极软，似有似无	气血大虚，阳气暴脱
		代	迟而中止，止有定数	脏气衰微，疼痛，惊恐，跌仆损伤
实脉类	应指有力	实	举按充实而有力	实证，平人
		滑	往来流利，应指圆滑	痰湿、食积、实热，青壮年，孕妇
		弦	端直以长，如按琴弦	肝胆病、疼痛、痰饮等，老年健康者
		紧	绷急弹指，状如转索	实寒证、疼痛、宿食

［常考考点］19 部常见病脉的主病及比较。

【例题实战模拟】

A1 型题

1. 按寸口脉分候脏腑，左关脉可候
   A. 心与膻中　B. 肾与小腹　C. 脾与胃　D. 肝、胆与膈　E. 肺与胸中
2. 在脉象上濡脉与弱脉的主要区别是
   A. 节律　B. 至数　C. 脉力　D. 脉位　E. 流利度
3. 下列脉象除哪项外，均主实证
   A. 弦　B. 濡　C. 滑　D. 紧　E. 长
4. 下列除哪项外，均有脉率快的特点
   A. 数　B. 促　C. 滑　D. 疾　E. 动

B1 型题

A. 滑　B. 促　C. 弦　D. 涩　E. 数

5. 胸痹心痛患者，脉象多见
6. 心烦不寐患者，脉象多见

A. 紧脉　B. 滑脉　C. 弦脉　D. 疾脉　E. 洪脉
7. 脉来绷急，状如牵绳转索的脉象，称为
8. 脉来急疾，一息七八至的脉象，称为

A. 结脉　B. 促脉　C. 代脉　D. 微脉　E. 弱脉
9. 脉来缓而时止，止无定数者，称为
10. 脉沉细而软者，称为
【参考答案】
1. D　2. D　3. B　4. C　5. C　6. E　7. A　8. D　9. A　10. E

第七单元　按　诊

【考点突破攻略】

按诊是医生用手直接触摸或按压病人某些部位，以了解局部冷热、润燥、软硬、压痛、肿块或其他异常变化，从而推断疾病部位、性质和病情轻重等情况的一种诊断方法。

细目　按诊

要点一　按诊的方法与注意事项

（一）按诊的方法

主要有触、摸、按、叩四法。

1. 触法　医生将自然并拢的第二、三、四、五手指掌面或全手掌轻轻接触或轻柔地进行滑动触摸病人局部皮肤，以了解肌肤的凉热、润燥等情况，用于分辨病属外感还是内伤，是否汗出，以及阳气津血的盈亏。

2. 摸法　医生用指掌稍用力寻抚局部，如胸腹、腧穴、肿胀部位等，探明局部的感觉情况，如有无疼痛和肿物，肿胀部位的范围及肿胀程度等，以辨别病位及病性的虚实。

3. 按法　医生以重手按压或推寻局部，如胸腹部或某一肿胀或肿瘤部位，了解深部有无压痛或肿块，肿块的形态、大小，质地的软硬、光滑度，活动程度等，以辨脏腑虚实和邪气的痼结情况。

4. 叩法　医生用手叩击病人身体某部，使之震动产生叩击音、波动感或震动感，以此确定病变的性质和程度的一种检查方法。叩击法有直接叩击法和间接叩击法两种。

（1）直接叩击法：医生用中指指尖或并拢的二、三、四、五指的掌面轻轻地直接叩击或拍打按诊部位，通过听音响和叩击手指的感觉来判断病变部位的情况。

（2）间接叩击法：有拳掌叩击法和指指叩击法。

1）拳掌叩击法：医生用左手掌平贴在病人的诊察部位，右手握成空拳叩击左手背，边叩边询问患者叩击部位的感觉，有无局部疼痛。医生根据病人感觉以及左手震动感，以推测病变部位、性质和程度，临床常用以诊察腹部和腰部疾病。

2）指指叩击法：医生用左手中指第二指节紧贴病体需诊察的部位，其他手指稍微抬起，勿与体表接触，右手指自然弯曲，第二、四、五指微翘起，以中指指端叩击左手中指第二指节前端，叩击方向

应与叩击部位垂直，叩时应用腕关节与掌指关节活动之力，指力要均匀适中，叩击动作要灵活、短促、富有弹性，叩击后右手中指应立即抬起，以免影响音响。此法病人可采取坐位或仰卧位，常用于对胸、背、腹及肋间的诊察，如两肋叩击音实而浊，多为悬饮之表现。

（二）按诊注意事项

1. 体位与手法的选择 按诊的体位及触、摸、按、叩四种手法的选择应具有针对性。临诊时，必须根据不同疾病要求的诊察目的和部位，选择适当的体位和方法。否则，将难以获得准确的诊断资料，亦即失去按诊的意义。

2. 医生举止 医生举止要稳重大方，态度要严肃认真，手法要轻巧柔和，避免突然暴力或冷手按诊，以免引起病人精神和肌肉紧张，以致不能配合，影响诊察的准确性。

3. 争取病人配合 注意争取病人的主动配合，使病人能准确地反映病位的感觉。如诊察病人肝、脾时，请病人作腹式呼吸运动，随着病人的深吸气，有节奏地进行按诊，同时亦可让病人由仰卧位改为侧卧位配合诊察。

4. 边检查边观察边询问 要边检查边注意观察病人的反应及表情变化，注意对侧部位以及健康部位与疾病部位的比较，以了解病痛所在的准确部位及程度，要边询问是否有压痛及疼痛程度，边通过谈话了解病情，以转移病人的注意力，减少病人因精神紧张而出现的假象反应，保证按诊检查结果的准确性。

要点二　按肌肤手足的内容及其临床意义

（一）按肌肤

1. 诊寒热 按肌肤的寒热可了解人体阴阳的盛衰、表里虚实和邪气的性质。

（1）肌肤寒冷、体温偏低者为阳气衰少。

（2）肌肤冷而大汗淋漓、面色苍白、脉微欲绝者为亡阳之征象。

（3）肌肤灼热，体温升高者为阳气盛，多为实热证。

（4）若汗出如油，四肢肌肤尚温而脉躁疾无力者，为亡阴之征象。

（5）身灼热而肢厥为阳热内盛，格阴于外所致，属真热假寒证。

（6）外感病汗出热退身凉，为表邪已解。

（7）皮肤无汗而灼热者，为热甚。

（8）身热初按热甚，久按热反转轻者为热在表，久按其热反甚者为热在里。

（9）肌肤初扪之不觉很热，但扪之稍久即感灼手者，称身热不扬。常兼头身困重、脘痞、苔腻等症，主湿热蕴结证。

（10）局部病变通过按肌肤之寒热可辨证之阴阳。皮肤不热，红肿不明显者，多为阴证；皮肤灼热而红肿疼痛者，多为阳证。

2. 诊润燥滑涩 通过触摸患者皮肤的滑润和燥涩，可以了解汗出与否及气血津液的盈亏情况。

（1）皮肤干燥者，尚未出汗。

（2）干瘪者，为津液不足；湿润者，身已出汗。

（3）肌肤滑润者，为气血充盛；肌肤枯涩者，为气血不足。

（4）新病皮肤多滑润而有光泽，为气血未伤之表现；久病肌肤枯涩者，为气血两伤。

（5）肌肤甲错者，多为血虚失荣或瘀血所致。

3. 诊疼痛 通过触摸肌肤疼痛的程度，可以分辨疾病的虚实。

（1）肌肤濡软，按之痛减者，为虚证。

（2）硬痛拒按者，为实证。

（3）轻按即痛者，病在表浅。

（4）重按方痛者，病在深部。

4. 诊肿胀

（1）按之凹陷，举手不能即起者，为水肿。

（2）按之凹陷，举手即起者，为气肿。

5. 诊疮疡 触按疮疡局部的凉热、软硬，来判断证之阴阳、寒热。

（1）肿硬不热者，属寒证。

（2）肿处灼手而压痛者，属热证。

（3）根盘平塌漫肿者，属虚证。

（4）根盘收束而隆起者，属实证。

（5）患处坚硬多无脓，边硬顶软者已成脓。

6. 诊尺肤 即触摸从肘部内侧至掌后横纹处之间的皮肤，根据其缓急、滑涩、寒热的情况，来判断疾病的性质。

（1）尺肤热甚，其脉象洪滑数盛者多为热证。

（2）尺肤凉，而脉象细小者，多为泄泻、少气。

（3）按尺肤窅而不起者，多为风水。

（4）尺肤粗糙如枯鱼之鳞者，多为精血不足，或瘀血内阻，或脾阳虚衰，水饮不化之痰饮病。

［常考考点］诊尺肤的操作方法。

（二）按手足

诊手足寒温，对判断阳气存亡，推测疾病预后，具有重要意义。

1. 阳虚之证，四肢犹温，为阳气尚存；若四肢厥冷，多病情深重。

2. 手足俱冷者，为阳虚寒盛，属寒证。

3. 手足俱热者，多为阳盛热炽，属热证。

4. 热证见手足热者，属顺候；热证反见手足逆冷者，属逆候。

5. 手足心与手足背比较，若手足背热甚者，多为外感发热；手足心热甚者，多为内伤发热。

6. 手心热与额上热比较，若额上热甚于手心热者为表热；手心热甚于额上热者为里热。

要点三　按腹部辨疼痛、痞满、积聚的要点

（一）辨疼痛

1. 腹痛

（1）腹痛喜按，按之痛减，腹壁柔软者，多为虚证，常见的有脾胃气虚等。

（2）腹痛拒按，按之痛甚，并伴有腹部硬满者，多为实证，如饮食积滞、胃肠积热之阳明腑实、瘀血肿块等。

（3）局部肿胀拒按者，多为内痈。

（4）按之疼痛，固定不移，多为内有瘀血。

（5）按之胀痛，病处按此联彼者，为病在气分，多为气滞气闭。

2. 腹部压痛

（1）右季肋部压痛，见于肝、胆、右肾和降结肠的病变。

（2）上腹部压痛，见于肝、胆、胃腑、胰和横结肠病变。

（3）左季肋部压痛，见于脾、左肾、降结肠病变。

（4）脐部压痛，见于小肠、横结肠、输尿管病变。

（5）下腹部压痛，常见于膀胱疾病、肠痈或女性生殖器官病变。

（6）左少腹作痛，按之累累有硬块者，多为肠中有宿粪。

（7）右少腹作痛而拒按，或出现“反跳痛”（按之局部有压痛，若突然移去手指，腹部疼痛加剧），或按之有包块应手者，常见于肠痈等病。

［常考考点］实痛和虚痛的鉴别；反跳痛的临床意义。

（二）辨痞满

1. 脘腹痞满 痞满是自觉心下或胃脘部痞塞不适和胀满的一种症状。

（1）心下部按之较硬而疼痛者，多属实证。多因邪实积聚胃脘部。

（2）按之濡软而无疼痛者，则属于虚证，多因胃腑虚弱所致。

2. 脘腹胀满

（1）凡腹部按之手下饱满充实而有弹性，有压痛者，多为实满。

（2）若腹部虽膨满，但按之手下虚软而缺乏弹性，无压痛者，多为虚满。

（3）腹部高度胀大，如鼓之状者，称为臌胀。

（4）臌胀中气臌和水臌的鉴别，可以通过以下方法：两手分置于腹部两侧对称位置，一手轻轻叩拍腹壁，另一手若有波动感，按之如囊裹水者为水臌；一手轻轻叩拍腹壁，另一手无波动感，以手叩击如击鼓之膨膨然者为气臌。

（5）肥胖之人腹如鼓，按之柔软，无脐突，无病证表现者，不属病态。

（三）辨积聚

1. 癥瘕积聚的鉴别

（1）凡肿块推之不移，肿块痛有定处者，为癥积，病属血分。

（2）肿块推之可移，或痛无定处，聚散不定者，为瘕聚，病属气分。

（3）肿块大者为病深，形状不规则，表面不光滑者为病重。

（4）坚硬如石者为恶候。

（5）腹中结块，按之起伏聚散，往来不定；或按之形如条索状，久按转移不定；或按之手下如蚯蚓蠕动者，多为虫积。

（6）小腹部触及肿物，若触之有弹性，不能被推移，呈横置的椭圆形或球形，按压时有压痛，有尿意，排空尿后肿物消失者，多因积尿所致。

（7）排空尿后小腹肿物不消，若系妇女停经后者，多为怀孕而胀大的胞宫；否则可能是石瘕等胞宫或膀胱的肿瘤。

2. 辨妇女妊娠 妊娠 3 个月后，一般可以在其小腹部触及胀大的胞宫；妊娠 5 ～ 6 个月时，胞宫底约与脐平；妊娠 7 个月时，胞宫底在脐上 3 横指；妊娠 9 个月至足月时，胞宫底在剑突下二横指。

（1）妊娠后腹形明显大于正常，皮肤光亮，按之胀满者，多为胎水肿满。

（2）腹形明显小于正常，而胎儿尚存活者，多为胎萎不长。

［常考考点］癥积和瘕聚的鉴别。

【例题实战模拟】

A1 型题

1. 身热初按热甚，久按热反轻者多属

A. 热在表　B. 热在里　C. 虚阳外越　D. 阴虚证　E. 以上均不是

2. 腹内结块，痛有定处，按之有形而不移，其证为

A. 臌胀　B. 痞满　C. 积　D. 聚　E. 结胸

3. 下列各项，可见腹部肿、痛无定处、聚散不定的是

A. 痞满　B. 食积　C. 臌胀　D. 瘕聚　E. 癥积

B1 型题

A. 中府、肺俞、太渊　B. 巨阙、膻中、大陵　C. 期门、肝俞、太冲

D. 章门、太向、脾俞　E. 气海、太溪

4. 肺病在体表的反映腧穴是

5. 肝病在体表的反映腧穴是

【参考答案】

1. A　2. D　3. D　4. A　5. C

第八单元　八纲辨证

细目一　概述

【考点突破攻略】

要点　八纲辨证的概念

八纲：指表、里、寒、热、虚、实、阴、阳八个纲领。

根据病情资料，运用八纲进行分析综合，从而辨别疾病现阶段病变部位的浅深、病情性质的寒热、邪正斗争的盛衰和病证类别的阴阳，以作为辨证纲领的方法，称为八纲辨证。

［常考考点］八纲包括表、里、寒、热、虚、实、阴、阳，其中阴阳是总纲。

细目二　表里

【考点突破攻略】

要点一　表证与里证的概念

表证指六淫、疫疠等邪气，经皮毛、口鼻侵入机体的初期阶段，正（卫）气抗邪于肌表浅层，以新起恶寒发热为主要表现的轻浅证候。

里证指病变部位在内，脏腑、气血、骨髓等受病所表现的证候。

要点二　表证与里证的临床表现、辨证要点

（一）表证的临床表现、辨证要点

表证常见临床表现有新起恶风寒，或恶寒发热，头身疼痛，喷嚏，鼻塞，流涕，咽喉痒痛，微有咳嗽、气喘，舌淡红，苔薄，脉浮。

表证是正气抗邪于外的表现，一般以新起恶寒，或恶寒发热并见，脉浮，内部脏腑的症状不明显为共同特征。多见于外感病初期，具有起病急、病位浅、病程短的特点。

（二）里证的临床表现、辨证要点

里证的范围极为广泛，其临床表现多种多样。概而言之，凡非表证（及半表半里证）的特定证候，一般都属里证的范畴，即所谓“非表即里”。其证候特征是无新起恶寒发热并见，以脏腑症状为主要表现。

里证可见于外感疾病的中、后期阶段，或为内伤疾病。不同的里证，可表现为不同的证候，故很难用几个症状全面概括，但其基本特征是一般病情较重、病位较深、病程较长。

要点三　表证与里证的鉴别要点

表证和里证的辨别，主要审察寒热症状、脏腑症状是否突出，舌象、脉象等变化。《医学心悟・寒热虚实表里阴阳辨》说：“一病之表里，全在发热与潮热，恶寒与恶热，头痛与腹痛，鼻塞与口燥，舌苔之有无，脉之浮沉以分之。假如发热恶寒，头痛鼻塞，舌上无苔（或作薄白），脉息浮，此表也；如潮热恶热，腹痛口燥，舌苔黄黑，脉息沉，此里也。”可作为辨别表里证的参考。

（1）外感病中，发热恶寒同时并见者属表证，但热不寒或但寒不热者属里证，寒热往来者属半表半里证。

（2）表证以头身疼痛、鼻塞或喷嚏等为常见症状，脏腑症状不明显；里证以脏腑症状如咳喘、心悸、腹痛、呕泻之类表现为主症，鼻塞、头身痛等非其常见症状；半表半里证则有胸胁苦满等特有表现。

（3）表证及半表半里证舌苔变化不明显，里证舌苔多有变化；表证多见浮脉，里证多见沉脉或其他多种脉象。

（4）此外，辨表里证尚应参考起病的缓急、病情的轻重、病程的长短等。

[常考考点]表证与里证的临床表现及鉴别要点。

【知识纵横比较】

表证与里证鉴别

鉴别要点	表证	里证
热型	发热恶寒并见	但热不寒或但寒不热
常见症状	头身疼痛、喷嚏、鼻塞流涕，内脏症状不明显	以内脏症状为主，如咳喘、心悸、腹痛、呕吐；鼻塞、头身疼痛少见
舌象	舌苔变化不明显	舌苔多有变化
脉象	多见浮脉	多见沉脉或其他多种脉象

细目三　寒热

【考点突破攻略】

要点一　寒证与热证的概念

寒证指感受寒邪，或阳虚阴盛，导致机体功能活动衰退所表现的具有冷、凉特点的证候。

热证指感受热邪，或脏腑阳气亢盛，或阴虚阳亢，导致机体机能活动亢进所表现的具有温、热特点的证候。

要点二　寒证与热证的临床表现、鉴别要点

（一）寒证与热证的临床表现

寒证常见的临床表现有恶寒，畏寒，冷痛，喜暖，口淡不渴，肢冷蜷卧，痰、涎、涕清稀，小便清长，大便稀溏，面色白，舌淡，苔白而润，脉紧或迟等。

热证常见的临床表现有发热，恶热喜冷，口渴欲饮，面赤，烦躁不宁，痰、涕黄稠，小便短黄，大便干结，舌红，苔黄燥少津，脉数等。

（二）寒证与热证的鉴别要点

寒证与热证的鉴别，应对疾病的全部表现进行综合观察，尤其是恶寒发热、对寒热的喜恶、口渴与否、面色的赤白、四肢的温凉、二便、舌象、脉象等，是辨别寒证与热证的重要依据。《医学心悟·寒热虚实表里阴阳辨》说："一病之寒热，全在口渴与不渴，渴而消水与不消水，饮食喜热与喜冷，烦躁厥逆，溺之长短赤白，便之溏结，脉之迟数以分之。假如口渴而能消水，喜冷饮食，烦躁，溺短赤，便结，脉数，此热也；假如口不渴，或假渴而不能消水，喜饮热汤，手足厥冷，溺清长，便溏，脉迟，此寒也。"可作为辨别寒热证的参考。鉴别要点如下表：

寒证与热证的鉴别

鉴别要点	寒证	热证
寒热喜恶	恶寒喜温	恶热喜凉
口渴	不渴	渴喜冷饮
面色	白	红

续表

鉴别要点	寒证	热证
四肢	冷	热
大便	稀溏	秘结
小便	清长	短赤
舌象	舌淡苔白润	舌红苔黄
脉象	迟或紧	数

［常考考点］寒证与热证的临床表现及鉴别要点。

细目四　虚实

【考点突破攻略】

要点一　虚证与实证的概念

虚证指人体阴阳、气血、津液、精髓等正气亏虚，而邪气不著，表现为不足、松弛、衰退特征的各种证候。

实证指人体感受外邪，或疾病过程中阴阳气血失调，体内病理产物蓄积，以邪气盛、正气不虚为基本病理，表现为有余、亢盛、停聚特征的各种证候。

要点二　虚证与实证的临床表现、鉴别要点

（一）虚证与实证的临床表现

一般久病、势缓者多为虚证，耗损过多者多虚证，体质素弱者多虚证。由于各种虚证的表现极不一致，各脏腑虚证的表现更是各不相同，所以很难用几个症状来全面概括。

一般新起、暴病者多为实证，病情急剧者多实证，体质壮实者多实证。由于感受邪气的性质及致病特点的差异，以及病邪侵袭、停积部位的不同，实证的证候表现各不相同，所以很难以哪几个症状作为实证的代表。

（二）虚证与实证的鉴别要点

虚证与实证主要从病程、病势、体质及症状、舌脉等方面加以鉴别。鉴别要点如下表。

虚证与实证的鉴别

鉴别要点	虚证	实证
病程	长（久病）	短（新病）
体质	多虚弱	多壮实
精神	萎靡	兴奋
声息	声低息微	声高气粗
疼痛	喜按	拒按
胸腹胀满	按之不痛，胀满时减	按之疼痛，胀满不减
发热	五心烦热，午后微热	蒸蒸壮热
恶寒	畏寒，得衣近火则减	恶寒，添衣加被不减
舌象	质嫩，苔少或无苔	质老，苔厚
脉象	无力	有力

［常考考点］虚证与实证的临床表现及鉴别要点。

细目五　阴阳

【考点突破攻略】

要点一　阴证与阳证的概念

凡见抑制、沉静、衰退、晦暗等表现的里证、寒证、虚证，以及症状表现于内的、向下的、不易发现的，或病邪性质为阴邪致病、病情变化较慢等，均属阴证范畴。

凡见兴奋、躁动、亢进、明亮等表现的表证、热证、实证，以及症状表现于外的、向上的、容易发现的，或病邪性质为阳邪致病、病情变化较快等，均属阳证范畴。

要点二　阴证与阳证的鉴别要点

阴证与阳证的鉴别，其要点可见于表里、寒热、虚实证候的鉴别之中，亦可从四诊角度进行对照鉴别。鉴别要点如下表。

阴证与阳证的鉴别

四诊	阴证	阳证
问	恶寒畏冷，喜温，食少乏味，不渴或喜热饮，小便清长或短少，大便溏泄气腥	身热，恶热，喜凉，恶食，心烦，口渴引饮，小便短赤涩痛，大便干硬，或秘结不通，或有奇臭
望	面色苍白或暗淡，身重蜷卧，倦怠无力，精神萎靡，舌淡胖嫩，舌苔润滑	面色潮红或通红，狂躁不安，口唇燥裂，舌红绛，苔黄燥或黑而生芒刺
闻	语声低微，静而少言，呼吸怯弱，气短	语声壮厉，烦而多言，呼吸气粗，喘促痰鸣
切	腹痛喜按，肢凉，脉沉、细、迟、无力等	腹痛拒按，肌肤灼热，脉浮、洪、数、大、滑、有力等

[常考考点] 阴证与阳证的鉴别。

要点三　阳虚证、阴虚证的临床表现

（一）阳虚证的临床表现

阳虚证的特征性表现有：畏寒，肢凉，口淡不渴或喜热饮，或自汗，小便清长或尿少不利，大便稀薄，面色㿠白，舌淡胖，苔白滑，脉沉迟（或为细数）无力。可兼有神疲，乏力，气短等气虚表现。

本证多因久病损伤，阳气亏虚，或气虚进一步发展；久居寒凉之处或过服寒凉清苦之品，阳气逐渐耗伤；年高而命门之火渐衰所致。

由于阳气亏虚，机体失于温煦，不能抵御阴寒之气，而寒从内生，故见畏寒肢凉等一派虚寒的证候；阳气不能蒸腾、气化水液，则见便溏、尿清或尿少不利、舌淡胖等症；阳虚水湿不化，则口淡不渴；阳虚不能温化和蒸腾津液上承，则可见渴喜热饮。

阳虚可见于许多脏器组织的病变，临床常见者有心阳虚证、脾阳虚证、胃阳虚证、肾阳虚证、胞宫（精室）虚寒证，以及虚阳浮越证等，并表现有各自脏器的证候特征。

阳虚证易与气虚同存，即阳气亏虚证；阳虚则寒，必有寒象并易感寒邪；阳虚可发展演变成阴虚（即阴阳两虚）和亡阳；阳虚可导致气滞、血瘀、水泛，产生痰饮等病理变化。

（二）阴虚证的临床表现

阴虚证的特征性表现有：形体消瘦，口燥咽干，两颧潮红，五心烦热，潮热，盗汗，小便短黄，大便干结，舌红少津或少苔，脉细数等。

本证多因热病之后，或杂病日久，伤耗阴液；情志过极，火邪内生，久而伤及阴精；房事不节，耗伤阴精；过服温燥之品，使阴液暗耗所致。

阴液亏少，则机体失于濡润滋养，同时由于阴不制阳，则阳热之气相对偏旺而生内热，故表现为一派虚热、干燥不润、虚火内扰的证候。

阴虚证可见于多个脏器组织的病变，常见肺阴虚证、心阴虚证、胃阴虚证、肝阴虚证、肾阴虚证等，并表现出各自脏器的证候特征。

阴虚可与气虚、血虚、阳虚、阳亢、精亏、津液亏虚或燥热等证候同时存在，或互为因果，而表现为气阴亏虚证、阴血亏虚证、阴阳两虚证、阴虚阳亢证、阴精亏虚证、阴津（液）亏虚证、阴虚燥热证等。阴虚可发展成阳虚、亡阴；阴虚可导致动风、气滞、血瘀、水停等病理变化。

［常考考点］阳虚证与阴虚证的鉴别要点。

要点四　亡阳证、亡阴证的临床表现与鉴别要点

（一）亡阳证的临床表现

冷汗淋漓，汗质稀淡，神情淡漠，肌肤不温，手足厥冷，呼吸气弱，面色苍白，舌淡而润，脉微欲绝等。

亡阳一般是在阳气由虚而衰基础上的进一步发展，但亦可因阴寒之邪极盛而致阳气暴伤，或因大汗、失精、大失血等阴血消亡而阳随阴脱，或因剧毒刺激、严重外伤、瘀痰阻塞心窍等使阳气暴脱所致。

由于阳气极度衰微而欲脱，失却温煦、固摄、推动之能，故见冷汗、肢厥、面色苍白、神情淡漠、气息微弱、脉微等垂危病状。

（二）亡阴证的临床表现

汗热味咸而黏，如珠如油，身灼肢温，虚烦躁扰，恶热，口渴饮冷，皮肤皱瘪，小便极少，面赤颧红，呼吸急促，唇舌干燥，脉细数疾等。

亡阴可以是在病久而阴液亏虚基础上的进一步发展，也可因壮热不退、大吐大泻、大汗不止、大量出血、严重烧伤致阴液暴失而成。

由于阴液欲绝，阴不能制阳，故见脉细数疾、身灼烦渴、面赤唇焦、呼吸急促等阴竭阳盛的证候。阳热逼迫欲绝之阴津外泄，故见汗出如油。

（三）亡阳证、亡阴证的鉴别要点

亡阳证与亡阴证均在疾病的危重阶段，突然大汗淋漓，必须及时、准确地辨识。根据汗质的稀冷如水或黏热如油，结合病情，身凉或身灼、四肢厥逆或温和、面白或面赤、脉微或数疾等，一般不难辨别。亡阳证与亡阴证鉴别见下表。

亡阳证与亡阴证的鉴别

证名	汗出	寒热	四肢	面色	气息	口渴	舌象	脉象
亡阳	汗冷清稀	身冷畏寒	厥冷	苍白	微弱	不渴或渴喜热饮	苔白润	脉微欲绝
亡阴	汗热黏稠	身热恶热	温暖	面赤颧红	急促	渴喜冷饮	舌红干	脉细数疾而无力

［常考考点］亡阳证与亡阴证的鉴别要点。

细目六　八纲证候间的关系

【考点突破攻略】

八纲证候间的关系，主要可归纳为证候相兼、证候错杂、证候转化、证候真假四个方面。

要点一　证候相兼、错杂与转化（寒证转化为热证、热证转化为寒证、实证转虚）的概念

（一）证候相兼的概念

广义的证候相兼，指各种证候的相兼存在。本处所指为狭义的证候相兼，即在疾病某一阶段，出现不相对立的两纲或两纲以上的证候同时存在的情况。

临床常见的八纲相兼证候有表实寒证、表实热证、里实寒证、里实热证、里虚寒证、里虚热证等。

其临床表现一般是有关纲领证候的相加，如恶寒重发热轻，头身疼痛，无汗，脉浮紧等，为表实寒证；五心烦热，盗汗，口咽干燥，颧红，舌红少津，脉细数等，为里虚热证。

所谓表虚，主要是指卫表（阳）不固证（偏于虚寒），然而以往常将表证有汗出者，称之为“表虚”。表证无汗者，称之为“表实”。其实表证的有无汗出，只是在外邪的作用下，毛窍的闭与未闭，是邪正相争的不同反应。毛窍未闭、肌表疏松而有汗出，不等于疾病的本质属虚。

（二）证候错杂的概念

证候错杂指疾病某一阶段同时存在八纲中对立两纲的证候。

八纲中表里寒热虚实的错杂关系，可以表现为表里同病、寒热错杂、虚实夹杂。临床辨证应对其进行综合分析，证候间的错杂关系有四种情况：第一类是表里同病而寒热虚实性质并无矛盾，如表里实寒证；第二类是表里同病，寒热性质相同，但虚实性质相反的证候，如表实寒里虚寒证；第三类是表里同病，虚实性质相同，但寒热性质相反的证候，如表实寒里实热证，即“寒包火”证；第四类是表里同病，而寒与热、虚与实的性质均相反的证候。临床上除可有表实寒里虚热证外，其余组合则极少见到。

（三）证候转化的概念

证候转化指疾病在其发展变化过程中，其病位、病性，或邪正盛衰的状态发生变化，由一种证候转化为对立的另一种证候。证候的转化包括表里出入、寒热转化、虚实转化。

1. 表里出入　表里出入是指病情表与里的相互转化，或病情由表入里而转化为里证，或病邪由里出表而有出路。一般而言，这种病位上的变化，由表入里多提示病情转重；由里出表多预示病情减轻。掌握病势的表里出入变化，对于预测疾病的发展与转归，及时改变治法，及时截断、扭转病势，或因势利导，均具有重要意义。

（1）由表入里：指证候由表证转化为里证，即表证入里。表明病情由浅入深，病势发展。

（2）由里出表：指在里的病邪向外透达所表现的证候。表明邪有出路，病情有向愈的趋势。

2. 寒热转化　指疾病的寒热性质发生相反的转变。寒证化热示阳气旺盛，热证转寒示阳气衰惫。

（1）寒证化热：指原为寒证，后出现热证，而寒证随之消失。

寒证化热常见于外感寒邪未及时发散，而机体阳气偏盛，阳热内郁到一定程度，寒邪化热，形成热证；或是寒湿之邪郁遏，而机体阳气不衰，由寒而化热；或因使用温燥之品太过，亦可使寒证转化为热证。如寒湿痹病，初为关节冷痛、重着、麻木，病程日久，或过服温燥药物，而变成患处红肿灼痛；哮病因寒引发，痰白稀薄，久之见舌红苔黄，痰黄而稠；痰湿凝聚的阴疽冷疮，其形漫肿无头、皮色不变，以后转为红肿热痛而成脓等，均属寒证转化为热证。

（2）热证转寒：指原为热证，后出现寒证，而热证随之消失。

常见于邪热毒气严重的情况之下，或因失治、误治，以致邪气过盛，耗伤正气，正不胜邪，机能衰败，阳气耗散，故而转为虚寒证，甚至出现亡阳的证候。如疫毒痢初期，高热烦渴，舌红脉数，泻利不止，若急骤出现四肢厥冷、面色苍白、脉微，或病程日久，而表现出畏寒肢凉、面白舌淡，皆属由热证转化为寒证。

3. 虚实转化　指疾病的虚实性质发生相反的转变。提示邪与正之间的盛衰关系出现了本质性变化。实证转虚为疾病的一般规律；虚证转实常常是证候的虚实夹杂。所谓实证转虚，指原先表现为实证，后来表现为虚证，提示病情发展。

邪正斗争的趋势，或是正气胜邪而向愈，或是正不胜邪而迁延。故病情日久，或失治误治，正气伤而不足以御邪，皆可形成实证转化为虚证。如本为咳嗽吐痰、息粗而喘、苔腻脉滑，久之见气短而喘、声低懒言、面白、舌淡、脉弱；或初期见高热、口渴、汗多、脉洪数，后期见神疲嗜睡、食少、咽干、舌嫩红无苔、脉细数等，均是邪虽去而正已伤，由实证转化为虚证。

［常考考点］证候相兼、证候错杂、证候转化的含义。

要点二　证候真假（寒热真假、虚实真假）的鉴别要点

某些疾病在病情的危重阶段，可以出现一些与疾病本质相反的“假象”，掩盖病情的真象。所谓“真”，是指与疾病内在本质相符的证候；所谓“假”，是指疾病表现出某些不符合常规认识的假象，即与病理本质所反映的常规证候不相应的某些表现。证候真假的内容主要包括寒热真假与虚实真假，其鉴别主要指真寒假热与真热假寒的鉴别以及真虚假实与真实假虚的鉴别。

（一）寒热真假的概念

当病情发展到寒极或热极的时候，有时会出现一些与其寒热本质相反的“假象”症状或体征，即所谓真热假寒、真寒假热。

1. 真热假寒 指内有真热而外见某些假寒的“热极似寒”证候。其临床表现有四肢凉甚至厥冷，神识昏沉，面色紫暗，脉沉迟，身热，胸腹灼热，口鼻气灼，口臭息粗，口渴引饮，小便短黄，舌红苔黄而干，脉有力。

由于邪热内盛，阳气郁闭于内而不能布达于外，故可表现出四肢凉甚至厥冷、脉沉迟等类似阴证的假寒现象；邪热内闭，气血不畅，故见神识昏沉、面色紫暗；热邪内蕴，伤津耗液，故见身热、胸腹灼热、口鼻气灼、口臭息粗、口渴引饮、小便短黄、舌红苔黄而干、脉有力等实热证的表现。

真热假寒证常有热深厥亦深的特点，故可称作热极肢厥证，古代亦有称阳盛格阴证者。

2. 真寒假热 指内有真寒而外见某些假热的“寒极似热”证候。其临床表现有自觉发热，欲脱衣揭被，触之胸腹无灼热，下肢厥冷；面色浮红如妆，非满面通红；神志躁扰不宁，疲乏无力；口渴但不欲饮；咽痛而不红肿；脉浮大或数，按之无力；便秘而便质不燥，或下利清谷；小便清长（或尿少浮肿），舌淡，苔白。

由于阳气虚衰，阴寒内盛，逼迫虚阳浮游于上、格越于外，故可表现为自觉发热，欲脱衣揭被，面色浮红如妆，躁扰不宁，口渴咽痛，脉浮大或数等颇似阳热证的表现。但因其本质为阳气虚衰，肢体失其温煦，水液不得输布、气化，故触之胸腹必然无灼热，且下肢厥冷，口渴而不欲饮，咽部不红肿，面色亦不会满面通红，并见疲乏无力，小便清长，或尿少而浮肿，便质不燥，甚至下利清谷，脉按之无力，舌淡，苔白等里虚寒的证候。故可知其所现“热”症为假象。

真寒假热实际是阳虚阴盛而阳气浮越，故又称虚阳浮越证，古代亦有称阴盛格阳证、戴阳证者。

（二）寒热真假的鉴别要点

辨别寒热证候的真假，应以表现于内部、中心的症状为准、为真，肢末、外部的症状是现象，可能为假象，故胸腹的冷热是辨别寒热真假的关键，胸腹灼热者为热证，胸腹部冷而不灼热者为寒证。

对于寒热真假的辨别，《温疫论·论阳证似阴》指出：“捷要辨法，凡阳证似阴，外寒而内必热，故小便血赤；凡阴证似阳者，格阳之证也，上（外）热下（内）寒，故小便清白。但以小便赤白为据，以此推之，万不失一。”确为经验之谈。

[常考考点] 真寒假热证和真热假寒证的临床表现及鉴别。

（三）虚实真假的概念

虚证与实证，都有真假疑似的情况，《内经知要》所谓“至虚有盛候”“大实有羸状”，就是指证候的虚实真假。

1. 真实假虚 指本质为实证，反见某些虚羸现象的证候。其临床表现可有神情默默，倦怠懒言，身体羸瘦，脉象沉细等表现。但虽默默不语却语时声高气粗，虽倦怠乏力却动之觉舒，肢体羸瘦而腹部硬满拒按，脉沉细而按之有力。

由于热结肠胃、痰食壅积、湿热内蕴、瘀血停蓄等，邪气大积大聚，以致经脉阻滞，气血不能畅达，因而表现出神情默默、倦怠懒言、身体羸瘦、脉象沉细等类似虚证的假象。但病变的本质属实，故虽默默不语却语时声高气粗，虽倦怠乏力却动之觉舒，虽肢体羸瘦而腹部硬满拒按，脉虽沉细却按之有力。因此《顾氏医镜》云：“聚积在中，按之则痛，色红气粗，脉来有力，实也；甚则默默不欲语，肢体不欲动，或眩晕昏花，或泄泻不实，是大实有羸状。”

2. 真虚假实 指本质为虚证，反见某些盛实现象的证候。其临床表现可有腹部胀满，呼吸喘促，或二便闭涩，脉数等表现。但腹虽胀满而有时缓解，或触之腹内无肿块而喜按，虽喘促但气短息弱，虽大便闭塞而腹部不甚硬满，虽小便不利但无舌红口渴等症。并有神疲乏力，面色萎黄或淡白，脉虚弱，舌淡胖嫩等症。

多为脏腑虚衰，气血不足，运化无力，气机不畅，故可出现腹部胀满、呼吸喘促、二便闭塞等类似实证的假象。但其本质属虚，故腹部胀满而有时缓解，或内无肿块而喜按，可知并非实邪内积，而是脾虚不运所致；喘促而气短息弱，可知并非邪气壅滞、肺失宣降，而是肺肾气虚、摄纳无权之故；大便闭塞而腹部不甚硬满，系阳气失其温运之能而腑气不行的表现；阳气亏虚而不能气化水液，或肾关开阖不利，可表现为小便不通，神疲乏力，面色萎黄或淡白，脉虚弱，舌淡胖嫩，更是正气亏虚的本质表现。因此《顾氏医镜》云："心下痞痛，按之则止，色悴声短，脉来无力，虚也；甚则胀极而不得食，气不舒，便不利，是至虚有盛候。"

（四）虚实真假的鉴别要点

虚实真假的辨别，关键在于脉象的有力无力、有神无神，其中尤以沉取之象为真谛；其次是舌质的嫩胖与苍老，言语呼吸的高亢粗壮与低怯微弱；病人体质状况、病之新久、治疗经过等，也是辨析的依据。

［常考考点］真虚假实证和真实假虚证的表现及鉴别要点。

【知识纵横比较】

真寒假热和真热假寒的比较

证候	假象	本质
真寒假热	自觉发热，欲脱衣揭被	触之胸腹无灼热，下肢厥冷
	面色浮红如妆	非满面通红
	神志躁扰不宁	疲乏无力
	口渴	不欲饮
	咽痛	不红肿
	脉浮大或数	按之无力
	便秘	便质不燥，或下利清谷
	—	小便清长（或尿少浮肿），舌淡，苔白
真热假寒	四肢凉甚至厥冷，神识昏沉，面色紫暗，脉沉迟	身热，胸腹灼热，口鼻气灼，口臭息粗，口渴引饮，小便短黄，舌红苔黄而干，脉有力

真虚假实和真实假虚的比较

证候	假象	本质
真虚假实	腹部胀满	腹虽胀满而有时缓解，或触之腹内无肿块而喜按
	呼吸喘促	虽喘促但气短息弱
	二便闭涩	虽大便闭塞而腹部不甚硬满；虽小便不利但无舌红、口渴
	脉数	脉虚弱
	—	神疲乏力，面色萎黄或淡白
	—	舌淡胖嫩
真实假虚	神情默默	虽默默不语却语时声高气粗
	倦怠懒言	倦怠乏力却动之觉舒
	身体羸瘦	肢体羸瘦而腹部硬满拒按
	脉象沉细	按之有力

【例题实战模拟】

A1 型题

1. 下列属于虚热证与实热证鉴别要点的是

A. 发热口干　B. 盗汗颧红　C. 大便干结　D. 小便短赤　E. 舌红而干

2. 恶寒发热并见，常见的病证是
A. 虚证 B. 实证 C. 表证 D. 里证 E. 寒证
3. 危重病人，突然额头冷汗大出，四肢厥冷，属于
A. 亡阴 B. 亡阳 C. 阳虚 D. 阴虚 E. 阴损及阳
B1 型题
A. 实热证 B. 实寒证 C. 虚热证 D. 虚寒证 E. 真寒假热证
4. 阴偏衰所形成的证候是
5. 阴偏盛所形成的证候是
【参考答案】
1. B 2. C 3. B 4. C 5. B

第九单元 气血津液辨证

细目一 气病辨证

【考点突破攻略】

要点一 气虚证的临床表现、辨证要点

气虚证是指元气不足，气的推动、固摄、防御、气化等功能减退，或脏器组织的机能减退，以气短、乏力、神疲、脉虚等为主要表现的虚弱证候。

（一）临床表现

气短声低，少气懒言，精神疲惫，体倦乏力，脉虚，舌质淡嫩，或有头晕目眩，自汗，动则诸症加重。

（二）证候分析

气虚证所反映的是机体气生成不足，消耗太过的状态。其原因主要有：久病、重病、劳累过度等，使元气耗伤太过；先天不足，后天失养，致元气生成匮乏；年老体弱，脏腑机能减退而元气自衰。由于元气不足，脏腑机能衰退，故出现气短、声低、懒言、神疲、乏力；气虚而不能推动营血上荣，则头晕目眩、舌淡嫩；卫气虚弱，不能固护肌表，故为自汗；“劳则气耗”，故活动劳累则诸症加重；气虚鼓动血行之力不足，故脉象虚弱。气虚证临床常见于心、肺、脾、肾、胃等脏腑疾病，此时除见气虚证一般表现外，还有各脏腑气虚的特定表现。

（三）辨证要点

病体虚弱，以神疲、乏力、气短、脉虚为主要表现。

［常考考点］气虚证的临床表现及辨证要点。

要点二 气陷证的临床表现、辨证要点

气陷证是指气虚无力升举，清阳之气下陷，以自觉气坠，或脏器下垂为主要表现的虚弱证候。

（一）临床表现

头晕眼花，气短疲乏，脘腹坠胀感，大便稀溏，形体消瘦，或见内脏下垂、脱肛、阴挺等。

（二）证候分析

气陷多是气虚的发展，或为气虚的一种特殊表现形式，一般指脾（中）气的下陷。清阳之气不升，则自觉气短、气坠、头晕眼花；气陷而机体失却营精的充养，则见神疲乏力、形体消瘦；脾失健运，水谷精微下趋，则见大便稀溏；气陷无力升举，不能维持脏器正常位置，故觉脘腹坠胀，甚至出现内脏

下垂。

（三）辨证要点

体弱而瘦，以气短、气坠、脏器下垂为主要表现。

［常考考点］气陷证的临床表现及辨证要点。

要点三　气不固证的临床表现、辨证要点

气不固证是指气虚失其固摄之能，以自汗，或大便、小便、经血、精液、胎元等不固为主要表现的虚弱证候。

（一）临床表现

气短，疲乏，面白，舌淡，脉虚无力，或见自汗不止，或为流涎不止，或见遗尿、余溺不尽、小便失禁，或为大便滑脱失禁，或妇女出现崩漏，或为滑胎、小产，或见男子遗精、滑精、早泄等。

（二）证候分析

本证因气虚固摄失职所致。气不固，包括不能固摄津液、血液、小便、大便、精液、胎元等。其辨证是有气虚证的一般证候表现，并有各自“不固”的证候特点。气不摄血则可导致妇女崩漏及各种慢性出血；气不摄津则可表现为自汗、流涎；气虚不能固摄二便，可表现为遗尿、余溺不尽、小便失禁，或大便滑脱失禁；气不摄精则见遗精、滑精、早泄；气虚胎元不固，可导致滑胎、小产。

（三）辨证要点

病体虚弱，以疲乏、气短、脉虚及自汗，或二便、经、精等的不固为主要表现。

［常考考点］气不固证的临床表现及辨证要点。

要点四　气滞证的临床表现、辨证要点

气滞证是指人体某一部分或某一脏腑、经络的气机阻滞，运行不畅，以胀闷疼痛为主要表现的证候。

（一）临床表现

胸胁、脘腹等处或损伤部位的胀闷或疼痛，疼痛性质可为胀痛、窜痛、攻痛，症状时轻时重，部位不固定，按之一般无形，通常随嗳气、肠鸣、矢气等而减轻，或症状随情绪变化而增减，脉象多弦，舌象可无明显变化。

（二）证候分析

引起气滞证的原因，主要有三方面：一是情志不舒，忧郁悲伤，思虑过度，而致气机郁滞；二是痰饮、瘀血、宿食、蛔虫、砂石等病理物质的阻塞，或阴寒凝滞、湿邪阻碍、外伤络阻等，都能导致气机郁滞；三是脏气虚弱，运行乏力而气机阻滞。

气机阻滞的主要机理是气的运行发生障碍，气机不畅则痞胀，障碍不通则疼痛，气得运行则症减，故气滞以胀闷疼痛为主要临床表现。

（三）辨证要点

以胸胁、脘腹或损伤部位的胀闷、胀痛、窜痛为主要表现。

［常考考点］气滞证的临床表现及辨证要点。

要点五　气逆证的临床表现、辨证要点

气逆证是指气机失调，气上冲逆，以咳嗽、喘促、呃逆、呕吐等为主要表现的证候。

（一）临床表现

咳嗽频作，呼吸喘促，呃逆、嗳气不止，或呕吐、呕血；头痛、眩晕，甚至昏厥、咯血等。

（二）证候分析

气逆一般是在气滞基础上的一种表现形式。表现为气机的当降不降而反上升，或升发太过。主要是指肺胃之气不降而上逆，或肝气升发太过而上逆。导致气逆的原因，可有外邪侵袭、痰饮瘀血内停、寒热刺激、情志过激等。

（三）辨证要点

以咳喘或呕吐、呃逆等为突出表现。

［常考考点］气逆证的临床表现及辨证要点。

细目二　血病辨证

【考点突破攻略】

要点一　血虚证的临床表现、辨证要点

血虚证是指血液亏虚，不能濡养脏腑、经络、组织，以面、睑、唇、舌色白，脉细为主要表现的虚弱证候。

（一）临床表现

面色淡白或萎黄，眼睑、口唇、舌质、爪甲的颜色淡白，头晕，或见眼花、两目干涩，心悸，多梦，健忘，神疲，手足发麻，或妇女月经量少、色淡、延期甚或经闭，脉细无力等。

（二）证候分析

本证多因血液耗损过多或生化不足所致。可因先天禀赋不足，或因脾胃、肾脏病变，生化乏源；或因各种急慢性出血；或因思虑劳神过度，暗耗阴血；或因虫积肠道，耗吸营养等导致。

血液亏虚，脉络空虚，形体组织缺乏濡养荣润，则见颜面、眼睑、口唇、舌质、爪甲的颜色淡白，脉细无力；血虚而脏器、组织得不到足够的营养，则见头晕，眼花，两目干涩，心悸，手足发麻，妇女月经量少、色淡；血虚失养而心神不宁，故症见多梦、健忘、神疲等。

（三）辨证要点

病体虚弱，以面、睑、唇、舌、爪甲的颜色淡白、脉细为主要表现。

［常考考点］血虚证的临床表现及辨证要点。

要点二　血瘀证的临床表现、辨证要点

血瘀证是指瘀血内阻，血行不畅，以固定刺痛、肿块、出血、瘀血色脉征为主要表现的证候。

（一）临床表现

疼痛特点为刺痛，痛久拒按，固定不移，常在夜间痛甚；肿块的性状是在体表者包块色青紫，腹内者触及质硬而推之不移；出血的特征是出血反复不止，色紫暗或夹血块，或大便色黑如柏油状，或妇女血崩、漏血；瘀血色脉征主要有面色黧黑，或唇甲青紫，或皮下紫斑，或肌肤甲错，或腹露青筋，或皮肤出现丝状红缕，或舌有紫色斑点、舌下络脉曲张，脉多细涩或结、代、无脉等。

（二）证候分析

本证多因气滞而血行不畅，或阳气亏虚，运血无力，或血寒、血热，或外伤出血等引起；也可因湿热、痰浊、砂石阻遏，使血行不畅，脉络阻滞不通所致。

血瘀证的机理主要为瘀血内积，气血运行受阻，不通则痛，故有刺痛、固定、拒按等特点；夜间阳气内藏，阴气用事，血行较缓，瘀滞益甚，故夜间痛增，血液瘀积不散而凝结成块，则见肿块紫暗、出血紫暗成块；血不循经而溢出脉外，则见各种出血；血行障碍，气血不能濡养肌肤，则见皮肤干涩、肌肤甲错；血行瘀滞，则血色变紫变黑，故见面色黧黑、唇甲青紫；脉络瘀阻，则见络脉显露、丝状红缕、舌现斑点、脉涩等症。

瘀血可阻滞于各种脏器、组织，而有不同的血瘀证名，如心脉瘀阻证、瘀阻脑络证、胃肠血瘀证、肝经血瘀证、瘀阻胞宫证、瘀滞胸膈证、下焦瘀血证、瘀滞肌肤证、瘀滞脉络证等，并表现出各自脏器、组织的证候特点。

（三）辨证要点

以固定刺痛、肿块、出血、瘀血色脉征为主要表现。

［常考考点］血瘀证的临床表现及辨证要点。

要点三　血热证的临床表现、辨证要点

血热证是指火热内炽，侵迫血分，以身热口渴、斑疹吐衄、烦躁谵语、舌绛、脉数等为主要表现的实热证候，即血分的热证。

（一）临床表现

身热夜甚，或潮热，口渴，面赤，心烦，失眠，躁扰不宁，甚或狂乱、神昏谵语，或见各种出血色深红，或斑疹显露，或为疮痈，舌绛，脉数疾等。

（二）证候分析

本证多因外感温热之邪；或情志过极，气郁化火；或过食辛辣燥热之品，导致火热内炽所致。

热在血分，血行加速，脉道扩张，则见面红目赤、舌绛、脉数疾；血热迫血妄行，可见各种出血；血热内扰心神，而见心烦、失眠、躁扰不宁，甚则狂乱、神昏谵语；热邪内犯营血，灼肉腐血，可为疮痈脓疡；身热夜甚、口渴，为热邪升腾，耗伤津液之象。

血热证常见于外感温热病中，即卫气营血辨证中的血分证，又可见于外科疮疡病、妇科月经病、其他杂病之中。

（三）辨证要点

以身热口渴、斑疹吐衄、烦躁谵语、舌绛、脉数等为主要表现。

[常考考点] 血热证的临床表现及辨证要点。

要点四　血寒证的临床表现、辨证要点

血寒证是指寒邪客于血脉，凝滞气机，血行不畅，以患处冷痛拘急、畏寒、唇舌青紫，妇女月经愆期、经色紫暗夹块等为主要表现的实寒证候，即血分的寒证。

（一）临床表现

畏寒，手足或少腹等患处冷痛拘急、得温痛减，肤色紫暗发凉；或为痛经，月经愆期，经色紫暗，夹有血块，唇舌青紫，苔白滑，脉沉迟弦涩等。

（二）证候分析

血寒证主要因寒邪侵犯血脉，或阴寒内盛，凝滞脉络而成。

寒凝脉络，气血运行不畅，阳气不得流通，组织失于温养，故常表现为患处的寒冷、疼痛；寒性凝滞收引，故其痛具有拘急冷痛、得温痛减的特点；肤色紫暗，月经愆期、经色紫暗、夹有血块，唇舌青紫，脉沉迟弦涩等，均为血行不畅之瘀血征象。

血寒证属实寒证的范畴，寒滞肝脉证、寒凝胞宫证、寒凝脉络证等，均属于血寒证。

（三）辨证要点

以患处冷痛拘急，畏寒，唇舌青紫，妇女月经愆期、经色紫暗夹块等为主要表现。

[常考考点] 血寒证的临床表现及辨证要点。

细目三　气血同病辨证

【考点突破攻略】

要点　气滞血瘀、气虚血瘀、气血两虚、气不摄血、气随血脱证的临床表现、辨证要点

气病或血病发展到一定的程度，往往影响到另一方的生理功能而发生病变，从而表现为气血同病的证候。

临床常见的气血同病证候，有气滞血瘀证、气虚血瘀证、气血两虚证、气不摄血证和气随血脱证等。各证的临床表现，一般是两个基本证候的相合而同时存在。

（一）气滞血瘀证的临床表现、辨证要点

气滞血瘀证是指气机郁滞，导致血行瘀阻所产生的证候。

临床表现：胸胁胀满疼痛，乳房胀痛，情志抑郁或易怒，兼见痞块刺痛、拒按，妇女痛经，经血紫暗有块，或闭经，舌紫暗或有瘀点瘀斑，脉弦涩。

证候分析：气机郁滞日久，血行瘀阻不畅，故见气滞及血瘀证表现。本证以情志不舒，同时伴有胸胁胀满疼痛、刺痛，女子月经不调为诊断要点。肝主疏泄而藏血，具有条达气机、调节情志的功能，情志不遂或外邪侵袭肝脉则肝气郁滞，疏泄失职，故情绪抑郁或急躁易怒，胸胁胀满疼痛，乳房胀痛；气为血帅，肝郁气滞，日久不解，必致瘀血内停，故渐成胁下痞块，刺痛拒按；肝主藏血，为妇女经血之源，肝血瘀滞，瘀血停滞，积于血海，阻碍经血下行，经血不畅则致经闭、痛经；舌质紫暗或有瘀斑，脉弦涩，均为瘀血内停之症。

辨证要点：临床以身体局部胀闷走窜疼痛，甚或刺痛，疼痛固定、拒按，或有肿块坚硬，局部青紫肿胀，或有情志抑郁，性急易怒，或有面色紫暗，皮肤青筋暴露，妇女可见经闭或痛经，经色紫暗或夹血块，或乳房胀痛，舌质紫暗或有斑点，脉弦涩等为辨证依据。

［常考考点］气滞血瘀证的临床表现、辨证要点。

（二）气虚血瘀证的临床表现、辨证要点

气虚血瘀证是指气虚运血无力，导致血液瘀滞于体内所产生的证候，属本虚标实证。

临床表现：面色淡白，神疲乏力，气短懒言，食少纳呆，面色晦滞，局部青紫、肿胀、刺痛不移而拒按，或肢体瘫痪、麻木，或可触及肿块，舌淡紫或有瘀点瘀斑，脉细涩。

证候分析：气为血之帅，气虚则推动血行无力，导致血液瘀滞难行，形成气虚血瘀证，故见气虚和血瘀表现。气虚血瘀证虚中夹实，以气虚和血瘀的证候表现为辨证要点。面色淡白，身倦乏力，气短懒言，食少纳呆为气虚之证；气虚运血无力，血行缓慢，终致瘀阻络脉，故面色晦滞，局部青紫、肿胀。血行瘀阻，不通则痛，故疼痛如刺，拒按不移；瘀阻脑络则肢体瘫痪、麻木；结成癥瘕积聚时可触及肿块。气虚舌淡，血瘀舌紫暗，气虚血少则脉细，涩脉主瘀，是为气虚血瘀证的常见舌脉。

辨证要点：临床以面色淡白无华或面色紫暗，倦怠乏力，少气懒言，局部疼痛如刺，痛处固定不移、拒按，舌淡紫或有斑点，脉涩等为辨证依据。

［常考考点］气虚血瘀证的临床表现、辨证要点。

（三）气血两虚证的临床表现、辨证要点

气血两虚证是指气虚证和血虚证同时存在所表现的证候。

临床表现：头晕目眩，少气懒言，神疲乏力，自汗，面色淡白或萎黄，唇甲淡白，心悸失眠，形体消瘦，舌淡而嫩，脉细弱。

证候分析：本证多由久病不愈，气虚不能生血，或血虚无以化气所致。气血互根、互化，血虚则脏腑组织失养，气虚则机能活动减退，故见气血亏虚表现。气血两虚证，以气虚与血虚的证候共见为辨证要点。少气懒言，乏力自汗，为脾肺气虚之象；心悸失眠，为血不养心所致；血虚不能充盈脉络，见唇甲淡白，脉细弱；气血两虚不得上荣于面、舌，则见面色淡白或萎黄，舌淡嫩；不得外养肌肉则致形体瘦弱。

辨证要点：以少气懒言，神疲乏力，自汗，面色淡白无华或萎黄，口唇、爪甲颜色淡白，或见心悸失眠，头晕目眩，形体消瘦，手足发麻，舌质淡白，脉细无力等为辨证依据。

［常考考点］气血两虚证的临床表现、辨证要点。

（四）气不摄血证的临床表现、辨证要点

气不摄血证是指气虚摄血无力，导致血溢脉外所产生的证候。

临床表现：吐血、便血、崩漏、皮下瘀斑、鼻衄，神疲乏力，气短懒言，面色淡白，舌淡，脉弱。

证候分析：气为血之帅，统摄血液运行。气虚则统血无权，血不归经而外溢，故见气虚及各种出血表现。气不摄血证，以出血和气虚证共见为辨证要点。血液能循行脉内而不溢于脉外，全赖气的统摄作用，如气虚统摄无权，血即离经而外溢，溢于胃肠，便为吐血、便血；溢于肌肤，则见皮下瘀斑；脾虚统摄无权，冲任不固，渐成月经过多或崩漏；气虚则气短、倦怠乏力；血虚则面白无华；舌淡，脉细弱，皆为气血不足之征。

辨证要点：临床以衄血、便血、尿血、崩漏、皮下青紫色斑块等各种慢性出血，并见面色淡白无华、神疲乏力、少气懒言、心慌心悸、食少、舌淡白、脉弱等为辨证依据。

[常考考点]气不摄血证的临床表现、辨证要点。

(五)气随血脱证的临床表现、辨证要点

气随血脱证是指由于大失血，导致元气外脱所产生的危重证候。

临床表现：大出血时，突然面色苍白，大汗淋漓，四肢厥冷，呼吸微弱，甚至晕厥，舌淡，脉微欲绝或见芤脉。

证候分析：血为气之母，血脱则气无所依附，元气随血外脱，导致温运、推动、固摄等功能失职。本证以大出血时突然出现气脱之证为辨证要点。由于气血相互依存，当血液大量亡失之时，则气无所依，乃随之外脱，气脱阳亡，不能上荣于面，故面色苍白；不能温煦四末，故手足厥冷；不能温固肌表，故见大汗淋漓；神随气散，神无所主，故昏厥；舌淡，脉微欲绝或芤，皆为失血亡阳气脱之象。

辨证要点：临床以大量出血的同时，出现面色苍白、气少息微、冷汗淋漓、舌淡、脉微欲绝或散大无根等为辨证依据。

[常考考点]气随血脱证的临床表现、辨证要点。

细目四　津液病辨证

【考点突破攻略】

要点一　痰证的临床表现、辨证要点

痰证是指痰浊内阻或流窜，以咳吐痰多、胸闷、呕恶、眩晕、体胖，或局部有圆滑包块，苔腻，脉滑等为主要表现的证候。

(一)临床表现

常见咳嗽痰多，痰质黏稠，胸脘痞闷，呕恶，纳呆，或头晕目眩，或形体肥胖，或神昏而喉中痰鸣，或神志错乱而为癫、狂、痴、痫，或某些部位出现圆滑柔韧的包块等，舌苔腻，脉滑。

(二)证候分析

本证多因外感六淫、饮食不当、情志刺激、过逸少动等，影响肺、脾、肾等脏的气化功能，以致水液未能正常输布而停聚凝结成痰所致。

痰的生成与脾的运化功能失常，水湿不化而凝聚密切相关。痰浊为病，颇为广泛，见症多端。痰浊最易内停于肺，而影响肺气的宣发肃降，故痰证以咳吐痰多、胸闷等为基本表现。痰浊中阻，胃失和降，可见脘痞、纳呆、泛恶、呕吐痰涎等症。痰的流动性小而难以消散，故常凝积聚于某些局部而形成圆滑包块；痰亦可随气升降，流窜全身，如痰蒙清窍，则头晕目眩；痰蒙心神则见神昏、神乱；痰泛于肌肤，则见形体肥胖；苔腻、脉滑等为痰浊内阻的表现。

(三)辨证要点

以咳吐痰多、胸闷、呕恶、眩晕、体胖，或局部有圆滑包块，苔腻，脉滑为主要表现。

[常考考点]痰证的临床表现、辨证要点。

要点二　水停证的临床表现、辨证要点

水停证是指体内水液因气化失常而停聚，以肢体浮肿、小便不利，或腹大痞胀、舌淡胖等为主要表现的证候。

(一)临床表现

头面、肢体甚或全身水肿，按之凹陷不易起，或为腹水而见腹部膨隆，叩之音浊，小便短少不利，身体困重，舌淡胖，苔白滑，脉濡缓等。

(二)证候分析

本证多因风邪外袭，或湿邪内阻，亦可因房劳伤肾，或久病肾虚等，影响肺、脾、肾的气化功能，使水液运化、输布失常而停聚为患。此外，瘀血内阻，经脉不利，亦可影响水液的运行，使水蓄腹腔等

部位，而成血瘀水停。

水为有形之邪，水液输布失常而泛溢肌肤，故以水肿、身体困重为主症；水液停聚腹腔，而成腹水，故见腹部膨隆、叩之音浊；膀胱气化失司，水液停蓄而不泄，故见小便不利；舌淡胖，苔白滑，脉濡，是水湿内停之征。

根据形成水停的机理、脏器的不同，临床常见的水停证有风水相搏（风袭水停）证、脾虚水泛证、肾虚水泛证、水气凌心证等。

（三）辨证要点

以肢体浮肿、小便不利，或腹大痞胀、舌淡胖等为主要表现。

（四）阳水与阴水的鉴别

阳水与阴水的鉴别

类型	病因	病机	性质	发病特点	临床表现
阳水	多因外邪侵袭所致	风邪犯肺，通调失职，湿邪困脾，脾失健运	实证	发病急，病程短	眼睑、颜面先肿，迅速遍及全身，皮薄光亮，小便短少，伴咽喉肿痛、咳嗽及表证
阴水	多因久病脾肾阳气虚衰所致	脾肾阳气虚衰，运化、主水失职	虚实夹杂	发病缓，病程长	足胫、下肢先肿，渐至全身，腰以下肿甚，按之凹陷难复，小便短少，兼脾肾阳虚的表现

［常考考点］水停证的辨证要点以及阳水和阴水的鉴别。

要点三　津液亏虚证的临床表现、辨证要点

津液亏虚证是指体内津液亏少，脏腑、组织、官窍失却滋润、濡养、充盈，以口渴尿少，口、鼻、唇、舌、皮肤、大便干燥等为主要表现的证候。

（一）临床表现

口、鼻、唇、舌、咽喉、皮肤、大便等干燥，皮肤枯瘪而缺乏弹性，眼球深陷，口渴欲饮水，小便短少而黄，舌红，脉细数无力等。

（二）证候分析

本证多因大汗、大吐、大泻、高热、烧伤等，使津液耗损过多；或外界气候干燥，或体内阳气偏亢，使津液耗损；饮水过少，或脏气虚衰，使津液生成不足所致。

津液亏少，不能充养、濡润脏器、组织、官窍，则见口、鼻、唇、舌、咽喉、皮肤、大便等干燥，皮肤枯瘪而缺乏弹性，眼球深陷，口渴欲饮水等一派干燥少津的症状；津液亏少，阳气偏旺，则有舌红、脉细数等症。

津液亏虚的常见证有肺燥津伤证、胃燥津亏证、肠燥津亏证等，均有干燥见症，并表现出各自脏器的证候重点。

（三）辨证要点

以口渴尿少，口、鼻、唇、舌、皮肤、大便干燥等为主要表现。

［常考考点］津液亏虚证的临床表现、辨证要点。

【例题实战模拟】

A2 型题

1. 患者，今晨小便时突发腰腹绞痛，小便中断，呼吸气粗，舌淡红，苔薄白，脉沉实。其证候是

A. 气滞证　B. 血瘀证　C. 气脱证　D. 血寒证　E. 气闭证

2. 患者，头昏眼花，少气倦怠，腹部有坠胀感，脱肛，舌淡苔白，脉弱。其证候是

A. 气滞证　B. 气虚证　C. 气陷证　D. 气脱证　E. 气逆证

3. 患者，男，56 岁。素患眩晕，因情急恼怒而突发头痛而胀，继则昏厥仆倒，呕血，不省人事，肢体强痉，舌红苔黄，脉弦。其病机是

A. 气郁证　B. 气逆证　C. 气脱证　D. 气陷证　E. 气闭证

4. 患者，女，53 岁。腹中可扪及积块，软而不坚，固着不移，胀痛并见，舌苔薄，脉弦。其证候是
   A. 肝气郁滞证　B. 瘀血内结证　C. 气滞血阻证　D. 气滞痰阻证　E. 气虚血瘀证
5. 患者，女，42 岁。眩晕昏蒙，头重如裹，胸闷恶心，纳呆多寐，舌苔白腻，脉濡滑。其病机是
   A. 风湿证　B. 气虚证　C. 血虚证　D. 痰浊证　E. 肾虚证

B1 型题

A. 刺痛拒按，固定不移，舌暗，脉涩　B. 气短疲乏，脘腹坠胀，舌淡，脉弱
C. 胸胁胀闷窜痛，时轻时重，脉弦　D. 面色淡白，口唇爪甲色淡，舌淡，脉细
E. 少气懒言，疲乏无力，自汗，舌淡，脉虚

6. 血瘀证可见的症状是
7. 气陷证可见的症状是

【参考答案】

1. E　2. C　3. B　4. C　5. D　6. A　7. B

第十单元　脏腑辨证

细目一　心与小肠病辨证

【考点突破攻略】

要点一　心气虚、心阳虚、心阳虚脱证的临床表现、鉴别要点

（一）心气虚证

心气虚证是指心气不足，鼓动无力，以心悸、神疲及气虚症状为主要表现的虚弱证候。

临床表现：心悸，胸闷，气短，精神疲倦，或有自汗，活动后诸症加重，面色淡白，舌质淡，脉虚。

本证以心悸、神疲与气虚症状共见为辨证的主要依据。

（二）心阳虚证

心阳虚证是指心阳虚衰，温运失司，鼓动无力，虚寒内生，以心悸怔忡、心胸憋闷及阳虚症状为主要表现的虚寒证候。

临床表现：心悸怔忡，心胸憋闷或痛，气短，自汗，畏冷肢凉，神疲乏力，面色㿠白，或面唇青紫，舌质淡胖或紫暗，苔白滑，脉弱或结或代。

本证以心悸怔忡、心胸憋闷与阳虚症状共见为辨证的主要依据。

（三）心阳虚脱证

心阳虚脱证是指心阳衰极，阳气欲脱，以心悸、胸痛、冷汗、肢厥、脉微为主要表现的危重证候。

临床表现：在心阳虚证的基础上，突然冷汗淋漓，四肢厥冷，面色苍白，呼吸微弱，或心悸，心胸剧痛，神志模糊或昏迷，唇舌青紫，脉微欲绝。

本证以心悸、胸痛、冷汗、肢厥、脉微等表现为辨证依据。

（四）心气虚证与心阳虚证的鉴别要点

心气虚证与心阳虚证均可见心悸、胸闷、气短等症，但阳虚证有畏冷肢凉、面色晦暗等表现，气虚证无寒象，疲乏等症表现明显。

（五）心气虚证、心阳虚证、心阳虚脱证的鉴别要点

心气虚证、心阳虚证、心阳虚脱证是心的功能损伤由轻到重的三个阶段，三者之间相互联系。心气虚证以心悸、胸闷兼气虚证为特征；心阳虚证是在心气虚的基础上，出现心胸闷痛、畏寒肢冷等虚寒证

候为特征；心阳虚脱证是在心阳虚的基础上，突然出现冷汗、肢厥、脉微等亡阳证候为特征。

【知识纵横比较】

心气虚、心阳虚、心阳虚脱证的鉴别

证候	共同症状	不同症状
心气虚证	心的功能损伤由轻到重的三个阶段，共有心悸、胸闷等定位症状	兼有气虚证
心阳虚证		气虚证＋寒象（如畏寒肢冷、面色㿠白）
心阳暴脱证		冷汗淋漓，四肢厥冷，脉微欲绝

［常考考点］心气虚证、心阳虚证和心阳虚脱证的辨证要点及鉴别要点。

要点二　心血虚证、心阴虚证的临床表现、鉴别要点

（一）心血虚证

心血虚证是指血液亏虚，心与心神失于濡养，以心悸、失眠、多梦及血虚症状为主要表现的虚弱证候。

临床表现：心悸，头晕眼花，失眠，多梦，健忘，面色淡白或萎黄，舌色淡，脉细无力。

本证多有久病、失血等病史，以心悸、失眠、多梦与血虚症状共见为辨证的主要依据。

（二）心阴虚证

心阴虚证是指阴液亏损，心与心神失养，虚热内扰，以心烦、心悸、失眠及阴虚症状为主要表现的虚热证候。

临床表现：心烦，心悸，失眠，多梦，口燥咽干，形体消瘦，或见手足心热，潮热盗汗，两颧潮红，舌红少苔乏津，脉细数。

本证以心烦、心悸、失眠与阴虚症状共见为辨证的主要依据。

（三）心血虚证与心阴虚证的鉴别要点

心血虚与心阴虚虽均可见心悸、失眠、多梦等症，但血虚以“色白”为特征而无热象，阴虚以“色赤”为特征而有明显热象，详见下表。

心血虚证与心阴虚证的鉴别

证型	相同症状	不同症状
心血虚证	心失所养，心神不安、心悸、失眠多梦	有血虚表现：面色淡白或萎黄，唇舌色淡，脉细无力
心阴虚证		有阴虚表现：口燥咽干，形体消瘦，五心烦热，潮热盗汗，两颧潮红，舌红少苔乏津，脉细数

［常考考点］心血虚证与心阴虚证的辨证要点和鉴别要点。

要点三　心脉痹阻证的临床表现及瘀阻心脉、痰阻心脉、寒凝心脉、气滞心脉四证的鉴别

（一）心脉痹阻证

心脉痹阻证是指瘀血、痰浊、阴寒、气滞等因素阻痹心脉，以心悸怔忡、胸闷、心痛为主要表现的证候，又名心血（脉）瘀阻证。由于诱因的不同，临床又有瘀阻心脉证、痰阻心脉证、寒凝心脉证、气滞心脉证等之分。

临床表现：心悸怔忡，心胸憋闷疼痛，痛引肩背内臂，时作时止；或以刺痛为主，舌质晦暗或有青紫斑点，脉细、涩、结、代；或以心胸憋闷为主，体胖痰多，身重困倦，舌苔白腻，脉沉滑或沉涩；或以遇寒痛剧为主，得温痛减，畏寒肢冷，舌淡苔白，脉沉迟或沉紧；或以胀痛为主，与情志变化有关，喜太息，舌淡红，脉弦。

本证以心悸怔忡，心胸憋闷疼痛与瘀血症状共见为辨证的主要依据。

1. 瘀阻心脉证　以刺痛为特点，伴见舌暗，或有青紫色斑点，脉细涩或结或代等瘀血内阻的症状。

2. 痰阻心脉证 以闷痛为特点，多伴体胖痰多，身重困倦，苔白腻，脉沉滑或沉涩等痰浊内盛的症状。

3. 寒凝心脉证 以痛势剧烈，突然发作，遇寒加剧，得温痛减为特点，伴见畏寒肢冷，舌淡苔白，脉沉迟或沉紧等寒邪内盛的症状。

4. 气滞心脉证 以胀痛为特点，其发作往往与精神因素有关，常伴见胁胀，善太息，脉弦等气机郁滞的症状。

（二）瘀阻心脉、痰阻心脉、寒凝心脉、气滞心脉四证的鉴别要点

心脉痹阻只是病理结果，导致心脉不通的原因主要有瘀血、痰浊、阴寒、气滞几个方面。心脉痹阻证以心悸怔忡、心胸憋闷疼痛、痛引肩背内臂、时作时止为主症。但由于导致心脉痹阻的原因不同，临床必须辨证求因。心脉痹阻证辨证比较见下表。

心脉痹阻证的鉴别

证型	相同症状	不同症状
瘀阻心脉证	心悸怔忡，心胸憋闷作痛，痛引肩背内臂，时作时止	心胸刺痛，舌暗或有青紫斑点，脉细涩或结代
痰阻心脉证		心胸闷痛，体胖痰多，身重困倦，苔白腻，脉沉滑或沉涩
寒凝心脉证		心胸剧痛，遇寒加重，得温痛减，形寒肢冷，舌淡苔白，脉沉迟或沉紧
气滞心脉证		心胸胀痛，胁胀善太息，舌淡红，脉弦

［常考考点］瘀阻心脉、痰阻心脉、寒凝心脉、气滞心脉四证的鉴别要点。

要点四　痰蒙心神证、痰火扰神证的临床表现、鉴别要点

（一）痰蒙心神证

痰蒙心神证是指痰浊蒙蔽心神，以神志抑郁、错乱、痴呆、昏迷为主要表现的证候，又名痰迷心窍证。

临床表现：神情痴呆，意识模糊，甚则昏不知人；或神情抑郁，表情淡漠，喃喃独语，举止失常；或突然昏仆，不省人事，口吐涎沫，喉有痰声，并见面色晦暗，胸闷，呕恶，舌苔白腻，脉滑等症。

本证以神志抑郁、错乱、痴呆、昏迷与痰浊症状共见为辨证的主要依据。

（二）痰火扰神证

痰火扰神证是指火热痰浊交结，扰闭心神，以狂躁、神昏及痰热症状为主要表现的证候，又名痰火扰心（闭窍）证。

临床表现：发热，口渴，胸闷，气粗，咳吐黄痰，喉间痰鸣，心烦，失眠，甚则神昏谵语，或狂躁妄动，打人毁物，不避亲疏，胡言乱语，哭笑无常，面赤，舌质红，苔黄腻，脉滑数。

本证以神志狂躁、神昏谵语与痰热症状共见为辨证的主要依据。

（三）痰蒙心神证与痰火扰神证的鉴别要点

痰蒙心神证与痰火扰神证均有神志异常的表现，均可或见神昏，但痰蒙心神证为痰浊，其症以抑郁、痴呆、错乱为主，有痰无火，无热证表现；痰火扰神证则为痰热，其症以神志狂躁、神昏谵语为主，既有痰，又有火。

［常考考点］痰蒙心神证与痰火扰神证的辨证要点及鉴别。

【知识纵横比较】

痰蒙心神和痰火扰神的鉴别要点

证候	共同症状	鉴别要点
痰蒙心神证	均有神志异常的表现，均可或见神昏	以抑郁、痴呆、错乱为主，有痰无火，无热证表现
痰火扰神证		以神志狂躁、神昏谵语为主，既有痰，又有火

要点五　心火亢盛证的临床表现

心火亢盛证是指火热内炽，扰乱心神，迫血妄行，上炎口舌，热邪下移，以发热、心烦、吐衄、舌赤生疮、尿赤涩灼痛等为主要表现的实热证候。

临床表现：发热，口渴，心烦，失眠，便秘，尿黄，面红，舌尖红绛，苔黄，脉数有力，甚或口舌生疮、溃烂疼痛，或见小便短赤、灼热涩痛，或见吐血、衄血，或见狂躁谵语、神识不清。

（1）以口舌生疮、赤烂疼痛为主者，称为心火上炎证。

（2）兼小便赤、涩、灼、痛者，称为心火下移证，习称心移热于小肠。

（3）吐血、衄血表现突出者，称为心火迫血妄行证。

（4）以狂躁谵语、神识不清为主症者，称为热扰心神证或热闭心神证。

本证以发热、心烦、吐衄、舌赤生疮、尿赤涩灼痛等症为辨证的主要依据。

［常考考点］心火炽盛证的辨证要点。

要点六　瘀阻脑络证的临床表现

瘀阻脑络证是指瘀血犯头，阻滞脑络，以头痛、头晕及瘀血症状为主要表现的证候。

临床表现：头晕、头痛经久不愈，痛如锥刺，痛处固定，或健忘，失眠，心悸，或头部外伤后昏不知人，面色晦暗，舌质紫暗或有斑点，脉细涩。

本证以头痛、头晕与瘀血症状共见为辨证的主要依据。

［常考考点］瘀阻脑络证的鉴别要点。

要点七　小肠实热证的临床表现

小肠实热证是指心火下移小肠，以小肠里热炽盛为主要表现的证候。

临床表现：心烦失眠，面赤口渴，口舌生疮，溃烂灼痛，小便赤涩，尿道灼痛，尿血，舌红苔黄，脉数。

本证以小便赤涩灼痛与心火炽盛为辨证的主要依据。

［常考考点］小肠实热证的辨证要点。

【知识纵横比较】

心火炽盛证和小肠实热证的鉴别

证候	共同症状	不同症状
心火炽盛证	心烦失眠，面赤口渴，口舌生疮，溃烂灼痛，小便赤涩，尿道灼痛	侧重火性炎上的特性，以热证＋口舌生疮、溃烂灼痛为主
小肠实热证		侧重心火下移至小肠，以热证＋小便赤涩、尿道灼痛、尿血为主

细目二　肺与大肠病辨证

【考点突破攻略】

要点一　肺气虚证、肺阴虚证的临床表现、鉴别要点

（一）肺气虚证

肺气虚证是指肺气虚弱，呼吸无力，卫外不固，以咳嗽无力、气短而喘、自汗等为主要表现的虚弱证候。

临床表现：咳嗽无力，气短而喘，动则尤甚，咳痰清稀，声低懒言，或有自汗、畏风，易于感冒，神疲体倦，面色淡白，舌淡苔白，脉弱。

本证以咳嗽无力、气短而喘、自汗与气虚症状共见为辨证的主要依据。

（二）肺阴虚证

肺阴虚证是指肺阴亏虚，虚热内扰，以干咳少痰、潮热、盗汗等为主要表现的虚热证候，又名肺虚热证。

临床表现：干咳无痰，或痰少而黏、不易咳出，或痰中带血，声音嘶哑，口燥咽干，形体消瘦，五心烦热，潮热盗汗，两颧潮红，舌红少苔乏津，脉细数。

本证以干咳、痰少难咳、潮热、盗汗等为辨证的主要依据。

（三）肺气虚证、肺阴虚证的鉴别要点

肺气虚证与肺阴虚证的鉴别

证型	相同症状	不同症状
肺气虚证	咳嗽	有气虚表现——咳嗽无力，气短而喘，伴有气虚症状
肺阴虚证		有阴虚表现——干咳少痰，伴有虚热内扰、潮热盗汗等阴虚症状

［常考考点］肺气虚证与肺阴虚证的辨证要点及鉴别。

要点二　风寒犯肺、寒痰阻肺、饮停胸胁证的临床表现、鉴别要点

（一）风寒犯肺证

风寒犯肺证是指风寒侵袭，肺卫失宣，以咳嗽、咳稀白痰、恶风寒等为主要表现的证候。

临床表现：咳嗽，咳少量稀白痰，气喘，微有恶寒发热，鼻塞，流清涕，喉痒，或见身痛无汗，舌苔薄白，脉浮紧。

本证多有外感风寒的病史，以咳嗽、咳稀白痰与风寒表证共见为辨证的主要依据。

（二）寒痰阻肺证

寒痰阻肺证是指寒饮或痰浊停聚于肺，肺失宣降，以咳喘、痰白量多易咳等为主要表现的证候，又名寒饮停肺证、痰浊阻肺证。

临床表现：咳嗽，痰多、色白、质稠或清稀、易咳，胸闷，气喘，或喉间有哮鸣声，恶寒，肢冷，舌质淡，苔白腻或白滑，脉弦或滑。

本证以咳喘、痰白量多易咳等为辨证的主要依据。痰稀者为寒饮停肺证，痰稠者为寒痰阻肺证。

（三）饮停胸胁证

饮停胸胁证是指水饮停于胸腔，阻碍气机，以胸廓饱满、胸胁胀闷或痛等为主要表现的证候。

临床表现：胸廓饱满，胸胁部胀闷或痛，咳嗽，气喘，呼吸、咳嗽或身体转侧时牵引胁痛，或有头目晕眩，舌苔白滑，脉沉弦。

本证以胸廓饱满、胸胁胀闷或痛等为辨证的主要依据。

（四）风寒犯肺证、寒痰阻肺证、饮停胸胁证的鉴别要点

风寒犯肺、寒痰阻肺、饮停胸胁证的鉴别

证型	相同症状	不同症状
风寒犯肺证		多为风寒侵袭，伴有风寒表证，舌苔薄白，脉浮紧
寒痰阻肺证	咳嗽，咳痰，痰色白	寒饮或痰浊停聚于肺，伴有寒象，舌质淡，苔白腻或白滑，脉弦或滑
饮停胸胁证		水饮停于胸胁，伴有胸廓饱满、胸胁胀闷或痛，舌苔白滑，脉沉弦

［常考考点］风寒犯肺、寒痰阻肺、饮停胸胁证的鉴别。

要点三　风热犯肺、肺热炽盛、痰热壅肺、燥邪犯肺证的临床表现、鉴别要点

（一）风热犯肺证

风热犯肺证是指风热侵袭，肺卫失宣，以咳嗽、发热恶风等为主要表现的证候。本证在三焦辨证中

属上焦病证，在卫气营血辨证中属卫分证。

临床表现：咳嗽，痰少而黄，气喘，鼻塞，流浊涕，咽喉肿痛，发热，微恶风寒，口微渴，舌尖红，苔薄黄，脉浮数。

本证多有感受风热的病史，以咳嗽、痰少色黄与风热表证共见为辨证的主要依据。

（二）肺热炽盛证

肺热炽盛证是指火热炽盛，壅积于肺，肺失清肃，以咳喘气粗、鼻翼扇动等为主要表现的实热证候，简称肺热证或肺火证。本证在卫气营血辨证中属气分证，在三焦辨证中属上焦病证。

临床表现：发热，口渴，咳嗽，气粗而喘，甚则鼻翼扇动，鼻息灼热，胸痛，或有咽喉红肿疼痛，小便短黄，大便秘结，舌红苔黄，脉洪数。

本证以新病势急，咳喘气粗、鼻翼扇动与火热症状共见为辨证的主要依据。

（三）痰热壅肺证

痰热壅肺证是指痰热交结，壅滞于肺，肺失清肃，以发热、咳喘、痰多黄稠等为主要表现的证候。

临床表现：咳嗽，咳痰黄稠而量多，胸闷，气喘息粗，甚则鼻翼扇动，喉中痰鸣，或咳吐脓血腥臭痰，胸痛，发热口渴，烦躁不安，小便短黄，大便秘结，舌红苔黄腻，脉滑数。

本证以发热、咳喘、痰多黄稠等为辨证的主要依据。

（四）燥邪犯肺证

燥邪犯肺证是指外感燥邪，肺失宣降，以干咳痰少、鼻咽口舌干燥等为主要表现的证候，简称肺燥证。燥邪有偏寒、偏热的不同，而有温燥袭肺证和凉燥袭肺证之分。

临床表现：干咳无痰，或痰少而黏、不易咳出，甚则胸痛，痰中带血，或见鼻衄，口、唇、鼻、咽、皮肤干燥，尿少，大便干结，舌苔薄而干燥少津，或微有发热恶风寒，无汗或少汗，脉浮数或浮紧。

本证与气候干燥有关，以干咳痰少、鼻咽口舌干燥等为辨证的主要依据。

（五）风热犯肺证、肺热炽盛证、痰热壅肺证、燥邪犯肺证的鉴别要点

风热犯肺、肺热炽盛、痰热壅肺、燥邪犯肺证的鉴别

证型	病机	辨证要点	临床表现
风热犯肺证	风热犯肺，肺卫失宣	咳嗽，痰黄稠及风热表证	咳嗽，痰稠色黄，恶寒轻发热重，鼻塞流黄浊涕，身热恶风，口干咽痛，舌尖红，苔薄黄，脉浮数
肺热炽盛证	火热炽盛，壅积于肺	咳喘气粗，鼻翼扇动与实热症状	发热，口渴，咳嗽，气粗而喘，甚则鼻翼扇动，鼻息灼热，咽喉红肿，小便短黄，舌红苔黄，脉洪数
痰热壅肺证	痰热交结，壅滞于肺	发热，咳喘，痰多黄稠	咳嗽，咳痰黄稠而量多，胸闷，气喘息粗，发热口渴，烦躁不安，舌红苔黄腻，脉滑数
燥邪犯肺证	燥邪犯肺，肺卫失宣	干咳，痰少，质黏及燥邪犯表证	干咳痰少质黏，口舌咽喉干燥，恶寒发热，无汗或少汗，舌苔薄白而干燥，脉浮偏数或浮紧

［常考考点］风热犯肺证、肺热炽盛证、痰热壅肺证、燥邪犯肺证的鉴别。

要点四　肠道湿热、肠热腑实、肠燥津亏证的临床表现、鉴别要点

（一）肠道湿热证

肠道湿热证是指湿热内蕴，阻滞肠道，以腹痛、暴泻如水、下痢脓血、大便黄稠秽臭及湿热症状为主要表现的证候，又名大肠湿热证。

临床表现：身热口渴，腹痛腹胀，下痢脓血，里急后重，或暴泻如水，或腹泻不爽，粪质黄稠秽臭，肛门灼热，小便短黄，舌质红，苔黄腻，脉滑数。

本证以腹痛、暴泻如水、下痢脓血、大便黄稠秽臭等与湿热症状共见为辨证的主要依据。

（二）肠热腑实证

肠热腑实证是指里热炽盛，腑气不通，以发热、大便秘结、腹满硬痛为主要表现的实热证候，又名大肠热结证、大肠实热证。六经辨证中称为阳明腑证，卫气营血辨证中属气分证，三焦辨证中属中

焦证。

临床表现：高热，或日晡潮热，汗多，口渴，脐腹胀满硬痛、拒按，大便秘结，或热结旁流，大便恶臭，小便短黄，甚则神昏谵语、狂乱，舌质红，苔黄厚而燥，或焦黑起刺，脉沉数（或迟）有力。

本证以发热、大便秘结、腹满硬痛为辨证的主要依据。

（三）肠燥津亏证

肠燥津亏证是指津液亏损，肠失濡润，传导失职，以大便燥结、排便困难及津亏症状为主要表现的证候。

临床表现：大便干燥如羊屎，艰涩难下，数日一行，腹胀作痛，或可于左少腹触及包块，口干，或口臭，或头晕，舌红少津，苔黄燥，脉细涩。

本证多属病久而势缓，以大便燥结、排便困难与津亏症状共见为辨证的主要依据。

（四）肠道湿热证、肠热腑实证、肠燥津亏证的鉴别要点

肠道湿热证、肠热腑实证、肠燥津亏证的鉴别

证型	病机	辨证要点	临床表现
肠道湿热证	湿热内蕴，阻滞肠道	腹痛，暴泻如水，下痢脓血，大便黄稠秽臭	身热口渴，下痢脓血，里急后重，或暴泻如水，或腹泻不爽，粪质黄稠秽臭，肛门灼热，小便短黄，舌质红，苔黄腻，脉滑数
肠热腑实证	里热炽盛，腑气不通	发热，大便秘结，腹满硬痛	高热，或日晡潮热，汗多，口渴，脐腹胀满硬痛、拒按，大便秘结，或热结旁流，大便恶臭，小便短黄，甚则神昏谵语、狂乱，舌质红，苔黄厚而燥，或焦黑起刺，脉沉数或迟有力
肠燥津亏证	津液亏损，肠失濡润	大便燥结，排便困难及津亏症状	大便干燥如羊屎，艰涩难下，数日一行，腹胀作痛，或可于左少腹触及包块，口干或口臭，或头晕，舌红少津，苔黄燥，脉细涩

［常考考点］肠道湿热证、肠热腑实证、肠燥津亏证的鉴别。

细目三　脾与胃病辨证

【考点突破攻略】

要点一　脾气虚、脾阳虚、脾虚气陷、脾不统血证的临床表现、鉴别要点

（一）脾气虚证

脾气虚证是指脾气不足，运化失职，以食少、腹胀、便溏及气虚症状为主要表现的虚弱证候。

临床表现：不欲食，纳少，脘腹胀满，食后胀甚，或饥时饱胀，大便溏稀，肢体倦怠，神疲乏力，少气懒言，形体消瘦，或肥胖、浮肿，面色淡黄或萎黄，舌淡苔白，脉缓或弱。

本证以食少、腹胀、便溏与气虚症状共见为辨证的主要依据。

（二）脾阳虚证

指脾阳虚衰，失于温运，阴寒内重，以食少、腹胀腹痛、便溏等为主要表现的虚寒证候，又名脾虚寒证。

临床表现：食少，腹胀，腹痛绵绵，喜温喜按，畏寒怕冷，四肢不温，面白少华或虚浮，口淡不渴，大便稀溏，甚至完谷不化，或肢体浮肿，小便短少，或白带清稀量多，舌质淡胖或有齿痕，舌苔白滑，脉沉迟无力。

本证以食少、腹胀腹痛、便溏与虚寒症状共见为辨证的主要依据。

（三）脾虚气陷证

脾虚气陷证是指脾气虚弱，中气下陷，以脘腹重坠、内脏下垂及气虚症状为主要表现的虚弱证候，又名中气下陷证。

临床表现：脘腹重坠作胀，食后益甚，或便意频数，肛门重坠，或久泻不止，甚或脱肛，或小便混浊如米泔，或内脏、子宫下垂，气短懒言，神疲乏力，头晕目眩，面白无华，食少，便溏，舌淡苔白，

脉缓或弱。

本证以脘腹重坠、内脏下垂与气虚症状共见为辨证的主要依据。

（四）脾不统血证

脾不统血证是指脾气虚弱，不能统摄血行，以各种慢性出血为主要表现的虚弱证候，又名脾（气）不摄血证。

临床表现：各种慢性出血，如便血、尿血、吐血、鼻衄、紫斑，妇女月经过多、崩漏，食少便溏，神疲乏力，气短懒言，面色萎黄，舌淡，脉细无力。

本证以各种慢性出血与气血两虚证共见为辨证的主要依据。

（五）脾气虚证、脾阳虚证、脾虚气陷证、脾不统血证的鉴别要点

四证均以脾气虚为病理基础，但因各证的病机不尽相同，故临床表现各有特点。脾气虚证以脾气亏虚，失于健运为主要病机，以食少、腹胀、便溏，兼神疲乏力等气虚表现为特征。脾阳虚证是在脾气虚基础上，阳虚生寒所致，以腹部冷痛绵绵、喜温喜按、形寒肢冷等虚寒见症与脾气虚证并见为特征。脾虚气陷证是因脾气亏虚，升举无力而清阳下陷所致，以脘腹坠胀，或内脏下垂等下陷证候与脾气虚证并见为特征。脾不统血证因脾气亏虚，统血无权而致，以各种慢性出血（便血，尿血，吐血，肌衄，或月经过多，崩漏）与脾气虚证并见为特征。详见下表。

脾气虚证与脾阳虚证、脾虚气陷证、脾不统血证的鉴别

证型	病机	相同症状	不同症状	舌象	脉象
脾气虚证	脾气亏虚，运化失职	纳呆腹胀，食后尤甚，便溏肢倦，食少懒言，神疲乏力，面色萎黄	或浮肿，或消瘦	舌质淡或胖嫩有齿痕，苔白润	脉缓弱或沉细弱或虚大
脾阳虚证	脾阳虚衰，失于温运，阴寒内生		腹痛喜温喜按，肢冷尿少等	舌质淡胖或边有齿痕，苔白滑	脉沉迟无力
脾虚气陷证	脾气亏虚，升举无力而反下陷		脘腹坠胀，或便意频数，肛门坠重，甚则脱肛，或子宫下垂等脏器脱垂表现	舌质淡，苔薄白	脉缓弱
脾不统血证	脾气虚弱，不能统摄血液		便血，尿血，鼻衄，或妇女月经过多、崩漏等出血证	舌淡苔白	脉细弱

［常考考点］脾气虚证与脾阳虚证、脾虚气陷证、脾不统血证的鉴别。

要点二　湿热蕴脾、寒湿困脾证的临床表现、鉴别要点

（一）湿热蕴脾证

湿热蕴脾证是指湿热内蕴，脾失健运，以腹胀、纳呆、发热、身重、便溏不爽等为主要表现的湿热证候，又名中焦湿热、脾经湿热证。

临床表现：脘腹胀闷，纳呆，恶心欲呕，口中黏腻，渴不多饮，便溏不爽，小便短黄，肢体困重，或身热不扬，汗出热不解，或见面目发黄鲜明，或皮肤发痒，舌质红，苔黄腻，脉濡数或滑数。

本证以腹胀、纳呆、发热、身重、便溏不爽、苔黄腻等为辨证的主要依据。

（二）寒湿困脾证

寒湿困脾证是指寒湿内盛，困阻脾阳，脾失温运，以纳呆、腹胀、便溏、身重等为主要表现的寒湿证候，又名湿困脾阳证、寒湿中阻证、太阴寒湿证。

临床表现：脘腹胀闷，口腻纳呆，泛恶欲呕，口淡不渴，腹痛便溏，头身困重，或小便短少，肢体肿胀，或身目发黄，面色晦暗不泽，或妇女白带量多，舌体淡胖，舌苔白滑或白腻，脉濡缓或沉细。

本证以纳呆、腹胀、便溏、身重、苔白腻等为辨证的主要依据。

（三）湿热蕴脾证、寒湿困脾证的鉴别要点

均因湿邪困脾，脾胃纳运失职所致，可见脘腹痞闷，纳呆呕恶，便溏，肢体困重，面目发黄，苔腻，脉濡等。区别在于兼热、兼寒之不同。前者病性属湿热，故有舌质红苔黄腻，身热不扬，阳黄，脉濡数等湿热内蕴表现；后者病性属寒湿，故见舌淡苔腻白滑，腹痛喜暖，口淡不渴，带下量多清稀，阴

黄，脉濡缓等寒湿内停表现。详见下表。

湿热蕴脾证与寒湿困脾证的鉴别

证型	病机	相同症状	不同症状	舌象	脉象
湿热蕴脾证	湿热内蕴，脾失健运	脘腹痞闷，纳呆，恶心呕吐，便溏，肢体困重	身热起伏，汗出热不解，肌肤发黄，色泽鲜明，皮肤发痒，小便短赤	舌红苔黄腻	脉濡数
寒湿困脾证	寒湿内盛，困阻脾阳，脾失温运		口淡不渴，肢体浮肿，小便不利	舌淡苔白腻	脉濡缓

［常考考点］湿热蕴脾证与寒湿困脾证的鉴别。

要点三　胃气虚、胃阳虚、胃阴虚证的临床表现、鉴别要点

（一）胃气虚证

胃气虚证是指胃气虚弱，胃失和降，以胃脘隐痛或痞胀、喜按，食少等为主要表现的虚弱证候。

临床表现：胃脘隐痛或痞胀、按之觉舒，食欲不振，或得食痛缓，食后胀甚，嗳气，口淡不渴，面色萎黄，气短懒言，神疲倦怠，舌质淡，苔薄白，脉弱。

本证以胃脘痞满、隐痛喜按，食少与气虚症状共见为辨证的主要依据。

（二）胃阳虚证

胃阳虚证是指阳气不足，胃失温煦，以胃脘冷痛、喜温喜按、畏冷，肢凉等为主要表现的虚寒证候，又名胃虚寒证。

临床表现：胃脘冷痛，绵绵不已，时发时止，喜温喜按，食后缓解，泛吐清水或夹有不消化食物，食少脘痞，口淡不渴，倦怠乏力，畏寒肢冷，舌淡胖嫩，脉沉迟无力。

本证以胃脘冷痛、喜温喜按、畏冷肢凉为辨证的主要依据。

（三）胃阴虚证

胃阴虚证是指阴液亏虚，胃失濡润、和降，以胃脘嘈杂、饥不欲食、脘腹痞胀、灼痛等为主要表现的虚热证候，又名胃虚热证。虚热证不明显者，则称胃燥津亏证。

临床表现：胃脘嘈杂，饥不欲食，或痞胀不舒，隐隐灼痛，干呕，呃逆，口燥咽干，大便干结，小便短少，舌红少苔乏津，脉细数。

本证以胃脘嘈杂、灼痛、饥不欲食与虚热症状共见为辨证的主要依据。

（四）胃气虚证、胃阳虚证、胃阴虚证的鉴别要点

胃气虚证与胃阳虚证、胃阴虚证的鉴别

证型	病机	相同症状	不同症状	舌象	脉象
胃气虚证	胃气亏虚，胃失和降	胃痛痞胀	胃部按之觉舒，气短懒言，神疲乏力	舌质淡，苔薄白	脉弱
胃阳虚证	胃阳不足，胃失温煦		胃脘冷痛，喜温喜按，畏寒肢冷	舌淡胖嫩	脉沉迟无力
胃阴虚证	胃阴亏虚，胃失濡润		胃脘嘈杂，饥不欲食，或痞胀不舒，隐隐灼痛，干呕，呃逆，口燥咽干	舌红少苔乏津	脉细数

［常考考点］胃气虚证与胃阳虚证、胃阴虚证的鉴别。

要点四　胃热炽盛、寒饮停胃证的临床表现、鉴别要点

（一）胃热炽盛证

胃热炽盛证是指火热壅滞于胃，胃失和降，以胃脘灼痛、消谷善饥等为主要表现的实热证候，又名胃（实）热（火）证。

临床表现：胃脘灼痛、拒按，渴喜冷饮，或消谷善饥，或口臭，牙龈肿痛溃烂，齿衄，小便短黄，

大便秘结，舌红苔黄，脉滑数。

本证以胃脘灼痛、消谷善饥等与实火症状共见为辨证的主要依据。

（二）寒饮停胃证

寒饮停胃证是指寒饮停积于胃，胃失和降，以脘腹痞胀、胃中有振水声、呕吐清水为等为主要表现的证候。

临床表现：脘腹痞胀，胃中有振水声，呕吐清水痰涎，口淡不渴，眩晕，舌苔白滑，脉沉弦。

本证以脘腹痞胀、胃中有振水声、呕吐清水等为辨证的主要依据。

（三）胃热炽盛证、寒饮停胃证的鉴别要点

胃热炽盛证与寒饮停胃证的鉴别

证型	病机	相同症状	不同症状	舌象	脉象
胃热炽盛证	火热壅滞于胃，胃失和降	胃痛痞胀	胃部灼痛，渴喜冷饮，口臭，牙龈肿痛溃烂	舌红苔黄	脉滑数
寒饮停胃证	寒饮停积于胃，胃失和降		胃脘痞胀，呕吐清水痰涎，口淡不渴	舌苔白滑	脉沉弦

［常考考点］胃热炽盛证与寒饮停胃证的鉴别。

要点五　寒滞胃肠、食滞胃肠、胃肠气滞证的临床表现、鉴别要点

（一）寒滞胃肠证

寒滞胃肠证是指寒邪犯胃，阻滞气机，以胃脘冷痛、痛势急剧等为主要表现的实寒证候，又名中焦实寒证、寒滞胃脘证。

临床表现：胃脘冷痛，痛势暴急，遇寒加剧，得温则减，恶心呕吐，吐后痛缓，口淡不渴，或口泛清水，腹泻清稀，或腹胀便秘，面白或青，恶寒肢冷，舌苔白润，脉弦紧或沉紧。

本证多有寒冷刺激的诱因，以胃脘冷痛、痛势急剧等为辨证的主要依据。

（二）食滞胃肠证

食滞胃肠证是指饮食停积胃肠，以脘腹痞胀疼痛、呕泻酸馊腐臭食物等为主要表现的证候，又名食滞胃脘证。

临床表现：脘腹胀满疼痛、拒按，厌食，嗳腐吞酸，呕吐酸馊食物，吐后胀痛得减，或腹痛，肠鸣，矢气臭如败卵，泻下不爽，大便酸腐臭秽，舌苔厚腻，脉滑或沉实。

本证多有伤食病史，以脘腹痞胀疼痛、呕泻酸馊腐臭等为辨证的主要依据。

（三）胃肠气滞证

胃肠气滞证是指胃肠气机阻滞，以脘腹胀痛走窜、嗳气、肠鸣、矢气等为主要表现的证候。

临床表现：胃脘、腹部胀满疼痛，走窜不定，痛而欲吐或欲泻，泻而不爽，嗳气，肠鸣，矢气，得嗳气、矢气后痛胀可缓解，或无肠鸣、矢气则胀痛加剧，或大便秘结，苔厚，脉弦。

本证以脘腹胀痛走窜、嗳气、肠鸣、矢气等为辨证的主要依据。

（四）寒滞胃肠证、食滞胃肠证、胃肠气滞证的鉴别要点

寒滞胃肠证、食滞胃肠证与胃肠气滞证的鉴别

证型	病机	相同症状	不同症状	舌象	脉象
寒滞胃肠证	寒邪犯胃，阻滞气机	胃脘疼痛痞胀	胃脘部冷痛，痛势剧烈，得温则减	舌苔白润	脉弦紧或沉紧
食滞胃肠证	饮食阻滞肠胃，气机受阻		脘腹痞胀疼痛，呕泻酸馊腐臭	舌苔厚腻	脉滑或沉实
胃肠气滞证	肠胃气机阻滞		脘腹胀痛走窜，肠鸣，嗳气	苔厚	脉弦

［常考考点］寒滞胃肠证、食滞胃肠证与胃肠气滞证的鉴别。

细目四　肝与胆病辨证

【考点突破攻略】

要点一　肝血虚、肝阴虚证的临床表现、鉴别要点

（一）肝血虚证

肝血虚证是指血液亏损，肝失濡养，以眩晕、视力减退、经少、肢麻手颤等及血虚症状为主要表现的虚弱证候。

临床表现：头晕眼花，视力减退或夜盲，或肢体麻木，关节拘急，手足震颤，肌肉瞤动，或为妇女月经量少、色淡，甚则闭经，爪甲不荣，面白无华，舌淡，脉细。

本证以眩晕、视力减退、经少、肢麻手颤等与血虚症状共见为辨证的主要依据。

（二）肝阴虚证

肝阴虚证是指阴液亏损，肝失濡润，阴不制阳，虚热内扰，以头晕、目涩、胁痛、烦热等为主要表现的虚热证候，又名肝虚热证。

临床表现：头晕眼花，两目干涩，视力减退，或胁肋隐隐灼痛，面部烘热或两颧潮红，或手足蠕动，口咽干燥，五心烦热，潮热盗汗，舌红少苔乏津，脉弦细数。

本证以头晕、目涩、胁痛等与虚热症状共见为辨证的主要依据。

（三）肝血虚、肝阴虚证的鉴别要点

两者均属肝的虚证，均有头晕等表现。但前者为血虚，无热象，常见眩晕、视物模糊、经少、肢麻手颤等症；后者为阴虚，虚热表现明显，常见眼干涩、潮热、颧红、手足蠕动等症。

［常考考点］肝血虚、肝阴虚证的辨证依据和鉴别要点。

【知识纵横比较】

肝血虚、肝阴虚证的鉴别

证候	共同点	不同点
肝血虚证	头晕眼花，视力减退	兼血虚证，无热象，常见眩晕、视物模糊、经少、肢麻手颤等症
肝阴虚证		兼阴虚证，虚热象明显，两目干涩、潮热、颧红、手足蠕动等症

要点二　肝郁气滞、肝火炽盛、肝阳上亢证的临床表现、鉴别要点

（一）肝郁气滞证

肝郁气滞证是指肝失疏泄，气机郁滞，以情志抑郁、胸胁或少腹胀痛等为主要表现的证候。又名肝气郁结证，简称肝郁证。

临床表现：情志抑郁，善太息，胸胁、少腹胀满疼痛，走窜不定，或咽部异物感，或颈部瘿瘤、瘰疬，或胁下肿块，妇女可见乳房作胀疼痛，月经不调，痛经，舌苔薄白，脉弦，病情轻重与情绪变化关系密切。

本证多与情志因素有关，以情志抑郁、胸胁或少腹胀痛等为辨证的主要依据。

（二）肝火炽盛证

肝火炽盛证是指火热炽盛，内扰于肝，气火上逆，以头痛、烦躁、耳鸣、胁痛等及火热症状为主要表现的实热证候，又名肝火上炎证、肝经实火证，简称肝火（热）证。

临床表现：头晕胀痛，痛如刀劈，面红目赤，口苦口干，急躁易怒，耳鸣如潮，甚或突发耳聋，失眠，噩梦纷纭，或胁肋灼痛，吐血、衄血，小便短黄，大便秘结，舌红苔黄，脉弦数。

本证以头痛、烦躁、耳鸣、胁痛等与火热症状共见为辨证的主要依据。

（三）肝阳上亢证

肝阳上亢证是指肝阳亢扰于上，肝肾阴亏于下，以眩晕耳鸣、头目胀痛、面红、烦躁、腰膝酸软等为主要表现的证候。

临床表现：眩晕耳鸣，头目胀痛，面红目赤，急躁易怒，失眠多梦，头重脚轻，腰膝酸软，舌红少津，脉弦有力或弦细数。

本证以眩晕耳鸣、头目胀痛、面红、烦躁、腰膝酸软等为辨证的主要依据。

（四）肝火炽盛证、肝阳上亢证的鉴别要点

两证的共同表现：头晕胀痛，面红目赤，口苦口干，急躁易怒，耳鸣，失眠。但前者属火热过盛的实证，以目赤头痛、胁肋灼痛、口苦口渴、便秘尿黄等火热症状为主，阴虚证候不突出，病程较短，病势较急；后者属上实下虚，虚实夹杂，系肝肾阴虚阳亢所致，以眩晕、头目胀痛、头重脚轻等上亢症状为主，且见腰膝酸软、耳鸣等下虚症状，阴虚证候明显，病程较长。

［常考考点］肝郁气滞证、肝火炽盛证、肝阳上亢证的辨证依据及肝火炽盛证、肝阳上亢证的鉴别。

【知识纵横比较】

肝火炽盛、肝阳上亢证的鉴别

证候	共同点	不同点
肝火炽盛证	头晕胀痛，面红目赤，口苦口干，急躁易怒，耳鸣，失眠	属火热过盛的实证，以目赤头痛、胁肋灼痛、口苦口渴、便秘尿黄等火热症状为主，阴虚证候不突出，病程较短，病势较急
肝阳上亢证		属上实下虚，虚实夹杂，系肝肾阴虚阳亢所致，以眩晕、头目胀痛、头重脚轻等上亢症状为主，且见腰膝酸软、耳鸣等下虚症状，阴虚证候明显，病程较长

要点三　肝风内动四证的临床表现、鉴别要点

（一）肝阳化风证

肝阳化风证是指肝阳上亢，亢则化风，肝风内动，以眩晕、肢麻震颤、头胀痛、面赤，甚至突然昏仆、口眼㖞斜、半身不遂等为主要表现的证候。

临床表现：眩晕欲仆，步履不稳，头胀头痛，急躁易怒，耳鸣，项强，头摇，肢体震颤，手足麻木，语言謇涩，面赤，舌红，或有苔腻，脉弦细有力，甚至突然昏仆，口眼㖞斜，半身不遂，舌强语謇。

本证以眩晕、肢麻震颤、头胀痛、面赤，甚至突然昏仆、口眼㖞斜、半身不遂等为辨证的主要依据。

（二）热极生风证

热极生风证是指邪热炽盛，热极动风，以高热、神昏、抽搐为主要表现的证候。本证在卫气营血辨证中归属血分证。

临床表现：高热口渴，烦躁谵语或神昏，颈项强直，两目上视，手足抽搐，角弓反张，牙关紧闭，舌质红绛，苔黄燥，脉弦数。

本证以高热、神昏、抽搐为辨证的主要依据。

（三）阴虚动风证

阴虚动风证是指肝阴亏虚，虚风内动，以眩晕，手足震颤、蠕动，或肢体抽搐等及阴虚症状为主要表现的证候。

临床表现：手足震颤、蠕动，或肢体抽搐，眩晕耳鸣，口燥咽干，形体消瘦，五心烦热，潮热颧红，舌红少津，脉弦细数。

本证以眩晕，手足震颤、蠕动与阴虚内热症状共见为辨证的主要依据。

（四）血虚生风证

血虚生风证是指肝血亏虚，虚风内动，以眩晕，肢体震颤、麻木、拘急、瞤动、瘙痒等及血虚症状

为主要表现的证候。

临床表现：眩晕，肢体震颤、麻木，手足拘急，肌肉瞤动，皮肤瘙痒，爪甲不荣，面白无华，舌质淡白，脉细或弱。

本证以眩晕、肢麻、震颤、瘙痒、拘急、瞤动等与血虚症状共见为辨证的主要依据。

（五）肝风内动四证的鉴别要点

肝风内动四证的成因与证候有别。肝阳化风证为阳亢阴虚，上盛下虚，表现为眩晕欲仆，头胀痛，头摇，肢麻震颤，步履不稳等；热极生风证为火热炽盛所致，病势急而重，表现为高热，神昏，抽搐；阴虚动风证多见于热病后期，阴液亏损，表现为眩晕，手足震颤、蠕动及虚热证候；血虚生风证多见于慢性久病，血虚失养，表现为眩晕、肢麻、震颤、拘急、面白舌淡等。详见下表。

肝风内动四证鉴别

证型	性质	主症	兼症	舌象	脉象
肝阳化风证	上实下虚证	眩晕欲仆，头摇肢颤，言语謇涩或舌强不语	手足麻木，步履不正	舌红，苔白或腻	脉弦而有力
热极生风证	实热证	手足抽搐，颈项强直，两目上视，牙关紧闭，角弓反张	高热神昏，躁热如狂	舌质红绛	脉弦数
阴虚动风证	虚证	手足蠕动	午后潮热，五心烦热，口咽干燥，形体消瘦	舌红少津	脉弦细数
血虚生风证	虚证	手足震颤，肌肉动，关节拘急不利，肢体麻木	眩晕耳鸣，面白无华	舌淡，苔白	脉细

［常考考点］肝风内动四证的鉴别。

要点四　寒滞肝脉证的临床表现

寒滞肝脉证是指寒邪侵袭，凝滞肝经，以少腹、前阴、颠顶等肝经经脉循行部位冷痛为主要表现的实寒证候，又名寒凝肝经证、肝寒证、肝经实寒证。

临床表现：少腹冷痛，阴部坠胀作痛，或阴器收缩引痛；或颠顶冷痛，得温则减，遇寒痛增，恶寒肢冷，舌淡，苔白润，脉沉紧或弦紧。

本证以少腹、前阴、颠顶冷痛与实寒症状共见为辨证的主要依据。

［常考考点］寒滞肝脉证的辨证依据。

要点五　肝胆湿热证的临床表现

肝胆湿热证是指湿热内蕴，肝胆疏泄失常，以身目发黄、胁肋胀痛等及湿热症状为主要表现的证候。以阴痒、带下黄臭等为主要表现者，称肝经湿热（下注）证。

临床表现：身目发黄，胁肋胀痛，或胁下有痞块，纳呆，厌油腻，泛恶欲呕，腹胀，大便不调，小便短赤，发热或寒热往来，口苦口干，舌红，苔黄腻，脉弦滑数，或为阴部潮湿、瘙痒、湿疹，阴器肿痛，带下黄稠臭秽等。

本证以胁肋胀痛、身目发黄，或阴部瘙痒、带下黄臭等与湿热症状共见为辨证的主要依据。

［常考考点］肝胆湿热证的辨证依据。

要点六　胆郁痰扰证的临床表现

胆郁痰扰证是指痰浊或痰热内扰，胆郁失宣，以胆怯、惊悸、烦躁、失眠、眩晕、呕恶等为主要表现的证候。

临床表现：胆怯易惊，惊悸不宁，失眠多梦，烦躁不安，胸胁胀闷，善太息，头晕目眩，口苦呕恶，舌淡红或红，苔白腻或黄滑，脉弦缓或弦数。

本证以胆怯、惊悸、烦躁、失眠、眩晕、呕恶等为辨证的主要依据。

［常考考点］胆郁痰扰证的辨证依据。

细目五　肾与膀胱病辨证

【考点突破攻略】

要点一　肾阳虚、肾阴虚、肾精不足、肾气不固、肾虚水泛证的临床表现、鉴别要点

（一）肾阳虚证

肾阳虚证是指肾阳亏虚，机体失却温煦，以腰膝酸冷、性欲减退、夜尿多为主要表现的虚寒证候，又名元阳亏虚证、命门火衰证。

临床表现：头目眩晕，面色白或黧黑，腰膝酸冷疼痛，畏冷肢凉，下肢尤甚，精神萎靡，性欲减退，男子阳痿早泄、滑精精冷，女子宫寒不孕，或久泻不止，完谷不化，五更泄泻，或小便频数清长，夜尿频多，舌淡，苔白，脉沉细无力，尺脉尤甚。

本证以腰膝酸冷、性欲减退、夜尿多与虚寒症状共见为辨证的主要依据。

［常考考点］肾阳虚证的辨证依据。

（二）肾阴虚证

肾阴虚证是指肾阴亏损，失于滋养，虚热内扰，以腰酸而痛、遗精、经少、头晕耳鸣等为主要表现的虚热证候，又名真阴（肾水）亏虚证。

临床表现：腰膝酸软而痛，头晕，耳鸣，齿松，发脱，男子阳强易举、遗精、早泄，女子经少或经闭、崩漏，失眠，健忘，口咽干燥，形体消瘦，五心烦热，潮热盗汗，骨蒸发热，午后颧红，小便短黄，舌红少津、少苔或无苔，脉细数。

本证以腰酸而痛、遗精、经少、头晕耳鸣等与虚热症状共见为辨证的主要依据。

［常考考点］肾阴虚证的辨证依据。

（三）肾精不足证

肾精不足证是指肾精亏损，脑与骨髓失充，以生长发育迟缓、早衰、生育机能低下等为主要表现的虚弱证候。

临床表现：小儿生长发育迟缓，身体矮小，囟门迟闭，智力低下，骨骼痿软，男子精少不育，女子经闭不孕，性欲减退，成人早衰，腰膝酸软，耳鸣耳聋，发脱齿松，健忘恍惚，神情呆钝，两足痿软，动作迟缓，舌淡，脉弱。

本证多与先天不足有关，以生长发育迟缓、早衰、生育机能低下等为辨证的主要依据。

［常考考点］肾精不足证的辨证依据。

（四）肾气不固证

肾气不固证是指肾气亏虚，失于封藏、固摄，以腰膝酸软，小便、精液、经带、胎气不固等为主要表现的虚弱证候。

临床表现：腰膝酸软，神疲乏力，耳鸣失聪，小便频数而清，或尿后余沥不尽，或遗尿，或夜尿频多，或小便失禁，男子滑精、早泄，女子月经淋沥不尽，或带下清稀量多，或胎动易滑，舌淡，苔白，脉弱。

本证以腰膝酸软，小便、精液、经带、胎气不固与气虚症状共见为辨证的主要依据。

［常考考点］肾气不固证的辨证依据。

（五）肾虚水泛证

肾虚水泛证是指肾的阳气亏虚，气化无权，水液泛溢，以水肿下肢为甚、尿少、畏冷肢凉等为主要表现的证候。

临床表现：腰膝酸软，耳鸣，身体浮肿，腰以下尤甚，按之没指，小便短少，畏冷肢凉，腹部胀满，或见心悸、气短、咳喘痰鸣，舌质淡胖，苔白滑，脉沉迟无力。

本证以水肿下肢为甚、尿少、畏冷肢凉等为辨证的主要依据。

［常考考点］肾虚水泛证的辨证依据。

（六）肾阳虚证与肾虚水泛证的鉴别要点

两者均以肾阳亏虚为病理基础，都有畏寒肢冷、腰膝酸冷、面白神疲等虚寒之象。但前者以温煦失职，生殖机能减退为主；后者以气化无权，水湿泛滥之水肿尿少为主要表现。详见下表。

肾阳虚证与肾虚水泛证的鉴别

证型	病机	相同症状	不同症状	舌象	脉象
肾阳虚证	命门火衰，温煦失职，火不暖土，气化不行	膝酸酸冷，性欲减退，夜尿频多等与虚寒症状共见	头晕目眩，面色㿠白或黧黑，腰膝酸冷疼痛，畏寒肢冷，下肢尤甚，精神萎靡，性欲减退，男子阳痿早泄、滑精精冷，女子宫寒不孕，或久泻不止，完谷不化，五更泄泻，或小便频数清长，夜尿频多	舌淡苔白	脉沉细无力，尺部尤甚
肾虚水泛证	肾阳虚弱，气化无权，水液泛滥		腰膝酸软，耳鸣，身体浮肿、腰以下为甚、按之没指，小便短少	舌质淡胖，苔白滑	脉沉迟无力

［常考考点］肾阳虚证与肾虚水泛证的鉴别。

（七）肾阴虚证与肾精不足证的鉴别要点

两者皆属肾的虚证，均可见腰膝酸软、头晕耳鸣、齿松发脱等症。但前者有阴虚内热的表现，性欲偏亢，梦遗，经少；后者主要为生长发育迟缓，早衰，生育机能低下，无虚热表现。详见下表。

肾阴虚与肾精不足证的鉴别

证型	病机	相同症状	不同症状	舌象	脉象
肾阴虚证	肾阴亏损，失于滋养，虚热内扰	腰膝酸软	失眠多梦，阳强易举，遗精早泄，潮热盗汗，咽干颧红，溲黄便干	舌红少津	脉细数
肾精不足证	肾精亏损，脑与骨髓失充		成人精少，经闭，发脱齿摇，健忘耳聋，动作迟缓，足痿无力，精神呆钝	舌淡红苔白	脉沉细

［常考考点］肾阴虚与肾精不足证的鉴别。

要点二　膀胱湿热证的临床表现

膀胱湿热证是指湿热侵袭，蕴结膀胱，以小便频急、灼涩疼痛及湿热症状为主要表现的证候。

<u>临床表现：小便频数，排尿灼热涩痛，小便短赤，尿血或有砂石，小腹胀痛，腰痛，发热口渴，舌红苔黄腻，脉濡数。</u>

<u>本证属新病势急，以小便频急、灼涩疼痛等与湿热症状共见为辨证的主要依据。</u>

［常考考点］膀胱湿热证的辨证依据。

细目六　脏腑兼病辨证

【考点突破攻略】

要点一　心肾不交、心脾气血虚证的临床表现、鉴别要点

（一）心肾不交证

心肾不交证是指心与肾的阴液亏虚，阳气偏亢，以心烦、失眠、梦遗、耳鸣、腰酸等为主要表现的虚热证候，又名心肾阴虚阳亢（火旺）证。

临床表现：心烦失眠，惊悸健忘，头晕，耳鸣，腰膝酸软，梦遗，口咽干燥，五心烦热，潮热盗汗，便结尿黄，舌红少苔，脉细数。

<u>本证以心烦、失眠、腰酸、耳鸣、梦遗与虚热症状共见为辨证的主要依据。</u>

（二）心脾气血虚证

心脾气血虚证是指脾气亏虚，心血不足，以心悸、神疲、头晕、食少、腹胀、便溏等为主要表现的虚弱证候，简称心脾两虚证。

临床表现：心悸怔忡，头晕，多梦，健忘，食欲不振，腹胀，便溏，神疲乏力，或见皮下紫斑，女子月经量少色淡、淋沥不尽，面色萎黄，舌淡嫩，脉弱。

本证以心悸、神疲、头晕、食少、腹胀、便溏等为辨证的主要依据。

（三）心肾不交证、心脾气血虚证的鉴别要点

两者都有心悸、失眠的症状。但前者多由心肾阴液亏虚所致，可兼有腰酸、腰痛、耳鸣及虚热症状；而后者多由脾气亏虚，心血不足所致，多伴有食少、腹胀、便溏等症状。

［常考考点］心肾不交证、心脾气血虚证的辨证依据和鉴别要点。

【知识纵横比较】

心肾不交、心脾气血虚证的鉴别要点

证候	共同点	不同点
心肾不交证	心悸、失眠	多由心肾阴液亏虚所致，可兼有腰酸、腰痛、耳鸣及虚热症状
心脾血虚证		多由脾气亏虚，心血不足所致，多伴有食少、腹胀、便溏等症状

要点二　肝火犯肺、肝胃不和、肝脾不调证的临床表现、鉴别要点

（一）肝火犯肺证

肝火犯肺证是指肝火炽盛，上逆犯肺，肺失肃降，以胸胁灼痛、急躁、咳嗽痰黄或咳血等为主要表现的实热证候。

临床表现：胸胁灼痛，急躁易怒，头胀头晕，面红目赤，口苦口干，咳嗽阵作，痰黄稠黏，甚则咳血，舌红，苔薄黄，脉弦数。

本证以胸胁灼痛、急躁、咳嗽痰黄或咳血等与实热症状共见为辨证的主要依据。

（二）肝胃不和证

肝胃不和证是指肝气郁结，胃失和降，以脘胁胀痛、嗳气、吞酸、情绪抑郁等为主要表现的证候，又名肝气犯胃证、肝胃气滞证。

临床表现：胃脘、胁肋胀满疼痛，走窜不定，嗳气，吞酸嘈杂，呃逆，不思饮食，情绪抑郁，善太息，或烦躁易怒，舌淡红，苔薄黄，脉弦。

本证以脘胁胀痛、嗳气、吞酸、情绪抑郁等为辨证的主要依据。

（三）肝脾不调证

肝脾不调证是指肝失疏泄，脾失健运，以胁胀作痛、情志抑郁、腹胀、便溏等为主要表现的证候，又称肝郁脾虚证。

临床表现：胸胁胀满窜痛，善太息，情志抑郁，或急躁易怒，食少，腹胀，肠鸣矢气，便溏不爽，或腹痛欲便、泻后痛减，或大便溏结不调，舌苔白，脉弦或缓。

本证以胁胀作痛、情志抑郁、腹胀、便溏等为辨证的主要依据。

（四）肝火犯肺证、肝胃不和证、肝脾不调证的鉴别要点

三证均有胸胁胀痛、急躁易怒的表现。但肝火犯肺证由肝火炽盛，上逆犯肺所致，临床多见胸胁灼痛，面红目赤，口苦口干，伴有咳嗽阵作，痰黄稠黏；而肝胃不和证、肝脾不调证多由肝郁气滞引起，导致胃失和降、脾失健运，临床可见嗳气、吞酸等胃失和降的表现，或便溏、腹胀等脾失健运的表现。

［常考考点］肝火犯肺证、肝胃不和证、肝脾不调证的辨证依据及鉴别要点。

【知识纵横比较】

肝火犯肺、肝胃不和、肝脾不调证鉴别要点

证候	共同点	不同点
肝火犯肺证	胸胁胀痛，急躁易怒	由肝火炽盛，上逆犯肺所致，临床多见胸胁灼痛、面红目赤、口苦口干，伴有咳嗽阵作、痰黄稠黏
肝胃不和证		由肝郁气滞引起，导致胃失和降，可见嗳气、吞酸
肝脾不调证		由肝郁气滞引起，导致脾失健运，可见食少、腹胀、便溏

要点三　心肺气虚、脾肺气虚、肺肾气虚证的临床表现、鉴别要点

（一）心肺气虚证

心肺气虚证是指心肺两脏气虚，以咳喘、心悸、胸闷等为主要表现的虚弱证候。

临床表现：胸闷，咳嗽，气短而喘，心悸，动则尤甚，吐痰清稀，神疲乏力，声低懒言，自汗，面色淡白，舌淡苔白，或唇舌淡紫，脉弱或结或代。

本证以咳喘、心悸、胸闷与气虚症状共见为辨证的主要依据。

（二）脾肺气虚证

脾肺气虚证是指脾肺两脏气虚，以咳嗽、气喘、咳痰、食少、腹胀、便溏等为主要表现的虚弱证候，又名脾肺两虚证。

临床表现：食欲不振，食少，腹胀，便溏，久咳不止，气短而喘，咳痰清稀，面部虚浮，下肢微肿，声低懒言，神疲乏力，面白无华，舌淡，苔白滑，脉弱。

本证以咳嗽、气喘、咳痰、食少、腹胀、便溏与气虚症状共见为辨证的主要依据。

（三）肺肾气虚证

肺肾气虚证是指肺肾气虚，摄纳无权，以久病咳喘、呼多吸少、动则尤甚等为主要表现的虚弱证候，又名肾不纳气证。

临床表现：咳嗽无力，呼多吸少，气短而喘，动则尤甚，吐痰清稀，声低，乏力，自汗，耳鸣，腰膝酸软，或尿随咳出，舌淡紫，脉弱。

本证以久病咳喘、呼多吸少、动则尤甚与气虚症状共见为辨证的主要依据。

（四）心肺气虚证、脾肺气虚证、肺肾气虚证的鉴别要点

均有肺气虚，呼吸功能减退，而见咳喘无力、气短、咳痰清稀等症。心肺气虚证则兼有心悸怔忡、胸闷等心气不足的证候；肺脾气虚证则兼有食少、腹胀、便溏等脾失健运的证候；肺肾气虚证则兼有呼多吸少、腰酸耳鸣、尿随咳出等肾失摄纳的证候。

［常考考点］心肺气虚证、脾肺气虚证、肺肾气虚证的辨证依据和鉴别要点。

【知识纵横比较】

心肺气虚证、脾肺气虚证和肺肾气虚证的鉴别

证候	相同点	不同点
心肺气虚证	均有肺气虚，呼吸功能减退，而见咳喘无力、气短、咳痰清稀等症	兼有心悸怔忡、胸闷等心气不足的证候
脾肺肾气虚		兼有食少、腹胀、便溏等脾失健运的证候
肺肾气虚证		兼有呼多吸少、腰酸耳鸣、尿随咳出等肾失摄纳的证候

要点四　心肾阳虚、脾肾阳虚证的临床表现、鉴别要点

（一）心肾阳虚证

心肾阳虚证是指心与肾的阳气虚衰，失于温煦，以心悸、水肿等为主要表现的虚寒证候，又名心肾虚寒证；水肿明显者，可称水气凌心证。

临床表现：畏寒肢冷，心悸怔忡，胸闷气喘，肢体浮肿，小便不利，神疲乏力，腰膝酸冷，唇甲青紫，舌淡紫，苔白滑，脉弱。

本证以心悸、水肿与虚寒症状共见为辨证的主要依据。

（二）脾肾阳虚证

脾肾阳虚证是指脾肾阳气亏虚，虚寒内生，以久泻久利、水肿、腰腹冷痛等为主要表现的虚寒证候。

临床表现：腰膝、下腹冷痛，畏冷肢凉，久泻久利，或五更泄泻，完谷不化，便质清冷，或全身水肿，小便不利，面色㿠白，舌淡胖，苔白滑，脉沉迟无力。

本证以久泻久利、水肿、腰腹冷痛等与虚寒症状共见为辨证的主要依据。

（三）心肾阳虚证、脾肾阳虚证的鉴别要点

均有畏冷肢凉、舌淡胖、苔白滑等虚寒证候，且有腰膝酸冷、小便不利、浮肿等肾阳虚水湿内停的表现。但前者心悸怔忡、胸闷气喘、面唇紫暗等心阳不振，血行不畅的症状突出；后者则有久泻久利、完谷不化等脾阳虚，运化无权的表现。

［常考考点］心肾阳虚证、脾肾阳虚证的辨证依据和鉴别要点。

【知识纵横比较】

心肾阳虚证和脾肾阳虚证的鉴别要点

证候	相同点	不同点
心肾阳虚证	均有畏冷肢凉、舌淡胖、苔白滑等虚寒证候，且有腰膝酸冷、小便不利、浮肿等肾阳虚水湿内停的表现	心悸怔忡、胸闷气喘、面唇紫暗等心阳不振，血行不畅的症状突出
脾肾阳虚证		有久泻久利、完谷不化等脾阳虚，运化无权的表现

要点五　心肝血虚、肝肾阴虚、肺肾阴虚证的临床表现、鉴别要点

（一）心肝血虚证

心肝血虚证是指血液亏少，心肝失养，以心悸、多梦、眩晕、肢麻、经少与血虚症状为主要表现的证候。

临床表现：心悸心慌，多梦健忘，头晕目眩，视物模糊，肢体麻木、震颤，女子月经量少色淡，甚则经闭，面白无华，爪甲不荣，舌质淡白，脉细。

本证以心悸、多梦、眩晕、肢麻等与血虚症状共见为辨证的主要依据。

（二）肝肾阴虚证

肝肾阴虚证是指肝肾阴液亏虚，虚热内扰，以腰酸胁痛、眩晕、耳鸣、遗精等为主要表现的虚热证候，又名肝肾虚火证。

临床表现：头晕，目眩，耳鸣，健忘，胁痛，腰膝酸软，口燥咽干，失眠多梦，低热或五心烦热，颧红，男子遗精，女子月经量少，舌红，少苔，脉细数。

本证以腰酸胁痛、眩晕、耳鸣、遗精等与虚热症状共见为辨证的主要依据。

（三）肺肾阴虚证

肺肾阴虚证是指肺肾阴液亏虚，虚热内扰，以干咳、少痰、腰酸、遗精等为主要表现的虚热证候。

临床表现：咳嗽痰少，或痰中带血，或声音嘶哑，腰膝酸软，形体消瘦，口燥咽干，骨蒸潮热，盗汗，颧红，男子遗精，女子经少，舌红，少苔，脉细数。

本证以干咳、少痰、腰酸、遗精等与虚热症状共见为辨证的主要依据。

（四）心肝血虚证、肝肾阴虚证、肺肾阴虚证的鉴别要点

心肝血虚证以心肝阴血不足为主要病机，临床症见心悸、失眠多梦、眩晕肢麻、视力减退等。而肝肾阴虚证和肺肾阴虚证都有肾阴虚的证候，均见腰膝酸软、耳鸣、遗精及阴虚内热的表现。但肝肾阴虚证兼肝阴虚损，失于滋养，常见胁痛、目涩、眩晕等症；肺肾阴虚证兼肺阴亏损，肺失清肃，故有干咳、痰少难咳等表现。

［常考考点］心肝血虚证、肝肾阴虚证、肺肾阴虚证的辨证依据与鉴别要点。

【知识纵横比较】

心肝血虚证、肺肾阴虚证和肝肾阴虚证的鉴别

证候	相同症状	不同症状
心肝血虚证	心肝阴血不足症状	见心悸、失眠多梦、眩晕肢麻、视力减退
肺肾阴虚证	都有肾阴虚的证候，均见腰膝酸软、耳鸣、遗精及阴虚内热的表现	兼肺阴亏损，肺失清肃，故有干咳、痰少难咳等表现
肝肾阴虚证		兼肝阴虚损，失于滋养，常见胁痛、目涩、眩晕等症

细目七　脏腑辨证各相关证候的鉴别

要点　各脏腑间相关证候的鉴别要点

（一）心脾气血虚证与心肝血虚证鉴别

均有心血不足，心及心神失养，而见心悸、失眠多梦等症。但前者兼有脾虚失运，血不归经的表现，常见食少、腹胀、便溏、慢性失血等症；后者兼有肝血不足，失于充养的表现，常见眩晕、肢麻、视力减退、经少等症。

［常考考点］心脾气血虚证与心肝血虚证的鉴别。

【知识纵横比较】

心脾气血虚证与心肝血虚证的鉴别

证候	相同症状	不同症状
心脾气血虚证	心血不足，心及心血失养，而见心悸、失眠	兼有脾虚失运，血不归经的表现，常见食少、腹胀、便溏、慢性失血的症状
心肝血虚证		兼有肝血不足，失于充养的表现，常见眩晕、肢麻、视力减退、经少等

（二）肝胃不和、肝脾不调、胃肠气滞三证的鉴别

前二者均有肝气郁结，而见胸胁胀满疼痛、情志抑郁或烦躁等表现；但肝胃不和证兼胃失和降，常有胃脘胀痛、嗳气、呃逆等症；肝脾不调证兼脾失健运，常有食少、腹胀、便溏等症。胃肠气滞证则肝气郁结的证候不明显，只见胃肠气机阻滞的症状，以脘腹胀痛走窜、嗳气、肠鸣、矢气等为主要表现。

肝胃不和、肝脾不调、胃肠气滞三证的鉴别

证型	病机	相同症状	不同症状	舌象	脉象
肝胃不和证	肝失疏泄，横逆犯胃，胃失和降	抑郁易怒，胸胁胀痛，纳少	脘胀、呕恶、呃逆、嗳气、嘈杂等胃气上逆的症状	舌苔薄白或薄黄	脉弦或带数
肝脾不调证	肝失疏泄，横逆犯脾，脾失健运		腹痛肠鸣，腹泻不爽	舌苔白	脉弦或缓弱
胃肠气滞证	多因情志不遂，外邪内侵，病理产物或病邪停滞，导致胃肠气机阻滞而成	脘腹胀痛走窜，嗳气，肠鸣，矢气	肝气郁结的表现不明显，脘腹胀痛走窜、嗳气、肠鸣、矢气等	苔厚	脉弦

（三）肝胆湿热证与湿热蕴脾证的鉴别

两证均因湿热内蕴所致，见湿热证候及脾胃纳运升降失职表现，均可出现脘腹胀满、纳呆呕恶、身目发黄色鲜明、大便不调、小便短黄、舌质红苔黄腻、脉滑数等症。肝胆与脾胃之间在病理上相互影响，由于二者主要病位、病机不同，故症状有别。

肝胆湿热证病位主要在肝胆（疏泄功能失职），故以胁肋胀痛、胁下痞块、黄疸、口苦等肝胆疏泄失常症状为主，尚可出现寒热往来及阴部瘙痒、妇女带下黄臭等症；湿热蕴脾证病位主要在脾胃（纳运升降失职），故以脘腹胀闷、纳呆呕恶、大便溏泄等受纳运化功能失常症状为主，还可出现肢体困重、身热不扬等症状。

[常考考点] 肝胆湿热证与湿热蕴脾证的鉴别。

【知识纵横比较】

肝胆湿热证与湿热蕴脾证的鉴别

证候	共同点	不同点
肝胆湿热证	均因湿热内蕴所致，见湿热证候及脾胃纳运升降失职表现，均可出现脘腹胀满、纳呆呕恶、身目发黄色鲜明、大便不调、小便短黄、舌质红苔黄腻、脉滑数等症	病位主要在肝胆（疏泄功能失职），故以胁肋胀痛、胁下痞块、黄疸、口苦等肝胆疏泄失常症状为主，尚可出现寒热往来及阴部瘙痒、妇女带下黄臭等症
湿热蕴脾证		病位主要在脾胃（纳运升降失职），故以脘腹胀闷、纳呆呕恶、大便溏泄等受纳运化功能失常症状为主，还可以出现肢体困重、身热不扬等症状

（四）肝火犯肺证与燥邪犯肺证、热邪壅肺证、肺阴虚证的鉴别

四证均可能有咳嗽、咳血的表现。但肝火犯肺证系肝经气火上逆犯肺，肺失清肃，有急躁易怒、胁肋灼痛等肝火内炽的症状；燥邪犯肺证只发于秋季，必兼发热恶寒之表证；热邪壅肺证系邪热内盛，痰热互结，壅闭于肺，有典型的实热表现；肺阴虚证系内伤久病，肺津受损，虚热内生，有潮热盗汗等阴虚内热症状。四证的舌脉表现也各有不同，详见下表。

肝火犯肺证与燥邪犯肺、热邪壅肺、肺阴虚证的鉴别

证型	病机	相同症状	不同症状	舌象	脉象
肝火犯肺证	肝经气火上逆犯肺，肺失清肃	咳嗽，咳血	急躁易怒，胁肋灼痛等肝火内炽的症状	舌红，苔薄黄	脉弦数
燥邪犯肺证	外界燥邪侵犯肺卫，肺系津液耗伤		只发于秋季，必兼发热恶寒之表证	苔薄而干燥少津	脉浮数或浮紧
热邪壅肺证	邪热内盛，痰热互结，壅闭于肺		新病势急，咳喘气粗，鼻翼扇动及火热症状	舌红苔黄或黄腻	脉数或滑数
肺阴虚证	内伤久病，肺津受损，虚热内生		潮热盗汗等阴虚内热症状	舌红少苔乏津	脉细数

[常考考点] 肝火犯肺证与燥邪犯肺、热邪壅肺、肺阴虚证的鉴别。

（五）肝肾阴虚证与肝阳上亢证的鉴别

二证均有肝肾阴亏，阴不制阳的病机，均有头晕目眩、耳鸣、腰膝酸软等症。但肝肾阴虚证为虚证，以颧红盗汗、五心烦热等虚火内扰的表现为主；肝阳上亢证为本虚标实证，急躁易怒、头目胀痛、头重脚轻等肝阳亢逆、气血上冲的症状比较突出。详见下表。

肝肾阴虚证与肝阳上亢证的鉴别

证型	病机	相同症状	不同症状	舌象	脉象
肝肾阴虚证	肝肾阴液亏虚，阴不制阳，虚热内扰	头晕目眩，耳鸣，腰膝酸软	颧红盗汗、五心烦热、男子遗精、女子月经量少等肾阴虚表现	舌红少苔	脉细数
肝阳上亢证	肝肾阴亏，阴不制阳，亢阳上扰		面红目赤、急躁易怒、头目胀痛、头重脚轻等肝阳亢逆、气血上冲的症状	舌红	脉弦或弦细数

[常考考点] 肝肾阴虚证与肝阳上亢证的鉴别。

【例题实战模拟】

A1 型题

1. 饭后困倦嗜睡、少气懒言、食量减少的临床意义是

A. 痰湿困脾　B. 脾气不足　C. 心肾阳虚　D. 邪闭心神　E. 热入营血

2. 下列肝胆病中，不出现眩晕症状的是

A. 胆郁痰扰 B. 肝阳上亢 C. 肝气郁结 D. 肝血虚 E. 肝阴虚

A2 型题

3. 患者，男，76 岁。久病咳嗽，呼多吸少，乏力少气，自汗耳鸣，腰膝酸软。其证候是

A. 肺肾气虚 B. 肺气虚 C. 脾肺气虚 D. 心肺气虚 E. 肾气不固

4. 患者，男，70 岁。神志痴呆，表情淡漠，举止失常，面色晦滞，胸闷泛恶，舌苔白腻，脉滑。其证候是

A. 痰迷心窍 B. 痰火扰心 C. 心血瘀阻 D. 肾精亏虚 E. 心脾两虚

5. 患者，男，50 岁。咳喘 20 余年，现咳嗽痰少，口燥咽干，形体消瘦，腰膝酸软，颧红盗汗，舌红少苔，脉细数。其证候是

A. 肺气虚损 B. 肺阴亏虚 C. 肺肾阴虚 D. 肺肾气虚 E. 肾气虚衰

6. 患者，身目发黄，黄色鲜明，胁下痞块，腹胀厌食，便溏尿黄，舌红苔黄腻，脉弦数。其证候是

A. 湿热蕴脾 B. 大肠湿热 C. 肝火上炎 D. 肝胆湿热 E. 肝脾不调

7. 患者，发热，口渴，小便灼热涩痛，小腹胀痛，舌红苔黄腻，脉数。其证候是

A. 小肠实热 B. 膀胱湿热 C. 湿热蕴脾 D. 肝胆湿热 E. 肠道湿热

8. 患者，心悸健忘，失眠多梦，头晕目眩，面色苍白，肢体麻木，舌淡，脉细。其证候是

A. 心肝血虚证 B. 肝肾阴虚证 C. 肺肾阴虚证 D. 心肾不交证 E. 心脾气血虚证

9. 患者，长期便血，神疲乏力，舌淡，脉弱。其证候是

A. 气血两虚证 B. 气不摄血证 C. 气虚血瘀证 D. 气随血脱证 E. 气滞血瘀证

10. 患者，咳嗽，少痰难咳，微有发热恶寒。其证候是

A. 风热犯肺证 B. 风寒束表证 C. 肺阴亏虚证 D. 燥邪犯肺证 E. 肺热炽盛证

B1 型题

A. 肝阳化风证 B. 阴虚动风证 C. 血虚生风证 D. 热极生风证 E. 肝阳上亢证

11. 可见步履不稳、眩晕欲仆症状的是

12. 可见眩晕肢体震颤、面白无华症状的是

A. 肺肾气虚 B. 肺气虚 C. 脾肺气虚 D. 心肺气虚 E. 肾气不固

13. 久病咳喘，乏力少气，呼多吸少，自汗耳鸣，舌淡脉弱。其证候是

14. 久病咳喘，胸闷心悸，乏力少气，自汗声低，舌淡脉弱。其证候是

【参考答案】

1. B 2. C 3. A 4. A 5. C 6. D 7. B 8. A 9. B 10. D 11. A 12. C 13. A 14. D

中 药 学

【本章通关攻略】

中药学是中医学的四大基础学科之一，在中西医结合执业助理医师资格考试中占据重要地位。医学综合笔试中，本科目分值为25分左右。考试侧重考查中药的功效、主治和中药的特殊用法。本科目各章节均有考题出现，其中重点考查的章节有药性理论、解表药、清热药、祛风湿药、理气药、化痰止咳平喘药、补益药等。

本科目的特点是需要记忆的药物很多，所以要想掌握全部考点，要善于横向总结，纵向对比，而不仅仅是死记硬背。

第一单元　中药的性能

中药的性能又称药性，是中药作用的基本性质和特征的概括，又称中药的偏性。其主要内容包括四气、五味、升降浮沉、归经、毒性等。

细目一　四气

【考点突破攻略】

要点一　结合有代表性的药物认识四气的确定

四气，指药物的寒、热、温、凉四种药性，又称四性。四气反映了药物对人体阴阳盛衰、寒热变化的作用倾向，是对药物治疗寒热病证作用的概括。“疗寒以热药，疗热以寒药。”一般而言，能够减轻或消除热证的药物属于寒性或凉性，如黄芩、板蓝根等有清热解毒作用；而能够减轻或消除寒证的药物属于温性或热性，如附子、干姜等有温中散寒作用。

药物寒热温凉是由药物作用于人体所产生的不同反应和所获得的不同疗效而总结出来的，它与所治疗疾病的性质是相对而言的。

在药物作用的程度上。寒重于凉，热重于温。从四性的本质而言，只有寒热两性的区分。此外，四性以外还有一类平性药。它是指寒热界限不很明显、药性平和、作用较和缓的一类药，如党参、山药、甘草等。平性是相对而言的，而不是绝对的，也有偏凉、偏温的不同，因此仍称四气(性)而不称五气(性)。

要点二　四气的作用及适应证

一般来讲，寒凉药分别具有清热泻火、凉血解毒、滋阴除蒸、泄热通便、清热利尿、清化热痰、清心开窍、凉肝息风等作用；而温热药则分别具有温里散寒、暖肝散结、补火助阳、温阳利水、温经通络、引火归原、回阳救逆等作用。

[常考考点]寒凉药和温热药的作用。

细目二 五味

【考点突破攻略】

要点一 结合有代表性的药物认识五味的确定

五味是指药物有辛、甘、酸、苦、咸五种不同的味道，因而具有不同的治疗作用。有些还具有淡味或涩味，因而实际上不止五种。但是，五味是最基本的五种滋味，所以仍称为五味。

五味的产生，首先是通过口尝，即用人的感觉器官辨别出来的，它是药物真实滋味的反映。然而和四气一样，五味更重要的则是通过长期的临床实践观察，不同药味的药物作用于人体，产生了不同的反应，获得不同的治疗效果，从而总结归纳出五味的理论。也就是说，五味不仅仅是药物味道的真实反映，更重要的是对药物作用的高度概括。

要点二 五味的作用及适应证

现据前人的论述，结合临床实践，将五味所代表药物的作用及主治病证分述如下：

1. 辛 有发散、行气、行血的作用。一般来讲，解表药、行气药、活血药多具有辛味。多用治表证及气血阻滞之证。如麻黄、紫苏叶发散风寒，陈皮、木香行气除胀，川芎、红花活血化瘀等。

2. 甘 有补益、和中、调和药性和缓急止痛的作用。一般来讲，滋养补虚、调和药性及缓解疼痛的药物多具有甘味。多用治正气虚弱、脘腹挛急疼痛，及调和药性、中毒解救等。如人参大补元气，熟地黄滋补精血，饴糖缓急止痛，甘草调和药性并解药食中毒等。

3. 酸 有收敛、固涩的作用。一般固表止汗、敛肺止咳、涩肠止泻、固精缩尿、固崩止带的药物多具有酸味。多用治体虚多汗、肺虚久咳、久泻滑肠、遗精滑精、遗尿尿频、崩带不止等证。如山茱萸、五味子涩精、敛汗，乌梅敛肺止咳、涩肠止泻。

4. 苦 有泄、燥、坚阴的作用。即具有清泄火热、泄降气逆、通泄大便、燥湿、坚阴（泻火存阴）等作用。一般来讲，清热泻火、下气平喘、降逆止呕、通利大便、清热燥湿、苦温燥湿、泻火存阴的药物多具有苦味。多用治火热证、喘证、呕恶、便秘、湿证、阴虚火旺等证。如栀子、黄芩清热泻火，杏仁降泄肺气，陈皮降逆止呕，大黄泻热通便，龙胆、黄连清热燥湿，苍术、厚朴苦温燥湿，知母、黄柏泻火存阴。

5. 咸 有软坚散结、泻下通便的作用。一般来讲，泻下或润下通便及软化坚结、消散结块的药物多具有咸味，多用治大便燥结、痰核、瘰疬、瘿瘤、癥瘕痞块等证，如芒硝泻下通便，海藻、牡蛎消散瘿瘤，鳖甲软坚消癥等。

6. 淡 有渗湿、利小便的作用。利水渗湿药物多具有淡味。多用治水肿、脚气、小便不利等证。如薏苡仁、通草、灯心草、茯苓、猪苓、泽泻等。

7. 涩 与酸味药的作用相似，有收敛固涩的作用。多用治虚汗、泄泻、尿频、遗精、滑精、出血等证。如莲子固精止带，禹余粮涩肠止泻，乌贼骨收涩止血等。

［常考考点］五味的作用及其适应证。

细目三 升降浮沉

【考点突破攻略】

要点一 各类药物的升降浮沉趋向

升降浮沉是指药物对人体作用的不同趋向性。升，即上升提举，趋向于上；降，即下达降逆，趋向于下；浮，即向外发散，趋向于外；沉，即向内收敛，趋向于内。升降浮沉也就是指药物对机体有向上、向下、向外、向内四种不同的作用趋向。它与疾病所表现的趋向性是相对而言的。

简言之，升、浮，是指药物向上、向外的趋向性作用；沉、降，是指药物向里、向下的趋向性作用。一般而言，发表、透疹、升阳、涌吐、开窍等药具有升浮作用，收敛固涩、泻下、利水、潜阳、镇惊安神、止咳平喘、止呕等药具有沉降作用。

［常考考点］升、浮，是指药物向上、向外的趋向性作用；沉、降，是指药物向里、向下的趋向性作用。

要点二　影响升降浮沉的主要因素

影响药物升降浮沉的因素主要与四气、五味、药物质地轻重有密切关系，并受到炮制和配伍的影响。

1. 药物的升降浮沉与四气五味有关　一般来讲，味属辛、甘，气属温、热的药物，大都是升浮药，如麻黄、升麻、黄芪等药；味属苦、酸、咸，性属寒、凉的药物，大都是沉降药，如大黄、芒硝、山楂等。

2. 药物的升降浮沉与药物的质地轻重有关　一般来讲，花、叶、枝、皮等质轻的药物大多为升浮药，如紫苏叶、菊花、蝉衣等；而种子、果实、矿物、贝壳及质重者大多都是沉降药。

3. 药物的升降浮沉与炮制、配伍的影响有关　药物的炮制可以影响转变其升降浮沉的性能。如有些药物酒制则升，姜炒则散，醋炒收敛，盐炒下行。如大黄，属于沉降药，峻下热结，泻热通便，经酒炒后，大黄则可清上焦火热，可治目赤头痛。配伍的影响，一般来讲，升浮药在大队沉降药中能随之下降；反之，沉降药在大队升浮药中能随之上升。

［常考考点］影响药物升降浮沉的因素有四气、五味、质地轻重、炮制、配伍等。

细目四　归经

【考点突破攻略】

要点一　归经的临床意义

掌握归经理论便于临床辨证用药，根据疾病的具体表现，通过辨证审因，诊断出病变所在的脏腑经络，按照归经理论来选择针对性强的药物进行治病，可以提高用药准确性。正如徐灵胎所说："不知经络而用药，其失也泛。"例如，里实热证有肺热、心火、肝火、胃火等不同，应当分别选用归肺、心、肝、胃经的清泄肺热、心火、肝火、胃火的药物来治疗。头痛的原因很多，疼痛的性质和部位亦各有不同。羌活善治太阳经头痛，葛根、白芷善治阳明经头痛，柴胡善治少阳经头痛，吴茱萸善治厥阴经头痛，细辛善治少阴经头痛。治疗头痛同时，考虑到药物的归经特点可以提高疗效。

运用归经理论，必须考虑到脏腑经络间的关系。脏腑经络在生理上相互联系，在病理上相互影响。因此，在临床用药时往往并不单独使用某一经的药物。如肺病而见脾虚者，每兼用补脾的药物，使肺有所养，而逐渐向愈（培土生金）。肝阳上亢往往因于肾阴不足，每以平肝潜阳药与滋补肾经药同用，使肝有所涵而虚阳自潜（滋水涵木）。若拘泥于见肺治肺、见肝治肝，单纯分经用药，其效果必受影响。故徐灵胎又指出："执经络而用药，其失也泥，反能致害。"

此外，临床上还常用归经性强的药物引他药入经。

要点二　结合有代表性的药物认识归经的确定

归经指药物对于机体某部分的选择性作用，即某药对某些脏腑经络有特殊的亲和作用，因而对这些部位的病变起着主要的或特殊的治疗作用，药物归经不同，其治疗作用也不同。归经指明了药物治病的适应范围，也就是说明了药效的所在，包含了药物定性定位的概念。

归经理论的形成是在中医基本理论指导下，以脏腑经络为基础，以药物所治疗的具体病证为依据，经过长期临床实践总结出来的用药理论。由于经络能沟通人体内外表里，所以一旦体表发生病变可以通过经络影响内在的脏腑；反之，内在脏腑病变也可以在体表反映出来。由于发病所在脏腑及经络循行部位不同，临床上所表现的症状也各不相同。如心经的病变多见心悸失眠；肺经病变常见胸闷喘咳；肝经病变每见胁痛抽搐等。如朱砂、远志能治疗心悸失眠，说明它们归心经；桔梗、杏仁能治疗胸闷、咳喘，说明它们归肺经；而选用白芍、钩藤能治疗胁痛抽搐则说明它们归肝经。

［常考考点］脏腑经络是归经理论的基础。

细目五　毒性

要点　引起毒性反应的原因

毒性指药物对机体所产生的不良影响及损害性。毒性反应与副作用不同，它对人体的危害性较大，甚至可危及生命。

所谓毒性一般系指药物对机体所产生的不良影响及损害性。包括急性毒性、亚急性毒性、亚慢性毒性、慢性毒性和特殊毒性如致癌、致突变、致畸胎、成瘾等。

所谓毒药一般系指对机体发生化学或物理作用，能损害机体，引起功能障碍、疾病甚至死亡的物质。剧毒药系指中毒剂量与治疗剂量比较接近，或某些治疗量已达到中毒剂量的范围。因此治疗用药时安全系数小，对机体组织器官损害剧烈，可产生严重或不可逆的后果。

中药的副作用有别于毒性作用。副作用是指在常用剂量时出现与治疗需要无关的不适反应，一般比较轻微，对机体危害不大，停药后可自行消失。

［常考考点］引起毒性反应的原因。

【例题实战模拟】

A1 型题

1. 归经学说的理论基础是
　A. 阴阳学说　B. 脏腑经络理论　C. 药性理论　D. 药味理论　E. 五行学说

2. 解表药物的味多是
　A. 辛味　B. 酸味　C. 甘味　D. 苦味　E. 咸味

3. 四气的确定是
　A. 从人体的感官感觉出来的
　B. 从疾病的性质中总结出来的
　C. 从药物作用于人体所发生的反应和所获得的不同疗效中概括出来的
　D. 从季节的不同变化总结出来的
　E. 从药物的生长环境中总结出来的

4. 归经是指
　A. 药物具有的升降浮沉的作用趋向　B. 药物具有的寒热温凉四种性质
　C. 药物具有的辛甘酸苦咸五种滋味　D. 药物对于机体某部分的选择性作用
　E. 药物对于机体有无毒副作用

5. 苦味药的作用是
　A. 能和能缓　B. 能燥能泄　C. 能下能软　D. 能收能涩　E. 能行能散

【参考答案】

1. B　2. A　3. C　4. D　5. B

第二单元 中药的配伍

细目 中药配伍的内容

【考点突破攻略】

要点一 各种配伍关系的意义

药物单独或配合应用主要有单行、相须、相使、相畏、相杀、相恶、相反七种情况，称为中药的“七情”配伍。

1. 单行 就是单用一味药物治疗某种病情单一的疾病。对病情比较单纯的病证，往往选择一种针对性强的药物即可达到治疗目的，如独参汤。

2. 相须 就是两种功效相似的药物配合应用，可以增强原有药物的疗效。如麻黄配桂枝，能增强发汗解表、祛风散寒的作用；石膏与知母配合，能明显增强清热泻火的治疗效果。

3. 相使 就是以一种药物为主，另一种药物为辅，两种药物合用，辅药可以提高主药的功效。如黄芪补气利水，茯苓利水健脾，两药配合，茯苓能提高黄芪补气利水的治疗效果。

4. 相畏 就是一种药物的毒副作用能被另一种药物所抑制。如生半夏和生南星的毒性能被生姜减轻或消除，所以说生半夏和生南星畏生姜。

5. 相杀 就是一种药物能够减轻或消除另一种药物的毒副作用。如生姜能减轻或消除生半夏和生南星的毒性或副作用，所以说生姜杀生半夏和生南星的毒。相畏、相杀实际上是同一配伍关系从不同角度的两种提法。

6. 相恶 就是两药合用，一种药物能使另一种药物原有的功效降低，甚至丧失。如人参恶莱菔子，莱菔子能削弱人参的补气作用。

7. 相反 就是两种药物同用能产生或增强毒性或副作用。如甘草反甘遂，贝母反乌头等，详见用药禁忌“十八反”“十九畏”中的若干药物。

［常考考点］单行、相须、相使、相畏、相杀、相恶、相反的含义。

要点二 各种配伍关系的临床对待原则

1. 临床用药时，若病情单纯，病势轻浅，以针对性强的药物单用，以体现简、便、廉的特色。
2. 对于产生协同作用，提高疗效的相须和相使配伍，临床用药时要充分利用。
3. 对于能减轻或消除毒性反应的相畏和相杀配伍，在应用毒性药时必须考虑选用。
4. 对于有可能因拮抗而减弱或抵消原有功效的相恶配伍，用药时应加以注意，严格区分其不宜合用或可以利用的具体情况。
5. 对于产生或增强毒性的相反药物，原则上要避免配合使用。

【例题实战模拟】

A1 型题

1. 大黄与芒硝配伍，芒硝可增强大黄峻下热结、排除燥屎的功效，这种配伍关系属于
   A. 相须　B. 相使　C. 相畏　D. 相杀　E. 相恶
2. 两种药物合用，一种药物的毒副作用能被另一种药物所抑制的配伍关系，这种配伍关系属于
   A. 相须　B. 相使　C. 相畏　D. 相杀　E. 相恶
3. 两种药物配伍能产生剧烈的毒性反应或副作用，这种配伍关系属于

A. 相须　B. 相使　C. 相反　D. 相杀　E. 相恶

B1 型题

A. 相使　B. 相杀　C. 相畏　D. 相反　E. 相恶

4. 两药合用，以一种药为主，另一种药为辅，辅药能提高主药疗效的配伍关系，称作

5. 两药合用，一种药物的毒副作用能被另一种药物所抑制的配伍关系，称作

【参考答案】

1. B　2. C　3. C　4. A　5. C

第三单元　中药的用药禁忌

用药禁忌主要包括配伍禁忌、证候禁忌、妊娠禁忌和服药饮食禁忌四个方面。

细目一　配伍禁忌

【考点突破攻略】

要点一　“十八反”的内容

甘草反甘遂、大戟、海藻、芫花；乌头类（川乌、草乌、附子）反贝母、瓜蒌、天花粉、半夏、白蔹、白及；藜芦反人参、西洋参、党参、沙参、丹参、玄参、苦参、细辛、芍药。

十八反歌诀：本草明言十八反，半蒌贝蔹及攻乌，藻戟遂芫俱战草，诸参辛芍叛藜芦。

［常考考点］“十八反”的具体内容。

要点二　“十九畏”的内容

硫黄畏朴硝，水银畏砒霜，狼毒畏密陀僧，巴豆畏牵牛，丁香畏郁金，川乌、草乌畏犀角，牙硝畏三棱，官桂畏赤石脂，人参畏五灵脂。

十九畏歌诀

硫黄原是火中精，朴硝一见便相争，水银莫与砒霜见，狼毒最怕密陀僧；

巴豆性烈最为上，偏与牵牛不顺情，丁香莫与郁金见，牙硝难合京三棱；

川乌草乌不顺犀，人参最怕五灵脂，官桂善能调冷气，若逢石脂便相欺。

十九畏与“七情”配伍中的“相畏”意义不同，十九畏是产生或增强毒副作用，也可能是削弱或抵消另一种药物的功效，为药物配伍禁忌，相畏是减弱或消除毒副作用，是应当运用的药物配伍。

［常考考点］“十九畏”的具体内容。

细目二　证候禁忌

【考点突破攻略】

要点　证候禁忌的概念及内容

由于药物的药性不同，其作用各有专长和一定的适应范围，因此，临床用药也就有所禁忌，称“证候禁忌”。凡用药与论治相违，即属证候禁忌，寒证忌用寒药，热证忌用热药，邪盛而正不虚者忌用补虚药，正虚而无邪者忌用攻邪药，皆属一般的用药原则。

如麻黄性味辛温，功能发汗解表，散风寒，又能宣肺平喘利尿，故适用于外感风寒表实无汗或肺气不宣的喘咳，对表虚自汗及阴虚盗汗、肺肾虚喘则禁止使用。

[常考考点] 由于药性有异，作用不同，证候有别，用药不同的方式称“证候禁忌”。

细目三　妊娠用药禁忌

【考点突破攻略】

要点　妊娠禁忌药的分类与使用原则

1. 禁用药物　指毒性较强或药性猛烈的药物，如巴豆、牵牛子、大戟、商陆、麝香、三棱、莪术、水蛭、斑蝥、雄黄、砒霜等。

2. 慎用的药物　包括通经祛瘀、行气破滞及辛热滑利之品，如桃仁、红花、牛膝、大黄、枳实、附子、肉桂、干姜、木通、冬葵子、瞿麦等。

慎用的药物可以根据病情需要酌情使用，禁用的药物一般来说应避免使用。

[常考考点] 妊娠禁用和慎用中药。

细目四　服药饮食禁忌

【考点突破攻略】

要点　服药时一般的饮食禁忌

一般忌食生冷、油腻、腥膻、有刺激性的食物，根据病情的不同，饮食禁忌也有区别。

（1）热性病应忌食辛辣、油腻、煎炸性食物。
（2）寒性病应忌食生冷食物、寒性饮料等。
（3）胸痹应忌食肥肉、脂肪、动物内脏及烟、酒等。
（4）肝阳上亢头晕目眩、烦躁易怒等应忌食胡椒、辣椒、大蒜、白酒等辛热助阳之品。
（5）黄疸胁痛应忌食动物脂肪及辛辣烟酒刺激物品。
（6）脾胃虚弱应忌食油炸黏腻、寒冷固硬、不易消化的食物。
（7）肾病水肿应忌食盐、碱过多和酸辣太过的刺激食品。
（8）疮疡、皮肤病患者应忌食鱼、虾、蟹等腥膻发物及辛辣刺激性食品。

[常考考点] 指服药期间忌食生冷、油腻、腥膻、刺激性的食物。

【例题实战模拟】

A1 型题

1. 下列不属于与藜芦相反的药物是
A. 玄参　B. 人参　C. 丹参　D. 党参　E. 太子参
2. 下列属于“十八反”配伍药对的是
A. 人参与五灵脂　B. 丁香与郁金　C. 甘草与海藻　D. 三棱与莪术　E. 川芎与牛膝
3. 下列属于“十九畏”配伍药对的是
A. 川乌与草乌　B. 官桂与赤石脂　C. 桃仁与红花　D. 乌头与贝母　E. 甘草与甘遂
4. 下列不属于妊娠禁用药的是
A. 牵牛　B. 桃仁　C. 巴豆　D. 莪术　E. 水蛭
5. 下列不属于妊娠慎用药的是
A. 牛膝　B. 白术　C. 大黄　D. 红花　E. 附子

【参考答案】

1. E　2. C　3. B　4. B　5. B

第四单元　中药的剂量与用法

细目一　剂量

【考点突破攻略】

要点　影响中药剂量的因素

中药用量得当与否，是直接影响药效的重要因素之一。一般来讲，确定中药的剂量，应考虑如下几方面的因素。

1. 药物性质与剂量的关系　剧毒药或作用峻烈的药物，应严格控制剂量，开始时用量宜轻，逐渐加量，一旦病情好转后，应当立即减量或停服，中病即止，防止过量或蓄积中毒。此外，花叶枝皮等量轻质松及性味浓厚、作用较强的药物用量宜小；矿物介壳质重沉坠及性味淡薄、作用温和的药物用量宜大；鲜品药材含水分较多用量宜大（一般为干品的 2 ～ 4 倍）；干品药材用量当小；过于苦寒的药物也不要久服过量，免伤脾胃。再如羚羊角、麝香、牛黄、猴枣、鹿茸、珍珠等贵重药材，在保证药效的前提下应尽量减少用量。

2. 剂型、配伍与剂量的关系　在一般情况下，同样的药物入汤剂比入丸散剂的用量要大些；单味药使用比复方中应用剂量要大些；在复方配伍使用时，主要药物比辅助药物用量要大些。

3. 年龄、体质、病情与剂量的关系　由于年龄、体质的不同，对药物耐受程度不同，则药物用量也就有了差别。一般老年人、小儿、妇女产后及体质虚弱的病人，都要减少用量，成人及平素体质壮实的患者用量宜重。一般 5 岁以下的小儿用成人药量的 1/4，5、6 岁以上的儿童按成人用量减半服用。病情轻重、病势缓急、病程长短与药物剂量也有密切关系。一般病情轻、病势缓、病程长者用量宜小；病情重、病势急、病程短者用量宜大。

4. 季节变化与剂量的关系　夏季发汗解表药及辛温大热药不宜多用；冬季发汗解表药及辛温大热药可以多用；夏季苦寒降火药用量宜重；冬季苦寒降火药则用量宜轻。

除了剧毒药、峻烈药、精制药及某些贵重药外，一般中药常用内服剂量为 5 ～ 10g；部分常用量较大，剂量为 15 ～ 30g；新鲜药物常用量为 30 ～ 60g。

［常考考点］药性、剂型、配伍、年龄、体质、病情、年龄、体质、病情对中药剂量的影响。

细目二　中药的用法

【考点突破攻略】

要点　煎煮方法（包括先煎、后下、包煎、另煎、烊化、冲服等）

1. 先将药材浸泡 30 ～ 60 分钟，用水量以高出药面为度。

2. 一般中药煎煮 2 次，第二煎加水量为第一煎的 1/3 ～ 1/2。两次煎液去渣滤净混合后分 2 次服用。

3. 煎煮的火候和时间，要根据药物性能而定。一般来讲，解表药、清热药宜武火煎煮，时间宜短，煮沸后煎 10 ～ 20 分钟即可；补养药需用文火慢煎，时间宜长，煮沸后再续煎 30 ～ 60 分钟。

4. 某些药物因其质地不同，煎法比较特殊，处方上需加以注明，归纳起来包括先煎、后下、包煎、另煎、溶化、泡服、冲服、煎汤代水等不同煎煮法。

（1）先煎：①有效成分难溶于水的金石、矿物、介壳类药物，应打碎先煎，煮沸 20 ～ 30 分钟，再下其他药物同煎，以使有效成分充分析出。如磁石、赭石、生铁落、生石膏、寒水石、紫石英、龙骨、牡蛎、海蛤壳、瓦楞子、珍珠母、石决明、紫贝齿、龟甲、鳖甲等。②毒副作用较强的药物，宜先煎45～60分钟后再下他药，久煎可以降低毒性，安全用药。如附子、乌头等。

（2）后下：①某些气味芳香的药物，久煎其有效成分易于挥发而降低药效，须在其他药物煎沸5～10分钟后放入，如薄荷、青蒿、香薷、木香、砂仁、沉香、豆蔻、草豆蔻等。②久煎也能破坏其有效成分的药物，如钩藤、大黄、番泻叶等亦属后下之列。

（3）包煎：主要指那些黏性强、粉末状及带有绒毛的药物，宜先用纱布袋装好，再与其他药物同煎，以防止药液混浊或刺激咽喉引起咳嗽及沉于锅底，加热时引起焦化或煳化。如蛤粉、滑石粉、青黛、旋覆花、车前子、蒲黄及灶心土等。

（4）另煎：又称另炖，主要是指某些贵重药材，为了更好地煎出有效成分，还应单独另煎，即另炖2～3小时。煎液可以另服，也可与其他煎液混合服用。如人参、西洋参、羚羊角、麝香、鹿茸等。

（5）溶化：又称烊化，主要是指某些胶类药物及黏性大而易溶的药物，为避免入煎粘锅或黏附其他药物影响煎煮，可单用水或黄酒将此类药加热溶化即烊化后，用煎好的药液冲服，也可将此类药放入其他药物煎好的药液中加热烊化后服用。如阿胶、鹿角胶、龟甲胶、鳖甲胶、鸡血藤胶及蜂蜜、饴糖等。

（6）泡服：又叫焗服，主要是指某些有效成分易溶于水或久煎容易破坏药效的药物，可以用少量开水或复方中其他药物的煎出液趁热浸泡，加盖闷润，减少挥发，半小时后去渣即可服用。如藏红花、番泻叶、胖大海、肉桂等。

（7）冲服：主要指某些贵重药，用量较轻，为防止散失，常需要研成细末制成散剂，用温开水或复方中其他药物煎液冲服。如麝香、牛黄、珍珠、羚羊角、猴枣、马宝、西洋参、鹿茸、人参、蛤蚧等。某些药物，根据病情需要，为提高药效，也常研成散剂冲服。如用于止血的三七、花蕊石、白及、紫珠草、血余炭、棕榈炭及用于息风止痉的蜈蚣、全蝎、僵蚕、地龙和用于制酸止痛的乌贼骨、瓦楞子、海蛤壳、延胡索等。某些药物高温容易破坏药效或有效成分难溶于水，也只能做散剂冲服。如雷丸、鹤草芽、朱砂等。此外，还有一些液体药物如竹沥汁、姜汁、藕汁、荸荠汁、鲜地黄汁等也需冲服。

（8）煎汤代水：煎汤代水主要指为了防止某些药物与其他药物同煎使煎液混浊，难于服用，宜先煎后取其上清液代水再煎煮其他药物，如灶心土等。此外，某些药物质轻用量多，体积大，吸水量大，如玉米须、丝瓜络、金钱草等，也需煎汤代水用。

［常考考点］先煎、后下、包煎、另煎、烊化、泡服、冲服、煎汤代水的具体方法和相适应的药物。

【例题实战模拟】

A1 型题

1. 龟甲入汤剂应

A. 包煎　B. 后下　C. 先煎　D. 烊化　E. 冲服

2. 入汤剂需后下的药物是

A. 磁石、牡蛎　B. 蒲黄、海金沙　C. 薄荷、豆蔻　D. 人参、鹿茸　E. 芒硝、阿胶

3. 蒲黄、旋覆花等药入煎剂宜

A. 包煎　B. 后下　C. 先煎　D. 烊化　E. 冲服

【参考答案】

1. B　2. C　3. A

第五单元　解表药

细目一　概述

【考点突破攻略】

要点　解表药的使用注意事项

1. 使用发汗作用较强的解表药时，用量不宜过大，以免发汗太过，耗阳伤阴，导致“亡阳”“伤阴”的弊端；表虚自汗、阴虚盗汗以及疮疡日久、淋证、失血患者，也应慎用解表药。

2. 使用解表药还应注意因时因地而宜，如春夏腠理疏松，容易出汗，解表药用量宜轻；冬季腠理致密，不易出汗，解表药用量宜重。

3. 本类药物辛散轻扬，入汤剂不宜久煎，以免有效成分挥发而降低药效。

［常考考点］入汤剂不宜久煎，以免有效成分挥发而降低药效。

细目二　发散风寒药

【考点突破攻略】

1. 麻黄

【性能】辛、微苦，温。归肺、膀胱经。

【功效】发汗散寒，宣肺平喘，利水消肿。

【应用】

（1）风寒感冒。本品味辛发散，性温散寒，主入肺与膀胱经，善于宣肺气、开腠理、透毛窍而发汗解表，发汗力强，为发汗解表之要药。宜用于风寒外郁，腠理闭密无汗的外感风寒表实证，每与桂枝相须为用，以增强发汗散寒解表之力。因麻黄兼有平喘之功，故对风寒表实而有喘逆咳嗽者，尤为适宜，如麻黄汤。

（2）咳嗽气喘。本品辛散苦泄，温通宣畅，主入肺经，可外开皮毛之郁闭，以使肺气宣畅；内降上逆之气，以复肺司肃降之常，故善平喘，为治疗肺气壅遏所致喘咳的要药；并常以杏仁等止咳平喘药为辅助。治疗风寒外束，肺气壅遏的喘咳实证，常配伍杏仁、甘草，如三拗汤；治疗寒痰停饮，咳嗽气喘，痰多清稀者，常配伍细辛、干姜、半夏等，如小青龙汤；若肺热壅盛，高热喘急者，每与石膏、杏仁、甘草配用，以清肺平喘，如麻杏甘石汤。

（3）风水水肿。本品上宣肺气、发汗解表，可使肌肤之水湿从毛窍外散，并通调水道、下输膀胱以下助利尿之力，故宜于风邪袭表，肺失宣降的水肿、小便不利兼有表证者，每与甘草同用，如甘草麻黄汤；如再配伍生姜、白术等发汗解表药、利水退肿药，则疗效更佳，如越婢加术汤。

此外，取麻黄散寒通滞之功，也可用治风寒痹证，阴疽，痰核。

【用法用量】煎服，2～10g。发汗解表宜生用，止咳平喘多炙用。

【使用注意】本品发汗宣肺力强，凡表虚自汗、阴虚盗汗及肺肾虚喘者均当慎用。

2. 桂枝

【性能】辛、甘，温。归心、肺、膀胱经。

【功效】发汗解肌，温经通脉，助阳化气，平冲降气。

【应用】

（1）风寒感冒。本品辛甘温煦，甘温通阳扶卫，其开腠发汗之力较麻黄温和，而善于宣阳气于卫分，畅营血于肌表，故有助卫实表、发汗解肌、外散风寒之功。对于外感风寒，不论表实无汗、表虚有汗及阳虚受寒者，均宜使用。如治疗外感风寒、表实无汗者，常与麻黄同用，以开宣肺气、发散风寒，如麻黄汤；若外感风寒、表虚有汗者，当与白芍同用，以调和营卫、发汗解肌，如桂枝汤；若素体阳虚、外感风寒者，每与麻黄、附子、细辛配伍，以发散风寒、温助阳气。

（2）寒凝血滞诸痛证。本品辛散温通，具有温通经脉、散寒止痛之效。如胸阳不振，心脉瘀阻，胸痹心痛者，桂枝能温通心阳，常与枳实、薤白同用，如枳实薤白桂枝汤；若中焦虚寒，脘腹冷痛，桂枝能温中散寒止痛，每与白芍、饴糖等同用，如小建中汤；若妇女寒凝血滞，月经不调，经闭痛经，产后腹痛，桂枝既能温散血中之寒凝，又可宣导活血药物，以增强化瘀止痛之效，多与当归、吴茱萸同用，如温经汤；若风寒湿痹，肩臂疼痛，可与附子同用，以祛风散寒、通痹止痛，如桂枝附子汤。

（3）痰饮、蓄水证。本品甘温，既可温扶脾阳以助运水，又可温肾阳、逐寒邪以助膀胱气化，而行水湿痰饮之邪，为治疗痰饮病、蓄水证的常用药。如脾阳不运，水湿内停所致的痰饮病眩晕、心悸、咳嗽者，常与茯苓、白术同用，如苓桂术甘汤；若膀胱气化不行，水肿、小便不利者，每与茯苓、猪苓、泽泻等同用，如五苓散。

（4）心悸、奔豚。本品辛甘性温，能助心阳，通血脉，止悸动。如心阳不振，不能宣通血脉，而见心动悸、脉结代者，每与炙甘草、人参、麦冬等同用，如炙甘草汤；若阴寒内盛，引动下焦冲气，上凌心胸所致奔豚者，常重用本品，如桂枝加桂汤。

【使用注意】本品辛温助热，易伤阴动血，凡外感热病、阴虚火旺、血热妄行等证，均当忌用。孕妇及月经过多者慎用。

【鉴别用药】

麻黄与桂枝

中药名称	相同点	不同点
麻黄	两药均辛温，发汗解表，治疗风寒表证，常相须为用	发汗力强，多治风寒表实无汗证；兼有宣肺平喘、利水消肿的作用
桂枝		发汗力缓，风寒表虚有汗、表实无汗均可应用；兼能温经通阳、助阳化气，用治寒凝经脉、风寒湿痹、痰饮蓄水证、胸痹、心动悸、脉结代等证

［常考考点］麻黄与桂枝的鉴别。

3. 紫苏

【性能】辛，温。归肺、脾经。

【功效】解表散寒，行气宽中，解鱼蟹毒。

【应用】

（1）风寒感冒。本品辛散性温，发汗解表散寒之力较为缓和，轻证可以单用，重证须与其他发散风寒药合用。因其外能解表散寒，内能行气宽中，且略兼化痰止咳之功，故风寒表证而兼气滞，胸脘满闷、恶心呕逆，或咳喘痰多者，较为适宜；治疗前者，常配伍香附、陈皮等药，如香苏散；治疗后者，每与杏仁、桔梗等药同用，如杏苏散。

（2）脾胃气滞，胸闷呕吐。本品味辛能行，能行气以宽中除胀，和胃止呕，兼有理气安胎之功，可用治中焦气机郁滞之胸脘胀满、恶心呕吐。偏寒者，常与砂仁、丁香等温中止呕药同用；偏热者，常与黄连、芦根等清胃止呕药同用；若胎气上逆，胸闷呕吐，胎动不安者，常与砂仁、陈皮等理气安胎药配伍；用治七情郁结，痰凝气滞之梅核气证，常与半夏、厚朴、茯苓等同用，如半夏厚朴汤。

（3）进食鱼蟹中毒引起的腹痛吐泻。常配伍生姜、陈皮、藿香等药。

4. 生姜

【功效】解表散寒，温中止呕，温肺止咳，解鱼蟹毒。

【主治病证】风寒感冒；脾胃寒证；胃寒呕吐；肺寒咳嗽。此外，能解生半夏、生南星和鱼蟹之毒。

【鉴别用药】

生姜与紫苏

中药名称	相同点	不同点
生姜	均为发汗解表药，有解表散寒、止呕之功，可用于风寒感冒、呕吐，并且均可用于解鱼蟹毒	能够温中止呕，温肺止咳，用治中焦虚寒引起的冷痛、呕吐，肺寒咳嗽；生姜还可解生半夏、生南星之毒
紫苏		能够行气宽中，用治中焦气机郁滞之胸脘胀满、恶心呕吐

［常考考点］生姜与紫苏的鉴别。

5. 香薷

【功效】发汗解表，化湿和中，利水消肿。

【主治病证】暑湿感冒；水肿脚气；小便不利。

【用法用量】煎服，3～10g。用于发表，量不宜过大，且不宜久煎；用于利水消肿，量宜稍大，且须浓煎。

6. 荆芥

【性能】辛，微温。归肺、肝经。

【功效】解表散风，透疹消疮，止血。

【应用】

（1）外感表证。本品辛散气香，长于发表散风，且微温不烈，药性和缓，为发散风寒药中药性最为平和之品。对于外感表证，无论风寒、风热或寒热不明显者，均可广泛使用。用治风寒感冒，恶寒发热，头痛无汗者，常与防风、羌活、独活等药同用，如荆防败毒散；治疗风热感冒，发热头痛者，每与辛凉解表药金银花、连翘、薄荷等配伍，如银翘散。

（2）麻疹不透、风疹瘙痒。本品质轻透散，祛风止痒，宣散疹毒。用治表邪外束，麻疹初起，疹出不畅，常与蝉蜕、薄荷、紫草等药同用；若配伍苦参、防风、白蒺藜等药，又治风疹瘙痒。

（3）疮疡初起兼有表证。本品能祛风解表，透散邪气，宣通壅结而达消疮之功，故可用于疮疡初起而有表证者。偏于风寒者，常配伍羌活、川芎、独活等药；偏于风热者，每与金银花、连翘、柴胡等药配伍。

（4）吐衄下血。本品炒炭，其性味已由辛温变为苦涩平和，长于理血止血，可用于吐血、衄血、便血、崩漏等多种出血证。治血热妄行之吐血、衄血，常配伍生地黄、白茅根、侧柏叶等药；治血热便血、痔血，每与地榆、槐花、黄芩炭等药同用；治妇女崩漏下血，可配伍棕榈炭、莲房炭等固崩止血药。

【用法用量】煎服，5～10g，不宜久煎。发表透疹消疮宜生用；止血宜炒炭用；荆芥穗长于祛风。

7. 防风

【性能】辛、甘，微温。归膀胱、肝、脾经。

【功效】祛风解表，胜湿止痛，止痉。

【应用】

（1）外感表证。本品辛温发散，气味俱升，以辛散祛风解表为主，虽不长于散寒，但又能胜湿、止痛，且甘缓微温不峻烈，故外感风寒、风湿、风热表证均可配伍使用。治风寒表证，头痛身痛、恶风寒者，常配以荆芥、羌活、独活等药同用，如荆防败毒散；治外感风湿，头痛如裹、身重肢痛者，每与羌活、藁本、川芎等药同用，如羌活胜湿汤；治风热表证，发热恶风、咽痛口渴者，常配伍薄荷、蝉蜕、连翘等辛凉解表药。又因其发散作用温和，对卫气不足，肌表不固，而感冒风邪者，与黄芪、白术等益卫固表药同用，相反相成，祛邪而不伤正，固表而不留邪，共奏扶正祛邪之效，如玉屏风散。

（2）风疹瘙痒。本品辛温发散，能祛风止痒，可以治疗多种皮肤病，其中尤以风邪所致之瘾疹瘙痒较为常用。本品以祛风见长，药性平和，风寒、风热所致之瘾疹瘙痒皆可配伍使用。治疗风寒者，常与麻黄、白芷、苍耳子等配伍，如消风散；治疗风热者，常配伍薄荷、蝉蜕、僵蚕等药；治疗湿热者，可与土茯苓、白鲜皮、赤小豆等同用；若血虚风燥者，常与当归、地黄等配伍，如消风散；若兼里实热结者，常配伍大黄、芒硝、黄芩等药，如防风通圣散。

（3）风湿痹痛。本品辛温，功能祛风散寒，胜湿止痛，为较常用之祛风湿、止痹痛药。治疗风寒湿痹，肢节疼痛、筋脉挛急者，可配伍羌活、独活、桂枝、姜黄等祛风湿、止痹痛药，如蠲痹汤。若风寒湿邪郁而化热，关节红肿热痛，成为热痹者，可与地龙、薏苡仁、乌梢蛇等药同用。

（4）破伤风证。本品既能辛散外风，又能息内风以止痉。用治风毒内侵，贯于经络，引动内风而致肌肉痉挛，四肢抽搐，项背强急，角弓反张的破伤风证，常与天麻、天南星、白附子等祛风止痉药同用，如玉真散。

此外，以其升清燥湿之性，也可用于脾虚湿盛、清阳不升的泄泻，以及土虚木乘、肝郁侮脾、肝胃不和、腹泻而痛者，如痛泻要方。

【鉴别用药】

荆芥与防风

中药名称	相同点	不同点
荆芥	皆性微温，温而不燥，长于祛风解表，可用于风寒或风热表证，二药相须为用	质轻透散，发汗力较防风强，并有透疹消疮、止血功效
防风		祛风力较强，为风药之润剂，并能胜湿、止痛和止痉，可治风湿痹证及破伤风等证

［常考考点］荆芥与防风的鉴别。

8. 羌活

【功效】解表散寒，祛风胜湿，止痛。

【主治病证】

（1）风寒感冒。

（2）风寒湿痹。

9. 白芷

【功效】解表散寒，祛风止痛，宣通鼻窍，燥湿止带，消肿排脓。

【主治病证】

（1）风寒感冒。

（2）头痛，牙痛，风湿痹痛。

（3）鼻渊。

（4）带下证。

（5）疮痈肿毒。

10. 细辛

【功效】解表散寒，祛风止痛，通窍，温肺化饮。

【主治病证】风寒感冒，阳虚外感；头痛，牙痛，风湿痹痛；鼻渊鼻鼽；肺寒痰饮咳喘。

【用法用量】煎服，1～3g；散剂每次服0.5～1g。外用适量。

【使用注意】阴虚阳亢头痛，肺燥阴伤干咳者忌用。不宜与藜芦同用。

11. 藁本

【功效】祛风散寒，除湿止痛。

12. 苍耳子

【功效】散风寒，通鼻窍，祛风湿。

【使用注意】血虚头痛不宜使用。过量服用易致中毒。

13. 辛夷

【功效】散风寒，通鼻窍。

【主治病证】风寒感冒；头痛鼻塞；鼻鼽鼻渊。

【用法用量】煎服，3～10g。本品有毛，易刺激咽喉，入汤剂宜用纱布包煎。

【知识纵横比较】

发散风寒药鉴别及常考考点

中药名称	相似功效	不同功效	常考考点
麻黄	发汗散寒	宣肺平喘，利水消肿	治肺气壅遏喘咳之要药，用于风寒表实证
桂枝	发汗解肌	温通经脉，助阳化气，平冲降气	外感风寒表实证和表虚证皆可使用
紫苏	解表散寒	行气宽中，解鱼蟹毒	解鱼蟹中毒
生姜	解表散寒	温中止呕，温肺止咳，解鱼蟹毒	呕家圣药；解鱼蟹中毒
香薷	发汗解表	化湿和中，利水消肿	夏月麻黄
荆芥	祛风解表	透疹消疮，止血	既可散风寒，又能散风热
防风	祛风解表	胜湿止痛，止痉	既可散风寒，又能散风热
羌活	解表散寒	祛风胜湿，止痛	上半身风湿痹痛；太阳头痛
白芷	解表散寒	祛风止痛，宣通鼻窍，燥湿止带，消肿排脓	阳明头痛
细辛	解表散寒	祛风止痛，通窍，温肺化饮	治寒饮伏肺之要药
藁本	祛风散寒	除湿止痛	厥阴头痛
苍耳子	散风寒	通鼻窍，祛风湿	
辛夷	散风寒	通鼻窍	鼻渊要药；需包煎

［常考考点］麻黄、桂枝、紫苏、荆芥、防风的性能、功效、应用。生姜、香薷、细辛、辛夷、羌活、白芷的功效、主治病证。蒿本、苍耳子的功效。

细目三　发散风热药

【考点突破攻略】

1. 薄荷

【性能】辛，凉。归肺、肝经。

【功效】疏散风热，清利头目，利咽透疹，疏肝行气。

【应用】

（1）风热感冒，温病初起。本品辛以发散，凉以清热，清轻凉散，其辛散之性较强，是辛凉解表药中最能宣散表邪，且有一定发汗作用之药，为疏散风热常用之品，故风热感冒和温病卫分证十分常用。用治风热感冒或温病初起、邪在卫分，发热、微恶风寒、头痛等症，常与金银花、连翘、牛蒡子等配伍，如银翘散。

（2）风热头痛，目赤多泪，咽喉肿痛。本品轻扬升浮、芳香通窍，功善疏散上焦风热，清头目、利咽喉。用治风热上攻，头痛眩晕，宜与川芎、石膏、白芷等祛风、清热、止痛药配伍，如上清散；治疗风热上攻之目赤多泪，可与桑叶、菊花、蔓荆子等同用；用治风热壅盛，咽喉肿痛，常配伍桔梗、生甘草、僵蚕，如六味汤。

（3）麻疹不透，风疹瘙痒。本品质轻宣散，有疏散风热、宣毒透疹、祛风止痒之功，用治风热束表，麻疹不透，常配伍蝉蜕、牛蒡子、柽柳等药，如竹叶柳蒡汤。治疗风疹瘙痒，可与荆芥、防风、僵蚕等祛风止痒药同用。

（4）肝郁气滞，胸闷胁痛。本品兼入肝经，能疏肝行气，常配伍柴胡、白芍、当归等疏肝理气调经之品，治疗肝郁气滞，胸胁胀痛，月经不调，如逍遥散。

（5）夏令感受暑湿秽浊之气，脘腹胀痛，呕吐泄泻。本品芳香辟秽，兼能化湿和中，还可用治夏令感受暑湿秽浊之气，脘腹胀痛，呕吐泄泻。

【用法】煎服，3 ～ 6g；宜后下。薄荷叶长于发汗解表，薄荷梗偏于行气和中。

2. 牛蒡子

【功效】疏散风热，宣肺祛痰，利咽透疹，解毒散肿。

【主治病证】

（1）风热感冒，温病初起。

（2）麻疹不透，风热疹痒。

（3）痈肿疮毒，丹毒，痄腮喉痹。

【使用注意】本品性寒，滑肠通便，脾虚便溏者慎用。

3. 蝉蜕

【功效】疏散风热，利咽开音，透疹，明目退翳，息风止痉。

【主治病证】

（1）风热感冒，温病初起，咽痛音哑。

（2）麻疹不透，风疹瘙痒。

（3）目赤翳障。

（4）急慢惊风，破伤风证。

（5）小儿夜啼不安。

【鉴别用药】

薄荷、牛蒡子与蝉蜕

中药名称	相同点	不同点
薄荷	三药均可疏散风热，透疹，利咽。用治风热感冒，温病初起，麻疹不透，风疹瘙痒，咽喉肿痛等	宣散表邪力强，清头目，利咽喉，疏肝气，治风热头痛、目赤咽痛、肝郁胁痛等
牛蒡子		疏风发散之力不及薄荷，长于宣肺祛痰、清利咽喉，对咽痛或咳痰不利者尤为适宜
蝉蜕		优于疏散肺热，宣肺利咽，开音疗哑，明日退翳，息风止痉，多治目赤翳障、急慢惊风、破伤风及夜啼

［常考考点］薄荷、牛蒡子与蝉蜕的鉴别。

4. 桑叶

【功效】疏散风热，清肺润燥，平抑肝阳，清肝明目。

【主治病证】

（1）风热感冒，温病初起。

（2）肺热咳嗽，燥热咳嗽。

（3）肝阳上亢。

（4）目赤昏花。

（5）血热妄行之咯血、吐血、衄血。

5. 菊花

【功效】疏散风热，平抑肝阳，清肝明目，清热解毒。

【主治病证】

（1）风热感冒，温病初起。

（2）肝阳眩晕，肝风实证。

（3）目赤昏花。

（4）疮痈肿毒。

【鉴别用药】

桑叶与菊花

中药名称	相同点	不同点
桑叶	二药甘苦寒，疏散风热，平抑肝阳，清肝明目，均治外感风热，肝火上炎之头痛、眩晕、目赤等症	疏散风热之力较强，长于清肺润燥，兼凉血止血，用治肺热燥咳、血热吐衄
菊花		平肝明目之力较强，兼清热解毒，阳亢或疮痈多用

［常考考点］桑叶与菊花的鉴别。

6. 蔓荆子

【功效】疏散风热，清利头目。

7. 柴胡

【性能】苦、辛，微寒。归肝、胆、肺经。

【功效】解表退热，疏肝解郁，升举阳气。

【应用】

（1）表证发热，少阳证。本品辛散苦泄，微寒退热，善于祛邪解表退热和疏散少阳半表半里之邪。对于外感表证发热，无论风热、风寒表证，皆可使用。治疗风寒感冒，恶寒发热，头身疼痛，常与防风、生姜等药配伍，如正柴胡饮；若外感风寒，寒邪入里化热，恶寒渐轻，身热增盛者，柴胡多与葛根、黄芩、石膏等同用，以解表清里，如柴葛解肌汤；治疗风热感冒，发热、头痛等症，可与菊花、薄荷、升麻等辛凉解表药同用；现代用柴胡制成的单味或复方注射液，对于外感发热，有较好的解表退热作用；若伤寒邪在少阳，寒热往来、胸胁苦满、口苦咽干、目眩，本品用之最宜，为治少阳证之要药，常与黄芩同用，以清半表半里之热，共收和解少阳之功，如小柴胡汤。

（2）肝郁气滞证。本品辛行苦泄，性善条达肝气，疏肝解郁。治疗肝失疏泄，气机郁阻所致的胸胁或少腹胀痛、情志抑郁、妇女月经失调、痛经等症，常与香附、川芎、白芍同用，如柴胡疏肝散；若肝郁血虚，脾失健运，妇女月经不调，乳房胀痛，胁肋作痛，神疲食少，脉弦而虚者，常配伍当归、白芍、白术等，如逍遥散。

（3）气虚下陷，脏器脱垂。本品能升举脾胃清阳之气，可用治中气不足，气虚下陷所致的脘腹重坠作胀，食少倦怠，久泻脱肛，子宫下垂、肾下垂等脏器脱垂，常与人参、黄芪、升麻等同用，以补气升阳，如补中益气汤。

此外，本品还有退热截疟的作用，为治疗疟疾寒热的常用药。

【用法】煎服。解表退热宜生用，且用量宜稍重，疏肝解郁宜醋炙，升阳可生用或酒炙，其用量均宜稍轻。

8. 升麻

【功效】发表透疹，清热解毒，升举阳气。

9. 葛根

【性能】甘、辛，凉。归脾、胃、肺经。

【功效】解肌退热，透疹，生津止渴，升阳止泻，通经活络，解酒毒。

【应用】

（1）表证发热，项背强痛。本品甘辛性凉，轻扬升散，具有发汗解表、解肌退热之功。外感表证发热，无论风寒与风热，均可选用本品。治疗风热感冒，发热、头痛等症，可与薄荷、菊花、蔓荆子等辛凉解表药同用。若风寒感冒，邪郁化热，发热重、恶寒轻、头痛无汗、目痛鼻干、口微渴、苔薄黄等症，常配伍柴胡、黄芩、白芷等药，如柴葛解肌汤。本品既能辛散发表以退热，又长于缓解外邪郁阻、经气不利、筋脉失养所致的颈背强痛，故风寒感冒，表实无汗、恶寒、项背强痛者，常与麻黄、桂枝等同用，如葛根汤；若表虚汗出、恶风、项背强痛者，常与桂枝、白芍等配伍，如桂枝加葛根汤。

（2）麻疹不透。本品味辛性凉，有发表散邪、解肌退热、透发麻疹之功，故可用治麻疹初起，表邪外束，疹出不畅，常与升麻、芍药、甘草等同用，如升麻葛根汤。若麻疹初起，已现麻疹，但疹出不畅，见发热咳嗽，或乍冷乍热者，可配伍牛蒡子、荆芥、蝉蜕等药，如葛根解肌汤。

（3）热病口渴，阴虚消渴。本品甘凉，于清热之中，又能鼓舞脾胃清阳之气上升，而有生津止渴之功。用治热病津伤口渴，常与芦根、天花粉、知母等同用。治疗消渴证属阴津不足者，可与天花粉、鲜地黄、麦冬等清热养阴生津药配伍，如天花散；若内热消渴，口渴多饮，体瘦乏力，气阴不足者，又多配伍乌梅、天花粉、麦冬等药，如玉泉丸。

（4）热泻热痢，脾虚泄泻。本品味辛升发，能升发清阳，鼓舞脾胃清阳之气上升而奏止泻痢之效，故可用治表证未解，邪热入里，身热，下利臭秽，肛门有灼热感，苔黄脉数；或湿热泻痢，热重于湿者，常与黄芩、黄连、甘草同用，如葛根芩连汤。若脾虚泄泻，常配伍人参、白术、木香等药，如七味白术散。

【用法】煎服。解肌退热、透疹、生津宜生用，升阳止泻宜煨用。

【鉴别用药】

柴胡、升麻与葛根

<table>
<tr><th>中药名称</th><th colspan="2">相同点</th><th>不同点</th></tr>
<tr><td>柴胡</td><td rowspan="3">皆能发表、升阳，均可治风热感冒、发热、头痛，以及清阳不升等证</td><td rowspan="2">柴胡、升麻两者均能升阳举陷，用治气虚下陷，食少便溏，久泻脱肛，及胃下垂、肾下垂、子宫脱垂等脏器脱垂</td><td>柴胡主升肝胆之气，长于疏散少阳半表半里之邪、退热、疏肝解郁，为治疗少阳证的要药。常用于伤寒邪在少阳之寒热往来、胸胁苦满、口苦咽干、目眩，感冒发热，肝郁气滞之胸胁胀痛、月经不调、痛经</td></tr>
<tr><td>升麻</td><td>升麻主升脾胃清阳之气，其升提（升阳举陷）之力较柴胡为强，并善于清热解毒，常用于多种热毒证</td></tr>
<tr><td>葛根</td><td>升麻、葛根两者又能透疹，常用治麻疹初期，透发不畅</td><td>葛根主升脾胃清阳之气而达到生津止渴、止泻之功，常用于热病烦渴，阴虚消渴，热泻热痢，脾虚泄泻；同时，葛根解肌退热，对于外感表证，发热恶寒、头痛无汗、项背强痛，无论风寒、风热，均可使用</td></tr>
</table>

［常考考点］柴胡、升麻与葛根的鉴别。

【知识纵横比较】

发散风热药的功效鉴别和常考考点

中药名称	相似功效	不同功效	常考考点
薄荷	疏散风热	清利头目，利咽透疹，疏肝行气	后下
牛蒡子	疏散风热	宣肺祛痰，利咽透疹，解毒散肿	风热感冒而见咽喉红肿疼痛，或咳嗽痰多不利者，十分常用
蝉蜕	疏散风热	利咽开音，透疹，明目退翳，息风止痉	
桑叶	疏散风热	清肺润燥，平抑肝阳，清肝明目	
菊花	疏散风热	平抑肝阳，清肝明目，清热解毒	
柴胡	解表退热	疏肝解郁，升举阳气	治少阳证之要药
葛根	解肌退热	透疹，生津止渴，升阳止泻，通经活络，解酒毒	治项背强痛之要药
蔓荆子	疏散风热	清利头目	
升麻	解表	透疹，清热解毒，升举阳气	升阳举陷的要药

［常考考点］薄荷、柴胡、葛根的性能、功效、应用。牛蒡子、蝉蜕、桑叶、菊花的功效、主治病证。

【例题实战模拟】

A1 型题

1. 具有炒炭止血作用的药物是

A. 荆芥　B. 紫苏　C. 防风　D. 麻黄　E. 桂枝

2. 羌活的性味是

A. 辛、甘、温　B. 辛、苦、温　C. 辛、涩、温　D. 辛、咸、温　E. 辛、酸、温

3. 桂枝治疗风寒表虚证，宜配伍

A. 麻黄　B. 白术　C. 附子　D. 白芍　E. 细辛

4. 有“呕家圣药”之称的药物是

A. 柴胡　B. 辛夷　C. 升麻　D. 生姜　E. 白芷

5. 素有“夏月麻黄”之称的药是

A. 紫苏　B. 藿香　C. 佩兰　D. 荆芥　E. 香薷

6. 善治鼻渊头痛的药物是

A. 羌活　B. 辛夷　C. 藁本　D. 紫苏　E. 荆芥

7. 下列药物中，长于清利头目的是

A. 葛根　B. 柴胡　C. 升麻　D. 蔓荆子　E. 淡豆豉

8. 治疗风热郁闭，咽喉肿痛，大便秘结者，应首选

A. 薄荷　B. 蝉蜕　C. 菊花　D. 蔓荆子　E. 牛蒡子

B1 型题

A. 少阳头痛　B. 太阳头痛　C. 少阴头痛　D. 阳明头痛　E. 厥阴头痛

9. 羌活善治

10. 白芷善治

【参考答案】

1. A　2. B　3. D　4. D　5. E　6. B　7. D　8. E　9. B　10. D

第六单元　清热药

细目一　概述

【考点突破攻略】

要点　清热药的使用注意事项

本类药物性多寒凉，易伤脾胃，故脾胃气虚，食少便溏者慎用；苦燥药物易化燥伤阴，热证伤阴或阴虚患者慎用；阴盛格阳、真寒假热之证忌用，使用本类药物，中病即止，以免克伐太过损伤正气。

［常考考点］清热药的种类、配伍方法和使用注意。

细目二　清热泻火药

【考点突破攻略】

1. 石膏

【性能】甘、辛，大寒。归肺、胃经。

【功效】生用：清热泻火，除烦止渴；煅用：敛疮，生肌，收湿，止血。

【应用】

（1）温热病气分实热证。本品性味辛甘寒，性寒清热泻火，辛寒解肌透热，甘寒清胃热、除烦渴，为清泻肺胃气分实热之要药。治温热病气分实热，症见壮热、烦渴、汗出、脉洪大者，常与知母相须为用，如白虎汤；本品善清泻气分实热，若配清热凉血之玄参等，可治温病气血两燔，症见神昏谵语、发

斑者，如化斑汤。

本品既能清热泻火、除烦止渴，又能祛暑，配益气养阴之人参、麦冬等，可用治暑热初起，伤气耗阴；或热病后期，余热未尽，气津两亏，症见身热、心烦、口渴者，如竹叶石膏汤。

（2）肺热喘咳证。本品辛寒入肺经，善清肺经实热，配止咳平喘之麻黄、杏仁等，可治肺热喘咳、发热口渴者，如麻杏石甘汤。

（3）胃火牙痛、头痛，实热消渴。本品又入胃经，善清泻胃火，可用治胃火上攻之牙龈肿痛，常配黄连、升麻等药用，如清胃散；若治胃火头痛，可配川芎，如石膏川芎汤。取本品清泻胃热，配知母、生地黄、麦冬等，可用治胃热上蒸、耗伤津液之消渴证，如玉女煎。

（4）溃疡不敛，湿疹瘙痒，水火烫伤，外伤出血等。本品煅后外用，有敛疮生肌、收湿、止血等作用。用治溃疡不敛，可配红粉研末置患处，如九一散；用治湿疹瘙痒，可配枯矾用，如二味隔纸膏；用治湿疮肿痒，可配黄柏研末外搽，如石黄散；若治水火烫伤，可配青黛用，如牡蛎散。

【用法】生石膏煎服，宜先煎。煅石膏适宜外用，研末撒敷患处。

【使用注意】脾胃虚寒及阴虚内热者忌用。

2. 知母

【性能】苦、甘，寒。归肺、胃、肾经。

【功效】清热泻火，滋阴润燥。

【应用】

（1）气分实热，烦渴。本品味苦甘而性寒质润，苦寒能清热泻火除烦，甘寒质润能生津润燥止渴。善治外感热病，高热烦渴者，常与石膏相须为用，如白虎汤。

（2）肺热燥咳。本品主入肺经而长于泄肺热、润肺燥，用治肺热燥咳，常配贝母用，如二母散；若配杏仁、莱菔子，可治肺燥久嗽气急，如宁嗽煎。

（3）骨蒸潮热。本品兼入肾经而能滋肾阴、泻肾火、退骨蒸，用治阴虚火旺所致骨蒸潮热、盗汗、心烦者，常配黄柏、熟地黄等药用，如知柏地黄丸。

（4）内热消渴。本品性甘寒质润，能泻肺火、滋肺阴，泻胃火、滋胃阴，泻肾火、滋肾阴，可用治阴虚内热之消渴证，常配天花粉、葛根等药用，如玉液汤。

（5）肠燥便秘。本品功能滋阴润燥，可用治阴虚肠燥便秘证，常配生地黄、玄参、麦冬等药用。

【用法】煎服。清热泻火宜生用，滋阴润燥宜盐水炙用。

【鉴别用药】

石膏与知母

中药名称	相同点	不同点
石膏	清热泻火，除烦止渴，治温病气分实热证、肺热咳嗽	清解力强，重在清泻火热，长于清泻肺胃实火，治肺热喘咳、胃火牙痛等。煅石膏收敛生肌
知母		滋阴润燥力强，重在滋润肺、胃、肾阴，治阴虚火旺证

［常考考点］石膏与知母的鉴别。

3. 芦根

【功效】清热泻火，生津止渴，除烦，止呕，利尿。

【主治病证】热病烦渴；胃热呕哕；肺热咳嗽，肺痈吐脓；热淋涩痛。

4. 天花粉

【功效】清热泻火，生津止渴，消肿排脓。

【主治病证】热病烦渴；肺热燥咳；内热消渴；疮疡肿毒。

【使用注意】不宜与乌头类药材同用。

【鉴别用药】

芦根与天花粉

中药名称	相同点	不同点
芦根	清热泻火，生津止渴，治热病烦渴、消渴、肺热咳嗽	止呕，利尿，治胃热呕逆、肺痈吐脓、热淋涩痛
天花粉		消肿排脓，治痈肿疮疡

［常考考点］芦根与天花粉的鉴别。

5. 淡竹叶

【功效】清热泻火，除烦止渴，利尿通淋。

6. 栀子

【性能】苦，寒。归心、肺、三焦经。

【功效】泻火除烦，清热利湿，凉血解毒；外用消肿止痛。焦栀子：凉血止血。

【应用】

（1）热病心烦。本品苦寒清降，能清泻三焦火邪、泻心火而除烦，为治热病心烦、躁扰不宁之要药，可与淡豆豉同用，如栀子豉汤；若配黄芩、黄连、黄柏等，可用治热病火毒炽盛，三焦俱热而见高热烦躁、神昏谵语者，如黄连解毒汤。

（2）湿热黄疸。本品有清利下焦肝胆湿热之功效，可用治肝胆湿热郁蒸之黄疸、小便短赤者，常配茵陈、大黄等药用，如茵陈蒿汤，或配黄柏用，如栀子柏皮汤。

（3）热淋涩痛。本品善清利下焦湿热而通淋，清热凉血以止血，故可治血淋涩痛或热淋证，常配木通、车前子、滑石等药用，如八正散。

（4）血热吐衄。本品入血分，能凉血止血，可用治血热妄行之吐血、衄血等证，常配白茅根、大黄、侧柏叶等药用，如十灰散；本品若配黄芩、黄连、黄柏用，可治三焦火盛迫血妄行之吐血、衄血，如黄连解毒汤。

（5）目赤肿痛。本品清泻三焦热邪，可治肝胆火热上攻之目赤肿痛，常配大黄用，如栀子汤。

（6）火毒疮疡。本品功能清热泻火、凉血解毒，可用治火毒疮疡、红肿热痛者，常配金银花、连翘、蒲公英用；或配白芷以助消肿，如缩毒散。

焦栀子功专凉血止血，用于血热吐血、衄血、尿血、崩漏。

【用法】煎服。外用生品适量，研末调敷。

7. 夏枯草

【功效】清热泻火，明目，散结消肿。

【主治病证】

（1）目赤肿痛，头痛眩晕，目珠夜痛。

（2）瘰疬，瘿瘤。

（3）乳痈肿痛。

8. 决明子

【功效】清热明目，润肠通便。

【用法】煎服；用于润肠通便，不宜久煎。

【知识纵横比较】

清热泻火药的功效鉴别和常考考点

中药名称	相似功效	不同功效	常考考点
石膏	清热泻火	生用：清热泻火，除烦止渴 煅用：敛疮，生肌，收湿，止血	清解肺卫气分实热之要药
知母	清热泻火	滋阴润燥	

续表

中药名称	相似功效	不同功效	常考考点
栀子	清热泻火	除烦，利湿，凉血解毒；外用消肿止痛。焦栀子：凉血止血	清三焦火热
夏枯草	清热泻火	明目，散结消肿	善泻肝胆火热
芦根	清热泻火	生津止渴，除烦，止呕，利尿	
天花粉	清热泻火	生津止渴，消肿排脓	反乌头
淡竹叶	清热泻火	除烦止渴，利尿通淋	
决明子	清热	明目，润肠通便	润肠通便；不宜久煎

［常考考点］石膏、知母、栀子的性能、功效、应用。芦根、天花粉、夏枯草的功效、主治病证。

细目三　清热燥湿药

【考点突破攻略】

1. 黄芩

【性能】苦，寒。归肺、胆、脾、大肠、小肠经。

【功效】清热燥湿，泻火解毒，止血，安胎。

【应用】

（1）湿温、暑湿、胸闷呕恶、湿热痞满、黄疸泻痢。本品性味苦寒，功能清热燥湿，善清肺、胃、胆及大肠之湿热，尤长于清中上焦湿热。治湿温、暑湿证，湿热阻遏气机而致胸闷恶心呕吐、身热不扬、舌苔黄腻者，常配滑石、白豆蔻、通草等药用，如黄芩滑石汤；若配黄连、干姜、半夏等，可治湿热中阻，痞满呕吐，如半夏泻心汤；若配黄连、葛根等药用，可治大肠湿热之泄泻、痢疾，如葛根黄芩黄连汤；若配茵陈、栀子，可治湿热黄疸。

（2）肺热咳嗽、高热烦渴。本品主入肺经，善清泻肺火及上焦实热，用治肺热壅遏所致咳嗽痰稠，可单用，如清金丸；若配苦杏仁、桑白皮、苏子，可治肺热咳嗽气喘，如清肺汤；若配法夏，可治肺热咳嗽痰多，如黄芩半夏丸。本品苦寒，清热泻火力强，配薄荷、栀子、大黄等，可用治外感热病；中上焦热盛所致之高热烦渴、面赤唇燥、尿赤便秘、苔黄脉数者，如凉膈散。

（3）血热吐衄。本品能清热泻火以凉血止血，可用治火毒炽盛，迫血妄行之吐血、衄血等证，常配大黄用，如大黄汤。本品经配伍，也可用治其他出血证，如配地榆、槐花，用治血热便血；配当归，用治崩漏，如子芩丸。

（4）痈肿疮毒。本品有清热泻火、清解热毒的作用，可用治火毒炽盛之痈肿疮毒，常与黄连、黄柏、栀子配伍，如黄连解毒汤。若治热毒壅滞，痔疮热痛，则常配黄连、大黄、槐花等药用。

（5）胎动不安。本品具清热安胎之功，用治血热胎动不安，可配生地黄、黄柏等药用，如保阴煎；若配白术用，可治气虚血热胎动不安，如芩术汤；若配熟地黄、续断、人参等药用，可治肾虚有热之胎动不安，如泰山磐石散。

2. 黄连

【性能】苦，寒。归心、脾、胃、肝、胆、大肠经。

【功效】清热燥湿，泻火解毒。

【应用】

（1）湿热痞满，呕吐吞酸。本品大苦大寒，清热燥湿力大于黄芩，尤长于清中焦湿热。治湿热阻滞中焦，气机不畅所致脘腹痞满、恶心呕吐，常配苏叶用，如苏叶黄连汤，或配黄芩、干姜、半夏用，如半夏泻心汤；若配石膏用，可治胃热呕吐，如石连散；若配吴茱萸，可治肝火犯胃所致胁肋胀痛、呕吐吞酸，如左金丸；若配人参、白术、干姜等药用，可治脾胃虚寒，呕吐酸水，如连理汤。

（2）湿热泻痢。本品善去脾胃大肠湿热，为治泻痢要药，单用有效。若配木香，可治湿热泻痢，腹痢，里急后重，如香连丸；若配葛根、黄芩等药用，可治湿热泻痢兼表证发热，如葛根黄芩黄连汤；若配乌梅，可治湿热下痢，脓血日久，如黄连丸。

（3）高热神昏，心烦不寐，血热吐衄。本品泻火解毒之中，尤善清泻心经实火，可用治心火亢盛所致神昏、烦躁之证。若配黄芩、黄柏、栀子，可治三焦热盛，高热烦躁；若配石膏、知母、玄参等药用，可治高热神昏，如清瘟败毒饮；若配黄芩、白芍、阿胶等药用，可治热盛伤阴，心烦不寐，如黄连阿胶汤；若配肉桂，可治心火亢旺，心肾不交之怔忡不寐，如交泰丸；若配大黄、芦荟，可治邪火内炽，迫血妄行之吐衄，如泻心汤。

（4）痈肿疖疮，目赤牙痛。本品既能清热燥湿，又能泻火解毒，尤善疗疔毒。用治痈肿疔毒，多与黄芩、黄柏、栀子同用，如黄连解毒汤；若配淡竹叶，可治目赤肿痛，赤脉胬肉，如黄连汤；若配生地黄、升麻、牡丹皮等药用，可治胃火上攻，牙痛难忍，如清胃散。

（5）消渴。本品善清胃火而可用治胃火炽盛、消谷善饥之消渴证，常配麦冬用，如消渴丸；或配黄柏用，以增强泻火之力，如黄柏丸；若配生地黄，可用治肾阴不足、心胃火旺之消渴，如黄连丸。

（6）外治湿疹、湿疮、耳道流脓。本品有清热燥湿、泻火解毒之功，取之制为软膏外敷，可治皮肤湿疹、湿疮。取之浸汁涂患处，可治耳道流脓；煎汁滴眼，可治眼目红肿。

3. 黄柏

【性能】苦，寒。归肾、膀胱经。

【功效】清热燥湿，泻火除蒸，解毒疗疮。

【应用】

（1）湿热带下，热淋涩痛。本品苦寒沉降，长于清泻下焦湿热。用治湿热下注之带下黄浊臭秽，常配山药、芡实、车前子等药用，如易黄汤；若治湿热下注膀胱，小便短赤热痛，常配萆薢、茯苓、车前子等药用，如萆薢分清饮。

（2）湿热泻痢，黄疸。本品清热燥湿之中，善除大肠湿热以治泻痢，常配白头翁、黄连、秦皮等药用，如白头翁汤；若配栀子用，可治湿热郁蒸之黄疸，如栀子柏皮汤。

（3）湿热脚气，痿证。取本品清泄下焦湿热之功，用治湿热下注所致脚气肿痛、痿躄，常配苍术、牛膝用，如三妙丸。若配知母、熟地黄、龟甲等药用，可治阴虚火旺之痿证，如虎潜丸。

（4）骨蒸劳热，盗汗，遗精。本品主入肾经而善泻相火、退骨蒸，用治阴虚火旺，潮热盗汗、腰酸遗精，常与知母相须为用，并配熟地黄、山药等药用，如知柏地黄丸；或配熟地黄、龟甲用，如大补阴丸。

（5）疮疡肿毒，湿疹瘙痒。取本品既能清热燥湿，又能泻火解毒，用治疮疡肿毒，内服外用均可，如黄连解毒汤以本品配黄芩、黄连、栀子煎服，又如二黄散以本品配大黄为末，醋调外搽；治湿疹瘙痒，可配荆芥、苦参、白鲜皮等煎服；亦可配煅石膏等份为末，外撒或油调搽患处，如石黄散。

【鉴别用药】

黄芩、黄连和黄柏

中药名称	相同点	不同点
黄芩	清热燥湿，泻火解毒，治诸湿热、火热及热毒证	黄芩善清上焦热邪，并善清肺热及少阳肝传之热，用于肺热咳嗽证及邪在少阳，寒热往来。兼能凉血止血、清热安胎，可用于血热出血与胎热不安等证
黄连		清热燥湿与泻火解毒力尤强，为湿热泻痢之要药，善清中焦热邪，并善泻心火、清胃火，为治心、胃火热证常用之品
黄柏		黄柏善清下焦热邪，多用于下焦湿热证，并能退虚热，可用于阴虚发热证

［常考考点］黄芩、黄连与黄柏的鉴别。

4. 龙胆

【功效】清热燥湿，泻肝胆火。

【主治病证】湿热黄疸，阴肿阴痒，带下，湿疹瘙痒；肝火头痛，目赤耳聋，胁痛口苦；惊风抽搐。

【鉴别用药】

栀子与龙胆

中药名称	相同点	不同点
栀子	苦寒之品，归肝经。功效清热泻火，除湿，均可治肝火头痛、目赤肿痛及湿热黄疸、胁痛口苦	栀子清三焦火热，重在泻心火除烦，治热病心烦、躁扰不宁；还能凉血止血，治血热妄行多种出血；解毒消肿，又可治火毒疮疡、扭挫肿痛；性寒不燥，重在清利湿热，可治热淋、血淋
龙胆		龙胆苦寒性燥，主入肝、胆经，清热燥湿泻火，以清下焦及肝胆湿热和清泻肝胆实火为核心，又治湿热带下、阴肿阴痒、湿疹瘙痒及肝胆火盛之高热惊厥

［常考考点］栀子与龙胆的鉴别。

5. 苦参

【功效】清热燥湿，杀虫，利尿。

【主治病证】湿热泻痢，便血，黄疸；湿热带下，阴肿阴痒，湿疹湿疮，皮肤瘙痒，疥癣；湿热小便不利。

【使用注意】脾胃虚寒者忌用，反藜芦。

【知识纵横比较】

清热燥湿药的功效比较和常考考点

中药名称	相似功效	不同功效	常考考点
黄芩	清热燥湿	泻火解毒，止血，安胎	善清上焦热邪
黄连	清热燥湿	泻火解毒	湿热泻痢之要药；善泻心火、清胃火
黄柏	清热燥湿	泻火除蒸，解毒疗疮	善清下焦热邪
龙胆	清热燥湿	泻肝胆火	治肝经湿热、实火之要药
苦参	清热燥湿	杀虫，利尿	反藜芦

［常考考点］黄芩、黄连、黄柏的性能、功效、应用。龙胆、苦参的功效、主治病证。

细目四　清热解毒药

【考点突破攻略】

1. 金银花

【性能】甘，寒。归肺、心、胃经。

【功效】清热解毒，疏散风热。

【应用】

（1）痈肿疔疮。本品甘寒，清热解毒，散痈消肿，为治一切内痈、外痈之要药。治疗痈疮初起，红肿热痛者，可单用本品煎服，并用渣敷患处，亦可与皂角刺、穿山甲、白芷配伍，如仙方活命饮；用治疔疮肿毒，坚硬根深者，常与紫花地丁、蒲公英、野菊花等同用，如五味消毒饮；用治肠痈腹痛者，常与当归、地榆、黄芩等配伍，如清肠饮；用治肺痈咳吐脓血者，常与鱼腥草、芦根、桃仁等同用，以清肺排脓。

（2）外感风热，温病初起。本品甘寒，芳香疏散，善散肺经热邪，透热达表，常与连翘、薄荷、牛蒡子等同用，治疗外感风热或温病初起，身热头痛，咽痛口渴，如银翘散；本品善清心、胃热毒，有透营转气之功，配伍水牛角、生地黄、黄连等药，可治热入营血，舌绛神昏，心烦少寐，如清营汤；若与香薷、厚朴、连翘同用，又可治疗暑温，发热烦渴，头痛无汗，如新加香薷饮。

（3）热毒血痢。本品甘寒，有清热解毒、凉血、止痢之效，故常用治热毒痢疾，下利脓血，单用浓煎口服即可奏效；亦可与黄芩、黄连、白头翁等药同用，以增强止痢效果。

此外，尚可用治咽喉肿痛、小儿热疮及痱子。

2. 连翘

【性能】苦，微寒。归肺、心、小肠经。

【功效】清热解毒，消肿散结，疏散风热。

【应用】

（1）痈肿疮毒，瘰疬痰核。本品苦寒，主入心经，既能清心火，解疮毒，又能消散痈肿结聚，故有“疮家圣药”之称。用治痈肿疮毒，常与金银花、蒲公英、野菊花等解毒消肿之品同用；若疮痈红肿未溃，常与穿山甲、皂角刺配伍，如加减消毒饮；若疮疡脓出、红肿溃烂，常与牡丹皮、天花粉同用，如连翘解毒汤；用治痰火郁结，瘰疬痰核，常与夏枯草、浙贝母、玄参等同用，共奏清肝散结、化痰消肿之效。

（2）风热外感，温病初起。本品苦能清泄，寒能清热，入心、肺二经，长于清心火，散上焦风热，常与金银花、薄荷、牛蒡子等同用，治疗风热外感或温病初起，头痛发热、口渴咽痛，如银翘散；若用连翘心与麦冬、莲子心等配伍，尚可用治温热病热入心包，高热神昏，如清宫汤；本品又有透热转气之功，与水牛角、生地黄、金银花等同用，还可治疗热入营血之舌绛神昏、烦热斑疹，如清营汤。

（3）热淋涩痛。本品苦寒通降，兼有清心利尿之功，多与车前子、白茅根、竹叶等药配伍，治疗湿热壅滞所致之小便不利或淋沥涩痛，如如圣散。

【鉴别用药】

金银花和连翘

中药名称	相同点	不同点
金银花	清热解毒，疏散风热。相须为用，治疮痈、外感风热与温病初起	疏散风热之力较强，凉血止痢，治热毒血痢
连翘		清心解毒之力强，消痈散结，为“疮家圣药”，治瘰疬痰核

［常考考点］金银花和连翘的鉴别。

3. 穿心莲

【功效】清热解毒，凉血，消肿。

4. 大青叶

【功效】清热解毒，凉血消斑。

【主治病证】

（1）热入营血，温毒发斑。

（2）喉痹口疮，痄腮，丹毒。

5. 板蓝根

【功效】清热解毒，凉血，利咽。

【主治病证】外感发热，温病初起，咽喉肿痛；温毒发斑，大头瘟疫，痄腮，丹毒，痈肿疮毒。

6. 青黛

【功效】清热解毒，凉血消斑，泻火定惊。

【主治病证】温毒发斑，血热吐衄；咽痛口疮，火毒疮疡；咳嗽胸痛，痰中带血；暑热惊痫，惊风抽搐。

【用法用量】内服 1 ～ 3g，宜入丸散。本品难溶于水，一般作散剂冲服，或入丸剂服用。外用适量。

【鉴别用药】

大青叶、板蓝根与青黛

中药名称	相同点	不同点
大青叶	三者大体同出一源，功效亦相近，皆有清热解毒、凉血消斑之作用	大青叶凉血消斑力强
板蓝根		板蓝根解毒利咽效佳
青黛		青黛清肝定惊功著

［常考考点］大青叶、板蓝根与青黛的鉴别。

7. 贯众

【功效】清热解毒，止血，杀虫。

【主治病证】风热感冒，温毒发斑；血热出血，虫疾。

8. 蒲公英

【功效】清热解毒，消肿散结，利湿通淋。

【主治病证】

（1）痈肿疔毒，乳痈内痈。

（2）热淋涩痛，湿热黄疸。

（3）肝火上炎，目赤肿痛。

【鉴别用药】

蒲公英与紫花地丁

中药名称	相同点	不同点
蒲公英	均能清热解毒，消肿散结，用于外科热毒痈疡，二药常配伍同用	蒲公英主入胃经，善治痈肿、乳痈，又能利水通淋，治淋证、黄疸及小便不利
紫花地丁		紫花地丁味兼辛，有散结之功，归心、肝经，故善治疔疮

［常考考点］蒲公英与紫花地丁的鉴别。

9. 紫花地丁

【功效】清热解毒，凉血消肿。

10. 土茯苓

【功效】解毒，除湿，通利关节。

11. 鱼腥草

【性能】辛，微寒。归肺经。

【功效】清热解毒，消痈排脓，利尿通淋。

【主治病证】

（1）肺痈吐脓，肺热咳嗽。

（2）热毒疮毒。

（3）湿热淋证。

（4）湿热泻痢。

12. 射干

【功效】清热解毒，消痰，利咽。

【主治病证】

（1）咽喉肿痛。

（2）痰盛咳喘。

13. 山豆根

【功效】清热解毒，利咽消肿。

14. 白头翁

【功效】清热解毒，凉血止痢。

【主治病证】

（1）热毒血痢。

（2）疮痈肿毒。

【鉴别用药】

白头翁与鸦胆子

中药名称	相同点	不同点
白头翁	均为苦寒之品，主归大肠经，清热解毒，止痢，善治热毒血痢，是治疗菌痢的常用药	白头翁苦寒降泄，能凉血止痢，清肠胃湿热及血分热毒，治热毒血痢及湿热痢疾
鸦胆子		鸦胆子苦寒有小毒，兼归肝经，长于燥湿，除治热毒血痢外，亦治冷积久痢（休息痢）；又能截疟，治各型疟疾。外用有腐蚀赘疣作用，可用于赘疣、鸡眼等

［常考考点］白头翁、鸦胆子的鉴别。

15. 马齿苋

【功效】清热解毒，凉血止血，止痢。

16. 鸦胆子

【功效】清热解毒，止痢，截疟；外用腐蚀赘疣。

【用法用量】内服，0.5～2g，以干龙眼肉包裹或装入胶囊包裹吞服，亦可压去油，制成丸剂、片剂服，不宜入煎剂。外用适量。

【使用注意】本品有毒，对胃肠道及肝肾均有损害，内服需严格控制剂量，不宜多用、久服。外用注意用胶布保护好周围的正常皮肤，以防止对正常皮肤的刺激。孕妇及小儿慎用。胃肠出血及肝肾病患者，应忌用或慎用。

17. 白花蛇舌草

【功效】清热解毒消痈，利湿通淋。

18. 大血藤

【功效】清热解毒，活血，祛风，止痛。

【鉴别用药】

大血藤与败酱草

中药名称	相同点	不同点
大血藤	均能清热解毒，活血消痈，擅长治疗肠痈，亦可治产后瘀滞腹痛、闭经等	大血藤清热解毒力较强，又有祛风止痛作用，可治风湿痹痛及跌打损伤
败酱草		败酱草以消痈排脓见长，又可治肺痈、疮痈

［常考考点］大血藤、败酱草的鉴别。

19. 败酱草

【功效】清热解毒，消痈排脓，祛瘀止痛。

【知识纵横比较】

清热解毒药的功效比较及常考考点

中药名称	相似功效	不同功效	常考考点
金银花	清热解毒	疏散风热	治疗一切内外痈之要药
连翘	清热解毒	消肿散结，疏散风热	疮家圣药
穿心莲	清热解毒	凉血，消肿	
大青叶	清热解毒	凉血消斑	
板蓝根	清热解毒	凉血，利咽	
青黛	清热解毒	凉血消斑，泻火定惊	内服 1.5～3g，难溶，入丸散剂
贯众	清热解毒	止血，杀虫	
蒲公英	清热解毒	消肿散结，利湿通淋	治乳痈之要药
紫花地丁	清热解毒	凉血消肿	

续表

中药名称	相似功效	不同功效	常考考点
鱼腥草	清热解毒	消痈排脓，利尿通淋	治肺痈之要药
土茯苓	解毒	除湿，通利关节	
射干	清热解毒	消痰，利咽	
山豆根	清热解毒	利咽消肿	
白头翁	清热解毒	凉血止痢	热毒血痢
马齿苋	清热解毒	凉血止血，止痢	
鸦胆子	清热解毒	止痢，截疟；外用腐蚀赘疣	
白花蛇舌草	清热解毒	消痈，利湿通淋	
大血藤	清热解毒	活血，祛风，止痛	
败酱草	清热解毒	消痈排脓，祛瘀止痛	治疗肠痈之要药

［常考考点］金银花、连翘的性能、功效、应用。大青叶、蒲公英、鱼腥草、射干、白头翁、板蓝根、青黛、贯众的功效、主治病证。

细目五　清热凉血药

【考点突破攻略】

1. 生地黄

【性能】甘，寒。归心、肝、肾经。

【功效】清热凉血，养阴生津。

【应用】

（1）热入营血，温毒发斑、吐血衄血。本品苦寒入营血分，为清热、凉血、止血之要药，又其性甘寒质润，能清热生津止渴；故常用治温热病热入营血，壮热烦渴、神昏舌绛者，多配玄参、连翘、丹参等药用，如清营汤；若治血热吐衄，常与大黄同用，如大黄散；若治血热便血、尿血，常与地榆同用，如两地丹；若治血热崩漏或产后下血不止、心神烦乱，可配益母草用，如地黄酒。

（2）阴虚内热，骨蒸劳热。本品甘寒养阴，苦寒泄热，入肾经而滋阴降火，养阴津而泄伏热。治阴虚内热，潮热骨蒸，可配知母、地骨皮用，如地黄膏；若配青蒿、鳖甲、知母等用，可治温病后期，余热未尽，阴津已伤，邪伏阴分，症见夜热早凉、舌红脉数者，如青蒿鳖甲汤。

（3）津伤口渴，内热消渴，肠燥便秘。本品甘寒质润，既能清热养阴，又能生津止渴。用治热病伤阴，烦渴多饮，常配麦冬、沙参、玉竹等药用，如益胃汤；若治温病津伤，肠燥便秘，可配玄参、麦冬用，如增液汤。

2. 玄参

【性能】甘、苦、咸，微寒。归肺、胃、肾经。

【功效】清热凉血，泻火解毒，滋阴。

【应用】

（1）温邪入营，内陷心包，温毒发斑。本品咸寒入血分而能清热凉血。治温病热入营分，身热夜甚、心烦口渴、舌绛脉数者，常配生地黄、丹参、连翘等药用，如清营汤；若治温病邪陷心包，神昏谵语，可配麦冬、竹叶卷心、连翘心等药用，如清宫汤；若治温热病，气血两燔，发斑发疹，可配石膏、知母等药用，如化斑汤。

（2）热病伤阴，津伤便秘，骨蒸劳嗽。本品甘寒质润，功能清热生津、滋阴润燥，可治热病伤阴，津伤便秘，常配生地黄、麦冬用，如增液汤；治肺肾阴虚，骨蒸劳嗽，可配百合、生地黄、贝母等药用，如百合固金汤。

（3）目赤咽痛，瘰疬，白喉，痈肿疮毒。本品性味苦咸寒，既能清热凉血，又能泻火解毒。用治肝经热盛，目赤肿痛，可配栀子、大黄、羚羊角等药用，如玄参饮；若治瘟毒热盛，咽喉肿痛、白喉，可配黄芩、连翘、板蓝根等药用，如普济消毒饮；取本品咸寒，有泻火解毒、软坚散结之功，配浙贝母、牡蛎，可治痰火郁结之瘰疬，如消瘰丸；若治痈肿疮毒，可以本品配金银花、连翘、蒲公英等药用；若治脱疽，可配金银花、当归、甘草用，如四妙勇安汤。

【使用注意】脾胃虚寒，食少便溏者不宜服用。反藜芦。

【鉴别用药】

生地黄与玄参

中药名称	相同点	不同点
玄参	清热凉血，养阴生津。治营血分证，热病伤阴、阴虚内热等证	玄参泻火解毒力强，治咽喉疮痈
生地黄		生地黄清热凉血作用较强，血热出血、内热消渴多用

［常考考点］生地黄与玄参的鉴别。

3. 牡丹皮

【性能】苦、辛，微寒。归心、肝、肾经。

【功效】清热凉血，活血祛瘀。

【应用】

（1）温毒发斑，血热吐衄。本品苦寒，入心肝血分。善能清营分、血分实热，功能清热凉血止血。治温病热入营血，迫血妄行所致发斑、吐血、衄血，可配水牛角、生地黄、赤芍等药用；治温毒发斑，可配栀子、大黄、黄芩等药用，如牡丹汤；若治血热吐衄，可配大黄、大蓟、茜草根等药用，如十灰散；若治阴虚血热吐衄，可配生地黄、栀子等药用，如滋水清肝饮。

（2）温病伤阴，阴虚发热，夜热早凉、无汗骨蒸。本品性味苦辛寒，入血分而善于清透阴分伏热，为治无汗骨蒸之要药，常配鳖甲、知母、生地黄等药用，如青蒿鳖甲汤。

（3）血滞经闭、痛经、跌打伤痛。本品辛行苦泄，有活血祛瘀之功。治血滞经闭、痛经，可配桃仁、川芎、桂枝等药用，如桂枝茯苓丸。

（4）痈肿疮毒。善于散瘀消痈。本品苦寒，清热凉血之中，善于散瘀消痈。治火毒炽盛，痈肿疮毒，可配大黄、白芷、甘草等药用，如将军散。

4. 赤芍

【功效】清热凉血，散瘀止痛。

【主治病证】

（1）温毒发斑，血热吐衄。

（2）目赤肿痛，痈肿疮疡。

（3）肝郁胁痛，经闭痛经，癥瘕腹痛，跌打损伤。

【使用注意】血寒经闭不宜使用。反藜芦。

【鉴别用药】

牡丹皮与赤芍

中药名称	相同点	不同点
牡丹皮	苦寒，清热凉血，活血散瘀，有止血不留瘀、活血不动血的特点，血热、血瘀所致的病证常相须为用。治疗热入营血，吐衄斑疹；血滞经闭，痛经癥瘕，跌打瘀肿，痈肿疮毒等证	牡丹皮兼味辛，能清透阴分伏热，治温热病后期，邪伏阴分，夜热早凉及肠痈腹痛等证
赤芍		赤芍苦泄，散瘀止痛力强，能泻肝火，治肝热目赤肿痛

［常考考点］牡丹皮与赤芍的鉴别。

5. 紫草

【功效】清热凉血，活血消斑，解毒透疹。

【使用注意】本品性寒而滑利，脾虚便溏者忌服。

6. 水牛角

【功效】清热凉血，解毒，定惊。

【用法】镑片或粗粉煎服，宜先煎3小时以上。水牛角浓缩粉冲服，每日2次。

【知识纵横比较】

清热凉血药功效鉴别和常考考点

中药名称	相似功效	不同功效	常考考点
生地黄	清热凉血	养阴生津	清热、凉血、止血要药
玄参	清热凉血	泻火解毒，滋阴	反藜芦
牡丹皮	清热凉血	活血祛瘀	治无汗骨蒸之要药
赤芍	清热凉血	散瘀止痛	反藜芦
紫草	清热凉血	活血消斑，解毒透疹	
水牛角	清热凉血	解毒，定惊	镑片或粗粉煎服，宜先煎3小时以上

［常考考点］生地黄、玄参、牡丹皮的性能、功效、应用。赤芍的功效、主治病证。紫草、水牛角的功效。

细目六　清虚热药

【考点突破攻略】

1. 青蒿

【性能】苦、辛，寒。归肝、胆经。

【功效】清透虚热，凉血除蒸，解暑，截疟。

【应用】

（1）温邪伤阴，夜热早凉。本品苦寒清热，辛香透散，长于清透阴分伏热，故可用治温病后期，余热未清，邪伏阴分，伤阴劫液，夜热早凉，热退无汗，或热病后低热不退等，常与鳖甲、知母、生地黄等同用，如青蒿鳖甲汤。

（2）阴虚发热，劳热骨蒸。本品苦寒，入肝走血，具有清退虚热、凉血除蒸的作用。用治阴虚发热，骨蒸劳热，潮热盗汗，五心烦热，舌红少苔者，常与银柴胡、胡黄连、鳖甲等同用，如清骨散。

（3）暑热外感，发热口渴。本品苦寒清热，芳香而散，善解暑热，故可用治外感暑热，头昏头痛、发热口渴等症，常与连翘、滑石、西瓜翠衣等同用，如清凉涤暑汤。

（4）疟疾寒热。本品辛寒芳香，主入肝胆，截疟之功甚强，尤善除疟疾寒热，为治疗疟疾之良药，可单用较大剂量鲜品捣汁服。

【用法】煎服，不宜久煎；或鲜用绞汁服。

2. 白薇

【功效】清热凉血，利尿通淋，解毒疗疮。

3. 地骨皮

【性能】甘，寒。归肺、肝、肾经。

【功效】凉血除蒸，清肺降火。

【应用】

（1）阴虚发热，盗汗骨蒸。本品甘寒清润，能清肝肾之虚热，除有汗之骨蒸，为退虚热、疗骨蒸之佳品，常与知母、鳖甲、银柴胡等配伍，治疗阴虚发热，如地骨皮汤；若用治盗汗骨蒸、肌瘦潮热，常与秦艽、鳖甲配伍，如秦艽鳖甲散。

（2）肺热咳嗽。本品甘寒，善清泄肺热，除肺中伏火，则清肃之令自行，故多用治肺火郁结，气逆不降，咳嗽气喘，皮肤蒸热等症，常与桑白皮、甘草等同用，如泻白散。

（3）血热出血证。本品甘寒入血分，能清热、凉血、止血，常用治血热妄行的吐血、衄血、尿血等。

此外，本品于清热除蒸泻火之中，尚能生津止渴，常与生地黄、天花粉、五味子等同用，可治内热消渴。

【鉴别用药】

牡丹皮与地骨皮

中药名称	相同点	不同点
牡丹皮	二药均能清热凉血，退虚热，均可治血热吐衄、阴虚发热证，但对阴虚发热证常相须为用	牡丹皮长于清热凉血，治热入营血证；又能活血化瘀，用于多种瘀血证及肠痈、疮疡。善"治无汗骨蒸"之阴虚内热证
地骨皮		长于清虚热，治虚热证，清泄肺热，治肺热咳嗽、内热消渴证。善"治有汗骨蒸"之阴虚内热证

［常考考点］牡丹皮与地骨皮的鉴别。

4. 银柴胡

【功效】清虚热，除疳热。

5. 胡黄连

【功效】退虚热，除疳热，清湿热。

【鉴别用药】

黄连与胡黄连

中药名称	共同点	不同点
黄连	二药均能清湿热，善除胃肠湿热，可用于湿热泻痢	黄连为毛茛科植物的根茎，清热燥湿与泻火解毒力强，并长于清心、胃之火，常用于多种热毒病证，以及心、胃火热证等
胡黄连		胡黄连为玄参科植物的根茎，长于退虚热、除疳热，可用于阴虚发热与小儿疳积证等

［常考考点］黄连与胡黄连的鉴别。

【知识纵横比较】

清虚热药的功效鉴别和常考考点

中药名称	相似功效	不同功效	常考考点
青蒿	清透虚热	凉血除蒸，解暑，截疟	青蒿截疟解暑不宜久煎
白薇	清热	凉血，利尿通淋，解毒疗疮	善治阴虚外感，利尿通淋，解毒疗疮
地骨皮	清肺降火	凉血除蒸	除有汗之骨蒸要药
银柴胡	清虚热	清虚热	
胡黄连	清虚热	除疳热，清湿热	

［常考考点］青蒿、地骨皮的性能、功效、应用。白薇、银柴胡、胡黄连的功效。

【例题实战模拟】

A1 型题

1. 既能清实热，又能退虚热的药物是

A. 夏枯草　B. 决明子　C. 蔓荆子　D. 牡丹皮　E. 柴胡

2. 既能生津止渴，又能滋阴润燥的药物是

A. 石膏　B. 芦根　C. 知母　D. 葛根　E. 决明子

3. 芦根具有的功效是
A. 除烦、止呕、利尿　B. 除烦、止泻、利尿　C. 泻火、止泻、利尿
D. 泻火、止汗、生津　E. 清热、燥湿、止呕
4. 既能生津止渴，又能消肿排脓的药物是
A. 石膏　B. 天花粉　C. 知母　D. 牛蒡子　E. 菊花
5. 决明子具有的功效是
A. 散结消肿　B. 润肠通便　C. 祛风明目　D. 疏散风热　E. 清热利湿
6. 既能泻火解毒，又能清热安胎的药物是
A. 紫苏　B. 栀子　C. 黄芩　D. 黄柏　E. 菊花
7. 功能泻火解毒，善治疔疮的药物是
A. 菊花　B. 黄连　C. 天花粉　D. 栀子　E. 夏枯草
8. 黄芩具有而黄柏不具有的功效是
A. 燥湿　B. 泻火　C. 解毒　D. 清肺热　E. 退虚热
9. 清热燥湿药的性味是
A. 苦，寒　B. 甘、辛，寒　C. 苦、辛，寒　D. 咸、辛，寒　E. 辛，凉
10. 既能清热解毒，又能疏散风热的药物是
A. 连翘　B. 薄荷　C. 紫花地丁　D. 蒲公英　E. 半边莲
11. 具有清热、解毒、养阴功效的药物是
A. 玄参　B. 赤芍　C. 紫草　D. 生地黄　E. 牡丹皮
12. 丹皮与赤芍功效的不同点是
A. 清血热　B. 退虚热　C. 凉血消斑　D. 活血散瘀　E. 消痈肿
B1 型题
A. 连翘　B. 白头翁　C. 土茯苓　D. 蒲公英　E. 板蓝根
13. 被誉为“治痢要药”的药物是
14. 被誉为“疮家圣药”的药物是
【参考答案】
1. D　2. C　3. A　4. B　5. B　6. C　7. B　8. D　9. A　10. A　11. A　12. B　13. B　14. A

第七单元　泻下药

细目一　概述

【考点突破攻略】

要点　泻下药的使用注意事项

使用泻下药中的攻下药、峻下逐水药时，因其作用峻猛，或有毒性，易伤正气及脾胃，故：
（1）老年、体虚、脾胃虚弱者当慎用。
（2）妇女胎前、产后及月经期应忌用。
（3）应用作用较强的泻下药时，当奏效即止，慎勿过剂，以免损伤胃气。
（4）应用作用峻猛而有毒性的泻下药时，一定要严格炮制法度，控制用量，避免中毒现象发生，确保用药安全。
［常考考点］了解泻下药的使用注意事项。

细目二　攻下药

【考点突破攻略】

1. 大黄

【性能】苦，寒。归脾、胃、大肠、肝、心包经。

【功效】泻下攻积，清热泻火，凉血解毒，逐瘀通经，除湿退黄。

【应用】

（1）积滞便秘。本品有较强的泻下作用，能荡涤肠胃，推陈致新，为治疗积滞便秘之要药。又因其苦寒沉降，善能泄热，故实热便秘尤为适宜。常与芒硝、厚朴、枳实配伍，以增强泻下攻积之力，为急下之剂，用治阳明腑实证，如大承气汤；若大黄用量较轻，与麻仁、杏仁、蜂蜜等润肠药同用，则泻下力缓和，方如麻子仁丸。

（2）血热吐衄，目赤咽肿，牙龈肿痛。本品苦降，能使上炎之火下泄，又具清热泻火、凉血止血之功。常与黄连、黄芩同用，治血热妄行之吐血、衄血、咯血，如泻心汤。现代临床单用大黄粉治疗上消化道出血，有较好疗效。若与黄芩、栀子等药同用，还可治火邪上炎所致的目赤、咽喉肿痛、牙龈肿痛等症，如凉膈散。

（3）热毒疮疡，烧烫伤。本品内服外用均可。内服能清热解毒，并借其泻下通便作用，使热毒下泄。治热毒痈肿疔疮，常与金银花、蒲公英、连翘等同用；治疗肠痈腹痛，可与牡丹皮、桃仁、芒硝等同用，如大黄牡丹汤。

（4）瘀血诸证。本品有较好的活血逐瘀通经作用，既可下瘀血，又清瘀热，为治疗瘀血证的常用药物。治妇女产后瘀阻腹痛、恶露不尽者，常与桃仁、土鳖虫等同用，如下瘀血汤；治妇女瘀血经闭，可与桃核、桂枝等配伍，如桃核承气汤。

（5）湿热痢疾、黄疸、淋证。本品可泻下通便，导湿热外出，故可用治湿热蕴结之证。如治肠道湿热积滞的痢疾，单用一味大黄即可见效，或与黄连、黄芩、白芍等同用；治湿热黄疸，常配茵陈、栀子，如茵陈蒿汤；治湿热淋证者，常配木通、车前子、栀子等，如八正散。

【用法用量】煎服，3～15g；用于泻下不宜久煎。外用适量。

【使用注意】本品为峻烈攻下之品，易伤正气，如非实证，不宜妄用；本品苦寒，易伤胃气，脾胃虚弱者慎用；其性沉降，且善活血祛瘀，故妇女怀孕、月经期、哺乳期应忌用。

2. 芒硝

【功效】泻下通便，润燥软坚，清火消肿。

【主治病证】

（1）积滞便秘。

（2）咽痛、口疮、目赤、疮痈肿痛。

【用法用量】内服，6～12g，冲入药汁内或开水溶化后服。外用适量。

【使用注意】孕妇及哺乳期妇女慎用，不宜与硫黄、三棱同用。

【鉴别用药】

大黄与芒硝

中药名称	相同点	不同点
大黄	泻热通便，清热消肿。相须为用，治疗肠燥便秘、痈疮肿毒	味苦，泻下力强，荡涤肠胃，为治热结便秘主药；清热泻火、止血、解毒、活血祛瘀、清利湿热，用治温病热毒、血热出血、瘀血证、湿热黄疸、淋证
芒硝		味咸，软坚泻下，善除燥屎坚结；外用治疗咽喉肿痛、疮疡、目赤

［常考考点］大黄与芒硝的鉴别。

3. 番泻叶

【功效】泻热行滞，通便，利水。

【用法用量】煎服，2～6g，宜后下；或开水泡服。

【使用注意】妇女哺乳期、月经期及孕妇慎用。

【知识纵横比较】

攻下药的功效鉴别和常考考点

中药名称	相似功效	不同功效	常考考点
大黄	泻下攻积	清热泻火，凉血解毒，逐瘀通经，除湿退黄	治疗积滞便秘之要药
芒硝	泻下通便	润燥软坚，清火消肿	冲入药汁内或开水溶化后服
番泻叶	泻热行滞	通便，利水	泡服或煎服，宜后下

［常考考点］大黄的性能、功效、应用。芒硝的功效、主治病证。番泻叶的功效。

细目三　润下药

【考点突破攻略】

1. 火麻仁

【功效】润肠通便。

【主治病证】肠燥便秘。

2. 郁李仁

【功效】润肠通便，下气利水。

【主治病证】肠燥便秘；水肿胀满，脚气浮肿。

3. 松子仁

【功效】润肠通便，润肺止咳。

【主治病证】肠燥便秘；肺燥干咳。

【知识纵横比较】

润下药的功效鉴别和常考考点

中药名称	相似功效	不同功效	常考考点
火麻仁	润肠通便		
郁李仁	润肠通便	下气利水	既能通大便，又能通小便
松子仁	润肠通便	润肺止咳	既润肠通便，又润肺止咳；肺与大肠同治

［常考考点］火麻仁、郁李仁、松子仁的功效、主治病证。

细目四　峻下逐水药

【考点突破攻略】

1. 甘遂

【功效】泻水逐饮，消肿散结。

【主治病证】水肿，臌胀，胸胁停饮；风痰癫痫；疮痈肿毒。

【用法用量】入丸、散服，每次 0.5～1g。外用适量，生用。内服醋制用，以减低毒性。

【使用注意】虚弱者及孕妇忌用。不宜与甘草同用。

2. 牵牛子

【功效】泻水通便，消痰涤饮，杀虫攻积。

【主治病证】水肿，臌胀；痰饮喘咳；虫积腹痛。

【用法用量】煎服，3～6g。入丸散剂，每次 1.5～3g。本品炒用药性减缓。

【使用注意】孕妇忌用。不宜与巴豆、巴豆霜同用。

3. 巴豆霜

【功效】峻下冷积，逐水退肿，豁痰利咽；外用蚀疮。

【主治病证】寒积便秘；腹水臌胀；喉痹痰阻；痈肿脓成未溃，疥癣恶疮。

【用法用量】入丸散，每次 0.1～0.3g。外用适量。

【使用注意】孕妇及体弱者忌用。不宜与牵牛子同用。

【知识纵横比较】

峻下逐水药的功效及常考考点

中药名称	相似功效	不同功效	常考考点
甘遂	泻下逐水	消肿散结	反甘草
牵牛子	泻水	通便，消痰涤饮，杀虫攻积	畏巴豆、巴豆霜
巴豆霜	峻下冷积	逐水退肿，豁痰利咽；外用蚀疮	治疗寒积便秘之要药

［常考考点］甘遂、牵牛子、巴豆霜的功效、主治病证。甘遂、牵牛子、巴豆霜的用法用量。

【例题实战模拟】

A1 型题

1. 治疗烧烫伤，应选用

A. 大戟　B. 甘遂　C. 番泻叶　D. 芦荟　E. 大黄

2. 具有软坚泻下功效的药物是

A. 芒硝　B. 大黄　C. 巴豆霜　D. 甘遂　E. 牵牛子

3. 既可润肠通便，又能利水消肿的药物是

A. 决明子　B. 生地黄　C. 火麻仁　D. 郁李仁　E. 松子仁

4. 甘遂内服时，宜

A. 入汤剂　B. 入丸散　C. 先煎　D. 后下　E. 另煎

5. 甘遂内服时用量为

A. 0.01g～0.5g　B. 0.5～1g　C. 0.5～3g　D. 1～3g　E. 3～10g

6. 既能泻下逐水，又能去积杀虫的药物是

A. 槟榔　B. 甘遂　C. 使君子　D. 牵牛子　E. 京大戟

【参考答案】

1. E　2. A　3. D　4. B　5. B　6. D

第八单元　祛风湿药

细目一　概述

【考点突破攻略】

要点　祛风湿药的使用注意事项

痹证多属慢性病，为了服用方便，可制成酒或丸散剂。也可制成外敷剂型，直接用于患处。部分祛风湿药辛温性燥，易耗伤阴血，阴亏血虚者应慎用。

［常考考点］宜制成酒、丸、散、外敷剂。阴亏血虚者慎用。

细目二　祛风寒湿药

【考点突破攻略】

1. 独活

【性能】辛、苦，微温。归肾、膀胱经。

【功效】祛风湿，通痹止痛。

【应用】

（1）风寒湿痹。本品辛散苦燥，气香温通，功善祛风湿，止痹痛，为治风湿痹痛主药，凡风寒湿邪所致之痹证，无论新久，均可应用；因其主入肾经，性善下行，尤以腰膝、腿足关节疼痛属下部寒湿者为宜。治感受风寒湿邪的风寒湿痹，肌肉、腰背、手足疼痛，常与当归、白术、牛膝等同用，如独活汤；若与桑寄生、杜仲、人参等配伍，可治痹证日久正虚，腰膝酸软、关节屈伸不利者，如独活寄生汤。

（2）风寒夹湿表证。本品辛散温通苦燥，能散风寒湿而解表，治外感风寒夹湿所致的头痛头重，一身尽痛，多配羌活、藁本、防风等，如羌活胜湿汤。

（3）少阴头痛。本品善入肾经而搜伏风，与细辛、川芎等相配，可治风扰肾经，伏而不出之少阴头痛，如独活细辛汤。

此外，因其祛风湿之功，亦治皮肤瘙痒。

【鉴别用药】

羌活与独活

中药名称	相同点	不同点
羌活	二药均能祛风胜湿、止痛、解表，常用治风寒湿痹和外感风寒湿表证。若一身尽痛，则二药常相须为用	羌活气味较浓，发散解表力强，善治上部风寒湿痹痛
独活		独活气味较淡，性较和缓，善治下部风寒湿痹痛，其解表力不及羌活

［常考考点］羌活与独活的鉴别。

2. 威灵仙

【功效】祛风湿，通络止痛，消骨鲠。

【主治病证】风湿痹痛，骨鲠咽喉。此外，本品宣通经络止痛，可治跌打伤痛、头痛、牙痛、胃脘痛等；并能消痰逐饮，可用于痰饮、噎膈、痞积。

【鉴别用药】

独活与威灵仙

中药名称	相同点	不同点
独活	均具祛风湿、止痛的功效，治疗风寒湿痹	独活还具解表功效，可治疗风寒夹湿表证，且善入肾经而搜伏风，治少阴头痛
威灵仙		威灵仙可消骨鲠，治骨鲠咽喉

［常考考点］独活与威灵仙的鉴别。

3. 川乌

【性能】辛、苦，热；有大毒。归心、肝、肾、脾经。

【功效】祛风除湿，温经止痛。

【应用】

（1）痹证。本品治风寒湿痹之寒邪偏盛、历节疼痛、不可屈伸，常与麻黄、芍药、甘草等同用，如乌头汤。治寒湿瘀血留滞经络、肢体筋脉挛痛、关节屈伸不利、日久不愈，常与草乌、地龙、乳香等同用，如活络丹。

（2）寒凝诸痛。本品治寒凝心脉、心痛彻背、背痛彻心、手足不温者，常与赤石脂、附子、干姜等同用，如乌头赤石脂丸。治寒疝绕脐腹痛、手足厥冷者，每与蜂蜜同煎，如大乌头煎。

此外，本品止痛，还用于跌打损伤，瘀肿疼痛。古方亦常以本品作为麻醉止痛药止痛。

【用法】煎服，先煎、久煎。外用适量。

【使用注意】孕妇忌用；不宜与贝母类、半夏、白及、白蔹、瓜蒌类同用；内服一般应炮制用，生品内服宜慎；酒浸、酒煎服易致中毒，应慎用。

4. 蕲蛇

【功效】祛风，通络，止痉。

【主治病证】风湿顽痹，中风半身不遂；小儿惊风，破伤风；麻风，疥癣。

【用法】煎服，研末吞服；或酒浸、熬膏、入丸散服。

5. 木瓜

【性能】酸，温。归肝、脾经。

【功效】舒筋活络，和胃化湿。

【应用】

（1）风湿痹证。本品味酸入肝，益筋和血，善舒筋活络，且能祛湿除痹，尤为湿痹、筋脉拘挛要药，亦常用于腰膝关节酸重疼痛。常与乳香、没药、生地黄同用；治筋急项强，不可转侧，如木瓜煎。与羌活、独活、附子配伍，治脚膝疼重，不能远行久立者，如木瓜丹。

（2）脚气水肿。本品温通，祛湿舒筋，为脚气水肿常用药，多配吴茱萸、槟榔、苏叶等，治感受风湿，脚气肿痛不可忍者，如鸡鸣散。

（3）吐泻转筋。本品温香入脾，能化湿和胃，湿去则中焦得运，泄泻可止；味酸入肝，舒筋活络而缓挛急。治湿浊中焦之腹痛、吐泻转筋；偏寒者，常配吴茱萸、茴香、紫苏等，如木瓜汤；偏热者，多配蚕沙、薏苡仁、黄连等，如蚕矢汤。

6. 乌梢蛇

【功效】祛风，通络，止痉。

【主治病证】风湿顽痹，中风半身不遂；小儿惊风，破伤风；麻风，疥癣。此外，又可治瘰疬、恶疮。

【知识纵横比较】

祛风寒湿药的功效鉴别和常考考点

中药名称	相似功效	不同功效	常考考点
独活	祛风湿	通痹止痛	善治下半身风湿痹痛
威灵仙	祛风湿	通络止痛，消骨鲠	善治诸骨鲠喉、行痹
川乌	祛风除湿	温经止痛	善治痛痹
蕲蛇	祛风，通络	止痉	
木瓜	舒筋活络	和胃化湿	为治风湿痹痛、筋脉拘急之要药，善治着痹
乌梢蛇	祛风，通络	止痉	

［常考考点］独活、川乌、木瓜的性能、功效、应用。威灵仙、蕲蛇、乌梢蛇的功效、主治病证。

细目三　祛风湿热药

【考点突破攻略】

1. 秦艽

【性能】辛、苦，平。归胃、肝、胆经。

【功效】祛风湿，通络止痛，退虚热，清湿热。

【应用】

（1）风湿痹证。本品辛散苦泄，质偏润而不燥，为风药中之润剂。风湿痹痛，筋脉拘挛，骨节酸痛，无问寒热新久均可配伍应用。其性偏寒，兼有清热作用，故对热痹尤为适宜，多配防己、牡丹皮、络石藤等；若配天麻、羌活、当归等，可治风寒湿痹，如秦艽天麻汤。

（2）中风不遂。本品既能祛风邪，舒筋络，又善"活血荣筋"，可用于中风半身不遂、口眼㖞斜、四肢拘急、舌强不语等，单用大量水煎服即能奏效。若与升麻、葛根、防风等配伍，可治中风口眼㖞斜、言语不利、恶风恶寒者，如秦艽升麻汤；与当归、白芍、川芎等同用，可治血虚中风者，如秦艽汤。

（3）骨蒸潮热，疳积发热。本品能退虚热，除骨蒸，亦为治虚热要药。治骨蒸日晡潮热，常与青蒿、地骨皮、知母等同用，如秦艽鳖甲散；若与人参、鳖甲、柴胡等配伍，可治肺痿骨蒸劳嗽，如秦艽扶羸汤；治小儿疳积发热，多与薄荷、炙甘草相伍，如秦艽散。

（4）湿热黄疸。本品苦以降泄，能清肝胆湿热而退黄。单用为末服；亦可与茵陈蒿、栀子、大黄等配伍，如山茵陈丸。

2. 防己

【功效】祛风湿，止痛，利水消肿。

【主治病证】

（1）风湿痹证。

（2）水肿，小便不利，脚气。

（3）湿疹疮毒。

【使用注意】本品大苦大寒，易伤胃气，胃纳不佳及阴虚体弱者慎服。

【鉴别用药】

秦艽与防己

中药名称	相同点	不同点
秦艽	均具有祛风湿、止痹痛功效。治疗风湿痹证，寒热均可	秦艽还可通经络、退虚热、清湿热，用治中风不遂、骨蒸潮热、疳积发热、湿热黄疸
防己		防己还可利水消肿，用治水肿、小便不利、脚气

［常考考点］秦艽与防己的鉴别。

3. 豨莶草

【功效】祛风湿，利关节，解毒。

【用法用量】煎服，9～12g。外用适量。治风湿痹痛、半身不遂宜制用；治风疹湿疮、疮痈宜生用。

4. 络石藤

【功效】祛风通络，凉血消肿。

【知识纵横比较】

祛风湿热药的功效鉴别和常考考点

中药名称	相似功效	不同功效	常考考点
秦艽	祛风湿	通络止痛，退虚热，清湿热	风药中之润剂
防己	祛风湿	止痛，利水消肿	
豨莶草	祛风湿	利关节，解毒	
络石藤	祛风通络	凉血消肿	

［常考考点］秦艽的性能、功效、应用。防己的功效、主治病证。豨莶草、络石藤的功效。

细目四　祛风湿强筋骨药

【考点突破攻略】

1. 五加皮

【功效】祛风湿，补肝肾，强筋骨，利水。

【主治病证】风湿痹证；筋骨痿软，小儿行迟，体虚乏力；水肿，脚气。

2. 桑寄生

【性能】苦、甘，平。归肝、肾经。

【功效】祛风湿，补肝肾，强筋骨，安胎元。

【应用】

（1）风湿痹证。本品苦能燥，甘能补，祛风湿又长于补肝肾、强筋骨，对痹证日久，伤及肝肾，腰膝酸软，筋骨无力者尤宜，常与独活、杜仲、牛膝等同用，如独活寄生汤。

（2）崩漏经多，妊娠漏血，胎动不安。本品能补肝肾养血而固冲任、安胎。治肝肾亏虚，月经过多，崩漏，妊娠下血，胎动不安者，每与阿胶、续断、当归等配伍，如桑寄生散；或配阿胶、续断、菟丝子，如寿胎丸。

【鉴别用药】

五加皮与桑寄生

中药名称	相同点	不同点
五加皮	均能祛风湿，补肝肾，强筋骨，治风湿痹证，筋骨痿软	五加皮温补，治小儿行迟、体虚乏力；利水，治水肿、脚气
桑寄生		桑寄生还可固冲任，安胎，治崩漏经多、妊娠漏血、胎动不安

［常考考点］五加皮与桑寄生的鉴别。

3. 狗脊

【功效】祛风湿，补肝肾，强腰膝。

【知识纵横比较】

祛风湿强筋骨药的功效鉴别和常考考点

中药名称	相似功效	不同功效	常考考点
五加皮	祛风湿，补肝肾，强筋骨	利水	
桑寄生	祛风湿，补肝肾，强筋骨	安胎元	肾虚胎动不安
狗脊	祛风湿，补肝肾，强腰膝		

[常考考点]桑寄生的性能、功效、应用。五加皮的功效、主治病证。

【例题实战模拟】

A1 型题

1. 治疗风湿痹证，腰膝酸痛，下肢痿软无力，遇劳更甚者，应首选
   A. 防己　B. 秦艽　C. 五加皮　D. 豨莶草　E. 白花蛇舌草
2. 下列药物尤善治风湿顽痹的药物是
   A. 独活　B. 乌梢蛇　C. 木瓜　D. 川乌　E. 威灵仙
3. 治疗湿痹，筋脉拘挛，吐泻转筋病证，最宜选用的药物是
   A. 木瓜　B. 防己　C. 豨莶草　D. 秦艽　E. 伸筋草
4. 既能祛风湿，又能温经止痛的药物是
   A. 独活　B. 秦艽　C. 川乌　D. 狗脊　E. 雷公藤
5. 肝肾不足所致之胎动不安，应首选
   A. 紫苏　B. 狗脊　C. 黄芩　D. 桑寄生　E. 五加皮
6. 既能祛风湿，又能退虚热的药物是
   A. 地骨皮　B. 青蒿　C. 胡黄连　D. 秦艽　E. 黄柏
7. 被称为“风药中之润剂”的药物是
   A. 威灵仙　B. 防己　C. 蕲蛇　D. 川乌　E. 秦艽

B1 型题

A. 威灵仙　B. 防己　C. 狗脊　D. 羌活　E. 木瓜

8. 既能祛风湿，又能消骨鲠的药物是
9. 既能祛风湿，又能强腰膝的药物是

【参考答案】

1. C　2. B　3. A　4. C　5. D　6. D　7. E　8. A　9. C

第九单元　化湿药

细目一　概述

【考点突破攻略】

要点　化湿药的使用注意事项

化湿药气味芳香，多含挥发油，一般以作为散剂服用疗效较好，如入汤剂宜后下，不宜久煎，以免降低疗效。本类药多辛温香燥，易于耗气伤阴，故阴虚、血虚及气虚者宜慎用。

［常考考点］入汤剂宜后下，不宜久煎。

细目二　具体药物

【考点突破攻略】

1. 广藿香

【性能】辛，微温。归脾、胃、肺经。

【功效】芳香化浊，和中止呕，发表解暑。

【应用】

（1）湿滞中焦。本品气味芳香，为芳香化湿浊要药。又因其性微温，故多用于寒湿困脾所致的脘腹痞闷、少食作呕、神疲体倦等症，常与苍术、厚朴等同用，如不换金正气散。

（2）呕吐。本品既能化湿，又能和中止呕。治湿浊中阻所致之呕吐，本品最为捷要，常与半夏、丁香等同用，如藿香半夏汤。若偏于湿热者，配黄连、竹茹等；妊娠呕吐，配砂仁、苏梗等；脾胃虚弱者，配党参、白术等。

（3）暑湿或湿温初起。本品既能化湿，又可发表解暑。治暑月外感风寒，内伤生冷而致恶寒发热，头痛脘闷，呕恶吐泻之暑湿证者，配紫苏、厚朴、半夏等，如藿香正气散；若湿温病初起，湿热并重者，多与黄芩、滑石、茵陈等同用，如甘露消毒丹。

【鉴别用药】

广藿香与佩兰

中药名称	相同点	不同点
广藿香	两者皆味辛气香，能芳香化湿、发表解暑，应用于湿阻中焦、外感暑湿或湿温初起，常相须为用	广藿香微温不燥，辛散发表而不峻烈，为芳香化湿之要药；解表之力较强，外感表证多用；又可化湿和中止呕，最宜用于湿浊中阻之恶心呕吐
佩兰		佩兰性平，发表之力弱于藿香，以化湿辟秽为主，可用于脾经湿热，口中甜腻、多涎等

［常考考点］广藿香与佩兰的鉴别。

2. 佩兰

【功效】芳香化湿，醒脾开胃，发表解暑。

3. 苍术

【性能】辛、苦，温。归脾、胃、肝经。

【功效】燥湿健脾，祛风散寒，明目。

【应用】

（1）湿阻中焦证。本品苦温燥湿以祛湿浊，辛香健脾以和脾胃。对湿阻中焦，脾失健运而致脘腹胀闷、呕恶食少、吐泻乏力、舌苔白腻等症，最为适宜。常与厚朴、陈皮等配伍，如平胃散。若脾虚湿聚，水湿内停的痰饮或外溢的水肿，则同利水渗湿之茯苓、泽泻、猪苓等同用，如胃苓汤。若湿热或暑湿证，则可与清热燥湿药同用。

（2）风湿痹证。本品辛散苦燥，长于祛湿，故痹证湿胜者尤宜，可与薏苡仁、独活等祛风湿药同用，如薏苡仁汤。若湿热痹痛，可配石膏、知母等清热泻火药，如白虎加苍术汤；或与黄柏、薏苡仁、牛膝配伍合用，用于湿热痿证；即四妙散。若与龙胆草、黄芩、栀子清热燥湿药同用，可治下部湿浊带下、湿疮、湿疹等。

（3）风寒夹湿表证。本品辛香燥烈，能开肌腠而发汗，祛肌表之风寒，又因其长于胜湿，故以风寒表证夹湿者最为适宜。常与羌活、白芷、防风等同用，如神术散。

此外，本品尚能明目，用于夜盲症及眼目昏涩。

4. 厚朴

【性能】苦、辛，温。归脾、胃、肺、大肠经。

【功效】燥湿消痰，下气除满。

【应用】

（1）湿阻中焦，脘腹胀满。本品苦燥辛散，能燥湿，又下气除胀满，为消除胀满的要药。常与苍术、陈皮等同用，如平胃散。

（2）食积气滞，腹胀便秘。本品可下气宽中，消积导滞。常与大黄、枳实同用，如厚朴三物汤。若热结便秘者，配大黄、芒硝、枳实，以达峻下热结、消积导滞之效，即大承气汤。

（3）痰饮喘咳。本品能燥湿消痰，下气平喘。若痰饮阻肺，肺气不降，咳喘胸闷者，可与苏子、陈皮、半夏等同用，如苏子降气汤。若寒饮化热，胸闷气喘，喉间痰声辘辘，烦躁不安者，与麻黄、石膏、杏仁等同用，如厚朴麻黄汤。若宿有喘病，因外感风寒而发者，可与桂枝、杏仁等同用，如桂枝加厚朴杏子汤。

（4）梅核气。可取本品燥湿消痰、下气宽中之效，配伍半夏、茯苓、苏叶等药，如半夏厚朴汤。

【鉴别用药】

苍术与厚朴

中药名称	相同点	不同点
苍术	二药均可燥湿，治湿阻中焦证	苍术燥湿健脾，祛风湿，散表邪，明目，治风湿痹证、风寒表证及夜盲等
厚朴		厚朴苦降下气，消积除满，又下气消痰平喘，可治食积气滞、痰饮咳喘等证

［常考考点］苍术与厚朴的鉴别。

5. 砂仁

【功效】化湿开胃，温脾止泻，理气安胎。

【主治病证】湿阻中焦及脾胃气滞证；脾胃虚寒吐泻；气滞妊娠恶阻及胎动不安。

【用法用量】煎服，3～6g。入汤剂宜后下。

【鉴别用药】

砂仁与木香

中药名称	相同点	不同点
砂仁	均可行脾胃之气，用于脾胃气滞，脘腹胀痛	砂仁又有化湿温中之功，善治湿浊中阻，中焦寒湿气滞；温中而止呕、止泻，治脾胃虚寒之吐泻；尚能理气安胎，用于妊娠恶阻、胎动不安
木香		木香功偏行气止痛，为治气滞腹痛之要药；又善通行大肠气滞而除后重，用于大肠气滞、里急后重；另可疏利肝胆，用于胁肋疼痛、黄疸

［常考考点］砂仁与木香的鉴别。

6. 豆蔻

【功效】化湿行气，温中止呕，开胃消食。

【主治病证】湿阻中焦及脾胃气滞证；呕吐。

【用法用量】煎服，3～6g。入汤剂宜后下。

【鉴别用药】

砂仁与豆蔻

中药名称	相同点	不同点
豆蔻	二药均能化湿行气，温中止呕，常用治湿阻中焦及脾胃气滞证	豆蔻化湿行气之力偏于中上焦而善止呕，故临床可用于湿温痞闷
砂仁		砂仁香窜气浓，化湿行气之力略胜，长于治中下二焦的寒湿气滞之证，并有行气安胎作用

［常考考点］砂仁与豆蔻的鉴别。

【知识纵横比较】

化湿药的功效鉴别和常考考点

中药名称	相似功效	不同功效	常考考点
广藿香	芳香化浊	和中止呕，发表解暑	芳化湿浊的要药
佩兰	芳香化湿	醒脾开胃，发表解暑	
苍术	燥湿	健脾，祛风散寒，明目	治湿阻中焦之要药
厚朴	燥湿	消痰，下气除满	为消除胀满之要药
砂仁	化湿开胃	温脾止泻，理气安胎	后下，长于治中下二焦的寒湿气滞之证
豆蔻	化湿	行气，温中止呕，开胃消食	后下，偏于中上焦湿证，而善止呕

[常考考点] 广藿香、苍术、厚朴的性能、功效、应用。砂仁、豆蔻的功效、主治病证。

【例题实战模拟】

A1 型题

1. 化湿药入汤剂时应
   A. 先煎　B. 后下　C. 另煎　D. 包煎　E. 久煎
2. 既可化湿止呕，又能解暑的药物是
   A. 广藿香　B. 佩兰　C. 砂仁　D. 豆蔻　E. 草豆蔻
3. 善于下气除胀满，为消除胀满要药的是
   A. 苍术　B. 厚朴　C. 砂仁　D. 豆蔻　E. 藿香
4. 广藿香尤其适宜于治疗的呕吐是
   A. 胃虚呕吐　B. 胃寒呕吐　C. 胃热呕吐　D. 湿浊呕吐　E. 肝胃不和呕吐
5. 豆蔻具有止呕的作用，善于治疗
   A. 胃热呕吐　B. 胃寒呕吐　C. 胃虚呕吐　D. 妊娠呕吐　E. 寒饮呕吐
6. 肉豆蔻与豆蔻均具有的功效是
   A. 涩肠止泻，下气平喘　B. 温中散寒，行气消胀　C. 温中行气，燥湿止带
   D. 收敛固涩，制酸止痛　E. 涩肠止泻，敛肺止咳

【参考答案】

1. B　2. A　3. B　4. D　5. B　6. B

第十单元　利水渗湿药

细目一　概述

【考点突破攻略】

要点　利水渗湿药的使用注意事项

本类药物渗利，易耗伤津液，对阴虚津少、肾虚遗精遗尿者，宜慎用或忌用。有些药物有较强的通利作用，孕妇应慎用。

[常考考点] 津少阴虚、肾虚遗精遗尿者宜慎用或忌用。

细目二　利水消肿药

【考点突破攻略】

1. 茯苓

【性能】甘、淡，平。归心、肺、脾、肾经。

【功效】利水渗湿，健脾，宁心。

【应用】

（1）水肿，小便不利。本品味甘而淡，甘则能补，淡则能渗，药性平和，既可祛邪，又可扶正，利水而不伤正气，为利水消肿之要药。可用治寒热虚实各种水肿。治疗水湿内停所致之水肿、小便不利，常与泽泻、猪苓、白术等同用，如五苓散；治脾肾阳虚水肿，可与附子、生姜同用，如真武汤；用于水热互结，阴虚小便不利水肿，与滑石、阿胶、泽泻合用，如猪苓汤。

（2）痰饮。本品善渗泄水湿，使湿无所聚，痰无由生，可治痰饮之目眩心悸，配以桂枝、白术、甘草同用，如苓桂术甘汤；若饮停于胃而呕吐者，多和半夏、生姜合用，如小半夏加茯苓汤。

（3）脾虚泄泻。本品能健脾渗湿而止泻，尤宜于脾虚湿盛泄泻，可与山药、白术、薏苡仁同用，如参苓白术散；茯苓味甘，善入脾经，能健脾补中，常配以人参、白术、甘草，治疗脾胃虚弱，倦怠乏力，食少便溏，如四君子汤。

（4）心悸，失眠。本品益心脾而宁心安神，常用治心脾两虚，气血不足之心悸、失眠、健忘，多与黄芪、当归、远志同用，如归脾汤；若心气虚，不能藏神，惊恐而不安卧者，常与人参、龙齿、远志同用，如安神定志丸。

2. 薏苡仁

【性能】甘、淡，凉。归脾、胃、肺经。

【功效】利水渗湿，健脾止泻，除痹，排脓。

【应用】

（1）水肿，小便不利，脚气浮肿。本品淡渗甘补，既利水消肿，又健脾补中。常用于脾虚湿胜之水肿腹胀，小便不利，多与茯苓、白术、黄芪等药同用；治水肿喘急，与郁李仁汁煮饭服食；治脚气浮肿可与防己、木瓜、槟榔同用。

（2）脾虚泄泻。本品能渗利脾湿，健脾止泻，尤宜治脾虚湿盛之泄泻，常与人参、茯苓、白术等合用，如参苓白术散。

（3）湿痹拘挛。薏苡仁渗湿除痹，能舒筋脉，缓和拘挛。常用治湿痹而筋脉挛急疼痛者，与独活、防风、苍术同用，如薏苡仁汤；若治风湿久痹，筋脉挛急，用薏苡仁煮粥服，如薏苡仁粥。本品药性偏凉，能清热而利湿，可治湿温初起或暑湿邪在气分，头痛恶寒、胸闷身重者，配杏仁、豆蔻、滑石等，如三仁汤。

（4）肺痈，肠痈。本品清肺肠之热，排脓消痈。治疗肺痈胸痛、咳吐脓痰，常与苇茎、冬瓜仁、桃仁等同用，如苇茎汤；治肠痈，可与附子、败酱草、牡丹皮合用，如薏苡附子败酱散。

【用法】煎服。清利湿热宜生用，健脾止泻宜炒用。

【鉴别用药】

茯苓与薏苡仁

中药名称	相同点	不同点
茯苓	均能利水消肿，渗湿健脾，用治水湿内停诸证及脾虚证	茯苓性平，利水不伤正气，为治各种水湿、痰饮要药；补益心脾，宁心安神，治心悸失眠、心神不安证
薏苡仁		薏苡仁性偏寒凉，善清湿热，除痹排脓，用治风湿痹证、肺痈、肠痈

［常考考点］茯苓与薏苡仁的鉴别。

3. 猪苓

【功效】利水渗湿。

【主治病证】水肿，小便不利，泄泻。

【鉴别用药】

茯苓与猪苓

中药名称	相同点	不同点
茯苓	利水消肿，渗湿，用治水肿、小便不利	茯苓健脾补中，养心安神，治脾虚诸证、心神不安证
猪苓		猪苓利水作用较强，无补益之功

［常考考点］茯苓与猪苓的鉴别。

4. 泽泻

【功效】利水渗湿，泄热。

【主治病证】

（1）水肿，小便不利，泄泻。

（2）淋证，遗精。

【知识纵横比较】

利水消肿药的功效比较及常考考点

中药名称	相似功效	不同功效	常考考点
茯苓	利水渗湿	健脾，宁心	寒热虚实水肿均可
薏苡仁	利水渗湿	健脾止泻，除痹，排脓	
猪苓	利水渗湿		
泽泻	利水渗湿	泄热	

［常考考点］茯苓、薏苡仁的性能、功效、应用。猪苓、泽泻的功效、主治病证。

细目三　利尿通淋药

【考点突破攻略】

1. 车前子

【性能】甘，寒。归肝、肾、肺、小肠经。

【功效】清热利尿通淋，渗湿止泻，明目，祛痰。

【应用】

（1）淋证，水肿。本品甘寒而利，善通利水道，清膀胱热结。治疗湿热下注于膀胱而致小便淋沥涩痛者，常与木通、滑石、瞿麦等清热利湿药同用，如八正散；对水湿停滞之水肿、小便不利，可与猪苓、茯苓、泽泻同用；若病久肾虚，腰重脚肿，可与牛膝、山茱萸、肉桂等同用，如济生肾气丸。

（2）泄泻。本品能利水湿，分清浊而止泻，即利小便以实大便。尤宜于小便不利之水泻，可单用本品研末，米汤送服；若脾虚湿胜泄泻，可配白术同用；若暑湿泄泻，可与香薷、茯苓、猪苓等同用，如车前子散。

（3）目赤肿痛，目暗昏花。车前子善清肝热而明目，治目赤涩痛，多与菊花、决明子等同用；若肝肾阴亏，两目昏花，则配熟地黄、菟丝子等养肝明目药，如驻景丸。

（4）痰热咳嗽。本品入肺经，能清肺化痰止咳。治肺热咳嗽痰多，多与瓜蒌、浙贝母、枇杷叶等清肺化痰药同用。

【用法】煎服。宜布包。

2. 滑石

【功效】利尿通淋，清热解暑；外用祛湿敛疮。

【主治病证】热淋，石淋，尿热涩痛；暑湿，湿温；湿疮，湿疹，痱子。

【用法】宜先煎。外用适量。

【鉴别用药】

车前子与滑石

中药名称	相同点	不同点
车前子	均具利尿通淋作用，治湿热下注膀胱之小便淋沥涩痛	车前子还可渗湿止泻，明目，祛痰，用治暑湿泄泻、目赤昏花、翳障
滑石		滑石还可清热解暑，收湿敛疮，用治暑湿、湿温及湿疮、湿疹、痱子

［常考考点］车前子与滑石的鉴别。

3. 瞿麦

【功效】利尿通淋，活血通经。

4. 地肤子

【功效】清热利湿，祛风止痒。

5. 海金沙

【功效】清热利湿，通淋止痛。

【用法】煎服，宜包煎。

6. 石韦

【功效】利尿通淋，清肺止咳，凉血止血。

7. 萆薢

【功效】利湿去浊，祛风除痹。

【知识纵横比较】

利尿通淋药的功效比较和常考考点

中药名称	相似功效	不同功效	常考考点
车前子	清热利尿通淋	渗湿止泻，明目，祛痰	包煎
滑石	利水通林	清热解暑；外用收湿敛疮	包煎
瞿麦	利尿通淋	活血通经	
地肤子	清热利湿	祛风止痒	
海金沙	利尿利湿	通淋止痛	诸淋涩痛之要药；包煎
石韦	利尿通淋	清肺止咳，凉血止血	
萆薢	利湿去浊	祛风除痹	治疗膏淋之要药

［常考考点］车前子的性能、功效、应用。滑石的功效、主治病证。瞿麦、地肤子、海金沙、萆薢、石韦的功效。

细目四　利湿退黄药

【考点突破攻略】

1. 茵陈

【性能】苦、辛，微寒。归脾、胃、肝、胆经。

【功效】清利湿热，利胆退黄。

【应用】

（1）黄疸。本品苦泄下降，性寒清热，善清利脾胃肝胆湿热，使之从小便而出，为治黄疸之要药。若身目发黄，小便短赤之阳黄证，常与栀子、大黄同用，如茵陈蒿汤；若黄疸湿重于热者，可与茯苓、猪苓同用，如茵陈五苓散；若脾胃寒湿郁滞，阳气不得宣运之阴黄，多与附子、干姜等配用，如茵陈四逆汤。

（2）暑湿，湿温。本品苦寒中禀清香芳化之性，既能导湿热从小便而出，又能芳化湿浊之邪出表，善治湿热并重之湿温、暑湿，常与滑石、黄芩等同用，如甘露消毒丹。

（3）湿疮瘙痒。本品苦微寒，有解毒疗疮之功，故可用于湿热内蕴之风瘙瘾疹，湿疮瘙痒，可单味煎汤外洗，也可与黄柏、苦参、地肤子等同用。

2. 金钱草

【性能】甘、咸，微寒。归肝、胆、肾、膀胱经。

【功效】利湿退黄，利尿通淋，解毒消肿。

【应用】

（1）湿热黄疸。本品清肝胆之火，又能除下焦湿热，有清热利湿退黄之效，治湿热黄疸，常与茵陈蒿、栀子、虎杖等同用。

（2）石淋、热淋。金钱草利尿通淋，善消结石，尤宜于治疗石淋，可单用大剂量金钱草煎汤代茶饮，或与海金沙、鸡内金、滑石等同用；治热淋，常与车前子、萹蓄等同用；本品还能清肝胆湿热，消胆石，配伍茵陈、大黄、郁金等同用，治疗肝胆结石，如利胆排石片。

（3）痈肿疔疮、毒蛇咬伤。本品有解毒消肿之效，可用治恶疮肿毒、毒蛇咬伤等证。可用鲜品捣汁内服或捣烂外敷，或配蒲公英、野菊花等同用。

3. 虎杖

【功效】利湿退黄，清热解毒，散瘀止痛，化痰止咳。

【主治病证】湿热黄疸，淋浊，带下；水火烫伤，痈肿疮毒，毒蛇咬伤；经闭，癥瘕，跌打损伤；肺热咳嗽。此外，还有泻热通便的作用，可用于热结便秘。

【鉴别用药】

大黄与虎杖

中药名称	相同点	不同点
大黄	均具有活血散瘀、清热解毒、利胆退黄、泻下通便的功效，用治瘀血诸证、痈肿疮毒、水火烫伤、湿热黄疸、淋证、热结便秘等	大黄泻下攻积力强，又可清热凉血，用于积滞便秘、血热吐衄、目赤咽肿、湿热痢疾
虎杖		虎杖还能清肺化痰止咳，用于肺热咳嗽

［常考考点］大黄与虎杖的鉴别。

【知识纵横比较】

利胆退黄药的功效鉴别和常考考点

中药名称	相似功效	不同功效	常考考点
茵陈	清利湿热，利胆退黄		治湿热黄疸之要药
金钱草	利湿退黄	利尿通淋，解毒消肿	治砂淋、石淋之要药
虎杖	利湿退黄	清热解毒，散瘀止痛，化痰止咳	

［常考考点］茵陈、金钱草的性能、功效、应用。虎杖的功效、主治病证。

【例题实战模拟】

A1 型题

1. 用治水肿、肺痈、肠痈，宜选

A. 猪苓　B. 茯苓　C. 薏苡仁　D. 藜芦　E. 冬瓜皮

2. 治疗肾阴不足，相火偏亢之遗精的药物是
A. 荠菜　B. 泽泻　C. 蝼蛄　D. 冬瓜皮　E. 泽漆
3. 能利水湿、分清浊而止泻，尤宜于小便不利之水泻的药是
A. 滑石　B. 木通　C. 荠菜　D. 车前子　E. 金钱草
4. 能利尿通淋、清热解暑、收湿敛疮的药是
A. 滑石　B. 车前子　C. 地肤子　D. 木通　E. 石韦
5. 海金沙的煎服方法是
A. 先煎　B. 后下　C. 煎汤代水　D. 另煎　E. 包煎
6. 善清小肠、膀胱湿热，尤善止尿道疼痛，为治诸淋涩痛之要药的是
A. 地肤子　B. 海金沙　C. 车前草　D. 蝼蛄　E. 冬葵子
7. 治疗石淋，宜首选
A. 萆薢　B. 木通　C. 石韦　D. 滑石　E. 金钱草
8. 治疗湿热黄疸之要药是
A. 虎杖　B. 茵陈　C. 大黄　D. 金钱草　E. 萆薢
B1 型题
A. 茵陈　B. 泽泻　C. 虎杖　D. 地肤子　E. 金钱草
9. 具有利湿退黄、解毒消肿功效的药物是
10. 具有利湿退黄、散瘀止痛功效的药物是
【参考答案】
1. C　2. B　3. D　4. A　5. E　6. B　7. E　8. B　9. E　10. C

第十一单元　温里药

细目一　概述

【考点突破攻略】

要点　温里药的使用注意事项

本类药物性多辛热燥烈，易耗阴助火。
（1）天气炎热时当减少用量。
（2）实热证、阴虚火旺、津血亏虚者宜忌用。
（3）孕妇慎用。

细目二　具体药物

【考点突破攻略】

1. 附子
【性能】辛、甘，大热；有毒。归心、肾、脾经。
【功效】回阳救逆，补火助阳，散寒止痛。
【应用】
（1）亡阳证。本品能上助心阳、中温脾阳、下补肾阳，为“回阳救逆第一品药”，常与干姜、甘草同用，治吐利汗出、发热恶寒、四肢拘急、手足厥冷，或大汗、大吐、大泻所致亡阳证，如四逆汤；本

品能回阳救逆，人参能大补元气，二者同用，可治亡阳兼气脱者，如参附汤；若寒邪入里，直中三阴而见四肢厥冷、恶寒倦卧、吐泻腹痛、脉沉迟无力或无脉者，可与干姜、肉桂、人参同用，如回阳急救汤。

（2）阳虚内寒证。本品辛甘温煦，有峻补元阳、益火消阴之效，凡肾、脾、心诸脏阳气衰弱者均可应用，配肉桂、山茱萸、熟地黄等，可治肾阳不足、命门火衰所致之阳痿滑精、宫寒不孕、腰膝冷痛、夜尿频多者，如右归丸；配党参、白术、干姜等，可治脾肾阳虚、寒湿内盛所致脘腹冷痛、大便溏泻等，如附子理中汤；与茯苓、白术等同用，可治脾肾阳虚，水气内停所致小便不利、肢体浮肿者，如真武汤；若治心阳衰弱，心悸气短、胸痹心痛者，可与人参、桂枝等同用；治阳虚兼外感风寒者，常与麻黄、细辛同用，如麻黄附子细辛汤。

（3）寒湿痹证。本品气雄性悍，走而不守，能温经通络，逐经络中风寒湿邪，故有较强的散寒止痛作用。凡风寒湿痹周身骨节疼痛者均可用之，尤善治寒痹痛剧者，常与桂枝、白术、甘草同用，如甘草附子汤。

【用法用量】煎服，3～15g。本品有毒，宜先煎0.5～1小时，至口尝无麻辣感为度。

【使用注意】孕妇及阴虚阳亢者忌用。反半夏、瓜蒌、贝母、白蔹、白及。生品外用，内服须炮制。若内服过量，或炮制、煎煮方法不当，可引起中毒。

【鉴别用药】

附子与川乌

中药名称	共同点	不同点
附子	均性辛热有毒，有散寒止痛之功，可用于寒痹疼痛、心腹冷痛、寒疝疼痛等	附子为乌头的子根，入心、脾、肾经，上助心阳，中温脾阳，下补肾阳，为回阳救逆要药，又可补火助阳，用于肾、脾、心诸脏阳气衰弱证
川乌		川乌为乌头的母根，辛热燥烈，药性雄悍，既可散在表之风邪，又可通逐在里之寒湿，温通经络而止痛，为治疗寒湿痹证日久、关节疼痛不可屈伸、中风手足不仁之要药

［常考考点］附子与川乌的鉴别。

2. 干姜

【性能】辛，热。归脾、胃、肾、心、肺经。

【功效】温中散寒，回阳通脉，温肺化饮。

【应用】

（1）脾胃寒证，腹痛，呕吐，泄泻。本品辛热燥烈，主入脾胃而长于温中散寒、健运脾阳，为温暖中焦之主药。多与党参、白术等同用，治脾胃虚寒、脘腹冷痛等，如理中丸；单用本品研末服，治寒邪直中脏腑所致腹痛；常配高良姜，治胃寒呕吐，如二姜丸；可与黄芩、黄连、人参等同用，治上热下寒，寒热格拒，食入即吐者，如干姜黄芩黄连人参汤；治中寒水泻，可单用为末服，亦可与党参、白术、甘草等同用。

（2）亡阳证。本品辛热，入心、脾、肾经，有温阳守中、回阳通脉的功效。用治心肾阳虚，阴寒内盛所致亡阳厥逆，脉微欲绝者，每与附子相须为用，如四逆汤。

（3）寒饮喘咳。本品辛热，入肺经，善能温肺散寒化饮。常与细辛、五味子、麻黄等同用，治寒饮喘咳、形寒背冷、痰多清稀之证，如小青龙汤。

【鉴别用药】

附子与干姜

中药名称	相同点	不同点
附子	温中散寒，回阳救逆。常用于亡阳证，四肢厥逆，脉微欲绝；脾胃有寒，脘腹冷痛，泄泻	附子为“回阳救逆第一要药”，并能补火助阳，散寒止痛，治各种阳虚证及风寒湿痹证
干姜		干姜回阳救逆之功不及附子，长于温中散寒，治中焦寒证；又有温肺化饮之功，用于寒饮停肺证

生姜与干姜

中药名称	相同点	不同点
生姜	二药均能温中散寒，温肺止咳，同治胃寒呕吐、冷痛及肺寒咳喘	生姜长于温胃止呕，尤善治胃寒呕吐；又能发汗解表，可治风寒表证
干姜		干姜温里散寒力强，偏于温肺散寒而化饮；又能回阳通脉，可治亡阳证

［常考考点］附子与干姜、生姜与干姜的鉴别。

3. 肉桂

【性能】辛、甘，大热。归肾、脾、心、肝经。

【功效】补火助阳，散寒止痛，温通经脉，引火归原。

【应用】

（1）肾阳虚证。本品辛甘大热，能补火助阳，益阳消阴，作用温和持久，为治命门火衰之要药。常配附子、熟地黄、山茱萸等，用治肾阳不足，命门火衰之阳痿宫冷、腰膝冷痛、夜尿频多、滑精遗尿等，如肾气丸、右归饮。

（2）脘腹冷痛，寒疝腹痛。本品甘热助阳以补虚，辛热散寒以止痛，善去痼冷沉寒。治寒邪内侵或脾胃虚寒的脘腹冷痛，可单用研末，酒煎服；或与干姜、高良姜、荜茇等同用，如大已寒丸；治寒疝腹痛，多与吴茱萸、小茴香等同用。

（3）寒痹腰痛，胸痹，阴疽，闭经，痛经。本品辛散温通，能行气血、运经脉、散寒止痛。常与独活、桑寄生、杜仲等同用，治风寒湿痹，尤以治寒痹腰痛为主，如独活寄生汤；与附子、干姜、川椒等同用，可治胸阳不振，寒邪内侵的胸痹心痛，如桂附丸；与鹿角胶、炮姜、麻黄等同用，可治阳虚寒凝，血滞痰阻的阴疽、流注等，如阳和汤；若与当归、川芎、小茴香等同用，可治冲任虚寒，寒凝血滞的闭经、痛经等证，如少腹逐瘀汤。

（4）虚阳上浮。本品大热入肝肾，能使因下元虚衰所致上浮之虚阳回归故里，故曰引火归原。用治元阳亏虚，虚阳上浮的面赤、虚喘、汗出、心悸、失眠、脉微弱者，常与山茱萸、五味子、人参等同用。

此外，久病体虚气血不足者。在补益气血方中加入少量本品，可鼓舞气血生长。

【用法用量】煎服，1～5g，宜后下或焗服；研末冲服，每次1～2g。

【使用注意】阴虚火旺，里有实热，血热妄行出血及孕妇忌用。畏赤石脂。

【鉴别用药】

附子与肉桂

中药名称	相同点	不同点
附子	补火助阳，散寒止痛。治里寒实证、虚寒证及寒湿痹痛。	附子能回阳救逆，长于温补脾肾
肉桂		肉桂长于温补命门，引火归原，温通经脉，并能鼓舞气血生长，治阴疽、虚寒性溃疡等

［常考考点］附子与肉桂的鉴别。

4. 吴茱萸

【性能】辛、苦，热；有小毒。归肝、脾、胃、肾经。

【功效】散寒止痛，降逆止呕，助阳止泻。

【应用】

（1）寒凝疼痛。本品辛散苦泄，性热祛寒，主入肝经，既散肝经之寒邪，又疏肝气之郁滞，为治寒滞肝经诸痛之主药。每与生姜、人参等同用，治厥阴头痛，干呕吐涎沫，苔白脉迟等，如吴茱萸汤；常与小茴香、川楝子、木香等配伍，治寒疝腹痛，如导气汤；与桂枝、当归、川芎等同用，可治冲任虚寒、瘀血阻滞之痛经，如温经汤；与木瓜、苏叶、槟榔等配伍，治寒湿脚气肿痛，或上冲入腹，如鸡鸣散。

（2）呕吐吞酸。本品辛散苦泄，性热祛寒，善能散寒止痛，还能疏肝解郁，降逆止呕，兼能制酸止痛。常与干姜、甘草同用，治霍乱心腹痛，呕吐不止，如吴茱萸汤；与半夏、生姜等同用，可治外寒内侵，胃失和降之呕吐；配伍黄连，可治肝郁化火，肝胃不和之胁痛口苦、呕吐吞酸，如左金丸。

（3）虚寒泄泻。本品性味辛热，能温脾益肾，助阳止泻，为治脾肾阳虚、五更泄泻之常用药，多与补骨脂、肉豆蔻、五味子同用，如四神丸。

【用法用量】煎服，2～5g。外用适量。

5. 小茴香

【功效】散寒止痛，理气和胃。

【主治病证】寒疝腹痛，睾丸偏坠疼痛，少腹冷痛，痛经；中焦虚寒气滞证。

6. 丁香

【功效】温中降逆，散寒止痛，温肾助阳。

【使用注意】热证及阴虚内热者忌用。畏郁金。

7. 高良姜

【功效】温中止呕，散寒止痛。

8. 花椒

【功效】温中止痛，杀虫止痒。

【用法用量】煎服，3～6g。外用适量，煎汤熏洗。

【知识纵横比较】

温里药的功效鉴别和常考考点

中药名称	相似功效	不同功效	常考考点
附子	散寒止痛	回阳救逆，补火助阳	回阳救逆第一品药
干姜	温中散寒	回阳通脉，温肺化饮	温暖中焦之主药
肉桂	散寒止痛	补火助阳，温通经脉，引火归原	为治命门火衰之要药
吴茱萸	散寒止痛	降逆止呕，助阳止泻	治肝寒气滞诸痛要药
小茴香	散寒止痛	理气和胃	善治寒疝腹痛
丁香	散寒止痛	温中降逆，温肾助阳	为治胃寒呕逆之要药
花椒	温中止痛	杀虫止痒	
高良姜	散寒止痛	温中止呕	

［常考考点］附子、干姜、肉桂、吴茱萸的性能、功效、应用。小茴香的功效、主治病证。丁香、花椒的功效。

【例题实战模拟】

A1 型题

1. 下列药物中，善于上助心阳、中温脾阳、下补肾阳的药物是
   A. 附子　B. 干姜　C. 丁香　D. 吴茱萸　E. 小茴香
2. 治疗亡阳证，寒饮喘咳，应首选的药物是
   A. 附子　B. 干姜　C. 肉桂　D. 吴茱萸　E. 白术
3. 下列药物中具有疏肝下气功效的是
   A. 附子　B. 干姜　C. 肉桂　D. 吴茱萸　E. 丁香
4. 下列药物中，善治厥阴头痛的是

A. 白芷　B. 藁本　C. 细辛　D. 吴茱萸　E. 葛根

5. 具有温中止痛、杀虫止痒功效的药是

A. 胡椒　B. 花椒　C. 荜茇　D. 荜澄茄　E. 苦参

6. 温里药中具有温肺化饮功效的药物是

A. 附子　B. 干姜　C. 肉桂　D. 吴茱萸　E. 丁香

7. 小茴香尤善治

A. 厥阴头痛　B. 寒疝腹痛　C. 风湿痹痛　D. 脘腹冷痛　E. 虫积腹痛

B1 型题

A. 既能散寒止痛，又能回阳　B. 既能散寒止痛，又能助阳　C. 既能散寒止痛，又能潜阳　D. 既能散寒止痛，又能通阳　E. 既能散寒止痛，又能升阳

8. 附子、干姜都具有的功效是

9. 肉桂、丁香都具有的功效是

【参考答案】

1. A　2. B　3. D　4. D　5. B　6. B　7. B　8. A　9. B

第十二单元　理气药

细目一　概述

【考点突破攻略】

要点　理气药的使用注意事项

本类药物性多辛温香燥，易耗气伤阴，故气阴不足者忌用。

细目二　具体药物

【考点突破攻略】

1. 陈皮

【性能】苦、辛，温。归脾、肺经。

【功效】理气健脾，燥湿化痰。

【应用】

（1）脾胃气滞证。本品辛行温通，有行气止痛、健脾和中之功，因其苦温而燥，故寒湿中阻之气滞最宜。治疗中焦寒湿，脾胃气滞，脘腹胀痛、恶心呕吐、泄泻等，常与苍术、厚朴等同用，如平胃散；若食积气滞，脘腹胀痛，可配山楂、神曲等同用，如保和丸；若外感风寒，内伤湿滞之腹痛、呕吐、泄泻，可配藿香、紫苏叶等同用，如藿香正气散；若脾虚气滞，腹痛喜按、不思饮食、食后腹胀、便溏舌淡者，可与党参、白术、茯苓等同用，如异功散；若脾胃气滞较甚，脘腹胀痛较剧者，每与木香、枳实等同用，以增强行气止痛之功。

（2）呕吐、呃逆。本品辛香行气，善疏理气机，调畅中焦而使之升降有序。治疗呕吐、呃逆，常与生姜、竹茹、大枣同用，如橘皮竹茹汤；若脾胃寒冷，呕吐不止，又多配生姜、甘草同用，如姜橘汤。

（3）湿痰、寒痰咳喘。本品既能燥湿化痰，又能温化寒痰，且辛行苦泄而能宣畅肺气，为治痰湿咳

喘之要药。治湿痰咳嗽，多与半夏、茯苓等同用，如二陈汤；若治寒痰咳喘，多与干姜、细辛、五味子等同用，如苓甘五味姜辛汤；若脾虚失运而致痰湿犯肺者，可配党参、白术同用，如六君子汤。

（4）胸痹。本品辛行温通，入肺走胸，而能行气化痰、通痹止痛。治疗胸痹、胸中气塞短气，可配伍枳实、生姜，如橘皮枳实生姜汤。

2. 青皮

【功效】疏肝破气，消积化滞。

【主治病证】肝郁气滞证；食积气滞，脘腹胀痛；癥瘕积聚，久疟痞块。

【鉴别用药】

陈皮与青皮

中药名称	相同点	不同点
陈皮	行气消滞，用于治食积气滞，脘腹胀痛	陈皮性较平和，归脾、肺经，主理脾肺气滞，燥湿化痰，用治脾胃气滞、湿痰、寒痰壅肺之咳嗽、胸闷等证
青皮		青皮性较峻烈，主归肝、胆、胃经，善疏肝破气，常用与肝气郁结、食积气滞及癥瘕积聚等证。

［常考考点］陈皮与青皮的鉴别。

3. 枳实

【性能】苦、辛、酸，微寒。归脾、胃经。

【功效】破气消积，化痰散痞。

【应用】

（1）胃肠积滞，湿热泻痢。本品辛行苦降，善破气除痞、消积导滞。治饮食积滞，脘腹痞满胀痛，常与山楂、麦芽、神曲等同用，如曲麦枳术丸；治脾胃虚弱，脘腹痞满胀闷，与白术配伍以健脾行气消痞，如枳术丸；若胃肠积滞，热结便秘，腹满胀痛，则与大黄、芒硝、厚朴等同用，如大承气汤；治湿热泻痢、里急后重，多与黄芩、黄连同用，如枳实导滞丸。

（2）胸痹，结胸。本品能行气化痰以消痞，破气除满而止痛。治胸阳不振，痰阻胸痹之胸中满闷、疼痛，多与薤白、桂枝、瓜蒌等同用，如枳实薤白桂枝汤；治痰热结胸，可与黄连、瓜蒌、半夏同用，如小陷胸加枳实汤；治心下痞满，食欲不振，可与半夏曲、厚朴等同用，如枳实消痞丸。

（3）气滞胸胁疼痛。本品善破气行滞而止痛，治疗气血阻滞之胸胁疼痛，可与川芎配伍，如枳芎散；若属寒凝气滞，可配桂枝，如桂枳散。

此外，本品尚可治脏器下垂病症。

4. 木香

【性能】辛、苦，温。归脾、胃、大肠、胆、三焦经。

【功效】行气止痛，健脾消食。

【应用】

（1）脾胃气滞证。本品辛行苦泄温通，芳香气烈而味厚，善通行脾胃之滞气，既为行气止痛之要药，又为健脾消食之佳品。治脾胃气滞，脘腹胀痛，可单用本品或配砂仁、藿香等同用，如木香调气散；若脾虚气滞，脘腹胀满、食少便溏，可与党参、白术、陈皮等同用，如香砂六君子汤、健脾丸；若脾虚食少，兼食积气滞，可配砂仁、枳实、白术等同用，如香砂枳术丸。

（2）泻痢里急后重。本品辛行苦降，善行大肠之滞气，为治湿热泻痢里急后重之要药，常与黄连配伍，如香连丸；若治饮食积滞之脘腹胀满、大便秘结或泻而不爽，可与槟榔、青皮、大黄等同用，如木香槟榔丸。

（3）腹痛胁痛，黄疸。本品气香醒脾，味辛能行，味苦主泄，走三焦和胆经，故既能行气健脾，又能疏肝利胆，用治脾失运化、肝失疏泄而致湿热郁蒸、气机阻滞之脘腹胀痛、胁痛、黄疸，可与郁金、大黄、茵陈等配伍。

此外，本品醒脾开胃，在补益药中用之，可减轻补益药的腻胃和滞气之弊。

【用法】煎服。生用行气力强；煨用行气力缓而实肠止泻，用于泄泻腹痛。

5. 川楝子

【功效】疏肝泄热，行气止痛，杀虫。

【主治病证】肝郁化火诸痛证；虫积腹痛；头癣、秃疮。

【使用注意】本品有毒，不宜过量或持续服用，以免中毒。又因苦寒，脾胃虚寒者慎用。

6. 乌药

【功效】行气止痛，温肾散寒。

【主治病证】寒凝气滞胸腹诸痛证；尿频遗尿。

7. 香附

【性能】辛、微苦、微甘，平。归肝、脾、三焦经。

【功效】疏肝解郁，理气宽中，调经止痛。

【应用】

（1）肝郁气滞痛证。本品主入肝经气分，芳香辛行，善散肝气之郁结，味苦疏泄以平肝气之横逆，故为疏肝解郁、行气止痛之要药。治肝气郁结之胁肋胀痛，多与柴胡、川芎、枳壳等同用，如柴胡疏肝散；用治寒凝气滞、肝气犯胃之胃脘疼痛，可配高良姜用，如良附丸；若治寒疝腹痛，多与小茴香、乌药、吴茱萸等同用；治气、血、痰、火、湿、食六郁所致胸膈痞满、脘腹胀痛、呕吐吞酸、饮食不化等，可配川芎、苍术、栀子等同用，如越鞠丸。

（2）月经不调，痛经，乳房胀痛。本品辛行苦泄，善于疏理肝气，调经止痛，为妇科调经之要药。治月经不调、痛经，可单用，或与柴胡、川芎、当归等同用，如香附归芎汤；若治乳房胀痛，多与柴胡、青皮、瓜蒌皮等同用。

（3）气滞腹痛。本品味辛能行而长于止痛，除善疏肝解郁之外，还能入脾经，而有宽中、消食下气等作用，故临床上也常用于脾胃气滞证。治疗脘腹胀痛、胸膈噎塞、嗳气吞酸、纳呆，可配砂仁、甘草同用，如快气汤，或上方再加乌药、苏叶同用，如缩砂香附汤。

【鉴别用药】

木香、香附与乌药

中药名称	相同点	不同点
木香	均能行气止痛，治气滞腹痛	木香善行脾胃、大肠气滞，消食健胃，治脾胃气滞之脘腹胀满、痢疾里急后重等证
香附		药性平和，善疏肝解郁，调经止痛，为调经之要药，多用于肝郁气滞之胸胁胀痛、月经不调、痛经等证
乌药		乌药上入脾肺，下达肾与膀胱，善散寒止痛，并能温肾，长于治寒凝气滞之胸胁脘腹诸痛、寒疝腹痛及肾阳不足之小便频数与遗尿

［常考考点］木香、香附与乌药的鉴别。

8. 佛手

【功效】疏肝理气，和胃止痛，燥湿化痰。

9. 薤白

【功效】通阳散结，行气导滞。

【主治病证】

（1）胸痹心痛。

（2）脘腹痞满胀痛，泻痢里急后重。

10. 檀香

【功效】行气温中，开胃止痛。

【用法】煎服，宜后下。

11. 大腹皮

【功效】行气宽中，利水消肿。

【知识纵横比较】

理气药的功效鉴别和常考考点

中药名称	相似功效	不同功效	常考考点
陈皮	理气健脾	燥湿化痰	治痰之要药
青皮	疏肝破气	消积化滞	
枳实	破气消积	化痰除痞	
木香	行气止痛	健脾消食	治疗里急后重之要药
川楝子	行气止痛	疏肝泄热，杀虫	
乌药	行气止痛	温肾散寒	寒疝腹痛
香附	理气宽中	疏肝解郁，调经止痛	气病之总司，女科之主帅
佛手	和胃止痛	疏肝理气，燥湿化痰	
薤白	行气导滞	通阳散结	治胸痹之要药
檀香	行气止痛	温中，开胃	
大腹皮	行气宽中	利水消肿	

［常考考点］陈皮、枳实、木香、香附的性能、功效、应用。青皮、川楝子、乌药、薤白的功效、主治病证。

【例题实战模拟】

A1 型题

1. 治痰的要药是

A. 陈皮　B. 枳实　C. 佛手　D. 木香　E. 大腹皮

2. 陈皮、木香共有的功效是

A. 疏肝理气　B. 降气止呕　C. 行气导滞　D. 理气止痛　E. 理气健脾

3. 既能破气消积，又能化痰除痞的药物是

A. 枳实　B. 青皮　C. 沉香　D. 川楝子　E. 木香

4. 治疗肝气郁结，月经不调，痛经，乳房胀痛，宜首选的药物是

A. 木香　B. 香附　C. 沉香　D. 檀香　E. 九香虫

5. 薤白用治胸痹证的功效是

A. 通阳散结　B. 理气健脾　C. 化痰宽胸　D. 宣肺化痰　E. 破气除痞

6. 脾胃虚寒者慎用的药物是

A. 大腹皮　B. 青木香　C 天仙藤　D. 川楝子　E. 甘松

【参考答案】

1. A　2. E　3. A　4. B　5. A　6. D

第十三单元　消食药

细目　具体药物

【考点突破攻略】

1. 山楂

【性能】酸、甘，微温。归脾、胃、肝经。

【功效】消食健胃，行气散瘀，化浊降脂。

【应用】

（1）肉食积滞。本品酸甘，微温不热，功善消食化积，能治各种饮食积滞，尤为消化油腻肉食积滞之要药。凡肉食积滞之脘腹胀满、嗳气吞酸、腹痛便溏者，均可应用。治食肉不消，可单味煎服，若配莱菔子、神曲等，可加强消食化积之功。治积滞脘腹胀痛，配木香、青皮以行气消滞，如匀气散。

（2）泻痢腹痛，疝气痛。山楂入肝经，能行气散结止痛，炒用兼能止泻止痢。治泻痢腹痛，可单用焦山楂水煎服，或用山楂炭研末服；亦可配木香、槟榔等同用。治疝气痛，常与橘核、荔枝核等同用。

（3）血瘀证。本品性温，兼入肝经血分，能通行气血，有活血祛瘀止痛之功。治瘀滞胸胁痛，常与川芎、桃仁、红花等同用。若治疗产后瘀阻腹痛、恶露不尽或痛经、经闭，朱丹溪经验方即单用本品加糖水煎服；亦可与当归、香附、红花同用，如通瘀煎。

（4）高脂血症。本品能化浊降脂，现代单用生品或配伍丹参、葛根等，用治高脂血症、高血压、冠心病等。

2. 神曲

【功效】消食和胃。

【主治病证】饮食积滞。丸剂中有金石药可加入本品以助消化吸收。

3. 麦芽

【性能】甘，平。归脾、胃、肝经。

【功效】行气消食，健脾开胃，回乳。

【应用】米面薯蓣食滞；断乳、乳房胀痛；肝气郁滞或肝胃不和之胁痛、脘腹痛。

【使用注意】哺乳期妇女不宜使用。

4. 莱菔子

【性能】辛、甘，平。归肺、脾、胃经。

【功效】消食除胀，降气化痰。

【应用】

（1）食积气滞。本品味辛行散，消食化积之中，尤善行气消胀。常与山楂、神曲、陈皮同用，治食积气滞所致的脘腹胀满或疼痛、嗳气吞酸，如保和丸；若再配白术，可攻补兼施，治疗食积气滞兼脾虚者，如大安丸。

（2）喘咳痰多，胸闷食少。本品既能消食化积，又能降气化痰，止咳平喘。尤宜治喘咳痰壅、胸闷兼食积者，单用本品为末服，但多与芥子、苏子等同用，如三子养亲汤。

此外，古方中生用研服治涌吐风痰。

【使用注意】本品辛散耗气，故气虚及无食积、痰滞者慎用。不宜与人参同用。

5. 鸡内金

【性能】甘，平。归脾、胃、小肠、膀胱经。

【功效】消食健胃，固精止遗，通淋化石。

【应用】

（1）饮食积滞，小儿疳积。本品消食化积作用较强，并可健运脾胃，故广泛用于米面薯蓣乳肉等各种食积证。病情较轻者，单味研末服即有效，治消化不良引起反胃吐食，独用本品；治疗食积较重者，配山楂、麦芽等，可增强消食导滞作用；治小儿脾虚疳积，与白术、山药、使君子等同用。

（2）肾虚遗精、遗尿。本品可固精缩尿止遗。以鸡内金单味炒焦研末，温酒送服治遗精；若以本品配菟丝子、桑螵蛸等，可治遗尿，如鸡肶胵散。

（3）砂石淋证，胆结石。本品入膀胱经，有化坚消石之功，治小便淋沥，痛不可忍。现常与金钱草等药同用，治砂石淋证、胆结石。

【知识纵横比较】

消食药的功效比较及常考考点

中药名称	相似功效	不同功效	常考考点
山楂	消食健胃	行气散瘀，化浊降脂	治油腻肉积之要药
神曲	消食和胃		善治食积兼表证；善消金石积滞
麦芽	行气消食	健脾开胃，回乳	善治米面薯芋食滞证
莱菔子	消食除胀	降气化痰	食积兼气滞最宜
鸡内金	消食健胃	涩精止遗，通淋化石	

［常考考点］山楂、莱菔子、麦芽、鸡内金的性能、功效、应用。神曲的功效、主治病证。

【例题实战模拟】

A1 型题

1. 具有消食化积、活血散瘀功效的是
   A. 山楂　B. 麦芽　C. 莱菔子　D. 鸡内金　E. 厚朴
2. 消食兼可解表的药物是
   A. 山楂　B. 神曲　C. 麦芽　D. 鸡内金　E. 阿魏
3. 消食兼可化痰的药物是
   A. 神曲　B. 麦芽　C. 莱菔子　D. 鸡内金　E. 稻芽
4. 临床可广泛用治各种食积及小儿疳积的药物是
   A. 山楂　B. 厚朴　C. 麦芽　D. 莱菔子　E. 鸡内金
5. 麦芽除能消食和中外，还能
   A. 化痰　B. 行气　C. 通乳　D. 回乳　E. 温中
6. 下列除哪项外，均是鸡内金的主治病证
   A. 小儿疳积　B. 食积不化　C. 虫积腹痛　D. 遗精遗尿　E. 砂石淋证

【参考答案】

1. A　2. B　3. C　4. E　5. D　6. C

第十四单元　驱虫药

细目一　概述

【考点突破攻略】

要点　驱虫药的使用注意事项

（1）本类药物对人体正气多有损伤，故要控制剂量，防止用量过大中毒或损伤正气。
（2）孕妇、年老体弱者，更当慎用。
（3）驱虫药一般应在空腹时服用，使药物充分作用于虫体而保证疗效。
（4）对发热或腹痛剧烈者，暂时不宜驱虫，待症状缓解后，再施用驱虫药物慎用。

细目二　具体药物

【考点突破攻略】

槟榔

【性能】苦、辛，温。归胃、大肠经。
【功效】杀虫，消积，行气，利水，截疟。
【应用】

（1）肠道寄生虫病。本品驱虫谱广，对绦虫、蛔虫、蛲虫、钩虫、姜片虫等肠道寄生虫都有驱杀作用，并以泻下作用驱除虫体为其优点。用治绦虫症疗效最佳，可单用，亦可与木香同用，如圣功散，现代多与南瓜子同用，其杀绦虫疗效更佳；与使君子、苦楝皮同用，可治蛔虫病、蛲虫病；与乌梅、甘草配伍，可治姜片虫病。

（2）食积气滞，泻痢后重。本品辛散苦泄，入胃肠经，善行胃肠之气，消积导滞，兼能缓泻通便。常与木香、青皮、大黄等同用，治疗食积气滞、腹胀便秘等证，如木香槟榔丸；与木香、黄连、芍药等同用，可治湿热泻痢，如芍药汤。

（3）水肿，脚气肿痛。本品既能利水，又能行气，气行则助水运。常与商陆、泽泻、木通等同用，治疗水肿实证，二便不利，如疏凿饮子；与木瓜、吴茱萸、陈皮等配伍，用治寒湿脚气肿痛，如鸡鸣散。

（4）疟疾。本品截疟，常与常山、草果等同用，如截疟七宝饮。

【例题实战模拟】

A1 型题

1. 具有杀虫、消积、行气、利水、截疟功效的药物是
　A. 使君子　B. 苦楝皮　C. 槟榔　D. 雷丸　E. 鹤虱
2. 下列常用于治疗绦虫病的药物配伍是
　A. 使君子、苦楝皮　B. 槟榔、南瓜子　C. 鹤草芽、雷丸
　D. 鹤虱、榧子　E. 芜荑、槟榔

【参考答案】

1. C　2. B

第十五单元　止血药

细目一　概述

【考点突破攻略】

要点　止血药的使用注意事项

“止血不留瘀”，这是运用止血药必须始终注意的问题。而凉血止血药与收敛止血药，易凉遏敛邪，有止血留瘀之弊，故出血兼有瘀滞者不宜单独使用。若出血过多，气随血脱者，当急投大补元气之药，以挽救气脱危候。

［常考考点］运用止血药以“止血不留瘀”为原则。

细目二　凉血止血药

【考点突破攻略】

1. 小蓟

【性能】甘、苦，凉。归心、肝经。

【功效】凉血止血，散瘀解毒消痈。

【应用】

（1）血热出血。本品性属寒凉，善清血分之热而凉血止血，无论吐咯衄血，便血崩漏等出血由于血热妄行所致者皆可选用。治九窍出血，单用本品捣汁服；治金疮出血，以本品捣烂外涂；临证治疗多种出血证，常与大蓟、侧柏叶、白茅根等同用，如十灰散。因本品兼能利尿通淋，故尤善治尿血、血淋，可单味应用，也可配伍生地黄、滑石、栀子等，如小蓟饮子。

（2）热毒痈肿。本品能清热解毒，散瘀消肿，用治热毒疮疡初起肿痛之证。可单用鲜品捣烂敷患处，也可与乳香、没药同用，如神效方。

2. 大蓟

【功效】凉血止血，散瘀解毒消痈。

【主治病证】血热出血；热毒痈肿。

【鉴别用药】

大蓟与小蓟

中药名称	相同点	不同点
大蓟	凉血止血，散瘀解毒消痈。可用治血热出血及热毒痈肿	大蓟解毒散瘀消肿、凉血止血力较强，治吐血、咯血及崩漏
小蓟		小蓟凉血止血、解毒散瘀消肿力弱，兼利尿，治尿血、血淋为优

［常考考点］大蓟与小蓟的鉴别。

3. 地榆

【性能】苦、酸、涩，微寒。归肝、大肠经。

【功效】凉血止血，解毒敛疮。

【应用】

（1）血热出血。本品味苦寒入血分，长于泄热而凉血止血；味兼酸涩，又能收敛止血，可用治多种血热出血之证；又因其性下降，故尤宜于下焦之下血。用治便血因于热甚者，常配伍生地黄、白芍、黄芩等，如约营煎；用治痔疮出血，血色鲜红者，常与槐角、防风、黄芩等配伍，如槐角丸；用治血热甚，崩漏量多色红，兼见口燥唇焦者，可与生地黄、黄芩、牡丹皮等同用，如治崩极验方。本品苦寒兼酸涩，功能清热解毒、凉血涩肠而止痢，对于血痢不止者亦有良效，常与甘草同用，如地榆汤。

（2）烫伤、湿疹、疮疡痈肿。本品苦寒能泻火解毒，味酸涩能敛疮，为治水火烫伤之要药，可单味研末，麻油调敷，或配大黄粉，或配黄连、冰片，研末调敷。用治湿疹及皮肤溃烂，可以本品浓煎外洗，或用纱布浸药外敷，亦可配煅石膏、枯矾研末外掺患处。本品清热凉血，又能解毒消肿，用治疮疡痈肿，无论成脓与否均可运用。若初起未成脓者，可单用地榆煎汁浸洗，或湿敷患处；若已成脓者，可用单味鲜地榆叶，或配伍其他清热解毒药，捣烂外敷局部。

【使用注意】本品性寒酸涩，凡虚寒性便血、下痢、崩漏及出血有瘀者慎用。对于大面积烧伤病人，不宜使用地榆制剂外涂，以防其所含鞣质被大量吸收而引起中毒性肝炎。

4. 槐花

【功效】凉血止血，清肝泻火。

【主治病证】血热出血；肝热目赤，头痛眩晕。

5. 侧柏叶

【功效】凉血止血，化痰止咳，生发乌发。

【主治病证】血热出血；肺热咳嗽；血热脱发，须发早白。

6. 白茅根

【功效】凉血止血，清热利尿。

【主治病证】血热出血；水肿，热淋，黄疸；胃热呕吐，肺热咳嗽。

【鉴别用药】

白茅根与芦根

中药名称	相同点	不同点
白茅根	均能清肺胃热而利尿，治疗肺热咳嗽、胃热呕吐和小便淋痛，且常相须为用	白茅根偏入血分，以凉血止血见长
芦根		芦根偏入气分，以清热生津为优

［常考考点］白茅根与芦根的鉴别。

【知识纵横比较】

凉血止血药的功效比较和常考考点

中药名称	相似功效	不同功效	常考考点
小蓟	凉血止血	散瘀解毒消痈	善治尿血和血淋
大蓟	凉血止血	散瘀解毒消痈	
地榆	凉血止血	解毒敛疮	治水火烫伤之要药
槐花	凉血止血	清肝泻火	治目赤、头痛；为痔疮要药
侧柏叶	凉血止血	化痰止咳，生发乌发	外治脱发
白茅根	凉血止血	清热利尿，清肺胃热	

［常考考点］小蓟、地榆的性能、功效、应用。大蓟、槐花、侧柏叶、白茅根的功效、主治病证。

细目三　化瘀止血药

【考点突破攻略】

1. 三七

【性能】甘、微苦，温。归肝、胃经。

【功效】散瘀止血，消肿定痛。

【应用】

（1）出血。本品味甘微苦性温，入肝经血分，功善止血，又能化瘀生新，有止血不留瘀、化瘀不伤正的特点，对人体内外各种出血，无论有无瘀滞，均可应用，尤以有瘀滞者为宜。单味内服外用均有良效。治吐血、衄血、崩漏，单用本品，米汤调服；若治咯血、吐血、衄血，可与白及等合用；治各种外伤出血，可单用本品研末外掺，或配龙骨、血竭等同用，如七宝散。

（2）跌打损伤，瘀滞肿痛。本品活血化瘀而消肿定痛，为治瘀血诸痛之佳品，为伤科之要药。凡跌打损伤，或筋骨折伤、瘀血肿痛等，本品皆为首选药物，可单味应用，以三七为末，黄酒或白开水送服；若皮破者，亦可用三七粉外敷；若配伍活血行气药同用，则活血定痛之功更著。本品具散瘀止痛、活血消肿之功，对痈疽肿痛也有良效。治无名痈肿，疼痛不已，以本品研末，米醋调涂；治痈疽破烂，常与乳香、没药、儿茶等同用，如腐尽生肌散。

【用法用量】多研末吞服，每次 1 ～ 3g；煎服，3 ～ 9g。外用适量。

【使用注意】孕妇慎用。

2. 茜草

【性能】苦，寒。归肝经。

【功效】凉血，祛瘀，止血，通经。

【应用】

（1）出血。本品味苦性寒，善走血分，既能凉血止血，又能活血行血，故可用于血热妄行或血瘀脉络之出血证，对于血热夹瘀的各种出血证，尤为适宜。治吐血不止，单用本品为末煎服；若治衄血，可与艾叶、乌梅同用，如茜梅丸；治血热崩漏，常配生地黄、生蒲黄、侧柏叶等；用于气虚不摄的崩漏下血，与黄芪、白术、山茱萸等同用，如固冲汤；治尿血，常与小蓟、白茅根等同用。

（2）血瘀经闭，跌打损伤，风湿痹痛。本品能通经络，行瘀滞，故可用治经闭、跌打损伤、风湿痹痛等血瘀经络闭阻之证，尤为妇科调经要药。治血滞经闭，单用本品酒煎服，或配桃仁、红花、当归等同用；治跌打损伤，可单味泡酒服，或配三七、乳香、没药等同用；治痹证，也可单用浸酒服，或配伍鸡血藤、海风藤、延胡索等同用。

3. 蒲黄

【功效】止血，化瘀，通淋。

【主治病证】出血；瘀血痛证，常与五灵脂相须为用，如失笑散；血淋尿血。

【用法用量】煎服，5 ～ 10g，包煎。外用适量。止血多炒用，化瘀、利尿多生用。

【使用注意】孕妇慎用。

【鉴别用药】

三七、茜草与蒲黄

中药名称	相同点	不同点
三七	三药均能化瘀止血，有止血而不留瘀的特点，用治血瘀阻滞之多种出血	三七化瘀、止血力强，为止血要药，广泛用于各种出血证；也长于活血定痛，又为伤科要药，可用于跌打损伤和各种瘀血肿痛
茜草		茜草凉血化瘀止血，尤宜于血热夹瘀出血证；并活血通经，可用于血滞经闭、跌打损伤和风湿痹痛证等
蒲黄		蒲黄化瘀止血，利尿通淋，能治瘀血心腹疼痛、痛经、产后瘀阻腹痛及血淋涩痛证等

生蒲黄与蒲黄炭

中药名称	相同点	不同点
生蒲黄	同一种中药，但炮制方法不同	生蒲黄性滑，偏于行血化瘀、利尿通淋，多用于跌打损伤、痛经、产后疼痛、心腹疼痛等瘀血作痛者
蒲黄炭		蒲黄炭性涩，止血作用显著，可用于吐血、衄血、咯血、崩漏、外伤出血等体内外多种出血

［常考考点］三七、茜草与蒲黄及生蒲黄与蒲黄炭的鉴别。

【知识纵横比较】

化瘀止血药的功效比较和常考考点

中药名称	相似功效	不同功效	常考考点
三七	化瘀止血	活血定痛	伤科之要药
茜草	祛瘀止血	凉血，通经	
蒲黄	化瘀止血	通淋	善治尿血和血淋；包煎

［常考考点］三七、茜草的性能、功效、应用。蒲黄的功效、主治病证。

细目四　收敛止血药

【考点突破攻略】

1. 白及

【性能】苦、甘、涩，寒。归肺、胃、肝经。

【功效】收敛止血，消肿生肌。

【应用】

（1）出血。本品质黏味涩，为收敛止血之要药，可用治体内外诸出血证。因其主入肺、胃经，故临床尤多用于肺胃出血证。如验方独圣散，治诸内出血证，使用单味；治咯血，可配伍枇杷叶、阿胶等，如白及枇杷丸；治吐血，可与茜草、生地黄、牡丹皮等配伍，如白及汤；用治衄血，可以本品为末，童便调服，如白及散；也可以白及末冷水调，用纸花贴鼻窍中，如白及膏；用治外伤或金创伤出血，可单味研末外掺或水调外敷；治金疮出血不止，与白蔹、黄芩、龙骨等研细末，掺疮口上。

（2）痈肿疮疡，皮肤皲裂，水火烫伤。本品寒凉苦泄，能消散血热之痈肿；味涩质黏，能敛疮生肌，为外疡消肿生肌的常用药。对于疮疡，无论未溃或已溃均可应用。若疮疡初起，可单用本品研末外敷，或与金银花、皂刺、乳香等同用，如内消散；若疮痈已溃，久不收口者，以之与黄连、贝母、轻粉等为末外敷，如生肌干脓散。治手足皲裂，可以之研末，麻油调涂，能促进裂口愈合；治水火烫伤，可以本品研末，用油调敷，或以白及粉、煅石膏粉，凡士林调膏外用，能促进生肌结痂。

【使用注意】不宜与乌头类同用。

2. 仙鹤草

【功效】收敛止血，止痢，截疟，解毒，补虚。

【主治病证】出血；腹泻，痢疾；疟疾；疮疔痈肿，阴痒带下；脱力劳伤。

3. 血余炭

【功效】收敛止血，化瘀，利尿。

【主治病证】出血；小便不利。

［常考考点］白及的性能、功效、应用、使用注意。

【知识纵横比较】

收敛止血药的功效比较和常考考点

中药名称	相似功效	不同功效	常考考点
白及	收敛止血	消肿生肌	收敛止血之要药
仙鹤草	收敛止血	止痢，截疟，解毒，补虚	
血余炭	收敛止血	化瘀，利尿	

［常考考点］白及的性能、功效、应用。仙鹤草、血余炭的功效、主治病证。

细目五　温经止血药

【考点突破攻略】

1. 艾叶

【性能】辛、苦，温；有小毒。归肝、脾、肾经。

【功效】温经止血，散寒调经；外用祛湿止痒。

【应用】

（1）出血。本品气香味辛，温可散寒，能暖气血而温经脉，为温经止血之要药，适用于虚寒性出血病证，尤宜于崩漏。主治下元虚冷、冲任不固所致的崩漏下血，可单用本品，或配阿胶、芍药、干地黄等同用，如胶艾汤。本品配伍生地黄、生荷叶、生柏叶等清热凉血药，可治疗血热妄行所致的吐血、衄血、咯血等多种出血证，如四生丸。艾叶之用，既可加强止血，又可防大队寒凉药物而致凉遏留瘀之弊。

（2）少腹冷痛，经寒不调，宫冷不孕。本品能温经脉、逐寒湿、止冷痛，尤善调经，为治妇科下焦虚寒或寒客胞宫之要药。常用于下焦虚寒、月经不调、经行腹痛、宫寒不孕及带下清稀等证，每与香附、川芎、白芍等同用；若虚冷较甚者，再配伍吴茱萸、肉桂等，如艾附暖宫丸。用治脾胃虚寒所致的脘腹冷痛，可以单味艾叶煎服，或以之炒热熨敷脐腹，或配伍温中理气之品。

（3）皮肤瘙痒。本品煎汤外洗，能祛湿杀虫止痒；治湿疹、疥癣、皮肤瘙痒，可单用或与黄柏、花椒同用。

此外，将本品捣绒，制成艾条、艾炷等，用以熏灸体表穴位，能温煦气血、透达经络。

2. 炮姜

【功效】温经止血，温中止痛。

［常考考点］艾叶的性能、功效、应用。

【知识纵横比较】

温经止血药的功效比较和常考考点

中药名称	相似功效	不同功效	常考考点
艾叶	温经止血	散寒调经；外用祛湿止痒	温经止血之要药
炮姜	温经止血	温中止痛	

［常考考点］艾叶的性能、功效、应用。炮姜的功效。

【例题实战模拟】

A1 型题

1. 善治血热便血、痔血及肝热目赤头痛的药物是

A. 虎杖　B. 槐花　C. 小蓟　D. 白茅根　E. 苎麻根

2. 下列止血药中，可用于须发早白的是

A. 大蓟　B. 侧柏叶　C. 苎麻根　D. 槐花　E. 地榆

3. 治疗血热夹瘀之出血证，宜选用

A. 地榆　B. 艾叶　C. 仙鹤草　D. 茜草　E. 降香

4. 蒲黄入汤剂宜

A. 先煎　B. 后下　C. 包煎　D. 烊化　E. 另煎

5. 既能凉血止血，又能收敛止血的药物是

A. 大蓟　B. 白及　C. 侧柏叶　D. 仙鹤草　E. 白茅根

6. 治疗血热所致之痔血、便血，宜首选
A. 小蓟　B. 艾叶　C. 槐花　D. 灶心土　E. 白及
7. 素有“伤科要药”之称的药物是
A. 大蓟　B. 艾叶　C. 三七　D. 花蕊石　E. 棕榈炭
8. 既能收敛止血，又兼能补虚的药物是
A. 三七　B. 仙鹤草　C. 白及　D. 炮姜　E. 艾叶
A2 型题
9. 患者小便短数，灼热刺痛，尿色黄赤，舌苔黄腻，脉数。治疗应选用
A. 白茅根　B. 侧柏叶　C. 槐花　D. 炮姜　E. 地榆
【参考答案】
1. B　2. B　3. D　4. C　5. C　6. C　7. C　8. B　9. A

第十六单元　活血化瘀药

细目一　概述

【考点突破攻略】

要点　活血化瘀药的使用注意事项

本类药物行散力强，易耗血动血，月经过多及其他出血无瘀者忌用；孕妇慎用或禁用。
［常考考点］非血瘀月经过多及其他出血忌用。

细目二　活血止痛药

【考点突破攻略】

1. 川芎
【性能】辛，温。归肝、胆、心包经。
【功效】活血行气，祛风止痛。
【应用】
（1）血瘀气滞痛证。本品辛散温通，既能活血化瘀，又能行气止痛，为“血中之气药”，具通达气血功效，故治气滞血瘀之胸胁、腹部诸痛。若治心脉瘀阻之胸痹心痛，常与丹参、桂枝、檀香等同用；若治肝郁气滞之胁痛，常配柴胡、白芍、香附，如柴胡疏肝散；如肝血瘀阻，积聚痞块、胸胁刺痛，多与桃仁、红花等同用，如血府逐瘀汤；若治跌仆损伤、瘀肿疼痛，可配乳香、没药、三七等药用。

川芎善“下调经水，中开郁结”，为妇科要药，能活血调经，可用治多种妇产科的疾病。如治血瘀经闭、痛经，常与赤芍、桃仁等同用，如血府逐瘀汤；若属寒凝血瘀者，可配桂心、当归等，如温经汤；若治产后恶露不下、瘀阻腹痛，可配当归、桃仁、炮姜等，如生化汤；若治月经不调，经期超前或错后，可配益母草、当归等，如益母胜金丹。

（2）头痛，风湿痹痛。本品辛温升散，能“上行头目”，祛风止痛，为治头痛要药，无论风寒、风热、风湿、血虚、血瘀头痛均可随证配伍用之，故李东垣言“头痛须用川芎”。治风寒头痛，配羌活、细辛、白芷，如川芎茶调散；若配菊花、石膏、僵蚕等，可治风热头痛，如川芎散；若治风湿头痛，可配羌活、独活、防风等，如羌活胜湿汤；配当归、白芍，取本品祛风止痛之功，可治血虚头痛，如加味四物汤；若治血瘀头痛，可配赤芍、麝香，如通窍活血汤。

2. 延胡索

【性能】辛、苦，温。归肝、脾经。

【功效】活血，行气，止痛。

【应用】气血瘀滞诸痛证。本品辛散温通，为活血行气止痛之良药，前人谓其能“行血中之气滞，气中血滞，故能专治一身上下诸痛”。为常用的止痛药，无论何种痛证，均可配伍应用。若治心血瘀阻之胸痹心痛，常与丹参、桂枝、薤白等药同用；若配川楝子，可治热证胃痛，如金铃子散；治寒证胃痛，可配桂枝（或肉桂）、高良姜，如安中散；治气滞胃痛，可配香附、木香、砂仁；若治瘀血胃痛，可配丹参、五灵脂等药用；若配党参、白术、白芍等，可治中虚胃痛；若治肝郁气滞之胸胁痛，可伍柴胡、郁金；治肝郁化火之胸胁痛，配伍川楝子、栀子；治寒疝腹痛，可配小茴香、吴茱萸等药用；治气滞血瘀之痛经、月经不调、产后瘀滞腹痛，常配当归、红花、香附等药用；治跌打损伤、瘀肿疼痛，常与乳香、没药同用；治风湿痹痛，可配秦艽、桂枝等药用。

【用法】煎服；研粉吞服。

3. 郁金

【性能】辛、苦，寒。归肝、肺、心经。

【功效】活血止痛，行气解郁，清心凉血，利胆退黄。

【应用】

（1）气滞血瘀痛证。本品味辛能行能散，既能活血，又能行气，治气血瘀滞之痛证，常与木香配伍，气郁倍木香，血瘀倍郁金，如颠倒木金散；治肝郁气滞之胸胁刺痛，可配柴胡、白芍、香附等药用；治心血瘀阻之胸痹心痛，可配瓜蒌、薤白、丹参等药用；治肝郁有热，气滞血瘀之痛经、乳房作胀，配柴胡、栀子、当归、川芎等药，如宣郁通经汤；治癥瘕痞块，可配鳖甲、莪术、丹参等。

（2）热病神昏，癫痫癫狂。郁金辛散苦泄，能解郁开窍，且性寒入心经，能清心热，故可用于痰浊蒙蔽心窍，热陷心包之神昏，可配伍石菖蒲、栀子，如菖蒲郁金汤；治癫痫痰闭之证，可配伍白矾以化痰开窍，如白金丸。

（3）血热出血证。郁金性寒清热，味苦能降泄，入肝经血分而能凉血降气止血，用于气火上逆之吐血、衄血、倒经，可配生地黄、牡丹皮、栀子等以清热凉血、解郁降火，如生地黄汤；用于热结下焦，伤及血络之尿血、血淋，可与生地黄、小蓟等药同用，如郁金散。

（4）肝胆湿热证。郁金性寒入肝、胆经，能清利肝胆湿热，可治湿热黄疸，配茵陈蒿、栀子；配伍金钱草可治胆石症。

【使用注意】不宜与丁香、母丁香同用。

4. 姜黄

【功效】破血行气，通经止痛。

【主治病证】气滞血瘀痛证；风湿痹痛。

【鉴别用药】

郁金与姜黄

中药名称	相同点	不同点
姜黄	二药均能活血散瘀、行气止痛，治血瘀气滞证	姜黄性温行散，祛瘀力强，以治寒凝血瘀气滞证为佳，并用于风寒湿痹
郁金		郁金苦寒降泄，行气力强，且凉血，治血热瘀滞证；又能利胆退黄，清心解郁，用于湿热黄疸、热病神昏等证

［常考考点］郁金与姜黄的鉴别。

5. 乳香

【功效】活血定痛，消肿生肌。

【主治病证】跌打损伤，疮疡痈肿，瘰疬痰核；气滞血瘀诸痛证。

【使用注意】胃弱者及孕妇慎用。

【知识纵横比较】

活血止痛药的功效比较和常考考点

中药名称	相似功效	不同功效	常考考点
川芎	活血止痛	行气，祛风	血中之气药；头痛不离川芎
延胡索	活血止痛	行气	行血中气滞，气中血滞，故专治一身上下诸痛
郁金	活血止痛	行气解郁，清心凉血，利胆退黄	
姜黄	破血止痛	行气，通经	善治风湿痹痛
乳香	活血定痛	消肿生肌	

［常考考点］川芎、延胡索、郁金的性能、功效、应用。姜黄、乳香的功效、主治病证。

细目三　活血调经药

【考点突破攻略】

1. 丹参

【性能】苦，微寒。归心、肝经。

【功效】活血祛瘀，通经止痛，清心除烦，凉血消痈。

【应用】

（1）月经不调，闭经痛经，产后瘀滞腹痛。丹参功善活血祛瘀，性微寒而缓，能祛瘀生新而不伤正，善调经水，为妇科调经常用药。《本草纲目》谓其“能破宿血，补新血”。《妇科明理论》有“一味丹参散，功同四物汤”之说。临床常用于月经不调、经闭痛经及产后瘀滞腹痛。因其性偏寒凉，对血热瘀滞之证尤为相宜。可单用研末，酒调服，如丹参散；亦常配川芎、当归、益母草等药用，如宁坤至宝丹；若配吴茱萸、肉桂等用，可治寒凝血滞者。

（2）血瘀心痛，脘腹疼痛，癥瘕积聚，跌打损伤，风湿痹证。本品善通行血脉，祛瘀止痛，广泛应用于各种瘀血病证。如治血脉瘀阻之胸痹心痛、脘腹疼痛，可配伍砂仁、檀香，如丹参饮；治癥瘕积聚，可配伍三棱、莪术、鳖甲等药用；治跌打损伤、肢体瘀血作痛，常与当归、乳香、没药等同用，如活络效灵丹；治风湿痹证，可配伍防风、秦艽等祛风除湿药用。

（3）热病烦躁神昏，心悸失眠。本品性寒，入心经，有清心凉血、除烦安神之功，治热入营血，高热神昏，烦躁不寐，常配伍生地黄、玄参等药，如清营汤；治心血不足之心悸失眠，常配伍酸枣仁、柏子仁、五味子等药，如天王补心丹。

（4）疮痈肿毒。本品性寒，既能凉血活血，又能清热消痈，可用于热毒瘀阻引起的疮痈肿毒，常配伍清热解毒药。如治乳痈初起，可与金银花、连翘等同用，如消乳汤。

【使用注意】不宜与藜芦同用。

【鉴别用药】

川芎与丹参

中药名称	相同点	不同点
川芎	均能活血祛瘀，常用于各种瘀血证	川芎辛温气香，为血中气药，适用于血瘀气滞之诸痛证；还能祛风止痛，为治头痛、风湿痹痛之良药
丹参		丹参以活血化瘀为主，药性寒凉，适用于血热瘀滞之证；兼能除烦安神，凉血消痈，对热扰心神之心烦失眠及疮痈肿毒有良效

［常考考点］川芎与丹参的鉴别。

2. 红花

【性能】辛，温。归心、肝经。

【功效】活血通经，祛瘀止痛。

【应用】

（1）血滞经闭、痛经，产后瘀滞腹痛。红花辛散温通，为活血祛瘀、通经止痛之要药，是妇产科血瘀病证的常用药，常与当归、川芎、桃仁等同用。治痛经，单用奏效，如红蓝花酒，以本品一味与酒煎服；亦可配伍赤芍、延胡索、香附等以理气活血止痛。治经闭，可配伍当归、赤芍、桃仁等，如桃红四物汤；治产后瘀滞腹痛，可与荷叶、蒲黄、牡丹皮等配伍，如红花散。

（2）癥瘕积聚。本品能活血通经、祛瘀消癥，可治疗癥瘕积聚，常配伍三棱、莪术、香附等药。

（3）胸痹心痛，血瘀腹痛、胁痛。本品能活血通经，祛瘀止痛，善治瘀阻心腹胁痛。若治胸痹心痛，常配桂枝、瓜蒌、丹参等药用；治瘀滞腹痛，常与桃仁、川芎、牛膝等同用，如血府逐瘀汤；治胁肋刺痛，可与桃仁、柴胡、大黄等同用，如复元活血汤。

（4）跌打损伤、瘀滞肿痛。本品善通利血脉，消肿止痛，为治跌打损伤、瘀滞肿痛之要药，常配木香、苏木、乳香、没药等药用，或制成红花油、红花酊涂擦。

（5）瘀滞斑疹色暗。本品能活血通脉以化滞消斑，可用于瘀热郁滞之斑疹色暗，常配伍清热凉血透疹的紫草、大青叶等用，如当归红花饮。

3. 桃仁

【性能】苦、甘，平。归心、肝、大肠经。

【功效】活血祛瘀，润肠通便，止咳平喘。

【主治病证】

（1）瘀血阻滞诸证。

（2）肺痈，肠痈。

（3）肠燥便秘。

（4）咳嗽气喘。

【鉴别用药】

桃仁与红花

中药名称	相同点	不同点
桃仁	均能活血祛瘀，常相须为用，治疗血瘀痛经、经闭、产后瘀血腹痛等	桃仁活血作用较强，治下焦瘀血，寒热均可；兼有润肠通便、止咳平喘之功，可治肠燥便秘、咳嗽气喘
红花		红花祛瘀力稍弱，长于通利血脉，故常用于血脉瘀滞证；又能活血化滞消斑，用治瘀滞斑疹色暗等

［常考考点］桃仁与红花的鉴别。

4. 益母草

【性能】苦、辛，微寒。归心包、肝、膀胱经。

【功效】活血调经，利尿消肿，清热解毒。

【应用】

（1）血滞经闭、痛经、经行不畅、产后恶露不尽，瘀滞腹痛。本品苦泄辛散，主入血分，善活血调经、祛瘀通经，为妇产科要药，故名益母。治血滞经闭、痛经、月经不调，可单用熬膏服，如益母草流浸膏、益母草膏；亦可配当归、丹参、川芎等药，如益母丸；治产后恶露不尽、瘀滞腹痛，或难产、胎死腹中，既可单味煎汤或熬膏服用，亦可配当归、川芎、乳香等药，如送胞汤。

（2）水肿，小便不利。本品既能利水消肿，又能活血化瘀，尤宜用于水瘀互阻之水肿，可单用，亦可与白茅根、泽兰等同用。用于血热及瘀滞之血淋、尿血，可与车前子、石韦同用。

（3）跌打损伤，疮痈肿毒，皮肤瘾疹。本品既能活血散瘀以止痛，又能清热解毒以消肿。用于跌打损伤瘀痛，可与川芎、当归同用；治疮痈肿毒，皮肤瘾疹，可单用外洗或外敷，亦可配黄柏、蒲公英、苦参等煎汤内服。

5. 牛膝

【性能】苦、甘、酸，平。归肝、肾经。

【功效】逐瘀通经，补肝肾，强筋骨，利水通淋，引火（血）下行。

【应用】

（1）瘀血阻滞之经闭、痛经、经行腹痛、胞衣不下、跌打伤痛。本品活血祛瘀力较强，性善下行，长于活血通经，其活血祛瘀作用有疏利降泄之特点，尤多用于妇科经产诸疾以及跌打伤痛。治瘀阻经闭、痛经、月经不调、产后腹痛，常配当归、桃仁、红花，如血府逐瘀汤；治胞衣不下，可与当归、瞿麦、冬葵子等同用，如牛膝汤；治跌打损伤、腰膝瘀痛，与续断、当归、乳香等同用，如舒筋活血汤。

（2）腰膝酸痛，下肢痿软。牛膝既能活血祛瘀，又能补益肝肾，强筋健骨，兼能祛除风湿，故既可用于肝肾亏虚之腰痛、腰膝酸软，可配伍杜仲、续断、补骨脂等同用，如续断丸；又可用于痹痛日久，腰膝酸痛，常配伍独活、桑寄生等，如独活寄生汤。若与苍术、黄柏同用，可治湿热成痿，足膝痿软，如三妙丸。

（3）淋证，水肿，小便不利。本品性善下行，既能利水通淋，又能活血祛瘀。治热淋、血淋、砂淋，常配冬葵子、瞿麦、车前子等同用，如牛膝汤；治水肿、小便不利，常配地黄、泽泻、车前子，如加味肾气丸。

（4）上部火热证。本品味苦，善泄降，能导热下泄，引血下行，以降上炎之火。治肝阳上亢之头痛眩晕，可与赭石、生牡蛎、生龟甲等配伍，如镇肝熄风汤；治胃火上炎之齿龈肿痛、口舌生疮，可配石膏、知母等同用，如玉女煎；治气火上逆，迫血妄行之吐血、衄血，可配白茅根、栀子、赭石以引血下行，降火止血。

【用法】煎服。活血通经、利水通淋、引火（血）下行宜生用；补肝肾、强筋骨宜酒炙用。

6. 鸡血藤

【功效】活血补血，调经止痛，舒筋活络。

【主治病证】月经不调，痛经，闭经；风湿痹痛，手足麻木，肢体瘫痪；血虚萎黄。

【知识纵横比较】

活血调经药的功效比较和常考考点

中药名称	相似功效	不同功效	常考考点
丹参	活血通经	祛瘀止痛，清心除烦，凉血消痈	一味丹参散，功同四物汤
红花	活血通经	祛瘀止痛	
桃仁	活血祛瘀	润肠通便，止咳平喘	
益母草	活血调经	利尿消肿，清热解毒	
牛膝	逐瘀通经	补肝肾，强筋骨，利水通淋，引火（血）下行	
鸡血藤	活血止痛	补血，调经，舒筋活络	补血兼行血

［常考考点］丹参、红花、益母草、牛膝的性能、功效、应用。桃仁、鸡血藤的功效、主治病证。

细目四　活血疗伤药

【考点突破攻略】

1. 土鳖虫

【功效】破血逐瘀，续筋接骨。

2. 骨碎补

【功效】活血止痛，补肾强骨；外用消风祛斑。

【知识纵横比较】

活血疗伤药的功效比较和常考考点

中药名称	相似功效	不同功效	常考考点
土鳖虫	破血逐瘀	续筋接骨	有小毒
骨碎补	活血止痛	补肾强骨；外用消风祛斑	

［常考考点］土鳖虫、骨碎补的功效。

细目五　破血消癥药

【考点突破攻略】

1. 莪术

【功效】破血行气，消积止痛。

2. 三棱

【功效】破血行气，消积止痛。

3. 水蛭

【功效】破血通经，逐瘀消癥。

【知识纵横比较】

破血消癥药的功效比较和常考考点

中药名称	相似功效	不同功效	常考考点
莪术	破血行气	消积止痛	莪术和三棱功效相同
三棱	破血行气	消积止痛	
水蛭	破血消癥	逐瘀通经	

［常考考点］莪术、水蛭、三棱的功效。

【例题实战模拟】

A1 型题

1.“行血中气滞，气中血滞，专治一身上下诸痛”的药物是

A. 川芎　B. 郁金　C. 乳香　D. 姜黄　E. 延胡索

2. 既能活血，又能凉血，并能养血的药物是

A. 丹参　B. 大黄　C. 鸡血藤　D. 郁金　E. 生地黄

3. 桃仁既能活血祛瘀，又能润肠通便，并能

A. 行气止痛　B. 止咳平喘　C. 利水消肿　D. 凉血消痈　E. 化瘀止血

4. 既能活血调经，又能补血调经的药物是

A. 红花　B. 益母草　C. 丹参　D. 鸡血藤　E. 桃仁

5. 根据“十九畏”的理论，五灵脂不宜配伍

A. 党参　B. 甘草　C. 人参　D. 莱菔子　E. 蒲黄

6. 具有利尿通淋功效的药物是

A. 川芎　B. 丹参　C. 郁金　D. 牛膝　E. 桃仁

A2 型题

7. 患者外感风邪，头痛较甚，伴恶寒发热，目眩鼻塞，舌苔薄白，脉浮。治疗宜选用

A. 羌活　B. 川芎　C. 细辛　D. 白芷　E. 吴茱萸

【参考答案】

1. E　2. A　3. B　4. D　5. C　6. D　7. B

第十七单元　化痰止咳平喘药

细目一　概述

【考点突破攻略】

要点　化痰止咳平喘药的使用注意事项

某些温燥之性强烈的刺激性化痰药，凡痰中带血或有出血倾向者，宜慎用；麻疹初起有表邪之咳嗽，不宜单投止咳药，当以疏解清宣为主，以免恋邪而致久喘不已及影响麻疹之透发，对收敛性及温燥之药尤为所忌。

［常考考点］化痰止咳平喘药常配理气药。

细目二　温化寒痰药

【考点突破攻略】

1. 半夏

【性能】辛，温；有毒。归脾、胃、肺经。

【功效】燥湿化痰，降逆止呕，消痞散结；外用消肿止痛。

【应用】

（1）湿痰，寒痰证。本品味辛性温而燥，为燥湿化痰、温化寒痰之要药。尤善治脏腑之湿痰。治痰湿壅滞之咳嗽声重、痰白质稀者，常配陈皮、茯苓同用，如二陈汤。湿痰上犯清阳之头痛、眩晕，甚则呕吐痰涎者，则配天麻、白术以化痰息风，如半夏白术天麻汤。痰饮内盛，胃气失和而夜寐不安者，配秫米以化痰和胃安神。

（2）呕吐。半夏味苦，降逆和胃，为止呕要药。各种原因的呕吐，皆可随证配伍用之，对痰饮或胃寒所致的胃气上逆呕吐尤宜，常配生姜同用，如小半夏汤；配黄连，则治胃热呕吐；配石斛、麦冬，则治胃阴虚呕吐；配人参、白蜜，则治胃气虚呕吐，如大半夏汤。

（3）心下痞，胸痹，梅核气。半夏辛开散结，化痰消痞。治痰热阻滞之心下痞满者，常配干姜、黄连、黄芩以苦辛通降，开痞散结，如半夏泻心汤；若配瓜蒌、黄连，可治痰热结胸，如小陷胸汤；治梅核气，气郁痰凝者，配紫苏、厚朴、茯苓等，以行气解郁，化痰散结，如半夏厚朴汤。

（4）瘿瘤，痰核，痈疽肿毒，毒蛇咬伤。本品内服能消痰散结，外用能消肿止痛。治瘿瘤痰核，常配昆布、海藻、贝母等；治痈疽发背、无名肿毒初起或毒蛇咬伤，可生品研末调敷或鲜品捣敷。

【用法用量】煎服，3～9g，一般宜制用。炮制品中有姜半夏、法半夏等，其中姜半夏长于降逆止呕，法半夏长于燥湿且温性较弱，半夏曲则有化痰消食之功，竹沥半夏能清化热痰，主治热痰、风痰之证。外用适量。

【使用注意】不宜与乌头类药物同用。阴亏燥咳、血证、热痰、燥痰慎用。

【鉴别用药】

半夏不同炮制品

炮制品种	功效	主治病证
清半夏	辛温燥烈之性较缓，长于燥湿化痰	适用于湿痰咳嗽、胃脘痞满
法半夏	温性较弱，功能燥湿化痰	适用于痰多咳嗽、痰饮眩悸、风痰眩晕、痰厥头痛
姜半夏	温中化痰，长于降逆止呕	适用于痰饮呕吐、痞满
竹沥半夏	药性变凉，功能清化热痰	适用于胃热呕吐、肺热咳嗽，以及痰热内闭、中风不语
半夏曲	燥湿健脾，化痰消食止泻	适用于脾胃虚弱，痰食互结，宿食不化，腹痛泄泻，大便不畅，呕恶苔腻
生半夏	毒性较大，偏于解毒散结	多外用治痈肿痰核

［常考考点］清半夏、法半夏、姜半夏、竹沥半夏、半夏曲和生半夏的鉴别。

2. 天南星

【功效】燥湿化痰，祛风止痉；外用散结消肿。

【主治病证】顽痰咳嗽，湿痰寒痰证；风痰眩晕，中风，癫痫，破伤风；痈疽肿痛，痰核瘰疬；蛇虫咬伤。

【用法用量】煎服，3～9g，内服多制用。外用适量。

【使用注意】孕妇慎用。

【鉴别用药】

半夏与天南星

中药名称	相同点	不同点
半夏	二药均辛温有毒，能燥湿化痰、温化寒痰，主治湿痰、寒痰证；炮制后治热痰、风痰；外用消肿止痛，治疮疡肿毒及毒蛇咬伤	半夏善治脏腑湿痰，并能降逆止呕、消痞散结，治多种痰湿证、呕吐、痞证、结胸等
天南星		天南星善除经络之风痰，并能祛风止痉，多用于风痰眩晕、中风、癫痫及破伤风等证

［常考考点］半夏与天南星的鉴别。

3. 芥子

【功效】温肺豁痰，利气散结，通络止痛。

【主治病证】寒痰喘咳，悬饮；阴疽流注，肢体麻木，关节肿痛；治寒凝痰滞之阴疽肿毒，常与鹿角胶、肉桂、熟地黄同用，如阳和汤。

【用法用量】煎服，3～9g。外用适量。

【使用注意】本品辛温走散，耗气伤阴，久咳肺虚及阴虚火旺者忌用；消化道溃疡、出血者及皮肤过敏者忌用。

4. 旋覆花

【性能】苦、辛、咸，微温。归肺、脾、胃、大肠经。

【功效】降气消痰，行水止呕。

【应用】咳嗽痰多，痰饮蓄结，胸膈痞满；噫气，呕吐，常配赭石、半夏等，以增强降逆化痰作用，如旋覆代赭汤。

【用法用量】煎服，3～9g，包煎。

5. 白前

【功效】降气，祛痰，止咳。

【知识纵横比较】

温化寒痰药的功效比较和常考考点

中药名称	相似功效	不同功效	常考考点
半夏	燥湿化痰	降逆止呕，消痞散结；外用消肿止痛	治湿痰、寒痰之要药
天南星	燥湿化痰	祛风止痉；外用散结消肿	善治风痰证
芥子	温肺豁痰	利气散结，通络止痛	除皮里膜外之痰
旋覆花	化痰	降气，行水止呕	包煎
白前	祛痰	降气，止咳	

［常考考点］半夏、旋覆花的性能、功效、应用。天南星、芥子的功效、主治病证。

细目三　清化热痰药

【考点突破攻略】

1. 川贝母

【性能】苦、甘，微寒。归肺、心经。

【功效】润肺止咳，清热化痰，散结消痈。

【应用】

（1）虚劳咳嗽，肺热燥咳。本品性寒味微苦，能清泄肺热、化痰，又味甘质润能润肺止咳，尤宜于内伤久咳，燥痰、热痰之证。治肺阴虚劳嗽，久咳有痰者，常配沙参、麦冬等以养阴润肺、化痰止咳；治肺热、肺燥咳嗽，常配知母以清肺润燥、化痰止咳，如二母散。

（2）瘰疬，乳痈，肺痈，疮痈。本品能清化郁热，化痰散结。治痰火郁结之瘰疬，常配玄参、牡蛎等药用，如消瘰丸；治热毒壅结之乳痈、肺痈，常配蒲公英、鱼腥草等以清热解毒，消肿散结。

【使用注意】不宜与乌头类药物同用。

2. 浙贝母

【性能】苦，寒。归肺、心经。

【功效】清热化痰止咳，解毒散结消痈。

【应用】

（1）风热、痰热咳嗽。本品功似川贝母而偏于苦泄，归肺经，长于清肺，为治疗肺热咳嗽之常用药物，多与黄芩等配伍；若治风热咳嗽，则常配伍桑叶、前胡等。

（2）瘰疬，瘿瘤，乳痈疮毒，肺痈。本品苦泄，清解热毒，化痰散结消痈；治痰火瘰疬结核，可配玄参、牡蛎等，如消瘰丸；治瘿瘤，配海藻、昆布；治疮毒乳痈，多配连翘、蒲公英等，内服外用均可；治肺痈咳吐脓血，常配鱼腥草、芦根、桃仁等。

【使用注意】同川贝母。

【鉴别用药】

川贝母与浙贝母

中药名称	相同点	不同点
川贝母	清热化痰、散结，治热痰、瘰疬、瘿瘤等	川贝母甘寒润肺，善治燥痰干咳和肺虚久咳
浙贝母		浙贝母苦寒清泄，善治热痰和风热咳嗽

［常考考点］川贝母与浙贝母的鉴别。

3. 瓜蒌

【性能】甘、微苦，寒。归肺、胃、大肠经。

【功效】清热涤痰，宽胸散结，润燥滑肠。

【应用】

（1）痰热咳嗽。本品甘寒而润，善清肺热，润肺燥而化热痰、燥痰。用治痰热阻肺，咳嗽痰黄，质稠难咳，胸膈痞满者，可配黄芩、胆南星、枳实等，如清气化痰丸。若治燥热伤肺，干咳无痰或痰少质黏，咳吐不利者，则配川贝母、天花粉、桔梗等。

（2）胸痹、结胸。本品能利气开郁，导痰浊下行而奏宽胸散结之效。治痰气互结，胸阳不通之胸痹疼痛、不得卧者，常配薤白、半夏同用，如瓜蒌薤白白酒汤、瓜蒌薤白半夏汤。治痰热结胸，胸膈痞满，按之则痛者，则配黄连、半夏，如小陷胸汤。

（3）肺痈，肠痈，乳痈。本品能清热散结消肿，常配清热解毒药以治痈证；如治肺痈咳吐脓血，配鱼腥草、芦根等；治肠痈，可配败酱草、红藤等，治乳痈初起，红肿热痛，配当归、乳香、没药，如神效瓜蒌散。

（4）肠燥便秘。瓜蒌仁润燥滑肠，适用于肠燥便秘，常配火麻仁、郁李仁、生地黄等同用。

【使用注意】本品甘寒而滑，脾虚便溏者忌用。不宜与乌头类药物同用。

【鉴别用药】

瓜蒌皮与瓜蒌仁

中药名称	相同点	不同点
瓜蒌皮	均能清热化痰、宽胸散结	瓜蒌皮长于清热化痰，利气宽胸散结，多用于治疗痰热壅肺之咳嗽、痰黄黏稠及痰浊阻胸之胸痹证
瓜蒌仁		瓜蒌仁长于润肺化痰，润肠通便，多用于治疗肺燥之咳嗽痰少及肠燥便秘

［常考考点］瓜蒌皮与瓜蒌仁的鉴别。

4. 竹茹

【功效】清热化痰，除烦，止呕。

【主治病证】肺热咳嗽，痰热心烦不寐；胃热呕吐，妊娠恶阻。

5. 竹沥

【功效】清热豁痰，定惊利窍。

【用法用量】内服 30 ～ 50mL，冲服。

6. 天竺黄

【功效】清热豁痰，凉心定惊。

7. 前胡

【功效】降气化痰，散风清热。

8. 桔梗

【性能】苦、辛、平。归肺经。

【功效】宣肺，祛痰，利咽，排脓。

【应用】

（1）咳嗽痰多，胸闷不畅。本品辛散苦泄，专入肺经，化痰并能开宣肺气。因其性平，故咳嗽无论属寒、属热，有痰、无痰均可应用。属寒者常配紫苏、杏仁，如杏苏散；属热者，常配桑叶、菊花，如桑菊饮；痰多者，宜配化痰药。

（2）咽喉肿痛，音哑失音。本品能宣肺泄邪以利咽开音。凡外邪犯肺，咽痛失音者，常配甘草、牛蒡子等用，如桔梗汤及加味甘桔汤；治咽喉肿痛，热毒盛者，可配射干、马勃、板蓝根等以清热解毒利咽。

（3）肺痈吐脓。本品性散上行，能利肺气以排壅肺之脓痰。治肺痈咳嗽胸痛，咳痰腥臭者，可配甘草，如桔梗汤；临床上可再配鱼腥草、冬瓜仁等以加强清肺排脓之效。

9. 海藻

【功效】消痰软坚散结，利水消肿。

【使用注意】不宜与甘草同用。

【知识纵横比较】

清化热痰药的功效和常考考点

中药名称	相似功效	不同功效	常考考点
川贝母	清热化痰	润肺止咳，散结消痈	二者鉴别
浙贝母	清热化痰	止咳，解毒散结消痈	
瓜蒌	清热化痰	宽胸散结，润燥滑肠	
竹茹	清热化痰	除烦，止呕	
竹沥	清热豁痰	定惊利窍	冲服
天竺黄	清热化痰	凉心定惊	
前胡	化痰	降气，散风清热	
桔梗	祛痰	宣肺，利咽，排脓	
海藻	消痰	软坚散结，利水消肿	

［常考考点］川贝母、浙贝母、瓜蒌、桔梗的性能、功效、应用。竹茹的功效、主治病证。竹沥的功效。

细目四　止咳平喘药

【考点突破攻略】

1. 苦杏仁

【性能】苦，微温；有小毒。归肺、大肠经。

【功效】降气止咳平喘，润肠通便。

【应用】

（1）咳嗽气喘。本品主入肺经，味苦降泄，肃降兼宣发肺气而能止咳平喘，为治咳喘之要药，随证配伍可治多种咳喘病证。如风寒咳喘，胸闷气逆，配麻黄、甘草，以散风寒、宣肺平喘，如三拗汤；若风热咳嗽，发热汗出，配桑叶、菊花，以散风热、宣肺止咳，如桑菊饮；若燥热咳嗽，痰少难咳，配桑叶、贝母、沙参，以清肺润燥止咳，如桑杏汤、清燥救肺汤；肺热咳喘，配石膏等以清肺泄热、宣肺平喘，如麻杏石甘汤。

（2）肠燥便秘。本品质润多脂，味苦而下气，故能润肠通便。常配柏子仁、郁李仁等同用，如五仁丸。

【用法】煎服。宜打碎入煎，生品入煎剂宜后下。

【使用注意】内服不宜过量，以免中毒。便溏者慎用。婴儿慎用。

【鉴别用药】

苦杏仁与桃仁

中药名称	相同点	不同点
苦杏仁	均能止咳平喘、润肠通便，用于治疗肺气不宣之咳嗽气喘，以及肠燥便秘	苦杏仁止咳平喘和润肠通便作用均较强
桃仁		桃仁具有较强的活血化瘀功效，可用于治疗瘀血诸痛及妇女经闭等病证

［常考考点］苦杏仁与桃仁的鉴别。

2. 紫苏子

【功效】降气化痰，止咳平喘，润肠通便。

【主治病证】

（1）咳喘痰多。

（2）肠燥便秘。

【鉴别用药】

苦杏仁与紫苏子

中药名称	相同点	不同点
苦杏仁	均能止咳平喘、润肠通便，可用于咳嗽气喘、肠燥便秘	苦杏仁长于宣肺，多用治肺气不宣之咳嗽气喘
紫苏子		紫苏子长于降气化痰润肠，适用于痰壅气逆之咳嗽气喘

［常考考点］苦杏仁与紫苏子的鉴别。

3. 百部

【性能】甘、苦，微温。归肺经。

【功效】润肺下气止咳，杀虫灭虱。

【应用】

（1）新久咳嗽，顿咳，肺痨咳嗽。本品甘润苦降，微温不燥，功专润肺止咳，无论外感、内伤、暴咳、久嗽，皆可用之。可单用或配伍应用。治风寒咳嗽，配荆芥、桔梗、紫菀等，如止嗽散；久咳不已，气阴两虚者，则配黄芪、沙参、麦冬等，如百部汤；治肺痨咳嗽，阴虚者，常配沙参、麦冬、川贝母等。

（2）蛲虫，阴痒，头虱及疥癣。本品有杀虫灭虱之功，治蛲虫病，以本品浓煎，睡前保留灌肠；治阴道滴虫，可单用，或配蛇床子、苦参等煎汤坐浴外洗。治头虱、体虱及疥癣，可制成20%乙醇液，或50%水煎剂外搽。

【用法】煎服，3～9g。外用适量。久咳虚嗽宜蜜炙用。

【使用注意】脾虚食少便溏者忌用。

4. 桑白皮

【性能】甘，寒。归肺经。

【功效】泻肺平喘，利水消肿。

【主治病证】

（1）肺热咳喘。

（2）水肿。

5. 葶苈子

【性能】辛、苦，大寒。归肺、膀胱经。

【功效】泻肺平喘，行水消肿。

【应用】

（1）痰涎壅盛，喘息不得平卧。本品苦降辛散，性寒清热，专泻肺中水饮及痰火而平喘咳。常佐大枣以缓其性，如葶苈大枣泻肺汤。

（2）水肿，胸腹积水，小便不利。本品泄肺气之壅闭而通调水道，利水消肿。治腹水肿满属湿热蕴阻者，配防己、椒目、大黄，即己椒苈黄丸；治结胸、胸水、腹水肿满，配杏仁、大黄、芒硝，即大陷胸丸。

【鉴别用药】

桑白皮与葶苈子

中药名称	相同点	不同点
桑白皮	二药均有泻肺平喘和利水消肿作用，治疗肺热咳喘及水肿、小便不利等常相须为用	桑白皮甘寒，药性较缓，长于清肺热、降肺火，多用于肺热咳喘，痰黄及皮肤水肿
葶苈子		葶苈子力峻，重在泻肺中水气、痰涎，邪盛喘满不得卧者尤宜，其利水作用较强，可兼治臌胀、胸腹积水等证

[常考考点] 桑白皮与葶苈子的鉴别。

【知识纵横比较】

止咳平喘药的功效比较和常考考点

中药名称	相似功效	不同功效	常考考点
苦杏仁	止咳平喘	降气，润肠通便	有小毒
紫苏子	止咳平喘	降气化痰，润肠通便	与苦杏仁鉴别
百部	润肺止咳	下气，杀虫灭虱	外用治头虱、体虱之佳品
桑白皮	泻肺平喘	利水消肿	
葶苈子	泻肺平喘	行水消肿	

[常考考点] 苦杏仁、百部、葶苈子的性能、功效、应用。紫苏子、桑白皮的功效、主治病证。

【例题实战模拟】

A1 型题

1. 善治脏腑湿痰的药物是

A. 白前 B. 禹白附 C. 半夏 D. 芥子 E. 皂荚

2. 具有燥湿化痰、祛风解痉功效的药物是

A. 半夏 B. 胆南星 C. 天南星 D. 芥子 E. 皂荚

3. 既能润肺止咳，又能润肠通便的药物是

A. 郁李仁 B. 薏苡仁 C. 苦杏仁 D. 火麻仁 E. 酸枣仁

4. 善治头面部疾患，祛风痰解痉的药物是

A. 半夏 B. 皂荚 C. 禹白附 D. 芥子 E. 胆南星

5. 桔梗可用治癃闭、便秘，主要是因其

A. 有利尿通便之功 B. 有通淋润肠之功 C. 有开宣肺气之功
D. 有肃降肺气之功 E. 有加强肾与膀胱气化之功

6. 川贝母与浙贝母药性功效的主要区别为

A. 川贝母偏于甘润，浙贝母偏于苦泄 B. 川贝母能润肺化痰，浙贝母能利气散结
C. 川贝母质优效佳，浙贝母质次效逊 D. 川贝母益气润肺，浙贝母化痰散结
E. 川贝母清热化痰，浙贝母润燥化痰

7. 治疗痰热咳嗽兼有便秘者，宜首选

A. 川贝母 B. 浙贝母 C. 瓜蒌仁 D. 前胡 E. 竹茹

8. 竹茹治呕吐最宜于

A. 胃阴虚呕吐 B. 胃气虚呕吐 C. 食积呕吐 D. 胃热呕吐 E. 胃寒呕吐

【参考答案】

1. C 2. C 3. C 4. C 5. C 6. A 7. C 8. D

第十八单元　安神药

细目一　概述

【考点突破攻略】

要点　安神药的使用注意事项

（1）矿石类安神药及有毒药物，只宜暂用，不可久服，中病即止。
（2）矿石类安神药，如作丸、散服，易伤脾胃，不宜长期服用，并须酌情配伍养胃健脾之品。
（3）矿石、介壳类药入煎剂应打碎先煎、久煎。
（4）部分药物具有毒性，须慎用。

细目二　重镇安神药

【考点突破攻略】

1. 朱砂

【性能】甘，微寒；有毒。归心经。
【功效】清心镇惊，安神，明目，解毒。
【应用】

（1）心悸易惊，失眠多梦。本品甘寒质重，寒能降火，重可镇怯，专入心经，既可重镇安神，又能清心安神，为镇心、清火、安神定志之药。可治心火亢盛，内扰神明之心神不宁、惊悸怔忡、烦躁不眠者，宜与黄连、栀子、磁石、麦冬等合用，以增强清心安神之效；若与当归、生地黄、炙甘草等同用，可治心火亢盛，阴血不足之失眠多梦、惊悸怔忡、心中烦热，如朱砂安神丸；阴血虚者，还可与酸枣仁、柏子仁、当归等配伍。

（2）惊风，狂乱，癫痫。本品质重而镇，略有镇惊止痉之功，故可用治温热病，热入心包或痰热内闭所致的高热烦躁、神昏谵语、惊厥抽搐者，常与牛黄、麝香等开窍息风药同用，如安宫牛黄丸；如治小儿惊风，又常与牛黄、全蝎、钩藤配伍，如牛黄散；治痰热蒙闭心窍之癫狂、神志恍惚、躁扰不宁者，宜与酸枣仁、乳香同用，如丹砂丸；若小儿癫痫，可与雄黄、珍珠等药研细末为丸服，如五色丸。

（3）疮疡肿毒，喉痹，口疮。本品性寒，不论内服、外用，均有清热解毒作用，用治疮疡肿毒，常与雄黄、山慈菇、大戟等同用，如太乙紫金锭；若咽喉肿痛，口舌生疮，可配冰片、硼砂外用，如冰硼散。

【用法用量】内服，只宜入丸、散服，每次 0.1 ～ 0.5g；不宜入煎剂。外用适量。
【使用注意】本品有毒，内服不可过量或持续服用。孕妇及肝肾功能不全者禁服。忌火煅。

2. 磁石

【性能】咸，寒。归心、肝、肾经。
【功效】镇惊安神，平肝潜阳，聪耳明目，纳气平喘。
【应用】

（1）心神不宁，惊悸失眠，癫痫。本品质重沉降，入心经，能镇惊安神；味咸入肾，又有益肾之功；性寒清热，清泻心肝之火，故能顾护真阴，镇摄浮阳，安定神志。主治肾虚肝旺，肝火上炎，扰动心神或惊恐气乱，神不守舍所致的心神不宁、惊悸、失眠及癫痫，常与朱砂、神曲同用，如磁朱丸。治小儿惊痫，以磁石炼水饮之。

（2）肝阳上亢，头晕目眩。本品入肝、肾经，既能平肝潜阳，又能益肾补阴，故可用治肝阳上亢之头晕目眩、急躁易怒等症，常与石决明、珍珠、牡蛎等平肝潜阳药同用；若阴虚甚者，可配伍生地黄、白芍、龟甲等滋阴潜阳药；若热甚者，又可与钩藤、菊花、夏枯草等清热平肝药同用。

（3）耳鸣耳聋，视物昏花。本品入肝、肾经，补益肝肾，有聪耳明目之功。用治肾虚耳鸣、耳聋，多配伍熟地黄、山茱萸、山药等滋肾之品，如耳聋左慈丸；用治肝肾不足，目暗不明，视物昏花者，多配伍枸杞子、女贞子、菊花等补肝肾、明目之品。

（4）肾虚气喘。本品入肾经，质重沉降，纳气归肾，有益肾纳气平喘之功。用治肾气不足，摄纳无权之虚喘，常与五味子、胡桃肉、蛤蚧等同用，共奏纳气平喘之功。

【用法用量】煎服，9～30g，先煎。

【使用注意】因吞服后不易消化，如入丸散，不可多服。脾胃虚弱者慎用。

【鉴别用药】

朱砂与磁石

中药名称	相同点	不同点
朱砂	二药质重性寒，入心经，能镇惊安神，治心悸失眠、怔忡恐怯、惊风癫狂；还能明目，治肝肾亏虚之目暗不明	朱砂有毒，镇心、清心而安神，善治心火亢盛之心神不安；又能清热解毒，治口疮、咽痛、疮疡
磁石		磁石无毒，益肾阴，潜肝阳，主治肾虚肝旺，肝火扰心之心神不宁；又能平肝潜阳，聪耳明目，纳气平喘，治肝阳上亢之头晕目眩，肾虚耳鸣耳聋，肝阴不足之目暗不明，肾虚喘促

［常考考点］磁石与朱砂的鉴别。

3. 龙骨

【性能】甘、涩，平。归心、肝、肾经。

【功效】镇惊安神，平肝潜阳，收敛固涩。

【主治病证】

（1）心神不宁，心悸失眠，惊痫癫狂。

（2）肝阳上亢，头晕目眩。

（3）滑脱诸证。

（4）湿疮痒疹，疮疡久溃不敛。

【用法用量】煎服，15～30g，先煎。外用适量。镇惊安神、平肝潜阳宜生用。收敛固涩宜煅用。

4. 琥珀

【功效】镇惊安神，活血散瘀，利尿通淋。

【用法用量】研末冲服，或入丸、散，每次1.5～3g。不入煎剂。外用适量。

【知识纵横比较】

重镇安神药的功效比较及常考考点

中药名称	相似功效	不同功效	常考考点
朱砂	镇惊安神	清心，明目，解毒	有毒，不入煎剂
磁石	镇惊安神	平肝潜阳，聪耳明目，纳气平喘	先煎
龙骨	镇惊安神	平肝潜阳，收敛固涩	滑脱诸证
琥珀	镇惊安神	活血散瘀，利尿通淋	冲服

［常考考点］朱砂、磁石的性能、功效、应用。龙骨的性能、功效、主治病证。琥珀的功效。

细目三　养心安神药

【考点突破攻略】

1. 酸枣仁

【性能】甘、酸，平。归肝、胆、心经。

【功效】养心益肝，宁心安神，敛汗，生津。

【应用】

（1）虚烦不眠，惊悸多梦。本品味甘，入心、肝经，能养心阴、益肝血而有安神之效，为养心安神要药。主治心肝阴血亏虚，心失所养，神不守舍之心悸、怔忡、健忘、失眠、多梦、眩晕等证，常与当归、白芍、何首乌等补血、补阴药配伍；若治肝虚有热之虚烦不眠，常与知母、茯苓、川芎等同用，如酸枣仁汤；若心脾气血亏虚，惊悸不安，体倦失眠者，可以本品与黄芪、当归、党参等补养气血药配伍应用，如归脾汤；若心肾不足，阴亏血少，心悸失眠，健忘梦遗者，又当与麦冬、生地黄、远志等合用，如天王补心丹。

（2）体虚多汗。本品味酸能敛而有收敛止汗之功效，常用治体虚自汗、盗汗，每与五味子、山茱萸、黄芪等益气固表止汗药同用。

此外，有收敛生津止渴之功效，还可用治伤津口渴咽干。

2. 柏子仁

【功效】养心安神，润肠通便，止汗。

【主治病证】心悸失眠；肠燥便秘；阴虚盗汗。

【鉴别用药】

酸枣仁与柏子仁

中药名称	相同点	不同点
酸枣仁	二药均为养心安神、止汗之品，常相须为用，治疗阴血不足，心神失养照顾心神不宁、阴虚盗汗	酸枣仁长于益肝血，善治心肝血虚之心神不宁
柏子仁		柏子仁长于治疗心阴虚及心肾不交之心神不宁，并能润肠，治肠燥便秘

［常考考点］酸枣仁与柏子仁的鉴别。

3. 合欢皮

【功效】解郁安神，活血消肿。

4. 远志

【功效】安神益智，交通心肾，祛痰，消肿。

【主治病证】失眠多梦，心悸怔忡、健忘；咳嗽痰多，咳痰不爽；痈疽疮毒，乳房肿痛。

【使用注意】凡实热或痰火内盛者，以及有胃溃疡及胃炎者慎用。

【知识纵横比较】

养心安神药的功效比较和常考考点

中药名称	相似功效	不同功效	常考考点
酸枣仁	宁心安神	养心益肝，敛汗，生津	善治心肝血虚之心神不宁
柏子仁	养心安神	润肠通便，止汗	长于治疗心阴虚及心肾不交之心神不宁
合欢皮	安神	解郁，活血消肿	解郁安神之要药
远志	安神益智	交通心肾，祛痰，消肿	

［常考考点］酸枣仁的性能、功效、应用。柏子仁、远志的功效、主治病证。

【例题实战模拟】

A1 型题

1. 磁石可用治

A. 肺气壅遏之咳喘　B. 寒饮伏肺之咳喘　C. 痰壅气逆之咳喘

D. 肺热壅盛之咳喘　E. 肾不纳气之虚喘

2. 龙骨入煎剂应

A. 包煎　B. 后下　C. 另煎　D. 先煎　E. 冲服

3. 治疗心悸失眠、健忘多梦、体虚多汗者，宜用

A. 朱砂　B. 酸枣仁　C. 柏子仁　D. 合欢皮　E. 远志

4. 酸枣仁的性味是

A. 甘，平　B. 甘、辛，平　C. 甘、涩，平

D. 甘、酸，平　E. 甘、苦，平

A2 型题

5. 患者，女，36 岁。面色萎黄，头晕眼花，心悸失眠，舌淡少苔，脉细弱。治疗应首选

A. 酸枣仁　B. 合欢皮　C. 磁石　D. 远志　E. 朱砂

B1 型题

A. 合欢皮　B. 酸枣仁　C. 远志　D. 琥珀　E. 磁石

6. 既能活血消肿，又能解郁安神的药物是

7. 既能活血消瘀，又能镇惊安神的药物是

【参考答案】

1. E　2. D　3. B　4. D　5. A　6. A　7. D

第十九单元　平肝息风药

细目一　概述

【考点突破攻略】

要点　平肝息风药的使用注意事项

本类药物有性偏寒凉或性偏温燥之不同，故当区别使用。

（1）脾虚慢惊者，不宜用寒凉之品。

（2）阴虚血亏者，当忌用温燥之品。

细目二　平抑肝阳药

【考点突破攻略】

1. 石决明

【性能】咸，寒。归肝经。

【功效】平肝潜阳，清肝明目。

【应用】

（1）肝阳上亢，头痛眩晕。本品咸寒清热，质重潜阳，专入肝经，而有清泄肝热、镇潜肝阳、利头

目之效，为凉肝、镇肝之要药；本品又兼有滋养肝阴之功，故对肝肾阴虚、肝阳眩晕，尤为适宜。用治邪热灼阴、筋脉拘急、手足蠕动、头目眩晕之症，常与白芍、生地黄、牡蛎等养阴、平肝药配伍应用，如阿胶鸡子黄汤；若肝阳独亢而有热象，头晕头痛，烦躁易怒者，可与夏枯草、黄芩、菊花等清热平肝药同用，如平肝潜阳汤。

（2）目赤翳障，视物昏花。本品清肝火而明目退翳，治疗肝火上炎之目赤肿痛，可与黄连、龙胆、夜明砂等同用，如黄连羊肝丸；亦常配伍夏枯草、决明子、菊花等清肝明目之品同用。治疗风热目赤，翳膜遮睛，常与蝉蜕、菊花、木贼等配伍；治目生翳障，本品常配伍木贼、荆芥、白菊花等，如石决明散；若肝虚血少，目涩昏暗，雀盲眼花属虚证者，每与熟地黄、枸杞子、菟丝子等配伍；治青盲雀目，可与苍术、猪肝配伍同用。

【用法】煎服，应打碎先煎。平肝、清肝宜生用；外用点眼宜煅用、水飞。

【鉴别用药】

石决明与决明子

中药名称	相同点	不同点
石决明	均有清肝明目之功效，用治肝热目赤、翳障偏于肝热者	石决明咸寒质重，凉肝镇肝，滋养肝阴，无论实证、虚证之目疾均用，多用于血虚肝热之羞明、目暗、雀盲；又可平肝潜阳，用治肝阳上亢，头晕目眩
决明子		决明子苦寒，功偏清肝火而明目，用治肝经实火之目赤肿痛；又有润肠通便之功，用治肠燥便秘

［常考考点］石决明与决明子的鉴别。

2. 珍珠母

【功效】平肝潜阳，明目退翳，安神定惊。

【用法】煎服，先煎。外用适量。

3. 牡蛎

【性能】咸，微寒。归肝、胆、肾经。

【功效】潜阳补阴，重镇安神，软坚散结，收敛固涩，制酸止痛。

【应用】

（1）肝阳上亢，头晕目眩。本品咸寒质重，入肝经，有平肝潜阳、益阴之功。用治水不涵木，阴虚阳亢，头目眩晕，烦躁不安，耳鸣者，常与龙骨、龟甲、白芍等同用，如镇肝熄风汤；亦治热病日久，灼烁真阴，虚风内动，四肢抽搐之症，常与生地黄、龟甲、鳖甲等养阴息风止痉药配伍，如大定风珠。

（2）心神不安，惊悸失眠。本品质重能镇，有安神之功效，用治心神不安、惊悸怔忡、失眠多梦等证，常与龙骨相须为用，如桂枝甘草龙骨牡蛎汤；亦可配伍朱砂、琥珀、酸枣仁等安神之品。

（3）痰核，瘰疬，癥瘕积聚。本品味咸，软坚散结。用治痰火郁结之痰核、瘰疬、瘿瘤等，常与浙贝母、玄参等配伍，如消瘰丸；用治气滞血瘀之癥瘕积聚，常与鳖甲、丹参、莪术等同用。

（4）滑脱诸证。本品煅后有与煅龙骨相似的收敛固涩作用，通过不同配伍可治疗自汗、盗汗、遗精、滑精、尿频、遗尿、崩漏、带下等滑脱之证。用治自汗、盗汗，常与麻黄根、浮小麦等同用，如牡蛎散；亦可用牡蛎粉敷撒汗处，有止汗作用；治肾虚遗精、滑精，常与沙苑子、龙骨、芡实等配伍，如金锁固精丸；治尿频、遗尿可与桑螵蛸、金樱子、益智仁等同用；治疗崩漏、带下证，又常与海螵蛸、山茱萸、山药等配伍。

此外，煅牡蛎有收敛制酸作用，可治胃痛泛酸。

【用法】煎服，先煎。外用适量。收敛固涩、制酸止痛宜煅用，其他宜生用。

【鉴别用药】

牡蛎与龙骨

中药名称	相同点	不同点
牡蛎	二药均能重镇安神，平肝潜阳，收敛固涩，常相须为用，治疗心神不安、惊悸失眠、肝阳上亢、头晕目眩及滑脱不禁诸证	牡蛎还能软坚散结、制酸，可治痰核瘰疬、胃酸过多等证
龙骨		龙骨煅后外用能收湿敛疮，可治湿疹、湿疮等病证

[常考考点]牡蛎与龙骨的鉴别。

4. 赭石

【性能】苦，寒。归肝、心、肺、胃经。

【功效】平肝潜阳，重镇降逆，凉血止血。

【主治病证】

（1）肝阳上亢，头晕目眩。

（2）呕吐，呃逆，噫气。

（3）气逆喘息。

（4）血热吐衄，崩漏。

【用法】煎服，先煎。降逆、平肝宜生用，止血宜煅用。

【使用注意】虚寒证及孕妇慎用。因含微量砷，故不宜长期服用。

5. 蒺藜

【功效】平肝解郁，活血祛风，明目止痒。

【知识纵横比较】

平抑肝阳药的功效比较和常考考点

中药名称	相似功效	不同功效	常考考点
石决明	平肝潜阳	清肝明目	打碎先煎
珍珠母	平肝潜阳	清肝明目退翳，安神定惊	打碎先煎
牡蛎	潜阳补阴	重镇安神，软坚散结，收敛固涩，制酸止痛	滑脱诸证；打碎先煎
赭石	平肝潜阳	重镇降逆，凉血止血	打碎先煎
蒺藜	平肝解郁	活血祛风，明目止痒	

[常考考点]石决明、牡蛎的性能、功效、应用。赭石的性能、功效、主治病证。珍珠母、蒺藜的功效。

细目三　息风止痉药

【考点突破攻略】

1. 羚羊角

【性能】咸，寒。归肝、心经。

【功效】平肝息风，清肝明目，散血解毒。

【应用】

（1）肝风内动，惊痫抽搐。本品入心、肝经，咸寒质重，善能清泄肝热，平肝息风，镇惊解痉，故为治惊痫抽搐之要药，尤宜于热极生风所致者。用治温热病热邪炽盛之高热、神昏、惊厥抽搐者，常与钩藤、白芍、菊花等同用，如羚角钩藤汤；治妇女子痫，可与防风、独活、茯神等配伍，如羚羊角散；用治癫痫、惊悸等，可与钩藤、天竺黄、郁金等同用。

（2）肝阳上亢，头晕目眩。本品味咸质重主降，有平肝潜阳之功。治肝阳上亢所致之头晕目眩、烦躁失眠、头痛如劈等症，常与石决明、龟甲、菊花等同用，如羚羊角汤。

（3）肝火上炎，目赤头痛。本品善清泻肝火而明目。故用治肝火上炎之头痛、目赤肿痛、羞明流泪等症，常与决明子、黄芩、龙胆等同用，如羚羊角散。

（4）温热病壮热神昏，热毒发斑。本品入心、肝二经，寒以胜热，故能气血两清；清热凉血散血，泻火解毒，用于温热病壮热神昏、谵语躁狂，甚或抽搐、热毒斑疹等症，常与石膏、寒水石、麝香等配伍，如紫雪丹。

此外，本品有清肺解毒之效，可用于肺热咳喘、疮痈热毒炽盛等。

【用法用量】煎服，1～3g；宜单煎2小时以上。磨汁或研粉服，每次0.3～0.6g。

［常考考点］羚羊角配钩藤的意义。

2. 牛黄

【性能】苦、凉。归心、肝经。

【功效】凉肝息风，清心豁痰，开窍醒神，清热解毒。

【应用】

（1）小儿惊风，癫痫。本品入心、肝二经，有清心凉肝、息风止痉之功。常用治小儿急惊风之壮热、神昏、惊厥抽搐等症，每与朱砂、全蝎、钩藤等清热息风止痉药配伍，如牛黄散；若治痰蒙清窍之癫痫发作，症见突然仆倒、昏不知人、口吐涎沫、四肢抽搐者，可与珍珠、远志、胆南星等豁痰、开窍醒神、止痉药配伍，如痫证镇心丹。

（2）热病神昏。本品性凉，其气芳香，入心经，能清心祛痰、开窍醒神。故用治温热病热入心包及中风、惊风、癫痫等痰热阻闭心窍所致之神昏谵语、高热烦躁、口噤、舌謇、痰涎壅盛等症，常与麝香、冰片、朱砂等开窍醒神、清热解毒之品配伍，如安宫牛黄丸。

（3）口舌生疮，咽喉肿痛，痈疽疔毒。本品性凉，为清热解毒之良药。用治火毒郁结之口舌生疮、咽喉肿痛、牙痛，常与黄芩、雄黄、大黄等同用，如牛黄解毒丸；若咽喉肿痛、溃烂，可与珍珠为末吹喉，如珠黄散；治疗痈疽、疔毒、疖肿等，与大黄、黄芩、冰片同用，如牛黄解毒丸。

【用法用量】入丸、散剂，每次0.15～0.35g。外用适量，研末敷患处。

【使用注意】非实热证不宜使用；孕妇慎用。

【鉴别用药】

羚羊角与牛黄

中药名称	相同点	不同点
羚羊角	二药均清肝热、息风止痉，用治温热病壮热神昏及肝风惊厥抽搐	羚羊角性寒，又可平肝潜阳、明目、散血、解毒，常用治肝阳上亢之头晕目眩、肝火目赤头痛，及热毒发斑、肺热咳喘、百日咳等证
牛黄		牛黄性凉，又可豁痰开窍、清热解毒，常用治热入心包或痰蒙清窍之癫痫、口舌生疮、咽喉肿痛、痈疽疔毒等证

［常考考点］羚羊角与牛黄的鉴别。

3. 钩藤

【性能】甘，凉。归肝、心包经。

【功效】息风定惊，清热平肝。

【应用】

（1）肝风内动，惊痫抽搐。本品入肝、心包二经，有和缓的息风止痉作用，又能清泄肝热，故用于热极生风、四肢抽搐及小儿高热惊风，尤为相宜。如治小儿急惊风，壮热神昏、牙关紧闭、手足抽搐者，可与天麻、全蝎、僵蚕等同用，如钩藤饮子；用治温热病热极生风，痉挛抽搐，多与羚羊角、白芍、菊花等同用，如羚角钩藤汤；用治诸痫啼叫、痉挛抽搐，可与天竺黄、蝉蜕、黄连等同用，如钩藤饮子。

（2）肝阳上亢，头痛，眩晕。本品性凉，主入肝经，既能清肝热，又能平肝阳，故可用治肝火上攻或肝阳上亢之头胀头痛、眩晕等症。属肝火者，常与夏枯草、龙胆等配伍；属肝阳上亢者，常与天麻、石决明、怀牛膝等同用，如天麻钩藤饮。

此外，本品有轻清疏泄之性，能清热透邪，可用于外感风热、头痛目赤及斑疹透发不畅之证；有凉肝止惊之效，可治小儿惊啼、夜啼。

【用法用量】煎服，3 ～ 12g，后下。

4. 天麻

【性能】甘，平。归肝经。

【功效】息风止痉，平抑肝阳，祛风通络。

【应用】

（1）肝风内动，惊痫抽搐。本品主入肝经，功能息风止痉，味甘质润，药性平和。故可用治各种病因之肝风内动，惊痫抽搐，不论寒热虚实，皆可配伍应用。如治小儿急惊风，常与羚羊角、钩藤、全蝎等息风止痉药同用，如钩藤饮子；用治小儿脾虚慢惊，则与人参、白术、白僵蚕等药配伍，如醒脾丸；用治小儿诸惊，可与全蝎、制南星、白僵蚕同用，如天麻丸；若用治破伤风痉挛抽搐、角弓反张，又与天南星、白附子、防风等药配伍，如玉真散。

（2）眩晕，头痛。本品既息肝风，又平肝阳，为治眩晕、头痛之要药，不论虚证、实证，随不同配伍皆可应用。用治肝阳上亢之眩晕、头痛，常与钩藤、石决明、牛膝等同用，如天麻钩藤饮；用治风痰上扰之眩晕、头痛、痰多胸闷者，常与半夏、白术等同用，如半夏白术天麻汤；若头风攻注，偏正头痛、头晕欲倒者，可配等量川芎为丸，如天麻丸。

（3）肢体麻木，中风手足不遂，风湿痹痛。本品能祛外风，通经络，止痛。用治中风手足不遂、筋骨疼痛等，可与没药、制乌头、麝香等药配伍，如天麻丸；用治妇人风痹，手足不遂，可与牛膝、杜仲、附子浸酒服，如天麻酒；若治风湿痹痛，关节屈伸不利者，多与秦艽、羌活、桑枝等祛风湿药同用，如秦艽天麻汤。

【鉴别用药】

钩藤与天麻

中药名称	相同点	不同点
钩藤	均能息风止痉、平肝潜阳，常用治肝风内动、惊痫抽搐，以及肝阳上亢之头痛、头晕、目眩等症	钩藤能清热，尤宜于热极动风与肝经阳热病证
天麻		天麻性平，无论寒热虚实皆可应用，并能祛风湿，止痹痛，可用治风湿痹痛以及肢体麻木、手足不遂等症

［常考考点］天麻与钩藤的鉴别。

5. 地龙

【功效】清热定惊，通络，平喘，利尿。

【主治病证】高热惊痫，癫狂；气虚血滞，中风半身不遂；风湿痹证；肺热哮喘；小便不利，尿闭不通。

6. 全蝎

【功效】息风镇痉，攻毒散结，通络止痛。

【主治病证】痉挛抽搐；疮疡肿毒，瘰疬结核；风湿顽痹；偏正头痛。

【用法用量】煎服，3 ～ 6g。外用适量。

【使用注意】本品有毒，用量不宜过大。孕妇禁用。

7. 蜈蚣

【功效】息风镇痉，攻毒散结，通络止痛。

【用法用量】煎服，3 ～ 5g。外用适量。

【使用注意】本品有毒，用量不宜过大。孕妇禁用。

【鉴别用药】

蜈蚣与全蝎

中药名称	相同点	不同点
蜈蚣	皆有息风止痉、解毒散结、通络止痛之功效，常相须为用	蜈蚣力猛性燥，善走窜通达，息风止痉功效较强；又攻毒疗疮，通痹止痛效佳
全蝎		全蝎性平，息风止痉、攻毒散结之力不及蜈蚣

［常考考点］蜈蚣与全蝎的鉴别。

8. 僵蚕

【功效】息风止痉，祛风止痛，化痰散结。

【主治病证】惊痫抽搐；风中经络，口眼㖞斜；风热头痛，目赤，咽痛；风疹瘙痒；痰核，瘰疬。

【知识纵横比较】

息风止痉药的功效比较和常考考点

中药名称	相似功效	不同功效	常考考点
羚羊角	平肝息风	清肝明目，散血解毒	
牛黄	凉肝息风	清心豁痰，开窍醒神，清热解毒	入丸散，0.15～0.35g
钩藤	息风定惊	清热平肝	后下
天麻	息风止痉	平抑肝阳，祛风通络	治疗眩晕、头痛之要药
地龙	清热定惊	通络，平喘，利尿	
全蝎	息风镇痉	攻毒散结，通络止痛	
蜈蚣	息风镇痉	攻毒散结，通络止痛	
僵蚕	息风止痉	祛风止痛，化痰散结	

［常考考点］羚羊角、牛黄、钩藤、天麻的性能、功效、应用。地龙、全蝎、僵蚕的功效、主治病证。

【例题实战模拟】

A1 型题

1. 治疗热病高热、热极生风、惊痫抽搐的要药是
   A. 地龙　B. 钩藤　C. 羚羊角　D. 天麻　E. 全蝎
2. 既能清热平肝，又能息风止痉的药物是
   A. 夏枯草　B. 刺蒺藜　C. 钩藤　D. 白菊花　E. 决明子
3. 既能平肝潜阳，又能凉血止血的药物是
   A. 石决明　B. 赭石　C. 磁石　D. 珍珠母　E. 牡蛎
4. 治疗眩晕头痛，不论虚证、实证皆可应用的药物是
   A. 全蝎　B. 天麻　C. 蜈蚣　D. 钩藤　E. 僵蚕
5. 性平，治疗肝风内动，惊痫抽搐，无论寒热虚实皆可配伍应用的药物是
   A. 钩藤　B. 天麻　C. 牛黄　D. 地龙　E. 蜈蚣
6. 既能平抑肝阳，又能疏肝解郁的药物是
   A. 柴胡　B. 香附　C. 刺蒺藜　D. 郁金　E. 佛手
7. 羚羊角片入汤剂时应
   A. 先煎　B. 另煎　C. 后下　D. 包煎　E. 与诸药同煎
8. 治疗风湿顽痹及顽固性头痛的药物是
   A. 天麻　B. 钩藤　C. 羌活　D. 僵蚕　E. 蜈蚣

【参考答案】

1. C　2. C　3. B　4. B　5. B　6. C　7. B　8. E

第二十单元　开窍药

细目一　概述

【考点突破攻略】

要点　开窍药的使用注意事项

本类药物辛香走窜，为救急、治标之品，且能耗伤正气。只宜暂服，不可久用；开窍药只用于闭证。脱证治当补虚固脱，忌用开窍药，因本类药物辛香，其有效成分易于挥发。内服多不宜入煎剂，只入丸、散剂服用。孕妇慎用或忌用。

细目二　具体药物

【考点突破攻略】

1. 麝香

【性能】辛，温。归心、脾经。

【功效】开窍醒神，活血通经，消肿止痛。

【应用】

（1）闭证神昏。本品辛温，气极香，走窜之性甚烈，有极强的开窍通闭醒神作用，为醒神回苏之要药，无论寒闭、热闭，用之皆效。常配伍牛黄、冰片，组成凉开之剂，如安宫牛黄丸、至宝丹；配伍苏合香，组成温开之剂，如苏合香丸。

（2）用于血瘀经闭，癥瘕积聚，心腹暴痛，头痛，跌打损伤，风寒湿痹。本品开通走窜，可行血中之瘀滞，开经络之壅遏，以通经散结止痛。

（3）痈肿瘰疬，咽喉肿痛。本品辛香行散，有良好的活血散结、消肿止痛作用，内服、外用均有良效，可与牛黄、蟾酥配伍，如六神丸。

此外，本品活血通经，有催生下胎之效，可用于难产、死胎、胞衣不下。

【用法用量】入丸、散，每次 0.03 ～ 0.1g。不宜入煎剂。外用适量。

【使用注意】孕妇禁用。

2. 冰片

【功效】开窍醒神，清热止痛。

【主治病证】热闭神昏，惊厥，中风痰厥，气郁暴厥，中恶昏迷；胸痹心痛，目赤口疮，咽喉肿痛，耳道流脓。

【用法用量】入丸散，每次 0.15 ～ 0.3g。不宜入煎剂。外用适量，研粉点敷患处。

【使用注意】孕妇慎用。

【鉴别用药】

麝香与冰片

中药名称	相同点	不同点
麝香	二药均为辛香之品，都能开窍醒神，二药配用以治闭证	麝香性温，开窍醒神作用极强，为开窍醒神要药，热闭、寒闭均可运用；还具有活血通经、消肿止痛的功效，可用治血瘀经闭、癥瘕、跌打损伤、痹证疼痛、疮疡肿毒、咽喉肿痛等证
冰片		冰片开窍力不及麝香且药性微寒，宜用于热闭；冰片味苦、性寒，还具有清热解毒止痛之效，用于治疗目赤口疮、咽喉肿痛、耳道流脓等症

［常考考点］麝香与冰片的鉴别。

3. 苏合香

【功效】开窍，辟秽，止痛。

【用法用量】入丸、散，0.3 ～ 1g。不入煎剂。外用适量。

4. 石菖蒲

【功效】开窍豁痰，醒神益智，化湿开胃。

【主治病证】

（1）痰迷心窍，神昏，癫痫。

（2）健忘，失眠，耳鸣，耳聋。

（3）湿阻中焦，脘痞不饥，噤口下痢。

【知识纵横比较】

开窍药的功效比较和常考考点

中药名称	共性	个性		常考考点
		作用特点	其他功效	
麝香	开窍醒神	辛散温通，气极香，走窜之性甚烈，有极强的开窍通闭醒神作用	活血通经，消肿止痛	为醒脑回苏之要药，无论寒闭、热闭皆宜。每次 0.15 ～ 0.3g。不宜入煎剂
冰片		味辛苦，性微寒，开窍醒神之功似麝香而力缓，为凉开之品	清热止痛	最宜于热闭神昏。入丸散，每次 0.15 ～ 0.3g。不宜入煎剂
苏合香		辛散温通，芳香辟秽，开窍醒神之功类似麝香而药力较逊	辟秽，止痛	为寒闭神昏要药。入丸、散，0.3 ～ 1g。不入煎剂
石菖蒲		辛散苦燥温通，开窍之力较缓，善化湿浊，除痰涎，辟秽浊而开窍	豁痰，益智，化湿和胃	最宜于痰湿秽浊之邪蒙蔽清窍之证

［常考考点］麝香的性能、功效、应用。石菖蒲、冰片的功效、主治病证。

【例题实战模拟】

A1 型题

1. 具有开窍醒神、活血通经作用的药物是

A. 苏合香　B. 冰片　C. 麝香　D. 石菖蒲　E. 牛黄

2. 既可治疗寒闭昏迷，又能治疗热闭神昏的最佳药物是

A. 麝香　B. 苏合香　C. 牛黄　D. 冰片　E. 石菖蒲

【参考答案】

1. C　2. A

第二十一单元　补虚药

细目一　概述

【考点突破攻略】

要点　补虚药的使用注意事项

（1）补虚药原为虚证而设，凡身体健康，并无虚弱表现者，不宜滥用，以免导致阴阳平衡失调。
（2）实邪方盛，正气未虚者，以祛邪为要，亦不宜使用，以免“闭门留寇”。
（3）补气药性多壅滞，易致中满，湿盛中满者忌用。
（4）补阳药性多温燥，易助火伤阴，阴虚火旺者不宜使用。
（5）补血药多滋腻黏滞，妨碍运化，凡湿滞脾胃、脘腹胀满、食少便溏者慎用。
（6）补阴药多甘寒滋腻，凡脾胃虚弱、痰湿内阻、腹满便溏者不宜用。
（7）补虚药使用时应注意顾护脾胃，适当配伍健脾消食药，以促进运化，使补虚药能充分发挥作用。
（8）补虚药若需久服，宜作蜜丸、煎膏（膏滋）、片剂、口服液、颗粒剂或酒剂等，以便保存和服用；若作汤剂，宜文火久煎，使药味尽出。
（9）个别挽救虚脱的补虚药，宜制成注射剂，以备急用。
［常考考点］补虚药的功效、分类、配伍及注意事项。

细目二　补气药

【考点突破攻略】

1. 人参

【性能】甘、微苦，微温。归肺、脾、心、肾经。
【功效】大补元气，复脉固脱，补脾益肺，生津养血，安神益智。
【应用】
（1）元气欲脱，脉微欲绝。本品为拯危救脱的要药。适用于因大汗、大泻、大失血，或大病、久病所致元气虚极欲脱，脉微欲绝的危重证候。可单用本品大量浓煎服，如独参汤。若见四肢逆冷、阳气衰微者，可配附子以益气回阳，如参附汤。若汗多口渴、气阴两伤者，可配麦冬、五味子以益气敛阴，即生脉散。
（2）脾虚食少，肺虚喘咳，阳痿宫冷。本品为补肺的要药，也为补脾要药。用于肺气虚弱的短气喘促、懒言声微、脉虚自汗等，常与黄芪、五味子等同用；用于脾气不足的倦怠乏力、食少便溏等，常配伍白术、茯苓、甘草，如四君子汤等。补益肾气，不仅用于肾不纳气的短气虚喘，还可用于肾虚阳痿、宫冷。
（3）热病气虚津伤口渴及消渴证。本品既能补气，又能生津。热病气津两伤者，常配伍石膏、知母等；消渴常配伍天花粉、生地黄等。
（4）气血亏虚，久病虚羸。本品能益气，使气盛自能生血，故有气血双补作用，治气血双虚，久病虚羸者。
（5）惊悸失眠。本品入心经，补心气，益心智，用于失眠惊悸、健忘，常配远志、龙眼等。
此外，与解表药、攻下药等祛邪药配伍，有扶正祛邪之效。

【用法用量】煎服，3～9g；挽救虚脱可用15～30g。宜文火另煎，分次兑服。野山参研末吞服，每次2g，日服2次。红参为人参蒸制品，味甘、微苦，归脾、肺、心、肾经，功效大补元气、复脉固脱。但红参性偏温热，善益气摄血，多用于体虚欲脱、肢冷脉微、气不摄血、崩漏下血之证。

【使用注意】不宜与藜芦、五灵脂同用。

【鉴别用药】

生晒参与红参

中药名称	相同点	不同点
生晒参	二者均味甘微苦，归脾、肺、心经，具大补元气、复脉固脱、补脾益肺、生津止渴、安神增智之功，用于气虚欲脱、肢冷、脉微、脾虚食少、肺虚喘咳、津伤口渴、消渴、惊悸健忘、阳痿宫冷	生晒参味甘性平，偏重于补气生津、安神，适用于气阴不足之肺虚喘咳、津伤口渴、内热消渴
红参		红参性温，偏于补阳，多用于元气衰弱，兼阳气虚弱，脉微肢冷，阳痿宫冷者

［常考考点］生晒参与红参的鉴别。

2. 西洋参

【功效】补气养阴，清热生津。

【主治病证】气虚阴亏，虚热烦倦，咳喘痰血；内热消渴，口燥咽干。

【用法用量】另煎兑服，3～6g。

【使用注意】据《药典》记载，不宜与藜芦同用。

3. 党参

【功效】健脾益肺，养血生津。

【主治病证】

（1）脾肺气虚证，食少倦怠，咳嗽虚喘。

（2）气血不足，面色萎黄，心悸气短。

（3）津伤口渴，内热消渴。

【使用注意】据《药典》记载，不宜与藜芦同用。

【鉴别用药】

人参与党参

中药名称	相同点	不同点
人参	二药均能补脾气、补肺气、益气生津、益气生血和扶正祛邪，治肺脾气虚证、气津两伤证，以及正虚邪实病证	人参补气力强，可大补元气，治气虚欲脱的危重病证；还能安神益智、益气壮阳，可治气血不足之心神不安及阳痿等
党参		党参补气力弱，但能养血，可治血虚证等

［常考考点］人参与党参的鉴别。

4. 太子参

【功效】益气健脾，生津润肺。

5. 黄芪

【性能】甘，微温。归脾、肺经。

【功效】补气升阳，固表止汗，利水消肿，托疮生肌。

【应用】

（1）脾虚气陷证。本品甘温，为补中益气要药。气虚乏力，食少便溏，可配白术、党参等；中气下陷，久泻脱肛，便血崩漏，常配人参、升麻、柴胡等，如补中益气汤；气虚水肿，常配茯苓、白术，健脾利水。

（2）肺气虚证。入肺又能补益肺气。肺虚喘咳，常与紫菀、五味子同用。

（3）气虚自汗。表虚自汗常与白术、防风同用，如玉屏风散。

（4）内热消渴，血虚萎黄。本品生津养血，内热消渴，常配天花粉、葛根。血虚萎黄，常配当归。

（5）半身不遂，痹痛麻木。本品可行滞通痹，常配当归、桂枝等同用。

（6）气血亏虚，疮疡难溃难腐，或溃久不敛。疮疡难溃难腐者，配穿山甲、皂角刺等排脓药；溃久难敛者配人参、当归、肉桂等，如十全大补汤。

【用法用量】煎服，9～30g。蜜炙可增强其补中益气作用。

【鉴别用药】

人参与黄芪

中药名称	相同点	不同点
人参	二药可补气、生津、生血，同用可增强补气之效	人参大补元气，复脉固脱，补心、脾、肺气，安神增智，为治内伤气虚第一要药
黄芪		黄芪主补脾肺气，并有补气升阳、益卫固表、托毒生肌、利尿消肿等作用，可治气虚所致的多种病证

生黄芪与炙黄芪

中药名称	相同点	不同点
生黄芪	属于同一中药，唯炮制方法不同，功效大致相近	生黄芪偏于走表，托疮，利水，多用于自汗、疮疡后期、水肿
炙黄芪		炙黄芪偏于走里，补中益气升阳，多用于脾胃虚弱，气血不足，中气下陷

［常考考点］人参与黄芪、生黄芪与炙黄芪的鉴别。

6. 白术

【性能】甘、苦，温。归脾、胃经。

【功效】健脾益气，燥湿利水，止汗，安胎。

【应用】

（1）脾气虚证。本品为补气健脾要药，被前人誉为“脾脏补气健脾第一要药”。脾虚食少，胀满泄泻等证，常与人参、茯苓等同用，如四君子汤；脾虚水停而为痰饮眩晕，常配桂枝、茯苓等，如苓桂术甘汤；治水肿、小便不利，常配茯苓、泽泻等，如四苓汤。

（2）气虚自汗。善治脾虚气弱，卫气不固，表虚自汗。用于脾虚气弱，肌表不固而汗多，常配黄芪、防风等，如玉屏风散。

（3）脾虚胎动不安。常与砂仁同用。

【用法用量】煎服，6～12g。炒用可增强补气健脾止泻作用。

【使用注意】本品性偏温燥，热病伤津及阴虚燥渴者不宜。

【鉴别用药】

黄芪与白术

中药名称	相同点	不同点
白术	均能补气、利水、止汗，治脾肺气虚证、气虚汗出、水肿证	白术主补脾气，补中气，长于治疗脾虚失运、水湿内停诸证；还能补气安胎
黄芪		黄芪补脾肺之气，补中气而升阳，长于治疗中气不足、气虚下陷诸证。黄芪补气固表之力强于白术，还能生津养血、行滞通痹、托毒排脓、敛疮生肌

白术与苍术

中药名称	相同点	不同点
白术	二药均能健脾燥湿，可治脾失健运，湿浊中阻证	白术补气健脾，固表止汗，益气安胎，治气虚自汗、气虚胎动不安等
苍术		苍术燥湿力强，尤宜于湿盛不虚者；还能祛风湿、发汗解表、明目，治风湿痹痛、外感风寒湿表证，以及夜盲症等

［常考考点］黄芪与白术、白术与苍术的鉴别。

7. 山药

【功效】补脾养胃，生津益肺，补肾涩精。

【主治病证】脾虚食少，久泻不止；肺虚喘咳；肾虚遗精，带下，尿频；虚热消渴。

【鉴别用药】

白术与山药

中药名称	相同点	不同点
白术	均味甘，归脾经，功效补益脾胃	白术味苦性温，可燥湿利水、止汗、安胎
山药		山药可生津益肺、补肾涩精

8. 白扁豆

【功效】健脾化湿，和中消暑。

9. 甘草

【性能】甘，平。归心、肺、脾、胃经。

【功效】补脾益气，清热解毒，祛痰止咳，缓急止痛，调和诸药。

【应用】

（1）脾胃虚弱，倦怠乏力。本品入中焦，有补益脾气的作用。配党参、白术等同用，如四君子汤。

（2）心悸气短。有补益心气、益气复脉之功，常配伍人参、阿胶、桂枝等，如炙甘草汤。

（3）咳嗽痰多。本品能止咳，兼能祛痰，略具平喘的作用。可因寒热虚实不同，分别配伍用药。

（4）脘腹、四肢挛急疼痛。常配伍桂枝、白芍、饴糖等，如小建中汤。

（5）热毒疮疡，咽喉肿痛，药食中毒。本品长于解毒。治疗咽喉肿痛可配伍桔梗，如桔梗汤；治疗痈肿疮毒，可配伍金银花、蒲公英。

（6）缓解药物毒性、烈性。用于药性峻猛的方剂中，能缓和烈性或减轻毒副作用，又可调和脾胃。

【用法用量】煎服，2～10g。生用性微寒，可清热解毒；蜜炙药性微温，并可增强补益心脾之气和润肺止咳作用。

【使用注意】不宜与京大戟、芫花、甘遂、海藻同用。本品有助湿壅气之弊，湿盛胀满、水肿者不宜用。大剂量久服可致水钠潴留，引起浮肿。

10. 大枣

【功效】补中益气，养血安神。

11. 蜂蜜

【功效】补中，润燥，止痛，解毒；外用生肌敛疮。

【知识纵横比较】

补气药的功效比较及常考考点

中药名称	相似功效	不同功效	常考考点
人参	大补元气，补脾益肺	复脉固脱，生津养血，安神增智	拯危救脱的要药，不宜与藜芦、五灵脂同用
西洋参	补气养阴	清热生津	另煎兑服；不宜与藜芦同用
党参	补脾益肺	养血，生津	不宜与藜芦同用
太子参	补气健脾	生津润肺	
黄芪	补气健脾	升阳，固表止汗，利水消肿，托疮生肌	补中益气要药
白术	健脾益气	燥湿利水，止汗，安胎	脾脏补气健脾第一要药
山药	补脾益胃	生津益肺，补肾涩精	补益肺、脾、肾三脏之气阴
白扁豆	健脾	化湿，和中消暑	
甘草	补脾益气	清热解毒，祛痰止咳，缓急止痛，调和诸药	
大枣	补中益气	养血安神	
蜂蜜	补中	润燥，止痛，解毒；外用生肌敛疮	

[常考考点] 人参、黄芪、白术、甘草的性能、功效、应用。党参、西洋参、山药的功效、主治病证。太子参的功效。

细目三　补阳药

【考点突破攻略】

1. 鹿茸

【性能】甘、咸，温。归肾、肝经。

【功效】壮肾阳，益精血，强筋骨，调冲任，托疮毒。

【应用】

（1）肾阳不足，精血亏虚，阳痿早泄，宫寒不孕，眩晕，耳鸣耳聋。本品为温肾壮阳、补督脉、益精血的要药。阳痿早泄、宫寒不孕、尿频不禁、头晕耳鸣、腰膝酸痛、肢冷神疲等证，可单服，亦可配伍人参、巴戟天等为丸服。

（2）畏寒，腰背冷痛，筋骨痿软。常配伍山茱萸、熟地黄等，如加味地黄丸。

（3）妇女冲任虚寒，崩漏带下。前者与当归、阿胶、蒲黄等同用，后者与狗脊、山药等同用。

（4）阴疽不敛。本品补阳气、益精血而达到温补内托的目的，可与黄芪、当归、肉桂等药配伍应用，如阳和汤。

【用法用量】1～2g，研末吞服，或入丸、散。

【使用注意】服用本品宜从小量开始，缓缓增加，不可骤用大量，以免阳升风动，头晕目赤，或伤阴动血。凡发热者均当忌服。

2. 紫河车

【功效】温肾补精，益气养血。

【主治病证】虚劳羸瘦，阳痿遗精，不孕少乳，久咳虚喘，骨蒸劳嗽，面色萎黄，食少气短。

3. 淫羊藿

【功效】补肾阳，强筋骨，祛风湿。

【主治病证】

（1）肾阳虚衰，阳痿遗精，筋骨痿软。

（2）风寒痹痛，麻木拘挛。

4. 巴戟天

【功效】补肾阳，强筋骨，祛风湿。

【主治病证】阳痿遗精，宫冷不孕，月经不调；少腹冷痛，风湿痹痛，筋骨痿软。

【鉴别用药】

淫羊藿与巴戟天

中药名称	相同点	不同点
淫羊藿	均能补肾阳，祛风湿，均可用治肾阳虚之阳痿、遗精及肝肾不足之筋骨痿软、风湿久痹等证	淫羊藿药性燥散，补肾阳之力较强，尤宜于肾阳虚衰之精少不育
巴戟天		巴戟天其性温润不燥，补阳之力不及淫羊藿，兼益精血，多用于肾阳亏虚、精血不足之月经不调、宫冷不孕

[常考考点] 淫羊藿与巴戟天的鉴别。

5. 杜仲

【性能】甘，温。归肝、肾经。

【功效】补肝肾，强筋骨，安胎。

【应用】

（1）肝肾不足，腰膝酸痛，筋骨无力，头晕目眩。本品善治肾虚腰痛。常与补骨脂、胡桃肉同用，治疗肾虚腰痛或足膝痿弱，如青娥丸；治疗风湿腰痛，如独活寄生汤；与当归、川芎、芍药同用，治疗肝肾不足，头晕目眩。

（2）肝肾亏虚，妊娠漏血，胎动不安。单用本品研末，枣肉为丸服；治胎动不安，腹痛如坠，可配伍续断、山药等。

【鉴别用药】

杜仲与桑寄生

中药名称	相同点	不同点
杜仲	二药均具补肝肾、强筋骨、安胎的功效，同可用治肾虚腰痛或足膝痿弱，肝肾亏虚之胎动不安	杜仲又可温补肾阳，常用治肾虚阳痿，精冷不固，小便频数，风湿腰痛冷重
桑寄生		桑寄生善祛风湿，常用治痹证日久，伤及肝肾，腰膝酸软，筋骨无力者

［常考考点］杜仲与桑寄生的鉴别。

6. 续断

【性能】苦、辛，微温。归肝、肾经。

【功效】补肝肾，强筋骨，续折伤，止崩漏。

【应用】

（1）腰膝酸软，风湿痹痛。治疗肝肾不足之风湿痹痛，如续断丸或续断丹。

（2）肝肾亏虚，崩漏，胎漏，胎动不安。可与续断、桑寄生、菟丝子、阿胶等同用，如寿胎丸。

（3）跌仆损伤，筋伤骨折。善活血祛瘀，又能壮骨强筋，而有续伤接骨、疗伤止痛之能。治跌仆损伤、骨折、金疮，可配伍骨碎补、自然铜、土鳖虫等。

【鉴别用药】

杜仲与续断

中药名称	相同点	不同点
杜仲	二药均归肝、肾经，药性偏温，补肝肾，强筋骨，安胎，治肾虚腰痛脚弱、筋骨无力、胎动不安常相须为用	杜仲补益作用较好，且可安胎，故肾虚腰酸、胎动不安常用
续断		续断补肝肾、强腰膝、安胎作用不及杜仲，但能行血通脉、续折伤，为补而不滞之品，又为妇科崩漏、伤科跌打损伤所常用

［常考考点］杜仲与续断的鉴别。

7. 肉苁蓉

【功效】补肾阳，益精血，润肠通便。

8. 补骨脂

【功效】补肾助阳，纳气平喘，温脾止泻；外用消风祛斑。

【主治病证】肾阳不足，阳痿遗精，遗尿尿频，腰膝冷痛；脾肾阳虚，五更泄泻；肾虚作喘；外用治白癜风、斑秃。

9. 益智

【功效】暖肾固精缩尿，温脾止泻摄唾。

10. 菟丝子

【性能】辛、甘，平。归肾、肝、脾经。

【功效】补益肝肾，固精缩尿，安胎，明目，止泻；外用消风祛斑。

【应用】

（1）肝肾不足，腰膝酸软，阳痿遗精，遗尿尿频。本品辛甘平，为平补阴阳之品。治腰膝酸痛，可与杜仲等份，山药糊丸服；治阳痿遗精，可配伍枸杞子、覆盆子、五味子等；治遗尿尿频，可配伍鹿茸、桑螵蛸、五味子等；治遗精、白浊或尿有余沥，可配伍茯苓、石莲子。

（2）脾肾虚泻。入脾经，能温补脾肾，疗虚寒泄泻，常配人参、白术、补骨脂等同用。

（3）肾虚胎漏，胎动不安。治肝肾不足，胎元不固之胎动不安、滑胎，可配伍续断、桑寄生、阿胶等安胎，如寿胎丸。

（4）肝肾不足，目黯耳鸣。常配熟地黄、菟丝子等，如驻景丸。

本品亦可外用治白癜风。

【知识纵横比较】

补阳药的功效比较和常考考点

中药名称	相似功效	不同功效	常考考点
鹿茸	壮肾阳	益精血，强筋骨，调冲任，托疮毒	
紫河车	补肾益精	益气养血	
淫羊藿	补肾阳	强筋骨，祛风湿	
巴戟天	补肾阳	强筋骨，祛风湿	
杜仲	补肝肾	强筋骨，安胎	治腰痛之要药
续断	补肝肾	强筋骨，续折伤，止崩漏	
肉苁蓉	补肾阳	益精血，润肠通便	
补骨脂	补肾壮阳	纳气平喘，温脾止泻；外用消风祛斑	
益智		暖肾固精缩尿，温脾开胃摄唾	
菟丝子	补益肝肾	固精缩尿，安胎，明目，止泻；外用消风祛斑	

［常考考点］鹿茸、杜仲、续断、菟丝子的性能、功效、应用。淫羊藿、紫河车、巴戟天、补骨脂的功效、主治病证。

细目四　补血药

【考点突破攻略】

1. 当归

【性能】甘、辛，温。归肝、心、脾经。

【功效】补血活血，调经止痛，润肠通便。

【应用】

（1）血虚萎黄，眩晕心悸。本品为补血之圣药，常与黄芪等补气药同用，如当归补血汤等。治血虚心失所养之心悸失眠，可与酸枣仁、柏子仁、远志等配伍，如天王补心丹。治血虚肝失所养之眩晕、耳鸣，配熟地黄、白芍、酸枣仁等，如补肝汤。

（2）血虚血瘀，月经不调，经闭，痛经。本品既能补血、活血，又能调经，为妇科补血调经的要药。

（3）虚寒腹痛，跌打损伤，痈疽疮疡，风湿痹痛。本品辛行温通，为活血行气之要药。既能补血活血，又能散寒止痛，可随证配伍应用。

（4）血虚肠燥便秘。本品养血润肠通便，常配火麻仁、肉苁蓉等同用。

【用法】煎服，6～12g。一般生用，为加强活血效果则酒炒用。

【使用注意】湿盛中满、大便泄泻者忌服。

2. 熟地黄

【性能】甘，微温。归肝、肾经。

【功效】补血滋阴，益精填髓。

【应用】

（1）血虚诸证。本品为养血补虚之要药，用于血虚萎黄、心悸怔忡、月经不调、崩漏下血等证，常与当归、白芍同用，如四物汤。治气血两虚证常与人参、当归、白芍等同用以气血双补，如八珍汤。

（2）肝肾阴虚诸证。本品为补肾阴之要药，用于肝肾阴不足之腰膝酸软、盗汗、遗精、耳鸣耳聋、内热消渴等，常与山萸肉、山药等同用，如六味地黄丸；虚火上炎，骨蒸潮热，颧红盗汗，耳鸣，常与知母、黄柏、山茱萸等同用，如知柏地黄丸。

【使用注意】本品性质黏腻，较生地黄更甚，有碍消化，凡气滞痰多、脘腹胀痛、食少便溏者忌服。重用久服宜与陈皮、砂仁等同用，以免黏腻碍胃。

【鉴别用药】

当归与熟地黄

中药名称	相同点	不同点
当归	二药均能补血，常相须为用，治血虚诸证	当归补血行血，调经止痛，为妇科调经要药，治血虚、血寒诸证及风湿痹痛、痈疽疮疡；还能润肠通便，治血虚肠燥便秘
熟地黄		熟地黄功专补血滋阴，益精填髓，为补益肝肾精血要药，可治肝肾精血亏虚诸证

生地黄与熟地黄

中药名称	相同点	不同点
生地黄	二药均能滋阴，可用治阴虚证	生地黄性寒，清热凉血，养阴生津，长于治疗热入营血、热病伤阴、阴虚发热诸证，滋阴力不及熟地黄
熟地黄		熟地黄性温，功专补血滋阴，益精髓，长于治疗血虚证及肝肾亏虚诸证

［常考考点］当归与熟地黄、生地黄与熟地黄的鉴别。

3. 白芍

【性能】苦、酸，微寒。归肝、脾经。

【功效】养血调经，敛阴止汗，柔肝止痛，平抑肝阳。

【应用】

（1）血虚萎黄，月经不调，崩漏下血。本品养血调经，常与当归、熟地黄、川芎同用，如四物汤。

（2）自汗，盗汗。本品敛阴止汗，配桂枝可调和营卫。治外感风寒，营卫不和之汗出恶风、气虚自汗，配黄芪、白术等补气固表；治阴虚盗汗，可与龙骨、牡蛎、浮小麦同用。

（3）肝脾不和，胸胁脘腹疼痛，四肢挛急疼痛。本品养血敛阴，柔肝缓急止痛，常用治血虚肝郁胁肋疼痛、肝脾失和之脘腹挛急疼痛、四肢拘挛作痛，如芍药甘草汤；还可治肝郁脾虚之泄泻腹痛、下痢腹痛等，如痛泻要方。

（4）肝阳上亢，头痛眩晕。本品养血敛阴，平抑肝阳，常与生地黄、牛膝等同用，如建瓴汤。

【使用注意】阳衰虚寒之证不宜用。反藜芦。

【鉴别用药】

白芍与赤芍

中药名称	相同点	不同点
白芍	《神农本草经》不分，通称芍药，唐末宋初始将二者区分。二药同出一物而性微寒，皆能止痛，可治疼痛病证	白芍，“白补、白收”，长于养血调经，敛阴止汗，平抑肝阳，主治血虚阴亏，肝阳偏亢诸证。 止痛方面，白芍长于养血柔肝，缓急止痛，主治肝阴不足，血虚肝旺，肝气不疏所致的胁肋疼痛、脘腹四肢拘挛疼痛
赤芍		赤芍，“赤泻、赤散”，长于清热凉血，活血散瘀，清泻肝火，主治血热、血瘀、肝火所致诸证。 止痛方面，赤芍长于活血祛瘀止痛，主治血滞诸痛证，因能清热凉血，故血热瘀滞者尤为适宜

[常考考点] 白芍与赤芍的鉴别。

4. 阿胶

【功效】补血，滋阴，润燥，止血。

【主治病证】

（1）血虚萎黄，眩晕，心悸，肌痿无力。

（2）劳嗽咯血，吐血尿血，便血崩漏，妊娠胎漏。

（3）肺燥咳嗽。

（4）热病伤阴，心烦失眠，阴虚风动，手足瘛疭。

【用法】3～9g，入汤剂宜烊化兑服。

【使用注意】本品黏腻，有碍消化，故脾胃虚弱者慎用。

5. 何首乌

【功效】制用：补肝肾，益精血，乌须发，强筋骨，化浊降脂。生用：解毒，消痈，截疟，润肠通便。

【主治病证】

（1）精血亏虚，头晕眼花，须发早白，腰膝酸软。

（2）疮痈，风疹瘙痒，瘰疬，久疟，肠燥便秘。

（3）久疟体虚，高脂血症。

【鉴别用药】

生首乌与制首乌

中药名称	相同点	不同点
生首乌	二药性能相同，但功用相异	生首乌解毒、消痈、截疟、润肠通便，用于疮痈、风疹、瘰疬、久疟、肠燥便秘
制首乌		制首乌补肝肾、益精血、乌须发，强筋骨、化浊降脂，用于血虚萎黄、眩晕耳鸣、须发早白、腰膝酸软、肢体麻木、崩漏带下、高脂血症

[常考考点] 生首乌与制首乌的鉴别。

【知识纵横比较】

补血药的功效比较和常考考点

中药名称	相似功效	不同功效	常考考点
当归	补血	活血，调经止痛，润肠通便	补血之圣药；为妇科补血调经之要药
熟地黄	补血	滋阴，益精填髓	养血补虚之要药；补肾阴之要药
白芍	养血	调经，敛阴止汗，柔肝止痛，平抑肝阳	反藜芦；与赤芍鉴别
阿胶	补血	滋阴，润燥，止血	宜烊化
何首乌	制：益精血	补肝肾，乌须发，强筋骨，化浊降脂	
	生	解毒，消痈，截疟，润肠通便	

[常考考点] 当归、熟地黄、白芍的性能、功效、应用。阿胶、何首乌的功效、主治病证。

细目五 补阴药

【考点突破攻略】

1. 北沙参

【性能】甘、微苦，微寒。归肺、胃经。

【功效】养阴清肺，益胃生津。

【应用】

（1）肺热燥咳，劳嗽痰血。本品补肺阴，兼能清肺热。用于肺热阴虚引起的燥咳或劳嗽咯血。治燥热伤阴，干咳少痰、咽干口渴，可配伍麦冬、玉竹、桑叶等；痰血者，还可配伍知母、贝母、鳖甲等。

（2）胃阴不足，热病津伤，咽干口渴。本品补胃阴，兼能清胃热，用于胃阴虚有热之口干多饮、饥不欲食、大便干结、舌苔光剥或舌红少津，常与石斛、玉竹、乌梅等同用。

【使用注意】《本草从新》谓北沙参“反藜芦”;《中华人民共和国药典》(2015年版)亦认为北沙参“不宜与藜芦同用”。

2. 百合

【功效】养阴润肺，清心安神。

【主治病证】阴虚燥咳，劳嗽咯血；阴虚有热之虚烦惊悸、失眠多梦、精神恍惚及百合病心肺阴虚内热证。

3. 麦冬

【性能】甘、微苦，微寒。归心、肺、胃经。

【功效】养阴生津，润肺清心。

【应用】

（1）津伤口渴，内热消渴，肠燥便秘。本品长于滋养胃阴，生津止渴，兼清胃热。用于胃阴不足，舌干口渴，常配伍沙参、生地黄、玉竹等；治消渴，配天花粉、乌梅等；治肠燥便秘，常与生地黄、玄参配伍，如增液汤。

（2）肺燥干咳，阴虚劳嗽，喉痹咽痛。本品善养肺阴，清肺热，可配伍桑叶、阿胶、生石膏等，如清燥救肺汤。

（3）心烦失眠。本品养心阴，清心热，略具除烦安神作用。治邪热入心，身热烦躁，配伍生地黄、玄参、黄连等，如清营汤；治阴虚有热，心烦失眠，配伍酸枣仁、生地黄等，如天王补心丹。

4. 天冬

【功效】养阴润燥，清肺生津。

【主治病证】肺燥干咳，顿咳痰黏，腰膝酸痛，骨蒸潮热，内热消渴，热病津伤，咽干、口渴，肠燥便秘。

【鉴别用药】

麦冬与天冬

中药名称	相同点	不同点
天冬	二药均可清热滋阴生津，养肺阴，润肠通便，治燥咳痰黏、劳嗽咯血、内热消渴及阴亏肠燥便秘，常相须为用	天冬甘苦，性寒，归肺、肾经，清火润燥之功强于麦冬，滋肾阴而降虚火，作用部位偏下（肾）
麦冬		麦冬甘微苦，微寒，归心、肺、胃经，滋阴润燥清热力弱于天冬，滋腻性较小为其特长；且能养胃生津、清心除烦，治胃阴不足之舌干口渴、阴虚火旺之心烦不寐及心神不安等证。凡心肺胃阴伤有火之证皆用之，作用部位偏上（心肺）

[常考考点]麦冬与天冬的鉴别。

5. 石斛

【功效】益胃生津，滋阴清热。

【主治病证】热病津伤，口干烦渴，胃阴不足，食少干呕，病后虚热不退，阴虚火旺，骨蒸劳热，目暗不明，筋骨痿软。

6. 玉竹

【功效】养阴润燥，生津止渴。

【主治病证】肺胃阴伤，燥热咳嗽，咽干口渴，内热消渴。

7. 黄精

【功效】补气养阴，健脾，润肺，益肾。

8. 枸杞子

【功效】滋补肝肾，益精明目。

【主治病证】虚劳精血亏虚，腰膝酸痛，眩晕耳鸣，阳痿遗精，内热消渴，血虚萎黄，目昏不明。

9. 墨旱莲

【功效】滋补肝肾，凉血止血。

10. 女贞子

【功效】滋补肝肾，明目乌发。

【用法】煎服。黄酒拌后蒸，可增强滋补肝肾作用，且可减滑肠之弊。

11. 龟甲

【性能】咸、甘，微寒。归肾、肝、心经。

【功效】滋阴潜阳，益肾强骨，养血补心，固经止崩。

【应用】

（1）阴虚潮热，骨蒸盗汗，头晕目眩，虚风内动。本品长于滋补肾阴，兼能滋养肝阴。用于阴虚阳亢之头目眩晕，常与天冬、白芍、牡蛎等同用，如镇肝熄风汤；治疗阴虚内热、骨蒸潮热、盗汗遗精等，配熟地黄、知母、黄柏等，如大补阴丸；阴虚风动，配伍鳖甲、阿胶、生地黄等，如大定风珠。

（2）肾虚筋骨痿弱。常配熟地黄、锁阳、虎骨等同用，如虎潜丸。

（3）阴虚血亏之惊悸、失眠、健忘。本品入心肾，又可养血补心，安神定志。用于心血虚之惊悸、失眠、健忘，常与龙骨、远志等配伍，如孔圣枕中丹。

（4）崩漏经多。本品还能止血。可用于阴虚血热，冲任不固之崩漏、月经过多。

【用法】煎服，9～24g，宜先煎。本品经砂炒醋淬后，更容易煎出有效成分，并除去腥气，便于制剂。

12. 鳖甲

【性能】咸，寒。归肝、肾经。

【功效】滋阴潜阳，退热除蒸，软坚散结。

【应用】

（1）阴虚发热，骨蒸劳热，阴虚阳亢，头晕目眩，虚风内动，手足瘛疭。本品长于退虚热、除骨蒸，用于热病后期，阴伤虚风内动，脉细数，手指瘛疭，可配伍牡蛎、生地黄、阿胶；用于阴虚阳亢，头晕目眩，可配伍牡蛎、菊花；治骨蒸劳热，可配伍银柴胡、地骨皮、青蒿、知母等。

（2）癥瘕，久疟疟母。本品味咸，还长于软坚散结，可配伍柴胡、土鳖虫、丹皮等。

【用法】煎服，9～24g，宜打碎先煎。本品经砂炒醋淬后，有效成分更容易煎出，并可除去其腥气，易于粉碎，方便制剂。

【鉴别用药】

龟甲与鳖甲

中药名称	相同点	不同点
龟甲	二药均能滋阴清热、潜阳息风，常相须为用，治疗阴虚发热、阴虚阳亢、阴虚风动等证。入汤剂先煎	龟甲滋阴之力较强，并能益肾健骨、养血补心，治肾虚骨弱、心血不足及阴虚有热的崩漏等证
鳖甲		鳖甲滋补力稍逊，但长于清虚热，软坚散结，治疗阴虚发热、癥瘕、疟母等证

［常考考点］龟甲与鳖甲的鉴别。

【知识纵横比较】

补阴药的功效比较和常考考点

中药名称	共性	个性	常考考点
北沙参	养阴清肺，益胃生津	清养肺胃作用稍强，肺胃阴虚有热之证多用	反藜芦
百合	养阴润肺，益胃阴	养阴清肺作用较弱，兼祛痰止咳作用，且清心安神	
玉竹		长于养阴润燥，生津止渴；且能养心阴，清心热	养阴而不敛邪，阴虚外感者常用
黄精		既能养阴润肺，又能补气健脾，益肾，能气阴双补，为平补肺脾肾之良药	
麦冬	养阴润燥，清肺生津	滋阴润燥、清热生津较天冬弱，滋腻性小；兼能清心除烦	长于滋胃阴
天冬		滋阴润燥、清火生津力强，滋腻性大；兼滋肾阴，降虚火	
石斛		长于滋胃阴，清胃热，生津止渴；兼滋肾阴，明目，降虚火	
枸杞子	滋肝肾之阴	能益精血，为平补肾精肝血之品，明目作用好	
女贞子		明目乌发，兼清虚热	
墨旱莲		凉血止血	
龟甲	滋阴潜阳，退虚热	滋阴之力较强；又能益肾健骨，固经止血，并能养血补心	打碎先煎
鳖甲		清虚热力量较强，为治阴虚发热的要药；并长于软坚散结	打碎先煎

[常考考点] 北沙参、麦冬、龟甲、鳖甲的性能、功效、应用。百合、天冬、石斛、玉竹、枸杞子的功效、主治病证。

【例题实战模拟】

A1 型题

1. 治疗气虚欲脱证，宜选用的药物是
   A. 太子参　B. 人参　C. 党参　D. 北沙参　E. 西洋参
2. 治疗气阴两伤证，宜选用的药物是
   A. 人参　B. 党参　C. 西洋参　D. 太子参　E. 玄参
3. 既补气，又补血的药物是
   A. 人参　B. 西洋参　C. 太子参　D. 党参　E. 制首乌
4. 治疗暑湿泄泻，宜选用的药物是
   A. 太子参　B. 山药　C. 白扁豆　D. 黄芪　E. 党参
5. 治疗咽喉红肿疼痛，宜选用
   A. 党参　B. 太子参　C. 白扁豆　D. 山药　E. 甘草
6. 治疗血虚脏躁，较常选用的药物是
   A. 大枣　B. 山药　C. 蜂蜜　D. 白扁豆　E. 党参
7. 既能补血，又能止血的药物是
   A. 当归　B. 三七　C. 小蓟　D. 大蓟　E. 阿胶
8. 不具有安胎功效的药物是
   A. 杜仲　B. 续断　C. 桑寄生　D. 菟丝子　E. 紫河车
9. 量大久服可引起浮肿的药物是
   A. 黄芪　B. 白术　C. 白扁豆　D. 甘草　E. 山药
10. 龟甲、鳖甲共同具有的功效是
   A. 养血补心　B. 软坚散结　C. 益肾健骨　D. 滋阴潜阳　E. 清肺化痰

A2 型题

11. 患儿，男，2 岁。面色萎黄，发育不良，形体明显瘦小，行迟，骨软无力，囟门不合。治疗应首选

A. 白芍　B. 玉竹　C. 杜仲　D. 当归　E. 鹿茸

【参考答案】

1. B　2. C　3. D　4. C　5. E　6. A　7. E　8. E　9. D　10. D　11. E

第二十二单元　收涩药

细目一　概述

【考点突破攻略】

要点　收涩药的使用注意事项

本类药物性涩收敛，故凡表邪未解，实邪正盛的咳嗽、汗出、泻痢、带下、血热出血，以及郁热未清者，均不宜用，误用有“闭门留寇”之弊。但某些收敛药除收涩作用之外，兼有清湿热、解毒等功效，则又当分别对待。

［常考考点］收涩药的功效、主治、配伍及注意事项。

细目二　固表止汗药

【考点突破攻略】

1. 麻黄根

【功效】固表止汗。

2. 浮小麦

【功效】益气，止汗，除热。

［常考考点］麻黄根、浮小麦的功效。

细目三　敛肺涩肠药

【考点突破攻略】

1. 五味子

【性能】酸、甘，温。归肺、心、肾经。

【功效】收敛固涩，益气生津，补肾宁心。

【应用】

（1）久咳虚喘。本品酸能收敛，性温而润，上能敛补肺气，下能滋养肾阴，为治疗久咳虚喘之要药。用治肺虚久咳，如五味子丸；用于肺肾两虚喘咳，如都气丸；还可配伍麻黄治疗寒饮咳喘，如小青龙汤。

（2）自汗，盗汗。本品善敛肺止汗，治盗汗、自汗者，配麻黄根、牡蛎等。

（3）梦遗滑精，遗尿尿频。治梦遗虚脱，可单用本品。治精滑不固，配伍桑螵蛸、龙骨等，如桑螵蛸丸。

（4）久泻不止。治脾肾虚寒，五更泄泻，可配伍补骨脂、吴茱萸、肉豆蔻等，如四神丸。

（5）津伤口渴，消渴。本品益气生津止渴，并能敛汗。常用治热伤气阴，汗多口渴，如生脉散；治疗阴虚内热之消渴证，如玉液汤。

（6）心悸、失眠、多梦。本品既能补益心肾，又能宁心安神。治心肾阴血亏损所致的虚烦心悸、失眠多梦，可配伍生地黄、麦冬、丹参、酸枣仁等。

2. 乌梅

【性能】酸、涩，平。归肝、脾、肺、大肠经。

【功效】敛肺，涩肠，生津，安蛔。

【应用】

（1）肺虚久咳。本品入肺经，能敛肺气，止咳嗽，配伍罂粟壳、杏仁等。

（2）久泻，久痢。本品酸涩，入大肠经，有良好的涩肠止泻作用，可配伍肉豆蔻、诃子、罂粟壳等。

（3）蛔厥腹痛，呕吐。蛔虫得酸则静，本品极酸，能安蛔止痛、和胃止呕，可与细辛、黄连、川椒同用，如乌梅丸。

（4）虚热消渴。本品能生津液，止烦渴。治虚热烦渴，可配伍天花粉、麦冬、葛根等，如玉泉散。

此外，本品炒炭后，能固冲止漏，可用于崩漏不止、便血；外敷能消疮毒，并治胬肉外突、头疮等。

【鉴别用药】

五味子与乌梅

中药名称	相同点	不同点
五味子	二药均能敛肺止咳、涩肠止泻、生津止渴，治肺虚久咳、久泻及津伤口渴	五味子滋肾、固精、敛汗、宁心安神，用于遗精滑精、自汗盗汗、心悸、失眠、多梦等
乌梅		乌梅安蛔止痛、止血、消疮毒，治疗蛔厥腹痛呕吐、崩漏下血、胬肉外突等

［常考考点］五味子与乌梅的鉴别。

3. 诃子

【功效】涩肠止泻，敛肺止咳，降火利咽。

【主治病证】久泻久痢，便血脱肛，肺虚喘咳，久嗽不止，咽痛音哑。

【用法】煎服。涩肠止泻宜煨用，敛肺清热、利咽开音宜生用。

4. 肉豆蔻

【功效】温中行气，涩肠止泻。

【主治病证】脾胃虚寒，久泻不止，脘腹胀痛，食少呕吐。

【鉴别用药】

肉豆蔻与豆蔻

中药名称	相同点	不同点
肉豆蔻	二药均能温中散寒、行气消胀、开胃，可治寒湿中阻及脾胃气滞之脘腹胀满、不思饮食及呕吐	肉豆蔻长于涩肠止泻，多用于脾胃虚寒之久泻
豆蔻		豆蔻长于芳香化湿，多用于湿浊中阻之脘腹胀满，有呕吐者更宜

［常考考点］肉豆蔻与豆蔻的鉴别。

5. 赤石脂

【功效】涩肠，止血，生肌敛疮。

【使用注意】湿热积滞泻痢者忌服。孕妇慎用。畏官桂。

【知识纵横比较】

敛肺涩肠药的功效比较及常考考点

中药名称	相似功效	不同功效	常考考点
五味子	收敛固涩	益气生津，补肾宁心	
乌梅	敛肺涩肠	生津，安蛔	
诃子	敛肺涩肠	止泻，止咳，降火利咽	治疗失音之要药
肉豆蔻	涩肠止泻	温中行气	
赤石脂	涩肠	止血，生肌敛疮	

［常考考点］五味子、乌梅的性能、功效、应用。诃子、肉豆蔻的功效、主治病证。

细目四　固精缩尿止带药

【考点突破攻略】

1. 山茱萸

【性能】酸、涩，微温。归肝、肾经。

【功效】补益肝肾，收敛固脱。

【应用】

（1）腰膝酸软，眩晕耳鸣，阳痿。山茱萸酸微温质润，其性温而不燥、补而不峻，既能补肾益精，又能温肾助阳，为平补阴阳之要药。常与熟地黄、山药等配伍，如六味地黄丸；与熟地黄、肉桂、附子同用，如肾气丸。

（2）遗精滑精，遗尿尿频。本品为固精止遗的要药，可配伍熟地黄、山药，或配伍覆盆子、金樱子、沙苑子等。

（3）崩漏带下，月经过多。能补肝肾，固冲任以止血，治崩漏下血及月经过多之证，可配伍黄芪、龙骨、五味子等同用。

（4）大汗不止，体虚欲脱。能收敛止汗，固涩滑脱，为防止元气虚脱之要药，可配伍人参、附子、龙骨等。

此外，本品亦治内热消渴，多与生地黄、天花粉等同用。

2. 桑螵蛸

【功效】固精缩尿，补肾助阳。

【主治病证】遗精滑精，遗尿尿频，小便白浊，阳痿。

3. 金樱子

【功效】固精缩尿，固崩止带，涩肠止泻。

4. 海螵蛸

【功效】涩精止带，收敛止血，制酸止痛，收湿敛疮。

【主治病证】崩漏便血，吐血衄血，遗精滑精，赤白带下，胃痛吞酸；外用治损伤出血、湿疮、湿疹、溃疡不敛。

5. 芡实

【功效】益肾固精，补脾止泻，除湿止带。

【主治病证】遗精滑精，遗尿尿频，脾虚久泻，白浊带下。

【鉴别用药】

莲子与芡实

中药名称	相同点	不同点
莲子	二药均补中有涩，能益肾固精，补脾止泻，止带，常用治肾虚遗精、遗尿，脾虚泄泻及肾虚带下	莲子兼能养心，治虚烦、心悸、失眠等证
芡实		芡实除湿止带，为治虚、实带下的常用药

［常考考点］莲子与芡实的鉴别。

【知识纵横比较】

固精缩尿止带药的功效比较及常考考点

中药名称	相似功效	不同功效	常考要点
山茱萸	收敛固涩	补益肝肾	平补肝肾、固精止遗之要药
桑螵蛸	固精缩尿	补肾助阳	
金樱子	固精缩尿	固崩止带，涩肠止泻	
海螵蛸	涩精止带	收敛止血，制酸止痛，收湿敛疮	
芡实	益肾固精止带	健脾止泻，除湿	

［常考考点］山茱萸的性能、功效、应用。桑螵蛸、海螵蛸、芡实的功效、主治病证。

【例题实战模拟】

A1 型题

1. 麻黄根的使用注意是
   A. 肺虚者忌用　B. 年老体弱者忌用　C. 孕妇忌用
   D. 有表邪者忌用　E. 脾胃有湿热者忌用
2. 可用于久咳、失音的药物是
   A. 苏子　B. 诃子　C. 芥子　D. 罂粟壳　E. 川贝母
3. 上能敛肺气，下能滋肾阴的药物是
   A. 诃子　B. 五味子　C. 乌梅　D. 五倍子　E. 覆盆子
4. 既能敛肺止咳，又能涩肠止泻的药物是
   A. 乌梅　B. 金樱子　C. 白果　D. 肉豆蔻　E. 赤石脂
5. 既能健脾止泻，又能除湿止带的药物是
   A. 芡实　B. 椿皮　C. 鸡冠花　D. 白芷　E. 白果
6. 山茱萸具有的功效是
   A. 补益肝肾，敛疮　B. 收敛固涩，止咳　C. 收敛固涩，止血
   D. 补益肝肾，润肺　E. 补肾涩精，止泻

【参考答案】

1. D　2. B　3. B　4. A　5. A　6. C

第二十三单元　攻毒杀虫止痒药

细目一　概述

【考点突破攻略】

要点　攻毒杀虫止痒药的使用注意事项

本类药物多具有不同程度的毒性，无论外用或内服，均应严格掌握剂量及用法，不宜过量或持续使用，以防发生毒副反应。制剂时应严格遵守炮制和制剂法度，以减低毒性而确保用药安全。内服宜制成丸、散应用。

细目二　具体药物

【考点突破攻略】

雄黄

【功效】解毒杀虫，燥湿祛痰，截疟。

【主治病证】痈肿疔疮，蛇虫咬伤；虫积腹痛，癫痫，疟疾。

［常考考点］雄黄的功效、主治病证。

【例题实战模拟】

A1 型题

1. 外用杀虫，主治疥疮，内服可助阳通便的药物是

A. 雄黄　B. 硫黄　C. 蛇床子　D. 樟脑　E. 土荆皮

2. 雄黄内服的常用剂量是

A. 0.015 ～ 0.03g　B. 0.05 ～ 0.1g　C. 0.1 ～ 0.3g　D. 0.3 ～ 0.6g　E. 1 ～ 3g

【参考答案】

1. B　2. A

方 剂 学

【本章通关攻略】

方剂学是中医学四大基础学科之一，在中西医结合执业助理医师资格考试中，历年平均出题约25分。本学科重点考查的章节有解表剂、清热剂、温里剂、理气剂、理血剂、补益剂、祛湿剂和祛痰剂等。

本章需掌握的方剂内容较多，要善于做同单元与单元间方剂的总结对比，掌握每一首方剂的组成、功用、主治、配伍意义及运用，做到“方从法出，法从证立”。

第一单元 总 论

细目一 方剂与治法

【考点突破攻略】

1. 方剂与治法的关系 治法是在长期临床积累了方药运用经验的基础上，在对人体生理病理等理论认识不断丰富、完善过程中逐步总结而成，是后于方药形成的一种理论。但是，当治法由经验上升为理论之后，就成为遣药组方和运用成方的指导原则。治法是指导遣药组方的原则，方剂则是体现治法的主要手段，故云“方从法出，法随证立”。方剂与治法之间的关系是相互为用，密不可分的，具体表现为“以法组方”“以法遣方”“以法类方”“以法释方”四个方面，而这四方面又可以简单概括为“以法统方”。

2. 常用治法 常用治法主要是指清代医家程钟龄在《医学心悟·医门八法》中概括总结的汗、吐、下、和、温、清、消、补八法。

（1）汗法：汗法是通过开泄腠理、调畅营卫、宣发肺气等方法，使在表的外感六淫之邪随汗而解的一类治法。汗法主要治疗外感六淫之邪所致的表证。此外，凡腠理闭塞，营卫郁滞的寒热无汗；或腠理疏松，虽有汗但寒热不解的病证，皆可使用汗法治疗。由于病情有寒热，邪气有兼夹，体质有强弱，故汗法又可分为辛温发汗、辛凉发汗，或与补法、下法、消法等配合使用。

（2）吐法：吐法是通过涌吐的方法，使停留在咽喉、胸膈、胃脘的痰涎、宿食或毒物从口中吐出的一类治法。吐法适用于中风痰壅，宿食壅阻胃脘，毒物尚在胃中；或痰涎壅盛之癫狂、喉痹，以及干霍乱吐泻不得等属于病位居上、病势急暴、内蓄实邪、体质壮实者。因吐法易伤胃气，故体虚气弱、妇人新产、孕妇等均应慎用。

（3）下法：下法是通过泻下、荡涤、攻逐等方法，使停留于胃肠的宿食、燥屎、冷积、瘀血、结痰、停水等从下窍而出，以祛邪除病的一类治法。凡邪在肠胃而致大便不通、燥屎内结，或热结旁流，以及停痰留饮、瘀血积水等形证俱实之证，均可使用。由于病情有寒热，正气有虚实，病邪有兼夹，所以下法又有寒下、温下、润下、逐水、攻补兼施之别，并可与其他治法配合运用。

（4）和法：和法是通过和解或调和的方法，使半表半里之邪，或脏腑、阴阳、表里失和之证得以解除的一类治法。和法既能祛除病邪，又能调整脏腑功能，且无明显寒热补泻之偏，性质平和，全面兼顾，适用于邪犯少阳、肝脾不和、肠胃不和、气血营卫失和等证。和法的分类较多，其中主要有和解少阳、调和肝脾、调和寒热等。

（5）温法：温法是通过温里祛寒的方法，以治疗里寒证的一类治法。里寒证有部位浅深、程度轻重的差别，故温法又有温中祛寒、回阳救逆和温经散寒的区别。

（6）清法：清法是通过清热、泻火、解毒、凉血等方法，以清除里热之邪的一类治法。适用于里热证、火证、热毒证，以及虚热证等。由于里热证有热在气分、营分、血分、热壅脏腑以及虚热之分，故清法之中又有清气分热、清营凉血、清热解毒、清脏腑热、清虚热等不同。

（7）消法：消法是通过消食导滞、行气活血、化痰利水、驱虫等方法，使气、血、痰、食、水、虫等有形之邪渐消缓散的一类治法。适用于饮食停滞、气滞血瘀、癥瘕积聚、水湿内停、痰饮不化、疳积虫积，以及疮疡痈肿等病证。

（8）补法：补法是通过补益人体气血阴阳，以治疗各种虚弱证候的一类治法。补法的目的，在于通过药物的补益作用，使人体气血阴阳虚弱或脏腑之间的失调状态得到纠正，复归于协调平衡。此外，在正虚不能祛邪外出时，也可使用补法以扶助正气，并配合其他治法，达到扶正祛邪的目的。补法又可进一步分为补气、补血、补阴、补阳等，在这些治法中又包括分补五脏之法。

上述八种治法分别适用于表里、寒热、虚实等不同的证候。但是，对于多数疾病而言，病情往往是复杂的，单一治法是难以满足治疗需要的，常需数种治法配合运用，方能治无遗邪，照顾全面。所以，虽为八法，但配合运用之后则变化多端。

[常考考点]八法的概念。

细目二　方剂的组成与变化

1. 方剂的组成原则　方剂不是药物的随意堆砌，它是依据辨证与治法的需要，将药物有原则、有目的地配合在一起。方剂的组成方法有君臣佐使配伍、气味配伍、升降开合配伍等。其中，君臣佐使配伍的方法是：

（1）君药：即针对主病或主证起主要治疗作用的药物，是方中不可或缺，且药力居首的药物。

（2）臣药：有两种意义。①辅助君药加强治疗主病或主证的药物。②针对重要的兼病或兼证起主要治疗作用的药物。

（3）佐药：有三种意义。①佐助药，即协助君、臣药以加强治疗作用，或直接治疗次要兼证的药物。②佐制药，即用以消除或减弱君、臣药物的毒性，或能制约君、臣药物峻烈之性的药物。③反佐药，即病重邪深，可能拒药时，配伍与君药性味相反而又能在治疗中起相成作用的药物。

（4）使药：有两种意义。①引经药，即能引方中诸药至特定病所的药物。②调和药，即具有调和方中诸药作用的药物。

必须指出，方剂中药物的君、臣、佐、使，主要是以药物在方中所起作用的主次地位为依据。除君药外，臣、佐、使药都具有两种或两种以上的意义。在遣药组方时并没有固定的形式，既不是每一种意义的臣、佐、使药都必须具备，也不是每味药只任一职。每一方剂的具体药味多少，以及君、臣、佐、使是否齐备，全视具体病情及治疗要求的不同，以及所选药物的功能来决定。但在任何方剂组成中，君药不可缺少。一般来说，君药的药味较少，而且不论何药在作为君药时，其用量比作为臣、佐、使药应用时要大。

2. 方剂的变化形式

（1）药味增减的变化：药物是决定方剂功用的主要因素。当方剂中的药物增加或减少时，必然要使方剂组成的配伍关系发生变化，并由此导致方剂功用的改变。这种变化主要用于临床选用成方，其目的是使之更加适合变化的病情需要。针对某一具体成方之药味加减的变化，是指在君药不变的前提下，加减方中其他药物，以适应一些次要兼证的需要。一般有两种情况：一是佐使药的加减，二是臣药的加减。

（2）药量增减的变化：药物的用量直接决定药力的大小。当方剂的药物组成相同，而用量不相同时，会发生药力变化，其结果可以是单纯的方剂药力大小的改变，也可以导致药物配伍关系及君臣佐使的相应变化，从而改变方剂的功用和主治证候。

（3）剂型更换的变化：方剂的剂型较多，不同剂型各有特点。同一方剂，尽管用药及其剂量完全相同，但剂型不同，其作用亦有异。但这种差异往往只是表现在药力大小和峻缓的区别上，在主治病证上也多有轻重缓急之分别。

以上药味、药量、剂型的变化形式可以单独应用，也可以配合使用，使之更加适合临床病证的需要。

[常考考点] 君、臣、佐、使的配伍意义。

细目三　剂型

1. 汤剂的特点　汤剂是将药物饮片加水或酒浸泡，再煎煮一定时间后，去渣取汁而制成的液体剂型。汤剂是目前中医临床最为传统与常用的剂型。汤剂可以内服或外用，大部分汤剂为内服，而外用汤剂多用于洗浴、熏蒸及含漱等。汤剂吸收快，能迅速发挥药效；且可以根据病情需要进行加减，能照顾每个患者或具体病变的不同阶段，因而多适用于病证较重或病情不稳定的患者。但汤剂也有不足之处，如服用量大、某些药物的有效成分不易煎出或易挥发散失、不适宜大规模生产、不利于患者携带。

2. 丸剂的特点　丸剂是将药物研成细粉或用其提取物，并加入适宜的黏合剂而制成球形的固体剂型。丸剂吸收较慢，药效持久，节省药材，便于患者服用与携带。一般说来，丸剂适用于慢性、虚弱性疾病。但也有丸剂药性比较峻猛者，多为芳香类药物与剧毒药物，不宜作汤剂煎服，如安宫牛黄丸、舟车丸等。常用的丸剂有蜜丸、水丸、糊丸、浓缩丸等。

（1）蜜丸：蜜丸是将药物细粉用炼制的蜂蜜为黏合剂而制成的丸剂。蜜丸性质柔润，作用缓和持久，并有补益和矫味作用，常用于治疗慢性虚弱性疾病，需要长期服用。

（2）水丸：水丸也称水泛丸，是将药物细粉用水（冷开水或蒸馏水）或酒、醋、蜜水、药汁等为黏合剂制成的小丸。水丸易于崩解，溶散快，吸收起效快，易于吞服，适用于多种疾病。

（3）糊丸：糊丸是将药物细粉用米糊、面糊、曲糊等为黏合剂而制成的小丸。糊丸黏合力强，质地坚硬，崩解与溶散迟缓，内服可延长药效、减轻剧毒药的不良反应和对胃肠道的刺激。

（4）浓缩丸：浓缩丸是将药物或方中部分药物煎汁浓缩成膏，并与其他药物细粉混合干燥粉碎后，再用水、蜂蜜或药汁制成丸剂。浓缩丸体积小，有效成分高，服用剂量小，可用于治疗多种疾病。

3. 散剂的特点　散剂是将药物粉碎，混合均匀后所制成粉末状的制剂。散剂制作简便，吸收较快，节省药材，便于服用及携带。散剂有内服和外用两类。

（1）内服散剂：又可以分为两种：①研成细粉，以温开水冲服，量小者亦可直接吞服。这类散剂吸收快，便于携带与服用。②制成粗末，以水煎取汁服用，称为煮散。这类散剂实际类似汤剂。

（2）外用散剂：为极细粉末，直接作用于病变部位，对创面刺激小，可外敷、掺撒疮面或患病部位，亦有作点眼、吹喉等使用。

4. 膏剂的特点　膏剂是将药物用水或植物油煎熬去渣而制成的剂型，有内服和外用两种。内服膏剂有流浸膏、浸膏、煎膏三种；外用膏剂分软膏、硬膏两种。其中内服膏剂中的流浸膏与浸膏多数用于调配其他制剂，如合剂、糖浆剂、冲剂、片剂等。这里只介绍煎膏。

（1）煎膏：又称膏滋，是将药物加水反复煎煮，去渣浓缩后，加炼蜜或炼糖制成的半液体剂型。煎膏体积小、含量高、便于服用、口味甜美，有滋润补益作用，一般多用于慢性虚弱性疾病的患者，有利于较长时间服用。

（2）软膏：又称药膏，是将药物细粉与适宜的基质制成具有适当黏稠度的半固体外用制剂。其中用乳剂型基质的，亦称乳膏剂，多用于皮肤、黏膜或疮面。软膏具有一定的黏稠性，外涂后渐渐软化或熔化，因而药物可慢慢吸收，持久发挥疗效，适用于外科疮疡疖肿、烧烫伤等患者。

（3）硬膏：又称膏药，古称薄贴。硬膏是以植物油将药物煎至一定程度后去渣，再煎至滴水成珠，加入黄丹等搅匀、冷却而成。用时加温摊涂在布或纸上，软化后贴于患处或穴位上，可用于治疗局部疾病和全身性疾病，如疮疡肿毒、跌打损伤、风湿痹证，以及腰痛、腹痛等。

［常考考点］常用剂型的特点。

【例题实战模拟】

A1 型题

1. 有关君药的认识，不正确的是
   A. 药力居方中之首　B. 用量较作为臣、佐药应用时大　C. 君药在方中是首要的　D. 针对主证或主病起主要治疗作用　E. 能引方中诸药以达病所
2. 方剂中不可缺少的药物是
   A. 臣药　B. 佐药　C. 君药　D. 使药　E. 引经药
3. 下列不属于佐药意义的是
   A. 直接治疗次要兼证
   B. 引方中诸药以达病所
   C. 用以消除或减缓君、臣药的毒性和烈性
   D. 根据病情需要用与君药性味相反而又能在治疗中起相成作用的药物
   E. 协助君、臣药以加强治疗作用
4. 汤剂的特点是
   A. 制作简便，吸收较快，节省药材
   B. 体积小，含量高，便于服用
   C. 吸收快，能迅速发挥药效，能根据病情的变化而随症加减
   D. 吸收较慢，药效持久，节省药材
   E. 易于发散，助长药效

【参考答案】

1. E　2. C　3. B　4. C

第二单元　解表剂

细目一　概述

【考点突破攻略】

1. 解表剂的适用范围　解表剂主要适用于表证。凡风寒初起或温病初起，以及麻疹、疮疡、水肿、痢疾等病初起之时，见恶寒、发热、身痛、无汗或有汗、苔薄白、脉浮等表证者，均可使用解表剂治疗。

2. 解表剂的应用注意事项

（1）由于表证有寒热之异，患者体质有强弱之别，故应酌情选用不同类型的解表剂。如表证属风寒者，当用辛温解表剂；表证属风热者，当用辛凉解表剂；若兼见气、血、阴、阳等不足者，还须结合补益法使用，以扶正祛邪。

（2）解表剂多以辛散轻扬药物为主组方，不宜久煎，以免药性耗散，作用减弱。

（3）解表剂一般宜温服，服后应避风寒，或增衣被，或辅之以粥，以助汗出。取汗程度，以遍身持续微微汗出为佳。若汗出不彻则病邪不解，而汗出太过则耗气伤津。汗出病瘥，即当停服，不必尽剂。

（4）饮食方面，应注意禁食生冷油腻，以免影响药物的吸收和药效的发挥。

（5）表里同病者，一般应先解表，后治里；若表里并重，则当表里双解；若外邪已入于里，或麻疹已透，或疮疡已溃等，则不宜继续使用解表剂。

细目二　辛温解表

【考点突破攻略】

麻黄汤（《伤寒论》）

方歌：麻黄汤中用桂枝，杏仁甘草四般施，发热恶寒头项痛，喘而无汗服之宜。

组成：麻黄三两　桂枝二两　杏仁七十个　炙甘草一两

功用：发汗解表，宣肺平喘。

主治：外感风寒表实证。恶寒发热，头身疼痛，无汗而喘，舌苔薄白，脉浮紧。

配伍意义：本方证为外感风寒，营卫郁滞，肺气失宣所致。治当发汗解表，宣肺平喘。故方中以苦辛性温之麻黄为君，开腠发汗，祛在表之风寒；宣肺平喘，开郁闭之肺气。卫郁营滞，单用麻黄发汗只能解卫气之闭郁，所以又配伍透营达卫的桂枝为臣药，解肌发表，通达营卫。桂枝既能助麻黄解表，使发汗之力倍增，又能畅行营阴。麻黄、桂枝两药相须为用，是辛温发汗的常用组合。佐以杏仁降利肺气，以止咳喘。杏仁与麻黄相伍，一宣一降，以恢复肺气之宣降，加强宣肺平喘之功，为宣降肺气的常用组合。炙甘草调和药性，既能助麻、杏之宣降，又能缓麻、桂之峻烈，使汗出不至过猛而耗伤正气，是使药而兼佐药之用。四药配伍，表寒得散，营卫得通，肺气得宣，诸症可愈。

全方配伍特点：麻桂相须，开腠畅营；麻杏相使，宣降相宜。

［常考考点］麻黄汤的组成、功用、主治及配伍特点。

桂枝汤（《伤寒论》）

方歌：桂枝汤治太阳风，芍药甘草姜枣同，解肌发表调营卫，表虚有汗此为功。

组成：桂枝三两　芍药三两　炙甘草二两　生姜三两　大枣十二枚

功用：解肌发表，调和营卫。

主治：外感风寒表虚证。恶风发热，汗出头痛，鼻鸣干呕，苔白不渴，脉浮缓或浮弱。

配伍意义：本方证是因表虚，腠理不固，外感风寒，营卫失和所致。治当以解肌发表，调和营卫，祛邪扶正兼顾为宜。故方中以辛甘温之桂枝为君，助卫阳，通经络，解肌发表，祛在表之风邪。以酸收之芍药为臣，益阴敛营，敛固外泄之营阴。桂枝与芍药用量相等（1∶1），寓意有三：一为针对营卫失调病机，体现营卫同治，祛邪扶正，邪正兼顾之意；二为相辅相成，桂枝得芍药相助则汗出有源，芍药得桂枝相助则滋而能化；三为相制相成，散中有收，汗中寓补。桂枝与芍药配伍是本方外可解肌发表，内可调和营卫、调和阴阳的基本结构。佐以辛温之生姜，既助桂枝辛散表邪，又兼和胃止呕；甘平之大枣，既能益气补中，又可滋脾生津。生姜、大枣相配，也是补脾和胃、调和营卫的常用组合。炙甘草调和药性，合桂枝辛甘化阳以实卫，合芍药酸甘化阴以和营，功兼佐使之用。药后配合“啜热稀粥”，是借水谷之气以充养胃气，资生汗源，不但酿汗，更可使外邪速去而不致复感。

全方配伍特点：辛散与酸收相配，散中有收，汗不伤正；助阳与益阴同用，阴阳兼顾，营卫并调。

［常考考点］桂枝汤的组成、功用、主治及配伍特点。

小青龙汤（《伤寒论》）

方歌：小青龙汤最有功，风寒束表饮停胸，辛夏甘草和五味，姜桂麻黄芍药同。

组成：麻黄三两　芍药三两　细辛三两　干姜三两　炙甘草三两　桂枝三两五味子半升　半夏半升

功用：解表散寒，温肺化饮。

主治：外寒里饮证。恶寒发热，头身疼痛，无汗，喘咳，痰涎清稀量多，胸痞，或干呕，或痰饮喘咳不得平卧，或身体疼重，或头面四肢浮肿，舌苔白滑，脉浮。

配伍意义：本方主治外感风寒，寒饮内停之证。对此外寒内饮之证，若不疏表而仅治里饮则表邪难解，若不化饮而专解表邪则水饮不除，此时应解表与化饮合法。故方中以麻黄、桂枝配伍，相须为君，发汗散寒以解表邪，且麻黄又能宣发肺气而平喘咳，桂枝又能化气行水以利于里饮之化。以干姜、细辛为臣药，温肺化饮，兼助麻黄、桂枝以解表祛邪。患者素有痰饮，脾肺本虚，若纯用辛温发散，恐更耗伤肺气，故佐以五味子敛肺止咳、芍药和营养血，此二药与辛散之品相配伍，散收并用，既可增强止咳平喘之功，又可制约诸药辛散温燥太过之弊。更佐以半夏燥湿化痰，和胃降逆。炙甘草是为佐使之药，既可益气和中，又能调和辛散酸收之品。以上八药相配，共奏解表散寒、温肺化饮之功。

全方配伍特点：辛散与酸收相配，散中有收；温化与敛肺相伍，开中有合。

［常考考点］小青龙汤的组成、功用、主治及配伍特点。

九味羌活汤（张元素方，录自《此事难知》）

方歌：九味羌活用防风，细辛苍芷与川芎，黄芩生地同甘草，分经论治宜变通。

组成：羌活　防风　苍术　细辛　川芎　香白芷　生地黄　黄芩　甘草（原著本方无用量）

功用：发汗祛湿，兼清里热。

主治：外感风寒湿邪，内有蕴热证。恶寒发热，无汗，头痛项强，肢体酸楚疼痛，口苦微渴，舌苔白或微黄，脉浮。

配伍意义：本方证由外感风寒湿邪，内有蕴热所致。治当发散风寒湿邪为主，兼清里热为辅。故方中以辛苦性温、治疗太阳风寒湿邪在表之要药羌活为君，散表寒，祛风湿，利关节，止痹痛。臣以防风、苍术，其中防风辛甘性温，为风药中之润剂，祛风除湿，散寒止痛；苍术辛苦而温，发汗祛湿，为祛太阴寒湿的主要药物。两药相合，协助羌活祛风散寒，除湿止痛。佐以细辛、白芷、川芎祛风散寒，宣痹止痛。其中细辛善止少阴头痛，白芷善解阳明头痛，川芎长于止少阳、厥阴头痛，此三味与羌活、苍术合用，为本方"分经论治"的基本结构。再佐以生地黄、黄芩清泄里热，并防诸辛温燥烈之品伤津。甘草调和诸药为使。九味配伍，既能统治风寒湿邪，又能兼顾协调表里，共成发汗祛湿，兼清里热之剂。表寒较重者，服本方之后，还需配合啜热粥，目的是资助胃气以酿汗，加强发汗祛邪之功。表证较轻者，微发其汗即可，故药后不必啜热粥。

［常考考点］九味羌活汤的组成、功用、主治及配伍意义（分经论治的结构）。

【知识纵横比较】

麻黄汤和桂枝汤的比较

方剂名称	相同点	不同点
麻黄汤	同属辛温解表方剂，都可用治外感风寒表证，组成中均含有桂枝、甘草	麻黄、桂枝并用，佐以杏仁，发汗散寒能力强，又能宣肺平喘，为辛温发汗之重剂，主治外感风寒表实证
桂枝汤		桂、芍并用，佐以姜、枣，发汗解表之力逊于麻黄汤，但有调和营卫之功，为辛温解表之和剂，主治外感风寒表虚证

辛温解表剂的主治证候比较

方剂名称	相同点	不同点
麻黄汤	风寒在表，恶寒发热，脉浮	表实证，无汗，脉浮而紧
桂枝汤		表虚证，头痛发热，汗出恶风，脉浮而缓
小青龙汤		兼水饮，痰多而稀，面部与四肢浮肿，舌苔白滑
九味羌活汤		兼湿，兼里热，肢体酸痛，口微渴

细目三　辛凉解表

【考点突破攻略】

银翘散（《温病条辨》）

方歌：银翘散主上焦疴，竹叶荆牛豉薄荷，甘桔芦根凉解法，发热咽痛服之瘥。

组成：连翘一两　银花一两　苦桔梗六钱　薄荷六钱　竹叶四钱　生甘草五钱　芥穗四钱　淡豆豉五钱　牛蒡子六钱　鲜苇根

功用：辛凉透表，清热解毒。

主治：温病初起。发热，微恶风寒，无汗或有汗不畅，头痛口渴，咳嗽咽痛，舌尖红，苔薄白或薄黄，脉浮数。

配伍意义：本方所治温病初起之风热表证是因外感风热，邪在卫分，卫气被郁，开阖失司，肺气失宣所致。治疗当辛凉透表，清热解毒为主。故方中重用银花、连翘为君，气味芳香，既能疏散风热，清热解毒，又可辟秽化浊，在透散卫分表邪的同时，兼顾了温热病邪易蕴而成毒及多夹秽浊之气的特点。臣以薄荷、牛蒡子，味辛性凉，疏散风热，清利头目，且可解毒利咽；荆芥穗、淡豆豉，辛而微温，解表散邪。此两者虽属辛温，但辛而不烈，温而不燥，配入辛凉解表方中，增强辛散透表之力。芦根、竹叶清热生津；桔梗开宣肺气而止咳利咽，同为佐药。生甘草既可调和药性，护胃安中，又合桔梗利咽止咳，是属佐使之用。本方所用药物均系轻清之品，用法强调“香气大出，即取服，勿过煮”，体现了吴氏“治上焦如羽，非轻不举”的用药原则。

全方配伍特点：辛凉与辛温相伍，主以辛凉；疏散与清解相配，疏清兼顾。

［常考考点］银翘散的组成、功用、主治及配伍特点。

桑菊饮（《温病条辨》）

方歌：桑菊饮中桔杏翘，芦根甘草薄荷饶，疏风宣肺轻宣剂，风温咳嗽服之消。

组成：桑叶二钱五分　菊花一钱　杏仁二钱　连翘一钱五分　薄荷八分　苦桔梗二钱　生甘草八分　苇根二钱

功用：疏风清热，宣肺止咳。

主治：风温初起，邪客肺络证。但咳，身热不甚，口微渴，脉浮数。

［常考考点］桑菊饮的组成、功用、主治。

麻黄杏仁甘草石膏汤（《伤寒论》）

方歌：伤寒麻杏甘石汤，汗出而喘法度良，辛凉宣泄能清肺，定喘除热效力彰。

组成：麻黄四两　杏仁五十个　炙甘草二两　石膏半斤

功用：辛凉疏表，清肺平喘。

主治：外感风邪，邪热壅肺证。身热不解，咳逆气急，甚则鼻扇，口渴，有汗或无汗，舌苔薄白或黄，脉浮而数。

配伍意义：本方证是风寒表邪不解，郁而化热入里；或风热袭表，表邪不解入里所致。治当辛凉透邪，清热平喘。故方中以麻黄、石膏为君。麻黄辛温，开宣肺气以平喘，开腠解表以散邪；石膏辛甘大寒，清泄肺热以生津，辛散解肌以透邪。麻黄与石膏相配，一辛温，一辛寒，一以宣肺为主，一以清肺为主，俱能透邪于外，合用则相反之中寓有相辅之意，消除致病之因，调理肺的宣发功能；且麻黄得石膏则宣肺平喘而不助热，石膏得麻黄则清解肺热而不凉遏，又是相制为用。由于本方石膏用量倍于麻黄，仍不失为辛凉之剂。以杏仁为臣药，味苦，降利肺气，平喘咳；杏仁与麻黄相配则宣降相因，与石膏相伍则清肃协同。佐使炙甘草益气和中，与石膏相配又能生津止渴，并能调和于寒热宣降之间。四药合用，解表与清肺并用，以清为主；宣肺与降气并用，以宣为主。共奏辛凉疏表、清肺平喘之功。

[常考考点]麻杏甘石汤的组成、功用、主治及配伍。

【知识纵横比较】

银翘散和桑菊饮的比较

方剂名称	相同点	不同点
银翘散	均为治疗温病初起的辛凉解表剂，组成中均含有连翘、薄荷、桔梗、生甘草	银翘散解表清热之力强，为“辛凉平剂”
桑菊饮		桑菊饮解表清热之力较弱，为“辛凉轻剂”

辛凉解表剂的主治证候比较

方剂名称	相同点	不同点
银翘散	风热壅肺、风寒化热或疹毒蕴肺，发热重，恶寒轻，口渴脉浮	温病初起，无汗或有汗不畅，咽痛
桑菊饮		风温初起轻证，但咳，身热不甚
麻杏甘石汤		肺热喘咳，发热，喘咳，苔薄黄，脉滑数

细目四　扶正解表

【考点突破攻略】

败毒散（《太平惠民和剂局方》）

方歌：人参败毒草茯苓，羌独柴前枳桔芎，薄荷少许姜三片，时行感冒有奇功。

组成：柴胡　前胡　川芎　枳壳　羌活　独活　茯苓　桔梗　人参　甘草各三十两（生姜、薄荷少许）

功用：散寒祛湿，益气解表。

主治：气虚外感风寒湿证。憎寒壮热，头项强痛，肢体酸痛，无汗，鼻塞声重，咳嗽有痰，胸膈痞满，舌淡苔白，脉浮而按之无力。

配伍意义：本方证是因患者正气素虚，复感风寒湿邪，卫阳被遏，肺气不宣所致。治当散寒祛湿，益气解表。故方中以羌活、独活为君，发散风寒，散湿止痛。其中羌活长于祛上部风寒湿邪并止痛，独活长于祛下部风寒湿邪并止痛，合而用之，为通治一身风寒湿邪的常用组合。臣以川芎行气活血，并能祛风；柴胡解肌透邪，并能行气。二药既可助君药解表逐邪，又可行气活血以加强宣痹止痛之力。佐以桔梗宣肺利膈，枳壳理气宽中，二药相配，一升一降，是宣降肺气、畅通气机、宽胸利膈的常用组合。前胡化痰止咳，茯苓渗湿消痰；生姜、薄荷为引，以助解表之力；甘草调和药性，兼以益气和中，共为佐使之药。此外，方中人参亦属佐药，用以益气扶正，一则助正气以鼓邪外出，并寓防邪入里之义；二则令全方散中有补，不致耗伤真元。纵观全方，邪正兼顾，祛邪为主，共奏散寒祛湿、益气解表之功。

[常考考点]败毒散的组成、功用、主治及配伍意义。

【例题实战模拟】

A1 型题

1. 对于外感咳嗽，经服解表宣肺药后咳仍不止者，应首选治疗的方剂是
   A. 金沸草散　B. 止嗽散　C. 华盖散　D. 三拗汤　E. 射干麻黄汤
2. 具有“发汗祛湿，兼清里热”功用的方剂是
   A. 败毒散　B. 小青龙汤　C. 九味羌活汤　D. 新加香薷饮　E. 羌活胜湿汤
3. 以“恶寒发热，无汗，胸痞喘咳，痰多而稀，舌苔白滑，脉浮”为证治要点的方剂是

A. 大青龙汤　B. 射干麻黄汤　C. 苏子降气汤　D. 小青龙汤　E. 定喘汤

4. 原方在服法中要求“香气大出，即取服，勿过煮”的方剂是

A. 银翘散　B. 桑菊饮　C. 新加香薷饮　D. 参苏饮　E. 加减葳蕤汤

5. 桑菊饮中桔梗属于

A. 君药　B. 臣药　C. 佐助药　D. 佐制药　E. 反佐药

6. 麻杏甘石汤的功用是

A. 宣利肺气，疏风止咳　B. 辛凉宣肺，清热平喘　C. 辛凉透表，表热解毒

D. 宣肺解表，祛痰止咳　E. 疏风清热，宣肺止咳

A2 型题

7. 患者，症见“憎寒壮热，头项强痛，肢体酸痛，无汗，鼻塞身重，咳嗽有痰，胸膈痞喘，舌淡苔白，脉浮而按之无力。治当首选

A. 参苏饮　B. 再造散　C. 麻黄附子细辛汤　D. 柴葛解肌汤　E. 败毒散

8. 患者发热恶寒，时而有汗，时而无汗，口渴，咳嗽咽痛，舌苔薄白，脉浮数。治宜选用

A. 桂枝汤　B. 银翘散　C. 麻杏甘石汤　D. 败毒散　E. 小青龙汤

B1 型题

A. 益气扶正　B. 降利肺气　C. 调和诸药　D. 化痰止咳　E. 清热解毒

9. 败毒散中配伍人参的主要用意是

10. 麻黄汤中配伍杏仁的主要用意是

A. 银翘散　B. 桂枝汤　C. 麻黄汤　D. 桑菊饮　E. 小青龙汤

11. 头痛身热，微恶风寒，有汗不多，口渴咽干，舌尖红，脉浮数，宜选用

12. 咳嗽，身热不甚，口微渴，脉浮数，宜选用

【参考答案】

1. B　2. C　3. D　4. A　5. B　6. B　7. E　8. B　9. A　10. B　11. A　12. D

第三单元　泻下剂

细目一　概述

【考点突破攻略】

1. 泻下剂的适用范围　泻下剂主要适用于里实证。里实证有因热而结实者，有因寒而结实者，有因燥而结实者，有因水而结实者，均可使用泻下剂。此外，邪实而正虚者，也可使用泻下剂，但当使用泻下剂中的攻补兼施剂为宜。

2. 泻下剂的应用注意事项

（1）临证首当辨别里实证的性质及患者体质的虚实，分别选用相应治法方剂。热结者，宜寒下；寒结者，宜温下；燥结者，宜润下；水结者，宜逐水；邪实而正虚者，又当攻补兼施。

（2）泻下剂是为里实证而设，用于表证已解，里实已成之时。若患者表证未解，里实虽成，亦不可纯用泻下剂，以防表邪随泻下内陷而变生他证。应权衡表里证之轻重缓急，或先解表后攻里，或表里双解。

（3）里实证若兼瘀血、虫积、痰浊等，应酌情将泻下剂与活血祛瘀、驱虫、化痰等治法方剂配合使用。

（4）年老体弱、孕妇、产后或正值经期、病后伤津或亡血者，均应慎用或禁用泻下剂。必需使用

时，也宜配伍补益扶正之品。

（5）泻下剂易伤胃气，得效即止，慎勿过剂。服药期间应注意调理饮食，少食或忌食油腻或不易消化的食物，以免重伤胃气。

细目二　寒下

【考点突破攻略】

大承气汤（《伤寒论》）

方歌：大承气汤用硝黄，配伍枳朴泻力强，痞满燥实四症见，峻下热结宜此方。

组成：大黄四两　厚朴半斤　枳实五枚　芒硝三合

功用：峻下热结。

主治：

（1）阳明腑实证。大便不通，频转矢气，脘腹痞满，腹痛拒按，按之则硬，甚或潮热谵语，手足濈然汗出，舌苔黄燥起刺，或焦黑燥裂，脉沉实。

（2）热结旁流证。下利清水，色纯青，其气臭秽，脐腹疼痛，按之坚硬有块，口舌干燥，脉滑实。

（3）里热实证之热厥、痉病或发狂等。

配伍意义：本方证乃伤寒之邪内传阳明之腑，入里化热；或温病邪入胃肠，热盛灼津，燥屎乃成，邪热与肠中燥屎互结成实之阳明腑实证。前人将阳明腑实证的特点归纳为"痞、满、燥、实"四字。所谓"痞"即自觉胸脘闷塞不通，有压重感；"满"是脘腹胀满，按之有抵抗感；"燥"是肠中燥屎干结不下；"实"是实热内结，腹痛拒按，大便不通，或下利清水而腹痛不减，以及潮热谵语，脉实等。"热结旁流证"乃燥屎坚结于里，胃肠欲排不能，逼迫津液从燥屎之旁流下所致。热厥、痉病、发狂等皆因实热内结，或气机阻滞，阳气受遏，不能外达于四肢；或热盛伤津劫液，筋脉失养而挛急；或胃肠浊热上扰心神，神明昏乱等造成。证候表现虽然各异，然其病机相同，皆是里热结实之重证。治法当峻下热结，急下存阴，釜底抽薪。故方中以苦寒通降之生大黄为君，泻热通便，荡涤胃肠实热积滞。以咸寒润降之芒硝为臣，泻热通便，软坚润燥，以除燥坚。大黄、芒硝配合，相须为用，泻下热结之力益峻。君以厚朴下气除满，臣以枳实行气消痞。二药合而用之，既能消痞除满，又能通降下行胃肠气机，以助泻下通便。以上四药相合，共奏峻下热结之功。本方煎服方法为：先煎枳实、厚朴，后下大黄，再溶服芒硝。大黄之所以生用、后下，是取其泻下之力峻猛。若大黄久煎，则泻下之力缓，达不到峻下热结之功效。

此外，热结旁流治以大承气汤，是因"旁流"为现象，燥屎坚结才是本质。故用峻下，使热结得去，"旁流"可止，乃属"通因通用"之法。

热厥治以大承气汤，是因四肢厥冷为假象，里实热结是本质，所谓"热深者，厥亦深"，四肢虽厥寒，但必见大便秘结、腹痛拒按、口干舌燥、脉滑实等实热证候，故用寒下使热结得下，气机宣畅，阳气敷布外达而厥逆可回。这种用寒下之法治厥冷之证，亦称为"寒因寒用"。

全方配伍特点：苦辛通降与咸寒合法，泻下与行气并重，相辅相成。

［常考考点］大承气汤的组成、功用、主治、配伍意义。

【知识纵横比较】

大承气汤和小承气汤的比较

方剂名称	相同点	不同点
大承气汤	组成中均含有大黄、枳实、厚朴，均用大黄以荡涤肠胃积热	攻下之力颇峻，为"峻下剂"，主治痞、满、燥、实四症
小承气汤		攻下之力较轻，为"轻下剂"，主治痞、满、实而燥不明显之阳明热结轻证

细目三　温下

【考点突破攻略】

温脾汤（《备急千金要方》）

方歌：温脾参附与干姜，甘草当归硝大黄，寒热并行治寒积，脐腹绞结痛非常。
组成：大黄五两　当归　干姜各三两　附子　人参　芒硝　甘草各二两
功用：攻下寒积，温补脾阳。
主治：阳虚冷积证。腹痛便秘，脐下绞结，绕脐不止，手足不温，苔白不渴，脉沉弦而迟。
配伍意义：本方证因脾阳不足，阴寒内盛，寒积中阻所致。其中脾阳不足为致病之本，而寒积停滞则为其标。治疗若纯用攻下则更伤中阳，若单用温补则寒积难去，惟攻逐寒积与温补脾阳并用，方为两全之策。方中以附子配大黄为君药，用附子大辛大热之性，温壮脾阳，解散寒凝；以大黄泻下已成之冷积。臣以芒硝润肠软坚，助大黄泻下攻积；干姜温中助阳，助附子温中散寒。佐以人参、当归益气养血，使下不伤正。佐使甘草既助人参益气，又可调和诸药。本方由温补脾阳药与寒下攻积药配伍组成，温通、泻下、补益三法兼备，温阳以祛寒，攻下不伤正，共奏攻下寒积、温补脾阳之功。
[常考考点] 温脾汤的组成、功用、主治及配伍。

细目四　润下

【考点突破攻略】

麻子仁丸（《伤寒论》）

方歌：麻子仁丸脾约治，大黄枳朴杏仁芍，胃热津枯便难解，润肠通便功效高。
组成：麻子仁二升　芍药半斤　枳实半斤　大黄一斤　厚朴一尺　杏仁一升　蜜
功用：润肠泄热，行气通便。
主治：脾约证。大便干结，小便频数，脘腹胀满，舌红苔黄，脉数。
[常考考点] 麻子仁丸的组成、功用、主治。

济川煎（《景岳全书》）

方歌：济川归膝肉苁蓉，泽泻升麻枳壳从，肾虚津亏肠中燥，寓通于补法堪宗。
组成：当归三至五钱　牛膝二钱　肉苁蓉二至三钱　泽泻一钱半　升麻五分至七分或一钱　枳壳一钱
功用：温肾益精，润肠通便。
主治：肾阳虚弱，精津不足证（肾虚便秘）。大便秘结，小便清长，腰膝酸软，头目眩晕，舌淡苔白，脉沉迟。
[常考考点] 济川煎的组成、功用、主治。

【知识纵横比较】

麻子仁丸和济川煎的比较

方剂名称	相同点	不同点
麻子仁丸	均属润下之剂，治疗大便秘结不通	润肠泄热，行气通便，主治脾约证，大便干结，小便频数，脘腹胀满，舌红苔黄，脉数
济川煎		温肾益精，润肠通便，主治肾阳虚弱，精津不足证（肾虚便秘），大便秘结，小便清长，腰膝酸软，头目眩晕，舌淡苔白，脉沉迟

【例题实战模拟】

A1 型题

1. 泻下剂不具有的作用是
   A. 清热解毒　B. 排除胃肠积滞　C. 荡涤实热　D. 攻逐水饮　E. 通导大便
2. 大承气汤用治热厥，体现的治法是
   A. 通因通用　B. 塞因塞用　C. 以泻代清　D. 泄可去闭　E. 寒因寒用
3. 麻子仁丸含有以下哪首方剂的全部药物
   A. 大承气汤　B. 小承气汤　C. 调胃承气汤　D. 增液承气汤　E. 增液汤
4. 济川煎的君药是
   A. 当归　B. 牛膝　C. 肉苁蓉　D. 枳壳　E. 升麻
5. 温脾汤证的脉象是
   A. 弦而紧　B. 沉实有力　C. 沉弦　D. 沉缓　E. 沉弦而迟
6. 黄龙汤主治证的病机为
   A. 阳明腑实，气血不足　B. 热结阴亏，气血不足　C. 热结里实，气阴不足
   D. 脾阳不足，寒实内积　E. 脾阳不足，水饮内停
7. 麻子仁丸中君药麻子仁的用药意义是
   A. 利肺润肠　B. 滋脾润肠　C. 降气润肠　D. 柔肝润肠　E. 益肾润肠

B1 型题

A. 附子、人参　B. 桃仁、杏仁　C. 桃仁、冬瓜仁　D. 牛膝、当归　E. 杏仁、大黄

8. 温脾汤中含有的药物是
9. 济川煎中含有的药物是

【参考答案】

1. A　2. E　3. B　4. C　5. E　6. A　7. B　8. A　9. D

第四单元　和解剂

细目一　概述

【考点突破攻略】

1. 和解剂的适用范围　和解剂主要适用于邪在少阳、肝脾不和、寒热错杂之证。和解剂原为治疗伤寒邪入少阳而设，因少阳属胆，位于表里之间，既不宜发汗，又不宜吐下，唯有和解一法最为适当。然而，胆附于肝，与肝互为表里，胆经发病可影响及肝，肝经发病也可影响及胆，且肝胆疾病又可累及脾胃，导致肝脾不和；若中气虚弱，寒热互结，又可导致肠胃不和。因此，肝脾不和证、肠胃不和证也是和解剂的适用范围。

2. 和解剂的应用注意事项

（1）临床依据病证不同，应分别选用和解少阳、调和肝脾、调和肠胃的治法与方剂。

（2）和解剂组方配伍较为独特，既祛邪又扶正，既透表又清里，既疏肝又治脾，无明显寒热补泻之偏，性质平和，作用和缓，照顾全面，所以应用范围较广，主治病证较为复杂。然而，该法毕竟以祛邪为主，纯虚证不宜使用，纯实证亦不可选用，以免贻误病情。

（3）凡外邪在表，未入少阳者；或邪已入里，阳明热盛者，均不宜使用和解剂。

细目二　和解少阳

【考点突破攻略】

小柴胡汤（《伤寒论》）

方歌：小柴胡汤和解功，半夏人参甘草从，更加黄芩生姜枣，少阳为病此方宗。

组成：柴胡半斤　黄芩三两　人参三两　炙甘草三两　半夏半升　生姜三两　大枣十二枚

功用：和解少阳。

主治：

（1）伤寒少阳证。往来寒热，胸胁苦满，默默不欲饮食，心烦喜呕，口苦，咽干，目眩，舌苔薄白，脉弦者。

（2）妇人中风，热入血室证。经水适断，寒热发作有时。

（3）黄疸、疟疾，以及内伤杂病而见少阳证者。

配伍意义：本方证为伤寒邪入少阳，正邪交争于半表半里之间，少阳经气不利，胆热犯胃，胃失和降所致。邪在表者当从汗解，邪入里者则当吐下，今邪既不在表，又不在里，而在表里之间，则非汗、吐、下所宜，故治疗当以和解之法。方中以苦平之柴胡为君，入肝胆经，透散少阳半表之邪，疏泄气机之郁滞，使少阳半表之邪得以疏散，气机得以条畅。黄芩苦寒，清泄少阳半里之热，为臣药。柴胡升散，黄芩降泄，两者配伍，是和解少阳的基本结构。胆气犯胃，胃失和降，佐以半夏、生姜和胃降逆止呕。邪从太阳传入少阳，缘于正气本虚，故又佐以人参、大枣益气健脾，一者取其扶正以祛邪，一者取其益气以御邪内传，俾正气旺盛，则邪无内向之机。炙甘草助人参、大枣扶正，且能调和诸药，为使药。诸药合用，使邪气得解，枢机得利，胃气调和，诸症自除。原方“去滓再煎”，使药性更为醇和，药汤之量更少。

全方配伍特点：透散清泄以和解，升清降浊兼扶正。

［常考考点］小柴胡汤的组成、功用、主治及配伍。

蒿芩清胆汤（《重订通俗伤寒论》）

方歌：蒿芩清胆枳竹茹，苓夏陈皮碧玉需，热重寒轻痰夹湿，胸痞呕恶总能祛。

组成：青蒿脑钱半至二钱　淡竹茹三钱　仙半夏钱半　赤茯苓三钱　青子芩钱半至三钱　生枳壳钱半　陈广皮钱半　碧玉散（滑石、甘草、青黛）三钱

功用：清胆利湿，和胃化痰。

主治：少阳湿热痰浊证。寒热如疟，寒轻热重，口苦膈闷，吐酸苦水，或呕黄涎而黏，甚则干呕呃逆，胸胁胀痛，小便黄少，舌红苔白腻，间现杂色，脉数而右滑左弦者。

配伍意义：本方病证因少阳胆热偏重，兼有湿热痰浊内阻所致。治当清胆利湿，和胃化痰。故方中以苦寒芳香之青蒿，清透少阳邪热；以苦寒之黄芩，清泄胆热，并能燥湿。两药相合，既可内清少阳湿热，又能透邪外出，共为君药。竹茹善清胆胃之热，化痰止呕；枳壳下气宽中，除痰消痞；半夏燥湿化痰，和胃降逆；陈皮理气化痰，宽胸畅膈。四药相伍，使热清湿化痰除，共为臣药。赤茯苓、碧玉散清热利湿，导邪从小便而去，为佐使药。诸药合用，可使胆热清，痰湿化，气机畅，胃气和，诸症得解。

［常考考点］蒿芩清胆汤的组成、功用、主治及配伍。

【知识纵横比较】

小柴胡汤和蒿芩清胆汤的比较

方剂名称	相同点	不同点
小柴胡汤	组成中均含有黄芩、半夏，均能和解少阳，用于邪在少阳，往来寒热，胸胁不适者	于和解之中兼有益气扶正之功，宜于邪踞少阳，胆胃不和者
蒿芩清胆汤		于和解之中兼清热利湿、理气化痰之效，宜于少阳胆热偏重，兼有湿热痰浊者

细目三　调和肝脾

【考点突破攻略】

四逆散（《伤寒论》）

方歌：四逆散里用柴胡，芍药枳实甘草须，此是阳郁成厥逆，疏肝理脾奏效奇。

组成：炙甘草　枳实　柴胡　芍药各十分

功用：透邪解郁，疏肝理脾。

主治：

（1）阳郁厥逆证。手足不温，或腹痛，或泄利下重，脉弦。

（2）肝脾不和证。胁肋胀闷，脘腹疼痛，脉弦。

［常考考点］四逆散的组成、功用、主治。

逍遥散（《太平惠民和剂局方》）

方歌：逍遥散用当归芍，柴苓术草加姜薄，肝郁血虚脾气弱，调和肝脾功效卓。

组成：炙甘草半两　当归　茯苓　芍药　白术　柴胡各一两（烧生姜一块　薄荷少许）

功用：疏肝解郁，养血健脾。

主治：肝郁血虚脾弱证。两胁作痛，头痛目眩，口燥咽干，神疲食少，或月经不调，乳房胀痛，脉弦而虚。

配伍意义：本方所治病证因肝郁不疏，营血不足，脾气虚弱所致。治宜疏肝解郁，养血健脾之法。故方中以柴胡为君，疏肝解郁，条达肝气。臣以当归、白芍，其中当归甘辛苦温，养血和血；白芍酸苦微寒，养血敛阴，柔肝缓急。当归、白芍与柴胡配伍，补肝之体，助肝之用，使血和则肝和，血充则肝柔。木郁不达而致脾虚不运，故佐以白术、茯苓、炙甘草健脾益气，实土以御木侮，且使营血生化有源。少许薄荷，疏散肝经郁遏之气，透达肝经郁遏之热；烧生姜温运和中，辛散达郁，亦为佐药。炙甘草亦为使药，调和诸药。诸药合用，共奏疏肝解郁、养血健脾之功。

全方配伍特点：肝脾同调，气血兼顾，疏柔合法。木郁达之，使脾弱得复，血虚得养。

［常考考点］逍遥散的组成、功用、主治及配伍。

【知识纵横比较】

小柴胡汤和四逆散的比较

方剂名称	相同点	不同点
小柴胡汤	组成中均含有柴胡、甘草，同为和解剂	用柴胡配黄芩，解表清热作用较强，为和解少阳的代表方
四逆散		以柴胡配枳实，升清降浊、疏肝理脾作用显著，为调和肝脾的基础方

细目四　调和肠胃

【考点突破攻略】

半夏泻心汤（《伤寒论》）

方歌：半夏泻心配芩连，干姜人参草枣全，辛开苦降除痞满，寒热错杂痞证蠲。

组成：半夏半升　黄芩　干姜　人参各三两　黄连一两　大枣十二枚　炙甘草三两

功用：寒热平调，散结除痞。

主治：寒热错杂之痞证。心下痞，但满而不痛，或呕吐，肠鸣下利，舌苔腻而微黄。

配伍意义：此方所治原系小柴胡汤证误行泻下，损伤中阳，少阳邪热乘虚内陷，以致寒热错杂之心下痞证。本方证病机较为复杂，既有寒热错杂，又有虚实相兼，导致中焦失和，升降失常。治当调其寒热，益气和胃，散结除痞。方中以辛温之半夏为君，散结除痞，又善降逆止呕。臣以辛热之干姜温中散寒，苦寒之黄芩、黄连泄热开痞。以上四药相伍，具有寒热平调、辛开苦降之用。然寒热错杂，又缘于中虚失运，故又佐以甘温之人参、大枣益气补脾。佐使炙甘草补脾和中，调和诸药。诸药合用，可使寒去热清，中虚得补，升降复常，痞满可除，呕利自愈。

全方配伍特点：寒热平调以和阴阳，辛开苦降以调气机，补泻兼施以顾虚实。

［常考考点］半夏泻心汤的组成、功用、主治及配伍意义。

【例题实战模拟】

A1 型题

1. 下列属于小柴胡汤主治证的是
   A. 少阳湿热证　B. 疟疾而见热多寒少　C. 黄疸而见大便秘结
   D. 伤寒少阳证　E. 寒热互结之痞证
2. 属于表里双解的方剂是
   A. 半夏泻心汤　B. 痛泻要方　C. 逍遥散　D. 四逆散　E. 葛根黄芩黄连汤
3. 半夏泻心汤中含有
   A. 生姜、大枣　B. 人参、白术　C. 黄芩、柴胡　D. 干姜、大枣　E. 茯苓、甘草
4. 《内科摘要》中加味逍遥散即逍遥散加
   A. 生地黄、熟地黄　B. 生地黄、黄芩　C. 香附、郁金　D. 丹皮、山栀　E. 苍术、木香
5. 逍遥散中薄荷的作用是
   A. 襄助解表　B. 清利头目　C. 清热解毒　D. 条达肝气　E. 宣肺利咽
6. 含有碧玉散的方剂是
   A. 大柴胡汤　B. 甘草泻心汤　C. 防风通圣散　D. 半夏泻心汤　E. 蒿芩清胆汤

A2 型题

7. 患者出现头晕，口干，神疲食少，两胁微痛，月经不调，乳房胀痛，脉弦虚。治宜选用
   A. 逍遥散　B. 半夏泻心汤　C. 归脾汤　D. 八珍汤　E. 小柴胡汤
8. 患者自觉胃胀满，阻塞不通，经常肠鸣下利，苔腻微黄。治宜选用
   A. 小柴胡汤　B. 葛根芩连汤　C. 半夏泻心汤　D. 温脾汤　E. 痛泻要方

B1 型题

A. 寒热错杂之痞证　B. 脾虚肝旺之腹痛泄泻　C. 肝郁血虚之脾弱证
D. 阳郁厥逆　E. 少阳湿热证

9. 蒿芩清胆汤的主治证是
10. 四逆散的主治证是

【参考答案】

1. D　2. E　3. D　4. D　5. D　6. E　7. A　8. C　9. E　10. D

第五单元　清热剂

细目一　概述

【考点突破攻略】

1. 清热剂的适用范围　清热剂适用于里热证。一般是在表证已解，热已入里，或里热已盛而尚未结

实的情况下使用。

2. 清热剂的应用注意事项

（1）辨明里热所在部位。邪热在气则清气，入营血则清营凉血，热盛于脏腑则需结合脏腑所在的部位选择方药。若热在气而治血，则将引邪深入；若热在血而治气，则无济于事。

（2）辨明热证真假，勿被假象所迷惑。如为真寒假热之证，不可误投清热剂。

（3）辨明热证的虚实。应注意屡用清热泻火之剂而热仍不退者，当改用甘寒滋阴壮水之法，阴复则其热自退。

（4）权衡轻重，量证投药。热盛而药轻，无异于杯水车薪；热微而药重，势必热去寒生；对于平素阳气不足，脾胃虚弱，外感之邪虽已入里化热，亦应慎用，必要时配伍护中醒脾和胃之品，以免伤阳碍胃。

（5）对于热邪炽盛，服清热剂入口即吐者，可于清热剂中少佐温热之品，或采用凉药热服的反佐法。

细目二　清气分热

【考点突破攻略】

白虎汤（《伤寒论》）

方歌：白虎膏知甘草粳，气分大热此方清，热渴汗出脉洪大，加入人参气津生。

组成：石膏一斤　知母六两　炙甘草二两　粳米六合

功用：清热生津。

主治：气分热盛证。壮热面赤，烦渴引饮，汗出恶热，脉洪大有力。

配伍意义：本方原为治阳明经证的主方，后世温病学家以此为治气分热盛的代表方剂。凡伤寒化热，内传阳明之经，或温邪由卫及气，皆能出现本证。本方证虽气分热盛，但未致阳明腑实，故不宜攻下；热盛津伤，又不能苦寒直折，唯以清热生津法最为恰当。方中以入肺胃二经、辛甘大寒之生石膏为君药，功善清解，透热出表，以除阳明气分之热。苦寒质润之知母为臣药，既助石膏清肺胃之热，又可滋阴润燥，救已伤之阴津。石膏与知母相须为用，清热生津、除烦止渴之功益强。粳米、炙甘草共为佐药，益胃生津，并可防止大寒伤中之弊。炙甘草兼以为使，调和诸药。四药相配，共成清热生津之功，使热清津复，诸症自解。

［常考考点］白虎汤的组成、功用、主治及配伍。

细目三　清营凉血

【考点突破攻略】

清营汤（《温病条辨》）

方歌：清营汤治热传营，身热燥渴眠不宁，犀地银翘玄连竹，丹麦清热更护阴。

组成：犀角（也可用水牛角代）三钱　生地黄五钱　玄参三钱　竹叶心一钱麦冬三钱　丹参二钱　黄连一钱五分　银花三钱　连翘二钱

功用：清营解毒，透热养阴。

主治：热入营分证。身热夜甚，神烦少寐，时有谵语，目常喜开或喜闭，口渴或不渴，斑疹隐隐，脉细数，舌绛而干。

配伍意义：本方证乃邪热内传营分，耗伤营阴所致。治以咸寒清营解毒为主，辅以透热养阴之法。方用苦咸寒之犀角（也可用水牛角代）清解营分之热毒，为君药。热伤营阴，又以生地黄凉血滋阴，麦冬清热养阴生津，玄参滋阴降火解毒。三药共用，既可甘寒养阴保津，又可助君药清营凉血解毒，共为臣药。君臣相配，咸寒与甘寒并用，清营热而滋营阴，祛邪扶正兼顾。温邪初入营分，故用金银花、连翘清热解毒，轻清透泄，使营分热邪有外达之机，促其透出气分而解，此即“入营犹可透热转气”之具体应用；竹叶清心除烦；黄连苦寒，清心解毒；丹参清热凉血，并能活血散瘀，可防热与血结，上述五味均为佐药。诸药为伍，共奏清营解毒、透热养阴之功。

全方配伍特点：辛苦甘寒以滋养清解，透热转气以入营清散。

［常考考点］清营汤的组成、功用、主治及配伍。

犀角地黄汤（《外台秘要》）

方歌：犀角地黄芍药丹，血热妄行吐衄斑，蓄血发狂舌质绛，凉血散瘀病可痊。

组成：犀角（也可用水牛角代）一两　生地黄半斤　芍药三分　牡丹皮一两

功用：清热解毒，凉血散瘀。

主治：热入血分证。身热谵语，斑色紫黑，或吐血、衄血、便血、尿血，舌深绛起刺，脉数；或喜忘如狂，或漱水不欲咽，或大便色黑易解。

［常考考点］犀角地黄汤的组成、功用、主治。

【知识纵横比较】

清营汤与犀角地黄汤的比较

方剂名称	相同点	不同点
清营汤	组成中均含有犀角、生地黄，以治热入营血证	在清热凉血中伍以金银花、连翘等轻清宣透之品，寓有“透热转气”之意，适用于邪初入营尚未动血之证
犀角地黄汤		配伍赤芍、丹皮泄热散瘀，寓有“凉血散血”之意，用治热入血分而见耗血、动血之证

细目四　清热解毒

【考点突破攻略】

黄连解毒汤（《外台秘要》）

方歌：黄连解毒汤四味，黄芩黄柏栀子备，躁狂大热呕不眠，吐衄斑黄均可为。

组成：黄连三两　黄芩　黄柏各二两　栀子十四枚

功用：泻火解毒。

主治：三焦火毒热盛证。大热烦躁，口燥咽干，错语不眠；或热病吐血、衄血；或热甚发斑，或身热下利，或湿热黄疸；或外科痈疡疔毒，小便黄赤，舌红苔黄，脉数有力。

配伍意义：本方证乃火毒炽盛充斥三焦所致。治宜泻火解毒。方中以大苦大寒之黄连泻心火为君药，并且兼泻中焦之火。黄芩清肺火，泻上焦之火热；黄柏泻下焦之火，共为臣药。栀子通泻三焦之火，导热下行，引邪热从小便而出，为佐药。四药合用，苦寒直折，可使三焦之火邪祛而热毒解，诸症可愈。

全方配伍特点：苦寒直折，泻火解毒，三焦并清。

［常考考点］黄连解毒汤的组成、功用、主治及配伍。

细目五　清脏腑热

【考点突破攻略】

导赤散（《小儿药证直诀》）

方歌：导赤木通生地黄，草梢兼加竹叶尝，清心利水又养阴，心经火热移小肠。

组成：生地黄　木通　生甘草梢各等分　竹叶适量

功用：清心利水养阴。

主治：心经火热证。心胸烦热，口渴面赤，意欲饮冷，口舌生疮；或心热移于小肠，小便赤涩刺痛，舌红，脉数。

配伍意义：本方证乃心经热盛或心火下移于小肠所致。心火上炎而又阴液不足，治法不宜苦寒直折，而宜清心与养阴兼顾，利水以导热下行，使蕴热从小便而泄。方中选用甘寒质润，入心肾二经的生地黄，凉血滋阴以制心火；木通苦寒，入心与小肠经，上清心经之火，下导小肠之热。两药相配，滋阴制火而不恋邪，利水通淋而不损阴，共为君药。竹叶甘淡，清心除烦，淡渗利窍，导心火下行，为臣药。生甘草清热解毒，并能调和诸药，还可防木通、生地黄之寒凉伤胃，用“梢”尚可直达茎中而止淋痛，为佐使药。四药合用，甘寒与苦寒相合，滋阴利水为主，滋阴而不恋邪，利水而不伤阴，泻火而不伐胃，共收清热利水养阴之效。本方选药配伍，与小儿稚阴稚阳、易寒易热、易虚易实、疾病变化迅速的特点和治实宜防其虚、治虚宜防其实的治则要求十分吻合。《医宗金鉴》以“水虚火不实”五字概括本方证之病机较为贴切。

［常考考点］导赤散的组成、功用、主治及配伍。

龙胆泻肝汤（《医方集解》）

方歌：龙胆栀芩酒拌炒，木通泽泻车柴草，当归生地益阴血，肝胆实火湿热消。

组成：龙胆草　黄芩　栀子　泽泻　木通　当归　生地黄　柴胡　生甘草　车前子（原著本方无用量）

功用：清泻肝胆实火，清利肝经湿热。

主治：

（1）肝胆实火上炎证。头痛目赤，胁痛，口苦，耳聋，耳肿，舌红苔黄，脉弦数有力。

（2）肝经湿热下注证。阴肿，阴痒，筋痿，阴汗，小便淋浊，或妇女带下黄臭等，舌红苔黄腻，脉弦数有力。

配伍意义：本方证由肝胆实火上炎或肝胆湿热循经下注所致。治宜清泻肝胆实火，清利下焦湿热为法。方中选用大苦大寒的龙胆，既能泻肝胆实火，又能利肝胆湿热，泻火除湿，两擅其功，切中病机，故为君药。黄芩、栀子苦寒泻火，燥湿清热，共为臣药。君臣药物配伍，增强泻火除湿之力。湿热之邪的主要出路，是利导下行，从膀胱渗泄，故又配渗湿泄热之泽泻、木通、车前子，导湿热从水道而去。肝乃藏血之脏，若为实火所伤，阴血亦随之消耗；且方中诸药以苦燥渗利伤阴之品居多，故用当归、生地黄养血滋阴，使邪去而阴血不伤。肝体阴用阳，性喜疏泄条达，火邪内郁，肝胆之气不疏，骤用大剂苦寒降泄之品，既恐肝胆之气被抑，又虑折伤肝胆升发之机，故用柴胡疏畅肝胆之气，并能引诸药归于肝胆之经。以上皆为佐药。甘草调和诸药，护胃安中，为佐使药。诸药合用，使火降热清，湿浊得利，循经所发诸症皆可相应而愈。

全方配伍特点：苦寒清利，泻中寓补，降中寓升，以适肝性。

［常考考点］龙胆泻肝汤的组成、功用、主治、配伍。

左金丸（《丹溪心法》）

方歌：左金连茱六一丸，肝火犯胃吐吞酸，再加芍药名戊己，热泻热痢服之安。

组成：黄连六两　吴茱萸一两

功用：清泻肝火，降逆止呕。

主治：肝火犯胃证。胁肋疼痛，嘈杂吞酸，呕吐口苦，舌红苔黄，脉弦数。

配伍意义：本方证是由肝郁化火，横逆犯胃，肝胃不和所致。火热当清，气逆当降，治宜清泻肝火为主，兼以降逆止呕。方中重用黄连为君，一清泻肝火，使肝火得清，自不横逆犯胃；二清泻胃热，胃火降则其气自和；三泻心火，寓“实则泻其子”之意。然气郁化火之证，纯用大苦大寒既恐郁结不开，又虑折伤中阳，故又少佐辛热之吴茱萸，一者疏肝解郁，以使肝气条达，郁结得开；二者反佐以制黄连之寒，使泻火而无凉遏之弊；三者取其下气之用，以和胃降逆；四者可引领黄连入肝经。如此一味而功兼四用，以为佐使。二药合用，共收清泻肝火，降逆止呕之效。

全方配伍特点：辛开苦降，肝胃同治；寒热并用，主以苦寒。

［常考考点］左金丸的组成、功用、主治、配伍。

泻白散（《小儿药证直诀》）

方歌：泻白桑皮地骨皮，甘草粳米四般宜，参茯知芩皆可入，肺热喘嗽此方施。

组成：地骨皮　桑白皮各一两　炙甘草一钱　粳米一撮

功用：清泻肺热，止咳平喘。

主治：肺热喘咳证。气喘咳嗽，皮肤蒸热，日晡尤甚，舌红苔黄，脉细数。

配伍意义：本方主治肺有伏火郁热之证。治宜清泻肺中郁热，止咳平喘。方中桑白皮甘寒性降，专入肺经，清泻肺热，平喘止咳，故以为君。地骨皮甘寒入肺，可助君药清降肺中伏火，为臣药。君臣相合，清泻肺热，以使金清气肃。炙甘草、粳米养胃和中以扶肺气，共为佐使。四药合用，共奏清泻肺热、止咳平喘之功。

［常考考点］泻白散的组成、功用、主治及配伍。

清胃散（《脾胃论》）

方歌：清胃散用升麻连，当归生地牡丹全，或加石膏清胃热，口疮吐衄与牙宣。

组成：生地黄　当归身各三分　牡丹皮半钱　黄连六分，夏月倍之，大抵黄连临时增减无定　升麻一钱

功用：清胃凉血。

主治：胃火牙痛。牙痛牵引头痛，面颊发热，其齿喜冷恶热，或牙宣出血，或牙龈红肿溃烂，或唇舌腮颊肿痛，口气热臭，口干舌燥，舌红苔黄，脉滑数。

配伍意义：本方证由胃有积热，循经上攻所致。治宜清胃凉血。方用苦寒泻火之黄连为君，直折胃腑之热。臣以甘辛微寒之升麻，一取其清热解毒，以治胃火牙痛；一取其轻清升散透发，可宣达郁遏之伏火，有“火郁发之”之意。二药相伍，黄连得升麻，降中寓升，则泻火而无凉遏之弊；升麻得黄连，升中有降，则散火而无升焰之虞。胃热盛已侵及血分，进而伤耗阴血，臣以丹皮凉血清热。生地黄凉血滋阴，当归养血活血，以助消肿止痛，为佐药。升麻兼以引经为使。诸药合用，共奏清胃凉血之效，以使上炎之火得降，血分之热得除，热毒内彻而解。《医方集解》载本方有石膏，其清胃之力更强。

［常考考点］清胃散的组成、功用、主治及配伍。

白头翁汤（《伤寒论》）

方歌：白头翁汤治热痢，黄连黄柏与秦皮，味苦性寒能凉血，解毒坚阴功效奇。

组成：白头翁二两　黄柏三两　黄连三两　秦皮三两

功用：清热解毒，凉血止痢。

主治：热毒痢疾。腹痛，里急后重，肛门灼热，下痢脓血，赤多白少，渴欲饮水，舌红苔黄，脉弦数。

［常考考点］白头翁汤的组成、功用、主治。

【知识纵横比较】

左金丸和龙胆泻肝汤的比较

方剂名称	相同点	不同点
左金丸	皆用于肝经实火，胁痛口苦等症	主要用于肝经郁火犯胃之呕吐吞酸等症，有降逆和胃之功，但无清利湿热的作用，泻火作用较弱
龙胆泻肝汤		主要用于肝经实火上攻之目赤耳聋，或湿热下注之淋浊阴痒等症，有清利湿热之功，但无和胃降逆的作用，泻火之力较强

细目六　清虚热

【考点突破攻略】

青蒿鳖甲汤（《温病条辨》）

方歌：青蒿鳖甲地知丹，热自阴来仔细辨，夜热早凉无汗出，养阴透热服之安。

组成：青蒿二钱　鳖甲五钱　细生地四钱　知母二钱　丹皮三钱

功用：养阴透热。

主治：温病后期，邪伏阴分证。夜热早凉，热退无汗，舌红苔少，脉细数。

配伍意义：本方所治病证为温病后期，阴液已伤，余邪深伏阴分所致。此阴虚邪伏之证，若纯用滋阴，则有滋腻恋邪之虑；若单用苦寒，则恐化燥伤阴之弊，故治以养阴与透邪并进。方中鳖甲咸寒，直入阴分，滋阴退热；青蒿苦辛而寒，其气芳香，清中有透散之力，清热透络，引邪外出。两药相配，滋阴清热，内清外透，使阴分伏热有外达之机，共为君药。即如吴瑭自释："此方有先入后出之妙，青蒿不能直入阴分，有鳖甲领之入也；鳖甲不能独出阳分，有青蒿领之出也。"生地黄甘凉，滋阴凉血；知母苦寒质润，滋阴降火。二药共助鳖甲以养阴退虚热，为臣药。丹皮辛苦性凉，泻血中伏火，以助青蒿清透阴分伏热，为佐药。诸药合用，滋清兼备，标本兼顾，清中有透，养阴而不恋邪，祛邪而不伤正，共奏养阴透热之功。

［常考考点］青蒿鳖甲汤的组成、功用、主治及配伍。

【例题实战模拟】

A1 型题

1. 主治阳明气分热盛证的代表方是
   A. 大承气汤　B. 清营汤　C. 大青龙汤　D. 白虎汤　E. 黄连解毒汤
2. 症见壮热面赤，烦渴引饮，汗出恶热，脉洪大有力，治宜选用
   A. 大承气汤　B. 清暑益气汤　C. 麻杏甘石汤　D. 凉膈散　E. 白虎汤
3. 清营汤的功用是
   A. 清热生津　B. 清营解毒，透热养阴　C. 清热解毒，凉血散瘀
   D. 清热泻火，益气生津　E. 泻火解毒
4. 热毒壅盛三焦，充斥表里内外，宜选用
   A. 凉膈散　B. 泻白散　C. 清胃散　D. 大承气汤　E. 黄连解毒汤
5. 黄连解毒汤中黄芩的作用是
   A. 清少阳邪热　B. 燥湿止痢　C. 清上焦邪热　D. 清热凉血　E. 清热安胎
6. 可治疗黄带的方剂是
   A. 导赤散　B. 黄连解毒汤　C. 普济消毒饮　D. 龙胆泻肝汤　E. 芍药汤
7. 体现"有先入后出之妙"的方剂是

A. 芍药汤 B. 白虎汤 C. 青蒿鳖甲汤 D. 白头翁汤 E. 当归六黄汤

A2 型题

8. 患者出现头痛，眼睛发红，口苦，小便发黄，舌红苔黄，脉弦有力。治宜选用

A. 逍遥散 B. 小柴胡汤 C. 导赤散 D. 龙胆泻肝汤 E. 黄连解毒汤

9. 患者发热咳嗽，下午 3 点加重，舌红苔黄，脉细数。治宜选用

A. 泻白散 B. 止嗽散 C. 麻杏甘石汤 D. 小青龙汤 E. 葛根芩连汤

10. 患者出现烦躁，口干，身热下利，舌红苔黄，脉数有力。治宜选用

A. 白虎汤 B. 清营汤 C. 泻白散 D. 葛根芩连汤 E. 黄连解毒汤

B1 型题

A. 仙方活命饮 B. 白虎汤 C. 龙胆泻肝汤 D. 葛根芩连汤 E. 白头翁汤

11. 功效为清泻肝胆实火、清利肝胆湿热的方剂是

12. 功效为解表清里的方剂是

【参考答案】

1. D 2. E 3. B 4. E 5. C 6. D 7. C 8. D 9. A 10. E 11. C 12. D

第六单元 祛暑剂

细目一 概述

【考点突破攻略】

1. 祛暑剂的适用范围 祛暑剂适用于夏月暑热证。暑为阳邪，其性炎热，故暑病多表现为身热、面赤、心烦、小便短赤、舌红脉数或洪大等一系列阳热证候。此外，暑病常有多种兼证：暑性升散，最易伤津耗气，又往往出现口渴喜饮、体倦少气等症；夏月天暑下迫，地湿上蒸，人处湿热交蒸之中，故暑病多夹湿邪，常兼胸闷、泛恶、苔白腻等湿阻气机证；夏令贪凉露卧，不避风寒，加之腠理疏松，阳气外泄，为病易兼夹表寒。

2. 祛暑剂的应用注意事项

（1）运用祛暑剂，应注意辨别暑病的本证、兼证及主次轻重。暑病病情各异，兼证不同，治法用方差异甚大。

（2）暑多夹湿，祛暑剂中每多配伍祛湿之品，是为常法，但须注意暑湿主次轻重。如暑重湿轻，则湿易从热化，祛湿之品不宜过于温燥，以免灼伤津液；如湿重暑轻，则暑为湿遏，祛暑又不宜过用甘寒凉润之品，以免阴柔助湿。

细目二 祛暑解表

【考点突破攻略】

香薷散（《太平惠民和剂局方》）

方歌：三物香薷豆朴先，散寒化湿功效兼，若益银翘豆易花，新加香薷祛暑煎。

组成：香薷一斤 白扁豆 厚朴各半斤 酒一分

功用：祛暑解表，化湿和中。

主治：阴暑。恶寒发热，头重身痛，无汗，腹痛吐泻，胸脘痞闷，舌苔白腻，脉浮。

配伍意义：本方证由夏月乘凉饮冷，感受风寒，内伤于湿所致。治宜外散肌表之寒湿，内化脾胃之

湿滞。方中香薷辛温芳香，解表散寒，祛暑化湿，是夏月解表祛暑之要药，为君药。厚朴辛香温燥，行气除满，燥湿运脾，为臣药。白扁豆甘平，健脾和中，兼能渗湿消暑，为佐药。入酒少许同煎为使，温散以助药力。诸药合用，共奏祛暑解表、化湿和中之效。

［常考考点］香薷散的组成、功用、主治及配伍。

细目三　祛暑利湿

【考点突破攻略】

六一散（《黄帝素问宣明论方》）

方歌：六一散用滑石草，清暑利湿有功效，益元碧玉与鸡苏，砂黛薄荷加之好。

组成：滑石六两　甘草一两

功用：清暑利湿。

主治：暑湿证。身热烦渴，小便不利，或泄泻。

［常考考点］六一散的组成、功用、主治。

细目四　祛暑益气

【考点突破攻略】

清暑益气汤（《温热经纬》）

方歌：王氏清暑益气汤，善治中暑气阴伤，洋参冬斛荷瓜翠，连竹知母甘粳襄。

组成：西洋参　石斛　麦冬　黄连　竹叶　荷梗　知母　甘草　粳米　西瓜翠衣（原著本方无用量）

功用：清暑益气，养阴生津。

主治：暑热气津两伤证。身热汗多，口渴心烦，小便短赤，体倦少气，精神不振，脉虚数。

［常考考点］清暑益气汤的组成、功用、主治。

【知识纵横比较】

香薷散、六一散和清暑益气汤的比较

方剂名称	共同点	不同点
香薷散	治疗阴暑证	恶寒发热，无汗，腹痛吐泻，舌苔白腻，脉浮（无数象）
六一散	治疗暑热证，见身热，心烦，舌红，脉数	兼有小便不利
清暑益气汤		兼有汗多，体倦少气，脉虚数

【例题实战模拟】

A1 型题

1. 主治阴暑，以恶寒发热，头重身痛，无汗，胸闷，苔白腻，脉浮为证治要点的方剂为

A. 清络饮　B. 六一散　C. 香薷散　D. 清暑益气汤　E. 桂苓甘露散

2. 清暑益气汤的君药是

A. 西洋参　B. 石斛　C. 麦冬　D. 西瓜翠衣、西洋参　E. 麦冬、西洋参

A2 型题

3. 患者，女，34 岁。出现发热，汗出过多，口渴心烦，体倦少气，精神不振，脉虚数。治宜选用

A. 竹叶石膏汤　B. 清暑益气汤　C. 六一散　D. 香薷散　E. 新加香薷饮

B1 型题

A. 六一散　B. 香薷散　C. 新加香薷饮　D. 白虎汤　E. 清暑益气汤

4. 具有祛暑解表、化湿和中功效的方剂是

5. 具有清暑益气、养阴生津功效的方剂是

【参考答案】

1. C　2. D　3. B　4. B　5. E

第七单元　温里剂

细目一　概述

【考点突破攻略】

1. 温里剂的适用范围　温里剂适用于里寒证。凡因素体阳虚，寒从中生；或因外寒直中三阴，深入脏腑；或因过服寒冷，损伤阳气，症见畏寒肢凉、喜温蜷卧、面色苍白、口淡不渴、小便清长、舌淡苔白、脉沉迟或缓等里寒证者，均可使用温里剂治疗。

2. 温里剂的应用注意事项

（1）辨清寒证所在的部位，有针对性地选择方剂。

（2）辨清寒热的真假，真热假寒证不可误用。

（3）阴寒太盛，服药入口即吐者，可于本类方剂之中反佐少许寒凉之品，或采用热药冷服的方法，避免寒热格拒。

（4）素体阴虚或失血之人应慎用温里剂，以免温燥药物重伤阴血。

（5）寒为阴邪，易伤阳气，故本类方剂多配伍补气药物，以使阳气得复。

细目二　温中祛寒

【考点突破攻略】

理中丸（《伤寒论》）

方歌：理中丸主理中乡，人参甘草术干姜，呕利腹痛阴寒盛，或加附子总扶阳。

组成：人参　干姜　炙甘草　白术各三两

功用：温中祛寒，补气健脾。

主治：

（1）脾胃虚寒证。脘腹疼痛，喜温喜按，呕吐，大便稀溏，脘痞食少，畏寒肢冷，口不渴，舌淡苔白润，脉沉细或沉迟无力。

（2）阳虚失血证。便血、吐血、衄血或崩漏等，血色暗淡，质清稀，面色白，气短神疲，脉沉细或虚大无力。

（3）脾胃虚寒所致的胸痹，或病后多涎唾，或小儿慢惊或霍乱等。

配伍意义：本方所治诸证皆由中焦脾胃虚寒所致。治宜温中祛寒，补气健脾。方中以干姜为君，大辛大热，温脾阳，祛寒邪。以人参为臣，性味甘温，补气健脾。君臣相配，温补并用，温中健脾。脾为湿土，虚则易生湿浊，故用甘温苦燥之白术为佐，健脾燥湿。炙甘草与诸药等量，其意有三：一为合

参、术以助益气健脾；二为缓急止痛；三为调和药性，是佐药而兼使药之用。

全方配伍特点：辛热甘苦合方，温补并用，补中寓燥。

[常考考点] 理中丸的组成、功用、主治、配伍。

小建中汤（《伤寒论》）

方歌：小建中汤芍药多，桂姜甘草大枣和，更加饴糖补中脏，虚劳腹冷服之瘥。

组成：桂枝三两　炙甘草二两　大枣十二枚　芍药六两　生姜三两　胶饴一升

功用：温中补虚，和里缓急。

主治：中焦虚寒，肝脾失调，阴阳不和证。腹中拘急疼痛，时发时止，喜温喜按，或心中悸动，虚烦不宁，面色无华；兼见手足烦热，咽干口燥等，舌淡苔白，脉细弦。

配伍意义：本方病证因中焦虚寒，肝脾失调，阴阳不和所致。治当温中补虚，兼以调和肝脾，滋阴和阳。本方由桂枝汤倍芍药加饴糖而成。方中饴糖甘温质润，重用为君，温补中焦，缓急止痛。桂枝辛温，温阳气，祛寒邪；白芍酸苦，养营阴，缓肝急，止腹痛，共为臣药。生姜温胃散寒，大枣补脾益气，均为佐药。炙甘草益气和中，调和诸药，是为佐使之用。其中饴糖配桂枝，辛甘化阳，温中焦而补脾虚；芍药配甘草，酸甘化阴，缓肝急而止腹痛。六药合用，温中补虚缓急之中，寓有柔肝理脾、益阴和阳之意，用之可使中气强健，阴阳气血生化有源。

[常考考点] 小建中汤的组成、功用、主治及配伍。

【知识纵横比较】

桂枝汤和小建中汤的比较

方剂名称	相同点	不同点
桂枝汤	两方均含桂枝汤	以桂枝为君，具有解肌发表、调和营卫之功，主治外感风寒表虚，营卫不和证
小建中汤		以饴糖为君，意在温中补虚、缓急止痛，主治中焦虚寒，虚劳里急证

理中丸和小建中汤的比较

方剂名称	相同点	不同点
理中丸	两方均含炙甘草，同为温中祛寒之剂	纯用温补药物，以温中祛寒、益气健脾为主
小建中汤		乃温补药配以调理肝脾之品，重在温中补虚、缓急止痛

细目三　回阳救逆

【考点突破攻略】

四逆汤（《伤寒论》）

方歌：四逆汤中附草姜，四肢厥冷急煎尝，腹痛吐泻脉微细，急投此方可回阳。

组成：炙甘草二两　干姜一两半　生附子一枚

功用：回阳救逆。

主治：少阴病，心肾阳衰寒厥证。四肢厥逆，恶寒蜷卧，神衰欲寐，面色苍白，腹痛下利，呕吐不渴，舌苔白滑，脉微细，以及太阳病误汗亡阳者。

配伍意义：本方证乃因心肾阳衰，阴寒内盛所致。此阳衰寒盛之证，非纯阳大辛大热之品不足以破阴寒，回阳气，救厥逆。故方中以大辛大热之生附子为君，入心、脾、肾经，温壮元阳，破散阴寒，回阳救逆。附子生用，则能迅达内外以温阳逐寒。臣以辛热之干姜，入心、脾、肺经，温中散寒，助阳通脉。附子与干姜相须为用，相得益彰，温里回阳，其性尤峻，是回阳救逆的常用组合。炙甘草用意有三：一则益气补中，使全方温补结合，以治虚寒之本；二则甘缓姜、附峻烈之性，使其破阴回阳而无暴散之虑；三则调和药性，并使药力作用持久，是为佐药而兼使药之用。本方药仅三味，大辛大热，力专效宏，脾肾之阳同建，共奏回阳救逆之功。

全方配伍特点：大辛大热，以速挽元阳；少佐甘缓，防虚阳复耗。

[常考考点] 四逆汤的组成、功用、主治及配伍。

细目四　温经散寒

【考点突破攻略】

当归四逆汤（《伤寒论》）

方歌：当归四逆桂芍枣，细辛甘草与通草，血虚肝寒手足冷，煎服此方乐陶陶。

组成：当归三两　桂枝三两　芍药三两　细辛三两　炙甘草二两　通草二两　大枣二十五枚

功用：温经散寒，养血通脉。

主治：血虚寒厥证。手足厥寒，或腰、股、腿、足、肩臂疼痛，口不渴，舌淡苔白，脉沉细或细而欲绝。

[常考考点] 当归四逆汤的组成、功用、主治。

【知识纵横比较】

四逆散、四逆汤和当归四逆汤的比较

方剂名称	相同点	不同点
四逆散	三方均含有甘草，主治证中皆有“四逆”	因外邪传经入里，阳气内郁而不达四末所致，故其逆冷仅在肢端，不过腕踝，尚可见身热、脉弦等症
四逆汤		其厥逆是因阴寒内盛，阳气衰微所致，故其厥逆严重，冷过肘膝，并伴有全身阳衰阴盛症状及脉微欲绝等症
当归四逆汤		手足厥寒是血虚受寒，寒凝筋脉，血行不畅所致，因其寒邪在经不在脏，故其肢厥程度较四逆汤证为轻，并兼见肢体疼痛等症

【例题实战模拟】

A1 型题

1. 理中丸的功用是
   A. 温中散寒，补气健脾　B. 温中补虚，和里缓急　C. 温中补虚，降逆止呕
   D. 温中散寒，回阳救逆　E. 温中补虚，涩肠止泻
2. 小建中汤的君药是
   A. 芍药　B. 桂枝　C. 饴糖　D. 炙甘草　E. 生姜
3. 小建中汤中桂枝的作用是
   A. 发散风寒　B. 温阳散寒　C. 温阳化气　D. 温通血脉　E. 温肺化饮
4. 功用为回阳救逆的方剂是
   A. 四逆散　B. 四逆汤　C. 当归四逆汤　D. 理中丸　E. 回阳救急汤
5. 当归四逆汤的组成是
   A. 当归、附子、干姜　B. 当归、附子、干姜、甘草　C. 当归、芍药、干姜、大枣
   D. 当归、桂枝、细辛、白芍、甘草、通草、大枣　E. 当归、柴胡、芍药、甘草、枳实
6. 当归四逆汤的君药是
   A. 当归　B. 当归、桂枝　C. 桂枝　D. 当归、芍药　E. 桂枝、通草

7. 当归四逆汤所治厥逆的病机是

A. 肝郁气滞　B. 阳气内郁，不达四末　C. 元气大亏，阳气暴脱

D. 肾阳衰微，阴阳之气不相顺接　E. 血虚寒凝，阳气不得温煦四末

A2 型题

8. 患者，手足厥逆，畏寒蜷卧，神衰欲寐，面色苍白，腹痛下利，呕吐不渴，舌苔白滑，脉微细。治宜选用

A. 当归补血汤　B. 当归四逆汤　C. 四逆散　D. 四逆汤　E. 白通汤

B1 型题

A. 当归四逆汤　B. 阳和汤　C. 黄芪桂枝五物汤　D. 回阳救急汤　E. 四逆汤

9. 具有温经散寒、养血通脉功效的方剂是

10. 具有益气温经、和血通痹功效的方剂是

A. 温中补虚，和里缓急　B. 温里解表，益气健脾　C. 温中散寒，补气健脾

D. 温中补虚，降逆止痛　E. 温中补虚，降逆止呕

11. 理中汤的功效是

12. 小建中汤的功效是

【参考答案】

1. A　2. C　3. B　4. B　5. D　6. B　7. E　8. D　9. A　10. C　11. C　12. A

第八单元　表里双解剂

细目一　概述

【考点突破攻略】

1. 表里双解剂的适用范围　表里双解剂适用于表证未除，里证又见之表里同病的病证。表里同病证的临床表现比较复杂，从八纲来分，凡表实里虚、表虚里实、表寒里热、表热里寒，以及表里俱热、表里俱寒、表里俱虚、表里俱实等证，均可用表里双解剂治疗。

2. 表里双解剂的应用注意事项

（1）必须既有表证，又有里证者，方可应用，否则即不相宜。

（2）辨别表证与里证的寒、热、虚、实，然后针对病情选择适当的方剂。

（3）分清表证与里证的轻重主次，而后权衡表药与里药的比例，方无太过或不及之弊。

细目二　解表清里

【考点突破攻略】

葛根黄芩黄连汤（《伤寒论》）

方歌：葛根黄芩黄连汤，再加甘草共煎尝，邪陷阳明成热痢，解表清里保安康。

组成：葛根半斤　炙甘草二两　黄芩三两　黄连三两

功用：解表清里。

主治：表证未解，邪热入里证。身热下利，胸脘烦热，口干作渴，或喘而汗出，舌红苔黄，脉数或促。

[常考考点] 葛根芩连汤的组成、功用、主治。

细目三　解表攻里

【考点突破攻略】

大柴胡汤（《金匮要略》）

方歌：大柴胡汤用大黄，枳实芩夏白芍将，煎加姜枣表兼里，妙法内攻并外攘。

组成：柴胡半斤　黄芩三两　芍药三两　半夏半升　生姜五两　枳实四枚　大枣十二枚　大黄二两

功用：和解少阳，内泻热结。

主治：少阳阳明合病。往来寒热，胸胁苦满，呕不止，郁郁微烦，心下痞硬，或心下急痛，大便不解或协热下利，舌苔黄，脉弦数有力。

配伍意义：本方主治少阳阳明合病。病在少阳，本应禁用下法，但在邪热内结，胃家已实的情况下，又必须表里兼顾。治当和解少阳，内泻热结。方中重用柴胡为君药，疏解少阳之邪。黄芩和解清热，以除少阳之邪；轻用大黄，配伍枳实以内泻阳明热结，行气消痞，三味共为臣药。芍药柔肝缓急止痛，与大黄相配可治腹中实痛，与枳实相伍可以理气和血，以除心下满痛；半夏与大量生姜配伍，和胃降逆，是为佐药。大枣与生姜相配，和营卫而行津液，并调和脾胃，调和诸药，是为佐使。全方配伍，和解少阳，内泻热结，使少阳与阳明之邪得以双解，可谓一举两得。本方系小柴胡汤去人参、甘草，加大黄、枳实、芍药而成，亦是小柴胡汤与小承气汤两方加减合成，是和解为主兼以泻下阳明的方剂。小柴胡汤为治疗伤寒少阳病的主方，因兼阳明胃家实，故去补益胃气之人参、甘草，加大黄、枳实、芍药以治疗阳明热结。

全方配伍特点：和下并用，主以和解少阳，辅以内泻热结，佐以缓急降逆。

[常考考点] 大柴胡汤的组成、功用、主治及配伍。

防风通圣散（《黄帝素问宣明论方》）

方歌：防风通圣大黄硝，荆芥麻黄栀子翘，甘桔芎归膏滑石，薄荷芩竹力偏饶，表里交攻阳热盛，外疡疮毒总能消。

组成：防风　连翘　麻黄　薄荷叶　川芎　当归　白芍　大黄　芒硝各半两　石膏　黄芩　桔梗各一两　甘草二两　滑石三两　生姜三片　荆芥　白术　栀子各一分

功用：疏风解表，泻热通便。

主治：风热壅盛，表里俱实证。憎寒壮热，头目昏眩，目赤睛痛，口苦口干，咽喉不利，胸膈痞闷，咳呕喘满，涕唾稠黏，大便秘结，小便赤涩，舌苔黄腻，脉数有力。亦用治疮疡肿毒，肠风痔漏，鼻赤，瘾疹等。

[常考考点] 防风通圣散的组成、功用、主治。

【例题实战模拟】

A1 型题

1. 防风通圣散的功用是
   A. 清热解毒，发汗解表　B. 疏风解表，泄热通便　C. 解表温里，顺气化痰
   D. 解表温里，活血消积　E. 疏风解表，清热解毒
2. 可治疗协热下利的方剂是
   A. 葛根芩连汤　B. 芍药汤　C. 痛泻要方　D. 白虎汤　E. 小承气汤
3. 大柴胡汤重用生姜，是由于症见
   A. 往来寒热　B. 胸胁苦满　C. 郁郁微烦　D. 心下痞硬　E. 呕不止
4. 大柴胡汤的功用是

A. 透邪解郁，疏肝理脾　B. 疏肝补脾，胜湿止泻　C. 和解少阳，内泻热结
D. 疏风解表，清热通便　E. 和解少阳

【参考答案】

1. B　2. A　3. E　4. C

第九单元　补益剂

细目一　概述

【考点突破攻略】

1. 补益剂的适用范围　补益剂主要适用于虚证。凡是由于正气不足，气、血、阴、阳虚损所导致的病证，均可使用补益剂治疗。

2. 补益剂的应用注意事项

（1）要辨清病证的虚实真假。“大实有羸状，至虚有盛候”，真虚假实证可以使用补益剂；若为真实假虚证，误用补益之剂，则实者更实，且贻误病情。

（2）要辨清虚证的实质和具体的病位。虚证有气血阴阳虚损的不同，并有心、肝、脾、肺、肾等脏腑部位的区别，临证区分清楚，给予合适的补益剂。

（3）注意脾胃功能。补益药性多滋腻，容易壅中滞气，故在补益剂中适当配伍理气醒脾之品，以资运化，使补而不滞。

（4）补益药大多味厚滋腻，故宜慢火久煎，以使药力尽出。

（5）补益剂多以空腹或饭前服用为佳，有利于药物的吸收。

细目二　补气

【考点突破攻略】

四君子汤（《太平惠民和剂局方》）

方歌：四君子汤中和义，参术茯苓甘草比，益以夏陈名六君，祛痰补益气虚饵，除却半夏名异功，或加香砂气滞使。

组成：人参　白术　茯苓　炙甘草各等分

功用：益气健脾。

主治：脾胃气虚证。面色萎白，语声低微，气短乏力，食少便溏，舌淡苔白，脉虚弱。

配伍意义：本方证为脾胃气虚，运化乏力所致。治当益气健脾。方中以甘温之人参为君，大补脾胃之气，脾气健旺则运化复常，气血化生充足。脾胃虚弱，运化乏力，易致湿浊内阻，故以苦温之白术为臣，健脾燥湿。白术与人参配伍，益气健脾之功显著。佐以甘淡之茯苓，健脾渗湿。茯苓、白术相配，健脾祛湿之功增强。炙甘草益气和中，调和诸药。四药配伍，共奏益气健脾之功。

［常考考点］四君子汤的组成、功用、主治及配伍。

参苓白术散（《太平惠民和剂局方》）

方歌：参苓白术扁豆陈，山药甘莲砂薏仁，桔梗上浮兼保肺，枣汤调服益脾神。

组成：莲子肉一斤　薏苡仁一斤　砂仁一斤　桔梗一斤　白扁豆一斤半　茯苓二斤　人参二斤　炒甘草二斤　白术二斤　山药二斤

功用：益气健脾，渗湿止泻。

主治：脾虚湿盛证。饮食不化，胸脘痞闷，肠鸣泄泻，四肢乏力，形体消瘦，面色萎黄，舌淡苔白腻，脉虚缓。亦可用治肺脾气虚，痰湿咳嗽。

配伍意义：本方证为脾胃气虚，运化失司，湿浊内盛所致。治当益气健脾，渗湿止泻。故方中配伍四君子汤（人参、白术、茯苓、甘草）益气健脾以补虚。山药甘平，健脾止泻；莲子肉甘平而涩，补脾厚肠，涩肠止泻。二药协助四君子汤以健脾益气，并有止泻之功。白扁豆甘平，健脾化湿；薏苡仁甘淡微寒，健脾渗湿。二药助白术、茯苓健脾祛湿以止泻。脾胃气虚，运化功能不及，而补气之品又易于碍胃，故配伍砂仁芳香醒脾，行气导滞，化湿和胃，寓行气于补气之中，使全方补而不滞。桔梗宣利肺气，通调水道，又载药上行，与诸补脾药合用，有"培土生金"之意。炙甘草、大枣补脾和中，调和诸药。诸药配伍，补中焦之虚损，助脾气之运化，渗停聚之湿浊，行气机之阻滞，恢复脾胃受纳与健运之功，则诸症自除。

［常考考点］参苓白术散的组成、功用、主治及配伍。

补中益气汤（《内外伤辨惑论》）

方歌：补中益气芪参术，炙草升柴归陈助，清阳下陷能升举，气虚发热甘温除。

组成：黄芪五分，病甚、劳役热甚者一钱　炙甘草五分　人参三分　当归二分　橘皮二分或三分　升麻二分或三分　柴胡二分或三分　白术三分

功用：补中益气，升阳举陷。

主治：

（1）脾胃气虚证。饮食减少，体倦肢软，少气懒言，面色萎黄，大便稀溏，脉虚软。

（2）气虚下陷证。脱肛、子宫脱垂、久泻、久痢、崩漏等，伴气短乏力，舌淡，脉虚。

（3）气虚发热证。身热自汗，渴喜热饮，气短乏力，舌淡，脉虚大无力。

配伍意义：本方证是因饮食劳倦，损伤脾胃，以致脾胃气虚，清阳下陷所致。治当补中益气，升阳举陷为宜。故方中重用黄芪，味甘微温，入脾肺经，补中益气，升阳固表，为君药。配伍人参、炙甘草，甘温补中，补气健脾之功更著，为臣药。白术补气健脾，助脾运化；血为气之母，气虚日久，营血亦亏，故用当归甘辛温，养血和营；脾胃为中焦气机升降的枢纽，清阳不升，则浊阴难降，气机失调，故以陈皮调理气机以复升降，并理气和胃，使诸药补而不滞。三者共为佐药。并以少量升麻、柴胡轻清升散，协助诸益气药以升提下陷之中气，为佐使药。《本草纲目》谓："升麻引阳明清气上升，柴胡引少阳清气上行，此乃禀赋虚弱，元气虚馁及劳役饥饱，生冷内伤，脾胃引经最要药也。"炙甘草调和诸药，亦为使药。诸药合用，使气虚得补，气陷得升，元气内充，诸症自愈。气虚发热者，亦借甘温益气之法而除之。

《脾胃论》云："惟当以甘温之剂，补其中而升其阳，甘寒以泻其火则愈。"即因烦劳则虚而生热，采用甘温之品以补元气，而虚热自退，为"甘温除热"法。补中益气汤为"甘温除热"法的代表方剂。

全方配伍特点：主以甘温，补中寓升，少佐以行，共成虚则补之、陷者升之、甘温除热之剂。

［常考考点］补中益气汤的组成、功用、主治、配伍。

生脉散（《医学启源》）

方歌：生脉麦味与人参，保肺生津又提神，气少汗多兼口渴，病危脉绝急煎斟。

组成：人参　麦门冬　五味子（原著本方无用量）

功用：益气生津，敛阴止汗。

主治：

（1）温热、暑热，耗气伤阴证。汗多神疲，体倦乏力，气短懒言，咽干口渴，舌干红少苔，脉虚数。

（2）久咳伤肺，气阴两虚证。干咳少痰，短气自汗，口干舌燥，脉虚细。

配伍意义：本方证乃因外感暑热，或久咳伤肺而致气阴大伤。治当益气生津，敛阴止汗。故方中配伍甘温之人参，大补元气，益肺生津，是为君药。麦冬甘寒，养阴清热，润肺生津，既可补充因多汗而

耗损的津液，又可解除咽干口渴之症，且能润肺止咳而治干咳少痰，与人参配伍，气阴双补，用以为臣。五味子酸温，敛肺止汗，生津止渴，既固气津之外泄，又收敛耗散之肺气，为佐药。三药合用，一补一润一敛，共奏益气养阴、生津止渴、敛阴止汗之效，使气复津生，汗止阴存，气充脉生，故名“生脉”。

［常考考点］生脉散的组成、功用、主治及配伍。

玉屏风散（《究原方》，录自《医方类聚》）

方歌：玉屏组合少而精，芪术防风鼎足行，表虚汗多易感冒，固卫敛汗效特灵。

组成：防风一两　炙黄芪　白术各二两　（大枣一枚）

功用：益气固表止汗。

主治：表虚自汗。汗出恶风，面色㿠白，舌淡苔薄白，脉浮虚。亦治虚人腠理不固，易感风邪。

［常考考点］玉屏风散的组成、功用、主治。

【知识纵横比较】

理中丸和四君子汤的比较

方剂名称	相同点	不同点
理中丸	两方均含有人参、白术、炙甘草以补益中气	用干姜，功用以温中祛寒为主，主治中焦虚寒证
四君子汤		配茯苓，功用以益气健脾为主，主治脾胃气虚证

参苓白术散和四君子汤的比较

方剂名称	相同点	不同点
参苓白术散	两方均含有人参、白术、茯苓、甘草，有益气健脾之功	兼有渗湿行气的作用，并有保肺之效，是治疗脾虚湿盛证及体现“培土生金”法的常用方剂
四君子汤		以补气为主，为治脾胃气虚的基础方

玉屏风散和桂枝汤的比较

方剂名称	相同点	不同点
玉屏风散	均可用治表虚自汗	其自汗，乃胃气虚弱，腠理不固所致，故专攻益气固表止汗，兼以祛风
桂枝汤		其自汗，因外感风寒，营卫不和所致，故以解肌发表、调和营卫取效

补气剂的主治功效比较

方剂名称	相同点	不同点
四君子汤	主治气虚证，见倦怠乏力、面色萎白、舌淡苔白、脉虚弱	气虚常规见症
参苓白术散		泄泻，苔白腻，脉虚缓
补中益气汤		脏器脱垂，发热，脉虚大无力
玉屏风散		汗出恶风，易感风邪
生脉散		汗多神疲，舌干红少苔，脉虚细

细目三　补血

【考点突破攻略】

四物汤（《仙授理伤续断秘方》）

方歌：四物地芍与归芎，血家百病此方通，经带胎产俱可治，加减运用在胸中。

组成：当归　川芎　白芍　熟地黄各等分

功用：补血调血。

主治：营血虚滞证。头晕目眩，心悸失眠，面色无华，或妇人月经不调，量少或经闭不行，脐腹作痛，舌淡，脉细弦或细涩。

配伍意义：本方证为营血亏虚，血行不畅，冲任虚损所致。治宜补血调血。方中熟地黄甘温味厚滋腻，主入肝肾经，长于滋养阴血，补肾填精，为补血要药，故为君药。当归甘辛温，归肝、心、脾经，为补血调经之良药，兼具活血作用，既助熟地黄增强养血之功，又防熟地黄滋腻碍胃，用为臣药。佐以白芍酸微寒，养血敛阴，与熟地黄、当归相伍，滋阴养血之功显著，并柔肝缓急止痛；川芎辛温，入血分，理血中之气，调畅气血，与当归配伍则行气活血之力益彰。四药配伍，共奏补血调血之功。

全方配伍特点：阴柔辛甘相伍，补中寓行，补血不滞血，行血不伤血。

［常考考点］四物汤的组成、功用、主治及配伍。

归脾汤（《济生方》）

方歌：归脾汤用术参芪，归草茯神远志随，酸枣木香龙眼肉，煎加姜枣益心脾，怔忡健忘俱可却，便血崩漏总能医。

组成：白术　茯苓　黄芪　龙眼肉　炒酸枣仁各一两　人参　木香各半两　当归　蜜远志各一钱（当归、远志从《内科摘要》补）炙甘草二钱半　生姜　大枣

功用：益气补血，健脾养心。

主治：

（1）心脾气血两虚证。心悸怔忡，健忘失眠，盗汗，体倦食少，面色萎黄，舌淡，苔薄白，脉细弱。

（2）脾不统血证。便血，皮下紫癜，妇女崩漏，月经超前，量多色淡，或淋漓不止，舌淡，脉细弱。

配伍意义：本方证为思虑过度，劳伤心脾，气血亏虚所致。治宜益气补血，健脾养心。故方中以参、芪、术、草大队甘温之品益气健脾，使气旺而血生，气足则能摄血，血自归经。当归、龙眼肉甘温补血养心，茯苓（多用茯神）、酸枣仁、远志宁心安神。诸药配伍，使血足则神有所舍，血旺则气有所依。配伍大量益气补血药易致滋腻碍胃滞气，故用辛香而散之木香，理气醒脾，使补而不滞，滋而不腻；与大量益气健脾药配伍，又复中焦运化之功。煎煮时加入少量姜、枣调和脾胃，以资化源。全方共奏益气补血、健脾养心之功，为治疗心脾气血两虚证之良方。

本方配伍特点：心脾同治，重在补脾；气血并补，重在补气。

［常考考点］归脾汤的组成、功用、主治、配伍。

【知识纵横比较】

归脾汤和补中益气汤的比较

方剂名称	相同点	不同点
归脾汤	同用参、芪、术、草以益气补脾	以补气药配伍养心安神药，意在心脾双补，主治心脾两虚之心悸怔忡、健忘失眠、体倦食少，及脾不统血之便血、崩漏
补中益气汤		以补气药配伍升阳举陷药，意在补气升提，复脾胃升清降浊之能，主治脾胃气虚、气陷之少气懒言、发热及脏器下垂

四物汤和归脾汤的比较

方剂名称	相同点	不同点
四物汤	共有血虚见证，面色无华，唇甲色淡，舌淡，脉细	血虚常规见症
归脾汤		心悸怔忡，失眠健忘；便血、崩漏，量多色淡

细目四　气血双补

【考点突破攻略】

炙甘草汤（《伤寒论》）

方歌：炙甘草汤参姜桂，麦冬生地大麻仁，大枣阿胶加酒服，虚劳肺痿效如神。

组成：炙甘草四两　生姜三两　桂枝三两　人参二两　生地黄一斤　阿胶二两　麦门冬半升　麻仁半升　大枣三十枚　清酒

功用：滋阴养血，益气温阳，复脉定悸。

主治：

（1）阴血不足，阳气虚弱证。脉结代，心动悸，虚羸少气，舌光少苔，或质干而瘦小者。

（2）虚劳肺痿。干咳无痰，或咳吐涎沫，量少，形瘦短气，虚烦不眠，自汗盗汗，咽干舌燥，大便干结，脉虚数。

配伍意义：本方证为伤寒汗、吐、下或失血后，或杂病阴血不足，阳气不振所致。治当补养气血阴阳之法。故方中重用生地黄为君，滋阴养血，充脉养心。臣以炙甘草，补气健脾，复脉益心。二药配伍，益气养血以复脉之本。配伍人参、大枣，益心气，补脾气，以资气血生化之源；阿胶、麦冬、麻仁滋心阴，养心血，充血脉；桂枝、生姜辛行温通，温心阳，通血脉，使气血流畅以助脉气续接，并防诸厚味滋补之品滋腻太过，共为佐药。用法中加清酒煎服，因清酒辛热，温通血脉，以行药力，为使药。诸药合用，滋而不腻，温而不燥，使气血充足，阴阳调和，则脉复悸止。

［常考考点］炙甘草汤的组成、功用、主治及配伍。

【知识纵横比较】

炙甘草汤和生脉散的比较

方剂名称	相同点	不同点
炙甘草汤	两方均含有人参、麦冬以滋阴益气，均有补肺气、养肺阴之功，可治疗肺之气阴两虚，久咳不已	益气养阴作用较强，敛肺止咳之力不足，重在治本，且偏于温补，阴虚肺燥较著或兼内热者不宜
生脉散		益气养阴之力较弱，但止咳之力较强

细目五　补阴

【考点突破攻略】

六味地黄丸（《小儿药证直诀》）

方歌：六味地黄益肾肝，茱薯丹泽地苓专，更加知柏成八味，阴虚火旺自可煎。养阴明目加杞菊，滋阴都气五味先，肺肾两调金水生，麦冬加入长寿丸。

组成：熟地黄八钱　山萸肉四钱　干山药四钱　泽泻三钱　牡丹皮三钱　茯苓三钱

功用：填精滋阴补肾。

主治：肾阴精不足证。腰膝酸软，头晕目眩，视物昏花，耳鸣耳聋，盗汗，遗精，消渴，骨蒸潮热，手足心热，口燥咽干，牙齿动摇，足跟作痛，小便淋沥，以及小儿囟门不合，舌红少苔，脉沉细数。

配伍意义：本方证为肾阴精不足所致，治宜滋补肾之阴精。方中重用熟地黄，性温味甘，主入肾经，滋阴补肾，填精益髓，为君药。山茱萸酸温，主入肝肾经，补养肝肾，并能涩精，取“肝肾同源”

之意；山药甘平，主入脾经，补益脾阴，补后天而充先天，亦能固肾止遗，共为臣药。三药配合为“三补”，肾、肝、脾三阴并补，以补肾阴为主。肾为水脏，肾元虚弱多致湿浊内停，泽泻甘寒，利湿而泄肾浊，防熟地黄之滋腻恋邪；丹皮辛凉，清泻相火，并制约山萸肉之温涩；茯苓甘淡平，淡渗脾湿，并助山药健运脾胃，与泽泻相伍又助泄肾浊，使真阴得复其位。三药相合，一者渗湿浊，清虚热；二者使全方补而不滞，滋而不腻，此为“三泻”。

全方配伍特点：“三补”与“三泻”相伍，以补为主；肾、肝、脾三脏兼顾，以滋肾精为主。

［常考考点］六味地黄丸的组成、功用、主治、配伍。

左归丸（《景岳全书》）

方歌：左归丸内山药地，萸肉枸杞与牛膝，菟丝龟鹿二胶合，壮水之主方第一。

组成：怀熟地八两　炒山药四两　枸杞四两　山茱萸肉四两　川牛膝三两　鹿角胶四两　龟板胶四两　菟丝子四两

功用：滋阴补肾，填精益髓。

主治：真阴不足证。头晕目眩，腰酸腿软，遗精滑泄，自汗盗汗，口燥舌干，舌红少苔，脉细。

［常考考点］左归丸的组成、功用、主治。

【知识纵横比较】

六味地黄丸和左归丸的比较

方剂名称	相同点	不同点
六味地黄丸	两方均含有熟地黄、山药、山茱萸以滋肾益肝固精，均为滋阴补肾之剂	以补肾阴为主，寓泻于补，补力平和，适用于肾虚不著而兼内热之证
左归丸		纯甘壮水，补而无泻，补力较峻，适用于真阴不足，精髓亏损之证

细目六　补阳

【考点突破攻略】

肾气丸（《金匮要略》）

方歌：金匮肾气治肾虚，熟地怀药及山萸，丹皮苓泽加桂附，水中生火在温煦。

组成：干地黄八两　山萸肉四两　山药四两　泽泻三两　牡丹皮三两　茯苓三两　桂枝一两　炮附子一两

功用：补肾助阳，化生肾气。

主治：肾阳气不足证。腰痛脚软，身半以下常有冷感，少腹拘急，小便不利，或小便反多，入夜尤甚，阳痿早泄，舌淡而胖，脉虚弱，尺部沉细；以及痰饮，水肿，消渴，脚气，转胞等。

配伍意义：本方证为肾阳不足所致，治宜补肾助阳。方用干地黄为君，滋补肾阴，益精填髓。臣以山茱萸，补肝肾，涩精气；山药健脾气，固肾精。二药与地黄相配，补肾填精，谓之“三补”。臣以附子、桂枝，温肾助阳，生发少火，鼓舞肾气。佐以茯苓健脾益肾，泽泻、丹皮降相火而制虚阳浮动，且茯苓、泽泻均有渗湿泄浊、通调水道之功。三者配伍，与“三补”相对而言，谓之“三泻”，即补中有泻，泻清中之浊以纯清中之清，而益肾精，且补而不滞。诸药相合，非峻补元阳，乃阴中求阳，微微生火，鼓舞肾气，即“少火生气”之意。

全方配伍特点：重用“三补三泻”，以益精泻浊；少佐温热助阳，以“少火生气”。

［常考考点］肾气丸的组成、功用、主治及配伍。

右归丸（《景岳全书》）

方歌：右归丸中地附桂，山药茱萸菟丝归，杜仲鹿胶枸杞子，益火之源此方魁。

组成：熟地黄八两　山药四两　山茱萸三两　枸杞子四两　菟丝子四两　鹿角胶四两　杜仲四两　肉桂二两　当归三两　制附子二两

功用：温补肾阳，填精益髓。

主治：肾阳不足，命门火衰证。年老或久病气衰神疲，畏寒肢冷，腰膝软弱，阳痿遗精，或阳衰无子，或饮食减少，大便不实，或小便自遗，舌淡苔白，脉沉而迟。

［常考考点］右归丸的组成、功用、主治。

【知识纵横比较】

肾气丸和右归丸的比较

方剂名称	共同点	不同点
肾气丸	均用治阳虚证，见腰膝酸痛、形寒肢冷、小便不利或清长、舌淡苔白、脉沉细	脉虚弱而尺部尤沉细
右归丸		气衰神疲，畏寒肢冷，脉沉迟

细目七　阴阳双补

【考点突破攻略】

地黄饮子（《黄帝素问宣明论方》）

方歌：地黄饮子山茱斛，麦味远志茯菖蒲，苁蓉桂附巴戟天，姜枣为末水煎服。

组成：熟干地黄　巴戟天　山茱萸　石斛　肉苁蓉　炮附子　五味子　官桂　白茯苓　麦门冬　菖蒲　远志　生姜　大枣（原著本方无用量）

功用：滋肾阴，补肾阳，开窍化痰。

主治：喑痱证。舌强不能言，足废不能用，口干不欲饮，足冷面赤，脉沉细弱。

配伍意义：本方证由下元虚衰，阴阳两亏，虚阳随之上浮，痰浊上泛，堵塞窍道所致。治宜滋肾阴，补肾阳，开窍化痰。方中以熟地黄、山茱萸滋补肾阴，填精益髓；肉苁蓉、巴戟天温壮肾阳。以上四味，共为君药。附子、肉桂辛热，助肉苁蓉、巴戟天温养下元，肉桂还可摄纳浮阳，引火归原；石斛、麦冬、五味子滋养肺肾，金水相生，壮水以济火，均为臣药。石菖蒲、远志、茯苓三药合用，化痰开窍，以治痰浊阻窍，并可交通心肾，亦是开窍化痰、交通心肾的常用组合，均为佐药。生姜、大枣和中调药，功兼佐使。诸药合用，补养下元，摄纳浮阳，水火既济，痰化窍开，喑痱自愈。

［常考考点］地黄饮子的组成、功用、主治及配伍。

【例题实战模拟】

A1 型题

1. 补中益气汤中升麻、柴胡的作用是

A. 升举中气　B. 疏散风邪　C. 载药上行　D. 火郁发之　E. 解肌退热

2. 参苓白术散的功用是

A. 补气健脾，燥湿化痰　B. 益气健脾，行气化滞　C. 益气健脾，固表止汗

D. 益气健脾，渗湿止泻　E. 益气健脾，升阳举陷

3. 炙甘草汤的功用是

A. 滋阴养血，生津润燥，息风止痉　B. 滋阴养血，益气安神

C. 滋阴养血，益气温阳，复脉止悸　D. 益气温阳，安神定悸

E. 益气温阳，养血安神，镇惊止悸

4. 体现了“培土生金”法的方剂是

A. 参苓白术散　B. 补中益气汤　C. 六君子汤　D. 玉屏风散　E. 八珍汤

5. 体现了“少火生气”之义的方剂是

A. 六味地黄丸　B. 右归丸　C. 大补阴丸　D. 左归丸　E. 肾气丸

6. 右归丸中用量最大的药物是

A. 附子　B. 肉桂　C. 熟地黄　D. 鹿角胶　E. 枸杞子

7. 参苓白术散中体现的原理有

A. 滋水涵木　B. 佐金平木　C. 补火生土　D. 培土生金　E. 金水相生

A2 型题

8. 患者，症见饮食不化，胸脘痞闷，肠鸣泄泻，四肢乏力，面色萎黄，舌淡苔白腻，脉虚缓。治宜选用

A. 四君子汤　B. 四神丸　C. 真人养脏汤　D. 参苓白术散　E. 补中益气汤

9. 患者，症见心悸怔忡，健忘失眠，盗汗，体倦食少，面色萎黄，舌淡，苔薄白，脉细弱。治宜选用

A. 四物汤　B. 归脾丸　C. 酸枣仁汤　D. 天王补心丹　E. 归脾汤

10. 患者，症见腰膝酸软，头晕目眩，耳鸣耳聋，骨蒸潮热，手足心热，舌红少苔，脉细数。治宜选用

A. 六味地黄丸　B. 肾气丸　C. 左归丸　D. 右归丸　E. 地黄饮子

11. 患者，症见月经不调，量少，经行不畅，色淡有时带有血块，脐腹作痛，舌淡，口唇、爪甲色淡，脉细涩。治宜选用

A. 四物汤　B. 当归补血汤　C. 桃核承气汤　D. 温经汤　E. 八珍汤

B1 型题

A. 补中益气汤　B. 炙甘草汤　C. 地黄饮子　D. 六味地黄丸　E. 肾气丸

12. 具有“壮水之主，以制阳光”作用的方剂是

13. 具有“益火之源，以消阴翳”作用的方剂是

【参考答案】

1. A　2. D　3. C　4. A　5. E　6. C　7. D　8. D　9. E　10. A　11. A　12. D　13. E

第十单元　固涩剂

细目一　概述

【考点突破攻略】

1. 固涩剂的适用范围　固涩剂主要适用于气、血、精、津耗散滑脱之证。凡是气、血、精、津滑脱不禁，散失不收，表现为自汗、盗汗、久咳不止、久泻久痢、遗精滑泄、小便失禁、崩漏、带下等均可使用固涩剂治疗。

2. 固涩剂的应用注意事项

（1）固涩剂治疗耗散滑脱之证，皆因正气亏虚而致，临证应酌情配伍相应的补益药，使之标本兼顾。

（2）若为元气大虚，亡阳欲脱所致的大汗淋漓、小便失禁或崩中不止者，急需使用大剂参附之类回

阳固脱，而非单纯固涩剂所能治疗。

（3）固涩剂为正虚无邪者而设，故凡外邪未去，误用固涩，则有“闭门留寇”之弊。此外，对于热病多汗、痰饮咳嗽、火扰遗泄、热痢初起、伤食泄泻、实热崩带等，均非本类方剂所适用。

细目二　固表止汗

【考点突破攻略】

牡蛎散（《太平惠民和剂局方》）

方歌：牡蛎散内用黄芪，浮麦麻根合用宜，卫虚自汗或盗汗，固表收敛见效奇。

组成：黄芪一两　麻黄根一两　煅牡蛎一两　小麦百余粒

功用：敛阴止汗，益气固表。

主治：自汗、盗汗证。常自汗出，夜卧更甚，心悸惊惕，短气烦倦，舌淡红，脉细弱。

配伍意义：本方证乃由卫气不固，阴液外泄，心阴不足，阳不潜藏，心气耗伤所致。治宜敛阴止汗，益气固表。方中煅牡蛎质重咸涩微寒，重可镇心，咸以潜阳，涩能敛汗，敛阴潜阳，固涩止汗，为君药；生黄芪味甘微温，益气实卫，固表止汗，为臣药。君臣相配，是益气固表、敛阴潜阳的常用组合。麻黄根甘平，功专收敛止汗，“能引诸药外至卫分而固腠理”，为佐药。小麦甘凉，专入心经，益心气，养心阴，清心除烦，为佐使药。全方配伍，益气固表，敛阴潜阳，涩补共用，则腠理得固，气阴得养，心阳内潜，汗出止而神魂定，气阴充而正气复。

［常考考点］牡蛎散的组成、功用、主治及配伍。

【知识纵横比较】

牡蛎散和玉屏风散的比较

方剂名称	相同点	不同点
牡蛎散	两方均含黄芪益气实卫，固表止汗，均可用治卫气虚弱，腠理不固之自汗	补敛并用而以固涩为主，为收敛止汗的代表方，善治体虚卫外不固，又复心阳不潜之自汗盗汗
玉屏风散		以补气为主，以补为固，属于补益剂，且黄芪、防风相配，补中寓散，故宜于表虚自汗或虚人易感风邪者

细目三　涩肠固脱

【考点突破攻略】

真人养脏汤（《太平惠民和剂局方》）

方歌：真人养脏木香诃，当归肉蔻桂粟壳，术芍参甘为涩剂，脱肛久痢早煎尝。

组成：人参六钱　当归六钱　白术六钱　肉豆蔻半两　肉桂八钱　炙甘草八钱　白芍药一两六钱　木香一两四钱　诃子一两二钱　罂粟壳三两六钱

功用：涩肠固脱，温补脾肾。

主治：久泻久痢，脾肾虚寒证。泻痢无度，滑脱不禁，甚至脱肛坠下，脐腹疼痛，喜温喜按，倦怠食少，舌淡苔白，脉沉迟细。

配伍意义：本方所治久泻久痢乃由脾肾虚寒，肠失固涩所致。病证虽以脾肾虚寒为本，但已至滑脱失禁，非固涩则泻痢不能止，治当涩肠固脱治标为主，温补脾肾治本为辅。方中重用罂粟壳涩肠止泻，为君药。臣以肉豆蔻温中涩肠；诃子苦酸温涩，功专涩肠止泻。君臣相须为用，体现“急则治标”“滑者涩之”之法。然固涩之品仅能治标塞流，不能治本，故佐以肉桂温肾暖脾，人参、白术补气健脾，三药合用温补脾肾以治本。泻痢日久，每伤阴血，甘温固涩之品，易壅滞气机，故又佐以当归、白芍养血和血，木香调气醒脾，共奏调气和血之功，既治下痢腹痛后重，又使全方涩补不滞。甘草益气和中，调和诸药，且合参、术补中益气，合芍药缓急止痛，为佐使药。纵观全方，具有标本兼治，重在治标；脾肾兼顾，补脾为主；涩中寓通，补而不滞等配伍特点，诚为治疗虚寒泻痢、滑脱不禁之良方，故费伯雄言其"于久病正虚者尤宜"。

［常考考点］真人养脏汤的组成、功用、主治及配伍。

细目四　涩精止遗

【考点突破攻略】

桑螵蛸散（《本草衍义》）

方歌：桑螵蛸散治便数，参苓龙骨同龟壳，菖蒲远志当归入，补肾宁心健忘却。

组成：桑螵蛸一两　远志一两　菖蒲一两　龙骨一两　人参一两　茯神一两　当归一两　炙龟甲一两　（人参汤调下）

功用：调补心肾，固精止遗。

主治：心肾两虚之尿频或遗尿、遗精证。小便频数，或尿如米泔色，或遗尿，或遗精，心神恍惚，健忘，舌淡苔白，脉细弱。

配伍意义：本方证由心肾两虚，水火失济所致。治宜调补心肾，涩精止遗。方中桑螵蛸甘咸入肾，补肾助阳，固精缩尿，标本兼顾，是为君药。臣以龙骨固涩止遗，且镇心安神；龟甲滋养肾阴，补心安神。桑螵蛸得龙骨则固涩止遗之力增，得龟甲则补肾益精之功著。臣以人参，又以人参汤调服，说明人参用量独大，有两方面的作用：一为益心气安心神；一为补元气以摄津液。茯神合人参益心气，宁心神；当归补心血，与人参合用，能补益气血；石菖蒲善开心窍，宁心安神；远志安神强志，通肾气上达于心，合石菖蒲则交通心肾，益肾宁神之力增强；石菖蒲与远志配伍意在补肾涩精，宁心安神的同时，促进心肾相交，共为佐药。诸药相合，共奏调补心肾、交通上下、补养气血、涩精止遗之功。

［常考考点］桑螵蛸散的组成、功用、主治及配伍。

细目五　固崩止带

【考点突破攻略】

固冲汤（《医学衷中参西录》）

方歌：固冲汤中用术芪，龙牡五倍棕榈齐，海螵茜草芍山萸，崩中漏下总能医。

组成：炒白术一两　生黄芪六钱　煅龙骨八钱　煅牡蛎八钱　萸肉八钱　生杭芍四钱　海螵蛸四钱　茜草三钱　棕边炭二钱　五倍子五分

功用：固冲摄血，益气健脾。

主治：脾肾亏虚，冲脉不固证。血崩或月经过多，或漏下不止，色淡质稀，头晕肢冷，心悸气短，神疲乏力，腰膝酸软，舌淡，脉微弱。

配伍意义：本方证由肾虚不固，脾虚不摄，冲脉滑脱所致。治宜固冲摄血，益气健脾。方中重用白术，与黄芪相伍，补气健脾，使气旺摄血，共为君药。肝肾足即冲任固，故配以山茱萸、白芍补益肝肾以调冲任，并能养血敛阴，共为臣药。煅龙骨、煅牡蛎、棕榈炭、五倍子功专收敛固涩，以增止血之力；海螵蛸、茜草化瘀止血，使血止而不留瘀，共为佐药。纵观全方，补涩相合，以涩为主；脾肾同调，主补脾气；寄行于收，止不留瘀。

［常考考点］固冲汤的组成、功用、主治及配伍。

【例题实战模拟】

A1 型题

1. 具有益气固表、敛阴止汗功用的方剂是

A. 玉屏风散　B. 牡蛎散　C. 知柏地黄丸　D. 补中益气汤　E. 生脉散

2. 真人养脏汤中肉桂的作用是

A. 温经散寒　B. 温补脾肾　C. 温阳化气　D. 温肾纳气　E. 温通血脉

3. 脾肾虚寒，久泻久痢者，治宜选用

A. 四神丸　B. 白头翁汤　C. 真人养脏汤　D. 芍药汤　E. 参苓白术散

A2 型题

4. 患者，症见自汗盗汗，心悸惊惕，短气烦倦，舌淡红，脉细弱。治宜选用

A. 牡蛎散　B. 生脉散　C. 玉屏风散　D. 当归六黄汤　E. 桂枝汤

5. 患者，男，43 岁。症见小便频数，尿如米泔色，心神恍惚，健忘失眠，舌淡苔白，脉细弱。治宜选用

A. 金锁固精丸　B. 桑螵蛸散　C. 缩泉丸　D. 肾气丸　E. 萆薢分清饮

6. 患者，女，46 岁。突然血崩，漏下不止，色淡质稀，头晕肢冷，心悸气短，神疲乏力，腰膝酸软，舌淡，脉微弱。治宜选用

A. 固冲汤　B. 固经丸　C. 当归补血汤　D. 四物汤　E. 归脾汤

B1 型题

A. 生黄芪　B. 麻黄根　C. 浮小麦　D. 煅牡蛎　E. 龙骨

7. 牡蛎散中君药是

8. 牡蛎散中臣药是

A. 牡蛎散　B. 桑螵蛸散　C. 真人养脏汤　D. 四神丸　E. 固冲汤

9. 主治脾肾亏虚，冲脉不固的是

10. 主治心肾两虚之遗尿的是

【参考答案】

1. B　2. B　3. C　4. A　5. B　6. A　7. D　8. A　9. E　10. B

第十一单元　安神剂

细目一　概述

【考点突破攻略】

1. 安神剂的适用范围　安神剂适用于神志不安的病证。其证多与心、肝、肾三脏之阴阳偏盛偏衰，或其相互间功能失调有关。表现为心悸怔忡、失眠健忘、烦躁惊狂等，均可使用安神剂治疗。

2. 安神剂的应用注意事项

（1）神志不安病证一般按虚实论治，但病机常虚实夹杂，且互为因果，故组方配伍时常重镇与滋养药物配合运用，标本兼顾。

（2）重镇安神剂多由金石、贝壳类药物组方，容易伤损胃气，不宜久服。脾胃虚弱者，应适当配伍健脾和胃之品。

（3）某些安神药，如朱砂等有毒，久服会引起慢性中毒，亦应注意。

（4）神志不安病证多与精神因素有关，药物治疗配合必要的思想开导，才能疗效显著。

（5）神志不安病证还有因热、因痰、因瘀、因阳明腑实、因虚损为主所致者，又当分别应用清热、祛痰、活血、攻下、补益等治法，与有关章节互参，以求全面掌握，使方证互宜，不致以偏概全。

细目二　重镇安神

【考点突破攻略】

朱砂安神丸（《内外伤辨惑论》）

方歌：朱砂安神东垣方，归连甘草合地黄，怔忡不寐心烦乱，清热养阴可复康。

组成：朱砂五钱　黄连六钱　炙甘草五钱半　生地黄一钱半　当归二钱半

功用：镇心安神，清热养血。

主治：心火亢盛，阴血不足证。失眠多梦，惊悸怔忡，心烦神乱，或胸中懊侬，舌尖红，脉细数。

配伍意义：本方证由心火亢盛，灼伤阴血所致。治当泻其亢盛之火，补其虚损之阴血而安神。方中朱砂甘寒质重，专入心经，寒能清热，重可镇怯，既重镇安神，又清心火，治标之中兼能治本，用为君药。黄连苦寒，入心经，清心泻火，以除烦热，为臣药。君臣相伍，重镇以安神，清心以除烦，共收泻火安神之功。佐以甘苦寒之生地黄，滋阴补心；辛甘温润之当归，滋阴养血，合生地黄补阴血以养心。使以炙甘草调和诸药，益胃和中，且防黄连之苦寒、朱砂之质重碍胃。诸药配伍，标本兼治，清中有养，使心火得清，阴血得充，心神得养，则神志自安。

［常考考点］朱砂安神丸的组成、功用、主治及配伍。

细目三　滋养安神

【考点突破攻略】

天王补心丹（《校注妇人良方》）

方歌：补心丹用柏枣仁，二冬生地黄当归身，三参桔梗朱砂味，远志茯苓共养神。

组成：人参　茯苓　玄参　丹参　桔梗　远志各五钱　当归　五味　麦门冬　天门冬　柏子仁　炒酸枣仁各一两　生地黄四两　朱砂　竹叶各适量

功用：滋阴养血，补心安神。

主治：阴虚血少，神志不安证。心悸怔忡，虚烦失眠，神疲健忘，或梦遗，手足心热，口舌生疮，大便干结，舌红少苔，脉细数。

配伍意义：本方证多由忧愁思虑太过，暗耗阴血，使心肾两亏，阴虚血少，虚火内扰所致。治当滋阴养血，补心安神。方中重用甘寒之生地黄，入心养血，入肾滋阴，滋阴养血，壮水以制虚火，是为君药。天冬、麦冬滋阴清热；酸枣仁、柏子仁养心安神；当归补血润燥，共助生地黄滋阴补血，养心安神，俱为臣药。玄参滋阴降火；茯苓、远志养心安神；人参补气以生血，并能安神益智；五味子之酸以敛心气，安心神；丹参清心活血，合补血药使补而不滞，则心血易生；朱砂镇心安神，以治其标，以上共为佐药。桔梗为舟楫，载药上行；竹叶清泻虚火，共为使药。诸药配伍，共奏滋阴养血、补心安神之功。

全方配伍特点：重用甘寒，补中寓清；心肾并治，重在养心。

［常考考点］天王补心丹的组成、功用、主治及配伍。

酸枣仁汤（《金匮要略》）

方歌：酸枣二升先煮汤，茯知二两用之良，芎二甘一相调剂，服后安然入梦乡。

组成：炒酸枣仁二升　甘草一两　知母二两　茯苓二两　川芎二两

功用：养血安神，清热除烦。

主治：肝血不足，虚热内扰之虚烦不眠证。虚烦失眠，心悸不安，头目眩晕，咽干口燥，舌红，脉弦细。

配伍意义：本方证由肝血不足，阴虚内热而致。治宜养血安神，清热除烦。方中重用甘酸质润之酸枣仁为君，入心肝之经，养血补肝，宁心安神。茯苓甘淡性平，益心脾而宁心神；知母苦寒质润，滋阴润燥，清热除烦，共为臣药。君臣合用，养阴血，清虚热，安神除烦。佐以辛散之川芎，调肝血而疏肝气；川芎与大量酸枣仁配伍，辛散与酸收并用，补血与行血结合，具有养血调肝之妙。甘草和中缓急，调和诸药为使。诸药相伍，标本兼治，养中兼清，补中有行，共奏养血安神、清热除烦之效。

［常考考点］酸枣仁汤的组成、功用、主治及配伍。

【知识纵横比较】

酸枣仁汤和天王补心丹的比较

方剂名称	相同点	不同点
酸枣仁汤	两方均含酸枣仁、茯苓以养心安神，均以滋阴养血、养心安神药物为主，配伍清虚热之品组方，以治阴血不足，虚热内扰之心烦失眠	重用酸枣仁养血安神，配伍调气行血之川芎，有养血调肝之妙。主治肝血不足之虚烦失眠，伴头目眩晕、脉弦细等
天王补心丹		重用生地黄，与麦冬、玄参等滋阴清热药为伍，并与大队养血安神之品相配。主治阴亏血少，虚火内扰之虚烦失眠，伴见手足心热、舌红少苔、脉细数者

【例题实战模拟】

A1 型题

1. 患者失眠多梦，惊悸怔忡，心烦神乱，舌红，脉细数，宜选用

A. 天王补心丹　B. 磁朱丸　C. 朱砂安神丸　D. 酸枣仁汤　E. 甘麦大枣汤

2. 朱砂安神丸的功用是

A. 重镇安神，清肝泻火　B. 重镇安神，清心泻火　C. 重镇安神，清肺泻火

D. 重镇安神，清胃泻火　E. 重镇安神，清肠泻火

3. 酸枣仁汤中用量最少的药物是

A. 酸枣仁　B. 茯苓　C. 知母　D. 甘草　E. 川芎

4. 天王补心丹中君药为

A. 酸枣仁、柏子仁　B. 生地黄　C. 丹参　D. 当归身　E. 天冬

5. 天王补心丹中的“三参”是指

A. 人参、丹参、玄参　B. 人参、丹参、沙参　C. 党参、丹参、玄参

D. 玄参、沙参、太子参　E. 苦参、玄参、党参

A2 型题

6. 患者，症见失眠多梦，惊悸怔忡，心烦神乱，舌尖红，脉细数。治宜选用

A. 柏子养心丹　B. 朱砂安神丸　C. 酸枣仁汤　D. 天王补心丹　E. 甘麦大枣汤

7. 患者，症见心悸怔忡，虚烦失眠，神疲健忘，手足心热，口舌生疮，舌红少苔，脉细数。治宜选用

A. 柏子养心丹　B. 朱砂安神丸　C. 酸枣仁汤　D. 天王补心丹　E. 甘麦大枣汤

8. 患者，症见虚烦失眠，心悸不安，头目眩晕，咽干口燥，舌红，脉弦细。治宜选用

A. 朱砂安神丸　B. 天王补心丹　C. 酸枣仁汤　D. 甘麦大枣汤　E. 磁朱丸

B1 型题

A. 心火亢盛，阴血不足的失眠　B. 心肾不交的失眠　C. 阴虚血少的失眠

D. 肝血不足，虚热内扰的失眠　E. 脏躁

9. 天王补心丹主要治疗
10. 酸枣仁汤主要治疗

A. 生地黄、当归　　B. 生地黄、丹参　　C. 知母、茯苓
D. 小麦、大枣　　E. 麦冬、枸杞子
11. 酸枣仁汤中含有
12. 朱砂安神丸中含有
【参考答案】
1. C　2. B　3. D　4. B　5. A　6. B　7. D　8. C　9. C　10. D　11. C　12. A

第十二单元　开窍剂

细目一　概述

【考点突破攻略】

1. 开窍剂的适用范围　开窍剂适用于窍闭神昏证。窍闭神昏证，也简称闭证，多由邪气壅盛，蒙蔽心窍所致。其中因温热邪毒内陷心包，痰热蒙蔽心窍所致者，称之为热闭；因寒湿痰浊之邪或秽浊之气蒙蔽心窍所致者，称之为寒闭，均是开窍剂的适用范围。

2. 开窍剂的应用注意事项

（1）应用开窍剂时，应首先辨别闭证和脱证。凡邪盛气实而见神志昏迷、口噤不开、两手握固、二便不通、脉实有力的闭证，可以使用开窍剂治疗。对正气衰竭之汗出肢冷、呼吸气微、手撒遗尿、口开目合、神识不清、脉象虚弱无力或脉微欲绝的脱证，不得使用开窍剂。

（2）辨别闭证之属热属寒，热闭者治以凉开，寒闭者治以温开。

（3）对于阳明腑实证而见神昏谵语者，只宜寒下，不宜用开窍剂。至于阳明腑实而兼有邪陷心包之证，则应该根据病情缓急，或先予开窍，或先投寒下，或开窍与寒下并用。

（4）开窍剂大多为芳香药物，善于辛散走窜，只宜暂用，不宜久服，久服则易伤元气。故临床多用于急救，中病即止，待患者神志清醒后，应根据不同表现进行辨证施治。

（5）开窍剂中的麝香等药有碍胎元，孕妇慎用。

（6）本类方剂多制成丸、散剂或注射剂。丸剂、散剂使用时，宜温开水化服或鼻饲，不宜加热煎煮，以免药性挥发，影响疗效。

细目二　凉开

【考点突破攻略】

安宫牛黄丸（牛黄丸）（《温病条辨》）

功用：清热解毒，豁痰开窍。

主治：邪热内陷心包证。高热烦躁，神昏谵语，舌謇肢厥，舌红或绛，脉数有力。亦治中风昏迷，小儿惊厥属邪热内闭者。

［常考考点］安宫牛黄丸的功用、主治。

紫雪（《外台秘要》）

功用：清热开窍，息风止痉。

主治：温热病，热闭心包及热盛动风证。高热烦躁，神昏谵语，痉厥，口渴唇焦，尿赤便秘，舌质红绛，苔黄燥，脉数有力或弦数；以及小儿热盛惊厥。

［常考考点］紫雪的功用、主治。

至宝丹（《灵苑方》引郑感方，录自《苏沈良方》）

功用：清热开窍，化浊解毒。

主治：痰热内闭心包证。神昏谵语，身热烦躁，痰盛气粗，舌绛苔黄垢腻，脉滑数。亦治中风、中暑、小儿惊厥属于痰热内闭者。

［常考考点］至宝丹的组成、功用、主治。

【知识纵横比较】

凉开三宝的鉴别

方剂名称	相同点	不同点
安宫牛黄丸	均治疗热闭证，安宫牛黄丸最凉，紫雪次之，至宝丹又次之	长于清热解毒，适用于邪热偏盛而身热较重
紫雪		长于息风止痉，适用于兼有热动肝风而痉厥抽搐者
至宝丹		长于芳香开窍、化浊辟秽，适用于痰浊偏盛而昏迷较重者

细目三　温开

【考点突破攻略】

苏合香丸（吃力伽丸）（《外台秘要》）

功用：温通开窍，行气止痛。

主治：寒闭证。突然昏倒，牙关紧闭，不省人事，苔白，脉迟。亦治心腹猝痛，甚则昏厥，属寒凝气滞者。

［常考考点］苏合香丸的功用、主治。

【例题实战模拟】

A1 型题

1. 下列不属于开窍剂适应证的是
   A. 中风而见神昏谵语者　B. 气郁而见神昏谵语者　C. 痰厥而见神昏谵语者
   D. 阳明腑实证而见神昏谵语者　E. 中暑而见神昏谵语者
2. 紫雪的功用为
   A. 清热开窍，豁痰解毒　B. 清热开窍，息风止痉　C. 清热开窍，化浊解毒
   D. 清热开窍，辟秽解毒　E. 清热开窍，凉血解毒
3. 以清热开窍、化浊解毒为功用的方剂为
   A. 至宝丹　B. 紫雪　C. 安宫牛黄丸　D. 紫金锭　E. 行军散

A2 型题

4. 患者，症见高热烦躁，神昏谵语，惊厥，口渴唇焦，尿赤便秘，舌红苔黄，脉数有力。治宜选用
   A. 安宫牛黄丸　B. 紫雪　C. 至宝丹　D. 苏合香丸　E. 紫金锭
5. 患者，男，29 岁。高热烦躁，口干舌燥，痰涎壅盛，舌绛，脉数。治宜选用

A. 安宫牛黄丸　B. 紫雪　C. 至宝丹　D. 苏合香丸　E. 紫金锭

B1 型题

A. 化痰开窍，消肿止痛　B. 化浊开窍，清热解毒　C. 清热开窍，息风止痉
D. 清热解毒，开窍醒神　E. 芳香开窍，行气止痛

6. 紫雪的功用是
7. 至宝丹的功用是

A. 安宫牛黄丸　B. 紫雪　C. 至宝丹　D. 苏合香丸　E. 紫金锭

8. 上述方剂中清热解毒之力最好的是
9. 上述方剂中长于芳香开窍、化浊辟秽的是

【参考答案】

1. D　2. B　3. A　4. B　5. C　6. C　7. B　8. A　9. C

第十三单元　理气剂

细目一　概述

【考点突破攻略】

1. 理气剂的适用范围　理气剂主要适用于气滞或气逆病证。凡是肝气郁滞或脾胃气滞而见脘腹、胸胁胀痛，嗳气吞酸，呕恶食少，大便失常等症；或是胃气上逆或肺气上逆而见咳喘，呕吐，噫气，呃逆等症者，均可用理气剂治疗。

2. 理气剂的应用注意事项

（1）要辨清气病之虚实，勿犯虚虚实实之戒。若气滞实证，当须行气，误用补气，则使气滞愈甚；若气虚之证，当补其虚，误用行气，则使其气更虚。

（2）要辨兼夹病证，若气机郁滞与气逆不降相兼为病，则分清主次，行气与降气配合使用；若兼气虚者，则需配伍适量补气之品。

（3）理气药多属芳香辛燥之品，容易伤津耗气，易动血或动胎，应适可而止，勿使过剂；对于年老体弱、阴虚火旺、孕妇或素有崩漏吐衄者，均应慎用。

细目二　行气

【考点突破攻略】

越鞠丸（《丹溪心法》）

方歌：越鞠丸治六郁侵，气血痰火食湿因，芎苍香附兼栀曲，气畅郁舒痛闷伸。

组成：香附　川芎　苍术　栀子　神曲各等分

功用：行气解郁。

主治：六郁证。胸膈痞闷，脘腹胀痛，嗳腐吞酸，恶心呕吐，饮食不消。

配伍意义：本方治证乃因喜怒无常，忧思过度，或饮食失节，寒温不适所致。气、血、痰、火、湿、食六者相因而郁，称之为六郁。六郁之中以气郁为主，故治宜行气解郁为主，使气行则血行，气行则痰、火、湿、食诸郁自解。方中香附辛香，主入肝经，行气解郁，为君药，以治气郁。川芎辛温，主

入肝胆经，为血中之气药，既可活血祛瘀，以治血郁，又可助香附行气解郁；栀子苦寒清热泻火，以治火郁；苍术辛苦性温，燥湿运脾，以治湿郁；神曲味甘性温，主入脾胃经，消食导滞健脾，以治食郁，共为臣佐之药。因痰郁多因气滞湿聚而成，若气行湿化，则痰郁亦随之而解，故方中不另加治痰之品，此亦治病求本之意。

全方配伍特点：五药治六郁，诸法并举，重在调理气机。

［常考考点］越鞠丸的组成、功用、主治及配伍。

柴胡疏肝散（《证治准绳》）

方歌：柴胡疏肝芍川芎，陈皮枳壳草香附，疏肝解郁兼理血，胁肋脘腹疼痛除。

组成：柴胡二钱　陈皮二钱　川芎一钱半　香附一钱半　芍药一钱半　枳壳一钱半　炙甘草五分

功用：疏肝解郁，行气止痛。

主治：肝气郁滞证。胁肋疼痛，胸闷喜太息，情志抑郁或易怒，或嗳气，脘腹胀满，脉弦。

［常考考点］柴胡疏肝散的组成、功用、主治。

瓜蒌薤白白酒汤（《金匮要略》）

方歌：瓜蒌薤白白酒汤，胸痹胸闷痛难当，喘息短气时咳唾，难卧仍加半夏良。

组成：瓜蒌实一枚　薤白半升　白酒七升

功用：通阳散结，行气祛痰。

主治：胸痹，胸阳不振，痰气互结证。胸部满痛，甚至胸痛彻背，喘息咳唾，短气，舌苔白腻，脉沉弦或紧。

配伍意义：本方病证由胸阳不振，痰气互结于胸中所致。治当通阳散结，行气祛痰。方中以瓜蒌为君药，甘寒入肺，善于涤痰散结，理气宽胸；以薤白为臣药，温通滑利，通阳散结，行气止痛。二药相配，散胸中阴寒，化上焦痰浊，宣胸中气机，共为治胸痹的要药。佐以辛通温散之白酒，以增行气通阳之力。药仅三味，配伍精当，共奏通阳散结、行气祛痰之功，使胸中阳气宣通，痰浊消散，气机宣畅，则胸痹诸症可除。

［常考考点］瓜蒌薤白白酒汤的组成、功用、主治及配伍。

半夏厚朴汤（《金匮要略》）

方歌：半夏厚朴与紫苏，茯苓生姜共煎服，痰凝气聚成梅核，降逆开郁气自舒。

组成：半夏一升　厚朴三两　茯苓四两　生姜五两　苏叶二两

功用：行气散结，降逆化痰。

主治：梅核气。咽中如有物阻，咯吐不出，吞咽不下，胸膈满闷，或咳或呕，舌苔白润或白滑，脉弦缓或弦滑。

配伍意义：本方证乃由情志不遂，肝气郁结，肺胃失于宣降，津液不布，聚而为痰，痰气郁结于咽喉所致。治宜行气散结，降逆化痰。方中半夏辛温，主入肺胃经，化痰散结，降逆和胃，是为君药。厚朴苦辛性温，下气除满，助半夏散结降逆，是为臣药；二者配伍，半夏散痰结，厚朴行气结，主治痰气互结之证。茯苓甘淡渗湿健脾，以助半夏化痰，符合“治痰不理脾胃非其治也”之说。生姜辛温散结，和胃止呕，且可以制半夏毒性。本病因痰气互结于咽喉，故又以苏叶芳香行气，理肺疏肝，助厚朴行气宽胸，宣通郁结之气，共为佐药。全方辛苦合用，辛以行气散结，苦以燥湿降逆，使郁气得疏，痰涎得化，梅核气自除。

［常考考点］半夏厚朴汤的组成、功用、主治及配伍。

细目三　降气

【考点突破攻略】

苏子降气汤（《太平惠民和剂局方》）

方歌：苏子降气半夏归，前胡桂朴草姜随，上实下虚痰嗽喘，或加沉香去肉桂。

组成：紫苏子二两半　半夏二两半　川当归一两半　炙甘草二两　前胡一两　厚朴一两　肉桂一两半　生姜二片　枣子一个　苏叶五叶

功用：降气平喘，祛痰止咳。

主治：上实下虚喘咳证。痰涎壅盛，胸膈满闷，喘咳短气，呼多吸少，或腰疼脚弱，肢体倦怠，或肢体浮肿，舌苔白滑或白腻，脉弦滑。

配伍意义：本方证由痰涎壅盛在肺，肾阳不足所致。具有上实下虚，以上实为主之病机特点。治宜降气平喘，祛痰止咳为主，兼以温养下元。方中紫苏子辛温而润，性主降，降气平喘，祛痰止咳，是为君药。半夏辛温，燥湿化痰降逆，为臣药。厚朴辛温苦降，下气宽胸除满；前胡辛苦微寒，下气祛痰止咳。肉桂辛甘大热，温补下元，纳气平喘，以治下虚；当归辛苦温润，治咳逆上气，养血补肝，还可制诸药之燥，同肉桂并用以增强温补下虚之效，共为佐药。略加生姜、苏叶散寒宣肺；甘草、大枣和中调药，是为使药。诸药合用，重在降气平喘、祛痰止咳，兼以温养下元。

全方配伍特点：降以平上实，温以助下虚，肺肾兼顾，主以治上。

［常考考点］苏子降气汤的组成、功用、主治及配伍。

旋覆代赭汤（《伤寒论》）

方歌：旋覆代赭用人参，半夏姜甘大枣临，重以镇逆咸软痞，痞硬噫气力能禁。

组成：旋覆花三两　人参二两　生姜五两　代赭石一两　炙甘草三两　半夏半升　大枣十二枚

功用：降逆化痰，益气和胃。

主治：胃虚痰阻气逆证。胃脘痞闷或胀满，按之不痛，频频嗳气；或见纳差、呃逆、恶心，甚或呕吐，舌苔白腻，脉缓或滑。

［常考考点］旋覆代赭汤的组成、功用、主治。

【例题实战模拟】

A1 型题

1. 越鞠丸所治郁证的成因包括

A. 风、寒、暑、湿、燥、火　B. 风、寒、痰、湿、燥、食　C. 气、血、痰、热、食、湿
D. 气、血、痰、火、食、湿　E. 气、血、痰、火、暑、燥

2. 柴胡疏肝散的治法在《内经》中可以称为

A. 扶土抑木　B. 佐金平木　C. 滋水涵木　D. 木郁达之　E. 泻南补北

3. 瓜蒌薤白白酒汤的功用为

A. 通阳散结，祛痰宽胸　B. 通阳散结，下气祛痰　C. 通阳散结，行气祛痰
D. 温通心阳，下气祛痰　E. 温通心阳，行气宽胸

4. 半夏厚朴汤的功用为

A. 行气消痞，理气化痰　B. 行气散结，降逆化痰　C. 行气祛痰，降逆散结
D. 行气解郁，理气化痰　E. 行气消痞，健脾化痰

5. 半夏厚朴汤中的使药为

A. 半夏　B. 厚朴　C. 苏叶　D. 茯苓　E. 生姜

6. 主治梅核气的方剂为

A. 柴胡疏肝散　B. 越鞠丸　C. 四磨汤　D. 半夏厚朴汤　E. 枳实消痞丸

A2 型题

7. 患者，症见痰涎壅盛，胸膈满闷，喘咳短气，腰痛脚弱，肢体倦怠，舌白滑。治宜选用

A. 越鞠丸　B. 柴胡疏肝散　C. 苏子降气汤　D. 枳实消痞丸　E. 厚朴温中汤

8. 患者，女性，42 岁。症见咽中如有物阻塞，咳吐不出，吞咽不下，胸膈满闷，舌苔白滑，脉弦滑。治宜选用

A. 半夏厚朴汤　B. 半夏泻心汤　C. 苏子降气汤　D. 旋覆代赭汤　E. 吴茱萸汤

【参考答案】

1. D　2. D　3. C　4. B　5. C　6. D　7. C　8. A

第十四单元　理血剂

细目一　概述

【考点突破攻略】

1. 理血剂的适用范围　理血剂主要适用于瘀血或出血病证。凡是瘀血阻滞，或是血溢脉外，离经妄行者，均可用理血剂治疗。

2. 理血剂的应用注意事项

（1）必须辨清造成瘀血或出血的原因，分清标本缓急，做到急则治其标，缓则治其本，或标本兼顾。

（2）逐瘀过猛，或是久用逐瘀之品，均易耗血伤正，因而只能暂用，不可久服，中病即止，勿使过剂。此外，在使用活血祛瘀剂时，常辅以养血益气之品，以使祛瘀而不伤正。

（3）止血之剂多有滞血留瘀之弊，故临证用方时多在止血剂中辅以适当的活血祛瘀之品，或选用兼有活血祛瘀作用的止血药，使血止而不留瘀。至于出血本因瘀血内阻，血不循经所致者，治当祛瘀为先，因瘀血不去则出血不止。

（4）活血祛瘀药性多破泄，易于动血、伤胎，故凡妇女经期、月经过多及孕妇均应慎用或忌用。

（5）对于出血患者，应嘱其卧床静养为宜。

细目二　活血祛瘀

【考点突破攻略】

桃核承气汤（《伤寒论》）

方歌：桃核承气五般施，甘草硝黄并桂枝，瘀热互结小腹胀，如狂蓄血功最奇。

组成：桃仁五十个　大黄四两　桂枝二两　炙甘草二两　芒硝二两

功用：逐瘀泄热。

主治：下焦蓄血证。少腹急结，小便自利，甚则烦躁谵语，神志如狂，至夜发热；以及血瘀经闭，痛经，脉沉实而涩者。

配伍意义：本方证乃邪在太阳不解，随经入腑化热，与血相搏结于下焦所致。治宜破血下瘀，兼以泄热。方中桃仁苦甘平，活血破瘀；大黄苦寒，荡涤邪热，活血下瘀。二者合用，瘀热并治，共为君药。芒硝咸苦寒，泄热软坚，软化瘀结之邪热，与大黄配伍使邪热瘀结从大便而出；桂枝辛甘温，通行血脉，既助桃仁活血祛瘀，又防芒硝、大黄寒凉凝血之弊，共为臣药。桂枝与硝、黄同用，且硝、黄用

量大于桂枝，相反相成，桂枝得硝、黄则温通而不助热，硝、黄得桂枝则寒下又不凉遏。炙甘草护胃安中，缓和诸药的峻烈之性，为佐使药。全方配伍，使蓄血除，瘀热清，邪有出路，诸症自平。

［常考考点］桃核承气汤的组成、功用、主治及配伍。

血府逐瘀汤（《医林改错》）

方歌：血府当归生地桃，红花甘草壳赤芍，柴胡芎桔牛膝等，血化下行不作劳。

组成：桃仁四钱　红花三钱　当归三钱　生地黄三钱　川芎一钱半　赤芍二钱　牛膝三钱　桔梗一钱半　柴胡一钱　枳壳二钱　甘草二钱

功用：活血化瘀，行气止痛。

主治：胸中血瘀证。胸痛，头痛，日久不愈，痛如针刺而有定处，或呃逆日久不止，或饮水即呛，干呕，或内热瞀闷，或心悸怔忡，失眠多梦，急躁易怒，入暮潮热，唇暗或两目暗黑，舌质暗红，或舌有瘀斑或瘀点，脉涩或弦紧。

配伍意义：本方证为瘀血内阻胸部，气机郁滞所致。治宜活血化瘀，行气止痛。方中桃仁破血行滞而润燥；红花活血祛瘀以止痛，共为君药。赤芍、川芎助君药活血祛瘀；牛膝活血通经，祛瘀止痛，引血下行，共为臣药。生地黄、当归养血益阴，清热活血；桔梗、枳壳，一升一降，宽胸行气，桔梗并能载药上行；柴胡疏肝解郁，升达清阳，与桔梗、枳壳同用，尤善理气行滞，使气行则血行，以上均为佐药。甘草调和诸药，为使药。

全方配伍特点：活血与行气相伍，祛瘀与养血同施，升降兼顾，气血同调。

［常考考点］血府逐瘀汤的组成、功用、主治及配伍。

补阳还五汤（《医林改错》）

方歌：补阳还五芪归芎，桃红赤芍加地龙，半身不遂中风证，益气活血经络通。

组成：生黄芪四两　当归尾二钱　赤芍一钱半　地龙一钱　川芎一钱　红花一钱　桃仁一钱

功用：补气，活血，通络。

主治：中风之气虚血瘀证。半身不遂，口眼㖞斜，语言謇涩，口角流涎，小便频数或遗尿失禁，舌暗淡，苔白，脉缓无力。

配伍意义：本方证为中风之后，正气亏虚，气虚血滞，脉络瘀阻所致。治宜补气，活血，通络。方中重用生黄芪，大补脾胃之气以资化源，意在气旺则血行，瘀去则络通，为君药。当归尾活血通络而不伤血，为臣药。赤芍、川芎、桃仁、红花四味，协同当归尾以活血祛瘀，为佐药；地龙通经活络，力专善走，周行全身，配合诸药以行药力，为佐使药。全方配伍，则气旺、瘀消、络通，诸症自愈。

全方配伍特点：重在补气，佐以活血，气旺血行，补而不滞。

［常考考点］补阳还五汤的组成、功用、主治及配伍。

温经汤（《金匮要略》）

方歌：温经汤用吴萸芎，芍归丹桂夏姜，草益脾胶养血，调经重在暖胞宫。

组成：吴茱萸三两　当归二两　芍药二两　川芎二两　人参二两　桂枝二两　阿胶二两　牡丹皮二两　生姜二两　甘草二两　半夏半升　麦冬一升

功用：温经散寒，养血祛瘀。

主治：冲任虚寒，瘀血阻滞证。漏下不止，或血色暗而有块，淋沥不畅，或月经超前或延后，或逾期不止，或一月再行，或经停不至，而见少腹里急，腹满，傍晚发热，手心烦热，唇口干燥。舌质暗红，脉细而涩。亦治妇人宫冷，久不受孕。

配伍意义：本方病证瘀、寒、虚、热错杂，但以冲任虚寒，瘀血阻滞为主。治宜温经散寒，祛瘀养血，兼清虚热之法。方中吴茱萸辛苦而热，辛能行气以止痛，热可温经而散寒；桂枝辛甘而温，温经散寒，长于温通血脉，二者共为君药。当归辛甘温，补血活血，并善于止痛，为妇科调经的要药；川芎辛温，活血祛瘀以调经，行气开郁而止痛；白芍酸苦微寒，养血敛阴，柔肝止痛；共为臣药。丹皮苦辛微寒，既助诸药活血散瘀，又能清血分虚热；阿胶甘平，养血止血，滋阴润燥；麦冬甘苦微寒，养阴清热。三药合用，滋阴润燥，且清虚热，并可制约吴茱萸、桂枝之温燥。人参、甘草益气健脾，以资生化之源，阳生阴长，气旺血充；半夏辛开以通降胃气，不仅和胃安中、散结，而且与参、草相伍，健脾和胃，以助祛瘀调经；生姜既温胃气以助生化，又助吴茱萸、桂枝以温经散寒，以上均为佐药。甘草尚能调和诸药，兼为使药。诸药并用，共奏温经散寒、祛瘀养血、清泄虚热之功。

［常考考点］温经汤的组成、功用、主治及配伍。

生化汤（《傅青主女科》）

方歌：生化汤是产后方，归芎桃草酒炮姜，消瘀活血功偏擅，止痛温经效亦彰。

组成：全当归八钱　川芎三钱　桃仁十四枚　炮干姜五分　炙甘草五分　黄酒　童便

功用：养血祛瘀，温经止痛。

主治：血虚寒凝，瘀血阻滞证。产后恶露不行，小腹冷痛。

配伍意义：本方证多由产后血虚寒凝，瘀血内阻所致。治宜活血养血，温经止痛。方中重用全当归补血活血，化瘀生新，行滞止痛，为君药。川芎活血行气，桃仁活血祛瘀，均为臣药。炮姜入血散寒，温经止痛；黄酒温通血脉以助药力，共为佐药。炙甘草和中缓急，调和诸药，用以为使。童便同煎者，乃取其益阴化瘀，引败血下行之意。全方配伍得当，寓生新于化瘀之内，使瘀血化，新血生，诸症向愈。正如唐宗海所云“血瘀可化之，则所以生之，产后多用”，故名“生化”。

［常考考点］生化汤的组成、功用、主治及配伍。

桂枝茯苓丸（《金匮要略》）

方歌：金匮桂枝茯苓丸，桃仁芍药和牡丹，等分为末蜜丸服，缓消癥块胎可安。

组成：桂枝　茯苓　丹皮　桃仁　芍药各等分　白蜜适量

功用：活血化瘀，缓消癥块。

主治：瘀阻胞宫证。妇人素有癥块，妊娠漏下不止，或胎动不安，血色紫黑晦暗，腹痛拒按，或经闭腹痛，或产后恶露不尽而腹痛拒按者，舌质紫暗或有瘀点，脉沉涩。

配伍意义：本方原治妇人素有癥块，致妊娠胎动不安或漏下不止之证。证由瘀阻胞宫所致。治宜活血化瘀，缓消癥块。方中桂枝辛甘而温，温通血脉，以行瘀滞，为君药。桃仁、丹皮活血破瘀，散结消癥；丹皮又能凉血以消瘀久所化之热，共为臣药。芍药养血和血，使破瘀而不伤正，并能缓急止痛；茯苓甘淡平，渗湿祛痰，以助消癥之功，健脾益胃，扶助正气，均为佐药。丸以白蜜，甘缓而润，以缓诸药破泄之力，是以为使。诸药合用，共奏活血化瘀、缓消癥块之功，使瘀化癥消，诸症皆愈。本方既用桂枝以温通血脉，又伍丹皮、芍药以凉血散瘀，寒温并用，则无耗伤阴血之弊。本方治漏下之症，采用行血之法，又体现“通因通用”，使癥块得消，血行常道，则出血得止。

［常考考点］桂枝茯苓丸的组成、功用、主治及配伍。

【知识纵横比较】

活血祛瘀剂的比较

方剂名称	相同点	不同点
桃核承气汤	均治疗瘀血证，见痛有定处，痛如针刺，舌上有瘀点或瘀斑，脉涩	少腹急结，小便自利，至夜发热，舌燥苔黄，脉沉实
血府逐瘀汤		急躁善怒，入暮潮热，唇暗目黑，舌质暗红，脉涩或弦紧
补阳还五汤		半身不遂，苔白，舌质暗淡，脉缓
温经汤		月经不调，小腹冷痛，傍晚发热，手足烦热，唇口干燥，舌暗淡，苔薄白，脉沉细无力
生化汤		恶露不行，小腹冷痛，拒按，脉细涩，舌质暗淡
桂枝茯苓丸		漏下不止，血色紫黑晦暗，或妊娠胎动不安

细目三　止血

【考点突破攻略】

咳血方（《丹溪心法》）

方歌：咳血方中诃子收，瓜蒌海粉山栀投，青黛蜜丸口噙化，咳嗽痰血服之瘳。

组成：青黛　瓜蒌仁　海粉　炒山栀子　诃子（蜜　姜汁）

功用：清肝宁肺，凉血止血。

主治：肝火犯肺之咳血证。咳嗽痰稠带血，咯吐不爽，心烦易怒，胸胁作痛，咽干口苦，颊赤便秘，舌红苔黄，脉弦数。

配伍意义：本方证系肝火犯肺，灼伤肺络所致。病位虽在肺，但病本则在肝，按治病求本的原则，治当清肝泻火，使火清气降，肺金自宁。方中青黛咸寒，入肝、肺二经，清肝泻火，凉血止血；山栀子苦寒，入心、肝、肺经，清热凉血，泻火除烦，炒黑可入血分而止血。两药合用，澄本清源，共为君药。火热灼津成痰，痰不清则咳不止，咳不止则血难宁，故用瓜蒌仁甘寒入肺，清热化痰，润肺止咳；海粉（现多用海浮石）清肺降火，软坚化痰，共为臣药。诃子苦涩性平，入肺与大肠经，清降敛肺，化痰止咳，用以为佐。以蜜同姜汁为丸，蜜可润肺，姜汁辛温可制约诸寒凉药，使其无凉遏之弊，为佐使药。诸药合用，共奏清肝宁肺之功，使木不刑金，肺复宣降，痰化咳平，其血自止。

全方配伍特点：肝肺同治，主以清肝，于清泻之中求止血之功。

［常考考点］咳血方的组成、功用、主治及配伍。

小蓟饮子（《玉机微义》）

方歌：小蓟饮子藕蒲黄，木通滑石生地襄，归草黑栀淡竹叶，血淋热结服之良。

组成：生地黄　小蓟　滑石　木通　蒲黄　藕节　淡竹叶　当归　山栀子　甘草各等分

功用：凉血止血，利水通淋。

主治：热结下焦之血淋、尿血。尿中带血，小便频数，赤涩热痛，舌红，脉数。

［常考考点］小蓟饮子的组成、功用、主治及配伍。

黄土汤（《金匮要略》）

方歌：黄土汤用芩地黄，术附阿胶甘草尝，温阳健脾能摄血，便血崩漏服之康。

组成：甘草三两　干地黄三两　白术三两　炮附子三两　阿胶三两　黄芩三两　灶心黄土半斤

功用：温阳健脾，养血止血。

主治：脾阳不足，脾不统血证。大便下血，先便后血，以及吐血、衄血、妇人崩漏，血色暗淡，四肢不温，面色萎黄，舌淡苔白，脉沉细无力。

配伍意义：本方证乃脾阳不足，统摄无权所致。治宜温阳健脾，养血止血。方中灶心黄土（即伏龙肝），辛温而涩，温中收敛止血，为君药。证因脾阳不足，血失统摄所致，单纯收涩止血，很难奏效，故以白术、附子温阳健脾，助君药以复脾土统血之权，共为臣药。然辛温之白术、附子易耗血动血，且出血者，阴血多亦亏耗，故佐以生地黄、阿胶滋阴养血止血；更佐以苦寒之黄芩制约白术、附子过于温燥之性。生地黄、阿胶得白术、附子，则滋阴养血而不碍阳气，滋而不腻。甘草调药和中为使。诸药合用，为温阳健脾、养血止血之良剂。

［常考考点］黄土汤的组成、功用、主治及配伍。

【知识纵横比较】

止血剂的比较

方剂名称	相同点	不同点
咳血方	均主治出血证	咳嗽痰中带血，心烦易怒，胸胁刺痛，舌红苔黄，脉弦而数
小蓟饮子		尿中带血，小便赤涩热痛，舌红脉数
黄土汤		便血，血色暗淡，四肢不温，面色萎黄，舌淡苔白，脉沉细无力

黄土汤和归脾汤的比较

方剂名称	相同点	不同点
黄土汤	两方中均含有甘草、白术以益气健脾，均可用治脾不统血之便血、崩漏	以灶心黄土合炮附子、白术为主，配伍生地黄、阿胶、黄芩以温阳健脾而摄血，滋阴养血而止血。适用于脾阳不足，统摄无权之出血证
归脾汤		重用黄芪、龙眼肉，配伍人参、白术、当归、茯神、酸枣仁、远志以补气健脾，养心安神。适用于脾气不足，气不摄血之出血证

【例题实战模拟】

A1 型题

1. 主治下焦蓄血证的方剂为

A. 桃核承气汤　B. 血府逐瘀汤　C. 膈下逐瘀汤　D. 少腹逐瘀汤　E. 复元活血汤

2. 补阳还五汤为活血化瘀之剂，其君药为

A. 黄芪　B. 当归尾　C. 红花　D. 桃红　E. 川芎

3. 补阳还五汤主治证的病机是

A. 气虚血滞，脉络不畅　B. 阳虚血滞，脉络不畅　C. 寒凝气滞，瘀血阻络
D. 风寒湿邪，阻于经络　E. 痰湿血瘀，脉络不畅

4. 补阳还五汤的功用为

A. 活血祛瘀通络　B. 活血行气通络　C. 补气活血化瘀
D. 行气止痉通络　E. 补气活血通络

5. 血府逐瘀汤善于治疗

A. 头部瘀血证　B. 胸中血瘀证　C. 膈下血瘀证　D. 少腹血瘀证　E. 周身血瘀证

6. 症见产后恶露不行，小腹冷痛，治宜选用

A. 温经汤　B. 生化汤　C. 桂枝茯苓丸　D. 失笑散　E. 少腹逐瘀汤

7. 下列方剂中以当归为君药的是

A. 当归补血汤　B. 复元活血汤　C. 生化汤　D. 补阳还五汤　E. 温经汤

8. 小蓟饮子主治证的病机是

A. 下焦瘀热，损伤血络　B. 下焦蓄血，损伤血络　C. 下焦湿热，气化失司
D. 肝胆湿热，迫血妄行　E. 心经热盛，下移小肠

9. 黄土汤的功用为

A. 温阳健脾，养血止血　B. 温阳补脾，养血止血　C. 益气健脾，收敛止血
D. 补气养血，温经止血　E. 温阳健脾，补气摄血

A2 型题

10. 患者，症见大便下血，先便后血，血色暗淡，四肢不温，面色萎黄，舌淡苔白，脉沉细无力。治宜选用

A. 黄土汤　B. 归脾汤　C. 槐花散　D. 小蓟饮子　E. 咳血方

11. 患者，症见咳嗽，痰稠带血，咳吐不爽，心烦易怒，胸胁作痛，咽干口苦，舌红苔黄，脉弦数。

治宜选用

A. 黄土汤　B. 归脾汤　C. 槐花散　D. 小蓟饮子　E. 咳血方

12. 患者，症见尿中带血，小便频数，赤涩热痛，舌红，脉数。治宜选用

A. 黄土汤　B. 归脾汤　C. 槐花散　D. 小蓟饮子　E. 咳血方

13. 患者，女性，症见漏下不止，血暗且带有血块，淋沥不畅，经期延后，伴见少腹里急，腹满，五心烦热，唇口干燥，舌质暗红，脉细而涩。治宜选用

A. 黄土汤　B. 归脾汤　C. 生化汤　D. 温经汤　E. 复元活血汤

14. 患者，女性，产后恶露不行，小腹冷痛，舌质暗淡，脉涩。治宜选用

A. 黄土汤　B. 归脾汤　C. 生化汤　D. 温经汤　E. 复元活血汤

15. 患者，症见半身不遂，口眼㖞斜，语言謇涩，口角流涎，小便频数，舌暗淡，苔白，脉缓无力。治宜选用

A. 补阳还五汤　B. 归脾汤　C. 生化汤　D. 温经汤　E. 复元活血汤

16. 患者，症见胸痛，头痛，日久不愈，痛如针刺有定处，失眠多梦，烦躁易怒，舌质暗红，脉涩。治宜选用

A. 桃核承气汤　B. 血府逐瘀汤　C. 生化汤　D. 温经汤　E. 复元活血汤

B1 型题

A. 黄芪、当归、赤芍、地龙、川芎、红花、桃仁

B. 桃仁、大黄、桂枝、甘草、芒硝

C. 桃仁、红花、当归、生地黄、川芎、赤芍、牛膝、桔梗、柴胡、枳壳、甘草

D. 桃仁、红花、柴胡、瓜蒌根、当归、大黄、甘草

E. 桃仁、当归、川芎、干姜、甘草

17. 桃核承气汤的药物组成是

18. 补阳还五汤的药物组成是

【参考答案】

1. A　2. A　3. A　4. E　5. B　6. B　7. C　8. A　9. A　10. A　11. E　12. D　13. D　14. C　15. A　16. B　17. B　18. A

第十五单元　治风剂

细目一　概述

【考点突破攻略】

1. 治风剂的适用范围　治风剂主要适用于外风证或内风证。风证，分为外风证与内风证。外风证是风从外袭所引起的病证，以头痛、骨节疼痛、筋脉抽搐、口眼㖞斜、皮肤瘙痒等为主；内风证是风从内生所引起的病证，以头晕目眩、手足抽搐、言语不利等为主，均可使用治风剂治疗。

2. 治风剂的应用注意事项

（1）辨清病变属性，热者当清，寒者当温，虚者当补。

（2）辨治风证，外风治宜疏散，酌情配伍平息内风药；内风治宜平息，酌情配伍疏散外风药。

（3）内风、外风夹杂者，治宜相互兼顾，分清主次。

细目二 疏散外风

【考点突破攻略】

川芎茶调散(《太平惠民和剂局方》)

方歌：川芎茶调散荆防，辛芷薄荷甘草羌，目昏鼻塞风攻上，正偏头痛悉能康。

组成：川芎 荆芥各四两 白芷 羌活 炙甘草各二两 细辛一两 防风一两半 薄荷叶八两 清茶

功用：疏风止痛。

主治：外感风邪头痛。偏正头痛，或颠顶作痛，目眩鼻塞，或恶风发热，舌苔薄白，脉浮。

配伍意义：本方所治之证乃风邪外袭，循经上扰清窍所致。治当疏风止痛。方中以川芎为君，为血中气药，上行头目，善于活血祛风止头痛，为治疗诸经头痛之要药，尤长于治疗少阳、厥阴经头痛。薄荷、荆芥辛散上行，助君药疏风止痛。其中薄荷用量甚重，兼能清利头目，监制诸风药之温燥及风邪易于化热之特点，共为臣药。羌活、白芷、细辛、防风疏风止痛，共为佐药。其中羌活偏治太阳经头痛；白芷偏治阳明经头痛；细辛偏治少阴经头痛；防风疏散风寒，使风寒向外透散。茶叶既能清利头目，又能监防辛温药耗散伤正，也为佐药。甘草益气，调和药性，为佐使药。诸药配伍，共奏疏风止痛之效。

全方配伍特点：辛散疏风于上，诸经兼顾；佐入苦凉之品，寓降于升。

[常考考点]川芎茶调散的组成、功用、主治及配伍。

消风散(《外科正宗》)

方歌：消风散内有荆防，蝉蜕胡麻苦参苍，知膏蒡通归地草，风疹湿疹服之康。

组成：荆芥 防风 牛蒡子 蝉蜕 苍术 苦参 石膏 知母 当归 胡麻 生地黄各一钱 木通 甘草各五分

功用：疏风除湿，清热养血。

主治：风疹，湿疹。皮肤瘙痒，疹出色红，或遍身云片斑点，抓破后渗出津水，苔白或黄，脉浮数。

配伍意义：本方所治之证乃风热或风湿病邪侵袭人体，浸淫血脉，不得向内外疏泄透达，郁于肌肤腠理所致。治当疏风除湿，清热养血。方中荆芥、防风、蝉蜕、牛蒡子疏风散邪，疏风止痒，使风邪从肌肤外透，共为君药。湿热浸淫，以苦参清热燥湿，苍术祛风燥湿，木通渗利湿热，共为臣药。“治风必治血，血行风自灭”，以当归、胡麻仁、生地黄补血活血，凉血止痒，石膏、知母清热泻火，共为佐药。甘草清热解毒，调和药性，为佐使药。诸药配伍，共奏疏风除湿、清热养血之效。

[常考考点]消风散的组成、功用、主治及配伍。

牵正散(《杨氏家藏方》)

方歌：牵正散是杨家方，全蝎僵蚕白附襄，服用少量热酒下，口眼㖞斜疗效彰。

组成：白附子 白僵蚕 全蝎去毒，各等分 热酒

功用：祛风化痰，通络止痉。

主治：风中头面经络。口眼㖞斜，或面肌抽动，舌淡红，苔白。

配伍意义：足阳明之脉夹口环唇，布于头面；足太阳之脉起于目内眦。本方证乃阳明内蓄痰浊，太阳外中于风，风邪引动内蓄之痰浊，风痰阻于头面经络所致。治宜祛风化痰，通络止痉。方中白附子辛温燥烈，入阳明经而走头面，以祛风化痰，尤其善散头面之风，是为君药。全蝎、僵蚕均能祛风止痉，其中全蝎长于通络，僵蚕且能化痰，合用既助君药祛风化痰之力，又能通络止痉，共为臣药。用热酒调服，以助宣通血脉，并能引药入络，直达病所，以为佐使。药虽三味，合而用之，力专而效著。风邪得散，痰浊得化，经络通畅，则㖞斜之口眼得以复正。

［常考考点］牵正散的组成、功用、主治及配伍。

小活络丹（活络丹）（《太平惠民和剂局方》）

方歌：小活络丹用南星，二乌乳没与地龙，寒湿瘀血成痹痛，搜风活血经络通。

组成：川乌　草乌　地龙　天南星各六两　乳香　没药各二两二钱（冷酒或荆芥汤送服）

功用：祛风除湿，化痰通络，活血止痛。

主治：风寒湿痹。肢体筋脉疼痛，麻木拘挛，关节屈伸不利，疼痛游走不定，舌淡紫，苔白，脉沉弦或涩。亦治中风手足不仁，日久不愈，经络中有湿痰瘀血，而见腰腿沉重或腿臂间作痛。

［常考考点］小活络丹的组成、功用、主治。

细目三　平息内风

【考点突破攻略】

羚角钩藤汤（《通俗伤寒论》）

方歌：俞氏羚角钩藤汤，桑菊茯神鲜地黄，贝草竹茹同芍药，肝风内动急煎尝。

组成：羚角片（先煎）一钱半　霜桑叶二钱　京川贝四钱　鲜生地五钱　双钩藤（后入）三钱　滁菊花三钱　茯神木三钱　生白芍三钱　生甘草八分　淡竹茹五钱

功用：凉肝息风，增液舒筋。

主治：肝热生风证。高热不退，烦闷躁扰，手足抽搐，发为痉厥；甚则神昏，舌绛而干，或舌焦起刺，脉弦而数。

配伍意义：本方所治之证乃温病热邪炽盛，传入厥阴，肝经热盛，热极动风所致。治以凉肝息风，增液舒筋。方中羚羊角清热解痉；钩藤平肝息风，助羚羊角息风止痉，共为君药。风盛于内，桑叶、菊花既能清热平肝，又兼疏散风热，使肝热从外疏散，共为臣药。热伤阴津，以生地黄凉血养阴，滋养筋脉；筋脉挛急，以白芍养阴补血，助生地黄生津养阴舒筋；痰阻经脉，以贝母、竹茹清热化痰通经；热扰心神，以茯神益气安神，共为佐药。甘草益气，助白芍缓急柔筋，并调和药性，为佐使药。诸药配伍，共奏凉肝息风、增液舒筋之效。

全方配伍特点：咸寒而甘与辛凉合方，清息之中寓辛疏酸甘之意，共成“凉肝息风”之法。

［常考考点］羚角钩藤汤的组成、功用、主治及配伍。

镇肝熄风汤（《医学衷中参西录》）

方歌：镇肝息风芍天冬，玄参牡蛎赭茵供，麦龟膝草龙川楝，肝风内动有奇功。

组成：怀牛膝一两　生赭石一两　生龙骨五钱　生牡蛎五钱　生龟板五钱　生杭芍五钱　玄参五钱　天冬五钱　川楝子二钱　生麦芽二钱　茵陈二钱　甘草一钱半

功用：镇肝息风，滋阴潜阳。

主治：类中风。头目眩晕，目胀耳鸣，脑部热痛，面色如醉，心中烦热；或时常噫气，或肢体渐觉不利，口眼渐致㖞斜，甚或眩晕欲仆，昏不知人，移时始醒，或醒后不能复原，脉弦长有力。

配伍意义：本方所治之证乃肝肾阴虚，肝阳化风，肝风内动所致。治当滋阴潜阳，镇肝息风。方中重用怀牛膝引血下行，补益肝肾，用为君药。配伍质重沉降之赭石，镇肝降逆；合牛膝以引气血下行，体现急则治标之意；龟甲、龙骨、牡蛎滋阴潜阳，使阳能入阴；白芍补血敛阴，泻肝柔筋，共为臣药。玄参、天冬下入肾经，滋阴清热，可助白芍、龟甲以滋水涵木，滋阴柔肝；茵陈利湿，降泄肝气上逆；生麦芽、川楝子清泄肝热，疏利肝气，兼防滋阴潜阳药伤胃气，并能助消化，共为佐药。甘草调和诸药，兼防石类药、介类药妨碍胃气，是为使药。诸药配伍，共奏滋阴潜阳、镇肝息风之效。

全方配伍特点：镇降下行，重在治标，滋潜清疏，以适肝性。

［常考考点］镇肝熄风汤的组成、功用、主治及配伍。

天麻钩藤饮（《中医内科杂病证治新义》）

方歌：天麻钩藤石决明，杜仲牛膝桑寄生，栀子黄芩益母草，茯神夜交安神宁。
组成：天麻 钩藤 生决明 山栀 黄芩 川牛膝 杜仲 益母草 桑寄生 夜交藤 朱茯神
功用：平肝息风，清热活血，补益肝肾。
主治：肝阳偏亢，肝风上扰证。头痛，眩晕，失眠多梦，或口苦面红，舌红苔黄，脉弦或数。
［常考考点］天麻钩藤饮的组成、功用、主治。

【例题实战模拟】

A1 型题

1. 不属于川芎茶调散药物组成的是
A. 薄荷叶 B. 细辛 C. 白芷 D. 防风 E. 天麻
2. 不属于消风散药物组成的是
A. 当归 B. 防风 C. 羌活 D. 知母 E. 牛蒡子
3. 不属于羚角钩藤汤药物组成的是
A. 枇杷叶 B. 白芍 C. 生地黄 D. 川贝 E. 桑叶
4. 属于镇肝熄风汤药物组成的是
A. 天麻 B. 钩藤 C. 栀子 D. 川楝子 E. 羚羊角
5. 不属于天麻钩藤饮药物组成的是
A. 杜仲 B. 益母草 C. 栀子 D. 怀牛膝 E. 石决明
6. 川芎茶调散的功用是
A. 疏风清热 B. 疏风除湿 C. 疏风散寒 D. 疏风止痛 E. 凉肝息风
7. 消风散中体现“治风先治血，血行风自灭”之意的药对是
A. 生地黄、当归 B. 苦参、防风 C. 知母、苍术 D. 胡麻仁、牛蒡子 E. 石膏、生地黄
8. 下列不是川芎茶调散中大剂量使用薄荷的用意是
A. 清热解毒 B. 疏风解表 C. 制药温燥 D. 防邪化热 E. 疏风止痛
9. 镇肝熄风汤中使用茵陈、川楝子、麦芽的用意是
A. 消食健脾 B. 理气和胃 C. 疏肝清热 D. 镇肝息风 E. 清热活血
10. 天麻钩藤饮中运用川牛膝的作用是
A. 平肝息风 B. 清热活血 C. 补益肝肾 D. 引血下行 E. 滋阴潜阳

A2 型题

11. 患者出现偏头痛，巅顶痛，恶风发热，舌苔白，脉浮。治宜选用
A. 吴茱萸汤 B. 银翘散 C. 桂枝汤 D. 川芎茶调散 E. 九味羌活汤
12. 患者血压升高，头目昏眩，目胀耳鸣，心中烦热，肢体渐觉不利，脉弦长有力。治宜选用
A. 羚角钩藤汤 B. 镇肝熄风汤 C. 天麻钩藤饮 D. 川芎茶调散 E. 大定风珠
13. 患者头痛，头晕，失眠多梦，舌红苔黄，脉弦数。治宜选用
A. 大定风珠 B. 镇肝熄风汤 C. 天麻钩藤饮 D. 羚角钩藤汤 E. 消风散
14. 患者皮肤瘙痒，遍身云片斑点，抓破后流水，苔白，脉浮数。治宜选用
A. 川芎茶调散 B. 葛根芩连汤 C. 银翘散 D. 消风散 E. 镇肝熄风汤

B1 型题

A. 凉肝息风，增液疏经 B. 疏风除湿，清热养血 C. 镇肝息风，滋阴潜阳
D. 滋阴息风 E. 平肝息风，清热活血，补益肝肾

15. 天麻钩藤饮的功用是
16. 镇肝熄风汤的功用是

A. 痰浊上逆之头痛　　B. 瘀血阻络之头痛　　C. 风邪外袭之头痛
D. 血不上承之头痛　　E. 肝阳上亢之头痛

17. 天麻钩藤饮的主治是
18. 川芎茶调散的主治是

【参考答案】

1. E　2. C　3. A　4. D　5. D　6. D　7. A　8. A　9. C　10. D　11. D　12. B　13. C　14. D　15. E　16. C　17. E　18. C

第十六单元　治燥剂

细目一　概述

【考点突破攻略】

1. 治燥剂的适用范围　治燥剂主要适用于燥证。燥证，分外燥证与内燥证。外燥证是燥邪外袭所产生的病证，以咳嗽、头痛、鼻塞咽干等为主；内燥证是燥从内生所产生的病证，以咽喉干痛、干咳少痰或无痰、舌红少苔等为主。

2. 治燥剂的应用注意事项

（1）应辨清外燥内燥，外燥宜疏散，内燥宜滋润。

（2）疏散外燥药易伤津，药量宜轻；滋润内燥药易壅滞，应酌情配伍理气药。

（3）燥证夹湿者，治宜相互兼顾，用药应有主次之分。

细目二　轻宣外燥

【考点突破攻略】

杏苏散（《温病条辨》）

方歌：杏苏散内夏陈前，甘桔枳苓姜枣研，轻宣温润治凉燥，咳止痰化病自痊。

组成：苏叶　半夏　茯苓　前胡　苦桔梗　枳壳　甘草　生姜　大枣　杏仁　橘皮（原著本方无用量）

功用：轻宣凉燥，理肺化痰。

主治：外感凉燥证。恶寒无汗，头微痛，咳嗽痰稀，鼻塞咽干，苔白脉弦。

配伍意义：本方所治之证乃凉燥伤肺，营卫受邪所致。治当轻宣凉燥，理肺化痰。方中苏叶发表散邪，宣发肺气，使燥邪从外而散；肺气上逆，以杏仁降肺止咳化痰，与苏叶相配，一宣一降，调理肺气，宣降气机，共为君药。前胡疏散风寒，降气化痰；桔梗宣利肺气止咳，枳壳宽胸理气。二药相配，一升一降，助君药理肺化痰。以上三药共为臣药。半夏燥湿化痰降逆，橘皮理气化痰燥湿，茯苓健脾渗湿以杜绝生痰之源，生姜、大枣调和营卫，滋脾行津以助润燥，共为佐药。甘草调和药性，合桔梗宣肺利咽。诸药配伍，共奏轻宣凉燥、理肺化痰之效。

［常考考点］杏苏散的组成、功用、主治及配伍。

清燥救肺汤（《医门法律》）

方歌：清燥救肺参草杷，石膏胶杏麦胡麻，经霜收下冬桑叶，清燥润肺效可夸。

组成：霜桑叶三钱　煅石膏二钱五分　甘草一钱　人参七分　胡麻仁一钱　阿胶八分　麦门冬一钱

二分　杏仁七分　枇杷叶一片

功用：清肺润燥，益气养阴。

主治：温燥伤肺证。干咳无痰，气逆而喘，头痛身热，咽喉干燥，鼻燥，胸满胁痛，心烦口渴，舌干少苔，脉虚大或数。

配伍意义：本方所治之证乃温燥伤肺，气阴两伤所致。治当清肺润燥，益气养阴。方中重用桑叶质轻气寒，清透肺中燥热之邪，用为君药。温热侵肺，故臣以石膏辛甘而寒，甘寒润肺滋燥，辛寒清泄肺热；麦冬甘寒清热，养阴润肺。石膏用量轻于桑叶，则不碍君药之轻宣；麦冬凉润，但用量不及桑叶之半，不碍君药外散。君臣相配，体现清宣润之法，是清宣润肺的常用组合。热伤肺气，故以人参补益肺脾，生化津液；麻仁养阴润肺滋燥；血可化阴，以阿胶补血养阴润肺；杏仁苦润，苦降肺气，兼以润肺；枇杷叶清降肺气止咳，共为佐药。甘草益脾胃，补肺气，调和诸药为佐使。诸药合用，共奏清肺润燥、益气养阴之效。

［常考考点］清燥救肺汤的组成、功用、主治及配伍。

细目三　滋阴润燥

【考点突破攻略】

麦门冬汤（《金匮要略》）

方歌：麦门冬汤用人参，枣草粳米半夏存，肺痿咳逆因虚火，益胃生津此方珍。

组成：麦门冬七升　半夏一升　人参三两　甘草二两　粳米三合　大枣四枚

功用：滋养肺胃，降逆下气。

主治：

（1）虚热肺痿。咳嗽气喘，咽喉不利，咯痰不爽，或咳唾涎沫，口干咽燥，手足心热，舌红少苔，脉虚数。

（2）胃阴不足证。气逆呕吐，口渴咽干，舌红少苔，脉虚数。

配伍意义：本方所治之证乃肺胃阴虚，气火上逆所致。治当滋养肺胃，降逆下气。方中重用麦冬，滋养肺胃阴津，清肺胃虚热，是为君药。臣以半夏降逆下气，化痰和胃，一则降逆以止咳喘；二则开胃行津以润肺；三则防大量麦冬之滋腻壅滞，二药相反相成。人参补脾益气，甘草、粳米、大枣甘润性平，合人参和中滋液，培土生金，俱为佐药。甘草调和药性，兼作使药。诸药相合，可使肺胃阴复，逆气得降，中土健运，诸症自愈。

全方配伍特点：重用甘寒清润，少佐辛温降逆，滋而不腻，温而不燥，培土生金，肺胃并治。

［常考考点］麦门冬汤的组成、功用、主治及配伍。

玉液汤（《医学衷中参西录》）

方歌：玉液山药芪葛根，花粉知味鸡内金，消渴口干溲多数，补脾固肾益气阴。

组成：山药一两　生黄芪五钱　知母六钱　生鸡内金二钱　葛根钱半　五味子三钱　天花粉三钱

功用：益气养阴，固肾止渴。

主治：消渴之气阴两虚证。口常干渴，饮水不解，小便频数量多，或小便浑浊，困倦气短，舌嫩红而干，脉虚细无力。

配伍意义：本方所治之消渴系由元气不升，真阴不足，脾肾两虚所致。治宜益气滋阴，固肾止渴。方中生山药、生黄芪益气养阴，补脾固肾，共为君药。阴虚生内热，故以苦甘性寒之知母、天花粉为臣药，滋阴清热，润燥止渴。佐以葛根升阳生津，助脾气上升以散精达肺；鸡内金助脾健运，化水谷为津液；五味子酸收而固肾生津，使津液不下流。诸药配伍，共奏益气滋阴、固肾止渴之效。

［常考考点］玉液汤的组成、功用、主治。

【知识纵横比较】

麦门冬汤和玉液汤的比较

方剂名称	相同点	不同点
麦门冬汤	均治内燥证，症见口燥咽干、舌干红、脉细数	兼见咳吐涎沫，气喘短气，或气逆呕吐，苔少，脉虚数
玉液汤		兼见肾虚胃燥

【例题实战模拟】

A1 型题

1. 清燥救肺汤的君药是

A. 桑叶　B. 桑白皮　C. 枇杷叶　D. 桑叶、麦冬　E. 沙参、麦冬

2. 体现“培土生金”原理的方剂是

A. 杏苏散　B. 桑杏汤　C. 百合固金汤　D. 清燥救肺汤　E. 麦门冬汤

A2 型题

3. 患者恶寒无汗，头微痛，咳嗽，咳痰稀，鼻塞咽干，苔白，脉弦。治宜选用

A. 杏苏散　B. 麻黄汤　C. 桂枝汤　D. 桑杏汤　E. 银翘散

4. 患者发热头痛，干咳无痰，咽喉干燥，口渴心烦，脉虚数。治宜选用

A. 杏苏散　B. 增液汤　C. 百合固金汤　D. 清燥救肺汤　E. 麦门冬汤

5. 患者呕吐，呃逆，口渴咽干，舌红少苔，脉虚数。治宜选用

A. 杏苏散　B. 增液汤　C. 百合固金汤　D. 清燥救肺汤　E. 麦门冬汤

6. 患者咳嗽，咳痰，痰中带血，咽喉燥痛，头晕目眩，午后潮热。治宜选用

A. 小柴胡汤　B. 养阴清肺汤　C. 玉液汤　D. 麦门冬汤　E. 清燥救肺汤

B1 型题

A. 杏苏散　B. 增液汤　C. 百合固金汤　D. 清燥救肺汤　E. 麦门冬汤

7. 主治虚热肺痿，胃阴不足的方剂是

8. 主治消渴之气阴两虚的方剂是

【参考答案】

1. A　2. E　3. A　4. D　5. E　6. C　7. E　8. C

第十七单元　祛湿剂

细目一　概述

【考点突破攻略】

1. 祛湿剂的适用范围　祛湿剂主要适用于湿证。湿证分外湿证与内湿证。外湿证是湿邪外袭所引起的病证，以肢体沉重、头胀身困、筋脉不利等为主；内湿证是湿邪从内生所引起的病证，以腹胀腹泻、恶心呕吐、水肿淋浊、黄疸、痿痹等为主。

2. 祛湿剂的应用注意事项

（1）应辨清病变寒热，夹寒者宜温，夹热者宜清。

（2）辨清病变虚实，实证当以渗利，虚者当以温化。

（3）祛湿药多伤津，所以辨治应当兼顾阴津。

细目二　燥湿和胃

【考点突破攻略】

平胃散（《简要济众方》）

方歌：平胃散用朴陈皮，苍术甘草姜枣齐，燥湿运脾除胀满，调胃和中此方宜。

组成：苍术四两　厚朴三两　陈橘皮二两　炙甘草一两　生姜二片　大枣二枚

功用：燥湿运脾，行气和胃。

主治：湿滞脾胃证。脘腹胀满，不思饮食，口淡无味，恶心呕吐，嗳气吞酸，肢体沉重，怠惰嗜卧，常多自利，舌苔白腻而厚，脉缓。

配伍意义：本方病证乃湿邪困阻脾胃，气机壅滞所致。治当燥湿运脾为主，兼以行气和胃。方中以辛香苦温之苍术为君药，燥湿健脾，使湿祛而脾运有权，脾健则湿邪得化。湿邪阻碍气机，且气行则湿化，故臣以芳化苦燥之厚朴行气除满，且可化湿。厚朴与苍术相伍，行气以除湿，燥湿以运脾，使滞气得行，湿浊得去。佐以陈皮理气和胃，燥湿醒脾，以助苍术、厚朴之力。甘草为使，调和诸药，且能益气健脾和中。煎加生姜、大枣、生姜温散水湿，且和胃降逆，大枣补脾益气以助甘草培土制水之功，姜、枣合用尚能调和脾胃。诸药配伍共奏燥湿运脾、行气和胃之效。

［常考考点］平胃散的组成、功用、主治及配伍。

藿香正气散（《太平惠民和剂局方》）

方歌：藿香正气腹皮苏，甘桔陈苓厚朴术，夏曲白芷加姜枣，风寒暑湿并能除。

组成：大腹皮　白芷　紫苏　茯苓各一两　半夏曲　白术　陈皮　厚朴　桔梗各二两　藿香三两　炙甘草二两半　姜三片　枣一枚

功用：解表化湿，理气和中。

主治：外感风寒，内伤湿滞证。霍乱吐泻，恶寒发热，头痛，胸膈满闷，脘腹疼痛，舌苔白腻，以及山岚瘴疟等。

配伍意义：本方所治之证乃风寒侵袭营卫，寒湿侵扰脾胃所致。治当解表化湿，理气和中。方中藿香解表散寒，芳香化湿，辟秽和中，升清降浊，为君药。半夏曲、陈皮理气燥湿，和胃降逆以止呕；白术、茯苓健脾助运，除湿和中以止泻，同为臣药。紫苏、白芷辛温发散，助藿香外散风寒，燥湿化浊；大腹皮、厚朴行气化湿，畅中行滞；桔梗宣肺利膈；煎加姜、枣，内调脾胃，外和营卫，俱为佐药。甘草调和药性，并协姜、枣以和中，用为使药。诸药配伍，使风寒外散，湿浊内化，气机通畅，脾胃调和，清升降浊。

全方配伍特点：表里同治，以除湿治里为主；脾胃同调，以升清降浊为要。

［常考考点］藿香正气散的组成、功用、主治及配伍。

细目三　清热祛湿

【考点突破攻略】

茵陈蒿汤（《伤寒论》）

方歌：茵陈蒿汤治阳黄，栀子大黄组成方，栀子柏皮加甘草，茵陈四逆治阴黄。

组成：茵陈六两　栀子十四枚　大黄二两

功用：清热，利湿，退黄。

主治：黄疸阳黄证。一身面目俱黄，黄色鲜明，发热，无汗或但头汗出，口渴欲饮，恶心呕吐，腹微满，小便短赤，大便不爽或秘结，舌红苔黄腻，脉沉数或滑数有力。

配伍意义：本方所治之证乃湿热蕴结，浸淫内外所致。治当清热利湿退黄。方中重用茵陈，清利湿热，疏利肝胆，降泄浊逆，乃治黄之要药，为君药。湿热蕴结，故臣以栀子清热降火，通利三焦，助茵陈使湿热从小便而去。佐以大黄逐瘀泄热，通导大便，推陈致新，导湿热从大便而去。诸药配伍，共奏清利湿热、退黄导热下行之效。

全方配伍特点：主以苦寒清利，佐以通腑泄热，分消退黄，药简效宏。

[常考考点]茵陈蒿汤的组成、功用、主治及配伍。

三仁汤（《温病条辨》）

方歌：三仁杏蔻薏苡仁，朴夏白通滑竹叶，水用甘澜扬百遍，湿温初起法堪遵。

组成：杏仁五钱　飞滑石六钱　白通草二钱　白蔻仁二钱　竹叶二钱　厚朴二钱　生薏苡仁六钱　半夏五钱

功用：宣畅气机，清利湿热。

主治：湿温初起及暑温夹湿之湿重于热证。头痛恶寒，身重疼痛，肢体倦怠，面色淡黄，胸闷不饥，午后身热，苔白不渴，脉弦细而濡。

配伍意义：本方所治之证乃湿温初起，邪在气分，湿重于热所致。治当清利湿热，宣畅气机。方中以滑石为君，清热利湿而解暑。以薏苡仁、杏仁、白蔻仁为臣，薏苡仁淡渗利湿以健脾，使湿热从下焦而去；白蔻仁芳香化湿，利气宽胸，畅中焦之脾气以助祛湿；杏仁宣利上焦肺气。佐以通草、竹叶甘寒淡渗，助君药利湿清热之效；半夏、厚朴行气除满，化湿和胃。诸药配伍，共奏宣畅气机、清利湿热之效。

全方配伍特点：宣上、畅中、渗下，从三焦分消湿热病邪。

[常考考点]三仁汤的组成、功用、主治及配伍。

八正散（《太平惠民和剂局方》）

方歌：八正木通与车前，萹蓄大黄滑石研，草梢瞿麦及栀子，煎加灯草痛淋蠲。

组成：车前子　瞿麦　萹蓄　滑石　山栀子仁　炙甘草　木通　大黄各一斤　灯心适量

功用：清热泻火，利水通淋。

主治：热淋。尿频尿急，溺时涩痛，淋沥不畅，尿色混赤，甚则癃闭不通，小腹急满，口燥咽干，舌苔黄腻，脉滑数。

配伍意义：本方所治之证乃湿热下注，膀胱气化功能失调所致。治当清热泻火，利水通淋。方中木通、滑石清热利湿，利水通淋，共为君药。车前子、瞿麦、萹蓄助木通、滑石清热利水通淋，共为臣药。大黄泄热祛湿，使湿热从大便而去；栀子泄热利湿，使湿热从小便而去；灯心草利水通淋，共为佐药。甘草调和诸药，清热解毒，缓急止痛，为佐使药。煎加灯心草增利水通淋之功。诸药配伍，共奏清热泻火、利水通淋之效。

[常考考点]八正散的组成、功用、主治及配伍。

细目四　利水渗湿

【考点突破攻略】

五苓散（《伤寒论》）

方歌：五苓散治太阳腑，泽泻白术与二苓，温阳化气添桂枝，利便解表治水停。

组成：猪苓十八铢　泽泻一两六铢　白术十八铢　茯苓十八铢　桂枝半两

功用：利水渗湿，温阳化气。

主治：

（1）蓄水证。小便不利，头痛微热，烦渴欲饮，甚则水入即吐，舌苔白，脉浮。

（2）痰饮。脐下动悸，吐涎沫而头眩，或短气而咳。
（3）水湿内停证。水肿，泄泻，小便不利，以及霍乱吐泻等。
［常考考点］五苓散的组成、功用、主治。

猪苓汤（《伤寒论》）

方歌：猪苓汤用猪茯苓，泽泻滑石阿胶并，小便不利兼烦渴，利水养阴热亦平。
组成：猪苓　茯苓　泽泻　阿胶　滑石各一两
功用：利水渗湿，养阴清热。
主治：水热互结伤阴证。小便不利，发热，口渴欲饮，或心烦不寐，或兼有咳嗽、呕恶、下利，舌红苔白或微黄，脉细数。又治热淋血淋。
［常考考点］猪苓散的组成、功用、主治。

【知识纵横比较】

五苓散和猪苓汤的比较

方剂名称	相同点	不同点
五苓散	两方中均含有泽泻、猪苓、茯苓，皆治小便不利、身热口渴，为利水渗湿之常用方	此证乃因水湿内盛，膀胱气化不利所致。故配伍桂枝温阳化气兼解太阳未尽之邪；白术健脾燥湿，共成温阳化气利水之剂
猪苓汤		证乃因邪气入里化热，水热互结，灼伤阴津而成里热阴虚，水气不利之证。故配伍滑石清热利湿，阿胶滋阴润燥，共成利水清热养阴之方

细目五　温化寒湿

【考点突破攻略】

苓桂术甘汤（《伤寒论》）

方歌：苓桂术甘化饮剂，温阳健脾化饮气，饮邪上逆胸胁满，水饮下行悸眩去。
组成：茯苓四两　桂枝三两　白术二两　炙甘草二两
功用：温阳化饮，健脾利水。
主治：中阳不足之痰饮。胸胁支满，目眩心悸，短气而咳，舌苔白滑，脉弦滑或沉紧。
［常考考点］苓桂术甘汤的组成、功用、主治。

真武汤（《伤寒论》）

方歌：真武汤壮肾中阳，苓芍术附加生姜，少阴腹痛有水气，悸眩惊惕保安康。
组成：茯苓三两　芍药三两　生姜三两　白术二两　炮附子一枚
功用：温阳利水。
主治：
（1）阳虚水泛证。小便不利，四肢沉重疼痛，浮肿，腰以下为甚，畏寒肢冷，腹痛，下利，或咳，或呕，舌淡胖，苔白滑，脉沉细。
（2）太阳病发汗太过，阳虚水泛证。汗出不解，其人仍发热，心下悸，头眩，身瞤动，振振欲擗地。
配伍意义：本方所治之证乃脾肾阳气虚弱，水气泛溢所致。治当温阳利水。方中附子温壮肾阳，以化气行水；兼暖脾土，以温运水湿，为君药。脾主制水，以白术健脾燥湿，使水有所制；茯苓淡渗利湿，使水湿从小便而去，并助白术健脾，共为臣药。水溢肌肤，故佐以生姜温散，既助附子温阳散寒，又合茯苓、白术宣散水湿。佐以芍药，一者利小便以行水；二者柔肝缓急以止腹痛；三者敛阴舒筋以治筋肉瞤动；四者防止温燥药物伤耗阴津，以利久服缓治。诸药配伍，以奏温阳利水之效。

全方配伍特点：辛热渗利合法，纳酸柔于温利之中，脾肾兼顾，重在温肾。

［常考考点］真武汤的组成、功用、主治及配伍。

实脾散（《重订严氏济生方》）

方歌：实脾苓术与木瓜，甘草木香大腹加，草果附姜兼厚朴，虚寒阴水效堪夸。

组成：厚朴　白术　木瓜　木香　草果仁　大腹子　炮附子　白茯苓　炮干姜各一两　炙甘草半两　生姜五片　大枣一枚

功用：温阳健脾，行气利水。

主治：脾肾阳虚，水气内停之阴水。身半以下肿甚，手足不温，口中不渴，胸腹胀满，大便溏薄，舌苔白腻，脉沉弦而迟者。

配伍意义：本方所治之水肿，亦谓阴水，乃由脾肾阳虚，阳不化水，水气内停所致。治以温阳健脾，行气利水。方中附子、干姜为君，温肾暖脾，扶阳抑阴。茯苓、白术为臣，渗湿健脾，使水湿从小便去。木瓜除湿醒脾和中；厚朴、木香、大腹子（槟榔）、草果行气导滞，使气化则湿化，气顺则胀消；草果、厚朴兼可燥湿；槟榔兼能利水，共为佐药。甘草、生姜、大枣益脾和中；生姜兼能温散水气；甘草调和诸药，共为佐使药。诸药相伍，共奏温阳健脾、行气利水之效。

全方配伍特点：辛热与淡渗合法，纳行气于温利之中，脾胃兼顾，主以实脾。

［常考考点］实脾散的组成、功用、主治及配伍。

【知识纵横比较】

五苓散和苓桂术甘汤的比较

方剂名称	相同点	不同点
五苓散	两方中均含有茯苓、桂枝、白术，均为温阳化饮之常用方	以泽泻为君，臣以茯苓、猪苓，直达下焦，利水渗湿为主。主治饮停下焦之头眩、脐下悸，或吐涎沫等症
苓桂术甘汤		以茯苓为君，臣以桂枝温阳化饮为主，四药皆入中焦脾胃。主治饮停中焦之胸胁支满、头眩、心下悸等症

真武汤和实脾散的比较

方剂名称	相同点	不同点
真武汤	两方中均含有茯苓、白术、附子，均治阳虚水肿，具温补脾肾、利水渗湿之功	以附子为君，不用干姜，故偏于温肾；温阳利水之中又佐以芍药敛阴柔筋，缓急止痛。故其主治阳虚水肿见腹痛下利、四肢沉重疼痛等
实脾散		以附子、干姜共为君药，故温脾之力胜于真武汤。主治阳虚水肿兼有胸腹胀满等气滞见症者

细目六　祛湿化浊

【考点突破攻略】

完带汤（《傅青主女科》）

方歌：完带二术与人参，山药白芍配草陈，柴胡车前黑芥穗，脾虚带下效无伦。

组成：白术一两　苍术二钱　山药一两　人参二钱　白芍五钱　车前子三钱　甘草一钱　陈皮五分　黑荆芥五分　柴胡六分

功用：补脾疏肝，化湿止带。

主治：脾虚肝郁，湿浊带下。带下色白，清稀如涕，面色㿠白，倦怠便溏，舌淡苔白，脉缓或濡弱。

配伍意义：本方所治之证因脾虚肝郁，带脉失约，湿浊下注所致。治宜补脾益气，疏肝解郁，化湿止带。方中重用白术、山药为君，补脾祛湿，使脾气健运，湿浊得消；山药兼能固肾止带。人参补中益气，助君药补脾之力；苍术燥湿运脾，以增祛湿化浊之力；白芍柔肝理脾，肝木达而脾土自强；车前子渗利水湿，使湿浊从小便分利，共为臣药。陈皮理气燥湿；柴胡、黑荆芥，得白术则升发脾胃清阳，配白芍则疏肝解郁，共为佐药。甘草调药和中，用为使药。诸药相配，共奏补脾疏肝、化湿止带功效。

全方配伍特点：扶土抑木，补中寓散，升清除湿，肝脾同治，重在治脾。

［常考考点］完带汤的组成、功用、主治及配伍。

细目七　祛风胜湿

【考点突破攻略】

羌活胜湿汤（《内外伤辨惑论》）

方歌：羌活胜湿草独芎，蔓荆藁本加防风，湿邪在表头腰痛，发汗升阳经络通。

组成：羌活　独活各一钱　藁本　防风　炙甘草各五分　川芎二分　蔓荆子三分

功用：祛风胜湿止痛。

主治：风湿犯表之痹证。肩背痛不可回顾，头痛身重，或腰脊疼痛，难以转侧，苔白，脉浮。

配伍意义：本方主治为汗出当风，或久居湿地，风湿之邪侵袭肌表之证。风湿在表，宜从汗解，故以祛风胜湿为法。方中羌活、独活共为君药，二者皆为辛苦温燥之品，其辛散祛风，味苦燥湿，性温散寒，故皆可祛风除湿、通利关节。其中羌活善祛上部风湿，独活善祛下部风湿。两药相合，能散一身上下之风湿，通利关节而止痹痛。臣以防风，祛风胜湿，且善止头痛。川芎活血行气，祛风止痛，用为臣药。蔓荆子祛风止痛，蒿本疏散太阳经之风寒湿邪，且善达颠顶止头痛，俱为佐药。使以甘草调和诸药。纵观全方，以辛苦温散之品为主组方，共奏祛风胜湿之效，使客于肌表之风湿随汗而解。

［常考考点］羌活胜湿汤的组成、功用、主治及配伍。

独活寄生汤（《备急千金要方》）

方歌：独活寄生艽防辛，芎归地芍桂苓均，杜仲牛膝人参草，冷风顽痹屈能伸。

组成：独活三两　桑寄生　杜仲　牛膝　细辛　秦艽　茯苓　肉桂心　防风　川芎　人参　甘草　当归　芍药　干地黄各二两

功用：祛风湿，止痹痛，益肝肾，补气血。

主治：痹证日久，肝肾两虚，气血不足证。腰膝疼痛、痿软，肢节屈伸不利，或麻木不仁，畏寒喜温，心悸气短，舌淡苔白，脉细弱。

配伍意义：本方所治之证乃风寒湿日久不愈，肝肾不足，气血虚弱所致。治当祛风湿，止痹痛，益气血，补肝肾。方中重用独活为君，性善下行，治伏风，除久痹，以祛下焦与筋骨间的风寒湿邪。以细辛、防风、秦艽、桂心为臣，其中细辛长于入少阴肾经，搜剔阴经之风寒湿邪，除经络留湿；秦艽祛风湿，舒筋络，利关节；桂心温经散寒，通利血脉；防风祛一身之风湿。君臣相伍，祛风寒湿邪，止痹痛。佐以桑寄生、杜仲、牛膝，补益肝肾，强壮筋骨，且桑寄生兼可祛风湿，牛膝兼能活血通筋脉；当归、川芎、干地黄、白芍养血和血；人参、茯苓、甘草健脾益气。诸药合用，补肝肾，益气血。其中白芍与甘草相合，尚能柔肝缓急，以助舒筋止痛；当归、川芎、牛膝、肉桂心活血，寓“治风先治血，血行风自灭”之意。甘草调和诸药，兼使药之用。诸药配伍，共奏祛风湿、止痹痛、益气血、补肝肾之效。

全方配伍特点：辛温行散与甘温滋柔合法，纳益肝肾、补气血于祛邪蠲痹之中，邪正兼顾。

［常考考点］独活寄生汤的组成、功用、主治及配伍。

【知识纵横比较】

九味羌活汤和羌活胜湿汤的比较

方剂名称	相同点	不同点
九味羌活汤	两方中均含有羌活、防风、川芎、甘草，均可祛风胜湿，止头身痛	解表之力较著，且辛散温燥之中佐以寒凉清热之品。故主治外感风寒湿邪兼有里热之证，以恶寒发热为主，兼口苦微渴
羌活胜湿汤		善祛一身上下之风湿，而解表之力较弱。故主治风湿客表之证，以头身重痛为主，表证不著

【例题实战模拟】

A1 型题

1. 宣上、畅中、渗下的主要代表方剂是

A. 三仁汤　B. 藿香正气散　C. 甘露消毒丹　D. 藿朴夏苓汤　E. 黄芩滑石汤

2. 三仁汤中“三仁”是指

A. 杏仁、白蔻仁、薏苡仁　B. 杏仁、郁李仁、薏苡仁　C. 杏仁、桃仁、薏苡仁　D. 杏仁、白蔻仁、郁李仁　E. 冬瓜仁、白蔻仁、薏苡仁

3. 组成中同时含有白术、苍术的是

A. 平胃散　B. 完带汤　C. 实脾散　D. 藿香正气散　E. 肾着汤

4. 苓桂术甘汤的君药是

A. 茯苓　B. 白术　C. 桂枝　D. 甘草　E. 茯苓、桂枝

5. 苓桂术甘汤中桂枝的作用是

A. 平冲降逆　B. 发汗解表　C. 温阳化饮　D. 温经通络　E. 温阳健脾

6. 组成中不含生姜的方剂是

A. 防己黄芪汤　B. 平胃散　C. 藿香正气散　D. 完带汤　E. 真武汤

A2 型题

7. 患者，胸胁支满，目眩心悸，或短气而咳，舌苔白滑，脉弦滑。治宜选用

A. 平胃散　B. 苓桂术甘汤　C. 真武汤　D. 实脾散　E. 藿香正气散

8. 患者症见脘腹胀满，不思饮食，口淡无味，恶心呕吐，嗳气吞酸，肢体沉重，倦怠嗜卧，舌苔白腻，脉缓。治宜选用

A. 藿香正气散　B. 三仁汤　C. 平胃散　D. 益胃汤　E. 参苓白术散

9. 患者症见小便不利，头痛微热，烦渴欲饮，脐下动悸，吐涎沫，头目眩晕，舌苔白，脉浮。治宜选用

A. 五苓散　B. 猪苓汤　C. 防己黄芪汤　D. 真武汤　E. 实脾散

10. 患者症见畏寒肢冷，小便不利，心下悸动，头晕目眩，站立不稳，浮肿，腰以下为甚，舌质淡胖，边有齿痕，脉沉细。治宜选用

A. 五苓散　B. 猪苓汤　C. 实脾散　D. 防己黄芪汤　E. 真武汤

11. 患者症见尿频尿急，溺时涩痛，淋沥不畅，尿色混赤，口燥咽干，舌苔黄腻，脉滑数。治宜选用

A. 茵陈蒿汤　B. 导赤散　C. 小蓟饮子　D. 八正散　E. 萆薢分清饮

12. 患者症见腰膝酸痛、痿软，肢节屈伸不利，畏寒喜温，心悸气短，舌淡苔白，脉细弱。治宜选用

A. 大秦艽汤　B. 九味羌活汤　C. 小活络丹　D. 济生肾气丸　E. 独活寄生汤

B1 型题

A. 燥湿运脾，行气和胃　B. 解表化湿，理气和中　C. 清热利湿，清热退黄

D. 清热泻火，利水通淋　　　　E. 宣畅气机，清利湿热
13. 三仁汤的功效是
14. 八正散的功效是

A. 萆薢分清饮　　B. 导赤散　　C. 平胃散　　D. 茵陈蒿汤　　E. 八正散
15. 治疗湿热淋证的是
16. 治疗湿热黄疸的是
【参考答案】
1. A　2. A　3. B　4. A　5. C　6. D　7. B　8. C　9. A　10. E　11. D　12. E　13. E　14. D　15. E　16. D

第十八单元　祛痰剂

细目一　概述

【考点突破攻略】

1. 祛痰剂的适用范围　祛痰剂主要适用于痰病。痰有广义与狭义之分：狭义之痰是专指有形之痰；而广义之痰是泛指诸多符合痰的病证表现与病理变化，病变部位比较广泛，如《医方集解》曰："在肺则咳，在胃则呕，在头则眩，在心则悸，在背则冷，在胁则胀，其变不可胜穷也。"痰病见有咳嗽、气喘、呕吐、中风、头晕目眩、头痛、胸痹、癫、狂、痫、瘰疬等症，均可使用祛痰剂治疗。

2. 祛痰剂的应用注意事项

（1）应辨清病变属性，热痰宜清，寒痰宜温，风痰宜息等。
（2）辨治痰病，治痰必治脾，治脾以绝生痰之源。
（3）治痰药多伤津，治痰应当兼顾阴津，以免化痰伤津。
（4）治热宜清，但治痰必用温，必须酌情配伍温药，即"病痰饮者，当以温药和之"。

细目二　燥湿化痰

【考点突破攻略】

二陈汤（《太平惠民和剂局方》）

方歌：二陈汤用半夏陈，益以茯苓甘草臣，利气和中燥湿痰，煎加生姜与乌梅。
组成：半夏　橘红各五两　茯苓三两　炙甘草一两半　生姜七片　乌梅一个
功用：燥湿化痰，理气和中。
主治：湿痰证。咳嗽痰多，色白易咳，恶心呕吐，胸膈痞闷，肢体困重，或头眩心悸，舌苔白滑或腻，脉滑。

配伍意义：本方证因脾失健运，湿无以化，湿聚成痰所致。治宜燥湿化痰，理气和中。方中以辛温性燥之半夏为君，燥湿化痰，和胃降逆。橘红为臣，理气行滞，燥湿化痰。君臣相配，其意有二：一是等量合用，相辅相成，以增强燥湿化痰之力，并体现治痰先理气，气顺则痰消之意；二是半夏、橘红皆以陈久者良，而无过燥之弊，故方名"二陈"，半夏、橘红为本方燥湿化痰的基本结构。佐以茯苓健脾渗湿；生姜监制半夏之毒，又助半夏化痰降逆、和胃止呕；少佐乌梅收敛肺气，与半夏、橘红相伍，散中兼收，防其燥散伤正。甘草为佐使，健脾和中，调和诸药。诸药合用，共奏燥湿化痰、理气和中之效。

［常考考点］二陈汤的组成、功用、主治及配伍。

温胆汤（《三因极一病证方论》）

方歌：温胆汤中苓半草，枳竹陈皮加姜枣，虚烦不眠证多端，此系胆虚痰热扰。

组成：半夏　竹茹　枳实各二两　陈皮三两　炙甘草一两　茯苓一两半　姜五片　枣一枚

功用：理气化痰，清胆和胃。

主治：胆胃不和，痰热内扰证。胆怯易惊，头眩心悸，心烦不眠，夜多易梦；或呕恶呃逆，眩晕，癫痫。苔白腻，脉弦滑。

配伍意义：本方证是因胆胃不和，痰热内扰所致。治宜理气化痰，清胆和胃。方中以辛温之半夏为君，燥湿化痰，和胃止呕。臣以甘而微寒之竹茹，清热化痰，除烦止呕；半夏与竹茹相伍，一温一凉，化痰和胃，止呕除烦。辛苦温之陈皮，理气行滞，燥湿化痰；辛苦微寒之枳实，降气导滞，消痰除痞；陈皮与枳实相合，亦一温一凉，理气化痰；茯苓，健脾渗湿；生姜、大枣调和脾胃，生姜兼制半夏毒性，以上共为佐药。甘草为使，调和诸药。本方诸药配伍，温凉兼进，不寒不燥，共奏理气化痰、清胆和胃之效。

［常考考点］温胆汤的组成、功用、主治及配伍。

【知识纵横比较】

二陈汤和温胆汤比较

方剂名称	相同点	不同点
二陈汤	均主治湿痰证，见呕恶、眩晕、苔白腻、脉滑	咳嗽痰多，色白易咳
温胆汤		虚烦不眠，胆怯易惊，脉弦滑

细目三　清热化痰

【考点突破攻略】

清气化痰丸（《医方考》）

方歌：清气化痰胆星蒌，夏芩杏陈枳实投，茯苓姜汁糊为丸，气顺火消痰自失。

组成：陈皮　杏仁　枳实　黄芩　瓜蒌仁　茯苓各一两　胆南星　半夏各一两半　姜汁

功用：清热化痰，理气止咳。

主治：痰热咳嗽。咳嗽气喘，咳痰黄稠，胸膈痞闷，甚则气急呕恶，烦躁不宁，舌质红，苔黄腻，脉滑数。

［常考考点］清气化痰丸的组成、功用、主治。

细目四　润燥化痰

【考点突破攻略】

贝母瓜蒌散（《医学心悟》）

方歌：贝母瓜蒌花粉研，橘红桔梗茯苓添，呛咳咽干痰难出，润燥化痰病自安。

组成：贝母一钱五分　瓜蒌一钱　天花粉　茯苓　橘红　桔梗各八分

功用：润肺清热，理气化痰。

主治：燥痰咳嗽。咳嗽呛急，咳痰不爽，涩而难出，咽喉干燥哽痛，苔白而干。

［常考考点］贝母瓜蒌散的组成、功用、主治。

【知识纵横比较】

贝母瓜蒌散、清燥救肺汤和麦门冬汤的比较

方剂名称	相同点	不同点
贝母瓜蒌散	同治燥咳	证为燥热伤肺，灼津为痰所致。故方中以贝母、瓜蒌为主，旨在润燥化痰。主治燥痰咳嗽，痰稠难咳
清燥救肺汤		为新感温燥，耗气伤阴。故方中以桑叶宣肺，配伍石膏清热，麦冬润燥，人参益气，旨在清宣燥热。主治温燥伤肺，身热头痛、干咳少痰、口渴等
麦门冬汤		为肺胃阴虚，气火上逆。故方中以大量麦冬配伍半夏、人参，旨在滋阴润肺，降逆下气。主治虚热肺痿，咳唾涎沫等

细目五　温化寒痰

【考点突破攻略】

苓甘五味姜辛汤（《金匮要略》）

方歌：苓甘五味姜辛汤，温阳化饮常用方，半夏杏仁均可入，寒痰冷饮保安康。

组成：茯苓四两　甘草三两　干姜三两　细辛三两　五味子半升

功用：温肺化饮。

主治：寒饮咳嗽。咳嗽量多，清稀色白，或喜唾涎沫，胸满不舒，舌苔白滑，脉弦滑。

［常考考点］苓甘五味姜辛汤的组成、功用、主治。

细目六　化痰息风

【考点突破攻略】

半夏白术天麻汤（《医学心悟》）

方歌：半夏白术天麻汤，苓草橘红大枣姜，眩晕头痛风痰证，热盛阴亏切莫尝。

组成：半夏一钱五分　天麻　茯苓　橘红各一钱　白术三钱　甘草五分　生姜一片大枣二枚

功用：化痰息风，健脾祛湿。

主治：风痰上扰证。眩晕，头痛，胸膈痞闷，恶心呕吐，舌苔白腻，脉弦滑。

配伍意义：本方证因脾湿生痰，湿痰壅遏，引动肝风，风痰上扰清空所致。治宜化痰息风，健脾祛湿。方中半夏燥湿化痰，降逆止呕；天麻平肝息风，止眩晕。两者配伍为治风痰眩晕头痛之要药，共为君药。李东垣《脾胃论》云："足太阴痰厥头痛，非半夏不能疗；眼黑头眩，风虚内作，非天麻不能除。"臣以白术、茯苓健脾祛湿，以治生痰之源。佐以橘红理气化痰，使气顺则痰消。佐使甘草和中调药；生姜、大枣调和脾胃，生姜兼能制约半夏毒性。诸药配伍，风痰并治，标本兼顾，以化痰息风治标为主，健脾祛湿治本为辅，共奏化痰息风、健脾祛湿之效。本方是在二陈汤燥湿化痰的基础上，加入健脾燥湿之白术、平肝息风之天麻而组成。

［常考考点］半夏白术天麻汤的组成、功用、主治及配伍。

【例题实战模拟】

A1 型题

1. 二陈汤主治

A. 风寒咳嗽　B. 热痰咳嗽　C. 燥痰咳嗽　D. 湿痰咳嗽　E. 寒饮咳嗽

2. 温化寒痰的方剂是

A. 苓甘五味姜辛汤　B. 半夏白术天麻汤　C. 二陈汤　D. 贝母瓜蒌散　E. 茯苓丸

3. 温胆汤之功用不包括

A. 理气　B. 化痰　C. 清胆　D. 温胆　E. 和胃

4. 治疗痰热咳嗽的代表方是

A. 清气化痰丸　B. 贝母瓜蒌散　C. 苓甘五味姜辛汤　D. 二陈汤　E. 温胆汤

5. 清气化痰丸用法中以何和为小丸

A. 蜜　B. 水　C. 姜汁　D. 乳汁　E. 藕汁

A2 型题

6. 患者，症见胆怯易惊，虚烦不宁，失眠多梦，呕吐呃逆，癫痫。治宜选用

A. 定痫丸　B. 礞石滚痰丸　C. 清气化痰丸　D. 酸枣仁汤　E. 温胆汤

7. 患者，男，27 岁。症见咳嗽气喘，咳痰黄稠，胸膈痞满，烦躁不安，舌红，苔黄腻，脉滑数。治宜选用

A. 温胆汤　B. 半夏白术天麻汤　C. 清气化痰汤　D. 二陈汤　E. 贝母瓜蒌散

8. 患者，症见咳嗽痰多，色白易咳，恶心呕吐，胸膈痞满，肢体困重，舌苔白滑，脉滑。治宜选用

A. 二陈汤　B. 温胆汤　C. 半夏白术天麻汤　D. 贝母瓜蒌散　E. 清气化痰汤

B1 型题

A. 痰湿　B. 风痰　C. 燥痰　D. 热痰　E. 寒痰

9. 半夏白术天麻汤主治

10. 清气化痰汤主治

【参考答案】

1. D　2. A　3. D　4. A　5. C　6. E　7. C　8. A　9. B　10. D

第十九单元　消食剂

细目一　概述

【考点突破攻略】

1. 消食剂的适用范围　消食剂主要适用于饮食积滞。消食剂适应证比较缓、病情比较轻，治疗取“渐消缓散”之意，以缓缓消除饮食积滞为主。

2. 消食剂的应用注意事项

（1）应辨清病变属性，实证以消食为主，虚证以消补为主。

（2）应用消食剂，不宜长期服用，避免损伤脾胃之气。

细目二　消食化滞

【考点突破攻略】

保和丸（《丹溪心法》）

方歌：保和神曲与山楂，苓夏陈翘菔子加，炊饼为丸白汤下，消食和胃效堪夸。

组成：山楂六两　神曲二两　半夏　茯苓各三两　陈皮　连翘　莱菔子各一两

功用：消食化滞，理气和胃。

主治：食积证。脘腹痞满胀痛，嗳腐吞酸，恶食呕逆，或大便泄泻，舌苔厚腻，脉滑。

配伍意义：本方所治之证乃饮食不节，暴饮暴食所致。治当消食化滞，理气和胃。方中重用山楂，能消一切饮食积滞，善于消肉食之积，为君药。神曲消食健脾，善于化酒食陈腐油腻之积；莱菔子下气消食除胀，善于消谷面之积，共为臣药。三药并用，以消各种饮食积滞。半夏、陈皮理气化湿，和胃止呕；茯苓健脾和中，利湿止泻；连翘清热散结，共为佐药。诸药配伍，共奏消食和胃、清热祛湿之效，使食积得消，湿祛热清，胃气因和，诸症悉除。

［常考考点］保和丸的组成、功用、主治及配伍。

细目三　健脾消食

【考点突破攻略】

健脾丸（《证治准绳》）

方歌：健脾参术苓草陈，肉蔻香连合砂仁，楂肉山药曲麦炒，消补兼施此方寻。

组成：白术二两半　木香　酒炒黄连　甘草各七钱半　茯苓二两　人参一两五钱　神曲　陈皮　砂仁　炒麦芽　山楂　山药　肉豆蔻以上各一两

功用：健脾和胃，消食止泻。

主治：脾虚食积证。食少难消，脘腹痞闷，大便溏薄，倦怠乏力，苔腻微黄，脉虚弱。

配伍意义：本方证因脾虚胃弱，运化失常，食积停滞，郁而生热所致。治当健脾与消食并举。人参、白术、茯苓为君，重在补气健脾运湿止泻。臣以山楂、神曲、麦芽消食和胃，除已停之积。再佐肉豆蔻、山药健脾止泻；木香、砂仁、陈皮理气开胃，醒脾化湿；黄连清热燥湿，以除食积所生之热。甘草补中和药，是为佐使之用。诸药合用，使脾健、食消、气畅、热清、湿化。

全方配伍特点：消补兼施，补重于消，补而不滞，消中寓清。

［常考考点］健脾丸的组成、功用、主治及配伍。

【例题实战模拟】

A1 型题

1. 保和丸的君药是

A. 神曲　B. 山楂　C. 陈皮　D. 莱菔子　E. 半夏

2. 保和丸中清热散结的药物是

A. 神曲　B. 莱菔子　C. 栀子　D. 连翘　E. 连翘、栀子

3. 健脾丸和保和丸共有的药物是

A. 木香、麦芽　B. 神曲、山楂　C. 黄连、白术　D. 砂仁、莱菔子　E. 人参、茯苓

A2 型题

4. 患者，症见食少难消，脘腹痞闷，大便溏薄，倦怠乏力，苔腻微黄，脉虚弱。治宜选用

A. 保和丸　B. 枳术丸　C. 健脾丸　D. 木香槟榔丸　E. 枳实导滞丸

5. 患者，症见脘腹痞满，嗳腐吞酸，恶食呕逆，舌苔厚腻，脉滑。治宜选用

A. 木香槟榔丸　B. 健脾丸　C. 保和丸　D. 枳术丸　E. 枳实导滞丸

B1 型题

A. 消食和胃　B. 消食化滞，理气和胃　C. 行气导滞，攻积泄热

D. 健脾和胃，消食止泻　E. 消痞除满，健脾和胃

6. 保和丸的功效是

7. 健脾丸的功效是

【参考答案】

1. B　2. D　3. B　4. C　5. C　6. B　7. D

第二十单元　驱虫剂

【考点突破攻略】

乌梅丸（《伤寒论》）

方歌：乌梅丸用细辛桂，黄连黄柏及当归，人参椒姜加附子，清上温下又安蛔。

组成：乌梅三百枚　细辛六两　干姜十两　黄连十六两　当归四两　炮附子六两　蜀椒四两　桂枝六两　人参六两　黄柏六两　蜜

功用：温脏安蛔。

主治：蛔厥证。脘腹阵痛，烦闷呕吐，时发时止，得食则吐，甚则吐蛔，手足厥冷，或久泻久痢。

配伍意义：蛔厥之证是因患者素有蛔虫，复由肠道虚寒，蛔虫上扰所致。本证既有虚寒的一面，又有虫扰气逆化热的一面，针对寒热错杂、蛔虫上扰的病机，治宜寒热并调、温脏安蛔之法。柯琴说“蛔得酸则静，得辛则伏，得苦则下”，因此方中重用味酸之乌梅，取其酸能安蛔，使蛔静则痛止，为君药。蛔虫躁动因于肠寒，蜀椒、细辛，药性辛温，辛可伏蛔，温可祛寒；黄连、黄柏性味苦寒，苦能下蛔，寒能清解因蛔虫上扰，气机逆乱所生之热，共为臣药。附子、桂枝、干姜皆为辛热之品，既可增强温脏祛寒之功，亦有辛可制蛔之力；当归、人参补养气血，且合桂枝养血通脉，以解四肢厥冷，均为佐药。以蜜为丸，甘缓和中为使药。诸药合用，共奏温脏安蛔之功。

本方所治的久泻久痢，实属脾胃虚寒，肠滑失禁，气血不足而湿热积滞未去之寒热虚实错杂证候。方中重用乌梅，酸收涩肠；人参、当归、桂枝、附子、干姜、细辛、蜀椒温阳散寒，补虚扶正；黄连、黄柏清热燥湿。诸药合用，切中病机，故可奏效。

全方配伍特点：酸苦辛并进，使蛔虫静伏而下；寒热佐甘温，则和肠胃扶正。

［常考考点］乌梅丸的组成、功用、主治及配伍。

【例题实战模拟】

A1 型题

1. 治疗蛔厥证，宜选用

A. 四逆散　B. 连梅安蛔汤　C. 乌梅丸　D. 四逆汤　E. 化虫丸

2. 乌梅丸方中的君药是

A. 乌梅　B. 黄连　C. 细辛、干姜　D. 乌梅、黄连　E. 附子、桂枝

3. 不属于乌梅丸药物组成的是

A. 细辛　B. 干姜　C. 黄连　D. 桂枝　E. 肉桂

A2 型题

4. 患者症见心烦呕吐，时发时止，食入吐蛔，手足厥冷。治宜选用

A. 理中汤　B. 半夏泻心汤　C. 四逆汤　D. 乌梅丸　E. 藿香正气散

B1 型题

A. 乌梅　B. 附子　C. 干姜　D. 当归　E. 蜀椒、细辛

5. 乌梅丸中体现“蛔得酸则静”的药物是

6. 乌梅丸中体现“蛔得辛则伏”的药物是

【参考答案】

1. C　2. A　3. E　4. D　5. A　6. E

第二十一单元　治痈疡剂

细目一　概述

【考点突破攻略】

1. 治痈疡剂的适用范围　治痈疡剂主要适用于痈疽疮疡证。治疗多以散结消痈、托里透脓、补虚敛疮为法。

2. 治痈疡剂的应用注意事项

（1）应辨别病证的阴阳表里虚实。

（2）痈疡脓已成，不宜固执内消一法，应促其速溃，不致疮毒内攻；若毒邪炽盛，则需侧重清热解毒以增祛邪之力；若脓成难溃，又应配透脓溃坚之品。

（3）痈疡后期，疮疡虽溃，毒邪未尽时，切勿过早应用补法，以免留邪为患。

细目二　散结消痈

【考点突破攻略】

大黄牡丹汤（《金匮要略》）

方歌：金匮大黄牡丹汤，桃仁瓜子芒硝襄，肠痈初起腹按痛，苔黄脉数服之康。

组成：大黄四两　牡丹皮一两　桃仁五十个　冬瓜仁半升　芒硝三合

功用：泄热破瘀，散结消肿。

主治：肠痈初起，湿热瘀滞证。右少腹疼痛拒按，按之其痛如淋，甚则局部肿痞；或右足屈而不伸，伸则痛剧，小便自调；或时时发热，自汗恶寒，舌苔薄腻而黄，脉滑数。

配伍意义：本方所治之肠痈是因肠中湿热郁蒸，气血凝聚所致。治法当泄热祛湿，破瘀消痈。故方中以苦寒攻下之大黄为君，泄热逐瘀，涤荡肠中湿热瘀毒；丹皮亦为君药，清热凉血，活血散瘀。两药合用，泄热破瘀。臣以咸寒之芒硝，泻热导滞，软坚散结，助大黄荡涤湿热，使之速下；桃仁活血破瘀，配合丹皮以散瘀消肿。佐以甘寒滑利之冬瓜仁，为治内痈之要药，清肠利湿，导湿热从小便而去，并能排脓消痈。本方泻下、清利、破瘀诸法并用，共奏泄热破瘀、散结消肿之功，是治疗湿热瘀滞之肠痈初起的常用方剂。

［常考考点］大黄牡丹汤的组成、功用、主治及配伍。

仙方活命饮（《校注妇人良方》）

方歌：仙方活命金银花，防芷归陈草芍加，贝母花粉兼乳没，穿山角刺酒煎佳，一切痈毒能溃散，溃后忌服用勿差。

组成：白芷　贝母　防风　赤芍药　当归尾　甘草　皂角刺　穿山甲　天花粉　乳香　没药各一钱　金银花　陈皮各三钱　酒

功用：清热解毒，消肿溃坚，活血止痛。

主治：痈疡肿毒初起。局部红肿焮痛，或身热凛寒，苔薄白或黄，脉数有力。

配伍意义：本方主治疮疡肿毒初起之证。多为热毒壅聚，气滞血瘀痰结而成。阳证痈疮初起，治宜清热解毒为主，配合理气活血、化痰散结、消肿溃坚。方中金银花性味甘寒，最善清热解毒疗疮，前人称之“疮疡圣药”，故重用为君。然单用清热解毒，则气滞血瘀难消，肿结不散，又以当归尾、赤芍、乳香、没药、陈皮行气活血通络，消肿止痛，共为臣药。白芷、防风疏风散表，以助散结消肿；气机阻滞每可导致液聚成痰，故配用贝母、天花粉清热化痰排脓，可使未成之脓即消；穿山甲、皂角刺通行经络，透脓溃坚，可使已成之脓即溃，均为佐药。甘草清热解毒，并调和诸药；煎药加酒者，借其通行周身，助药力直达病所，共为使药。诸药合用，共奏清热解毒、消肿溃坚、活血止痛之功。

前人称本方为“疮疡之圣药，外科之首方”，适用于阳证而体实的各类疮疡肿毒。若用之得当，则“脓未成者即消，已成者即溃”。

全方配伍特点：消清并举，清解之中寓活血祛瘀之法，佐辛透散结之品消未成之脓，以消坚之物溃已成之脓。

[常考考点] 仙方活命饮的组成、功用、主治及配伍。

【例题实战模拟】

A1 型题

1. 下列不具有清热解毒作用的方剂是

A. 银翘散　B. 黄连解毒汤　C. 仙方活命饮　D. 大黄牡丹汤　E. 普济消毒饮

A2 型题

2. 患者脚踝部忽然红肿热痛，肿毒初起，舌苔黄，脉数有力。治宜选用

A. 普济消毒饮　B. 仙方活命饮　C. 黄连解毒汤　D. 导赤散　E. 龙胆泻肝汤

B1 型题

A. 痈疡肿毒初起，红肿焮痛，身热凛寒，舌苔薄白或黄，脉数有力
B. 痈肿疔毒，大热烦扰，口燥咽干，舌红苔黄，脉数有力
C. 痈疡肿毒漫肿无头，酸痛不热，皮色不变，口中不渴，舌淡苔白，脉沉细
D. 头面红肿焮痛，咽喉不利，舌燥口渴，舌红苔白兼黄，脉浮数有力
E. 疮疡局部红肿热痛，疮形如粟，坚硬根深如钉丁之状，舌红，脉数

3. 治宜选用普济消毒饮的证候表现是

4. 治宜选用仙方活命饮的证候表现是

【参考答案】

1. D　2. B　3. D　4. A

中西医结合临床

中西医结合内科学

【本章通关攻略】

中西医结合内科学是中西医结合学科最重要的一门临床课程，在中西医结合执业助理医师资格考试中，实践技能部分涉及一道病案分析题，占 20 分（实践技能总分 100 分），综合笔试平均每年出题约 75 道，约占 75 分（综合笔试总分 300 分）。本科目重点考查的单元有呼吸系统疾病、循环系统疾病、消化系统疾病、内分泌与代谢疾病、泌尿系统疾病、血液及造血系统疾病、风湿性疾病、神经系统疾病等常见病和多发病。

学习本科目，应重点把握各系统常见病和多发病的西医诊断（临床症状、体征、实验室及其他检查）、西医治疗和中医辨证论治；注意其与诊断学基础、药理学的联系；比较其与中西医结合外科、妇科、儿科等相关疾病证治的异同，并进行归纳和总结。

第一单元　呼吸系统疾病

细目一　急性上呼吸道感染

【考点突破攻略】

急性上呼吸道感染（acute upper respiratory tract infection）是鼻腔和咽喉部呼吸道黏膜的急性炎症的总称。70% ～ 80% 由病毒引起，少数为细菌所致。急性上呼吸道感染的临床表现不一，从单纯的鼻黏膜炎到广泛的上呼吸道炎症轻重不等。本病全年皆可发生，以冬春季节多发，一般病势较轻，病程较短，预后较好。

本病与中医学的“感冒”相类似，又称“伤风”“冒风”“冒寒”“重伤风”等。

要点一　西医病因与发病机制

急性上呼吸道感染的主要病原体为鼻病毒、流感病毒（甲、乙、丙）、副流感病毒、呼吸道合胞病毒、冠状病毒、腺病毒及柯萨奇病毒等。细菌感染可单纯发生或继发于病毒感染之后，以溶血性链球菌为多见，其次为流感嗜血杆菌、肺炎链球菌和葡萄球菌等。人体在受凉、淋雨或过度疲劳等因素影响下，呼吸道局部防御功能处于低下状态，导致原有的病毒或细菌迅速繁殖。病毒和细菌等也可通过飞沫传播，或由接触鼻、咽、眼结膜表面的分泌物而经手传播。发病与年龄、体质及环境密切相关，尤其是老幼体弱或有慢性呼吸道疾病者更易罹患。

［常考考点］急性上呼吸道感染的主要病原体是病毒。

要点二　中医病因病机

急性上呼吸道感染是人体感受六淫之邪、时行毒邪所致，主要是风邪致病。感邪之后是否发病与正气盛衰有关。

1. 卫外功能减弱，外邪乘机袭入 包括生活起居不当，寒温失调；过度劳累，耗伤体力；气候突变，六淫之邪肆虐；素体虚弱，卫外不固，以致外邪侵袭而发病。

2. 病邪犯肺，卫表不和 肺主皮毛，职司卫外，外邪从口鼻、皮毛而入，卫表被郁，邪正相争，而见恶寒、发热、头痛、身痛等；肺气失宣而见鼻塞、流涕、咳嗽等。

3. 病邪少有传变，病情轻重有别 病邪一般只犯肺卫，很少有传变，病程短而易愈。但亦有少数感邪深重，或老幼体弱，或原有某些慢性疾病者，病邪从表入里，迅速传变，可引起某些合并症或继发病。

综上所述，本病病位在肺卫，其病因病机主要是外邪乘虚而入，以致卫表被郁，肺失宣肃，一般病情轻浅。因四时六气各异，或体质强弱、阴阳偏盛之不同，临床表现虚实寒热各异。

[常考考点] 急性上呼吸道感染的病因是风邪。

要点三 临床表现

（一）普通感冒

普通感冒为病毒感染引起，潜伏期短，起病较急。临床表现差异很大，以鼻部症状为主。

1. 主要症状 早期有咽部干燥，继而出现鼻塞、喷嚏、低热、咳嗽，鼻流清涕，以后变稠，呈黄脓样。病变向下发展可出现声嘶、咳嗽加剧，或有少量黏液痰，1～2周消失。全身症状短暂，可出现全身酸痛、头痛、乏力、食欲下降、腹胀、腹痛、便秘或腹泻等，部分患者可伴发单纯性疱疹。

2. 体征 鼻腔黏膜充血、水肿，有分泌物，偶有眼结膜充血，可有体温升高。

（二）急性病毒性咽炎和喉炎

病原体多为鼻病毒、腺病毒、流感病毒、副流感病毒及肠病毒、呼吸道合胞病毒等。

1. 主要症状 急性病毒性咽炎咽部发痒或有灼热感，咽痛不明显，咳嗽少见。急性喉炎多表现为声音嘶哑，说话困难，咳嗽时疼痛，常有发热、咽痛或咳嗽。

2. 体征 咽喉部水肿、充血，局部淋巴结轻度肿大、有触痛，有时可闻及喉部喘息声。

（三）急性咽－扁桃体炎

病原体多为溶血性链球菌，其次为流感嗜血杆菌、肺炎链球菌、葡萄球菌等。

1. 主要症状 起病急，咽痛明显，发热，畏寒，体温可达39℃以上。

2. 体征 咽部充血明显，扁桃体肿大、充血，表面有黄色点状渗出物，颌下淋巴结肿大、压痛。

（四）急性疱疹性咽峡炎

急性疱疹性咽峡炎多由柯萨奇病毒A引起，多见于儿童，成人偶见，夏季较易流行，起病急，病程约1周。

1. 主要症状 明显咽痛、发热。

2. 体征 咽部、软腭、悬雍垂和扁桃体上有灰白色小丘疹，以后形成疱疹和浅表溃疡，周围黏膜有红晕。

（五）急性咽结膜炎

急性咽结膜炎主要由腺病毒、柯萨奇病毒、埃可病毒等引起，起病急，病程一般4～6日。夏季多发，儿童多见，由游泳传播。

1. 主要症状 发热、咽痛、流泪、畏光。

2. 体征 咽部及结膜充血，可有颈淋巴结肿大，或有角膜炎。

急性上呼吸道感染少数可并发急性鼻窦炎、中耳炎、急性支气管炎、肺炎，也可引起急性心肌炎、风湿热、急性肾小球肾炎。

[常考考点] 上呼吸道感染不同类型的典型症状和体征。

要点四 实验室检查及其他检查

1. 血常规检查 白细胞计数一般正常或偏低，分类淋巴细胞比例相对增高。伴有细菌感染时，白细胞计数及中性粒细胞增高，或有核左移现象。

2. 病毒分离 收集病人的咽漱液、鼻洗液、咽拭子等标本接种于鸡胚羊膜腔内，可分离出病毒，有助于确诊。

3. 免疫荧光技术检测 取病人鼻洗液中的鼻黏膜上皮细胞涂片，或用咽漱液接种于细胞培养管内，用免疫荧光技术检测，阳性者有助于早期诊断。

4. 血清学检查 取病人急性期与恢复期血清进行补体结合试验、中和试验和血凝抑制试验。双份血清抗体效价递增 4 倍或 4 倍以上者有助于早期诊断。

要点五 诊断与鉴别诊断

（一）诊断

主要根据病史、临床症状及体征，结合周围血象，并排除其他疾病如过敏性鼻炎，急性传染性疾病如麻疹、脑炎、流行性脑脊髓膜炎、脊髓灰质炎、伤寒等，可作出临床诊断。病毒分离、免疫荧光技术及细菌培养对明确病因诊断有帮助。

（二）鉴别诊断

1. 过敏性鼻炎 主要表现为喷嚏频作，鼻涕多，呈清水样，鼻腔水肿、苍白，分泌物中有较多嗜酸性粒细胞。发作常与外界刺激有关，常伴有其他过敏性疾病，如荨麻疹等。

2. 急性传染病前驱期 麻疹、脊髓灰质炎、流行性脑脊髓膜炎、流行性乙型脑炎、伤寒、斑疹伤寒、白喉等，在患病初期可伴有上呼吸道症状，但有明确的流行病学史，并有其特定的症状特点可资鉴别。

3. 流行性感冒 流感的潜伏期很短，一般 1 ～ 3 天，常有明显的流行性。起病急骤，以全身中毒症状为主，出现畏寒、高热、头痛、头晕、全身酸痛、乏力等。呼吸道症状轻微或不明显，可有咽痛、流涕、流泪、咳嗽等。少数患者有食欲减退，伴有腹痛、腹胀及腹泻等消化道症状。病毒分离和血清学诊断可供鉴别。

［常考考点］普通感冒和流感的鉴别。

要点六 西医治疗

1. 抗病毒治疗 目前尚无有效的特异性抗病毒药物，可试用下列药物：①金刚烷胺：口服 0.1g，每日 2 次，对甲型流感病毒有效。②吗啉胍（ABOB）：口服 0.1 ～ 0.2g，每日 3 次，可能对甲型流感病毒、乙型流感病毒、副流感病毒、鼻病毒、呼吸道合胞病毒及腺病毒有效。③利巴韦林：有比较广谱的抗病毒作用，每日 400 ～ 1000mg，分 3 次口服，或加入液体中静脉滴注。④干扰素：能抑制多种 DNA 病毒和 RNA 病毒，肌内注射或滴鼻均可。

2. 对症治疗 发热、头痛、肢体酸痛者，可给予解热镇痛药，如复方阿司匹林片 0.5 ～ 1g，口服，每日 3 次；鼻塞流涕者，可用抗过敏药，如扑尔敏 4mg，口服，每日 3 次，或用 1% 的麻黄碱滴鼻。

3. 抗感染治疗 如有继发细菌感染者，可选择抗菌药物治疗。经验用药常选：①头孢氨苄 0.25 ～ 0.5g，口服，每日 4 次。②罗红霉素 150mg，口服，每日 2 次。③阿莫西林 0.5g，口服，每日 3 ～ 4 次。

要点七 中医辨证论治

证型	辨证要点	治法	方剂
风寒束表证	恶寒重，发热轻，无汗，头痛，肢体酸痛，鼻塞流清涕，咽痒，咳嗽，舌苔薄白而润，脉浮或浮紧	辛温解表	荆防败毒散
风热犯表证	热重寒轻，汗出，鼻流浊涕，咳嗽，痰黄黏稠，咽燥，或咽喉肿痛，舌苔薄白微黄，边尖红，脉浮数	辛凉解表	银翘散或葱豉桔梗汤
暑湿伤表证	肢体酸重，头重，鼻流浊涕，渴不多饮，口中黏腻，胸脘痞闷，泛恶，舌苔薄黄而腻，脉濡数	清暑祛湿解表	新加香薷饮

［常考考点］上呼吸道感染的证型、辨证要点、治法和方剂。

【知识纵横比较】

中西医结合内科学与儿科学上感的证治比较

上感（中西医结合儿科学）			上感（中西医结合内科学）	
证型		方剂	证型	方剂
主证	风寒感冒	荆防败毒散	风寒束表证	荆防败毒散
	风热感冒	银翘散	风热犯表证	银翘散或葱豉桔梗汤
	暑邪感冒	新加香薷饮	暑湿伤表证	新加香薷饮
	时邪感冒	银翘散合普济消毒饮	—	—
兼证	夹痰	三拗汤、二陈汤（风寒）； 桑菊饮（风热）	—	—
	夹滞	保和丸	—	—
	夹惊	镇惊丸，另服小儿回春丹或小儿金丹片	—	—

【例题实战模拟】

A1 型题

1. 上呼吸道感染的常见病原体是

A. 细菌　B. 病毒　C. 立克次体　D. 衣原体　E. 真菌

2. 在咽部、软腭、悬雍垂和扁桃体上有灰白色小丘疹的是

A. 普通感冒　B. 流行性感冒　C. 急性咽－扁桃体炎

D. 急性疱疹性咽峡炎　E. 急性咽结膜炎

3. 急性上呼吸道感染暑湿伤表证的代表方剂是

A. 香薷饮　B. 荆防败毒散　C. 银翘散　D. 新加香薷饮　E. 羌活胜湿汤

4. 急性上呼吸道感染风寒束表证的治法是

A. 辛凉解表　B. 祛暑解表　C. 祛风解表　D. 辛温解表　E. 益气解表

A2 型题

5. 患者，汗出当风，后出现身热较著，微恶风寒，汗出不畅，头胀痛，目胀，鼻塞，流浊涕，口干而渴，咳嗽，痰黄黏稠，咽喉肿痛，舌苔薄白微黄，边尖红，脉浮数。宜辨证为

A. 风寒束表证　B. 风热犯表证　C. 暑湿伤表证　D. 风热犯肺证　E. 肺热壅盛证

【参考答案】

1. B　2. D　3. D　4. D　5. B

细目二　急性支气管炎

【考点突破攻略】

急性支气管炎（acute bronchitis）是由生物、物理、化学刺激或过敏等因素引起的支气管黏膜的急性炎症。临床主要表现为咳嗽和咳痰，常见于气候急骤变化或上呼吸道防御功能下降时，也可由急性上呼吸道感染迁延不愈所致。

本病属中医学“咳嗽”“暴咳”等范畴。

要点一　西医病因

1. 病原微生物　病毒是引起本病最常见的微生物，常见病毒为腺病毒、流感病毒（甲、乙）、冠状病毒、鼻病毒、单纯疱疹病毒、呼吸道合胞病毒和副流感病毒。常见细菌为流感嗜血杆菌、肺炎链球菌

等。近年来衣原体和支原体感染明显增加。在病毒感染的基础上继发细菌感染也较多见。

2. 理化因素 冷空气、粉尘、刺激性气体或烟雾（如二氧化硫、二氧化氮、氨气、氯气等）的吸入，可以引起气管－支气管黏膜的急性损伤和炎症反应。

3. 过敏反应 急性支气管炎与气道的高反应性有关。常见的吸入致敏原包括花粉、有机粉尘、真菌孢子、动物皮毛及排泄物，或对细菌蛋白质的过敏。钩虫、蛔虫的幼虫在肺内的移行均可引起支气管急性炎症反应。

[常考考点] 急性支气管炎的病原体最常见的是病毒，其次是细菌。

要点二 中医病因病机

中医认为本病的发生和发展，主要是外感所致，而脏腑功能失调，肺的卫外功能减弱是引发本病的重要病因。天气冷暖失常、气候突变，人体未能适应，卫外功能失调，六淫外邪或从口鼻而入，或从皮毛而侵，侵犯肺系，引发本病。风为六淫之首，其他外邪多随风邪侵袭人体，所以本病的发病常以风为先导，夹有寒、热、燥、湿等邪。

本病病变部位主要在肺，因肺主气，司呼吸，上连喉咙，开窍于鼻，外合皮毛，为五脏之华盖；又因肺为娇脏，不耐邪侵。肺卫受邪，使肺气壅遏不宣，清肃失司，气机不利，肺气上逆引起咳嗽。肺卫之邪若不能及时疏散外达，则可发生演变转化，如风寒久郁而化热，风热灼津而化燥，肺热蒸液而成痰。

同时，如迁延失治，伤及正气，或年老体弱，正气不足，卫外不固，更易受邪以致疾病反复发作。

[常考考点] 急性支气管炎的中医病因是风；病位是肺；病机是肺失宣肃，肺气上逆。

要点三 临床表现

1. 主要症状 起病较急，通常全身症状较轻，可有发热。初为干咳或有少量黏液痰，随后痰量增多，咳嗽加剧，偶伴血痰。咳嗽、咳痰可延续2～3周，如迁延不愈，可演变成慢性支气管炎。伴支气管痉挛时，可出现程度不等的胸闷气喘。

2. 体征 查体可无明显阳性表现，也可以在两肺闻及散在干、湿啰音，或伴哮鸣音，部位不固定，咳嗽后可减少或消失。

[常考考点] 急性支气管炎的症状和体征。

要点四 实验室检查及其他检查

1. 血常规检查 白细胞计数和分类多无明显改变。细菌感染时白细胞升高，或伴有中性粒细胞比例增加，血沉加快。

2. 痰培养 痰涂片或培养可发现致病菌。

3. X 线检查 可见正常或肺纹理增粗。

要点五 诊断与鉴别诊断

（一）诊断

根据病史、咳嗽和咳痰等呼吸道症状，两肺散在干、湿啰音等体征，结合血象和X线胸片，可作出临床诊断。病毒和细菌检查有助于病因诊断。

（二）鉴别诊断

1. 流行性感冒 流感有流行病学史，急骤起病，高热和全身肌肉酸痛等全身中毒症状明显，病毒分离和血清学检查有助于鉴别。

2. 急性上呼吸道感染 鼻咽部症状明显，咳嗽轻微，一般无痰。肺部无异常体征。胸部X线正常。

3. 其他呼吸系统疾患 如肺结核、肺脓肿、支原体肺炎、麻疹、百日咳和肺癌等，以上疾病初发时常伴有急性支气管炎症状，但均表现有各自的特点，可资鉴别。

要点六　西医治疗

1. 一般治疗　适当休息，注意保暖，多饮水，避免诱发因素和吸入变应原。

2. 对症治疗　发热、头痛时可应用解热镇痛药如复方阿司匹林等；咳嗽有痰且不易咳出时选用祛痰剂，如氯化铵合剂、盐酸氨溴索、溴已新；咳嗽剧烈且无痰时选用右美沙芬、喷托维林、可待因等；支气管痉挛时选用平喘药，如茶碱类和 β_2 受体激动剂等。

3. 抗菌药物　一般不主张应用抗生素治疗本病，但有细菌感染证据时应及时使用，并根据病原体和药敏试验选择抗菌药。一般开始治疗时缺乏病原菌检查结果，可选用大环内酯类、青霉素类、头孢菌素类、氟喹诺酮类等。用药途径依病情而定，轻者口服即可，重症者可肌注或静脉给药。

要点七　中医辨证论治

证型	辨证要点	治法	方剂
风寒袭肺证	咳嗽初起，声重气急，咽痒，痰稀色白，多伴有头痛鼻塞，流清涕，骨节酸痛，恶寒，或有发热，无汗等表证，舌苔薄白，脉浮或浮紧	疏风散寒，宣肺止咳	三拗汤合止嗽散
风热犯肺证	咳嗽新起，咳声粗亢，或咳声嗄哑，咳痰黏稠或稠黄，咳时汗出，常伴鼻流黄涕，头痛口渴，喉燥咽痛，或有发热，微恶风寒等表证，舌苔薄黄，脉浮数或浮滑	疏风清热，宣肺止咳	桑菊饮
燥热伤肺证	咳嗽新起，咳声嘶哑，干咳无痰或痰少黏稠难出，或黏连成丝，或咳引胸痛，多伴有鼻燥咽干，恶风发热，头痛等表证，舌尖红，苔薄黄而干，脉浮数或小数	疏风清肺，润燥止咳	桑杏汤
凉燥伤肺证	干咳，痰少或无痰，咽干鼻燥，兼有头痛，恶寒，发热，无汗，苔薄白而干，脉浮紧	轻宣凉燥，润肺止咳	杏苏散

［常考考点］急性支气管炎的辨证论治。

【例题实战模拟】

A1 型题

1. 中医认为咳嗽的病因是
   A. 风　B. 寒　C. 湿　D. 燥　E. 热
2. 咳嗽的病机是
   A. 风寒袭肺，肺气失宣　B. 风热犯肺，肺失清肃　C. 痰热壅肺，肺失肃降
   D. 肝郁化火，上逆侮肺　E. 邪犯于肺，肺气上逆
3. 咳嗽风寒袭肺证的治法是
   A. 疏风清肺，润燥止咳　B. 轻宣凉燥，润肺止咳　C. 疏风清热，宣肺止咳
   D. 疏风散寒，宣肺止咳　E. 辛温解表，宣肺止咳

A2 型题

4. 患者，咳嗽新起，咳声嗄哑，咳痰黏稠或稠黄，咳时汗出，伴鼻流黄涕，头痛口渴，喉燥咽痛，发热，微恶风寒，舌苔薄黄，脉浮数。治宜选用
   A. 桑杏汤　B. 杏苏散　C. 麻杏石甘汤　D. 桑菊饮　E. 银翘散
5. 患者，着凉后出现咳嗽，咳声嘶哑，干咳无痰，咳引胸痛，伴有鼻燥咽干，恶风发热，头痛，舌尖红，苔薄黄而干，脉浮数。其辨证为
   A. 凉燥伤肺证　B. 燥热伤肺证　C. 风热犯肺证　D. 风寒袭肺证　E. 痰热蕴肺证

【参考答案】

1. A　2. E　3. D　4. D　5. B

细目三 慢性支气管炎

【考点突破攻略】

慢性支气管炎（chronic bronchitis）是指气管、支气管黏膜及其周围组织的慢性非特异性炎症。临床上以咳嗽、咳痰或伴有喘息等反复发作为特征，常并发阻塞性肺气肿、慢性阻塞性肺疾病（COPD），甚至肺源性心脏病。

本病可归属于中医学"咳嗽""喘证"等范畴。

要点一 西医病因与发病机制

慢性支气管炎的病因较为复杂，往往是多种因素长期相互作用的结果。

1. 吸烟 吸烟是最重要的环境发病因素。烟草中的焦油、尼古丁和氢氰酸等化学物质具有多种损伤效应，可使气道净化能力下降，黏液分泌增多，气道阻力增加；使氧自由基产生增多，破坏肺弹力纤维，诱发肺气肿形成等。

2. 感染因素 感染是慢性支气管炎发生发展的重要因素，主要为病毒和细菌感染。病毒感染以流感病毒、鼻病毒、腺病毒和呼吸道合胞病毒为常见。细菌感染常继发于病毒感染，常见的病原体有奈瑟球菌、肺炎链球菌及流感嗜血杆菌等。

3. 职业粉尘和化学物质 接触职业粉尘及化学物质，如烟雾、变应原、工业废气及室内空气污染等，浓度过高或时间过长，均可能促进慢性支气管炎的发病。

4. 空气污染 大气污染中有害气体如二氧化硫、二氧化氮、氯气、臭氧等可损伤气道黏膜上皮，使纤毛清除功能下降，黏液分泌增加，为细菌感染增加条件。

5. 其他因素 如自主神经功能紊乱，呼吸道副交感神经反应增高，交感神经功能低下，支气管分泌亢进；全身或呼吸道局部的防御及免疫功能减弱；维生素 C、维生素 A 的缺乏，使支气管黏膜上皮修复受影响；遗传。

要点二 中医病因病机

中医学认为，慢性支气管炎的发生和发展，多因外邪侵袭、内脏亏损，导致肺失宣降。

1. 外邪侵袭 六淫之邪侵袭肌表，或从口鼻而入，或从皮毛而侵，内合于肺，肺失肃降，肺气不宣，痰浊滋生，阻塞气道，故可引起咳喘、咳痰。

2. 肺脏虚弱 久咳伤肺，肺气不足，易受外邪侵袭，清肃失职而发病。肺气不足，气失所主，清肃无权，气不化津，积液成痰，痰湿阻肺，致使咳喘缠绵不愈。

3. 脾虚生痰 "脾为生痰之源，肺为贮痰之器"。久病不愈，耗伤脾气，脾阳不足，脾失健运，水谷无以化生精微，聚湿生痰。痰浊上渍于肺，壅塞气道，肺失宣降，而致咳嗽痰多。

4. 肾气虚衰 肾主纳气，助肺以行其呼吸。肾气虚弱，吸入之气不能经肺下纳于肾，气失归藏，则肺气上逆而表现为咳嗽喘促，动则愈甚。久病不愈，必伤于阴，肾阴亏耗，津液不能上润肺金，或虚火上扰，灼伤肺阴，肺失滋润，而致咳喘。

总之，本病常因暴咳迁延未愈，邪恋伤肺，使肺脏虚弱，气阴耗伤，肺气不得宣降，故长期咳嗽、咳痰不愈，日久累及脾、肾。病情多为虚实夹杂，正虚多以气虚为主或兼阴虚，邪实多为痰饮停聚，或偏寒，或偏热，久则夹瘀。其病位在肺，涉及脾、肾。

［常考考点］慢性支气管炎的病位在肺，涉及脾、肾。

要点三 临床表现与并发症

常有长期吸烟或经常吸入刺激性气体及反复上呼吸道感染病史。本病进展缓慢，症状逐渐加重，以咳嗽、咳痰或伴有喘息长期反复发作为特点，每年发病持续 3 个月以上，并连续 2 年或 2 年以上，并排除具有咳嗽、咳痰、喘息症状的其他疾病。

（一）临床表现

1. 症状

（1）咳嗽：早期咳声有力，白天多于夜间，随病情发展，咳声变重浊，痰量增多。继发肺气肿时，常伴气喘，咳嗽夜间多于白天，尤以临睡或清晨起床时更甚。

（2）咳痰：多数为白色黏液痰和浆液性泡沫痰，清晨及夜间较多，在病情加重或合并感染时痰量增多变稠或变黄。老年人咳嗽反射低下，痰不易咳出。

（3）喘息：由支气管痉挛引起，感染及劳力后明显，合并肺气肿后喘息加重。

2. 体征 慢性支气管炎早期常无明显体征。急性发作时在肺底部可闻及湿性和（或）干性啰音，喘息性支气管炎在咳嗽或深吸气后可听到哮鸣音，发作时可闻及广泛的湿啰音和哮鸣音。长期反复发作，可见肺气肿的体征。

（二）主要并发症

1. 阻塞性肺气肿 为慢性支气管炎最常见的并发症。因终末细支气管狭窄阻塞，肺泡壁破裂，相互融合所致。症见气急，活动后加重，伴有肺气肿的体征，如桶状胸。肺部叩诊呈过清音，X 线检查示肺野透亮度增加。

2. 支气管扩张症 慢性支气管炎反复发作，支气管黏膜充血、水肿，形成溃疡，管壁纤维增生，管腔变形、扩张或狭窄，扩张部分呈柱状改变，形成支气管扩张，症见咳嗽、痰多或咯血。

3. 支气管肺炎 慢性支气管炎蔓延至周围肺组织中导致感染，患者有寒战、发热、咳嗽增剧，痰量增加且呈脓性。白细胞计数及中性粒细胞增多。X 线检查两肺下野有沿支气管分布的斑点状或小片状阴影。

［常考考点］慢性支气管炎最常见的并发症是阻塞性肺气肿。

要点四　实验室检查及其他检查

1. 血常规检查 细菌感染时可出现白细胞计数和（或）中性粒细胞增高。

2. 痰液检查 涂片可发现革兰阳性球菌或革兰阴性杆菌；痰培养可发现致病菌。

3. X 线检查 早期可无异常，随着病情发展，可见肺纹理增多、变粗、扭曲，呈网状或条索状阴影，向肺野周围延伸，以两肺中下野明显。

4. 肺功能检查 本病早期病变多在小气道，大气道通气功能尚在正常范围内，常规肺功检查可无异常发现，但闭合气量检测可见增大，最大呼气流速 – 容量曲线图形异常，最大呼气中期流量（MMEF）降低。以后发展至气道狭窄或有阻塞时，出现阻塞性通气功能障碍，表现为第 1 秒用力呼气容积（FEV_1）下降，合并肺气肿时，肺残气量明显增高，肺总量（TLC）也增大。

要点五　诊断与鉴别诊断

（一）诊断

1. 诊断要点 临床上以咳嗽、咳痰为主要症状或伴有喘息，每年发病持续 3 个月，并连续 2 年或以上。除外具有咳嗽、咳痰、喘息症状的其他疾病，如支气管哮喘、支气管扩张、肺结核、尘肺、肺脓肿、心功能不全等。

2. 分型

（1）单纯型：主要表现为咳嗽、咳痰。

（2）喘息型：除咳嗽、咳痰外，尚伴有喘息、哮鸣音。

3. 分期

（1）急性加重期：指在 1 周内出现脓性或黏液脓性痰，痰量明显增加，或伴有发热等炎症表现；或在 1 周内“咳”“痰”或“喘”等症状中任何一项明显加剧。

（2）慢性迁延期：指有不同程度的“咳”“痰”“喘”症状，迁延 1 个月以上。

（3）临床缓解期：指症状明显缓解或基本消失保持 2 个月以上。

[常考考点]慢性支气管炎的诊断及分期。

（二）鉴别诊断

1. 支气管扩张症 本病以慢性咳嗽、咳痰为主症，常表现为大量脓性痰或反复咯血，胸部X线检查见支气管管壁增厚，呈串珠状改变，或多发性蜂窝状影像，支气管碘油造影可以确诊。

2. 支气管哮喘 喘息型慢性支气管炎需与支气管哮喘鉴别。喘息型慢性支气管炎一般多见于中老年，咳嗽、咳痰症状较为突出，多因咳嗽反复发作、迁延不愈而伴有喘息。支气管哮喘患者常有个人或家族过敏性病史，多数自幼得病，早期以哮喘症状为主，突发突止，应用解痉药症状可明显缓解，间歇期一般可无症状。支气管哮喘反复发作多年后并发慢性支气管炎，二者不易鉴别，应全面详细分析病史，以明确诊断。

3. 肺结核 活动性肺结核常伴有低热、乏力、盗汗、咯血等典型症状。老年性肺结核上述症状多不显著，易与慢性支气管炎相混淆，应特别引起注意。及时进行胸部X线检查、结核菌素试验和痰结核菌检查可帮助诊断。

4. 支气管肺癌 多见于40岁以上长期吸烟者，咳嗽性质发生改变，出现刺激性干咳，持续性痰中带血，胸部X线检查肺部有块影或阻塞性肺炎，经正规抗菌治疗未能完全消散，应考虑肺癌的可能。痰脱落细胞、CT或纤维支气管镜检查一般可以明确诊断。

5. 尘肺 尘肺患者多合并慢性支气管炎，症状难与慢性支气管炎鉴别，应根据粉尘接触史，与X线胸片予以鉴别。早期矽肺与煤矽肺的胸片也有肺纹理增多与网织阴影，鉴别要点是对小点状阴影的仔细分析，矽结节密度深而边缘较清楚，有时需用放大摄片或随访复查加以鉴别。

6. 特发性肺纤维化 以干咳为主症，气短并呈进行性加重。听诊双肺下后侧可闻及爆裂音（Velcro啰音）。血气分析显示，动脉血氧分压降低，而二氧化碳分压可不升高。胸部X线及CT示双肺呈磨玻璃状、网格状或蜂窝状改变。

[常考考点]慢性支气管炎与支气管扩张症扩和支气管哮喘的鉴别。

要点六 西医治疗

（一）急性加重期和慢性迁延期

1. 控制感染 抗生素使用原则为及时、有效，感染控制后即予停用，以免产生耐药和二重感染。控制感染多依据患者所在地常见病原菌经验性地选择抗生素，同时积极行病原菌培养及药敏试验。常用抗生素可选用β内酰胺类、大环内酯类、喹诺酮类等。如阿莫西林0.5g，口服，每日3～4次；罗红霉素0.3g，口服，每日2次；左氧氟沙星0.2g，口服，每日2次。感染严重者可用同类药品静脉滴注，每日2次，疗程5～7日。

2. 祛痰、镇咳 除少数刺激性干咳外，一般不宜单用镇咳药物，因痰不易咳出，反而加重病情。使用祛痰止咳剂，促进痰液引流，有利于感染的控制。常用的药物有：盐酸氨溴索30mg，口服，每日2次；盐酸溴己新16mg，口服，每日2～3次；氯化铵棕色合剂10mL，口服，每日2～3次。若痰黏稠仍不易咳出时，可配以0.9%氯化钠注射液加α-糜蛋白酶雾化吸入，以稀释气道分泌物。若剧烈干咳也可选用克咳敏5～10mg，口服，每日3次。

3. 解痉平喘 适用于喘息型患者急性发作，或合并肺气肿者。常用药物有：氨茶碱0.1～0.2g，口服，每日3次，或用茶碱缓释剂；特布他林2.5mg，口服，每日3次；也可应用吸入型支气管扩张剂，如硫酸特布他林气雾剂或溴化异丙托品。

（二）缓解期

缓解期主要是加强体质的锻炼，提高自身抗病能力；同时戒烟，避免有害气体和其他有害颗粒的吸入；也可使用免疫调节剂，如卡介苗，每次1支，预防感冒，肌内注射，每周2～3次。

要点七　中医辨证论治

证型		辨证要点	治法	方剂
实证	风寒犯肺证	咳喘气急，胸部胀闷，痰白量多，伴有恶寒或发热，无汗，口不渴，舌苔薄白而滑，脉浮紧	宣肺散寒，化痰止咳	三拗汤合止嗽散加减
	风热犯肺证	咳嗽频剧，气粗或咳声嘶哑，痰黄黏稠难出，胸痛烦闷，伴有鼻流黄涕，身热汗出，口渴，便秘，尿黄，舌苔薄黄，脉浮或滑数	清热解表，止咳平喘	麻杏石甘汤加减
	痰浊阻肺证	咳嗽，咳声重浊，痰多色白而黏，胸满窒闷，纳呆，口黏不渴，甚或呕恶，舌苔白腻，脉滑	燥湿化痰，降气止咳	二陈汤合三子养亲汤加减
	痰热郁肺证	咳嗽，喘息气促，胸中烦闷胀痛，痰多色黄黏稠，咳吐不爽，或痰中带血，渴喜冷饮，面红咽干，尿赤便秘，苔黄腻，脉滑数	清热化痰，宣肺止咳	清金化痰汤加减
	寒饮伏肺证	咳嗽，喘逆不得卧，咳吐清稀白沫痰，量多，遇冷空气刺激加重，甚至面浮肢肿，常兼恶寒肢冷，微热，小便不利，舌苔白滑或白腻，脉弦紧	温肺化饮，散寒止咳	小青龙汤加减
虚证	肺气虚证	咳嗽气短，痰涎清稀，反复易感，倦怠懒言，声低气怯，面色㿠白，自汗畏风，舌淡苔白，脉细弱	补肺益气，化痰止咳	补肺汤加减
	肺脾气虚证	咳嗽气短，倦怠乏力，咳痰量多易出，面色㿠白，食后腹胀，便溏或食后即便，舌体胖边有齿痕，舌苔薄白或薄白腻，脉细弱	补肺健脾，止咳化痰	补肺汤合补中益气汤加减
	肺肾气阴两虚证	咳喘气促，动则尤甚，痰黏量少难咳，伴口咽发干，潮热盗汗，面赤心烦，手足心热，腰酸耳鸣，舌红，苔薄黄，脉细数	滋阴补肾，润肺止咳	沙参麦冬汤合六味地黄丸加减

［常考考点］慢性支气管炎的辨证论治。

【例题实战模拟】

1. 慢性支气管炎最常见的并发症是
A. 支气管扩张症　B. 支气管肺炎　C. 阻塞性肺气肿
D. 慢性肺源性心脏病　E. 慢性呼吸衰竭

2. 慢性支气管炎的病位主要在
A. 肺、肾、肝　B. 肺、脾、肾　C. 肺、心、肾　D. 脾、肾、肝　E. 心、肾、脾

3. 慢性支气管炎寒饮伏肺证的治疗方法是
A. 滋阴补肾，润肺止咳　B. 补肺健脾，止咳化痰　C. 补肺益气，化痰止咳
D. 温肺化饮，散寒止咳　E. 清热化痰，宣肺止咳

4. 患者，男，42 岁。喘逆上气，咳痰不爽，痰质稠、色黄，恶寒身热，无汗，舌红苔黄，脉浮滑而数。治疗应首选
A. 麻杏石甘汤　B. 黄连解毒汤　C. 清金化痰汤　D. 银翘散　E. 桑白皮汤

5. 患者，慢性咳嗽、咳痰、喘息 7 年。现着凉后又出现咳嗽，咳声重浊，痰多色白而黏，胸满窒闷，纳呆，口黏不渴，呕恶，舌苔白腻，脉滑。其证候是
A. 痰热郁肺证　B. 痰浊阻肺证　C. 风寒犯肺证　D. 风热犯肺证　E. 寒饮伏肺证

【参考答案】

1. C　2. B　3. D　4. A　5. B

细目四　慢性阻塞性肺疾病

【考点突破攻略】

慢性阻塞性肺疾病（chronic obstructive pulmonary disease，COPD）是一种具有气流受限特征的疾病，气流受限不完全可逆，呈进行性发展，与肺部对有害气体或有害颗粒的异常炎症反应有关。当慢性支

气管炎、肺气肿患者肺功能检查出现持续气流受限时，则能诊断为 COPD；如患者只有慢性支气管炎和（或）肺气肿，而无持续气流受限，则不能诊断为 COPD。COPD 主要累及肺部，也可导致肺外多器官损害，其急性加重和并发症影响疾病的进程，随着病情恶化可导致劳动力丧失、生活质量下降，最终发展为呼吸衰竭和肺源性心脏病。

本病可归属于中医学"肺胀""喘证""咳嗽"等范畴。

要点一　西医病因、发病机制与病理

（一）病因和发病机制

1. 吸烟　是引起 COPD 最常见的危险因素，化学物质可损伤气道上皮细胞和纤毛运动，使黏液腺黏液分泌增多，气道净化能力下降，诱导中性粒细胞释放蛋白酶，肺弹力纤维破坏，肺气肿形成。吸烟者烟龄越长，吸烟量越大，COPD 患病率越高。

2. 理化因素　大气中的有害气体，使纤毛清除功能下降，黏液分泌增加；粉尘及化学物质可能产生与吸烟类似的 COPD。吸入有害气体、有害物质可以导致蛋白酶产生增多或活性增强，而抗蛋白酶产生减少或灭活加快。蛋白酶增多或抗蛋白酶不足均可导致组织结构破坏，产生肺气肿。

3. 感染因素　与慢性支气管炎类似，感染亦是 COPD 发生与进展的重要因素之一。

4. 氧化应激及炎症机制　许多研究表明 COPD 患者的氧化应激增加；中性粒细胞、巨噬细胞、T 淋巴细胞等炎症细胞也参与了 COPD 发病过程。慢性炎症是 COPD 的特征性改变，中性粒细胞的活化和聚集是 COPD 炎症过程的一个重要环节，通过释放中性粒细胞弹性蛋白酶、中性粒细胞组织蛋白酶 G、中性粒细胞蛋白酶 3 和基质金属蛋白酶引起慢性黏液高分泌状态并破坏肺实质。

5. 其他　自主神经功能失调、营养不良、气温变化、低体重指数等都有可能参与 COPD 的发生发展。

（二）病理

COPD 的病理改变主要表现为慢性支气管炎及肺气肿的病理变化。支气管黏膜上皮细胞变性、坏死、增生，黏膜及黏膜下层炎症细胞浸润。

急性发作期可见到大量中性粒细胞，严重者为化脓性炎症，黏膜充血、水肿、变性坏死和溃疡形成，基底部肉芽组织机化和纤维组织增生导致管腔狭窄；纤毛倒伏、变短、不齐、粘连，部分脱落。

缓解期黏膜上皮修复、增生、鳞状上皮化生和肉芽肿形成。杯状细胞数目增多、肥大，分泌亢进，腔内分泌物潴留。基底膜变厚坏死。支气管腺体增生肥大，腺体肥厚，与支气管壁厚度比值常大于 0.55 ～ 0.79。炎症导致气管壁的损伤 – 修复过程反复发生，进而引起气管结构重构、胶原含量增加及瘢痕形成。这些病理改变是 COPD 气流受限的主要病理基础之一。

肺气肿的病理改变可见肺脏容积过度膨大，可达正常的 2 倍，弹性减退。镜检见肺泡壁变薄，肺泡腔扩大、破裂或形成大泡，血液供应减少，弹力纤维网破坏。按累及肺小叶的部位，可将阻塞性肺气肿分为小叶中央型、全小叶型及兼有两种病变的混合型三类，其中以小叶中央型为多见。小叶中央型特点是囊状扩张的呼吸性细支气管位于二级小叶的中央区。全小叶型特点是气肿囊腔较小，遍布于肺小叶内。混合型肺气肿是指以上两型同时存在，多在小叶中央型基础上，并发小叶周边区肺组织膨胀。

［常考考点］COPD 的病理改变主要表现为慢性支气管炎及肺气肿的病理变化。

要点二　中医病因病机

本病多由慢性咳喘病证逐渐加重演变而成，发病缓慢。久病正虚或老年体弱者，更易感受外邪，致使病情加重，病因涉及内因、外因两个方面。

1. 脏腑功能失调　主要与肺、脾、肾关系密切。由于咳嗽、咳痰经久不愈，气喘反复发作，致使肺脏虚损，肺虚则气失所主，以致气短、喘促加重。子盗母气，脾脏受累，运化失职，以致痰饮内生，病久及肾而使肾虚，肾不纳气。肾虚则根本不固，摄纳无权，吸入之气不能摄纳于肾，则气逆于肺，呼多吸少，气不得续，气短不足以息，动则喘促尤甚。

2. 六淫邪气侵袭　卫外不固，外感六淫之邪更易侵袭肺卫，导致宣降失和，肺气不利，引动伏痰，

则易发生咳嗽、喘促等症。

综上所述，本病病位在肺，累及脾肾。平时以本虚为主，复感外邪则虚中夹实。病程日久，肺、脾、肾虚损更趋严重，终致喘脱。

要点三　临床表现与并发症

COPD 起病缓慢，病程较长，患者多有慢性支气管炎病史，每因外邪侵袭而诱发。

（一）临床表现

1. 症状

（1）慢性咳嗽、咳痰：随病程发展终身不愈。常晨间咳嗽、咳痰明显，夜间有阵咳或排痰。一般为白色黏液或浆液性泡沫样痰，偶可带血丝。急性发作期痰量增多，可有脓性痰。

（2）气短、喘息或呼吸困难：早期劳力时出现，后逐渐加重，是 COPD 的标志性症状。部分患者特别是重度患者或急性加重时可出现喘息胸闷。

（3）其他：晚期患者可有体重下降、食欲减退等。

2. 体征　早期体征不明显，随疾病进展，胸廓前后径增大，肋间隙增宽，剑突下胸骨下角增宽，呈桶状胸；呼吸动度减弱，触诊双侧语颤减弱或消失；叩诊肺部呈过清音，心浊音界缩小，肺下界和肝浊音界下降；听诊两肺呼吸音减弱，呼气延长，部分患者可闻及湿性啰音和（或）干性啰音，心率增快，心音遥远，肺动脉瓣第二心音亢进，如剑突下出现收缩期心脏搏动及其心音较心尖部明显增强时，提示并发早期肺心病。

［常考考点］COPD 的典型症状和体征。

（二）并发症

1. 自发性气胸　多为肺大泡破裂而成。如有突然加重的呼吸困难，并伴有明显的发绀，患侧肺部叩诊为鼓音，听诊呼吸音减弱或消失，应考虑并发自发性气胸，通过 X 线检查可以确诊。肺气肿时肺野透亮度增高，气胸体征不够典型，应注意鉴别。

2. 慢性呼吸衰竭　常在 COPD 急性加重时因症状明显加重被发现，可见低氧血症和（或）高碳酸血症，可具有缺氧和二氧化碳潴留的临床表现。

3. 慢性肺源性心脏病　COPD 引起肺血管床减少及缺氧致肺动脉痉挛、血管重构，导致肺动脉高压、右心室肥厚扩大，最终发生右心功能不全。

［常考考点］COPD 的常见并发症。

要点四　实验室检查及其他检查

1. 肺功能检查　肺功能检查是判断气流受限的主要客观指标，对 COPD 诊断、严重程度评价、疾病进展、预后及治疗反应有重要意义。

（1）第 1 秒用力呼气容积占用力肺活量百分比（FEV_1/FVC）：是评价气流受限的一项敏感指标。第 1 秒用力呼气容积占预计值百分比（FEV_1% 预计值）是评估 COPD 严重程度的良好指标，其变异性小，易于操作。吸入支气管舒张药后 $FEV_1/FVC < 70\%$ 及 $FEV_1 < 80\%$ 预计值者，可确定为不完全可逆性气流受限。但同时必须注意，采用这样的固定比值来定义气流受限，对于老年人可能会导致过度诊断，而对于年龄＜ 45 岁的人群，尤其是轻度 COPD 患者，则可能导致漏诊。

（2）肺总量（TLC）、功能残气量（FRC）和残气量（RV）增高，肺活量（VC）减低，表明肺过度充气，有参考价值。由于 TLC 增加不及 RV 增高程度明显，故 RV/TLC 增高。

（3）一氧化碳弥散量（DLCO）及 DLCO 与肺泡通气量（VA）比值（DLCO/VA）下降，该项指标对诊断有参考价值。

2. 影像学检查　COPD 早期胸片可无变化，以后可出现肺纹理增粗、紊乱等非特异性改变，也可出现肺气肿改变。X 线胸片改变对 COPD 诊断特异性不高，主要作为确定肺部并发症及与其他肺疾病鉴别之用。高分辨率 CT，对有疑问病例的鉴别诊断有一定意义。

3. 血气分析　血气分析对判断酸碱平衡失调及呼吸衰竭的类型有重要价值。

4. 其他 COPD合并细菌感染时，外周血白细胞及中性粒细胞增高，核左移。痰培养可能查出病原菌，常见病原菌为肺炎链球菌、流感嗜血杆菌、卡他莫拉菌、肺炎克雷伯菌等。

［常考考点］$FEV_1/FVC < 70\%$ 及 $FEV_1 < 80\%$ 预计值者，可确定为不完全可逆性气流受限。

要点五 诊断与鉴别诊断

（一）诊断

1. 诊断要点 主要根据吸烟等高危因素史、临床症状、体征及肺功能检查等综合分析而确定。不完全可逆性气流受限是COPD诊断的必备条件。不完全可逆性气流受限依据吸入支气管舒张药后 $FEV_1/FVC < 70\%$ 及 $FEV_1 < 80\%$ 预计值可确定。少数无咳嗽、咳痰症状的患者，只要肺功能检查时 $FEV_1/FVC < 70\%$，而 $FEV_1 \geqslant 80\%$ 预计值，除外其他疾病后，亦可诊断为COPD。

2. 严重程度分级 根据 FEV_1/FVC、$FEV_1\%$ 预计值和症状可对COPD的严重程度作出分级，见下表。

慢性阻塞性肺疾病的严重程度分级

分级	分级标准
Ⅰ级：轻度	$FEV_1/FVC < 70\%$ $FEV_1 \geqslant 80\%$ 预计值 有或无慢性咳嗽、咳痰症状
Ⅱ级：中度	$FEV_1/FVC < 70\%$ $50\% \leqslant FEV_1 < 80\%$ 预计值 有或无慢性咳嗽、咳痰症状
Ⅲ级：重度	$FEV_1/FVC < 70\%$ $30\% \leqslant FEV_1 < 50\%$ 预计值 有或无慢性咳嗽、咳痰症状
Ⅳ级：极重度	$FEV_1/FVC < 70\%$ $FEV_1 < 30\%$ 预计值 或 $FEV_1 < 50\%$ 预计值，伴慢性呼吸衰竭

3. 病程分期 急性加重期指在疾病过程中，短期内咳嗽、咳痰、气短和（或）喘息加重，痰量增多，呈脓性或黏液脓性，伴发热等症状。稳定期指患者咳嗽、咳痰、气短等症状稳定或症状较轻。

4. 严重程度的评估 为了降低未来不良健康事件的发生风险，应重视COPD给患者造成的长期和短期影响。必须对COPD患者的严重程度进行评估。临床上建议结合患者肺功能、症状评分及急性加重风险综合评估。评估的目标在于确定疾病的严重程度，包括气流受限程度、对患者健康状况的影响、未来不良事件的风险（如急性加重、住院或死亡），从而指导治疗。

（二）鉴别诊断

1. 支气管扩张症 以反复发作咳嗽、咳痰为特点，常表现为咳大量脓性痰或反复咯血。查体常有肺部固定性湿性啰音。部分胸部X片显示肺纹理粗乱或呈卷发状或多发蜂窝状影像，高分辨率CT可见支气管扩张改变。

2. 支气管哮喘 多在儿童或青少年期起病，常有家族或个人过敏史，以发作性喘息为特征，突发突止，发作时两肺满布哮鸣音，应用解痉药症状可明显缓解，也可自行缓解。哮喘的气流受限多为可逆性，其支气管舒张试验阳性。慢性支气管炎合并支气管哮喘时，表现为气流受限不完全可逆，应全面详细分析病史，以明确诊断。

3. 肺结核 活动性肺结核可有午后低热、乏力、盗汗等结核中毒症状，痰检可发现抗酸杆菌，胸部X线片检查可发现病灶。

4. 支气管肺癌 多数患者有长期吸烟病史，近期出现顽固的刺激性咳嗽、咳痰，可有痰中带血，或原有慢性咳嗽性质发生改变，胸部X线片及CT可发现占位病变。痰细胞学检查、纤维支气管镜检查以及肺活检，有利于明确诊断。

5. 弥漫性泛细支气管炎 主要见于亚裔患者，多数患者为男性和非吸烟者，几乎所有患者合并慢性鼻窦炎，X线胸片和CT检查可见弥漫性小叶中央结节影，伴充气过度征。

6. 闭塞性细支气管炎 起病年龄较轻。非吸烟者，可有风湿性关节炎病史或急性烟雾暴露史。发生于肺或骨髓移植后，胸部CT呼气相可见低密度影。

[常考考点] COPD与支气管扩张症和支气管哮喘的鉴别。

要点六 西医治疗

（一）急性加重期

1. 支气管舒张药 包括短期按需应用以暂时缓解症状和长期规则应用以减轻症状。

（1）β_2受体激动剂：主要有沙丁胺醇气雾剂，每次100～200μg（1～2喷），定量吸入，疗效持续4～5小时，每24小时不超过8～12喷。特布他林气雾剂亦有同样作用，可缓解症状。尚有沙美特罗、福莫特罗等长效β_2受体激动剂，每日仅需吸入2次。

（2）抗胆碱能药：是治疗COPD常用的药物。主要品种为异丙托溴铵气雾剂，定量吸入，起效较沙丁胺醇慢，持续6～8小时，每次40～80μg，每天3～4次。长效抗胆碱能药有噻托溴铵，选择性作用于M_1、M_3受体，每次吸入18μg，每天1次。

（3）茶碱类：茶碱缓释或控释片0.2g，口服，每12小时1次；氨茶碱0.1g，口服，每日3次。

有严重喘息症状者可给予较大剂量雾化吸入治疗，如应用沙丁胺醇500μg，或异丙托溴铵500μg，或沙丁胺醇1000μg加异丙托溴铵250～500μg，通过小型雾化器给患者吸入治疗以缓解症状。

2. 持续低流量吸氧 发生低氧血症者可鼻导管吸氧，或通过文丘里（Venturi）面罩吸氧。鼻导管给氧时，吸入的氧浓度与给氧流量有关，估算公式为吸入氧浓度（%）=21+4×氧流量（L/min）。一般吸入氧浓度为28%～30%，应避免吸入氧浓度过高，抑制呼吸中枢而引起二氧化碳潴留。

3. 控制感染 抗生素选择，应依据患者所在地常见病原菌类型及药物敏感情况。如给予β内酰胺类/β内酰胺酶抑制剂、第二代头孢菌素、大环内酯类或喹诺酮类。门诊可用阿莫西林克拉维酸1～2片，每12小时1次；头孢唑肟0.25g，口服，每日3次；头孢呋辛0.5g，口服，每日2次；左氧氟沙星0.2g，口服，每日2次；莫西沙星或加替沙星0.4g，口服，每日1次。较重者可应用第三代头孢菌素，如头孢曲松钠2g加于0.9%氯化钠注射液中静脉滴注，每日1次。住院患者当根据疾病严重程度和细菌培养及药敏试验结果选择抗生素，给药一般采取静脉滴注。

4. 糖皮质激素 对需住院治疗的急性加重期患者可考虑口服泼尼松龙30～40mg/d，也可静脉给予甲泼尼龙40～80mg，每日1次，连续5～7日。

5. 祛痰剂 溴己新8～16mg，口服，每日3次；或盐酸氨溴索30mg，口服，每日3次，酌情选用。

如患者有呼吸衰竭、肺源性心脏病、心力衰竭，具体治疗方法可参阅有关章节治疗内容。

[常考考点] COPD急性加重期的治疗措施和用药。

（二）稳定期治疗

COPD稳定期初始药物治疗（2019年慢性阻塞性肺疾病全球倡议，GOLD）

≥2次中度急性加重或≥1次导致住院的急性加重	C组 长效抗胆碱能药物（LAMA）	D组 LAMA或LAMA+长效β_2受体激动剂（LABA）*或吸入糖皮质激素（ICS）+LABA**
0或1次中度急性加重（未导致住院）	A组 一种长效支气管扩张剂	B组 LABA或LAMA
	改良版英国医学研究会呼吸问卷（mMRC）评分0～1分，慢阻肺评估测试（CAT）评分＜10分	mMRC评分≥2分，CAT评分≥10分

注：*临床症状明显，CAT评分＞20分；**若嗜酸性粒细胞（EOS）≥300/μL。

1. 支气管舒张药 药物同急性加重期。

2. 祛痰药 对痰不易咳出者可应用。常用药物有盐酸氨溴索（ambroxol）30mg，口服，每日3次；N–乙酰半胱氨酸（N–acetylcysteine）0.2g，口服，每日3次；或羧甲司坦（carbocisteine）0.5g，口服，每日 3 次；稀化黏素 0.3g，口服，每日 3 次。

3. 糖皮质激素 有研究显示长期吸入糖皮质激素与长效 β_2 受体激动剂联合制剂，可增加运动耐量，减少急性加重发作频率，提高生活质量，改善肺功能。目前常用剂型有沙美特罗加氟替卡松、福莫特罗加布地奈德。适于 D 组患者。

4. 长期家庭氧疗（LTOT） 对 COPD 并发慢性呼吸衰竭者可提高生活质量和生存率。LTOT 指征：① $PaO_2 \leq 55mmHg$ 或 $SaO_2 \leq 88\%$，有或没有高碳酸血症。② $PaO_2 55 \sim 60mmHg$，或 $SaO_2 < 89\%$，并有肺动脉高压、心力衰竭水肿或红细胞增多症（血细胞比容 > 0.55）。一般用鼻导管吸氧，氧流量为 1.0 ～ 2.0L/min，吸氧时间 10 ～ 15h/d。目的是使患者在静息状态下，达到 $PaO_2 \geq 60mmHg$ 和（或）使 SaO_2 升至 90%。

［常考考点］长期家庭氧疗（LTOT）的指征。

要点七　中医辨证论治

证型	辨证要点	治法	方剂
外寒内饮证	咳嗽喘逆不得卧，咳痰稀白量多，呈泡沫状，恶寒无汗，苔白滑，脉浮紧	温肺散寒，解表化饮	小青龙汤加减
痰浊壅肺证	咳嗽，痰多黏腻色白，咳吐不利，兼有呕恶，食少口黏不渴，舌苔白腻，脉滑或濡	健脾化痰，降气平喘	二陈汤合三子养亲汤加减
痰热郁肺证	喘咳气涌，痰多质黏色黄，伴胸中烦闷，身热有汗，口渴而喜冷饮，面赤咽干，小便赤涩，大便秘结，舌质红，舌苔薄黄或腻，脉滑数	清热化痰，降逆平喘	越婢加半夏汤或桑白皮汤加减
肺脾气虚证	咳喘日久，气短，痰多稀白，胸闷腹胀，倦怠懒言，面色㿠白，食少便溏，舌淡白，脉细弱	补肺健脾，益气平喘	补肺汤合四君子汤加减
肺肾两虚证	呼吸浅短难续，动则喘促更甚，声低气怯，咳嗽，痰白如沫，咳吐不利，胸闷，心悸，形寒汗出，舌质淡或紫暗，脉沉细无力或结代	补肺益肾，降气平喘	平喘固本汤合补肺汤加减

［常考考点］COPD 的辨证论治。

【知识纵横比较】

COPD 与慢性支气管炎的证治鉴别

COPD		慢性支气管炎	
证型	方剂	证型	方剂
—	—	风寒犯肺证	三拗汤合止嗽散
—	—	风热犯肺证	麻杏石甘汤
痰浊壅肺证	二陈汤合三子养亲汤	痰浊阻肺证	二陈汤合三子养亲汤
痰热郁肺证	越婢加半夏汤或桑白皮汤	痰热郁肺证	清金化痰汤
外寒内饮证	小青龙汤	寒饮伏肺证	小青龙汤
—	—	肺气虚证	补肺汤
肺脾气虚证	补肺汤合四君子汤	肺脾气虚证	补肺汤合补中益气汤
肺肾两虚证	平喘固本汤合补肺汤	肺肾气阴两虚证	沙参麦冬汤合六味地黄丸

【例题实战模拟】

A1 型题

1. 慢性阻塞性肺疾病痰热郁肺证的中医治法是

A. 温肺散寒，涤痰降逆　B. 宣肺降气，化瘀止咳　C. 宣肺散寒，化痰止咳

D. 清热化痰，宣肺平喘　E. 解表散寒，止咳化痰

2. 下列各项，不属于慢性阻塞性肺疾病体征的是

A. 桶状胸　B. 语颤增强　C. 肺部叩诊呈过清音　D. 两肺呼吸音减弱　E. 肝脏浊音界下降

A2 型题

3. 患者，女，78 岁。既往患慢性肺源性心脏病 15 年。近日受凉后呼吸浅短难续，动则喘促更甚，声低气怯，咳嗽，痰白如沫，咳吐不利，胸闷，心悸，形寒汗出，舌质紫暗，脉沉细无力。其中医治法是

A. 清肺化痰，降逆平喘　B. 涤痰开窍，息风止痉　C. 温肾健脾，化饮利水

D. 补肺益肾，降气平喘　E. 健脾益肺，化痰降气

B1 型题

A. 桑白皮汤　B. 小青龙汤　C. 涤痰汤合安宫牛黄丸或至宝丹

D. 二陈汤合三子养亲汤　E. 玉屏风散合六君子汤

4. 慢性阻塞性肺疾病之痰热郁肺证，治疗应首选的方剂是

5. 慢性阻塞性肺疾病之痰浊壅肺证，治疗应首选的方剂是

【参考答案】

1. D　2. B　3. D　4. A　5. D

细目五　支气管哮喘

【考点突破攻略】

支气管哮喘是由多种细胞（如嗜酸性粒细胞、肥大细胞、T 淋巴细胞、中性粒细胞、气道上皮细胞等）和细胞组分参与的气道慢性炎症性疾病。这种慢性炎症与气道高反应性相关，通常出现广泛多变的可逆性气流受限，并引起反复发作性的喘息、气急、胸闷或咳嗽等症状，常在夜间和（或）清晨发作、加剧，多数患者可自行缓解或经治疗后缓解。支气管哮喘如诊治不及时，随病程的延长可产生气道不可逆性缩窄和气道重塑。

本病归属于中医学“哮病”范畴。

要点一　西医病因与发病机制

（一）病因

1. 遗传因素（宿主因素） 本病大多认为与多基因遗传有关。研究表明，其发病与气道高反应性、IgE 调节基因和特异性反应相关的基因有关，这些基因共同在哮喘的发病中起着重要的作用。

2. 激发因素（环境因素） ①吸入物包括特异性和非特异性两类：前者如花粉、尘螨、动物毛屑、真菌等，后者包括硫酸、氨气、氯气、工业粉尘、油烟、甲醛、甲酸、煤气、二氧化硫等。②细菌、病毒、支原体、寄生虫、原虫等感染。③鱼、虾、奶、蛋类等食物。④药物如阿司匹林、普萘洛尔等。⑤其他，如剧烈运动、气候骤然变化、妊娠、月经、精神因素等。

（二）发病机制

哮喘的发病机制可概括为免疫 - 炎症反应、气道高反应性及神经机制等因素相互作用。其中气道炎症是目前公认的最重要的发病机制，被认为是哮喘的本质，是导致气道高反应性的重要机制之一。体液介导和细胞介导的免疫反应则参与了哮喘的发病。气道高反应性是哮喘发生发展的另一个重要因素。患者发病的另一个重要因素是神经因素，神经因素主要表现为胆碱能神经功能亢进。

［常考考点］气道炎症是目前公认的哮喘最重要的发病机制。

要点二　中医病因病机

本病多有宿痰内伏于肺，由于复感外邪、饮食、情志、劳倦等，诱动内伏之宿痰，致痰阻气道，痰因气升，气因痰阻，壅塞气道，壅遏肺气，肺气上逆而发病。

1. 宿痰内伏　禀赋痰盛之体，痰浊恋肺；肺失宣肃，痰浊内生或肺虚气不布津，津阻为痰，内伏于

肺；脏腑功能失调，气机升降出入异常，脾胃运化不及，聚湿生痰，痰浊上干于肺；长期吸烟熏灼气道，灼液为痰。

2. 诱因触发

（1）外邪侵袭：邪气内蕴于肺，外邪引动伏痰而发病。

（2）饮食不当：寒饮内生，脾阳受困，积聚痰液；或精微过多，输布不及，停积体内，化生痰浊，引动宿痰而发病。

（3）情志内伤：肝气郁结，疏泄失职；或郁怒伤肝，肝气横逆侮脾，而致脾失健运，饮食不化，聚湿生痰，上干于肺，壅阻肺气而发病。

（4）过劳或病后体虚：肺气虚损，肺不布津，宣肃失司，气机阻滞，引动宿痰而发病。

本病病位在肺，与脾、肾、肝、心密切相关。其病性属本虚标实，病理因素以痰为主。痰主要由于肺不布津，脾失转输，肝不散精，肾失蒸腾气化，以致津液凝聚成痰，伏藏于肺，成为发病的"夙根"，遇各种诱因而引发。哮病反复发作，寒痰伤及脾肾之阳，痰热耗灼肺肾之阴，由实转虚，严重者因肺不能主治节调理心血的运行，命门之火不能上济于心，而使心阳同时受累，则发生"喘脱"之危候。

要点三　临床表现

1. 症状　①发作时伴有哮鸣音的呼气性呼吸困难或发作性胸闷和咳嗽；严重者被迫采取坐位或呈端坐呼吸，甚至出现发绀、汗出、干咳等，缓解前常咳大量白色泡沫痰。②哮喘症状可在数分钟内发作，经数小时至数天，经用支气管舒张剂治疗或自行缓解，某些患者在缓解数小时后可再次发作。③有时顽固性咳嗽可为唯一的症状（咳嗽变异性哮喘）；有些青少年，其哮喘症状表现为运动时出现胸闷、咳嗽和呼吸困难（运动性哮喘）。④在夜间及凌晨发作和加重常是哮喘的特征之一。⑤发作前有鼻痒、喷嚏、流涕、胸闷。

2. 体征　发作时胸部呈过度充气状态，哮喘严重发作时有"三凹征"，肺部有广泛的哮鸣音，呼气音延长；但在轻度哮喘或有些严重哮喘发作时，哮鸣音可不出现。心率增快、奇脉、胸腹反常运动和发绀常出现在严重哮喘患者中。

［常考考点］支气管哮喘的典型症状和体征。

要点四　实验室检查及其他检查

1. 痰液检查　痰液涂片在显微镜下可见较多的嗜酸性粒细胞。

2. 呼吸功能检查

（1）通气功能检测：哮喘发作时第 1 秒钟用力呼气容积（FEV_1）、第 1 秒钟用力呼气容积与肺活量比值（FEV_1/FVC%）、最大呼气中期流量（MMEF）以及呼气流量峰值（PEF）等均降低。肺活量减少，残气量、功能残气量和肺总量增加，残气量与肺总量比值增大。

（2）支气管激发试验（BPT）：激发试验适用于 FEV_1 预计值 70% 以上的患者。吸入激发剂（如组胺、乙酰甲胆碱）后通气功能下降，气道阻力增加。FEV_1 下降 ≥ 20%（指在设定的激发剂量范围内），为激发试验阳性。

（3）支气管舒张试验（BDT）：常用吸入型支气管舒张剂如沙丁胺醇、特布他林及异丙托溴铵等。舒张试验阳性诊断标准：FEV_1 增加 > 12% 且 FEV_1 绝对值增加 > 200mL。

（4）PEF 及其变异率的测定：哮喘发作时 PEF 下降。若 PEF 平均每日昼夜变异率 > 10%（每日昼夜变异率 = 连续 7 天每天 PEF 昼夜变异率 /7）；或 PEF 周变异率 > 20% 可以考虑诊断为支气管哮喘。

3. 动脉血气分析　哮喘发作严重时可有缺氧，动脉血氧分压（PaO_2）降低，二氧化碳分压（$PaCO_2$）下降，pH 上升而呈呼吸性碱中毒。哮喘持续状态，气道严重阻塞，不仅缺氧、动脉氧分压下降，还可伴二氧化碳潴留，出现呼吸性酸中毒。如缺氧明显，可合并代谢性酸中毒。

4. 胸部 X 线检查　早期发作时可见两肺透亮度增加，缓解期多无明显异常，反复发作或并发呼吸道感染，可见肺纹理增加及炎性浸润阴影，可并发肺不张、气胸或纵隔气肿。

5. 特异性变应原的检测　目前多使用皮肤变应原测试。

要点五 诊断与鉴别诊断

（一）诊断标准

1. 可变的呼吸道症状和体征

（1）反复发作喘息、气急，伴或不伴胸闷或咳嗽，夜间及晨间多发，常与接触变应原、冷空气、物理、化学性刺激以及上呼吸道感染、运动等有关。

（2）发作时双肺可闻及散在或弥漫性哮鸣音，呼气相延长。

（3）上述症状和体征可经治疗缓解或自行缓解。

2. 可变的呼气气流受限客观证据 有气流受限的证据（在随访过程中，至少有一次气流受限的证据，$FEV_1/FVC < 0.75$），同时具备以下气流受限客观检查中的任一条：

（1）支气管舒张试验阳性（吸入支气管舒张剂后，FEV_1 增加> 12% 且绝对值增加> 200mL）。

（2）呼气流量峰值（PEF）平均每日昼夜变异率> 10%（每日监测 PEF2 次，至少 2 周）。

（3）抗炎治疗 4 周后，肺功能显著改善（与基线值比较，FEV_1 增加> 12% 且绝对值增加> 200mL）。

（4）运动激发试验阳性（与基线值比较，FEV_1 降低> 10% 且绝对值降低> 200mL）。

（5）支气管激发试验阳性（使用标准剂量的乙酰甲胆碱或组织胺，FEV_1 降低≥ 20%）。

符合上述 1、2 两条，并除外其他疾病所引起的喘息、气急、胸闷和咳嗽，可以诊断为支气管哮喘。

［常考考点］支气管哮喘的诊断标准。

（二）鉴别诊断

1. 心源性哮喘 左心衰时可出现心源性哮喘，发作时症状与哮喘相似，但心源性哮喘多有高血压、冠状动脉粥样硬化性心脏病、风湿性心瓣膜病和二尖瓣狭窄等病史和体征。阵发性咳嗽，常咳出粉红色泡沫痰，两肺可闻及广泛的湿啰音和哮鸣音，左心界扩大，心率增快，心尖部可闻及奔马律。胸部 X 线检查可见心脏增大，肺淤血征，有助于鉴别。若一时难以鉴别，忌用肾上腺素或吗啡，以免造成危险。血浆脑钠肽（BNP）水平检测可用于心源性或肺源性呼吸困难的快速鉴别。

2. 慢性阻塞性肺疾病（COPD） 多见于中老年人，有慢性咳嗽史，喘息长年存在，有加重期。患者多有长期吸烟或接触有害气体的病史。有肺气肿体征，两肺或可闻及湿啰音。但有时临床上难以严格区分 COPD 和哮喘，用支气管舒张剂和口服或吸入激素做治疗性试验可能有所帮助。COPD 也可与哮喘同时存在。

3. 上气道阻塞 可见于中央型支气管肺癌、气管支气管结核、复发性多软骨炎等气道疾病或气管异物吸入，导致支气管狭窄或伴发感染，可出现喘鸣或类似哮喘样呼吸困难，肺部可闻及哮鸣音。但根据临床病史，特别是出现吸气性呼吸困难，以及痰液细胞学或细菌学检查，胸部 X 线、CT 或 MRI 检查或支气管镜检查等，常可明确诊断。

4. 变态反应性肺浸润 可见于热带嗜酸性粒细胞增多症、肺嗜酸性粒细胞增多性浸润、多源性变态反应性肺泡炎等。致病原为寄生虫、原虫、花粉、化学药品、职业粉尘等，多有接触史，症状较轻，患者常有发热，胸部 X 线检查可见多发性、此起彼伏的淡薄斑片浸润阴影，可自行消失或再发。肺组织活检也有助于鉴别。

【知识纵横比较】

慢性阻塞性肺疾病与支气管哮喘的鉴别

	诊断要点	气流受限	发病年龄
慢性阻塞性肺疾病	咳痰、桶状胸、过清音	不完全可逆	中年人
支气管哮喘	发作性喘息	多可逆	儿童或青少年起病

要点六　西医治疗与控制水平分级

（一）常用药物

1. 激素　是控制气道炎症最有效的药物。给药途径包括吸入、口服和静脉应用等。吸入为首选途径。

（1）吸入给药：是长期治疗哮喘的首选途径。局部抗炎作用强，通过吸气过程给药，药物直接作用于呼吸道，所需剂量较小。严重哮喘患者可长期大剂量吸入激素。但全身不良反应包括皮肤瘀斑、肾上腺功能抑制和骨密度降低等。

①气雾剂给药：临床上常用的吸入激素有 4 种（见下表）。使用干粉吸入装置比普通定量气雾剂方便，且吸入至下呼吸道的药物量较多。

常用吸入型糖皮质激素的每日剂量

药物	低剂量（μg）	中剂量（μg）	高剂量（μg）
二丙酸倍氯米松	200 ～ 500	500 ～ 1000	＞ 1000 ～ 2000
布地奈德	200 ～ 400	400 ～ 800	＞ 800 ～ 1600
丙酸氟替卡松	100 ～ 250	250 ～ 500	＞ 500 ～ 1000
环索奈德	80 ～ 160	160 ～ 320	＞ 320 ～ 1280

②溶液给药：布地奈德溶液经以压缩空气为动力的射流装置雾化吸入，对患者吸气配合的要求不高，起效较快，适用于轻、中度哮喘急性发作时的治疗。

（2）口服给药：泼尼松龙 30 ～ 50mg/d，5 ～ 10 天。适用于中度哮喘发作、慢性持续哮喘而大剂量吸入激素联合治疗无效的患者和作为静脉应用激素治疗后的序贯治疗。

（3）静脉给药：严重急性哮喘发作时，琥珀酸氢化可的松（400 ～ 1000mg/d）或甲泼尼龙（80 ～ 160mg/d）静脉注射，3 ～ 5 天内停药；有激素依赖倾向者应延长给药时间，控制哮喘症状后改为口服给药，并逐步减少激素用量。

2. β_2 受体激动剂　通过对气道平滑肌和肥大细胞等细胞膜表面的 β_2 受体的作用，舒张气道平滑肌，减少肥大细胞和嗜碱性粒细胞脱颗粒和介质的释放，降低微血管的通透性，增加气道上皮纤毛的摆动等，缓解哮喘症状。可分为短效（作用维持 4 ～ 6 小时）和长效（维持 12 小时）β_2 受体激动剂。根据起效时间又可分为速效（数分钟起效）和缓慢起效（30 分钟起效）两种。

β_2 受体激动剂的分类

<table>
<tr><th rowspan="2">起效时间</th><th colspan="2">作用维持时间</th></tr>
<tr><th>短效</th><th>长效</th></tr>
<tr><td rowspan="3">速效</td><td>沙丁胺醇吸入剂</td><td rowspan="3">福莫特罗吸入剂</td></tr>
<tr><td>特布他林吸入剂</td></tr>
<tr><td>非诺特罗吸入剂</td></tr>
<tr><td rowspan="2">慢效</td><td>沙丁胺醇口服剂</td><td rowspan="2">沙美特罗吸入剂</td></tr>
<tr><td>特布他林口服剂</td></tr>
</table>

（1）短效 β_2 受体激动剂（简称 SABA）：常用药物如沙丁胺醇和特布他林等。

1）吸入给药：包括气雾剂、干粉剂和溶液等。这类药物松弛气道平滑肌作用强，通常在数分钟内起效，疗效可维持数小时，是缓解轻至中度急性哮喘症状的首选药物，也可用于运动性哮喘。压力型定量手控气雾剂（pMDI）和干粉吸入装置吸入短效 β_2 受体激动剂不适用于重度哮喘发作，其溶液（如沙丁胺醇、特布他林、非诺特罗及其复方制剂）经雾化泵吸入适用于轻至重度哮喘发作。

2）口服给药：沙丁胺醇、特布他林、丙卡特罗片等，通常在服药后 15 ～ 30 分钟起效，疗效维持 4 ～ 6 小时。长期、单一应用 β_2 受体激动剂可造成细胞膜 β_2 受体的向下调节，表现为临床耐药现象，故应予避免。

3）贴剂给药：为透皮吸收剂型。妥洛特罗分为 0.5mg、1mg、2mg 三种剂量。

（2）长效 β_2 受体激动剂（简称 LABA）：如沙美特罗、福莫特罗。这类 β_2 受体激动剂的分子结构中具有较长的侧链，舒张支气管平滑肌的作用可维持 12 小时以上。联合吸入激素和 LABA 治疗哮喘，两者具有协同的抗炎和平喘作用，其作用相当于（或优于）应用加倍剂量吸入激素时的疗效，可减少较大剂量吸入激素引起的不良反应，尤其适合于中至重度持续哮喘患者的长期治疗。

3. 白三烯受体拮抗剂 如扎鲁司特、孟鲁司特，是除吸入激素外唯一可单独应用的长效控制药，可作为轻度哮喘的替代治疗药物和中重度哮喘的联合治疗用药。

4. 茶碱类 具有舒张支气管平滑肌的作用，并具有强心、利尿、扩张冠状动脉、兴奋呼吸中枢和呼吸肌等作用。

（1）口服给药：包括氨茶碱和控（缓）释型茶碱。用于轻至中度哮喘发作和维持治疗。口服控（缓）释型茶碱后昼夜血药浓度平稳，平喘作用可维持 12 ～ 24 小时，尤适用于夜间哮喘症状的控制。

（2）静脉给药：氨茶碱加入葡萄糖溶液中，缓慢静脉注射，注射速度不宜超过 0.25mg/（kg · min）或静脉滴注，适用于哮喘急性发作且近 24 小时内未用过茶碱类药物的患者。负荷剂量为 4 ～ 6mg/kg，维持剂量为 0.6 ～ 0.8mg/（kg · min）。

5. 抗胆碱药物的应用 可阻断节后迷走神经传出支，通过降低迷走神经张力而舒张支气管。溴化异丙托品溶液的常用剂量为 50 ～ 125μg，每天 3 ～ 4 次（经雾化泵吸入）；或 20 ～ 40μg，每天 3 ～ 4 次（经 pMDI 吸入）。

6. 抗 IgE 治疗 抗 IgE 单克隆抗体可应用于血清 IgE 水平增高的哮喘患者。目前它主要用于经过吸入糖皮质激素和 LABA 联合治疗后症状仍未控制的严重哮喘患者。

7. 变应原特异性免疫疗法（SIT） 通过皮下给予常见吸入变应原提取液（如尘螨、猫毛、豚草等），可减轻哮喘症状和降低气道高反应性，适用于变应原明确但难以避免的哮喘患者。

8. 其他治疗哮喘药物

（1）抗组胺药物：口服第二代抗组胺药物（H_1 受体拮抗剂），如酮替芬、氯雷他定、阿司咪唑、特非那定等具有抗变态反应作用，在哮喘治疗中的作用较弱，可用于伴有变应性鼻炎哮喘患者的治疗。

（2）其他口服抗变态反应药物：应用于轻至中度哮喘的治疗，如曲尼司特、瑞吡司特等。

（3）可能减少口服糖皮质激素剂量的药物：包括口服免疫调节剂（甲氨蝶呤、环孢素、金制剂等）、某些大环内酯类抗生素和静脉应用免疫球蛋白等。

（二）治疗

1. 长期治疗方案 哮喘的治疗应以患者病情严重程度为基础，根据其控制水平类别选择适当的治疗方案。哮喘患者长期治疗方案分为 5 级。

支气管哮喘长期治疗阶梯式治疗方案（2018 年支气管哮喘基层诊疗指南）

治疗方案	第 1 级	第 2 级	第 3 级	第 4 级	第 5 级
首选控制药物	不需使用药物	低剂量 ICS	低剂量 ICS/LABA	中 / 高剂量 ICS/LABA	添加治疗，如噻托溴铵、口服激素、IgE 单克隆抗体、抗 IL–5 药物
其他可选控制药物	低剂量 ICS	LTRA 低剂量茶碱	中 / 高剂量 ICS 低剂量 ICS/LTRA （或加茶碱）	加用噻托溴铵 中 / 高剂量 ICS/LTRA （或加茶碱）	—
缓解药物	按需使用 SABA 或 ICS/ 福莫特罗复合制剂	按需使用 SABA 或 ICS/ 福莫特罗复合制剂	按需使用 SABA 或 ICS/ 福莫特罗复合制剂	按需使用 SABA 或 ICS/ 福莫特罗复合制剂	按需使用 SABA 或 ICS/ 福莫特罗复合制剂

注：该推荐适用于成人、青少年和≥ 6 岁儿童；茶碱不推荐用于＜ 12 岁儿童；6 ～ 11 岁儿童第 3 级治疗首选中等剂量 ICS；噻托溴铵软雾吸入剂用于有哮喘急性发作史患者的附加治疗，但不适用于＜ 12 岁儿童；ICS 吸入性糖皮质激素；LTRA 白三烯调节剂；LABA 长效 β_2 受体激动剂；SABA 短效 β_2 受体激动剂；—无。

对以往未经规范治疗的初诊哮喘患者可选择第 2 级治疗方案；哮喘患者症状明显应直接选择第 3 级治疗方案。

如果使用该分级治疗方案不能使哮喘得到控制，治疗方案应该升级直至达到哮喘控制为止。当哮喘控制并维持至少 3 个月后，治疗方案可考虑降级。

2. 急性发作的处理 取决于发作的严重程度以及对治疗的反应。治疗目的在于尽快缓解症状，解除气流受限和低氧血症，同时还需要制订长期治疗方案，以预防再次急性发作。

（1）识别高危患者

1）曾经有过气管插管和机械通气的濒于致死性哮喘的病史；

2）在过去 1 年中因为哮喘而住院或看急诊；

3）正在使用或最近刚刚停用口服激素；

4）目前未使用吸入激素；

5）过分依赖速效 β_2 受体激动剂，特别是每月使用沙丁胺醇（或等效药物）超过 1 支的患者；

6）有心理疾病或社会心理问题，包括使用镇静剂；

7）有对哮喘治疗计划不依从的历史。

（2）轻度和部分中度急性发作：可以在家庭中或社区中治疗。

1）主要治疗措施：重复吸入速效 β_2 受体激动剂，在第 1 小时每 20 分钟吸入 2 ～ 4 喷。随后根据治疗反应，轻度急性发作可调整为每 3 ～ 4 小时 2 ～ 4 喷，中度急性发作每 1 ～ 2 小时 6 ～ 10 喷。如果对吸入性 β_2 受体激动剂反应良好（呼吸困难显著缓解，PEF 占预计值＞ 80% 或个人最佳值，且疗效维持 3 ～ 4 小时），通常不需要使用其他药物。

2）糖皮质激素：在控制性治疗基础上发生的急性发作，应尽早口服激素如泼尼松龙 0.5 ～ 1mg/kg 或等效剂量的其他激素。

（3）部分中度和所有重度急性发作的治疗

1）氧疗。

2）速效 β_2 受体激动剂：初始治疗时连续雾化给药，随后根据需要间断给药（每 4 小时 1 次）。联合使用 β_2 受体激动剂和抗胆碱能制剂（如异丙托溴铵）能够取得更好的支气管舒张作用。

3）茶碱：其支气管舒张作用弱于 SABA，不良反应较大，应谨慎使用。对规则服用茶碱缓释制剂的患者，静脉使用茶碱应尽可能监测茶碱血药浓度。

4）糖皮质激素：尽早使用全身激素，特别是对速效 β_2 受体激动剂初始治疗反应不完全或疗效不能维持，以及在口服激素基础上仍然出现急性发作的患者。

用法：泼尼松龙 30 ～ 50mg 或等效的其他激素，每日单次给药。严重的急性发作或口服激素不能耐受时，可采用静脉注射或滴注，如甲基泼尼松龙 80 ～ 160mg，或氢化可的松 400 ～ 1000mg 分次给药。静脉使用激素 2 ～ 3 天，继之口服激素 3 ～ 5 天。

5）机械通气：机械通气指征：意识改变、呼吸肌疲劳、$PaCO_2 \geqslant$ 45mmHg（1mmHg ＝ 0.133kPa）等。可先采用经鼻（面）罩无创机械通气，若无效应及早行气管插管机械通气。哮喘急性发作机械通气需要较高的吸气压，可使用适当水平的呼气末正压（PEEP）治疗。

大多数哮喘急性发作并非由细菌感染引起，应严格控制抗菌药物的使用指征，除非有细菌感染的证据，或属于重度或危重哮喘急性发作。

（三）控制水平的分级

支气管哮喘控制水平分级表

内容	评估事项
过去 4 周，患者是否存在：	良好控制：无任何一项
日间哮喘症状，＞ 2 次 / 周	部分控制：有 1 ～ 2 项
哮喘造成夜醒	未控制：有 3 ～ 4 项
症状需使用缓解性药物，＞ 2 次 / 周	
哮喘引起活动受限	

［常考考点］支气管哮喘的西医治疗方案。

要点七 中医辨证论治

证型		辨证要点	治法	方剂
发作期	寒哮证	呼吸急促，喉中哮鸣有声，胸膈满闷如窒，咳不甚，咳吐不爽，痰稀薄色白，面色晦滞，口不渴或渴喜热饮，天冷或受寒易发，形寒畏冷，初起多兼恶寒、发热、头痛等表证，舌质淡，舌苔白滑，脉弦紧或浮紧	温肺散寒，化痰平喘	射干麻黄汤
	热哮证	气粗息涌，咳呛阵作，喉中哮鸣，胸高胁胀，烦闷不安，汗出，口渴喜饮，面赤口苦，咳痰色黄或色白，黏浊稠厚，咳吐不利，舌质红，苔黄腻，脉滑数或弦滑	清热宣肺，化痰定喘	定喘汤
缓解期	肺虚证	喘促气短，语声低微，面色㿠白，自汗畏风，咳痰清稀色白，多因气候变化而诱发，发前喷嚏频作，鼻塞流清涕，舌淡苔白，脉细弱或虚大	补肺固表	玉屏风散
	脾虚证	倦怠无力，食少便溏，面色萎黄无华，痰多而黏，咳吐不爽，胸脘满闷，纳呆，或食油腻易腹泻，每因饮食不当而诱发，舌质淡，苔白滑或薄腻，脉细弱	健脾化痰	六君子汤
	肾虚证	平素息促气短，呼多吸少，动则为甚，形瘦神疲，心悸，腰酸腿软，劳累后哮喘易发，或面色苍白，畏寒肢冷，自汗，舌淡苔白，质胖嫩，脉沉细；或颧红，烦热，汗出黏手，舌质淡胖嫩，苔白或舌红少苔，脉细数或沉细	补肾纳气	金匮肾气丸或七味都气丸

［常考考点］支气管哮喘的辨证论治。

【知识纵横比较】

中西医结合内科学与儿科学支气管哮喘的证治比较

分期	支气管哮喘（中西医结合内科学）		支气管哮喘（中西医结合儿科学）	
	证型	方剂	证型	方剂
发作期	寒哮证	射干麻黄汤	寒性哮喘	小青龙汤合三子养亲汤
	热哮证	定喘汤	热性哮喘	麻杏石甘汤或定喘汤
	—	—	虚实夹杂	射干麻黄汤合都气丸
缓解期	肺虚证	玉屏风散	肺气虚弱证	玉屏风散
	脾虚证	六君子汤	脾气虚弱证	六君子汤
	肾虚证	金匮肾气丸或七味都气丸	肾虚不纳证	金匮肾气丸

【例题实战模拟】

A1 型题

1. 支气管哮喘的内因责之于伏痰，与哪脏功能失调有关
   A. 肺、脾、肾　B. 肺、脾、肝　C. 肺、肝、肾　D. 脾、肝、肾　E. 肺、心、肾
2. 哮病发生的“夙根”是
   A. 风　B. 痰　C. 气　D. 虚　E. 瘀
3. 支气管哮喘的临床特征是
   A. 反复发作的呼吸困难　B. 反复发作的混合性呼吸困难
   C. 反复发作的呼气性呼吸困难　D. 反复发作的夜间阵发性呼吸困难
   E. 两肺散在干、湿啰音
4. 治疗支气管哮喘发作期热哮证，应首选
   A. 定喘汤　B. 玉屏风散　C. 射干麻黄汤　D. 小青龙汤　E. 参苏饮
5. 哮病的病理机制主要是

A. 肺阴虚弱，肺气不利　B. 外邪袭肺，肺气不利　C. 饮食生冷，损伤肺气
D. 痰气相搏，气道被阻　E. 肾气亏虚，肾不纳气

【参考答案】

1. A　2. B　3. C　4. A　5. D

细目六　肺炎球菌肺炎

【考点突破攻略】

要点一　概述

肺炎球菌肺炎是由肺炎链球菌引起的肺炎，约占社区获得性肺炎的半数，通常急骤起病，以寒战、高热、咳嗽、血痰及胸痛为特征。

本病归属于中医学“咳嗽”“喘证”“支饮”等范畴。

要点二　西医病因、发病机制与病理

（一）病因、发病机制

当受寒、疲劳、醉酒或病毒感染后，由于呼吸道防御功能受损，大量肺炎链球菌被吸入下呼吸道，并在肺泡内繁殖而导致肺炎。

（二）病理

肺炎链球菌肺炎多呈大叶性或肺段性分布。病理变化可分为四期：早期为充血期，表现为肺组织充血、扩张、水肿和浆液性渗出；继而为红色肝变期，肺泡内有大量中性粒细胞、吞噬细胞及红细胞的渗出；进而为灰色肝变期，大量白细胞纤维蛋白渗出；最后为消散期，纤维蛋白性渗出物溶解、吸收，肺泡重新充气。病变消散后肺组织可完全恢复正常，极个别患者肺泡内纤维蛋白吸收不完全而形成机化性肺炎。

要点三　中医病因病机

本病的病因包括劳倦过度，或寒温失调，起居不慎，卫外功能减弱，暴感外邪犯肺等。

1. 邪犯肺卫　邪犯肺卫，邪正相争则发热、恶寒；肺失宣肃则咳嗽、咳痰。

2. 痰热壅肺　热邪炽盛，灼津炼液成痰，痰热壅肺，肺络受损，清肃失司，则咳痰黄稠，或带锈色。

3. 热闭心神　热毒炽盛，内扰心神，则烦躁不安；热闭心神，则神昏谵语，或昏愦不知。

4. 阴竭阳脱　邪热内闭，阳郁不达；或因阳旺邪盛，邪正剧争，正气溃败，骤然外脱，则阴津失其内守，阳气不能外固，终成阴阳离决、阴竭阳脱之危候。

5. 正虚邪恋　邪气稽留，耗伤气血阴阳。气虚则温煦推动无力，故咳嗽声低、气短神疲；阴虚火旺，则身热、手足心热、自汗或盗汗；阳虚则胸阳不振，故心胸烦闷。

本病属外感病，病位在肺，与心、肝、肾关系密切。病分虚实两类，以实者居多。外邪内侵，邪郁于肺，化热、生痰、酿毒，三者互结于肺，发为本病。外邪或入里化热，或痰热壅盛，或热闭心神。治疗得当，邪退正复，可见热病恢复期阴虚内扰之低热、手足心热或口干舌燥之证候。若风温热邪，久羁不解，易深入下焦，下竭肝肾，导致真阴欲竭，气阴两伤。

要点四　临床表现

1. 症状　寒战，发热，胸痛，咳嗽，咳痰，呼吸困难。

2. 体征　①早期肺部无明显异常体征，仅有呼吸幅度减小、叩诊呈轻度浊音、听诊呼吸音减低和胸膜摩擦音。②肺实变时有叩诊呈浊音、听诊语颤增强和支气管呼吸音等典型体征。消散期可闻及湿啰音。③病变累及胸膜时可有胸膜摩擦音。

［常考考点］肺炎球菌肺炎的症状和体征。

要点五　实验室检查及其他检查

1. 周围血象检查　血中白细胞计数可增高，以中性粒细胞增加为主，通常有核左移或细胞内出现毒性颗粒。

2. 病原体检查

（1）痰涂片：在抗菌药物使用前具有临床意义。

（2）培养：可做痰、呼吸道分泌物及血培养，以鉴别和分离出致病菌株。

3. X 线检查　早期仅见肺纹理增粗或受累的肺段、肺叶稍模糊，随病情进展可见大片炎症浸润阴影或实变影，沿大叶、肺段或亚肺段分布，实变阴影中可见支气管充气征。肋膈角可有少量胸腔积液。消散期可见散在的大小不一的片状阴影，继而变成条索状阴影，最后完全消散。

［常考考点］肺炎球菌肺炎的血象及 X 线特征改变。

要点六　诊断与鉴别诊断

（一）诊断要点

根据病史、症状和体征，结合 X 线检查和痰液、血液检查，不难作出明确诊断。病原菌检测是确诊肺炎球菌肺炎的主要依据。

（二）鉴别诊断

肺炎的鉴别诊断包括不同病原菌引起的肺炎之间的鉴别诊断和肺炎与其他肺部疾病的鉴别诊断。

1. 各型肺炎　革兰阳性球菌引起的肺炎多发生于青壮年，以院外感染多见。革兰阴性杆菌引起的肺炎常发生于体弱、患慢性病及免疫缺陷患者，以院内感染较多见，多起病急骤，症状较重。病毒、支原体等引起的肺炎，临床表现较轻，白细胞计数增高不显著。痰液病原体分离和血清免疫学试验有助于鉴别诊断。

2. 肺结核　其临床表现与肺炎链球菌肺炎相似，但肺结核有潮热、盗汗、消瘦、乏力等结核中毒症状，痰中可找到结核杆菌。X 线检查见病灶多在肺尖或锁骨上下，密度不均匀，久不消散，可形成空洞和肺内播散。一般抗炎治疗无效。而肺炎链球菌肺炎经抗感染药物治疗后，体温多能很快恢复正常，肺内炎症吸收较快。

3. 急性肺脓肿　早期临床表现与肺炎链球菌肺炎相似。随病程进展，以咳出大量脓臭痰为特征。X 线检查可见脓腔及气液平，不难鉴别。

4. 肺癌　少数周围型肺癌的 X 线影像与肺炎相似，但肺癌通常无显著急性感染中毒症状，周围血中白细胞计数不高，若痰中发现癌细胞则可确诊。当肺癌伴发阻塞性肺炎时，经抗生素治疗炎症虽可消退，但肿瘤阴影反而明显，或可见肺门淋巴结肿大、肺不张。如某一肺段反复发生炎症且不易消散，要警惕肺癌的发生。X 线、CT、纤维支气管镜、反复痰脱落细胞学检查等有辅助意义。

5. 其他　肺炎伴剧烈胸痛时，应与渗出性胸膜炎、肺动脉栓塞相鉴别。肺动脉栓塞常有下肢深静脉血栓形成的基础，发病前无上呼吸道感染史，以咯血较多见，甚者晕厥，呼吸困难明显。相关的体征和 X 线影像有助于诊断。

另外，下叶肺炎可能出现腹部症状，应注意与急性胆囊炎、膈下脓肿、阑尾炎等相鉴别。

［常考考点］肺炎与肺结核和肺癌的鉴别。

要点七　西医治疗

（一）一般治疗

注意休息，保持室内空气流通，注意隔离消毒，预防交叉感染。要保证病人有足够蛋白质、热量和维生素的摄入。鼓励饮水，轻症患者不需常规静脉输液。重症患者要积极治疗，监测神志、体温、呼吸、心率、血压及尿量等，防止可能发生的休克。

（二）病因治疗

尽早应用抗生素是治疗肺炎球菌肺炎的首选治疗手段。首选青霉素G。对青霉素过敏者，可用大环内酯类，如红霉素或罗红霉素，亦可用喹诺酮类药物口服或静脉滴注。对耐药或重症患者可改用头孢噻肟钠、头孢唑啉钠等头孢菌素类药物。对多重耐药菌株感染者可用万古霉素。

（三）支持疗法

1. 咳嗽、咳痰 咳嗽剧烈时，可适当用止咳化痰药物，必要时可酌情给予小剂量可待因镇咳，但次数不宜过多。伴喘憋严重者，可用异丙肾上腺素及α-糜蛋白酶雾化吸入，亦可用舒喘灵口服或雾化吸入，或口服氨茶碱，重者还可静滴氢化可的松。肺炎咳嗽有痰者，一般祛痰剂即可达到减轻咳嗽的作用，而不用镇咳剂。咳嗽无痰，特别是因咳嗽引起呕吐或严重影响睡眠者可服用中枢性镇咳剂。

2. 发热 尽量少用阿司匹林或其他解热药，以免过度出汗、脱水及干扰热型观察。高热不退者可用物理降温，或服用阿司匹林、扑热息痛等解热镇痛药。鼓励患者多饮水，轻症患者不需常规静脉输液。确有失液者，如因发热使水分及盐类缺失较多，可适当输注糖盐水。

3. 其他 剧烈胸痛者，可酌用少量镇痛药，如可待因。中等或重症患者（$PaO_2 < 60mmHg$或有发绀）应给氧。腹胀、鼓肠可用腹部热敷及肛管排气。若有明显麻痹性肠梗阻或胃扩张，应暂时禁食、禁饮，予以胃肠减压，直至肠蠕动恢复。烦躁不安、谵妄、严重失眠者酌用地西泮（安定）5mg或水合氯醛1～1.5g等镇静剂，禁用抑制呼吸的镇静药。

（四）感染性休克的治疗

1. 控制感染 感染是休克的直接原因，只有有效地控制感染，才有可能逆转休克。抗生素使用要注意早期、足量、联合用药，最好按药物敏感试验结果选择抗生素。诊断明确者，可加大抗生素剂量或缩短给药时间。对病因不明的严重感染，首先选用广谱的强力抗菌药物，足量、联合用药，待病原菌明确以后再适当调整。

2. 补充血容量 扩容治疗是抗休克的基本方法。一般先给低分子右旋糖酐500～1000mL/d和生理盐水、糖盐水等以维持有效血容量。

3. 纠正酸中毒 休克时常伴有代谢性酸中毒，使心肌收缩力减弱，心输出量下降，毛细血管通透性增加而促使液体外渗，加重有效循环量的不足，同时降低机体对血管活性药物的效应，需要及时纠正。轻症常选用5%碳酸氢钠100～250mL静滴。

4. 血管活性药物的应用 在输液的同时，加用诸如多巴胺、异丙肾上腺素、间羟胺（阿拉明）等血管活性药物，能够帮助恢复血压，使收缩压维持在90～100mmHg，以保证重要器官的血液供应。血管活性药物必须在补充血容量的情况下应用，以避免因小血管强烈收缩引起组织灌注减少。

5. 糖皮质激素的应用 对病情危重、全身毒血症严重的患者，在强大的抗生素的支持下，可短期（3～5天）静脉滴注氢化可的松100～200mg或地塞米松5～10mg，以促使休克好转。

6. 纠正水、电解质和酸碱紊乱 休克状态下患者容易出现钾、钠、氯紊乱以及酸、碱中毒，需要及时纠正。

（五）局部治疗

1. 雾化吸入 将抗菌药物和液体混合，通过超声雾化器吸入雾化微粒，直接到达气管-支气管-肺泡，以控制炎症和感染。

2. 局部灌洗 通常采用支气管肺泡灌洗术（BAL）治疗难治性肺炎、重症肺炎合并呼吸衰竭的患者。

［常考考点］各型肺炎的治疗首选药物。

要点八 中医辨证论治

证型	辨证要点	治法	方剂
邪犯肺卫证	发病初期，咳嗽咳痰不爽，痰色白或黏稠色黄，发热重，恶寒轻，无汗或少汗，口微渴，头痛，鼻塞，舌边尖红，苔薄白或微黄，脉浮数	疏风清热，宣肺止咳	三拗汤或桑菊饮
痰热壅肺证	咳嗽，咳痰黄稠或咳铁锈色痰，呼吸气促，高热不退，胸膈痞满，按之疼痛，口渴烦躁，小便黄赤，大便干燥，舌红苔黄，脉洪数或滑数	清热化痰，宽胸止咳	麻杏石甘汤合千金苇茎汤

续表

证型	辨证要点	治法	方剂
热闭心神证	咳嗽气促，痰声辘辘，烦躁，神昏谵语，高热不退，甚则四肢厥冷，舌红绛，苔黄而干，脉细滑数	清热解毒，化痰开窍	清营汤
阴竭阳脱证	高热骤降，大汗肢冷，颜面苍白，呼吸急迫，四肢厥冷，唇甲青紫，神志恍惚，舌淡青紫，脉微欲绝	益气养阴，回阳固脱	生脉散合四逆汤
正虚邪恋证	干咳少痰，咳嗽声低，气短神疲，身热，手足心热，自汗或盗汗，心胸烦闷，口渴欲饮或虚烦不眠，舌红，苔薄黄，脉细数	益气养阴，润肺化痰	竹叶石膏汤

［常考考点］肺炎的辨证论治。

【知识纵横比较】

中西医结合内科学与儿科学肺炎的证治比较

肺炎（中西医结合儿科学）			肺炎（中西医结合内科学）	
证型		方剂	证型	方剂
常证	风寒闭肺证	华盖散	邪犯肺卫证	三拗汤或桑菊饮
	风热闭肺证	银翘散合麻杏石甘汤		
	痰热闭肺证	五虎汤合葶苈大枣泻肺汤	痰热壅肺证	麻杏石甘汤合千金苇茎汤
	毒热闭肺证	黄连解毒汤合麻杏石甘汤	—	—
	阴虚肺热证	沙参麦冬汤	正虚邪恋证	竹叶石膏汤
	肺脾气虚证	人参五味子汤	—	—
变证	心阳虚衰证	参附龙牡救逆汤	阴竭阳脱证	生脉散合四逆汤
	邪陷厥阴证	羚角钩藤汤合牛黄清心丸	热闭心神证	清营汤

【例题实战模拟】

A1 型题

1. 肺炎患者神昏谵语，舌謇肢厥，其证型是

A. 邪犯肺卫证　B. 痰热壅肺证　C. 热闭心神证　D. 阴竭阳脱证　E. 正虚邪恋证

2. 治疗肺炎球菌肺炎热闭心神证，应首选

A. 桑菊饮与青霉素　B. 麻杏石甘汤与阿昔洛韦　C. 清营汤与红霉素
D. 生脉散与左氧氟沙星　E. 竹叶石膏汤与麦迪霉素

3. 治疗肺炎痰热壅肺证，应首选

A. 银翘散　B. 桑菊饮　C. 桑白皮汤　D. 麻杏石甘汤合千金苇茎汤　E. 泻白散

4. 肺炎链球菌肺炎叩诊呈

A. 浊音　B. 实音　C. 过清音　D. 清音　E. 鼓音

A2 型题

5. 患者，男，32 岁。患肺炎链球菌肺炎已 1 周，现低热夜甚，干咳少痰，五心烦热，神疲纳差，舌红少苔，脉细数。其证型是

A. 邪犯肺卫证　B. 痰热壅肺证　C. 热闭心神证　D. 阴竭阳脱证　E. 正虚邪恋证

【参考答案】

1. C　2. C　3. D　4. A　5. E

细目七　原发性支气管肺癌

【考点突破攻略】

原发性支气管肺癌简称肺癌，是最常见的肺部原发性恶性肿瘤，绝大多数起源于支气管黏膜或腺体，常有淋巴结和血行转移。肺癌早期多表现为刺激性干咳、咳痰、痰中带血等呼吸道症状，随病情进展，瘤体在胸腔内蔓延，侵犯周围组织、器官，可出现胸痛、呼吸困难、声音嘶哑、上腔静脉阻塞综合征等局部压迫症状，还可通过淋巴道、血道远处转移，晚期出现恶病质。

本病归属于中医学“肺癌”“肺积”“息贲”等范畴。

要点一　西医病因病理

（一）病因

吸烟、空气污染、职业危害、电离辐射、遗传因素、营养状况，其他如肺结核、慢性支气管炎、间质性肺纤维化等疾病及免疫功能低下、内分泌功能失调可能与肺癌的发生有一定关系。

（二）病理

1. 按解剖学分类

（1）中央型肺癌：发生在段支气管至主支气管的癌肿称为中央型肺癌，约占 3/4，以鳞状上皮细胞癌和小细胞未分化癌较为多见。

（2）周围型肺癌：发生在段支气管以下的癌肿称为周围型肺癌，约占 1/4，以腺癌较为多见。

2. 按组织学分类

（1）小细胞肺癌（SCLC）：又称小细胞未分化癌。恶性程度最高，较早出现肺外转移，对放疗和化疗较敏感。患者年龄较轻，多有吸烟史。多发生于肺门附近的大支气管，常侵犯管外肺实质，易与肺门、纵隔淋巴结融合成团块。癌细胞体积小，生长快，侵袭力强，远处转移早。确诊时多有血管受侵或转移，常转移至淋巴结、脑、肝、骨和肾上腺等。

（2）非小细胞肺癌（NSCLC）

1）鳞状上皮细胞癌（简称鳞癌）：为最常见的类型，多见于老年男性，多有吸烟史，以中央型肺癌多见。一般生长缓慢，转移晚，手术切除机会较多，5 年生存率较高，癌组织易变性、坏死，形成空洞或脓肿，但对放疗和化疗的敏感性不如小细胞癌。

2）腺癌：女性多见，与吸烟关系不大，主要与肺组织炎性瘢痕关系密切。本型多表现为周围型。腺癌富含血管，故局部浸润和血行转移较鳞癌早。早期即可侵犯血管和淋巴管引起肝、脑、骨等远处转移，更易累及胸膜出现胸腔积液。

3）大细胞未分化癌（简称大细胞癌）：高度恶性的上皮肿瘤，可发生在肺门附近或肺边缘的亚段支气管，常有大片出血、坏死和空洞形成；较小细胞癌转移晚，手术切除机会较大。

4）其他：鳞腺癌、支气管腺体癌等。

要点二　中医病因病机

本病的中医病因包括正气虚损、痰浊聚肺、情志失调、烟毒内蕴、邪毒侵肺等。在这些病因的作用和影响下，肺气失宣，郁滞不行，气不布津，聚液生痰或血瘀于内，毒聚、痰湿、血瘀、气郁交结于肺，日久成积。

1. 气滞血瘀　肺气虚弱，或他脏失调，累及肺脏；邪侵久居，留滞不去，气机不畅，致气滞血瘀，久积成癥。

2. 痰湿毒蕴　水液失运，聚湿生痰，留于肺脏；或损伤脾胃，水湿痰浊内聚，贮于肺络，痰浊久居成毒，与外邪凝结，形成肿块。

3. 阴虚毒热　阴虚内热，虚火灼津，炼液成痰，血行不畅成瘀，终致痰凝、毒瘀互结于肺。

4. 气阴两虚　肺气不足，通调失职，气不布津；肺阴不足，虚火内炽，肺络受损。

总之，肺癌病位在肺，其发生发展关乎五脏，晚期更致五脏受累，气血阴阳失调。其基本病机是由于正气虚弱，毒恋肺脏，瘀阻络脉，久成癥积。后期以正虚为根本，因虚致实。其虚以阴虚、气阴两虚多见，实则不外乎气滞、血瘀、痰凝、毒聚。

［常考考点］肺癌的中医病因病机。

要点三　临床表现

1. 原发肿瘤引起的症状　咳嗽、咳痰为肺癌早期的常见症状，多为刺激性干咳或有少量黏液痰；如肿瘤导致远端支气管狭窄，表现为持续性咳嗽，呈高音调金属音，为特征性阻塞性咳嗽；如继发感染时，则咳脓性痰。癌组织血管丰富，痰内常间断或持续带血，如侵及大血管可导致大咯血。如肿瘤引起支气管部分阻塞，可引起局限性喘鸣，并可有胸闷、气急等。体重下降、发热等为常见的全身症状。

2. 肿瘤局部扩展引起的症状　肿瘤侵犯胸膜或纵隔，可产生不规则钝痛；侵入胸壁、肋骨或压迫肋间神经时可致胸痛剧烈，且有定点或局部压痛，呼吸、咳嗽则加重。如肿瘤压迫大气道，可出现吸气性呼吸困难。如侵及食管可表现咽下困难，尚可引起支气管－食管瘘。如癌肿或转移性淋巴结压迫喉返神经（左侧多见），则发生声音嘶哑。如侵犯纵隔，压迫阻滞上腔静脉回流，导致上腔静脉压迫综合征，则表现头、颈、前胸部及上肢水肿淤血等。肺上沟癌（pancoast tumor）压迫颈部交感神经引起同侧霍纳（Horner）综合征（眼睑下垂、眼球内陷、瞳孔缩小、额部少汗等），或引起同侧臂丛神经压迫征。

3. 肿瘤远处转移引起的症状　如肺癌转移至脑、肝、骨、肾上腺、皮肤等组织，这些组织可出现相应的表现。右锁骨上淋巴结是肺癌常见的转移部位，可毫无症状，多位于前斜角肌区，无痛感，固定而坚硬，逐渐增大、增多并融合。

4. 肺癌的肺外表现

（1）副癌综合征：包括内分泌、神经肌肉、结缔组织、血液系统和血管的异常改变，有下列几种表现：①杵状指（趾）和肥大性骨关节病。②高钙血症。③分泌促性腺激素引起男性乳房发育。④异位促肾上腺皮质激素样分泌引起库欣（Cushing）综合征。⑤分泌抗利尿激素引起稀释性低钠血症。⑥神经肌肉综合征，包括小脑皮质变性、脊髓小脑变性、周围神经病变、重症肌无力和肌病等。

（2）类癌综合征：表现为哮鸣样支气管痉挛、阵发性心动过速、水样腹泻、皮肤潮红等。

［常考考点］咳嗽、咳痰为肺癌早期的常见症状；右锁骨上淋巴结是肺癌常见的转移部位。

要点四　实验室检查及其他检查

1. 胸部 X 线检查　是发现肺癌的最基本方法。

（1）中央型肺癌：多为一侧肺门类圆形阴影，边缘毛糙，可有分叶或切迹。肿块与肺不张、阻塞性肺炎并存时，可呈现“S”形 X 线征象。局限性肺气肿、肺不张、阻塞性肺炎和继发性肺脓肿等则是支气管完全或部分阻塞而形成的间接征象。

（2）周围型肺癌：早期常有局限性小斑片状阴影，肿块周边可有毛刺、切迹和分叶，可见偏心性癌性空洞。

（3）细支气管－肺泡癌：有结节型和弥漫型两种表现。

2. 电子计算机体层扫描（CT）　可发现普通 X 线难以发现的病变，还能辨认有无肺门和纵隔淋巴结肿大，以及是否侵犯邻近器官。高分辨 CT 或螺旋 CT 可发现大于 3mm 的病灶。

肺癌胸部 CT 表现为：①中央型肺癌多表现为一侧边缘毛糙的肺门类圆形阴影，或单侧性不规则的肺门肿块等。②周围型肺癌早期表现为边缘不清的局限性小斑片状阴影，如动态观察可呈密度增高且边缘清楚的圆形或类圆形影。③细支气管－肺泡癌有结节型和弥漫型两种类型。

3. 磁共振（MRI）　在明确肿瘤与大血管之间关系，以及分辨肺门淋巴结或血管阴影方面优于 CT，但它对肺门病灶分辨率不如 CT 高，也不容易发现较小的病灶。

4. 痰脱落细胞检查　是诊断肺癌的重要方法之一。

5. 纤维支气管镜检查　是诊断肺癌的主要方法，对确定病变性质、范围，明确手术指征与方式有一定帮助。

6. 病理学检查 取得病变部位组织，进行病理学检查，对肺癌的诊断具有决定性意义。

7. 放射性核素扫描检查 利用肿瘤细胞摄取放射性核素的数量与正常组织之间的差异，对肿瘤进行定位、定性诊断。

8. 开胸手术探查 若经上述多项检查仍未能明确诊断，而又高度怀疑肺癌时，可考虑行开胸手术探查。

9. 其他 肿瘤标志物检测和基因诊断，后者有助于早期诊断肺癌。

[常考考点] 胸部X线检查是发现肺癌的最基本方法；纤维支气管镜检查是诊断肺癌的主要方法；病理学检查对肺癌的诊断具有决定性意义。

要点五 诊断与鉴别诊断

（一）诊断

对于下列情况之一的人群（特别是40岁以上男性长期或重度吸烟者）应提高警惕，及时进行排癌检查。

1. 刺激性咳嗽2～3周而抗感染、镇咳治疗无效。
2. 原有慢性呼吸道疾病，近来咳嗽性质改变者。
3. 近2～3个月持续痰中带血而无其他原因可以解释者。
4. 同一部位、反复发作的肺炎。
5. 原因不明的肺脓肿，无毒性症状，无大量脓痰，无异物吸入史，且抗感染治疗疗效不佳者。
6. 原因不明的四肢关节疼痛及杵状指（趾）。
7. X线显示局限性肺气肿或段、叶性肺不张。
8. 肺部孤立性圆形病灶和单侧性肺门阴影增大者。
9. 原有肺结核病灶已稳定，而其他部位又出现新增大的病灶者。
10. 无中毒症状的血性进行性增多的胸腔积液者。

（二）鉴别诊断

1. 肺结核

（1）结核球：需与周围型肺癌相鉴别。结核球多见于年轻患者，可有反复血痰史，病灶多位于上叶后段和下叶背段的结核好发部位。边界清楚，边缘光滑无毛刺，偶见分叶，可有包膜，密度高，可有钙化点，周围有结核病灶。如有空洞形成，多为中心性薄壁空洞，洞壁规则，直径很少超过3cm。

（2）肺门淋巴结结核：易与中央型肺癌相混淆。肺门淋巴结结核多见于儿童或老年人，有结核中毒症状，结核菌素试验多呈强阳性，抗结核治疗有效。影像学检查有助于鉴别诊断。

（3）急性粟粒型肺结核：应与弥漫性细支气管－肺泡癌相鉴别。粟粒型肺结核表现为病灶大小相等、分布均匀的粟粒样结节，常伴有全身中毒症状，抗结核治疗有效。而肺泡癌多为大小不等、分布不均的结节状播散病灶，一般无发热，可从痰中查找癌细胞。也可以做结核菌素试验加以鉴别。

2. 肺炎 肺癌阻塞性肺炎表现常与肺炎相似。肺炎起病急骤，先有寒战、高热等毒血症状，然后出现呼吸道症状，X线为云絮影，不呈段叶分布，无支气管阻塞，少见肺不张，经抗感染治疗病灶吸收迅速而完全。而肺癌阻塞性肺炎呈段叶分布，常有肺不张，吸收缓慢，炎症吸收后可见块状影。可通过纤维支气管镜检查和痰脱落细胞学检查等加以鉴别。

3. 肺脓肿 应与癌性空洞继发感染相鉴别。原发性肺脓肿起病急，伴高热，咳大量脓痰，中毒症状明显，胸片上表现为薄壁空洞，内有液平，周围有炎症改变。癌性空洞常先有咳嗽、咯血等肿瘤症状，后出现咳脓痰、发热等继发感染症状。胸片可见癌肿块影有偏心空洞，壁厚，内壁凸凹不平。

4. 炎性假瘤 本病一般认为是肺部炎症吸收不全而遗留下的圆形病灶。多有呼吸道感染史，也可有痰中带血。X线呈单发圆形、椭圆形或哑铃形影，轮廓不清，密度淡而均匀，边无分叶，有长毛样改变。

[常考考点] 肺癌的诊断及其与肺结核和肺炎的鉴别。

要点六 西医治疗

1. 手术 对非小细胞肺癌Ⅰ期和Ⅱ期患者应行以治愈为目标的手术切除治疗。对以同侧纵隔淋巴结受累为特征的Ⅲ期患者行原发病灶及受累淋巴结手术切除治疗。小细胞肺癌90%以上在就诊时已有胸内或远处转移，尚有潜在性血道、淋巴道转移。因此，国内主张化疗后手术，可提高患者5年生存率。

2. 化疗 小细胞肺癌对于化疗非常敏感，很多化疗药物可提高小细胞肺癌的缓解率。较大病灶经化疗后缩小，以利手术治疗及放疗。非小细胞肺癌对化疗反应不敏感，主张对Ⅰ、Ⅱ期病人手术后进行化疗，以防术后局部复发或远处转移。ⅢA期病人应于术前、术后进行全身化疗，ⅢB期及Ⅳ期病人已不宜手术或放疗，可通过化疗延长生存期。

3. 放疗 常规放疗适用于Ⅰ期病人年老体弱，有伴发病，已不宜手术或拒绝手术者。还常用于$N_{1\sim2}$的手术病人，或手术切除边缘残存肿瘤细胞。术前放疗还能缩小病灶，以便全部切除肿瘤，减少复发。放射线对癌细胞有杀伤作用，可分为根治性和姑息性两种。

4. 其他治疗方法 如支气管动脉灌注化疗（BAI）；经纤维支气管镜介导或经皮肺穿刺，将抗癌药物直接注入肿瘤及腔内放疗；激光切除等。

5. 生物缓解调节剂 如干扰素、白细胞介素-2、肿瘤坏死因子、集落刺激因子等。

6. 分子靶向治疗 为21世纪治疗恶性肿瘤的热点和方向。治疗肺癌如易瑞沙（吉非替尼，Iressa）、厄洛替尼（Tarceva）、贝伐单抗（Avastin）等药物。

［常考考点］手术、化疗和放疗的适应证。

要点七 中医辨证论治

中医治疗在防止复发转移、增效解毒、提高生活质量、延长生存期等方面发挥重要作用。在“谨察阴阳所在而调之，以平为期”的思想指导下，通过整体调节、双向调节及功能调节使患者精神、体质达到理想状态，恢复和增加自身的抗病和修复能力。处理好“扶正”与“祛邪”的辨证关系，根据具体情况，参考病程阶段和西医治疗反应辨证论治，不仅能使西医的一些治疗措施“减毒”“增效”，而且会充分发挥中药抗癌效应，取得更好的疗效。

证型	辨证要点	治法	方剂
气滞血瘀证	咳嗽，咳痰，或痰血暗红，胸闷胀痛或刺痛，面青唇暗，肺中积块，舌质暗紫或有瘀斑、瘀点，脉弦或涩	化瘀散结，行气止痛	血府逐瘀汤
痰湿毒蕴证	咳嗽痰多，胸闷气短，肺中积块，可见胸胁疼痛，纳差便溏，神疲乏力，舌质暗或有瘀斑，苔厚腻，脉弦滑	祛湿化痰	二陈汤合瓜蒌薤白半夏汤
阴虚毒热证	咳嗽，无痰或少痰，或有痰中带血，甚则咯血不止，肺中积块，心烦，少寐，手足心热，或低热盗汗，或邪热炽盛，羁留不退，口渴，大便秘结，舌质红，苔薄黄，脉细数或数大	养阴清热，解毒散结	沙参麦冬汤合五味消毒饮
气阴两虚证	咳嗽无力，有痰或无痰，痰中带血，肺中积块，神疲乏力，时有心悸，汗出气短，口干，发热或午后潮热，手足心热，纳呆脘胀，便干或稀，舌质红苔薄，或舌质胖嫩有齿痕，脉细数无力	益气养阴，化痰散结	沙参麦冬汤

［常考考点］肺癌的辨证论治。

【知识纵横比较】

中西医结合内科学与外科学原发性支气管肺癌的证治比较

原发性支气管肺癌（中西医结合内科学）		原发性支气管肺癌（中西医结合外科学）	
证型	方剂	证型	方剂
气滞血瘀证	血府逐瘀汤	气滞血瘀证	血府逐瘀汤
痰湿毒蕴证	二陈汤合瓜蒌薤白半夏汤	脾虚痰湿证	六君子汤合海藻玉壶丸
阴虚毒热证	沙参麦冬汤合五味消毒饮	阴虚内热证	百合固金汤
气阴两虚证	沙参麦冬汤	气阴两虚证	沙参麦冬汤或四君子汤合清燥救肺汤化裁
—	—	热毒炽盛证	白虎承气汤

【例题实战模拟】

A1 型题

1. 肺癌局部扩展引起的症状为

A. 咳嗽　B. 胸痛　C. 咯血　D. 锁骨上淋巴结肿大　E. 体重减轻、恶病质

2. 治疗原发性支气管肺癌气阴两虚证，应首选的方剂是

A. 沙参麦冬汤合五味消毒饮　B. 血府逐瘀汤　C. 导痰汤　D. 沙参麦冬汤　E. 十枣汤

3. 治疗原发性支气管肺癌阴虚毒热证，应首选

A. 沙参麦冬汤合五味消毒饮　B. 血府逐瘀汤　C. 导痰汤　D. 沙参麦冬汤　E. 十枣汤

B1 型题

A. 鳞状上皮细胞癌　B. 细支气管 – 肺泡癌　C. 大细胞未分化癌

D. 腺癌　E. 小细胞未分化癌

4. 生长缓慢，转移晚，手术切除机会相对较多的是

5. 生长快，侵袭力强，远处转移早，对化疗和放疗较敏感的是

【参考答案】

1. B　2. D　3. A　4. A　5. E

细目八　慢性肺源性心脏病

【考点突破攻略】

慢性肺源性心脏病（chronic pulmonary heart disease）简称慢性肺心病，是指由支气管 – 肺组织、胸廓或肺血管的慢性病变引起的肺循环阻力增高，导致肺动脉高压和右心室肥大，甚至发生右心功能衰竭的心脏病。临床上除原发胸、肺疾患各种症状外，主要为呼吸及心脏功能衰竭和其他脏器受累的表现，如呼吸困难、唇甲发绀、水肿、肝脾肿大及颈静脉怒张等。

本病归属于中医学“心悸”“肺胀”“喘证”“水肿”等范畴。

要点一　西医病因与发病机制

（一）病因

1. 支气管、肺疾病　慢性阻塞性肺疾病（COPD）最为多见，占 80% ～ 90%，其次为支气管哮喘、支气管扩张症、重症肺结核、肺尘埃沉着病、结节病、间质性肺炎、过敏性肺泡炎、嗜酸性肉芽肿、药物相关性肺疾病等。

2. 胸廓运动障碍性疾病　较少见，严重的脊椎后凸或侧凸、脊椎结核、类风湿关节炎、胸膜广泛粘连及胸廓成形术后造成的严重胸廓或脊椎畸形，以及神经肌肉疾患如脊髓灰质炎，均可引起胸廓活动受限、肺受压、支气管扭曲或变形，导致肺功能受损。气道引流不畅，肺部反复感染，并发肺气肿或纤维化。

3. 肺血管疾病　慢性血栓栓塞性肺动脉高压、肺小动脉炎、累及肺动脉的过敏性肉芽肿病，以及原发性肺动脉高压，均可使肺动脉狭窄、阻塞，引起肺血管阻力增加、肺动脉高压和右心室负荷加重，发展成肺心病。

4. 其他　原发性肺泡通气不足及先天性口咽畸形、睡眠呼吸暂停低通气综合征等均可产生低氧血症，引起肺血管收缩，导致肺动脉高压，发展成慢性肺心病。

（二）发病机制

引起右心室扩大、肥厚的因素很多，但先决条件是肺功能和结构的不可逆性改变，发生反复的气道感染和低氧血症，导致一系列体液因子和肺血管的变化，使肺血管阻力增加，肺动脉血管的结构重塑，产生肺动脉高压。

1. 肺动脉高压的形成

（1）肺血管阻力增加的功能性因素：缺氧、高碳酸血症和呼吸性酸中毒使肺血管收缩、痉挛，其中缺氧是肺动脉高压形成最重要的因素。

（2）肺血管阻力增加的解剖学因素：解剖学因素系指肺血管解剖结构的变化，形成肺循环血流动力学障碍。

（3）血液黏稠度增加和血容量增多：慢性缺氧产生继发性红细胞增多，血液黏稠度增加。缺氧可使醛固酮增加，使水、钠潴留；缺氧使肾小动脉收缩，肾血流减少也加重水、钠潴留，使血容量增多。血液黏稠度增加和血容量增多，更使肺动脉压升高。

此外，肺血管性疾病、肺间质疾病、神经肌肉疾病等皆可引起肺血管的病理改变，使血管腔狭窄、闭塞，肺血管阻力增加，发展成肺动脉高压。

在慢性肺心病肺动脉高压的发生机制中，功能性因素较解剖学因素更为重要。在急性加重期经过治疗，缺氧和高碳酸血症得到纠正后，肺动脉压可明显降低，部分患者甚至可恢复到正常范围。

2. 心脏病变和心力衰竭　肺循环阻力增加时，右心发挥代偿功能，以克服肺动脉压升高带来的压力负荷增加而发生右心室肥厚。肺动脉高压早期，右心室舒张末期压仍可维持正常。随着病情的进展，特别是急性加重期，肺动脉压持续升高，超过右心室的代偿能力，右心失代偿，右心排出量下降，右心室收缩末期残留血量增加，舒张末压增高，导致右心室扩大和右心室功能衰竭。

慢性肺心病除右心室改变外，也有部分患者可发生左心室肥厚。由于缺氧、高碳酸血症、酸中毒、相对血流量增多等因素，使左心受损，可发生左心室肥厚，甚至导致左心衰竭。

3. 其他重要器官的损害　缺氧和高碳酸血症除影响心脏外，尚可导致其他重要器官如脑、肝、肾、胃肠及内分泌系统、血液系统等发生病理改变，引起多器官的功能损害。

要点二　中医病因病机

本病发生的病因有外邪侵袭、肺脾肾虚、痰瘀互结等。在这些病因的作用和影响下，热毒、痰浊、瘀血、水停相互搏结，损伤肺脏；病久由肺及脾，累及于肾，终致肺、脾、肾三脏俱虚，使病情进一步恶化。

1. 痰浊壅肺　素有痰饮，感寒邪或因脾阳不足，寒从内生，聚湿成痰，上干于肺。痰浊壅肺，肺失宣降，则咳嗽痰多，短气喘息；寒饮停肺，肺气上逆，则痰多，色白黏腻或呈泡沫样；肺气不利，三焦气滞，故脘痞纳少，倦怠乏力。

2. 痰热郁肺　邪热犯肺，肺热炽盛，炼液成痰；或宿痰内盛，郁而化热，痰热互结，壅阻于肺。肺失清肃，故喘息气粗痰黄，黏稠难咳；壅塞肺气则胸满；里热炽盛，故身热烦躁口渴，溲黄便干。

3. 痰蒙神窍　肺、脾、肾水湿内停，湿浊酿痰，阻遏气机，致痰浊蒙蔽心神，神明失司，故神志恍惚，表情淡漠，嗜睡昏迷，或谵语烦躁。

4. 阳虚水泛　久病损伤肾阳，或素体阳气虚弱，气化无权，水湿泛溢肌肤，肢体浮肿；水湿趋下，故腰以下肿甚；水气犯脾，脾失健运，则脘痞纳差；水气凌心，抑遏心阳，则心悸；水寒射肺，肺失宣降，故咳喘痰稀；阳虚温煦失职，则面唇青紫。

5. 肺肾气虚　久病咳喘，耗伤肺气，病久及肾，肾气亏虚。肺气不足则呼吸失司，肾气亏虚则摄纳无权，气不归原，故呼吸浅短难续，声低气怯，甚则张口抬肩，倚息不能平卧。

6. 气虚血瘀　久病气虚血瘀，阻滞肺络，累及于心，则心悸胸闷，面色晦暗，唇甲发绀。

本病病位在肺、脾、肾、心，属本虚标实之证。早期表现为肺、脾、肾三脏气虚，后期则心肾阳虚；外邪侵袭、热毒、痰浊、瘀血、水停为标。急性发作期以邪实为主，虚实错杂；缓解期以脏腑虚损为主。正气虚衰，气虚则血运无力而瘀滞，气化无权而津液停滞，痰瘀互结，阻滞肺络，累及于心。肺气虚衰，表虚不固，外邪乘虚入侵，导致本病发展恶化。

[常考考点]病因是外邪侵袭、肺脾肾虚、痰瘀互结。病位在肺、脾、肾、心。

要点三　临床表现与并发症

（一）临床表现

本病除原有肺、胸疾病的各种症状和体征外，主要是肺、心功能不全以及其他器官受累的征象，往往表现为急性发作期（肺、心功能失代偿期）与缓解期（肺、心功能代偿期）的交替出现。

1. 肺、心功能代偿期（缓解期）

（1）症状：咳嗽、咳痰、气促，活动后可有心悸、呼吸困难、乏力和劳动耐力下降。少有胸痛或咯血。

（2）体征：可有不同程度的发绀和肺气肿体征。偶有干、湿性啰音，心音遥远，三尖瓣区收缩期杂音或剑突下心脏搏动增强（提示右心室肥厚）。

2. 肺、心功能失代偿期（急性发作期）

（1）呼吸衰竭

1）症状：呼吸困难加重，夜间为甚，常有头痛、失眠、食欲下降，但白天嗜睡，甚至出现表情淡漠、神志恍惚、谵妄等肺性脑病的表现。

2）体征：明显发绀，球结膜充血、水肿，严重时可有视网膜血管扩张、视乳头水肿等颅内压升高的表现。腱反射减弱或消失，出现病理反射；因高碳酸血症出现周围血管扩张的表现，如皮肤潮红、多汗。

（2）右心衰竭

1）症状：心悸、食欲不振、腹胀、恶心等。

2）体征：周围性发绀，颈静脉怒张，心率增快，可出现心律失常，可闻及三尖瓣区舒张期杂音。肝大且有压痛，肝－颈静脉回流征阳性，下肢水肿，重者可有腹水。少数患者可出现肺水肿及全心衰竭的体征。

［常考考点］慢性呼吸系统病史或呼吸衰竭＋右心衰体征＝肺心病。

（二）并发症

1. 肺性脑病　本病是慢性肺、胸疾病伴有呼吸功能衰竭，出现缺氧、二氧化碳潴留而引起精神障碍、神经症状的一种综合征，为肺源性心脏病死亡的首要原因。

2. 酸碱平衡失调及电解质紊乱　呼吸衰竭时，由于动脉血二氧化碳分压升高，普遍存在呼吸性酸中毒。然而，因体内代偿情况的不同或并存其他疾病的影响，还可出现各种不同类型的酸碱平衡失调及电解质紊乱。如慢性肺心病急性加重期，治疗前往往是呼吸性酸中毒并发代谢性酸中毒及高钾血症，治疗后又易迅速转为呼吸性酸中毒并发代谢性碱中毒及低钾、低氯血症而加重神经系统症状。

3. 心律失常　心律失常多表现为房性早搏及阵发性室上性心动过速，也可有心房扑动及心房颤动。少数病例由于急性严重心肌缺氧，可出现心室颤动甚至心脏骤停。

4. 休克　休克是慢性肺心病较常见的严重并发症及致死原因之一。其发生原因有：①由于严重呼吸道－肺感染、细菌毒素所致微循环障碍引起中毒性休克。②由于严重心力衰竭、心律失常或心肌缺氧性损伤所致心排血量锐减引起心源性休克。③由于上消化道出血引起失血性休克。

5. 消化道出血　是慢性肺心病心肺功能衰竭的晚期并发症之一，死亡率较高。其主要是无溃疡症状，常有厌食、恶心、上腹闷胀疼痛，出血时呕吐物多为咖啡色，且有柏油样便，大量出血可诱发休克。

6. 其他　功能性肾衰竭、弥散性血管内凝血（DIC）等。

［常考考点］慢性肺心病的常见并发症。其中肺性脑病为肺源性心脏病死亡的首要原因。

要点四　实验室检查及其他检查

1. 血液检查　红细胞计数和血红蛋白常增高，红细胞压积正常或偏高。可有肝肾功能异常。电解质可有改变。细胞免疫功能如玫瑰花环试验、外周血淋巴母细胞转化试验、植物血凝素皮肤试验阳性率一般低于正常。血清中 IgA、IgG 常增高，血清总补体（CH_{50}、C_3、C_4）含量低于正常。

2. X 线检查　除肺、胸基础疾病的特征外，尚可有肺动脉高压征，如肺动脉段弧突出或其高度

≥ 3mm；右下肺动脉增宽（其横径≥ 15mm，横径与气管横径比值≥ 1.07）；肺动脉“残根征”（中央动脉扩张，外周血管纤细）；右心室增大，心脏呈垂直位（心力衰竭时可见全心扩大，但在心力衰竭控制后，心脏可恢复原来大小）。

3. 心电图检查 慢性肺心病的心电图阳性率约为30%，可呈现右房、右室增大的变化：P波高尖或“肺型P波”，电轴右偏，极度顺钟向转位，$R_{V1}+S_{V5} \geq 1.05mV$；有时在$V_1$、$V_2$甚至延至$V_3$，可出现酷似陈旧性心肌梗死的QS波（乃膈肌降低及心脏极度顺钟向转位所致），应注意鉴别。

4. 动脉血气分析 代偿期可有低氧血症（$PaO_2 < 60mmHg$），失代偿期可出现低氧血症合并高碳酸血症（$PaCO_2 > 50mmHg$），提示Ⅱ型呼衰。

5. 超声心动图检查 可显示右肺动脉内径增大，右心室流出道内径增宽（≥ 30mm），右心室内径增大（≥ 20mm），右心室前壁及室间隔厚度增加，搏动幅度增强，左、右心室内径比< 2.0。二维扇形超声心动图示肺总动脉舒张期内径明显增大。多普勒超声心动图中有时出现三尖瓣反流及右室收缩压增高。

6. 右心导管检查 经静脉送入漂浮导管至肺动脉，直接测定肺动脉和右心室压力，必要时可做慢性肺心病的早期诊断。

7. 其他 肺功能检查对早期或缓解期慢性肺心病患者有意义。痰细菌学检查结果对急性加重期抗生素选用具有重要参考价值。

［常考考点］肺心病各种检查的特征性改变。

要点五 诊断与鉴别诊断

（一）诊断

1. 有慢性阻塞性肺疾病或慢性支气管炎、肺气肿病史，或其他胸、肺疾病病史（原发于肺血管的疾病如特发性肺动脉高压、栓塞性肺动脉高压等可无相应病史）。

2. 存在活动后呼吸困难、乏力和劳动耐力下降。

3. 体检发现肺动脉压增高、右心室增大或右心功能不全的征象，如颈静脉怒张、$P_2 > A_2$、剑突下心脏搏动增强、肝大压痛、肝－颈静脉回流征阳性、下肢水肿等。

4. 心电图、X线胸片有提示肺心病的征象。

5. 超声心动图有肺动脉增宽和右心增大、肥厚的征象。

符合1～4条中的任一条加上第5条，并除外其他疾病所致右心改变（如风湿性心脏病、心肌病、先天性心脏病），即可诊断为慢性肺心病。

［常考考点］肺心病的诊断标准。

（二）鉴别诊断

主要应与冠状动脉粥样硬化性心脏病（冠心病）、风湿性心脏病、原发性扩张型心肌病、缩窄性心包炎等进行鉴别。

1. 冠心病 慢性肺心病无典型心绞痛或心肌梗死的临床表现，多有胸、肺疾病病史，心电图中ST-T改变多不明显，类似陈旧性心肌梗死的图形多出现于慢性肺心病急性发作期和明显右心衰竭时，随着病情好转，异常程度可减轻；或加做第1、2肋的相关导联心电图，可发现异常Q波变小或消失；心向量图有助于鉴别。

2. 风湿性心脏病 慢性肺心病患者在三尖瓣区可闻及吹风样SM，有时可传到心尖部，有时出现肺动脉瓣关闭不全的DM，加上右心室肥大、肺动脉高压等表现，易与风湿性心脏瓣膜病相混淆。一般通过详细询问有关慢性肺、胸疾病病史，有肺气肿和右心室肥大的体征，尤其超声心动图发现瓣膜器质性狭窄或关闭不全是最重要的鉴别依据。此外，X线胸片、心电图、动脉血氧饱和度、二氧化碳分压等均可资鉴别。

3. 原发性扩张型心肌病、缩窄性心包炎 ①原发性扩张型心肌病多见于中青年，无明显慢性呼吸道感染史及显著肺气肿体征，无突出的肺动脉高压征，心脏增大常呈球形，常伴心力衰竭、房室瓣膜相对关闭不全所致杂音，心电图无明显顺钟向转位及电轴右偏，心脏超声常提示心腔扩大，整体收缩活动减弱，左室射血分数（LVEF）降低。②缩窄性心包炎有心悸、气促、发绀、颈静脉怒张、肝大、腹水、浮肿及心电图低电压等，需与慢性肺心病鉴别，相关病史和典型的心室舒张受限等表现以及X线胸片（侧位常可发现心包钙化征象）可资鉴别。

［常考考点］肺心病与冠心病和风心病的鉴别。

要点六　西医治疗

（一）急性加重期

1. 控制感染　根据痰菌培养及药敏试验结果选择抗生素；如痰菌检验报告未至，可根据感染的环境、痰涂片革兰染色以及临床经验选用抗生素。

2. 氧疗　通畅呼吸道，鼻导管吸氧或面罩给氧，以纠正缺氧和二氧化碳潴留。

3. 控制心力衰竭　慢性肺心病心力衰竭的治疗与其他心脏病心力衰竭的治疗有其不同之处，因为慢性肺心病患者一般在积极控制感染、改善呼吸功能后心力衰竭便能得到改善。但对部分重症患者，仍需要予以相应抗心衰治疗（如利尿药、正性肌力药或扩血管药物）。

（1）利尿药：原则上宜选用作用轻的利尿药，小剂量、短疗程、间歇给药、联合使用排钾和保钾利尿剂（如氢氯噻嗪和螺内酯合用）。严重水钠潴留而需迅速减轻容量负荷者可用呋塞米。

使用时应注意：①应用利尿药后可出现低钾、低氯性碱中毒，痰液黏稠不易排痰和血液浓缩，应注意预防。②长期大剂量使用利尿剂会出现水、电解质紊乱和容量不足（如体位性低血压）等，应引起重视并予以避免。

（2）正性肌力药：原则是选用小剂量（一般约为常规剂量的1/2或2/3）、作用快、排泄快、静脉使用的洋地黄类药物（如西地兰）。应用指征：①感染已被控制、呼吸功能已改善、用利尿剂后仍有反复水肿的心力衰竭患者。②以右心衰竭为主要表现而无明显感染的患者。③合并急性左心衰竭的患者。

使用时应注意：①用药前应注意纠正缺氧，防治低钾血症，以免发生药物毒性反应。②不宜以心率作为衡量洋地黄类药物的应用和疗效考核指征，因低氧血症、感染等均可使心率增快。

（3）血管扩张药：血管扩张药在扩张肺动脉的同时也扩张体循环动脉，往往造成体循环血压下降，反射性产生心率增快、氧分压下降、二氧化碳分压上升等不良反应，因而限制了血管扩张药在慢性肺心病的临床应用。钙拮抗剂、一氧化氮（NO）、川芎嗪等有一定的降低肺动脉压效果，可考虑酌情使用。

4. 控制心律失常　慢性肺心病一般经过治疗，感染控制，缺氧纠正后，心律失常可自行消失。如果持续存在可根据心律失常的类型选用药物，但应避免使用β受体阻滞剂，以免引起支气管痉挛。

5. 抗凝治疗　应用普通肝素或低分子肝素，防止肺微小动脉原位血栓形成；并降低黏稠度，有利于减轻肺动脉高压。

6. 其他并发症治疗　①肺性脑病除上述治疗措施外，还应注意纠正酸碱平衡失调和电解质紊乱；发现脑水肿时，可快速静脉滴注20%甘露醇，常用量为1～2g/kg，必要时6～8小时重复一次；肺性脑病出现兴奋、躁动时慎用镇静剂。②消化道出血、休克、肾衰竭、弥散性血管内凝血等应给予对症治疗。

（二）缓解期

1. 呼吸锻炼。
2. 增强机体抵抗力，预防呼吸道感染。
3. 家庭氧疗。
4. 积极治疗和改善基础支气管、肺疾病，延缓基础疾病进展。
5. 去除急性加重的诱因。

［常考考点］心力衰竭的治疗及用药。

要点七　中医辨证论治

证型		辨证要点	治法	方剂
急性期	痰浊壅肺证	咳嗽痰多，色白黏腻或呈泡沫样，短气喘息，稍劳即著，脘痞纳少，倦怠乏力，舌质偏淡，苔薄腻或浊腻，脉滑	健脾益肺，化痰降气	苏子降气汤加减
	痰热郁肺证	喘息气粗，烦躁，胸满，咳嗽，痰黄或白，黏稠难咳，或身热，微恶寒，有汗不多，溲黄便干，口渴，舌红，舌苔黄或黄腻，边尖红，脉数或滑数	清肺化痰，降逆平喘	越婢加半夏汤加减
	痰蒙神窍证	神志恍惚，谵语，烦躁不安，撮空理线，表情淡漠，嗜睡，昏迷或肢体瞤动，抽搐，咳逆，喘促，咳痰不爽，苔白腻或淡黄腻，舌质暗红或淡紫，脉细滑数	涤痰开窍，息风止痉	涤痰汤加减，另服安宫牛黄丸或至宝丹
	阳虚水泛证	面浮，下肢肿，甚则一身悉肿，腹部胀满有水，心悸，咳喘，咳痰清稀，脘痞，纳差，尿少，怕冷，面唇青紫，舌胖质暗，苔白滑，脉沉细	温肾健脾，化饮利水	真武汤合五苓散加减
缓解期	肺肾气虚证	呼吸浅短难续，声低气怯，甚则张口抬肩，倚息不能平卧，咳嗽，痰白清稀如沫，胸闷，心慌形寒，汗出，舌淡或暗紫，脉沉细微无力，或有结代	补肺纳肾，降气平喘	补肺汤加减。喘脱危象，急用参附汤送服蛤蚧粉或黑锡丹
	气虚血瘀证	喘咳无力，气短难续，痰吐不爽，心悸，胸闷，口干，面色晦暗，唇甲发绀，神疲乏力，舌淡暗，脉细涩无力	益气活血，止咳化痰	生脉散合血府逐瘀汤加减

［常考考点］肺心病的辨证论治。

【例题实战模拟】

A1 型题

1. 肺心病的诊断依据是

A. 长期肺、支气管病史　B. 肺动脉高压及右心室扩大征象　C. 肺气肿体征　D. 动脉血二氧化碳分压≥ 7.3 kPa　E. 动脉血二氧化碳分压≤ 8.0 kPa

2. 降低肺心病肺动脉高压首选

A. 吸氧　B. 强心剂　C. 支气管扩张剂　D. 呼吸兴奋剂　E. 利尿剂

A2 型题

3. 患者，男，56 岁。肺心病病史 6 年，前日酒后受凉，发热，咳喘大作，咳吐黄痰，舌暗苔黄腻，脉滑数。其证型是

A. 痰浊阻肺证　B. 痰热壅肺证　C. 寒饮内停证　D. 痰蒙清窍证　E. 风热犯肺证

B1 型题

A. 越婢加半夏汤加减　B. 生脉散合血府逐瘀汤加减　C. 真武汤加减　D. 苏子降气汤加减　E. 补肺汤加减

4. 慢性肺心病，呼吸浅短，声低气怯，张口抬肩，不能平卧，心慌，形寒，汗出，舌淡紫，脉沉细微无力。治疗首选

5. 慢性肺心病，咳喘无力，气短难续，咳痰不爽，面色晦暗，心慌，唇甲发紫，神疲乏力，舌淡暗，脉沉细涩无力。治疗首选

【参考答案】

1. B　2. E　3. E　4. E　5. B

第二单元　循环系统疾病

细目一　急性心力衰竭

急性心力衰竭（acute heart failure，AHF）指急性的心脏病变引起心肌收缩力明显降低，或心室负荷急性加重而导致心排血量显著、急剧降低，体循环、肺循环压力突然增高，导致组织灌注不足和（或）急性体、肺循环淤血的临床综合征。临床上以急性左心衰竭最为常见，急性右心衰竭则较少见。

急性左心衰竭发作时心肌收缩力明显降低、心脏负荷加重，造成心排血量骤降，肺循环压力突然升高，周围循环阻力增加，引起肺循环充血而出现急性肺淤血、肺水肿，并可伴组织器官灌注不足和心源性休克的临床综合征。

急性右心衰竭即急性肺源性心脏病，是指某些原因（如大面积右室梗死、大块肺梗死、大量快速静脉输血或输液）使右室心肌损害，或右室后负荷增高和右室前负荷增高，从而引起以体循环淤血为主要表现的临床综合征。

本病属中医学“喘脱”“心水”“水肿”“亡阳”“厥脱”等范畴。

要点一　西医病因与发病机制

急性心衰可以突然起病或在原有慢性心衰基础上急性加重，大多数表现为收缩性心衰，也可表现为舒张性心衰；发病前患者多数合并有器质性心血管疾病。对于在慢性心衰基础上发生的急性心衰，经治疗后病情稳定，不应再称为急性心衰。

（一）病因

1. 慢性心衰急性加重。
2. 急性心肌坏死和（或）损伤。
3. 急性血流动力学障碍。

（二）发病机制

1. 急性弥漫性心肌损害　缺血时部分心肌处在顿抑和冬眠状态，以及心肌坏死，使心脏的收缩单位减少。缺血性心脏病合并急性心衰主要有下列 3 种情况：①急性心肌梗死（acute myocardial infarction，AMI）：主要见于大面积的心肌梗死（myocardial infarction，MI），部分老年患者和糖尿病患者可以急性左心衰竭为 AMI 首发症状；右心室 AMI 所致的右心室充盈压和右心房压升高；右心室排血量减少导致左心室舒张末期容量下降，产生心源性低排。②急性心肌缺血：缺血面积大、缺血严重也可诱发急性心衰。③缺血性心脏病慢性心功能不全基础上因缺血发作或其他诱因可出现急性心衰。

2. 急性机械性阻塞　如严重的瓣膜狭窄、心室流出道梗阻、心房内球瓣样血栓或黏液瘤嵌顿二尖瓣口、肺动脉总干或大分支栓塞等。

3. 心脏负荷突然加重　①急性心肌梗死或感染性心内膜炎引起的瓣膜穿孔、腱索断裂所致的瓣膜性急性反流，室间隔破裂穿孔而使心室容量负荷突然剧增。②另外有输液、输血过多或过快等，使心脏容量负荷突然加重。③高血压心脏病因血压急剧升高使左心室后负荷急剧增加。

4. 神经内分泌激活　交感神经系统和 RAAS 的过度兴奋是机体在急性心衰时的一种保护性代偿机制，但长期过度兴奋则会产生不良影响，使多种内源性神经内分泌与细胞因子激活，加重心肌损伤、心功能下降和血流动力学紊乱，从而又反过来刺激交感神经系统和 RAAS 的兴奋，形成恶性循环。

5. 心肾综合征　心衰和肾功能衰竭常并存，并互为因果。分为 5 型，其中 3 型是原发、急速的肾功能恶化导致的急性心功能不全，可造成急性心衰。

6. 慢性心衰的急性失代偿　稳定的慢性心衰可以在短时间内急剧恶化，心功能失代偿，表现为急性心衰。其促发因素中较多见为药物治疗缺乏依从性、严重心肌缺血、重症感染、严重的影响血流动力学的各种心律失常、肺栓塞以及肾功能损伤等。主要的病理生理基础为心脏收缩力突然严重减弱，心排血量急剧减少，左室舒张末压迅速升高，肺静脉回流受阻，肺静脉压快速升高，肺毛细血管压随之升高，使血管内液体渗入肺间质和肺泡内，形成急性肺水肿。

要点二　临床表现

（一）早期表现

原来心功能正常的患者出现原因不明的疲乏或运动耐力明显减低以及心率增加 15 ～ 20 次 / 分，可能是左心功能降低的最早期征兆。继续发展可出现劳力性呼吸困难、夜间阵发性呼吸困难、睡觉需用枕头抬高头部等；检查可发现左心室增大、闻及舒张早期或中期奔马律、P_2亢进、两肺尤其肺底部有湿啰音，还可有干湿啰音和哮鸣音，提示已有左心功能障碍。

（二）急性肺水肿

起病急骤，病情可迅速发展至危重状态。

1. 突发的严重呼吸困难、端坐呼吸、喘息不止、烦躁不安并有恐惧感，呼吸频率可达 30 ～ 50 次 / 分；频繁咳嗽并咳出大量粉红色泡沫样血痰；极重者可因脑缺氧而神志模糊。

2. 急性肺水肿早期可因交感神经激活，血压一过性升高；随病情持续，血管反应减弱，血压下降。急性肺水肿如不能及时纠正，严重者可出现心源性休克。

3. 体征表现为心率增快，心尖区第一心音减弱，心尖部常可闻及舒张早期奔马律，肺动脉瓣区第二心音亢进，两肺满布湿性啰音和哮鸣音。

（三）心源性休克

1. 持续低血压　收缩压降至 90mmHg 以下，或高血压患者收缩压降低 60mmHg，且持续 30 分钟以上。

2. 组织低灌注状态　①皮肤湿冷、苍白和发绀，出现紫色条纹。②心动过速（HR ＞ 110 次 / 分）。③尿量显著减少（＜ 20mL/h），甚至无尿。④意识障碍，常有烦躁不安、激动焦虑、恐惧和濒死感；收缩压＜ 70mmHg，可出现抑制症状如神志恍惚、表情淡漠、反应迟钝，逐渐发展至意识模糊甚至昏迷。

3. 血流动力学障碍　PCWP ≥ 18mmHg，心脏排血指数（CI）≤ 36.7mL/s · m^2（≤ 2.2L/min · m^2）。

4. 低氧血症和代谢性酸中毒。

（四）其他

1. 昏厥　心脏排血功能减退，心排血量减少引起脑部缺血，发生短暂的意识丧失，称为心源性昏厥（阿 – 斯综合征）。发作持续数秒时可有四肢抽搐、呼吸暂停、发绀等表现，主要见于急性心排血量受阻或严重心律失常患者。

2. 心脏骤停　为严重心功能不全的表现，临床表现为突然意识丧失、颈动脉搏动消失、瞳孔散大、发绀、抽搐、呼吸停止等。

［常考考点］急性左心衰竭的典型表现。

要点三　诊断

根据基础心血管疾病、诱因、典型临床表现（病史、症状和体征）以及各种检查（心电图、胸部 X 线检查、超声心动图和 BNP/NT–proBNP）做出急性心衰的诊断，并做临床评估，包括病情的分级、严重程度和预后等。

（一）急性心衰诊断

1. 急性左心衰竭　常见临床表现是急性左心衰竭所致的呼吸困难，系由肺淤血所致，严重患者可出现急性肺水肿和心源性休克。BNP/NT–proBNP 作为心衰的生物标志物，对急性左心衰竭诊断和鉴别诊断有肯定价值，对患者的危险分层和预后评估有一定的临床价值。

2. 急性右心衰竭　主要常见病因为右心室梗死和急性大块肺栓塞。根据病史及临床表现如突发的呼吸困难、低血压、颈静脉怒张等，结合心电图和超声心动图以及 D– 二聚体、动脉血气等检查，可以作出诊断。

（二）急性心衰诊断和评估要点（中华医学会心血管病学分会：中国心力衰竭诊断和治疗指南，2018）

1. 应根据基础心血管疾病、诱因、临床表现（病史、症状和体征）以及各种检查（心电图、胸部X线检查、超声心动图和BNP/NT–proBNP）做出急性心衰的诊断，并做临床评估，包括病情的分级、严重程度和预后。

2. 常见的临床表现是急性左心衰竭所致的呼吸困难，系由肺淤血所致，严重患者可出现急性肺水肿和心源性休克。

3. BNP/NT–proBNP作为心衰的生物标志物，对急性左心衰竭诊断和鉴别诊断有肯定的价值，对患者的危险分层和预后评估有一定的临床价值。

4. 超声心动图和肺部超声对血流动力学不稳定的急性心衰患者，推荐立即进行超声心动图检查；对心脏结构和功能不明或临床怀疑自既往检查以来可能有变化的患者，推荐在48小时内进行超声心动图检查。

5. 动脉血气分析视临床情况而定，不能通过指脉氧仪监测氧合情况、需要明确酸碱状态和动脉 CO_2 分压（$PaCO_2$）情况时可进行检测，尤其是伴有急性肺水肿或有COPD者。

6. 急性心衰患者需严密监测血压、心率、心律、呼吸频率、SpO_2，监测出入量及每日体重，每日评估心衰症状和体征变化

[常考考点] 急性心衰的诊断依据。

要点四　西医治疗

急性左心衰是急危重症，应积极迅速抢救，主要治疗急性肺水肿。

（一）治疗原则和治疗目标

1. 治疗原则　降低左房压和（或）左室充盈压；增加左室心搏量；减少循环血量；减少肺泡内液体渗入，保证气体交换。

2. 治疗目标

（1）控制基础病因和矫治心衰的诱因：控制高血压，控制感染；积极治疗各种影响血流动力学的心律失常；改善心肌缺血；有效控制血糖水平，并防止低血糖；纠正严重贫血。

（2）缓解各种严重症状：低氧血症和呼吸困难（不同方式吸氧）；胸痛和焦虑（吗啡）；呼吸道痉挛（支气管解痉药物）；肺循环淤血症状（利尿剂）。

（3）稳定血流动力学状态：维持收缩压90mmHg，纠正和防止低血压；选择血管扩张药物控制血压过高。

（4）纠正水、电解质紊乱和维持酸碱平衡。

（5）保护重要脏器如肺、肾、肝和大脑，防止功能损害。

（6）降低死亡危险，改善近期和远期预后。

（二）急性左心衰竭的一般处理

1. 体位　静息时明显呼吸困难者应端坐位，双腿下垂以减少回心血量，降低心脏前负荷。

2. 四肢交换加压　以降低前负荷，减轻肺淤血和肺水肿。四肢轮流绑扎止血带或血压计袖带，通常同一时间只绑扎三肢，每隔15～20分钟，轮流放松一肢（血压计袖带的充气压力应较舒张压低10mmHg，使动脉血流仍可顺利通过，而静脉血回流受阻）。

3. 吸氧　适用于低氧血症和呼吸困难明显（尤其指端 $SaO_2 < 90\%$）的患者。应尽早采用，使患者 SaO_2 达95%（伴COPD者 $SaO_2 > 90\%$）。可采用不同的方式：

（1）鼻导管吸氧：低氧流量（1～2L/min）开始，如仅为低氧血症，动脉血气分析未见 CO_2 潴留，可采用高流量给氧（6～8L/min）。肺水肿患者用酒精吸氧（在氧气通过的湿化瓶中加50%～70%酒精或有机硅消泡剂）。

（2）面罩吸氧：适用于伴呼吸性碱中毒患者。必要时还可采用无创性或气管插管呼吸机辅助通气治疗。

4. 做好救治的准备工作 至少开放两条静脉通道，并保持通畅。必要时可采用深静脉穿刺置管。

5. 饮食 进易消化食物，在总量控制下，可少量多餐（6～8次/日）。应用襻利尿剂情况下不要过分限制钠盐摄入量，以避免低钠血症，导致低血压。

6. 出入量管理 肺淤血、体循环淤血及水肿明显者应严格限制饮水量和静脉输液速度。无明显低血容量因素（大出血、严重脱水、大汗淋漓等）者的每天液体摄入量一般宜在1500mL以内，不要超过2000mL。保持每天水出入量负平衡约500mL，以减少水钠潴留和缓解症状。3～5天后，如淤血、水肿明显消退，应减少水负平衡，逐渐过渡到出入水量平衡。

（三）急性左心衰竭的药物治疗

1. 利尿剂 有液体潴留证据的急性心衰患者均应使用利尿剂。首选静脉襻利尿剂，如呋塞米、托拉塞米、布美他尼，应及早应用。既往没有接受过利尿剂治疗的患者，宜先静脉注射呋塞米20～40mg(或等剂量其他襻利尿剂)。如果平时使用过襻利尿剂治疗，最初静脉剂量应等于或超过长期每日所用剂量。需监测患者症状、尿量、肾功能和电解质。

利尿剂反应不佳或抵抗的处理：①增加襻利尿剂剂量；②静脉推注联合持续静脉滴注，静脉持续和多次应用可避免因为襻利尿剂浓度下降引起的钠水重吸收；③2种及以上利尿剂联合使用，如在襻利尿剂基础上加噻嗪类利尿剂，也可加用血管加压素V_2受体拮抗剂；④应用增加肾血流的药物，如小剂量多巴胺或重组人利钠肽，改善利尿效果和肾功能、提高肾灌注，但益处不明确；⑤纠正低血压、低氧血症、代谢性酸中毒、低钠血症、低蛋白血症、感染等，尤其注意纠正低血容量；⑥超滤治疗。

2. 血管扩张药物

（1）应用指征：此类药可应用于急性心衰早期。收缩压水平是评估此类药是否适宜的重要指标。收缩压＞110mmHg的急性心衰患者通常可以安全使用；收缩压在90～110mmHg的患者应谨慎使用；而收缩压＜90mmHg的患者则禁忌使用。

（2）药物种类和用法：主要有硝酸酯类、硝普钠、重组人BNP（rhBNP）、乌拉地尔、酚妥拉明，但钙拮抗剂不推荐用于急性心衰的治疗。①硝酸酯类药物：急性心衰时此类药在减少每搏心输出量和不增加心肌氧耗情况下能减轻肺淤血，特别适用于急性冠状动脉综合征伴心衰的患者。静脉应用硝酸酯类药物应十分小心滴定剂量。②硝普钠：适用于严重心衰、原有后负荷增加以及伴心源性休克患者。临床应用宜从小剂量10μg/min开始，可酌情逐渐增加剂量至50～250μg/min，静脉滴注，疗程不要超过72小时。停药应逐渐减量，并加用口服血管扩张剂，以避免发生反跳现象。③rhBNP（Ⅱa类，B级）：该药近几年刚应用于临床，属内源性激素物质，与人体内产生的BNP完全相同。推荐应用于急性失代偿性心衰。

3. 正性肌力药物

（1）应用指征和作用机制：此类药物适用于低心排血量综合征，如伴症状性低血压或心输出量（CO）降低伴有循环淤血的患者，血压较低和对血管扩张药物及利尿剂不耐受或反应不佳的患者尤其有效。

（2）药物种类和用法：①洋地黄类：毛花甙C 0.2～0.4mg缓慢静脉注射，2～4小时后可以再用0.2mg，伴快速心室率的房颤患者可酌情适当增加剂量；②多巴胺：一般从小剂量开始，逐渐增加剂量，短期应用；③多巴酚丁胺：短期应用可以缓解症状；④磷酸二酯酶抑制剂：米力农、氨力农；⑤左西孟旦：钙增敏剂。

4. 血管收缩药 对外周动脉有显著缩血管作用的药物，如去甲肾上腺素、肾上腺素等，适用于应用正性肌力药物后仍出现心源性休克或合并明显低血压状态的患者，可升高血压，维持重要脏器的灌注。

血管收缩药可能导致心律失常、心肌缺血和其他器官损害，用药过程中应密切监测血压、心律、心率、血流动力学和临床状态变化，当器官灌注恢复和（或）循环淤血减轻时应尽快停用。

5. 洋地黄类药物 可轻度增加心输出量、降低左心室充盈压和改善症状。主要适应证是房颤伴快速心室率（＞110次/分）的急性心衰患者。使用剂量为西地兰0.2～0.4mg缓慢静脉注射，2～4小时后可再用0.2mg。急性心肌梗死后24小时内应尽量避免使用。

6. 抗凝治疗 抗凝治疗（如低分子肝素）建议用于深静脉血栓和肺栓塞发生风险较高且无抗凝治疗

禁忌证的患者。

（四）急性右心衰竭的治疗

1. 右心室梗死伴急性右心衰竭

（1）扩容治疗：如存在心源性休克，在检测中心静脉压的基础上首要治疗是大量补液，可应用"706 代血浆"、低分子右旋糖酐或生理盐水 20mL/min 静脉滴注，直至 PCWP 上升至 15 ～ 18mmHg，血压回升和低灌注症状改善。

（2）禁忌：禁用利尿剂、吗啡和硝酸甘油等血管扩张剂，以避免进一步降低右心室充盈压。

（3）其他：如右心室梗死同时合并广泛左心室梗死，则不宜盲目扩容，以防止造成急性肺水肿。如存在严重左心室功能障碍和 PCWP 升高，不宜使用硝普钠，应考虑主动脉内球囊反搏（IABP）治疗。

2. 急性大块肺栓塞所致急性右心衰竭

（1）止痛：吗啡或哌替啶。

（2）吸氧：鼻导管或面罩给氧（6 ～ 8L/min）。

（3）溶栓治疗：常用尿激酶或人重组组织型纤溶酶原激活剂（rt–PA）。停药后应继续肝素治疗，后续改用华法林口服数月。

（4）其他：经内科治疗无效的危重患者（如休克）可采用介入治疗，必要时可紧急肺动脉取栓。

（五）非药物治疗

1. 主动脉内球囊反搏（IABP） 有效改善心肌灌注，同时又降低心肌耗氧量和增加心输出量（CO）的治疗手段。

（1）适应证：①急性心肌梗死或严重心肌缺血并发心源性休克，且不能由药物治疗纠正。②伴血流动力学障碍的严重冠心病（如急性心肌梗死伴机械并发症）。③心肌缺血伴顽固性肺水肿。

（2）禁忌证：①存在严重的外周血管疾病。②主动脉瘤。③主动脉瓣关闭不全。④活动性出血或其他抗凝禁忌证。⑤严重血小板缺乏。

（3）撤除指征：急性心衰患者的血流动力学稳定后：①心脏指数（CI）> 2.5L/min · m^2。②尿量> 1mL/kg · h。③血管活性药物用量逐渐减少，同时血压恢复较好。④呼吸稳定，动脉血气分析各项指标正常。⑤降低反搏频率时，血流动力学参数仍然稳定。

2. 机械通气

（1）急性心衰患者行机械通气的指征：①出现心跳呼吸骤停而进行心肺复苏时。②合并Ⅰ型或Ⅱ型呼吸衰竭。

（2）机械通气的方式：①无创呼吸机辅助通气：适用于Ⅰ型或Ⅱ型呼吸衰竭患者经常规吸氧和药物治疗仍不能纠正时，应及早应用。②气管插管和人工机械通气（BiPAP）：应用指征为心肺复苏时，严重呼吸衰竭经常规治疗不能改善者，尤其是出现明显呼吸性和代谢性酸中毒并影响意识状态的患者。

3. 肾脏替代治疗 高容量负荷，如肺水肿或严重外周水肿，且存在利尿剂抵抗的患者可考虑超滤治疗。难治性容量负荷过重合并以下情况时可考虑肾脏替代治疗：液体复苏后仍然少尿，血钾> 6.5mmol/L，pH < 7.2；血尿素氮> 25mmol/L，血肌酐> 300mmol/L。肾脏替代治疗可能造成与体外循环相关的不良反应，如生物不相容、出血、凝血、血管通路相关并发症、感染、机械相关并发症等。应避免造成新的内环境紊乱。

4. 其他

（1）血液净化治疗：本法对急性心衰有益，但并非常规应用的手段。出现下列情况之一可以考虑采用：①高容量负荷如肺水肿或严重的外周组织水肿，且对襻利尿剂和噻嗪类利尿剂抵抗。②低钠血症（血钠< 110mmol/L）且有相应的临床症状如神志障碍、肌张力减退、腱反射减弱或消失、呕吐及肺水肿等。上述两种情况应用单纯血液滤过即可。③肾功能进行性减退，血肌酐> 500μmol/L 或符合急性血液透析指征的其他情况。

（2）心室机械辅助装置、ECMO、外科手术等（略）。

（六）急性心衰处理要点（中华医学会心血管病学分会：急性心力衰竭诊断和治疗指南，2018）

1. 确诊后即应采用规范的处理流程。先进行初始治疗，继以进一步治疗。

2. 初始治疗包括经鼻导管或面罩吸氧，静脉给予吗啡、襻利尿剂（如呋塞米）、毛花苷C、氨茶碱（或二羟丙茶碱）等。

3. 初始治疗仍不能缓解病情的严重患者应做进一步治疗，可根据收缩压和肺淤血状况选择应用血管活性药物包括正性肌力药、血管扩张药和收缩血管药。

4. 病情严重或有血压持续降低（＜90mmHg）甚至心源性休克者，应在血流动力学监测下进行治疗，并酌情采用各种非药物治疗方法，包括IABP、机械通气支持、血液净化、心室机械辅助装置以及外科手术。

5. BNP/NT-proBNP的动态测定有助于指导急性心衰的治疗。其水平在治疗后仍高居不下者，提示预后差，需进一步加强治疗；治疗后其水平降低且降幅＞30%，提示治疗有效，预后较好。

6. 要及时矫正基础心血管疾病，控制和消除各种诱因。

［常考考点］急性心衰的处理要点。

要点五　中医辨证论治

证型	辨证要点	治法	方剂
心肺气虚证	心悸，气短，肢倦乏力，动则加剧，咳喘，不能平卧，面色苍白，舌淡或边有齿痕，脉沉细或虚数	补益心肺	养心汤合补肺汤加减
心脾阳虚证	心悸，喘息不能卧，颜面及肢体浮肿，脘痞腹胀，食少纳呆，形寒肢冷，大便溏泄，小便短少，舌淡胖或暗淡，苔白滑，脉沉细无力或结、代	益气健脾，温阳利水	真武汤加减
心阳欲脱证	心悸，喘息不能卧，面色苍白，四肢厥冷，舌质淡润，脉微细	回阳固脱	独参汤或四味回阳饮加减

［常考考点］急性心衰的辨证论治。

【例题实战模拟】

A1型题

1. 治疗急性心力衰竭心肺气虚证应首选

A. 养心汤合补肺汤加减　B. 生脉散加减　C. 桂枝甘草龙骨牡蛎汤合肾气丸加减　D. 人参养荣汤合桃红四物汤加减　E. 真武汤加减

2. 治疗急性心力衰竭心阳欲脱证，应首选

A. 真武汤加减　B. 生脉散加减　C. 独参汤或四味回阳饮加减　D. 三子养亲汤合真武汤加减　E. 人参养荣汤合桃红四物汤加减

A2型题

3. 患者，症见心悸，喘息不能卧，颜面及肢体浮肿，脘痞腹胀，食少纳呆，形寒肢冷，大便溏泄，小便短少，舌淡胖或暗淡，苔白滑，脉沉细无力或结、代。其证候是

A. 心阳欲脱证　B. 心脾阳虚证　C. 心肺气虚证　D. 心肾阳虚证　E. 水饮凌心证

【参考答案】

1. A　2. C　3. B

细目二　慢性心力衰竭

慢性心力衰竭（chronic heart failure，CHF）是由于任何原因的初始心肌损伤（如心肌梗死、心肌病、血流动力学负荷过重、炎症等），引起心肌结构和功能的变化，最后导致心室泵血和（或）充盈功能低下的临床综合征。主要表现是呼吸困难和疲乏引起的活动耐力降低和（或）液体潴留导致的肺淤血与外周性水肿。CHF是一种症状性疾病，它的特点是病史中有特殊的症状（呼吸困难和疲乏），体检有特殊的体征（水肿和肺部啰音）。CHF是一种进展性病变，呈慢性病程，即使是在没有新的损害的情况下疾病自身仍然不断发展和恶化。

本病在中医学中主要归于“心悸”“怔忡”“喘证”“水肿”“心水”等范畴；部分左心衰夜咳和咯

血，右心衰淤血性肝硬化和胸、腹腔积液则当分属中医学“咳嗽”“血证”“积聚”“悬饮”“支饮”“鼓胀”等范畴。

要点一　西医病因病理

心力衰竭始于心肌损伤，导致病理性重塑，从而出现左心室扩大和（或）肥大。起初，以肾素－血管紧张素－醛固酮系统（renin-angiotensin-aldosterone system，RAAS）、抗利尿激素激活和交感神经兴奋为主的代偿机制尚能通过水钠潴留、外周血管收缩及增强心肌收缩力等维持正常的心脏输出；但这些神经体液机制最终将导致直接细胞毒性，引起心肌纤维化，致心律失常以及泵衰竭。

（一）Frank-starling 机制

增加心脏前负荷，回心血量增多，心室舒张末期容积增加，从而增加心排血量及心脏做功量，但同时也导致心室舒张末压力增高，心房压、静脉压随之升高，达到一定程度肺循环和（或）体循环静脉淤血。

（二）神经体液机制

当心脏排血量不足，心腔压力升高时，机体全面启动神经体液机制进行代偿，包括：

1. 交感神经兴奋性增强　心力衰竭病人血中去甲肾上腺素水平升高，作用于心肌 β_1 肾上腺素能受体，增强心肌收缩力并提高心率，从而提高心排血量。但同时周围血管收缩，心脏后负荷增加及心率加快，均使心肌耗氧量增加。去甲肾上腺素还对心肌细胞有直接毒性作用，促使心肌细胞凋亡，参与心室重塑的病理过程。此外，交感神经兴奋还可使心肌应激性增强而有促心律失常作用。

2. RAAS 激活　心排血量降低致肾血流量减低，RAAS 激活，心肌收缩力增强，周围血管收缩维持血压，调节血液再分配，保证心、脑等重要脏器的血供，并促进醛固酮分泌，水、钠潴留，增加体液量及心脏前负荷，起到代偿作用。但同时 RAAS 激活促进心脏和血管重塑，加重心肌损伤和心功能恶化。

3. 其他体液因子的改变　心力衰竭时除了上述两个主要神经内分泌系统的代偿机制外，另有众多体液调节因子参与心血管系统调节，并在心肌和血管重塑中起重要作用。

（1）精氨酸加压素（arginine vasopicssm，AVP）：由垂体释放，具有抗利尿和促周围血管收缩作用。其释放受心房牵张感受器（atrial stretch receptors）调控，心力衰竭时心房牵张感受器敏感性下降，不能抑制 AVP 释放而使血浆 AVP 水平升高。AVP 通过 V 受体引起全身血管收缩，通过 V_2 受体减少游离水清除，致水潴留增加，同时增加心脏前、后负荷。心衰早期，AVP 的效应有一定的代偿作用，而长期的 AVP 增加将使心衰进一步恶化。

（2）利钠肽类：人类有三种利钠肽类：心钠肽（atrial natriuretic peptide，ANP）、脑钠肽（brain natiuretic peptide，BNP）和 C 型利钠肽（C-type natriuretic peptide，CNP）。ANP 主要由心房分泌，心室肌也有少量表达，心房压力增高时释放。其生理作用为扩张血管和利尿排钠，对抗肾上腺素、肾素－血管紧张素和 AVP 系统的水、钠潴留效应。BNP 主要由心室肌细胞分泌，生理作用与 ANP 相似但较弱。BNP 水平随心室壁张力变化而变化并对心室充盈压具有负反馈调节作用。CNP 主要位于血管系统内，生理作用尚不明确，可能参与或协同 RAAS 的调节作用。心力衰竭时心室壁张力增加，BNP 及 ANP 分泌明显增加，其增高的程度与心衰的严重程度呈正相关，可作为评定心衰进程和判断预后的指标。

另外，内皮素、一氧化氮、缓激肽以及一些细胞因子、炎症介质等均参与慢性心力衰竭的病理生理过程。

（三）心室重塑

在心脏功能受损，心腔扩大、心肌肥厚的代偿过程中，心肌细胞、胞外基质、胶原纤维网等均发生相应变化，即心室重塑（ventricular remodeling），是心力衰竭发生发展的基本病理机制。除了因为代偿能力有限、代偿机制的负面影响外，心肌细胞的能量供应不足及利用障碍导致心肌细胞坏死、纤维化也是失代偿发生的一个重要因素。心肌细胞减少使心肌整体收缩力下降；纤维化的增加又使心室顺应性下降，重塑更趋明显，心肌收缩力不能发挥其应有的射血效应，形成恶性循环，最终导致不可逆转的终末阶段。

要点二　中医病因病机

心衰的病因外有风、寒、湿、热以及疫毒之邪，内舍于心；内有情志失调、饮食不节、劳逸失度和脏腑病变。因心阳式微，不能藏归、温养于肾，致肾阳失助，主水无权，饮邪内停，外溢肌肤，上凌心肺，而肿、喘、悸三证并见；另一方面，肾阳虚则无以温煦心阳，使之鼓动无力而加重血行瘀滞和瘀血内积，并进一步导致"血不利则为水"而加重饮邪内停。

1. 外邪侵袭，内舍于心　外邪上受，内舍于心，痹阻心脉，阻遏心阳，使心脏气血阴阳受损而发为心衰。

2. 心肺气虚，瘀血内阻　心肺气虚则心主血脉、肺朝百脉功能失常，血行失畅，瘀阻肺络，内积胁下；血不利为水则水停心下，饮瘀交阻而发为心衰。

3. 心肾阳虚，饮邪内停　心阳亏虚，不能藏归，温养于肾，致肾阳失助，主水无权，饮邪内停，外溢肌肤，上凌心肺，而肿、喘、悸三证并见。

4. 痰饮阻肺，通调失职　痰浊壅肺，肺失宣肃，通调水道无能则水停饮聚，宗气难以灌心脉而心气鼓动无力，血脉不畅，渐致心衰。

5. 脏腑病传，五脏虚损　他脏疾病传变累及心脏而致心衰。

心衰病位在心，但其发生发展与肾、肺、脾、肝密切相关。基本病机是心肾阳气虚衰，饮停血瘀。在心衰的发病中，心气虚是基础，心阳虚是病情发展的标志，心肾阳虚则是病证的重笃阶段；而瘀、水内停等则是心衰病程中的必然病理产物，并因之而进一步阻碍心肾阳气互资。在心衰病机发展中，气虚阳衰、瘀血与水停三者是密不可分的。瘀从气虚来，水由阳虚生；血瘀气益虚，水泛阳更损，这在心衰的病机发展过程中形成了恶性循环。

［常考考点］心衰病位在心，与其他四脏密切相关。基本病机是心肾阳气虚衰，饮停血瘀。

要点三　临床表现

（一）左心衰竭

以肺淤血及心排血量降低致器官组织低灌注表现为主。

1. 症状

（1）呼吸困难：劳力性呼吸困难是左心衰竭最早出现的症状。患者卧位呼吸困难加重，坐位减轻。夜间阵发性呼吸困难时患者常在熟睡后突然憋醒，可伴阵咳、呼吸急促、咳泡沫样痰或呈哮喘状态，又称为"心源性哮喘"（轻者坐起数分钟即缓解，重者发生急性肺水肿）。其发生机制包括睡眠平卧回心血量增加、膈肌上升致肺活量减少、夜间迷走神经张力增加而致气管易痉挛影响呼吸等有关。

（2）咳嗽、咳痰、咯血：因肺泡和支气管黏膜淤血和（或）支气管黏膜下扩张的血管破裂所致，痰常呈白色浆液性泡沫样，有时痰中带血丝，重症出现大咯血。

（3）其他：因心排血量减少，器官、组织灌注不足，可见乏力、疲倦、头昏、心慌等症状。

2. 体征

（1）肺部体征：两肺底湿性啰音与体位变化有关；心源性哮喘时两肺可闻及哮鸣音；胸腔积液时有相应体征。

（2）心脏体征：除原有心脏病体征外，一般均心脏扩大、心率加快，并有肺动脉瓣区第二音（P_2）亢进、心尖区舒张期奔马律和（或）收缩期杂音、交替脉等。

［常考考点］左心衰的典型症状和体征（肺淤血＋低灌注）。

（二）右心衰竭

以体循环静脉淤血的表现为主。

1. 症状　由于内脏淤血可有腹胀、食欲不振、恶心、呕吐、肝区胀痛、少尿等。

2. 体征

（1）静脉淤血体征：颈静脉怒张和（或）肝－颈静脉回流征阳性；黄疸、肝大伴压痛；周围性发绀；下垂部位凹陷性水肿；胸水和（或）腹水。

（2）心脏体征：除原有心脏病体征外，右心室显著扩大，有三尖瓣收缩期杂音。

（三）全心衰竭

左、右心衰竭均存在，但常以一侧心衰为主，有肺淤血、心排血量降低和体循环淤血的相关症状和体征。当由左心衰发展为全心衰时，因右心排血量减少，呼吸困难可因肺淤血改善而有不同程度的减轻。

［常考考点］右心衰竭以体循环静脉淤血的表现为主；体征是颈静脉怒张和右心室扩大，有三尖瓣收缩期杂音。

要点四　实验室检查及其他检查

1. 心电图

（1）心肌肥厚、心房扩大（肺型P波、二尖瓣P波、$ptfV_1 \leq -0.04mm \cdot s$等）、心室扩大、束支传导阻滞、心律失常等（如房颤、房扑伴快速性心室率，室速，QT间期延长等）。

（2）心率、心脏节律、传导等状况可作为某些病因依据（如心肌缺血性改变、ST段抬高或非ST段抬高性心肌梗死、陈旧性心肌梗死病理性Q波等）。

2. X线胸片

（1）心脏增大、肺淤血、肺水肿及原有肺部疾病；肺淤血程度和肺水肿、上肺血管影增强；肺间质水肿时可见Kerley B线；肺动脉高压时，肺动脉影增宽，部分可见胸腔积液；肺泡性肺水肿时，出现肺门血管影模糊、肺门影呈蝴蝶状等，甚至弥漫性肺内大片阴影等。

（2）可根据心影增大及其形态改变，评估基础的或伴发的心脏和（或）肺部疾病以及气胸等。

3. 超声心动图　一般采用经胸超声心动图；如患者疑为感染性心内膜炎，尤为人工瓣膜心内膜炎，在心衰（HF）病情稳定后还可采用经食管的超声心动图，能够更清晰显示赘生物和瓣膜周围脓肿等。

通过超声心动图可了解心脏结构和功能、心瓣膜状况、是否存在心包病变、AMI的机械并发症以及室壁运动失调；测定左室射血分数（LVEF），正常EF值＞50%，运动时至少增加5%。

4. 常用生化检查

（1）血浆脑钠肽（BNP）：当室壁张力增加时，血浆BNP＞400pg/mL，NT-proBNP＞2000pg/mL；室壁张力正常则血浆BNP＜100pg/mL，NT-proBNP＜400pg/mL。①BNP：有助于CHF诊断和预后判断。症状性和无症状性左室功能障碍患者血浆BNP水平均升高；大多数因心衰（HF）而呼吸困难的患者BNP＞400pg/mL，BNP＜100pg/mL时不支持HF诊断，BNP在100～400pg/mL还应考虑其他原因，如肺栓塞、慢性阻塞性肺疾病（COPD）、HF代偿期等。②NT-proBNP：是BNP激素原分裂后没有活性的N末端片段，与BNP相比，半衰期更长、更稳定。其浓度可反映短暂时间内新合成的而不是贮存的BNP释放，故更能反映BNP通路的激活（有研究表明，50岁以下的成人血浆NT-proBNP浓度≥450pg/mL诊断AHF的敏感性和特异性分别为93%和95%；50岁以上的人血浆NT-proBNP浓度≥900pg/mL诊断CHF的敏感性和特异性分别为91%和80%；NT-proBNP＜300pg/mL为正常，可排除CHF，其阴性预测值为99%；CHF治疗后NT-proBNP＜200pg/mL提示预后良好）。

（2）电解质：因利尿剂使用等可产生低钠血症（钠＜135mmol/L）、低钾血症（钾＜3.5mmol/L）；因使用血管紧张素转换酶抑制剂（ACEI）、血管紧张素受体拮抗剂（ARB）等抗RAAS治疗可产生高钾血症（钾＞5.5mmol/L）等。

（3）肝、肾功能：长期右心衰或心衰急性加重，因肝淤血可产生转氨酶和胆红素升高；因伴有肾功能损伤，使用ACEI、ARB或醛固酮拮抗剂等可导致血肌酐（Cr）升高（Cr＞150μmol/L）；高尿酸血症（尿酸＞500μmol/L）则常因CHF时使用利尿剂、肾功能受损等而发生。

（4）血浆白蛋白：由于肾淤血和（或）低灌而发生蛋白丢失，以及营养不良可导致低白蛋白血症（白蛋白＜30g/L）；严重右心衰时极高的静脉压偶可导致“失蛋白肠病”（可见于未能及时手术纠治的法洛四联症），出现难以纠正的严重低蛋白血症；“高白蛋白血症”（白蛋白＞45g/L）则可见于因过度利尿导致血液浓缩时。

［常考考点］心电图、X线胸片和BNP对心衰诊断的意义。

要点五　诊断与鉴别诊断

（一）诊断标准

1. Framingham 标准（1971）

（1）主要标准：阵发性夜间呼吸困难、颈静脉怒张、肺部啰音、心脏扩大、急性肺水肿、第三心音奔马律、肝 – 颈静脉回流征阳性等。

（2）次要标准：踝部水肿、夜间咳嗽、活动后呼吸困难、肝大、胸腔积液、肺活量降低至最大肺活量的 1/3、心动过速＞ 120 次 / 分等。

同时存在两个主项或 1 个主项加两个次项即可诊断。

2. ESC 心力衰竭的定义（2008）

（1）CHF 的症状：静息或活动时气急和（或）乏力。

（2）水液潴留的体征：包括肺底湿啰音、胸腔积液、颈静脉怒张、踝部水肿、肝脏肿大等。

（3）静息时心脏结构或功能异常的客观证据：包括心脏增大、第三心音、心脏杂音、超声心动图异常、BNP 增高等。

3. 射血分数降低，射血分数中间值，射血分数保留的心力衰竭的诊断（中国心力衰竭诊断和治疗指南 2018）

心力衰竭的分类和诊断标准

诊断标准	HFrEF	HFmrEF	HFpEF
1	症状和（或）体征	症状和（或）体征	症状和（或）体征
2	LVEF ＜ 40%	LVEF40% ～ 49%	LVEF ≥ 50%
3	—	利钠肽升高，并符合以下至少 1 条： （1）左心室肥厚和（或）左心房扩大； （2）心脏舒张功能异常	利钠肽升高，并符合以下至少 1 条： （1）左心室肥厚和（或）左心房扩大； （2）心脏舒张功能异常

注：HFrEF 为射血分数降低的心力衰竭，HFmrEF 为射血分数中间值的心力衰竭，HFpEF 为射血分数保留的心力衰竭，LVEF 为左心室射血分数；利钠肽升高为 B 型利钠肽（BNP）＞ 35ng/L 和（或）N 末端 B 型利钠肽原（NT–proBNP）＞ 125ng/L。

（二）液体潴留及其严重程度判断

短时间内体重增加是液体潴留的可靠指标。主要根据体重、颈静脉充盈程度、肝 – 颈静脉回流征、肺和肝淤血的程度（肺部啰音、肝脏肿大）、下肢和骶部水肿、腹部移动性浊音等来判断液体潴留及其严重程度。

（三）心力衰竭分期及心功能分级

NYHA 分级是按诱发心力衰竭症状的活动程度将心功能的受损状况分为四级。这一分级方案于 1928 年由美国纽约心脏病学会（NYHA）提出。

Ⅰ级：患者患有心脏病，但日常活动量不受限制，一般活动不引起疲乏、心悸、呼吸困难或心绞痛。

Ⅱ级：心脏病患者的体力活动受到轻度的限制，休息时无自觉症状，但平时一般活动下可出现疲乏、心悸、呼吸困难或心绞痛。

Ⅲ级：心脏病患者体力活动明显受限，小于平时一般活动即引起上述症状。

Ⅳ级：心脏病患者不能从事任何体力活动，休息状态下也出现心衰的症状，体力活动后加重。

（四）心力衰竭的发展阶段（AHA，2013）

这是一种新的心衰分级方法，该方法同时强调心衰的发生与进展，将心衰综合征的发生发展分为 4 个阶段：

1. 阶段 A（前心力衰竭阶段） 患者为心力衰竭的高危人群，无心脏结构或功能异常，无心力衰竭症状和（或）体征。包括高血压、冠心病、糖尿病、肥胖、代谢综合征、使用心脏毒性药物史、风湿热史、心肌病家族史等。

2. 阶段 B（前临床心力衰竭阶段） 患者已发展成器质性心脏病，但从无心力衰竭的症状和（或）体征。如左心室肥厚、陈旧性心肌梗死、无症状的心脏瓣膜病等。

3. 阶段 C（临床心力衰竭阶段） 患者有器质性心脏病，既往或目前有心力衰竭的症状和（或）体征。器质性心脏病患者伴运动耐量下降（呼吸困难、疲乏）和液体潴留。

4. 阶段 D（难治性终末期心力衰竭阶段） 患者有器质性心脏病不断进展，虽经积极的内科治疗，休息时仍有症状，且需要特殊干预。包括因心力衰竭反复住院，且不能安全出院者；需要长期静脉用药者；等待心脏移植者；使用心脏机械辅助装置者。

NYHA 心功能分级主要是对该分级中阶段 C 与 D 患者症状严重性的分级。多年来已经认识到 NYHA 心功能分级反映的是医生的主观判断，短时间内可以有很大变化，而且 NYHA 心功能分级不同级别的病情治疗差异不大。因此，需要一种阶段划分系统来客观地、可靠地评估患者的病情进展情况，针对不同阶段进行相应的、适当的治疗。根据新的分阶段方法，患者的病情可能不进展或只能向更高一级进展，除非疾病可通过治疗减慢或停止进展，但一般不会发生自发的逆转。

（五）心衰的预后（中华医学会心血管病学分会：慢性心力衰竭诊断和治疗指南，2018）

下列参数与心衰患者的不良预后有关：LVEF 下降、利钠肽持续升高、NYHA 分级恶化、低钠血症的程度、运动峰耗氧量减少、血球压积降低、QRS 增宽、慢性低血压、静息心动过速、肾功能不全、不能耐受常规治疗，以及难治性容量超负荷等。

（六）左心衰竭的鉴别诊断

主要针对呼吸困难和咳嗽、咯血进行病因鉴别。

1. 呼吸困难

（1）肺源性呼吸困难：呼吸困难因左心衰者多有左心功能受损的基础疾病（如高血压、慢性心瓣膜病、冠心病或心肌病等），肺源性呼吸困难则多有肺、支气管等基础病变；左心衰呼吸困难常因体位抬高而改善，而大部分肺源性呼吸困难常因静卧而减轻。

（2）支气管哮喘：除基础疾病不同外，支气管哮喘多见于青少年，有过敏史，气道阻力反应性增高。心源性哮喘者发作时必须被迫坐起，重症者肺部有干湿啰音，甚至咳粉红色泡沫痰；而后者发作时双肺可闻及典型哮鸣音，咳出白色黏痰后呼吸困难常可缓解。测定血浆 BNP 水平对鉴别心源性和支气管哮喘有较重要的参考价值。

（3）急性肺源性心脏病（肺动脉栓塞）、急性呼吸窘迫综合征、主动脉夹层、心包压塞、心包缩窄等：其中，急性大块肺栓塞表现为突发呼吸困难、剧烈胸痛、有濒死感，还有咳嗽、咳血痰、明显发绀、皮肤湿冷、休克和晕厥，伴颈静脉怒张、肝大、肺梗死区呼吸音减弱、肺动脉瓣区杂音等，血气分析、D– 二聚体、胸部增强 CT 等检查有助于鉴别。

2. 咳嗽、咯血 主要与肺结核、肺癌、支气管扩张症等慢性咳嗽、咯血性疾病进行鉴别，鉴别点包括基础疾病、体征和相关实验室检查。

（七）右心衰竭的鉴别诊断

主要针对水肿、肝大等进行病因鉴别诊断。

1. 水肿 水肿可见于心脏病、肾脏病、肝脏病及营养不良等多种疾病。除基础病因不同外，水肿也各有特点：心源性水肿常始于身体的低垂部位，称为“下垂性水肿”，并伴有颈静脉怒张、肝 – 颈静脉回流征阳性等上腔静脉回流受阻的体征；肾性水肿则首先出现于皮下的疏松组织如眼睑等处；肝病性水肿突出的表现为腹水；营养不良性水肿则常伴有低白蛋白血症等。

2. 肝大 / 硬化

（1）肝脏本身病变引起的肝大：后者主要见于胆汁淤积、血吸虫肝病、肝癌等（而肝炎后肝硬化常伴有肝脏缩小），均有相应病史和相关体征，并且无肝 – 颈静脉回流征阳性。

（2）肝病性肝硬化：除基础心脏病病史和体征有助于鉴别外，非心源性肝硬化不会出现颈静脉怒张等上腔静脉回流受阻的体征。

（3）心包积液、缩窄性心包炎：由于上腔静脉回流受阻同样可以引起静脉怒张、肝大、下肢水肿等表现，应根据病史、心脏及其他心血管体征进行鉴别。超声心动图检查可助鉴别。

［常考考点］心衰的诊断标准。

要点六　西医治疗

CHF 的治疗目标是改善症状，提高生活质量，改变衰竭心脏的生物学性质（防止或延缓心肌重塑的发展），降低心力衰竭的住院率和死亡率。

（一）一般治疗

去除或缓解基本病因；去除诱发因素；改善生活方式；干预心血管损害的危险因素；密切观察病情演变及定期随访。

（二）药物治疗

1. 抑制神经内分泌激活

（1）血管紧张素转换酶抑制剂（ACEI）

适应证：所有慢性收缩性心衰患者（LVEF ＜ 40%）。

禁忌证：对 ACEI 曾有致命性不良反应者（绝对禁用）。

慎用证：双侧肾动脉狭窄、血肌酐＞ 265.2μmol/L、血钾＞ 5.5mmol/L、症状性低血压（SP ＜ 90mmHg）、左室流出道梗阻的患者。

使用方法：极小剂量开始，个体化，达到最大耐受量后长期应用。

不良反应：低血压、肾功能恶化、钾潴留、咳嗽和血管性水肿。

（2）β 受体阻滞剂

适应证：所有慢性收缩性心衰，包括 NYHA Ⅱ、Ⅲ级病情稳定患者，无症状性心力衰竭或 NYHA Ⅰ级的患者（LVEF ＜ 40%），均应尽早开始使用（除非有禁忌证或不能耐受）；NYHA Ⅳ级 CHF 患者需待病情稳定后，在严密监护下由专科医师指导应用。

禁忌证：支气管痉挛性疾病、心动过缓（心率＜ 60 次 / 分）、二度及以上房室传导阻滞（除非已安装起搏器）；明显液体潴留，需大量利尿剂的 CHF 患者。

使用方法：①目标剂量确定：心率（HR）是国际公认的 β 受体有效阻滞的指标（清晨静息 HR 55 ～ 60 次 / 分，不低于 55 次 / 分，即为达到目标剂量或最大耐受量）。②起始和维持：体重恒定（干体重）状况下，极低剂量开始，如能耐受则每隔 2 ～ 4 周将剂量加倍，达目标剂量则长期使用。

不良反应：低血压、液体潴留和 CHF 恶化、心动过缓和房室传导阻滞等。

2. 改善血流动力学

（1）利尿剂

适应证：所有 CHF 患者有液体潴留的证据或原先有过液体潴留者，均应给予利尿剂，且应在出现水钠潴留的早期应用。

使用方法：从小剂量开始；襻利尿剂应作为首选（噻嗪类仅适用于轻度液体潴留、伴高血压和肾功能正常的 CHF 患者）；利尿剂应与 ACEI 和 β 受体阻滞剂联合应用；一旦病情控制即以最小有效量长期维持，并应根据液体潴留情况随时调整剂量；在利尿剂治疗的同时，应适当限制钠盐的摄入量。

不良反应：长期服用利尿剂可发生电解质紊乱、症状性低血压以及肾功能不全，特别是在服用剂量大和联合用药时。

（2）地高辛

适应证：已在应用 ACEI（或 ARB）、β 受体阻滞剂和利尿剂治疗，而仍持续有症状的慢性收缩性 CHF 患者；有房颤伴快速心室率的 CHF 患者。

禁忌或慎用证：伴窦房传导阻滞、二度或高度房室传导阻滞患者（除非已安置永久性心脏起搏器）、急性心肌梗死（AMI）患者；与抑制窦房结或房室结功能的药物合用时必须谨慎。不推荐用于 HFpEF 患者缓解症状。

使用方法：多用维持量疗法（0.125 ～ 0.25mg/d）。

不良反应：心律失常、胃肠道症状、神经精神症状（视觉异常、定向力障碍等）。特别是在低血钾、低血镁、甲状腺功能低下时易发生。

3. 其他药物

（1）醛固酮受体拮抗剂：有独立于 Ang Ⅱ 和相加于 Ang Ⅱ 的对心肌重构的不良作用，特别是对心肌细胞外基质；衰竭心脏中心室醛固酮生成及活化增加与 CHF 严重程度呈正比，以及长期应用 ACEI 或 ARB 可出现“醛固酮逃逸现象”，均是 CHF 治疗中使用醛固酮受体拮抗剂的理论依据。

适应证：中、重度 CHF，NYHA Ⅲ、Ⅳ级患者；AMI 后并发 HF，且 LVEF ＜ 40% 的患者。

禁忌或慎用证：高钾血症和肾功能异常列为禁忌；有发生这两种状况潜在危险的应慎用。

（2）血管紧张素Ⅱ受体拮抗剂（ARB）：阻断 Ang Ⅱ 与 AT_1 结合，从而阻断或改善因 AT_1 过度兴奋导致的诸多不良作用；一般不引起咳嗽，但也不能通过提高血清缓激肽浓度发挥可能的有利作用。

适应证：合并高血压伴有心肌肥厚的 CHF 患者、LVEF 下降不能耐受 ACEI 的 CHF 患者、常规治疗后 CHF 症状持续存在且 LVEF 低下者。

（3）环腺苷酸（cAMP）依赖性正性肌力药：包括 β 肾上腺素能激动剂，如多巴胺、多巴酚丁胺，以及磷酸二酯酶抑制剂如米力农等。

应用建议：对 CHF 患者即使在进行性加重阶段，也不主张长期间歇静脉滴注正性肌力药；对难治性终末期 CHF 患者，可作为姑息疗法应用；对心脏移植前终末期 HF、心脏手术后心肌抑制所致的急性心衰，可短期应用 3 ～ 5 天。

（三）非药物治疗

1. 心脏再同步化治疗（CRT）

适应证：CHF 患者符合以下条件（除非有禁忌证）均应该接受 CRT：① LVEF ≤ 35%，窦性节律，左心室舒张末期内径（LVEDD）≥ 55mm。②尽管使用了优化药物治疗，NHYA 心功能仍为Ⅲ级或Ⅳ级，心脏收缩不同步（QRS ＞ 120ms）。

2. 埋藏式心律转复除颤器（ICD）

适应证：① CHF 伴低 LVEF 者、曾有心脏停搏或心室颤动（VF）或伴有血流动力学不稳定的室性心动过速（VT）。②缺血性心脏病患者，AMI 后至少 40 天，LVEF ≤ 30%，长期优化药物治疗后 NYHA 心功能Ⅱ级或Ⅲ级，合理预期生存期超过 1 年且功能良好。③非缺血性心肌病患者，LVEF ≤ 30%，长期最佳药物治疗后 NYHA 心功能Ⅱ级或Ⅲ级，合理预期生存期超过 1 年且功能良好；NYHA Ⅲ～Ⅳ级、LVEF ≤ 35% 且 QRS ＞ 120ms 的症状性心衰。

3. 手术治疗

（1）外科手术：因瓣膜病变、室壁瘤等致 HF 的患者需及时进行瓣膜置换术、心肌成形术等。

（2）心脏移植：可作为终末期心衰的一种治疗方式，主要适用于无其他可选治疗方法的重度心衰患者。

［常考考点］慢性心衰的治疗药物及其适应证和禁忌证。

要点七　中医辨证论治

（一）治疗原则

本病病机为本虚标实，应重在补虚，在补虚的基础上兼以活血化瘀、利水蠲饮，绝不可专事攻逐，更伤其正。心衰是心肾阳气俱损的病证，心主血脉和肾主水液的功能严重受损，在整个病程中均有血瘀、水停发生，从而形成 CHF“因虚致实，实而益虚”的恶性病机演变，故在不同阶段、不同证型 CHF 的治疗中均需不同程度给予活血利水方药。CHF 发展过程中，常见心与肺、心与脾、心与肝、心与肾二脏或数脏同病，气、血、水交互为患的现象，治疗上当标本兼治，以心为主，并调他脏。

（二）辨证论治

证型	辨证要点	治法	方剂
气虚血瘀证	心悸怔忡，胸闷气短，甚则喘咳，动则尤甚，神疲乏力，面白或暗淡，自汗，口唇青紫，甚者胁痛积块，颈动脉怒张，舌质紫暗或有瘀斑，脉虚涩或结代	养心补肺，益气活血	保元汤合桃红饮加减

续表

证型	辨证要点	治法	方剂
气阴两虚证	心悸气短，身重乏力，心烦不寐，口咽干燥，小便短赤，甚则五心烦热，潮热盗汗，眩晕耳鸣，肢肿形瘦，唇甲稍暗，舌质暗红，少苔或无苔，脉细数或促或结	益气养阴，活血化瘀	生脉饮合血府逐瘀汤加减
阳虚水泛证	心悸怔忡，气短喘促，动则尤甚，或端坐而不得卧，精神萎靡，乏力懒动，腰膝酸软，形寒肢冷，面色苍白或晦暗，肢体浮肿，下肢尤甚，甚则腹胀脐突，尿少或夜尿频多，舌淡苔白，脉沉弱或迟	温阳利水	参附汤、五苓散合葶苈大枣泻肺汤加减
痰饮阻肺证	喘咳气急，张口抬肩，不能平卧，痰多色白或黄稠，心悸烦躁，胸闷脘痞，面青汗出，口唇发绀，舌质紫暗，舌苔厚腻或白或黄，脉弦滑而数	温化痰饮，泻肺逐水	苓桂术甘汤、葶苈大枣泻肺汤合保元汤、丹参饮加减

［常考考点］慢性心衰的辨证论治。

【例题实战模拟】

A1 型题

1. 慢性心功能不全的基本病因是

A. 严重心律失常　B. 感染　C. 心肌损伤　D. 钠盐摄入过多　E. 过度体力劳动

2. 下列属于左心衰竭典型表现的是

A. 夜间阵发性呼吸困难　B. 颈静脉充盈　C. 下垂性水肿　D. 浆膜腔积液　E. 肝大

B1 型题

A. 心率加快　B. 体循环静脉淤血　C. 毛细血管通透性增高
D. 肺淤血，肺水肿　E. 心室肥厚

3. 左心衰竭主要是由于
4. 右心衰竭主要是由于

A. 心悸，气短，肢倦乏力，神疲咳喘，面色苍白，舌淡或边有齿痕，脉沉细或虚数
B. 心悸，气短，疲乏，动则汗出，头晕心烦，口干，面颧暗红，舌质红少苔，脉细数无力
C. 心悸，气短，乏力，动则气喘，身寒肢冷，尿少浮肿，腹胀便溏，面颧暗红，舌质红少苔，脉细数无力
D. 心悸气短，胸胁作痛，颈部青筋暴露，胁下痞块，下肢浮肿，面色灰青，唇青甲紫，舌质紫暗有瘀点，脉涩
E. 心悸气短，咳吐泡沫痰，面肢浮肿，畏寒肢冷，烦躁出汗，额面灰白，口唇青紫，尿少腹胀，舌暗淡，舌苔白滑，脉细促

5. 心力衰竭气虚血瘀证的主要临床表现是
6. 心力衰竭阳虚水泛证的主要临床表现是

【参考答案】

1. B　2. A　3. D　4. B　5. D　6. E

细目三　快速性心律失常

快速性心律失常是临床上常见的心血管病证，包括一组临床表现、起源部位、传导路径、电生理和预后意义很不相同的心律失常。临床上主要包括各种原因引起的过早搏动、心动过速、扑动和颤动等。除窦性心动过速外，激动均起源于异位起搏点。

要点一　西医病因

快速性心律失常可见于无器质性心脏病（如室上性心动过速、早搏），但更多见于各种器质性心脏

病，如室性心动过速（扩张型心肌病、冠心病心肌梗死、梗死后心功能不全）、房颤和房扑（心瓣膜病、冠心病、高血压心脏病、心肌病、肺心病、甲状腺功能亢进症）等。

室上性心动过速较多见于无器质性心脏病者，如房室结内折返性心动过速和房室折返性心动过速。各种器质性心脏病如风湿性心脏瓣膜病、冠心病、高血压心脏病、心肌病、慢性肺源性心脏病，各种先天性心脏病和甲状腺功能亢进性心脏病等可致心房异常负荷或病变而引起房性心动过速。室上性心动过速的主要发生机理为折返，折返可发生在窦房结与邻近的心房肌间、心房内、房室结或房室间旁道。室性心动过速时，折返环大多位于心室，束支折返较少见。

过早搏动是指起源于窦房结以外的异位起搏点发生的激动引起的提早心脏搏动，又称期前收缩或期外收缩，简称早搏，是临床上最常见的心律失常之一。早搏发生的机制为折返激动、触发活动，或异位起搏点的兴奋性增高，见于某些生理情况，如剧烈活动，过量饮用烟、酒、茶、咖啡等，也可由病理情况引起，如高血压、冠心病、心肌炎、心肌病、甲状腺功能亢进症、败血症和低血钾等。

室性心动过速绝大多数见于器质性心脏病者，如扩张型心肌病、冠心病心肌梗死或梗死后心功能不全，偶见于无器质性心脏病者，如原发性 QT 间期延长综合征、洋地黄中毒、低钾血症等。

房颤和房扑大多数患者有器质性心脏病基础，心瓣膜病、冠心病、高血压心脏病最为常见，甲状腺功能亢进症、心肌病、肺心病亦可引起本病。偶见于无任何病因的健康人，发生可能与情绪激动或运动有关。

要点二　中医病因病机

引起快速性心律失常的中医病因，主要包括感受外邪、情志失调、饮食不节、劳欲过度、久病失养、药物影响等。

1. 感受外邪　感受外邪，内舍于心，邪阻于脉，心血运行受阻；或风、寒、湿、热等外邪，内侵于心，耗伤心气或心阴，心神失养，引起心悸之证。温病、疫病日久，邪毒灼伤营阴，心神失养，或邪毒传心扰神，亦可引起心悸。

2. 情志失调　恼怒伤肝，肝气郁滞，日久化火，气火扰心则心悸；气滞不解，久则血瘀，心脉瘀阻，亦可心悸；忧思伤脾，阴血亏耗，心失所养则心悸；大怒伤肝，大恐伤肾，怒则气逆，恐则精却，阴虚于下，火逆于上，亦可撼动心神而心悸。

3. 饮食不节　嗜食肥甘，饮酒过度，损伤脾胃，运化失司，湿聚成痰，日久痰浊阻滞心脉，或痰浊郁而化火，痰火上扰心神而发心悸；脾失健运，气血生化乏源，心失所养，而致心悸。

4. 劳欲过度　房劳过度，肾精亏耗，心失所养；劳伤心脾，心气受损，亦可诱发心悸。

5. 久病失养　水肿日久，水饮内停，继则水气凌心而心悸；咳喘日久，心肺气虚，诱发心悸；长期慢性失血致心血亏虚，心失所养而心悸。

本病病位在心，与肝胆、脾胃、肾、肺诸脏腑有关。病理性质主要有虚实两个方面，虚为气、血、阴、阳不足，心失所养而心悸；实为气滞血瘀、痰浊水饮、痰火扰心引起。

［常考考点］病机是气血阴阳亏虚，心失所养；或邪扰心神，心神不宁。病位在心，与肝胆、脾胃、肾、肺有关。

要点三　临床表现

1. 阵发性室上性心动过速　呈阵发性，心率在 160 次 / 分以上，感心悸、胸闷、头晕、乏力、胸痛或紧压感。持续时间长者，可发生血流动力学障碍，表现为面色苍白、四肢厥冷、血压降低，偶可晕厥等。也可使原有器质性心脏病者病情加重，如患者原有冠心病，可加重心肌缺血诱发心绞痛，甚至心肌梗死；原有脑动脉硬化者，可加重脑缺血，引起一过性失语、偏瘫，甚至脑血栓形成。

2. 过早搏动　可无症状，频发者可有心悸、胸闷、头晕、乏力等。听诊有心脏提前搏动。

3. 心房纤颤　阵发性房颤或房颤心室率快者有心悸、胸闷、头晕、乏力等。听诊第一心音强弱不等、心律绝对不规则、脉搏短绌。也可发生血流动力学障碍，使原有器质性心脏病患者病情加重。

4. 室性心动过速　室速的临床症状轻重视发作时心室率、持续时间、基础心脏病变和心功能状况不同而异。非持续性室速（发作时间短于 30 秒，能自行终止）的患者通常无症状。持续性室速（发作时间超过 30 秒，需药物或电复律始能终止）常伴有明显血流动力学障碍与心肌缺血。临床症状包括低血压、少尿、晕厥、气促、心绞痛等。

要点四　心电图诊断

1. 室上性心动过速　①心率快而规则，阵发性室上性心动过速心率多在 160 ～ 220 次 / 分（bpm），非阵发性室上性心动过速心率在 70 ～ 130 次 / 分。② P 波形态与窦性不同，出现在 QRS 波群之后则为房室交界性心动过速；当心率过快时，P 波往往与前面的 T 波重叠，无法辨认，故统称为室上性心动过速。③ QRS 波群形态通常为室上性，亦可增宽、畸形（室内差异性传导、束支传导阻滞或预激综合征）。④ ST–T 波无变化，发作中也可以倒置（频率过快而引起的相对性心肌供血不足）。

2. 过早搏动

（1）房性早搏：①提早出现的 P′波，形态与窦性 P 波不同。② R–P′> 0.12 秒。③ QRS 形态正常，亦可增宽（室内差异性传导）或未下传。④代偿间歇不完全。

（2）房室交界性早搏：①提前出现的 QRS 波，而其前无相关 P 波，如有逆行 P 波，可出现在 QRS 之前（P′ –R ＜ 0.12 秒）、之中或之后（P′ –R ＜ 0.20 秒）。② QRS 形态正常，也可因发生差异性传导而增宽。③代偿间歇多完全。

（3）室性早搏：① QRS 提早出现，宽大、畸形或有切迹，时间≥ 0.12 秒，前无窦性 P 波。② T 波亦宽大，其方向与 QRS 主波方向相反。③代偿间歇完全。

3. 室性心动过速　① 3 个或以上的室早连发。②常没有 P 波或 P 波与 QRS 无固定关系，且 P 波频率比 QRS 波频率缓慢。③频率多数为每分钟 140 ～ 220 次，室律略有不齐。④偶有心室夺获或室性融合波。

4. 房颤与房扑

（1）房颤：① P 波消失，代之以大小不等、形态不同、间隔不等的 f 波，频率为 350 ～ 600 次 / 分。② QRS 波形态通常正常，但当心室率过快，QRS 可增宽畸形（室内差异性传导）。③心室率快而不规则，多在 160 ～ 180 次 / 分。④当心室率极快而无法辨别 f 波时，主要根据心室率完全不规则及 QRS 与 T 波形状变异诊断。

（2）房扑：① P 波消失，代之以连续性锯齿样 f 波（各波大小、形态相同，频率规则，为 250 ～ 350 次 / 分）。② QRS 波群及 T 波均呈正常形态，但偶尔可因室内差异性传导、合并预激综合征，或伴束支传导阻滞，使其增宽并畸形。③大多不能全都下传，常以固定房室比例（2∶1 或 3∶1 ～ 5∶1）下传，心室率不规则。

［常考考点］各型心律失常的心电图特点。

要点五　西医治疗

心律失常的治疗方法主要有抗心律失常药物、射频消融、起搏及植入式自动复律除颤器（ICD）、手术治疗等。

（一）心律失常的药物治疗

1. 窦性心动过速　①寻找并去除引起窦性心动过速的原因（心力衰竭、贫血、甲亢等）。②首选 β 受体阻滞剂。③不能使用 β 受体阻滞剂时，可选用维拉帕米或地尔硫䓬。④如上述药物无效或不能耐受，可选用窦房结内向电流 If 抑制剂伊伐布雷定。⑤药物无效而症状显著者可考虑导管消融改良窦房结功能。

2. 房性期前收缩　①对于无器质性心脏病且单纯房性期前收缩者，一般不需治疗。②症状十分明显者可考虑使用 β 受体阻滞剂。③由心力衰竭引起的房性期前收缩，适量洋地黄可达治疗目的。④对于可诱发诸如室上速、房颤的房性期前收缩应给予维拉帕米、普罗帕酮以及胺碘酮等治疗。

3. 阵发性室上性心动过速

（1）急性发作的处理：如患者心功能、血压正常，可先尝试刺激迷走神经，如颈动脉窦按摩、

Valsalva 动作、诱导恶心、压迫眼球法等。终止发作药物治疗可选以下药物：①首选腺苷，起效迅速，副作用为胸部压迫感、呼吸困难、面部潮红、窦性心动过缓、房室传导阻滞等，但其半衰期短于 6 秒，副作用即使发生亦很快消失。②腺苷无效时可改用静注维拉帕米，这两类药物有效率达 90% 以上。③如合并心力衰竭、低血压或为宽 QRS 波心动过速，尚未明确室上性心动过速的诊断时，不应选用钙拮抗剂，宜选用腺苷静注。④其他可选用的药物包括 β 受体阻滞剂、洋地黄、普罗帕酮和某些升压药物（如去甲肾上腺素、间羟胺或甲氧明），其中 β 受体阻滞剂以短效制剂为宜，伴心功能不全者可选洋地黄类药物，升压药物通过反射性兴奋迷走神经终止心动过速，适用于合并低血压者，但忌用于老年人、高血压和急性心肌梗死病人。另外，经食管心房调搏术常能有效中止发作。当患者出现血流动力学不稳定时，立即电复律。急性发作以上治疗无效时亦可施行电复律，但已应用洋地黄者不应接受电复律治疗。

（2）防止发作：发作频繁者，应首选经导管射频消融术以根除治疗；药物有普罗帕酮，必要时伴以阿替洛尔或美托洛尔；发作不频繁者不必长年服药。

4. 房颤及房扑

（1）房颤的治疗：按房颤的发作频率和持续时间一般将房颤分为 4 种类型：阵发性房颤、持续性房颤、长程持续性房颤、永久性房颤。

1）抗凝治疗：房颤病人的动脉栓塞发生率较高，因此，抗凝治疗是房颤治疗的重要内容。对于合并瓣膜病患者，需应用华法林抗凝。对于非瓣膜病病人，需使用 $CHADS_2$ 或 CHA_2DS_2–VASC 评分系统进行血栓栓塞的危险分层。$CHADS_2$ 评分简单易行，但对脑卒中低危病人的评估不够准确。故临床上多采用 CHA_2DS_2–VASC 评分系统。CHA_2DS_2–VASC 评分 ≥ 2 分者，需抗凝治疗；评分为 1 分者根据获益与风险权衡，优选抗凝治疗；评分为 0 分者，无须抗凝治疗。房颤病人抗凝治疗前需同时进行出血风险评估，临床上常用 HAS–BLED 评分系统。HAS–BLED 评分 ≥ 3 分为高出血风险。但应当注意，对于高出血风险病人应积极纠正可逆的出血因素，不应将 HAS–BLED 评分增高视为抗凝治疗的禁忌证。

华法林是房颤抗凝治疗的有效药物。口服华法林，使凝血酶原时间国际标准化比值（INR）维持在 2.0 ～ 3.0，能安全而有效地预防脑卒中发生。房颤持续不超过 24 小时，复律前无需作抗凝治疗。否则应在复律前接受华法林有效抗凝治疗 3 周，待成功复律后继续治疗 3 ～ 4 周；或行食管超声心动图除外心房血栓后再行复律，复律成功后仍需华法林有效抗凝治疗 4 周。紧急复律治疗可选用静注肝素或皮下注射低分子量肝素抗凝。新型口服抗凝药物（NOACS）如达比加群酯、利伐沙班、阿哌沙班等目前主要用于非瓣膜性房颤的抗凝治疗。NOACS 的特点是不需常规凝血指标监测，较少受食物或药物的影响，安全性较好。

2）控制心室率：永久性房颤一般需用药物控制心室率，β 受体阻滞剂可作为所有房颤患者控制心室率的一线治疗药物。常用药物包括 β 受体阻滞剂、非二氢吡啶类钙离子拮抗剂、洋地黄制剂（地高辛）及某些抗心律失常药物（如胺碘酮），必要时可以合用。对房颤伴快速心室率、药物治疗无效者，可施行射频消融改良房室结并同时安置心室按需或双腔起搏器。对于心室率较慢，最长间歇大于 5 秒，可考虑植入起搏器治疗。

3）心律转复及窦性心律维持：房颤心律转复有自动复律、药物复律、电复律及导管消融治疗。电复律见效快、成功率高，对于伴有严重血流动力学障碍的房颤是首选方法。药物转复常用Ⅰc 及Ⅲ类抗心律失常药，包括胺碘酮、普罗帕酮等，它们分别通过减慢传导速度和延长有效不应期终止折返激动而达到房颤复律的目的。有器质性心脏病的患者应根据基础病的程度选用药物，伴中等程度器质性心脏病患者可以选择伊布利特、维纳卡兰。上述方法无效可选用胺碘酮，伴有严重器质性心脏病、心衰患者以及缺血性心脏病患者应选择胺碘酮。对于无器质性心脏病患者可静脉应用氟卡尼、普罗帕酮、伊布利特、维纳卡兰复律，上述药物无效或出现不良作用时可选择静脉应用胺碘酮。对于症状明显、药物治疗无效的阵发性房颤，导管消融可作为一线治疗。此外，外科迷宫手术也可用于维持窦性心律，且具有较高成功率。

4）左心耳封堵：经皮左心耳封堵术是预防脑卒中和体循环栓塞事件的策略之一，主要有两种方法：植入装置封堵左心耳及缝合结扎左心耳。对于 CHA_2DS_2–VASC 评分 ≥ 2 的非瓣膜性房颤，且不适合长期抗凝治疗；或长期规范抗凝治疗基础上仍发生卒中或栓塞事件、HAS–BLED 评分≥ 3 分的病人，可考虑行经皮左心耳封堵术。

（2）房扑的治疗：药物治疗原则与房颤相同。

5. 室性期前收缩

（1）无器质性心脏病亦无明显症状的室性期前收缩，不必使用抗心律失常药物治疗。

（2）无器质性心脏病，但室性期前收缩频发引起明显心悸症状影响工作及生活，可酌情选用美西律、普罗帕酮。心率偏快、血压偏高者可用 β 受体阻滞剂，如阿替洛尔或美托洛尔。

（3）以下情况均需治疗：急性心肌梗死发病早期出现频发室性期前收缩、室性期前收缩落在前一个心搏的 T 波上（R–on–T）、多源性室性期前收缩、成对的室性期前收缩均宜静脉使用利多卡因（利多卡因无效者，可用普鲁卡因酰胺或胺碘酮）。急性肺水肿或严重心力衰竭并发室性期前收缩，治疗应针对改善血流动力学障碍。慢性心脏病患者并发室性期前收缩，尽管药物能有效减少室性早搏，但总死亡率和猝死的风险反而增高。

（4）β 受体阻滞剂虽对室性期前收缩疗效不显著，但能降低心肌梗死后猝死发生率。

6. 室性心动过速 有器质性心脏病或有明确诱因应首先给以针对性治疗；无器质性心脏病患者发生非持续性短暂室速，如无症状或血流动力学影响，处理的原则与室性期前收缩相同；持续性室速发作，无论有无器质性心脏病，应给予治疗。

（1）终止室速发作：持续性室性心动过速出现血流动力学不稳定的患者推荐直流电心脏复律；血流动力学可耐受的持续性室性心动过速患者，无结构性心脏病（如特发性右室流出道室速），可以考虑静脉使用氟卡胺或传统的 β 受体阻滞剂、维拉帕米或胺碘酮。

持续性室性心动过速患者应依据症状和心律失常的耐受性给予治疗。单形性室速出现血流动力学不稳定（伴晕厥、室速）应进行直流电除颤。低血压但意识还清楚的患者，进行复律前应立即给予镇静剂。宽 QRS 心动过速而血流动力学稳定的患者，电复律应该是一线治疗方法。无严重心力衰竭或急性心肌梗死患者，可以考虑静脉使用普鲁卡因胺或氟卡胺。心力衰竭或疑似缺血的患者可以考虑静脉使用胺碘酮。单形性室性心动过速的患者静脉使用利多卡因仅仅具有中等效果。

（2）预防复发：①药物预防，可选用终止发作有效的相同药物预防复发；②导管消融预防复发；③抗心律失常手术预防复发；④埋藏式心脏复律除颤器（ICD）预防复发。

（二）心律失常的非药物治疗

1. 心脏电复律 急性快速异位心律失常及持续性心房颤动或心房扑动如药物无效，应早进行同步电复律。阵发性室上性心动过速经药物治疗无效时可用同步电复律。

2. 埋藏式心脏复律除颤器（ICD） ICD 的明确适应证包括：①非一过性或可逆性原因引起的室性心动过速或心室颤动所致的心脏骤停，自发的持续性室速。②原因不明的晕厥，在电生理检查时能诱发有血流动力学显著临床表现的持续性室速或室颤，药物治疗无效、不能耐受或不可取。③心肌梗死所致 LVEF ＜ 35%，NYHA 心功能Ⅱ或Ⅲ级，或心肌梗死所致 LVEF ＜ 30%，NYHA 心功能Ⅰ级，且梗死后 40 天以上。④心肌梗死后非持续性室速，LVEF ＜ 40%，且心电生理检查能诱发出室颤或持续室速。⑤ NYHA 心功能Ⅱ或Ⅲ级，LVEF ≤ 35% 的非缺血性心肌病病人。⑥有心脏性猝死危险因素的肥厚型心肌病、扩张型心肌病及右室发育不良型心肌病。⑦有晕厥或室速记录的遗传性心脏病，且 β 受体阻滞剂无效，如长 QT 间期综合征、Brugada 综合征及儿茶酚胺敏感性室速等。

3. 导管射频消融术（RFCA） 根据我国 RFCA 治疗快速性心律失常指南，RFCA 的明确适应证为：①症状性局灶性房速。②发作频繁、心室率不易控制的房扑。③发作频繁、症状明显的房颤。④预激综合征合并阵发性心房颤动和快速心室率。⑤房室结折返及房室折返性心动过速。⑥症状明显或药物治疗效果不佳或不明原因左室功能障碍的频发室性期前收缩（＞ 10000 次 /24 小时）。⑦无器质性心脏病证据的室速（特发性室速）呈反复发作或合并有心动过速心肌病或血流动力学不稳定。⑧发作频繁和（或）症状重、药物预防发作效果差的心肌梗死后室速。

4. 外科治疗 外科治疗快速性心律失常的目的在于切除、隔置、离断参与心动过速生成、维持与传播的组织，保存或改善心脏功能。外科治疗方法包括直接针对心律失常本身以及各种间接的手术方法，后者包括室壁瘤切除术、冠状动脉旁路移植术、矫正瓣膜关闭不全或狭窄术和左颈胸交感神经节切断术等。

要点六　中医辨证论治

证型	辨证要点	治法	方剂
心神不宁证	心悸不宁，善惊易恐，坐卧不安，恶闻声响，失眠多梦，舌苔薄白，脉虚数或结、代	镇惊定志，养心安神	安神定志丸加减
气血不足证	心悸气短，活动尤甚，眩晕乏力，面色无华，舌质淡，苔薄白，脉细弱	补血养心，益气安神	归脾汤加减
阴虚火旺证	心悸不宁，心烦少寐，头晕目眩，手足心热，耳鸣，舌质红，少苔，脉细数	滋阴清火，养心安神	天王补心丹加减
气阴两虚证	心悸气短，头晕乏力，胸痛胸闷，少气懒言，五心烦热，失眠多梦，舌质红，少苔，脉虚数	益气养阴，养心安神	生脉散加减
痰火扰心证	心悸时发时止，胸闷烦躁，失眠多梦，口干口苦，大便秘结，小便黄赤，舌质红，舌苔黄腻，脉弦滑	清热化痰，宁心安神	黄连温胆汤加减
心脉瘀阻证	心悸不安，胸闷不舒，心痛时发作，或见唇甲青紫，舌质紫暗或有瘀斑，脉涩或结代	活血化瘀，理气通络	桃仁红花煎加减
心阳不振证	心悸不安，胸闷气短，神疲乏力，面色苍白，形寒肢冷，舌质淡白，脉虚弱	温补心阳，安神定悸	参附汤合桂枝甘草龙骨牡蛎汤加减

［常考考点］快速性心律失常的辨证论治。

【例题实战模拟】

A1 型题

1. 急性心肌梗死最常见的心律失常是
   A. 房室传导阻滞　B. 心房扑动　C. 室性早搏及室性心动过速　D. 阵发性室上性心动过速　E. 窦性停搏
2. 室上性心动过速伴心功能不全的患者，应首选
   A. 普罗帕酮　B. 维拉帕米　C. 洋地黄类　D. β 受体阻滞剂　E. ATP
3. 下列属于同步直流电复律适应证的是
   A. 洋地黄中毒阵发性室性心动过速　B. 室上性心律失常伴完全性房室传导阻滞　C. 病态窦房结综合征中的快速性心律失常　D. 电复律后使用药物无法维持窦性心律　E. 交界性心动过速经药物治疗无效
4. 治疗快速性心律失常心脉瘀阻证，应首选
   A. 归脾汤加减　B. 天王补心丹加减　C. 生脉散加减　D. 黄连温胆汤加减　E. 桃仁红花煎加减

A2 型题

5. 患者，女，44 岁。心悸 1 周，心电图示多个导联提前出现的宽大畸形 QRS 波群，其前无相关 P 波，其后 T 波与 QRS 波群主波方向相反，代偿间歇完全。考虑是
   A. 房性早搏　B. 室性早搏　C. 房室交界性早搏　D. 房室传导阻滞　E. 室内传导阻滞

A3 型题

患者，心悸时发时止，胸闷烦躁，失眠多梦，口干口苦，大便秘结，小便黄赤，舌质红，舌苔黄腻，脉弦滑。

6. 该患者的证候类型是
   A. 气血不足证　B. 阴虚火旺证　C. 痰火扰心证　D. 心脉瘀阻证　E. 心神不宁证
7. 此证的常用治法是

A. 补血养心，益气安神　　B. 滋阴清火，养心安神　　C. 活血化瘀，理气通络
D. 清热化痰，宁心安神　　E. 镇惊定志，养心安神

8. 此证的常用方剂是
A. 归脾汤加减　　B. 黄连温胆汤加减　　C. 生脉散加减
D. 天王补心丹加减　　E. 桃仁红花煎加减

【参考答案】

1. C　2. C　3. E　4. E　5. B　6. C　7. D　8. B

细目四　缓慢性心律失常

缓慢性心律失常是指有效心搏每分钟低于60次的各种心律失常，常见的有窦性心动过缓、窦房传导阻滞、窦性停搏、房室传导阻滞、病态窦房结综合征等。其发生多与迷走神经张力过高、心肌病变、某些药物影响、高血钾等有关。缓慢性心律失常主要表现为心悸、疲劳虚弱、体力活动后气短胸闷等，严重者可引起昏厥、抽搐，甚至危及生命。

本病归属于中医学“心悸”“眩晕”“胸痹”“厥证”等范畴。

要点一　西医病因

1. 缓慢性窦性心律失常　①生理状况：迷走神经张力增高（健康人、老年人、睡眠状态）。②病理状况：器质性心脏病、甲状腺功能减退、血钾过高，应用洋地黄、β 受体阻滞剂等药物。

2. 房室传导阻滞　心肌炎、急性下壁及前壁心肌梗死、原因不明的希－浦系统纤维化、冠心病、高血钾、应用洋地黄以及缺氧等。

3. 病态窦房结综合征　冠心病、原发性心肌病、风湿性心脏病、高血压心脏病、心肌炎、先天性心脏病。

要点二　中医病因病机

引起缓慢性心律失常的中医病因主要包括饮食失宜、七情内伤、劳倦内伤、久病失养、感受外邪、药物影响等。

1. 饮食失宜　饮食不节，饥饱失常，或过食肥甘厚味，饮酒过度，均可损伤脾胃，致脾失健运，气血生化之源不足，心脉失养。脾气虚弱，运化功能减弱，津液不布，水湿不化，聚而为痰，痰浊上扰心神则心神不宁，痹阻胸阳则心悸、胸闷。

2. 七情内伤　忧郁思虑，暗耗心血；或气机郁结，脉络瘀滞，气血运行不畅，心失所养。

3. 劳倦内伤　劳伤心脾，心气受损而心悸；房劳过度，伤及肾阳，温煦无力，心阳不振而致心悸。

4. 久病失养　久病体虚，或失血过多，或思虑过度，劳伤心脾，渐至气血亏虚，心失所养而心悸；大病久病之后，阳气虚衰，不能温养心肺，故心悸不安；久病入络，心脉瘀阻，心神失养。

5. 感受外邪　风寒湿邪搏于血脉，内犯于心，以致心脉痹阻，营血运行不畅，引起心悸怔忡；温病、疫病日久，邪毒灼伤营阴，心神失养，引起心悸。

本病病位在心。病机特点是本虚标实，本虚是气、血、阴、阳亏虚，以气阳不足为多，标实是痰浊、瘀血、气滞、水饮。

要点三　临床表现

1. 窦性心动过缓　如心率≥50次/分，一般无症状；心率＜50次/分，患者可出现头晕、乏力。窦房传导阻滞或房室传导阻滞时，部分患者可出现心悸、停搏感，严重者可出现胸闷、胸痛；阻滞次数多、间歇长者，可有黑蒙、晕厥等严重症状。

2. 房室传导阻滞　一度房室传导阻滞病人多无自觉症状；二度Ⅰ型房室传导阻滞偶可出现心悸、乏力，听诊时第一心音逐渐减弱并有心搏脱漏；二度Ⅱ型房室传导阻滞，如被阻滞的心房波所占比例较大时，特别是高度房室传导阻滞时，可出现头晕、乏力、胸闷、气短、晕厥及心功能下降等症状，听诊时

亦有间歇性心搏脱漏，但第一心音强度恒定。三度房室传导阻滞的症状较明显，希氏束分叉以上部位的三度房室传导阻滞由于逸搏点位置高，逸搏频率较快，而且心室除极顺序也正常，病人可出现乏力、活动时头晕等症状，但多不发生晕厥；发生于希氏束分叉以下的低位三度房室传导阻滞，病人可出现晕厥，甚至猝死。听诊时第一心音经常变化，第二心音可呈正常或反常分裂，间或听到响亮亢进的第一心音。

3. 病态窦房结综合征 早期可无症状或间歇出现症状，临床表现不典型，诊断困难；当窦性心动过缓比较严重，或有窦性停搏时，则病人可有眩晕、乏力等症状，严重者发生晕厥、猝死。如有心动过速发作，则可出现心悸、心绞痛等症状。心脏听诊及心电图检查，发现心律的变化很大，出现窦性心动过缓、窦房传导阻滞、阵发性室上性心动过速、心房扑动、心房纤颤。上述心律可交替出现，形成心动过缓–心动过速综合征。

要点四 心电图诊断

1. 窦性心动过缓 ①窦性心律。②心率小于 60 次 / 分。③常伴有窦性心律不齐，严重过缓时可产生逸搏。

2. 房室传导阻滞

（1）一度房室传导阻滞：①窦性 P 波，每个 P 波后都有相应的 QRS 波群。② P–R 间期延长至 0.20 秒以上（老人 P–R 间期＞ 0.22 秒）。

（2）二度房室传导阻滞：①二度Ⅰ型：又称莫氏Ⅰ型，P 波规律出现，P–R 间期逐渐延长；R–R 间隔相应的逐渐缩短，直到 P 波后无 QRS 波群出现，如此周而复始。②二度Ⅱ型：又称莫氏Ⅱ型，P–R 间期固定（正常或延长）；P 波突然不能下传而 QRS 波脱漏。

（3）三度房室传导阻滞：①窦性 P 波，P–P 间隔一般规则；P 波与 QRS 波群无固定关系。②心房率快于心室率。③出现交界性逸搏心率（QRS 形态正常，频率一般为 40 ～ 60 次 / 分，较多见）或室性逸搏心率（QRS 波宽大畸形，频率一般为 20 ～ 40 次 / 分）。心室率由交界区或心室自主起搏点维持。

3. 病态窦房结综合征 ①持续、严重、有时是突发的窦性心动过缓，心率＜ 50 次 / 分，且不易用阿托品等药物纠正。②发作时可见窦房阻滞或窦性停搏。③心动过缓与心动过速交替出现，又称慢–快综合征。心动过速可以是阵发性室上速、阵发性房颤与房扑。

[常考考点] 房室传导阻滞的心电图特点。

要点五 西医治疗

1. 药物治疗

（1）窦性心动过缓：如心率不低于 50 次 / 分，一般不需治疗。如心率低于每分钟 40 次，引起心绞痛、心功能不全或中枢神经系统功能障碍时，应针对病因治疗，药物用阿托品、异丙肾上腺素、麻黄碱、沙丁胺醇等提高心室率。

（2）房室传导阻滞：①一度房室传导阻滞与二度Ⅰ型房室传导阻滞心室率不太慢者，无须接受治疗。②二度Ⅱ型与三度房室传导阻滞如心室率显著缓慢，伴有血流动力学障碍，甚至阿–斯综合征发作，应给予治疗：阿托品 0.5 ～ 2mg 静脉注射，适合阻滞部位位于房室结的患者；异丙肾上腺素 1 ～ 4μg/min 静脉滴注，适用于任何部位的房室传导阻滞，将心室率控制在 50 ～ 70 次 / 分。急性心肌梗死时应慎重。对于症状明显、心室率缓慢者，应及早给予临时性或永久性心脏起搏治疗。

（3）病态窦房结综合征：酌情应用阿托品、麻黄素或含服异丙肾上腺素以提高心率。

2. 人工心脏起搏 人工心脏起搏是用人为的脉冲电流刺激心脏，以带动心搏的治疗方法。主要用于治疗缓慢性心律失常，也用于快速性心律失常治疗和诊断。严重缓慢性心律失常，永久心脏起搏是唯一有效而可靠的治疗方法。

适应证：①伴有临床症状的任何水平的完全或高度房室传导阻滞。②束支–分支水平传导阻滞，间歇发生二度Ⅱ型房室传导阻滞，有症状者；在观察过程中虽无症状，但阻滞程度进展、H–V 间期＞ 100ms 者。③病窦综合征或房室传导阻滞，心室率经常低于 50 次 / 分，有明确的临床症状，或间歇发生心室率< 40 次 / 分；或虽无症状，但有长达 3 秒的 R–R 间隔。④由于颈动脉窦过敏引起的心率减慢，心率或 R–R 间隔达到上述标准，伴有明确症状者。⑤有窦房结功能障碍和（或）房室传导阻滞的患者，因其他情况必须采用具有减慢心率作用的药物治疗时，为保证适当的心室率，应植入起搏器。

［常考考点］缓慢性心律失常的药物治疗。

要点六　中医辨证论治

证型	辨证要点	治法	方剂
心阳不足证	心悸气短，动则加剧，汗出倦怠，面色苍白，形寒肢冷，舌淡苔白，脉虚弱或沉细而数	温补心阳，通脉定悸	人参四逆汤合桂枝甘草龙骨牡蛎汤加减
心肾阳虚证	心悸气短，动则加剧，面色苍白，形寒肢冷，腰膝酸软，小便清长，下肢浮肿，舌质淡胖，脉沉迟	温补心肾，温阳利水	参附汤合真武汤加减
气阴两虚证	心悸气短，乏力，失眠多梦，盗汗，五心烦热，舌质淡红少津，脉虚弱或结代	益气养阴，养心通脉	炙甘草汤加减
痰浊阻滞证	心悸气短，心胸痞闷胀满，痰多，食少腹胀，或恶心，舌苔白腻或滑腻，脉弦滑	理气化痰，宁心通脉	涤痰汤加减
心脉痹阻证	心悸，胸闷憋气，心痛时作，舌质暗或有瘀点、瘀斑，脉结、代或虚	活血化瘀，理气通络	血府逐瘀汤加减

［常考考点］慢性心律失常的辨证论治。

【知识纵横比较】

快速性心律失常与缓慢性心律失常的证治比较

快速性心律失常		缓慢性心律失常	
证型	方剂	证型	方剂
心阳不振证	参附汤合桂枝甘草龙骨牡蛎汤	心阳不足证	人参四逆汤合桂枝甘草龙骨牡蛎汤
气阴两虚证	生脉散	气阴两虚证	炙甘草汤
心脉瘀阻证	桃仁红花煎	心脉痹阻证	血府逐瘀汤

【例题实战模拟】

A1 型题

1. 治疗心室率为 68 次 / 分的二度Ⅰ型房室传导阻滞，应选用

A. 阿托品　B. 异丙肾上腺素　C. 肾上腺素　D. 人工心脏起搏器　E. 无须治疗

2. 治疗缓慢性心律失常心阳不足证，应首选

A. 人参四逆汤合桂枝甘草龙骨牡蛎汤　B. 参附汤合桂枝甘草龙骨牡蛎汤

C. 炙甘草汤加减　D. 涤痰汤加减

E. 血府逐瘀汤加减

A2 型题

3. 患者，男，35 岁。症见心悸气短，乏力，失眠多梦，自汗盗汗，五心烦热，舌质淡红少津，脉虚弱或结、代。其证候是

A. 阴虚火旺证　B. 气血不足证　C. 气阴两虚证　D. 痰火扰心证　E. 心阳不振证

4. 患者，女，59 岁。心悸，胸闷憋气，心痛时作，或形寒肢冷，舌质暗或有瘀点、瘀斑，脉结、代或虚。其中医治法是

A. 滋阴清火，养心安神　B. 益气养阴，养心安神　C. 清热化痰，宁心安神

D. 活血化瘀，理气通络　E. 温补心阳，安神定悸

B1 型题

A. 心肾阳虚证　B. 心阳不足证　C. 气阴两虚证　D. 痰浊阻滞证　E. 心脉痹阻证

5. 缓慢性心律失常的治疗，宜用人参四逆汤合桂枝甘草龙骨牡蛎汤的证型是

6. 缓慢性心律失常的治疗，宜用炙甘草汤加减治疗的证型是

【参考答案】

1. E　2. A　3. C　4. D　5. B　6. C

细目五　心脏性猝死

要点一　定义与病因

（一）定义

心脏性猝死（sudden cardiac death，SCD）是指由于心脏原因引起的无法预料的自然死亡，常在急性症状出现后 1 小时内（亦有规定为 24 小时内）发生，但某些心脏骤停后存活者可超过此时限，以突然意识丧失为表现，死亡出乎意料。

本病可归属于中医学“厥证”“厥脱”“眩晕”“喘脱”等范畴。

（二）病因

80% 由冠心病及其并发症引起，此外为心肌病（肥厚型、扩张型）、心瓣膜病、先天性心血管疾病、急性心包填塞、心力衰竭、电解质紊乱、Q–T 间期延长综合征、神经内分泌等因素所致的电不稳定性等。左室射血分数低于 30% 是猝死（sudden death，SD）的最强预测因素，心肌梗死后出现频发性与复杂性室性期前收缩亦预示猝死高危。

要点二　临床表现

心脏性猝死的临床过程常分为 4 期：前驱期、终末事件期、心搏骤停期和生物学死亡期。

1. 前驱期　许多病人在发生心脏骤停前数天、数周或数月，出现新的心血管症状或原有症状加重，如心绞痛、呼吸困难或疲乏无力。但前驱期症状一般缺乏特异性。

2. 终末事件期　一般是导致心脏骤停前的急性心血管改变时期，通常不超过 1 小时。特异性症状是持续胸痛或突然心悸，呼吸困难，头晕，软弱无力。

3. 心搏骤停期　心搏骤停的特征是由于脑血流量不足而致意识突然丧失、呼吸停止和脉搏消失。如不立即进行抢救，一般在 1 分钟内进入死亡期。罕见自发逆转者。

4. 生物学死亡期　心室颤动或心室停搏，如在前 4 ～ 6 分钟内未予心肺复苏，脑组织发生不可逆损害后数分钟则进入生物学死亡期。如在前 8 分钟未予复苏，除非在低温等特殊条件下，一般不能存活。

［常考考点］心脏骤停的分期剂各期的特征表现。

要点三　心电图检查

临床常见 3 种心电图表现：①心室颤动：最多见，心电图上出现心室颤动或扑动波，复苏成功率较高。②心室停顿：心室完全丧失电活动而处于静止状态，心电图上出现直线。③无脉性电活动：心电图上具有宽而畸形、频率较慢、较为完整的 QRS 波群，但不产生有效的心肌机械性收缩，亦称电－机械分离。

［常考考点］心脏性猝死的心电图以心室颤动最多见。

要点四　诊断

诊断要点：①意识突然丧失；②无呼吸，或仅是喘息；③大动脉（颈动脉或股动脉）搏动消失。

具有上述两点即可做出临床诊断，检查患者有无反应，无呼吸或仅是喘息，不能在 10 秒内明确感觉到脉搏，应立即进行心肺复苏。由于心音常因受到抢救时外界环境影响，故听诊不如摸大动脉可靠。

［常考考点］心脏性猝死的诊断要点。

要点五　西医治疗

1. 基础生命支持　主要措施包括人工胸外挤压、开放气道和人工呼吸，简称 CAB（circulation，airway，breathing）。

（1）胸外按压：是建立人工循环的主要方法。胸外按压时，病人应置于水平位。头部不应高于心脏水平。患者应仰卧于硬板床或地上。术者宜跪在病人身旁或站在床旁的椅凳上。要按压在胸骨中下 1/3 交界处或两乳头连线与胸骨交点（2005 年指南），一只手的手掌放置在胸骨下部，另一只手的手掌根部放在该手的手背上，按压时术者双臂应伸直、双肩在患者胸骨上方正中，垂直向下用力按压，利用髋关节为支点，以肩臂部力量向下按压，按压深度为 5 ～ 6cm，按压频率为 100 ～ 120 次 / 分钟，按压应规律地、均匀地、不间断地进行；如有特殊操作（建立人工气道或者进行除颤等），间断尽量不超过 10 秒。下压与放松的时间比为 1∶1。放松时定位的手掌根不要离开胸骨定位点，仅使胸骨不受任何压力。在整个 CPR 过程中，胸外按压应＞ 60%。心脏体外电除颤是利用除颤仪在瞬间释放高压电流经胸壁到心脏，使心肌细胞瞬间同时除极，终止导致心律失常的异常折返或异位兴奋灶，从而恢复窦性心律。CPR 的关键起始措施是胸外按压和早期除颤。

［常考考点］胸外按压的操作方法。

（2）开放气道：保持呼吸道通畅是成功复苏的重要一步，可采用仰头抬颏法开放气道。方法是：术者将一手置于患者前额用力加压，使头后仰，另一手的示、中两指抬起下颏，使下颌尖、耳垂的连线与地面呈垂直状态，以通畅气道。应清除患者口中的异物和呕吐物，患者义齿松动应取下。

［常考考点］仰头抬颏法开放气道的操作方法。

（3）人工呼吸：人工呼吸一般选择口对口，若病人牙关紧闭，则可改为口对鼻呼吸。在口对口人工呼吸时，在保持呼吸道畅通和患者口部张开情况下，用按于前额一手的拇指、示指捏闭患者鼻孔，术者深吸一口气后，将自己的口唇贴紧患者口唇做深而快的用力吹气，直至患者胸部上抬。每次吹入气量 700 ～ 1000mL，吹气量大于 1200mL 可造成胃充气。如果一个人进行心肺复苏，则在连续胸部按压 30 次后，吹气两口，即 30∶2；如果两人进行复苏，每 6 秒进行 1 次人工呼吸，同时持续胸外按压。口对口人工呼吸只是临时性紧急措施，应马上争取气管内插管，以人工气囊挤压或人工呼吸机进行辅助呼吸与输氧，纠正低氧血症。

［常考考点］口对口人工呼吸的操作方法。

2. 高级生命支持　是在基础生命支持的基础上，应用辅助设备、特殊技术等建立更为有效的通气和血运循环。主要措施包括气管插管建立通气、除颤转复心律成为血流动力学稳定的心律、建立静脉通路并应用必要的药物维持已恢复的循环。心电图、血压、脉搏、血氧饱和度、呼气末二氧化碳分压测定等必须持续监测，必要时还需要进行有创血流动力学监测。

（1）通气与氧供：如果病人自主呼吸没有恢复，应尽早行气管插管，充分通气的目的是纠正低氧血症。院外病人通常用面罩、简易球囊维持通气，医院内病人在呼吸机可用之前，使用球囊 - 面罩通气，挤压 1L 容量成人球囊 1/2 ～ 2/3 或 2L 容量成人球囊 1/3 量即可，气管插管后，通气频率统一为每 5 秒一次（每分钟 10 次）。呼吸机可用后，需要根据血气分析结果进行呼吸机参数调整。

（2）电除颤、复律与起搏治疗：心脏骤停时最常见的心律失常是室颤。及时的胸外按压和人工呼吸虽可部分维持心脑功能，但极少能将室颤转为正常心律，而迅速恢复有效的心律是复苏成功至关重要的一步。终止室颤最有效的方法是电除颤，时间是治疗室颤的关健，每延迟除颤 1 分钟，复苏成功率下降 7% ～ 10%，故尽早除颤可显著提高复苏成功率。心脏停博与无脉电活动时电除颤均无益。如采用双相波电除颤，首次能量选择可根据除颤仪的品牌或型号推荐，一般为 120J 或 150J；如使用单相波电除颤，首次能量应选择 360J。第二次及后续的除颤能量应相当，而且可考虑提高能量。一次除颤后立即实施胸外按压和人工通气，5 个周期的 CPR 后（约 2 分钟），再评估病人自主循环是否恢复或有无明显循环恢复征象（如咳嗽、讲话、肢体明显的自主运动等），必要时再次除颤。电除颤虽然列为高级复苏的手段，但如有条件应越早进行越好，并不拘泥于复苏的阶段。起搏治疗：对心搏停止病人不推荐使用起搏治疗，而对有症状的心动过缓病人则考虑起搏治疗。如果病人出现严重症状，尤其是当高度房室传导阻发生在希氏束以下时，则应该立即施行起搏治疗。

3. 建立复苏用药途径及复苏药物治疗 心脏骤停患者在进行心肺复苏时应尽早开通静脉通道。周围静脉通常选用肘前静脉或颈外静脉。中心静脉可选用颈内静脉、锁骨下静脉和股静脉。

（1）肾上腺素：是 CPR 的首选药物。可用于电击无效的室颤及无脉室速、心脏停搏或无脉性电生理活动。常规给药方法是静脉推注 1mg，每 3 ～ 5 分钟重复 1 次，可逐渐增加剂量至 5mg。

（2）胺碘酮：仍不能成功除颤，可给予胺碘酮治疗。胺碘酮首次 150mg，静脉注射，如无效，可重复给药总量达 500mg。

（3）利多卡因：给予 2 ～ 3 次除颤加 CPR 及肾上腺素之后仍然是室颤 / 无脉室速，给予利多卡因，1 ～ 1.5mg/kg 静脉注射。如无效可每 3 ～ 5 分钟重复 1 次，总剂量可达到 3mg/kg。

（4）阿托品：缓慢性心律失常或心搏停顿、无脉搏性电活动的常用药物为阿托品；如有条件，应争取临时人工心脏起搏。

（5）碳酸氢钠：对于心脏骤停引起严重酸中毒者，除了给氧外，应适量静脉注射碳酸氢钠，特别是电除颤难以复律的患者。一般碳酸氢钠的首剂量为 1mmol/kg。在心肺复苏中，每 10 ～ 15 分钟重复使用半量。但应注意碳酸氢钠过量可致碱中毒、高钠血症和高渗状态等。

4. 复苏后处理

（1）心脏复苏后处理原则和措施包括：①维持有效的循环和呼吸功能。②预防再次心脏骤停。③维持水电解质和酸碱平衡。④防治脑水肿、急性肾衰竭和继发感染等措施。

（2）脑复苏是心肺复苏最后成败的关键，主要措施包括：①降温（物理降温或加用冬眠药物）。②脱水（20% 甘露醇和呋塞米）。

（3）防治急性肾功能衰竭。

［常考考点］高级生命支持的常用措施。

要点六　中医辨证论治

证型	辨证要点	治法	方剂
气阴两脱证	神萎倦怠，气短，四肢厥冷，心烦胸闷，尿少，舌深红或淡，少苔，脉虚数或微	益气救阴	生脉散加减
痰蒙神窍证	神志恍惚，气粗息涌，喉间痰鸣，口唇、爪甲暗红，舌质暗，苔厚腻或白或黄，脉沉实	豁痰活血，开窍醒神	菖蒲郁金汤加减
元阳暴脱证	神志恍惚，或昏愦不语，面色苍白，四肢厥冷，舌质淡润，脉微细欲绝	回阳固脱	独参汤或四味回阳饮加减

［常考考点］心脏性猝死的辨证论治。

要点七　预防

心脏骤停的预防，很关键的一步是识别出高危人群。鉴于大多数心脏性猝死发生于冠心病患者，减轻心肌缺血、预防心肌梗死或缩小梗死范围等措施应能减少心脏性猝死的发生率。β 受体阻滞剂能明显减少急性心肌梗死、心梗后及充血性心力衰竭患者心脏性猝死的发生。对扩张型心肌病、Q–T 间期延长综合征、儿茶酚胺依赖性多形性室速及心肌桥患者，β 受体阻滞剂亦有预防心脏性猝死的作用。血管紧张素转换酶抑制剂对减少充血性心力衰竭猝死的发生可能有作用。

目前用作检测心脏性猝死危险性的方法有左室功能测定、动态心电图、信号平均心电图、心率变异性、Q–T 间期离散度与侵入性电生理试验等。单项试验阳性可预测 15% ～ 30% 的患者，多项试验阳性可预测 30% ～ 40% 的患者。预防致命性心律失常的方法包括药物治疗、植入性装置及外科手术。近年的研究已证明，埋藏式心脏复律除颤器（implantable cardioverter defibrillator，ICD）能改善一些有高度猝死危险患者的预后。伴无症状性非持续性室速的陈旧性心肌梗死患者，及非一过性或可逆性原因引起的室颤或室速所致心脏骤停的存活者、持续性室速及明确为快速性心律失常引起的晕厥患者，ICD 较其他方法能更好地预防心脏性猝死的发生。

【例题实战模拟】

A1 型题

1. 心脏性猝死中最常见的原因是

A. 心肌病　B. 冠心病　C. 充血性心力衰竭　D. 电解质失衡　E.Q–T 间期延长综合征

2. 抢救心脏呼吸骤停时，心肺复苏时按压与吹气的比例是

A. 10∶1　B. 15∶1　C. 15∶2　D. 30∶1　E. 30∶2

3. 胸外按压时，按压深度应为

A. 1 ～ 2cm　B. 2 ～ 3cm　C. 3 ～ 4cm　D. 5 ～ 6cm　E. 6 ～ 7cm

4. 心脏性猝死元阳暴脱证的中医治法是

A. 益气复脉　B. 开窍醒神　C. 回阳固脱　D. 益气养阴　E. 活血通脉

A2 型题

5. 患者，诊断为心脏性猝死。症见神志恍惚，气粗息涌，喉间痰鸣，口唇、爪甲暗红，舌质暗，苔厚腻或白或黄，脉沉实。治宜选用

A. 生脉散加减　B. 菖蒲郁金汤加减　C. 苏合香丸加减

D. 四味回阳饮加减　E. 紫雪散加减

【参考答案】

1. B　2. E　3. D　4. C　5. B

细目六　原发性高血压

原发性高血压（primary hypertension）是以血压升高为主要临床表现伴或不伴有多种心血管危险因素的综合征，通常简称为高血压。高血压是以体循环动脉压增高为主要表现的临床综合征。高血压是多种心、脑血管疾病的重要病因和危险因素，影响重要脏器，如心、脑、肾的结构与功能，最终导致这些器官的功能衰竭，迄今仍是心血管疾病死亡的主要原因之一。高血压严重危害人类健康，是心力衰竭、脑卒中、终末期肾病及外周血管疾病最重要的高危因素之一。

高血压与中医“风眩”相似，根据相关临床症状亦可归属于“眩晕”“头痛”“中风”等范畴。

要点一　西医病因与发病机制

（一）病因

原发性高血压的病因为多因素，可分为遗传和环境因素两个方面。高血压是遗传易感性和环境因素相互作用的结果，是由于多种后天因素使血压的调节失代偿所致，具有一定的遗传背景。遗传因素约占 40%，环境因素约占 60%。

1. 遗传因素　高血压具有明显的家族聚集性，约 60% 高血压患者可询问到有高血压家族史。

2. 环境因素

（1）高钠、低钾膳食：高钠、低钾膳食是我国大多数高血压患者发病主要的危险因素之一。

（2）超重和肥胖：腰围男性≥ 90cm 或女性≥ 85cm，发生高血压的风险是腰围正常者的 4 倍以上。

（3）饮酒：人群高血压患病率随饮酒量增加而升高。

（4）精神紧张：长期从事高度精神紧张工作的人群高血压患病率增加。

（5）其他危险因素：高血压发病的其他危险因素包括年龄、高血压家族史、缺乏体力活动、口服避孕药、睡眠呼吸暂停低通气综合征等。

（二）发病机制

1. 血压调节机制失代偿　诸多因素可以影响血压的调节，其中主要是心排血量及体循环的周围血管阻力。心排血量与体液容量、心率、心肌收缩力呈正相关。总外周阻力与阻力小动脉结构的改变、血管壁的顺应性、血管的舒缩状态、血液黏稠度等因素有关。血压的急性调节主要通过压力感受器及交感神

经活动来实现，而慢性调节则主要通过肾素 – 血管紧张素 – 醛固酮系统及肾脏对体液容量的调节来完成。如上述调节机制失去平衡即会导致高血压。

2. 遗传因素 高血压的遗传倾向比较明显，目前认为是一种多基因疾病。高血压患者中 40% ～ 60% 有家族史，有明显的家族聚集性。动物实验也筛选出遗传性高血压大鼠株——自发性高血压大鼠（SHR），证实高血压可能与遗传有关。

3. 肾素 – 血管紧张素 – 醛固酮系统（RAAS） 体内存在循环及局部两种 RAAS 系统。循环 RAAS 系统主要由于肾灌注减低或肾缺血而被激活。肾素由肾小球入球动脉的球旁细胞分泌，而后使肝脏的血管紧张素原变为血管紧张素Ⅰ，再经血管紧张素转换酶的作用变为血管紧张素Ⅱ（Ang Ⅱ）。Ang Ⅱ升高可使血压升高，其机理是使小动脉平滑肌收缩，增加周围血管阻力；刺激肾上腺皮质球状带，使醛固酮分泌增加，引起水钠潴留，血容量增加；通过交感神经末梢突触前膜的正反馈使去甲肾上腺素分泌增加，导致心率加快、心肌收缩力增强和心输出量增加。多途径导致血压升高，并持续处于高血压状态。最近几年发现心脏、肾脏、肾上腺、中枢神经、血管壁等均有局部的 RAAS，通过旁分泌或自分泌调节组织功能，这对高血压的形成、血压的调节可能具有较强的作用。

4. 精神神经系统 大脑皮层受外界及内在环境的长期不良刺激，使其兴奋与抑制过程平衡失调，对皮质下中枢的调节失控，交感神经活动增强、儿茶酚胺类介质的释放使小动脉收缩，并继发引起血管平滑肌增生，肾素释放增多。这些因素促使高血压形成，并持续处于高血压状态。

5. 钠潴留 高钠饮食可使某些体内有遗传性钠运转缺陷的患者血压升高。钠摄入过多可使水、钠潴留，血容量增多，心输出量增加，以致血压升高。其次，由于血管平滑肌细胞内钠离子水平增高，又可使细胞内钙离子水平增高，使小动脉收缩，外周阻力增高，参与高血压的发生。再次，心钠素增高，影响钠排出，也参与高血压形成。

6. 血管内皮功能受损 血管内皮细胞具有调节血管舒缩、影响血流、调节血管重建的功能。血管内皮细胞生成的活性物质对血管舒缩等有调节作用。引起血管舒张的物质有前列环素（PGI_2）、内皮源性舒张因子（EDRF）、一氧化氮（NO）等；引起血管收缩的物质有内皮素（ET–1）、血管紧张素Ⅱ等。高血压时，一般 NO 生成减少，而 ET–1 增加，血管平滑肌细胞对舒张因子反应减弱，而对收缩因子反应增强。

7. 胰岛素抵抗 胰岛素抵抗（insulin resistance，IR），是指必须以高于正常的血胰岛素释放水平来维持正常的糖耐量，表示机体组织对胰岛素的敏感性和（或）反应性降低，约 50% 的原发性高血压患者存在不同程度的 IR。胰岛素抵抗通过下列因素使血压升高：①肾小管对钠的重吸收增加；②增强交感神经活动；③使细胞内钠、钙增加；④刺激血管壁增生。

8. 其他 如缺少运动、肥胖、吸烟、过量饮酒、低钙、低镁、低钾等都与高血压有关。

［常考考点］高血压的病因包括遗传因素和环境因素。

要点二　中医病因病机

本病形成的主要原因有情志失调、饮食不节、久病过劳及先天禀赋不足等。

1. 肝阳上亢 素体阳盛，肝阳偏亢，日久化火生风，风阳升动，上扰清窍，则发眩晕。长期忧郁恼怒，肝气郁结，气郁化火，肝阴暗耗，阴虚阳亢，风阳升动，上扰清窍，发为眩晕。

2. 痰湿中阻 若嗜酒肥甘，饥饱无常，或思虑劳倦，伤及于脾，脾失健运，水谷不能化生精微，聚湿生痰，痰浊上扰，蒙蔽清窍，发为眩晕。

3. 瘀血阻络 久病入络，随着病情的迁延不愈，日久殃及血分，血行不畅，瘀血内停，滞于脑窍，清窍失养，发为眩晕。

4. 肝肾阴虚 肝阴不足可导致肾阴不足，肾阴不足亦可引起肝阴亏乏。水不涵木，阳亢于上，清窍被扰而作眩晕。

5. 阴阳两虚 久病体虚，累及肾阳，肾阳受损或阴虚日久，阴损及阳，导致阴阳两虚，髓海失于涵养，而见眩晕等。

综上所述，高血压病发病主要与肝、脾、肾等脏腑关系密切；病因为情志失调、饮食不节、久病劳伤、先天禀赋不足等；主要病机环节为风、火、痰、瘀、虚；病机性质为本虚标实，肝肾阴虚为本，肝阳上亢、痰浊内蕴为标。

［常考考点］病因为情志失调、饮食不节、久病过劳及先天禀赋不足。病理环节为风、火、痰、虚、瘀。

要点三　临床表现

1. 一般症状、体征　大多数起病缓慢、渐进，一般缺乏特殊的临床表现。约 1/5 患者无症状。一般症状有头晕、头痛、颈项板紧、疲劳、心悸，也可出现视物模糊、鼻出血等较重症状。典型的高血压头痛在血压下降后即可消失。

体检时可有下列体征：主动脉瓣区第二心音亢进，主动脉瓣收缩期杂音。长期持续高血压可见心尖搏动向左下移位、心界向左下扩大等左心室肥大体征，还可闻及第四心音。

有些体征常提示继发性高血压可能，例如腰部肿块提示多囊肾或嗜铬细胞瘤；股动脉搏动延迟出现或缺如，并且下肢血压明显低于上肢，提示主动脉缩窄；向心性肥胖、紫纹与多毛，提示皮质醇增多症。

2. 并发症　血压持续升高，可有心、脑、肾等靶器官损害。

（1）心：血压持续升高致左心室肥厚、扩大形成高血压心脏病，最终可导致充血性心力衰竭。高血压是冠状动脉粥样硬化的重要危险因素之一。

（2）脑：长期高血压，由于小动脉、微动脉瘤形成及脑动脉粥样硬化，可并发急性脑血管病，包括脑出血、短暂性脑缺血发作、脑血栓形成等。

（3）肾：高血压会并发肾动脉硬化等肾脏病变。病情发展可出现肾功能损害。

（4）主动脉夹层：长期高血压，导致主动脉血管壁结构异常，血液通过主动脉内膜裂口，进入主动脉壁，造成正常主动脉壁层间的分离，可形成主动脉夹层。

3. 高血压危重症

（1）恶性高血压：多见于中青年。临床表现为发病急骤，血压显著升高，舒张压持续≥ 130mmHg，头痛，视力减退，视网膜出血、渗出和视神经乳头水肿。肾功能损害明显，出现蛋白尿、血尿、管型尿，迅速发生肾功能不全。如不及时治疗，可因肾功能衰竭、心力衰竭或急性脑血管病而死亡。

（2）高血压危象：由于交感神经活动亢进，在高血压病程中可发生短暂收缩压急剧升高（可达 260mmHg），也可伴舒张压升高（120mmHg 以上），同时出现剧烈头痛、心悸、气急、烦躁、恶心、呕吐、面色苍白或潮红、视力模糊等。控制血压后可迅速好转，但易复发。

（3）高血压脑病：多发生在重症高血压患者，多见严重头痛、呕吐、意识障碍，轻者仅有烦躁、意识模糊，或者一过性失明、失语、偏瘫等，严重者发生抽搐、昏迷。可能因为血压升高，超过脑血管调节极限，脑血管波动性扩张，脑灌注过多，血管内液体渗入脑组织，引起脑水肿及颅内压升高而致。

［常考考点］高血压的症状和体征及常见的并发症（心、脑、肾）。

要点四　实验室检查及其他检查

1. 基本项目　①血生化（钠、钾、空腹血糖、血清总胆固醇、甘油三酯、高密度脂蛋白胆固醇、低密度脂蛋白胆固醇和尿酸、肌酐）。②全血细胞计数、血红蛋白和血细胞比容。③尿液分析（尿蛋白、糖和尿沉渣镜检）。④心电图。

2. 推荐项目　24 小时动态血压监测（ABPM）、超声心动图、颈动脉超声、餐后 2 小时血糖（当空腹血糖≥ 6.1mmol 时测定）、尿白蛋白定量（糖尿病患者必查项目）、尿蛋白定量（用于尿常规检查蛋白阳性者）、眼底检查、胸部 X 线、脉搏波传导速度（PWV）以及踝臂血压指数（ABI）等。

要点五 诊断（血压分级与危险分层）

1. 按血压水平分类和分级

血压水平分类、分级

分类	收缩压（mmHg）		舒张压
正常血压	＜120	和	＜80
正常高值	120～139	和/或	80～89
高血压	≥140	和/或	≥90
1级高血压	140～159	和/或	90～99
2级高血压	160～179	和/或	100～109
3级高血压	≥180	和/或	≥110
单纯收缩期高血压	≥140	和	＜90

高血压定义为：在未使用降压药物的情况下，非同日3次测量血压，收缩压均≥140mmHg和/或舒张压≥90mmHg（每次不少于3次读数，取平均值）。收缩压≥140mmHg和舒张压＜90mmHg为单纯性收缩期高血压。患者既往有高血压史，目前正在使用降压药物，血压虽然低于140/90mmHg，也诊断为高血压。根据血压升高水平，又进一步将高血压分为1级、2级和3级。当收缩压和舒张压分属于不同级别时，以较高的分级为准。单纯收缩期高血压也可按照收缩压分为1、2、3级。

2. 按心血管风险分层 心血管风险分层根据血压水平、心血管危险因素、靶器官损害、临床并发症和糖尿病，分为低危、中危、高危和很高危四个层次。3级高血压伴1项及以上危险因素，合并糖尿病，或有心、脑血管病或慢性肾脏疾病等并发症，皆属于心血管风险很高危患者。

高血压患者心血管风险水平分层

其他危险因素和病史	血压（mmHg）			
	SBP130～139和（或）DBP85～89	SBP140～159和（或）DBP90～99	SBP160～179和（或）DBP100～109	SBP≥180和（或）DBP≥110
无	/	低危	中危	高危
1～2个其他危险因素	低危	中危	中/高危	很高危
≥3个其他危险因素，靶器官损害或CKD3期，无并发症的糖尿病	中/高危	高危	高危	很高危
临床并发症或CKD≥4期，有并发症	高/很高危	很高危	很高危	很高危

注：CKD慢性肾脏疾病。

［常考考点］血压水平分类、分级。

要点六 鉴别诊断

1. 肾实质病变

（1）急性肾小球肾炎：起病急骤，发病前1～3周多有链球菌感染史，有发热、水肿、血尿等表现。尿常规检查可见蛋白、红细胞和管型，血压为一过性升高。青少年多见。

（2）慢性肾小球肾炎：由急性肾小球肾炎转变而来，或无明显急性肾炎史，而有反复浮肿、明显贫血、血浆蛋白低、氮质血症，蛋白尿出现早而持久，血压持续升高。

2. 肾动脉狭窄 有类似恶性高血压的表现，药物治疗无效。一般可见舒张压中、重度升高，可在上腹部或背部肋脊角处闻及血管杂音。大剂量断层肾盂造影、放射性核素肾图及B超有助于诊断。肾动脉造影可明确诊断。

3. 嗜铬细胞瘤 可出现阵发性或持续性血压升高，阵发性血压升高时还可伴心动过速、出汗、头痛、面色苍白等症状，历时数分钟或数天，一般降压药无效，发作间隙血压正常。血压升高时测血或尿中儿茶酚胺及其代谢产物香草苦杏仁酸（VMA）有助于诊断，超声、放射性核素及 CT、MRI 对肾脏部位检查可显示肿瘤部位而确诊。

4. 原发性醛固酮增多症 女性多见。以长期高血压伴顽固性低血钾为特征，可有多饮、多尿、肌无力、周期性麻痹等。实验室检查有低血钾、高血钠、代谢性酸中毒、血浆肾素活性降低、血及尿醛固酮增多、尿钾增多。安体舒通试验阳性具有诊断价值。超声检查、放射性核素、CT、MRI 可确定肿瘤部位。

5. 库欣综合征 又称皮质醇增多症。患者除有高血压之外还有满月脸、水牛背、向心性肥胖、毛发增多、血糖升高等，诊断一般不难。24 小时尿中 17- 羟类固醇、17- 酮类固醇增多，地塞米松抑制试验或肾上腺素兴奋试验有助于诊断。颅内蝶鞍 X 线检查、肾上腺 CT 扫描及放射性碘化胆固醇肾上腺扫描可定位诊断。

6. 主动脉缩窄 多数为先天性，临床表现为上臂血压增高，而下肢血压不高或降低。在肩胛区、胸骨旁、腋部有侧支循环的动脉搏动和杂音，腹部听诊有血管杂音。主动脉造影可确定诊断。

要点七 西医治疗

（一）治疗原则

1. 治疗性生活方式干预 适用于所有高血压病人。①减轻体重：尽可能将体重指数（BMI）控制在 $< 24kg/m^2$。②减少钠盐摄入：每人每日食盐量以不超过 6g 为宜。③补充钾盐。④减少脂肪摄入：减少食用油摄入，少吃或不吃肥肉和动物内脏，膳食中脂肪量应控制在总热量的 25% 以下。⑤戒烟、限制饮酒：饮酒量每日不可超过相当于 50mL 酒精的量。⑥增加运动：运动有利于减轻体重和改善胰岛素抵抗，提高心血管调节适应能力，稳定血压水平。⑦减轻精神压力，保持心态平衡。⑧必要时补充叶酸制剂。

2. 降压药物治疗对象 ①高血压 2 级或以上病人。②高血压合并糖尿病，或者已经有心、脑、肾靶器官损害或并发症病人。③凡血压持续升高，改善生活方式后血压仍未获得有效控制者。高危和很高危病人必须使用降压药物强化治疗。

3. 血压控制目标值 目前一般主张血压控制目标值应＜ 140/90mmHg。糖尿病、慢性肾脏病、心力衰竭或病情稳定的冠心病合并高血压病人，血压控制目标值＜ 130/80mmHg。对于老年收缩期高血压病人，收缩压控制在 150mmHg 以下，如果能够耐受可降至 140mmHg 以下。舒张压低于 60mmHg 的冠心病人，应在密切监测血压情况下逐渐实现降压目标。应尽早将血压降至上述目标血压水平，但并非越快越好。大多数高血压病人应在数周至数个月内将血压逐渐降至目标水平。年轻、病情较短的高血压病人可较快达标。但老年人、病程较长或已有靶器官损害或并发症的病人降压速度宜适度缓慢。

4. 多重心血管危险因素协同控制。

（二）降压药物的应用

1. 降压药物种类及作用特点 目前常用降压药物可归纳为五大类，即利尿剂、β 受体阻滞剂、钙通道阻滞剂（CCB）、血管紧张素转换酶抑制剂（ACEI）和血管紧张素Ⅱ受体拮抗剂（ARB）。2014 年高血压指南将 ACEI、ARB、CCB 和噻嗪类利尿剂作为一线用药，但我国指南认为噻嗪类利尿剂、ACEI、ARB 以及 CCB 和 β 受体阻滞剂均为一线用药。

（1）利尿剂：有噻嗪类、襻利尿剂和保钾利尿剂三类。各种利尿剂的降压疗效相仿，噻嗪类使用最多，常用的有氢氯噻嗪、氯噻酮、苄氟噻嗪和吲达帕胺。

适应证：适用于轻、中度高血压，对单纯收缩期高血压、盐敏感性高血压、合并肥胖或糖尿病、更年期女性、合并心力衰竭和老年人高血压有较强降压效应。利尿剂可增强其他降压药的疗效。

不良反应：噻嗪类利尿剂可引起低血钾，痛风者禁用；高尿酸血症，以及明显肾功能不全者慎用。保钾利尿剂可引起高血钾，不宜与 ACEI、ARB 合用，肾功能不全者禁用。襻利尿剂主要用于肾功能不全时。

（2）钙通道阻滞剂：钙拮抗剂分为二氢吡啶类和非二氢吡啶类，前者以硝苯地平为代表，后者有维拉帕米和地尔硫䓬。根据药物作用持续时间，钙拮抗剂又可分为短效和长效。长效钙拮抗剂包括长半衰期药物，例如氨氯地平、左旋氨氯地平；脂溶性膜控型药物，例如拉西地平和乐卡地平；缓释或控释制剂，例如非洛地平缓释片、硝苯地平控释片。

适应证：适用于各种不同程度高血压，尤其适用于老年高血压、单纯收缩期高血压，合并糖尿病、冠心病和外周血管病的患者。

不良反应：开始治疗阶段有反射性交感活性增强，引起心率增快、面部潮红、头痛、下肢水肿等，尤其是使用短效制剂时。非二氢吡啶类抑制心肌收缩和传导功能，不宜在心力衰竭、窦房结功能低下或心脏传导阻滞患者中应用。

（3）血管紧张素转换酶抑制剂：常用的有卡托普利、依那普利、贝那普利、赖诺普利、西拉普利、培哚普利、雷米普利和福辛普利等。

适应证：尤其适用于伴有心力衰竭、心肌梗死、蛋白尿、糖耐量减退或糖尿病肾病的高血压病人。

不良反应：主要是刺激性干咳和血管性水肿。高血钾症、妊娠妇女和双侧肾动脉狭窄患者禁用。血肌酐超过 265μmol/L 患者使用时需谨慎。

（4）血管紧张素Ⅱ受体拮抗剂：常用的有氯沙坦、缬沙坦、厄贝沙坦、依普罗沙坦、伊贝沙坦、替米沙坦、坎地沙坦和奥美沙坦。

适应证：尤其适用于伴左室肥厚、心力衰竭、心房颤动预防、糖尿病肾病、代谢综合征、微量白蛋白尿或蛋白尿患者，以及不能耐受 ACEI 的患者。

不良反应：偶有腹泻，长期应用可升高血钾，应注意监测血钾及肌酐水平变化。双侧肾动脉狭窄、妊娠妇女、高钾血症者禁用。

（5）β 受体阻滞剂：有选择性（$β_1$）、非选择性（$β_1$ 与 $β_2$）和兼有 α 受体阻滞三类。常用的有美托洛尔、阿替洛尔、比索洛尔、卡维地洛、拉贝洛尔。

适应证：适用于各种不同严重程度的高血压，尤其是心率较快的中、青年患者或合并心绞痛和慢性心力衰竭患者，对老年高血压疗效相对较差。

不良反应：主要有心动过缓、乏力、四肢发冷。β 受体阻滞剂对心肌收缩力、窦房结和房室结功能均有抑制作用，并可增加气道阻力。急性心力衰竭、支气管哮喘、病态窦房结综合征、房室传导阻滞和外周血管病患者禁用。

（6）α 受体阻滞剂：不作为一般高血压治疗的首选药，适用于高血压伴前列腺增生患者，也用于难治性高血压患者的治疗。开始用药应在入睡前，以防体位性低血压发生，使用中注意测量坐、立位血压，最好使用控释制剂。体位性低血压者禁用。心力衰竭者慎用。

2. 降压药的联合应用 联合应用降压药物已成为降压治疗的基本方法。若高血压患者基线收缩压＞160mmHg 或舒张压＞100mmHg，或患者血压超过目标血压 20/10mmHg，可直接启动两种药物联合治疗。联合用药方案见下表。

联合治疗方案推荐参考

优先推荐	一般推荐	不常规推荐
D–CCB+ARB	噻嗪类利尿剂 + β 受体阻断剂	ACEI+ β 受体阻断剂
D–CCB+ACEI	α 受体阻断剂 + β 受体阻断剂	ARB+ β 受体阻断剂
ARB+ 噻嗪类利尿剂	D–CCB+ 保钾利尿剂	ACEI+ARB
ACEI+ 噻嗪类利尿剂	噻嗪类利尿剂 + 保钾利尿剂	中枢作用药 + β 受体阻断剂
D–CCB+ 噻嗪类利尿剂		
D–CCB+β 受体阻断剂		

注：D–CCB：二氢吡啶类钙通道阻滞剂；ACEI：血管紧张素转换酶抑制剂；ARB：血管紧张素受体拮抗剂。

（1）ACEI 或 ARB 加噻嗪类利尿剂：ACEI 和 ARB 可使血钾水平略有上升，能拮抗噻嗪类利尿剂长期应用所致的低血钾等不良反应。ACEI 或 ARB 加噻嗪类利尿剂合用有协同作用，有利于改善降压效果。

（2）D-CCB 加 ACEI 或 ARB：前者具有直接扩张动脉的作用，后者通过阻断 RAAS，既扩张动脉，又扩张静脉，故两药有协同降压作用。二氢吡啶类钙通道阻滞剂常致踝部水肿，可被 ACEI 或 ARB 减轻或消除。此外，ACEI 或 ARB 也可部分阻断钙通道阻滞剂所致的反射性交感神经张力增加和心率加快的不良反应。

（3）钙通道阻滞剂加噻嗪类利尿剂：我国 FEVER 研究证实，二氢吡啶类钙通道阻滞剂加噻嗪类利尿剂治疗，可降低高血压患者脑卒中的发生风险。

（4）D-CCB 加 β 受体阻滞剂：前者具有的扩张血管和轻度增加心率的作用，正好抵消 β 受体阻滞剂的缩血管及减慢心率的作用。两药联合可使不良反应减轻。

（三）有并发症的降压治疗

1. 脑血管病 降压过程应该缓慢、平稳，最好不减少脑血流量。可选择 ARB、长效钙拮抗剂、ACEI 或利尿剂。注意从单种药物小剂量开始，再缓慢递增剂量或联合治疗。

2. 冠心病 高血压合并稳定性心绞痛的降压治疗，应选择 β 受体阻滞剂、血管紧张素转换酶抑制剂和长效钙拮抗剂；发生过心肌梗死的患者应选择 ACEI 和 β 受体阻滞剂，预防心室重构。

3. 心力衰竭 高血压合并无症状左心室功能不全的降压治疗，应选择 ACEI 和 β 受体阻滞剂，注意从小剂量开始；有心力衰竭症状的患者，应采用利尿剂、ACEI 或 ARB 和 β 受体阻滞剂联合治疗。

4. 慢性肾衰竭 常选用 ACEI 或 ARB。要注意在低血容量或病情晚期（肌酐清除率＜ 30mL/min 或血肌酐超过 265μmol/L，即 3.0mg/dL）有可能使肾功能恶化。

5. 糖尿病 ARB 或 ACEI、长效钙拮抗剂是较合理的选择。ACEI 或 ARB 能有效减轻和延缓糖尿病肾病的进展，改善血糖控制。

（四）顽固性高血压治疗

约 10% 高血压患者，尽管使用了 3 种以上合适剂量降压药联合治疗，血压仍未能达到目标水平，称为顽固性高血压或难治性高血压。使用 4 种或 4 种以上降压药物血压达标也应考虑为顽固性高血压。对顽固性高血压的处理，首先要寻找原因，然后针对具体原因进行治疗。常见有以下一些原因：

1. 假性难治性高血压 由于血压测量错误、“白大衣现象”或治疗依从性差等导致。

2. 生活方式未获得有效改善 比如体重、食盐摄入未得到有效控制，过量饮酒、未戒烟等导致血压难以控制。

3. 降压治疗方案不合理 在多种降压药的联合治疗方案中无利尿剂（包括醛固酮拮抗剂）。

4. 其他药物干扰降压作用 同时服用干扰降压作用的药物是血压难以控制的一个较隐蔽的原因。

5. 容量超负荷 饮食钠摄入过多抵消降压药作用。肥胖、糖尿病、肾脏损害和慢性肾功能不全时通常有容量超负荷。

6. 胰岛素抵抗 胰岛素抵抗是肥胖和糖尿病患者发生顽固性高血压的主要原因。在降压药治疗基础上联合使用胰岛素增敏剂，可以明显改善血压控制。肥胖者减轻体重 5kg 就能显著降低血压或减少所用的降压药数量。

（五）高血压急症的处理

在高血压发展过程的任何阶段和其他疾病急症时，可以出现严重危及生命的血压升高，需要作紧急处理。高血压急症是指短时期内（数小时或数天）血压重度升高，舒张压＞ 130mmHg 和 / 或收缩压＞ 200mmHg，伴有重要器官组织如心脏、脑、肾脏、眼底、大动脉的严重功能障碍或不可逆性损害。

1. 治疗原则

（1）及时降低血压：选择适宜有效的降压药物，放置静脉输液管，静脉滴注给药，同时应经常不断测量血压或无创性血压监测。静脉滴注给药的优点是便于调整给药的剂量。如果情况允许，尽早开始口服降压药治疗。

（2）控制性降压：高血压急症时短时间内血压急剧下降，有可能使重要器官的血流灌注明显减少，应逐步控制性降压。一般情况下，初始阶段（数分钟到 1 小时内）血压控制的目标为平均动脉压的降低幅度不超过治疗前水平的 25%；在随后的 2 ～ 6 小时内将血压降至较安全水平，一般为 160/100mmHg 左右；如果可耐受，临床情况稳定，在随后的 24 ～ 48 小时逐步降至正常水平。如果降压后发现有重要器官的缺血表现，血压降低幅度应更小些。在随后的 1 ～ 2 周内，再将血压逐步降到正常水平。

（3）合理选择降压药：高血压急症处理对降压药的选择，要求起效迅速，短时间内达到最大作用；作用持续时间短，停药后作用消失较快；不良反应较小。另外，在降压过程中不明显影响心率、心输出量和脑血流量。

2. 降压药选择与应用

（1）硝普钠：能同时直接扩张动脉和静脉，降低前、后负荷。开始以 10μg/min 静滴，逐渐增加剂量以达到降压作用，一般临床上常用最大剂量为 200μg/min。使用硝普钠必须密切观察血压，根据血压水平仔细调节滴注速率，稍有改变就可引起血压较大波动。停止滴注后，作用仅维持 3 ～ 5 分钟。硝普钠可用于各种高血压急症。在通常剂量下不良反应轻微，有恶心、呕吐、肌肉颤动。滴注部位如药物外渗可引起局部皮肤和组织反应。硝普钠在体内红细胞中代谢产生氰化物，长期或大剂量使用应注意可能发生硫氰酸中毒，尤其是肾功能损害者。

（2）硝酸甘油：扩张静脉和选择性扩张冠状动脉与大动脉。降低动脉压作用不及硝普钠，降压起效迅速，停药后数分钟作用消失。开始时以每分钟 5 ～ 10μg 速率静滴，可用至每分钟 100 ～ 200μg。硝酸甘油主要用于急性心力衰竭或急性冠脉综合征时高血压急症。不良反应有心动过速、面部潮红、头痛和呕吐等。

（3）尼卡地平：二氢吡啶类钙通道阻滞剂，作用迅速，持续时间较短，降压同时改善脑血流量。开始时从 0.5μg/（kg · min）静脉滴注，逐步增加剂量到 10μg/（kg · min）。尼卡地平主要用于高血压急症合并急性脑血管病和其他高血压急症。不良作用有心动过速、面部潮红等。

（4）拉贝洛尔：兼有 α 受体阻滞作用的 β 受体阻滞剂，起效较迅速（5 ～ 10 分钟），且持续时间较长（3 ～ 6 小时）。开始时缓慢静脉注射 20 ～ 100mg，以后可以每隔 15 分钟重复注射，总剂量不超过 300mg，也可以每分钟 0.5 ～ 2mg 速率静脉滴注。拉贝洛尔主要用于妊娠或肾衰竭时高血压急症。不良反应有头晕、体位性低血压、心脏传导阻滞等。

［常考考点］治疗高血压的五类降压药物及其适应证和禁忌证。

要点八　中医辨证论治

证型	辨证要点	治法	方剂
肝阳上亢证	头晕头痛，口干口苦，面红目赤，烦躁易怒，大便秘结，小便黄赤，舌质红苔薄黄，脉弦细有力	平肝潜阳	天麻钩藤饮加减
痰湿内盛证	头晕头痛，头重如裹，困倦乏力，胸闷，腹胀痞满，少食多寐，呕吐痰涎，肢体沉重，舌胖苔腻，脉濡滑	祛痰降浊	半夏白术天麻汤加减
瘀血阻窍证	头痛经久不愈，固定不移，头晕阵作，偏身麻木，胸闷，时有心前区痛，口唇发绀，舌紫，脉弦细涩	活血化瘀	通窍活血汤加减
肝肾阴虚证	头晕耳鸣，目涩，咽干，五心烦热，盗汗，不寐多梦，腰膝酸软，大便干涩，小便热赤，舌质红少苔，脉细数或弦细	滋补肝肾，平潜肝阳	杞菊地黄丸加减
肾阳虚衰证	头晕眼花，头痛耳鸣，形寒肢冷，心悸气短，腰膝酸软，夜尿频多，大便溏薄，舌淡胖，脉沉弱	温补肾阳	济生肾气丸加减

［常考考点］高血压的辨证论治。

要点九　预防

高血压及其引起的心脑血管疾病居于目前疾病死亡原因的首位，因此必须及早发现、及时治疗、坚持服药，尽量防止及逆转靶器官的损害，减少其严重后果。

根据不同的情况进行针对性预防。高血压的预防一般分为三级：一级预防是针对高危人群和整个人群，以社区为主，注重使高血压易感人群通过减轻体重、改善饮食结构、戒烟、限酒、增加体育活动等预防高血压病的发生；二级预防是针对高血压患者，包括一切预防内容，并采用简便、有效、安全、价廉的药物进行治疗；三级预防是针对高血压重症的抢救，预防其并发症的产生和死亡。

做好健康教育，保持健康的生活方式。注意劳逸结合，精神乐观，睡眠充足，保持大便通畅，多吃低热量、高营养的食物，少盐、少糖、少油。

【知识纵横比较】

中西医结合内科学原发性高血压与妇产科学妊娠期高血压的证治比较

原发性高血压		妊娠期高血压	
证型	方剂	证型	方剂
肝肾阴虚证	杞菊地黄丸加减	阴虚肝旺证	杞菊地黄丸加天麻、钩藤、石决明
肾阳虚衰证	济生肾气丸加减	脾肾两虚证	白术散合五苓散加山药、菟丝子

【例题实战模拟】

A1 型题

1. 中医学认为引起高血压病的病机性质是本虚标实，本虚是指
A. 肝肾阳虚 B. 肝肾阴虚 C. 肝脾气虚 D. 脾肾阳虚 E. 脾肾阴虚

2. 下列不属于高血压病的并发症的是
A. 短暂性脑缺血发作 B. 脑血栓形成 C. 脑出血 D. 脑栓塞 E. 高血压脑病

3. 天麻钩藤饮加减治疗的高血压病的中医证型是
A. 肝阳上亢证 B. 痰湿内盛证 C. 瘀血内停证 D. 肝肾阴虚证 E. 肾阳虚衰证

4. 治疗原发性高血压痰湿内盛证的方剂是
A. 天麻钩藤饮加减 B. 半夏白术天麻汤加减 C. 血府逐瘀汤加减
D. 杞菊地黄丸加减 E. 济生肾气丸加减

A2 型题

5. 患者，男，58 岁。既往有高血压病史，晨起时突然出现口眼㖞斜，语言謇涩，右侧半身不遂，胸闷，时有心前区痛；口唇发绀，脉弦细涩，舌紫，即来医院就诊。测血压 180/100 mmHg，头颅 CT 未见异常。其诊断是
A. 高血压病，肝阳暴亢，风上火扰证 B. 高血压病，脑梗死，肝阳上亢证
C. 高血压病，脑出血，气虚血瘀证 D. 高血压病，脑梗死，瘀血内停证
E. 高血压病，脑梗死，痰湿内盛证

【参考答案】

1. B 2. D 3. A 4. B 5. D

细目七 冠状动脉粥样硬化性心脏病

冠状动脉粥样硬化性心脏病是指冠状动脉粥样硬化使管腔狭窄、阻塞或（和）冠状动脉痉挛导致心肌缺血、缺氧或坏死而引起的心脏病，它与冠状动脉痉挛一起，统称为冠状动脉性心脏病，简称冠心病，亦称缺血性心脏病。

要点一 危险因素

冠心病的病因是冠状动脉粥样硬化，与下列因素有关：①血脂异常。②高血压。③吸烟。④糖尿病或糖耐量异常。⑤性别。⑥年龄。⑦肥胖。⑧家族史。

要点二 西医分型

1. 急性冠脉综合征 ①不稳定型心绞痛。②非 ST 段抬高性心梗。③ ST 段抬高性心梗。

2. 慢性冠脉病变 ①稳定型心绞痛。②缺血性心肌病。③隐匿性冠心病。

要点三　冠心病一级与二级预防

1. 一级预防　防控冠心病危险因素，预防冠状动脉粥样硬化及冠心病。

2. 二级预防　已有冠心病病史者，应预防降低严重心血管事件的发生。二级预防措施包括非药物干预（即治疗性生活方式改善）与药物治疗以及心血管危险因素的综合防控。为便于记忆，归纳为A、B、C、D、E五个方面。

A：aspirin 阿司匹林；anti-platelet aggregation 抗血小板聚集（氯吡格雷，替格瑞洛）；anti-anginals 抗心绞痛，硝酸酯类制剂。

B：beta-blocker β 受体阻滞剂，预防心律失常，减轻心脏负荷等；blood-pressure control 控制好血压。

C：cholesterol lowering 控制血脂水平；cigarettes quiting 戒烟；chinese medicine 中医药防治。

D：diet control 控制饮食；diabetes treatment 治疗糖尿病。

E：education 普及有关冠心病的教育，包括患者及家属；exercise 鼓励有计划的、适当的运动锻炼。

细目八　心绞痛

心绞痛是冠状动脉供血不足，心肌急剧的、暂时的缺血与缺氧所致的临床综合征。

本病与中医学“胸痹”“心痛”相类似，可归属于“卒心痛”“厥心痛”等范畴。

要点一　西医病因病理与发病机制

（一）病因与发病机制

任何原因引起冠状动脉的供血与心肌的需血之间发生矛盾，冠状动脉血流量不能满足心肌代谢的需要，引起心肌急剧的、暂时的缺血缺氧时，即可发生心绞痛。

（二）病理

至少一支冠状动脉主支管腔显著狭窄达横切面的75%以上，有侧支循环形成的患者，冠状动脉的主支有更严重的狭窄或阻塞时才会发生心绞痛。另外，冠状动脉造影发现约15%的心绞痛患者，其冠状动脉的主支并无明显病变，提示可能是冠状动脉痉挛、冠状循环的小动脉或微血管病变、交感神经过度活动或心肌代谢异常等所致。冠脉内不稳定的粥样斑块继发病理改变（斑块内出血、斑块纤维帽破裂、血小板聚集形成血栓及/或刺激冠状动脉痉挛），使局部心肌血流量明显下降，导致缺血性心绞痛，虽然也可因劳力负荷诱发，但劳力负荷终止后胸痛并不能缓解，见于不稳定型心绞痛。

要点二　中医病因病机

本病中医病因主要为寒邪内侵、饮食失调、情志失节、劳倦内伤、年迈体虚等，在这些病因的作用和影响下，发生脏腑功能失常，心脉痹阻而发胸痹。

1. 心血瘀阻　情志内伤，气郁化火，灼津成痰，气滞痰阻，血行不畅，心脉痹阻。

2. 痰浊内阻　脾虚气结，津液不得输布，聚成痰浊，阻滞气机而发病。

3. 阴寒凝滞　素体阳虚，胸阳不足，阴寒内盛，痹阻心脉而发病。

4. 气虚血瘀　素体虚弱或年老久病，气虚无以行血，血脉痹阻，不通而痛。

5. 气阴两虚　年老久病，肾气不足，肾阴亏虚，气阴两虚，心脉失于濡养。

6. 心肾阳虚　年老久病，肾阳虚衰，不能鼓舞五脏之阳，致心气不足或心阳不振而发病。

本病病位在心，涉及肝、肺、脾、肾等脏。本病是以气虚、气阴两虚及阳气虚衰为本，血瘀、寒凝、痰浊、气滞为标的本虚标实病证；若病情进一步发展，可发为真心痛；若心肾阳虚，水邪泛滥，饮凌心肺，可出现喘咳、水肿、心悸。

［常考考点］本病病位在心，涉及肝、肺、脾、肾等脏。本病是以气虚、气阴两虚及阳气虚衰为本，血瘀、寒凝、痰浊、气滞为标的本虚标实病证。

要点三 临床表现

（一）症状

心绞痛以发作性胸痛为主要临床表现。典型心绞痛的五大症状特点如下：

1. 部位 主要在胸骨体中段或上段之后，可波及心前区，常放射至左肩、左臂内侧达无名指和小指，或至颈、咽或下颌部。

2. 性质 阵发性胸痛常为压榨性、闷胀性或窒息性，也可有烧灼感。

3. 诱因 发作常由体力劳动或情绪激动（如愤怒、焦急、过度兴奋等）诱发，饱食、寒冷、吸烟、心动过速、休克等亦可诱发。

4. 持续时间 疼痛出现后常逐步加重，然后在 3 ～ 5 分钟内渐消失，很少超过 15 分钟。

5. 缓解方式 一般在停止诱发症状的活动后即可缓解，舌下含服硝酸甘油能在几分钟内缓解。

（二）体征

平时一般无异常体征。心绞痛发作时常见心率增快、血压升高、表情焦虑、皮肤冷或出汗，有时出现第四或第三心音奔马律。可有暂时性心尖部收缩期杂音、第二心音逆分裂或交替脉。

［常考考点］心绞痛的疼痛特征。

要点四 实验室检查及其他检查

（一）心电图

可发现心肌缺血，是诊断心绞痛最常用的检查方法。

1. 静息时心电图 约半数心绞痛患者在正常范围，部分患者可有 ST 段下移及 T 波倒置，可有陈旧性心肌梗死的改变，也可出现各种心律失常。

2. 心绞痛发作时心电图 大多数患者可出现典型的缺血性改变，即以 R 波为主的导联中，出现 ST 段水平或下斜型压低≥ 0.1mV，有时出现 T 波倒置，发作缓解后恢复。平时有 T 波持续倒置的患者，发作时可变为直立，即所谓“假性正常化”。变异型心绞痛发作时可见相关导联 ST 段抬高，缓解后恢复。

3. 心电图运动负荷试验 运动方式主要为分级平板运动或踏车。运动中出现典型心绞痛，心电图改变主要以 ST 段水平型或下斜型压低≥ 0.1mV（J 点后 60 ～ 80 毫秒）持续 2 分钟为运动试验阳性标准。

4. 心电图连续动态监测 胸痛发作时相应时间的缺血性 ST–T 改变有助于心绞痛的诊断。

（二）CT 造影

为显示冠状动脉病变及形态的无创检查方法，有较高阴性预测价值。若 CT 冠状动脉造影未见狭窄病变，一般可不进行有创检查。

（三）冠状动脉造影

对冠心病具有确诊价值。主要指征为：①可疑心绞痛而无创检查不能确诊者。②积极药物治疗时心绞痛仍较重。③中危、高危组的不稳定型心绞痛拟行血管重建治疗者。

一般认为，管腔直径减少 70% ～ 75% 以上会严重影响血供，50% ～ 70% 者也有一定意义。

（四）超声

可显示心绞痛发作时有节段性室壁收缩活动减弱。

（五）放射性核素检查

1. 放射性核素心肌显像 心肌摄取显像剂的量在一定条件下与冠状动脉血流成正比，静脉注射核素后，进行心肌显像，可见到可逆性的灌注缺损，提示相关心肌缺血，而心肌梗死则表现为缺损持续存在。运动负荷或者药物负荷试验（常用双嘧达莫、腺苷或多巴酚丁胺）有助于检出静息时无缺血表现的患者。

2. 放射性核素心腔造影 应用 ^{99m}锝（^{99m}Tc）进行体内红细胞标记，使心腔内血池显影，可测定左心室射血分数及显示室壁局部运动障碍。

3. 正电子发射断层心肌显像（PET） 利用发射正电子的核素示踪剂如 ^{18}F、^{11}C、^{13}N 等进行心肌显像，具有更高的分辨率和探测效率，可准确定量评估心肌存活及功能。

［常考考点］心绞痛发作时的心电图改变是 ST 段水平型或下斜型压低≥ 0.1mV。冠状动脉造影对冠

心病具有确诊价值。

要点五 诊断与鉴别诊断

(一)诊断

1. 诊断要点 根据典型缺血性胸痛的发作特点和体征，结合存在的冠心病危险因素，除外其他原因所致的心绞痛，一般即可确立诊断。

2. 分型

(1)稳定型心绞痛(稳定型劳力性心绞痛)。

(2)不稳定型心绞痛。主要包括:

①初发劳力性心绞痛：病程在2个月内新发生的心绞痛(从无心绞痛或有心绞痛病史但在近半年内未发作过心绞痛)。

②恶化劳力性心绞痛：病情突然加重，表现为胸痛发作次数增加，持续时间延长，诱发心绞痛的活动阈值明显减低，硝酸甘油缓解症状的作用减弱，病程在2个月之内。

③静息心绞痛：心绞痛发生在休息或安静状态，发作持续时间相对较长，含硝酸甘油效果欠佳，病程在1个月内。

④梗死后心绞痛：指AMI发病24小时至1个月内发生的心绞痛。

⑤变异型心绞痛：休息或一般活动时发生的心绞痛，发作时心电图显示ST段暂时性抬高。

目前倾向于把稳定型劳力性心绞痛以外的缺血性胸痛统称为不稳定型心绞痛，包括冠状动脉成形术后心绞痛、冠状动脉旁路术后心绞痛等新近提出的心绞痛类型。

3. 心绞痛严重程度的分级

(1)根据加拿大心血管病学会分类(CCS)，劳力性心绞痛分为四级。

Ⅰ级：一般体力活动(如步行和登楼)不受限，仅在强、快或长时间劳力时发生心绞痛。

Ⅱ级：一般体力活动轻度受限，快步、饭后、寒冷或刮风中、精神应激或醒后数小时内步行或登楼(步行200m以上、登楼一层以上)和爬山，均引起心绞痛。

Ⅲ级：一般体力活动明显受限，步行200m、登楼一层引起心绞痛。

Ⅳ级：一切体力活动都引起不适，静息时可发生心绞痛。

(2)不稳定型心绞痛可分为低危组、中危组和高危组。

低危组：指新发的或原有劳力性心绞痛恶化加重，发作时ST段下移≤0.1mV，持续时间<20分钟，心肌钙蛋白正常。

中危组：就诊前1个月内发作一次或数次(但48小时内未发)，静息心绞痛及梗死后心绞痛，发作时ST段下移>0.1mV，持续时间<20分钟，心肌钙蛋白正常或轻度升高。

高危组：就诊前48小时内反复发作，静息心绞痛ST段下移>0.05mV，持续时间>20分钟，心肌钙蛋白升高。

(二)鉴别诊断

1. 急性心肌梗死 疼痛部位与心绞痛相仿，但性质更剧烈，持续时间多超过30分钟，可长达数小时，可伴有心律失常、心力衰竭和/或休克，含用硝酸甘油多不能使之缓解。心电图中面向梗死部位的导联ST段抬高，和/或同时有异常Q波(非ST段抬高性心肌梗死则多表现为ST段下移和/或T波改变)。实验室检查示血清心肌酶、肌红蛋白、肌钙蛋白I或T等增高。

2. 心脏神经症 本病患者常主诉胸痛，但多为短暂(几秒钟)的刺痛或持久(几小时)的隐痛，常喜欢不时地深吸气或做叹息性呼吸。胸痛部位多在左胸乳房下心尖部附近，或经常变动。症状多在疲劳之后出现，而不在疲劳的当时，做轻度体力活动反觉舒适，有时可耐受较重的体力活动而不出现症状。含服硝酸甘油无效或在十多分钟后才缓解，常伴有心悸、疲乏及其他神经衰弱的症状。

3. 肋间神经痛和肋软骨炎 常累及1～2个肋间，为刺痛或灼痛，多为持续性而非发作性，体位改变或牵扯可加重疼痛，肋软骨或沿神经走向有压痛。

4. 不典型疼痛 本病还需与食管疾病、膈疝、消化性溃疡、肠道疾病、颈椎病等相鉴别。

5. 其他疾病引起的心绞痛 严重的主动脉瓣狭窄或关闭不全、风湿性冠状动脉炎、梅毒性主动脉炎引起冠状动脉口狭窄或闭塞、肥厚型心肌病、X 综合征等均可引起心绞痛，可根据其他临床表现进行鉴别。其中 X 综合征（冠状动脉微血管性心绞痛）多见于女性，心电图负荷试验常阳性，但冠状动脉造影呈阴性且无冠状动脉痉挛，预后良好，被认为是冠状动脉系统微循环功能不良所致。

［常考考点］心绞痛与急性心肌梗死的鉴别。

要点六 西医治疗

（一）发作时的治疗

1. 休息 发作时立刻休息，一般患者在停止活动后症状即可消除。

2. 药物治疗 较重的发作，可使用作用较快的硝酸酯制剂。

（1）硝酸甘油：可用 0.5mg，置于舌下含化，迅速为唾液所溶解而吸收，1 ～ 2 分钟即开始起作用，约半小时后作用消失。延迟见效或完全无效时提示病人并非患冠心病或为严重的冠心病。

（2）硝酸异山梨酯：可用 5 ～ 10mg，舌下含化，2 ～ 5 分钟见效，作用维持 2 ～ 3 小时。还有供喷雾吸入用的制剂。

（二）缓解期的治疗

使用作用持久的抗心绞痛药物，以防心绞痛发作，可单独选用、交替应用或联合应用下列药物。

（1）β 受体阻滞剂：目前常用对心脏有选择性的制剂美托洛尔、比索洛尔，或选用兼有 α 受体阻滞作用的卡维地洛。

本药使用注意：①本药与硝酸酯类合用有协同作用，因而用量应偏小，开始剂量尤其要注意减小，以免引起直立性低血压等副作用。②停用本药时应逐步减量，如突然停用有诱发心肌梗死的可能。③低血压、支气管哮喘及心动过缓、二度或以上房室传导阻滞者不宜应用。

（2）硝酸酯制剂：①硝酸异山梨酯。② 5- 单硝酸异山梨酯：是长效硝酸酯类药物，无肝脏首过效应，生物利用度几乎 100%。

（3）钙通道阻滞剂：常用维拉帕米、硝苯地平、地尔硫䓬。治疗变异型心绞痛首选钙通道阻滞剂。

（4）其他药物：主要用于 β 受体阻滞剂或者钙离子拮抗剂有禁忌或者不耐受者，或者不能控制症状的情况下。①曲美他嗪（20 ～ 60mg，每日 3 次）通过抑制脂肪酸氧化和增加葡萄糖代谢，提高氧利用率而治疗心肌缺血；②尼可地尔（2mg，每日 3 次）是一种钾通道开放剂，与硝酸酯类制剂具有相似药理特性，对稳定型心绞痛治疗有效；③盐酸伊伐布雷定是第一个窦房结电流选择特异性抑制剂，其单纯减慢心率的作用可用于治疗稳定型心绞痛；④雷诺嗪抑制心肌细胞晚期钠电流，从而防止钙超载负荷和改善心肌代谢活性，也可用于改善心绞痛症状；⑤中医中药治疗目前以“活血化瘀”“芳香温通”和“祛痰通络”法最为常用。

（三）不稳定型心绞痛的处理

1. 一般处理。急性期卧床休息 1 ～ 3 天；吸氧、持续心电监测。烦躁不安、剧烈疼痛者可给予吗啡 5 ～ 10mg，皮下注射。如有必要应重复检测心肌坏死标志物。

2. 抗血小板药（阿司匹林、氯吡格雷）和抗凝药（低分子肝素）。

3. 缓解症状。硝酸酯类、β 受体阻滞剂、钙通道阻滞剂（严重的不稳定型心绞痛患者常需三联用药）。

4. 介入和外科手术治疗。

［常考考点］心绞痛发作的处理及用药。硝酸酯类是首选。

要点七 中医辨证论治

证型	辨证要点	治法	方剂
心血瘀阻证	胸痛较剧，如刺如绞，痛有定处，入夜加重，伴有胸闷，日久不愈，或因暴怒而致心胸剧痛，舌质紫暗，有瘀斑，舌下络脉青紫迂曲，脉弦涩或结、代	活血化瘀，通脉止痛	血府逐瘀汤加减

续表

证型	辨证要点	治法	方剂
痰浊内阻证	胸闷痛如窒，气短痰多，肢体沉重，形体肥胖，纳呆恶心，舌苔浊腻，脉滑	通阳泄浊，豁痰宣痹	瓜蒌薤白半夏汤合涤痰汤加减
阴寒凝滞证	猝然胸痛如绞，感寒痛甚，形寒，冷汗自出，心悸短气，舌质淡红，苔白，脉沉细或沉紧	辛温通阳，散寒止痛	枳实薤白桂枝汤合当归四逆汤加减
气虚血瘀证	胸痛隐隐，遇劳则发，神疲乏力，气短懒言，心悸自汗，舌质淡暗，舌体胖有齿痕，苔薄白，脉缓弱或结、代	益气活血，通脉止痛	补阳还五汤加减
气阴两虚证	胸闷隐痛，时作时止，心悸气短，倦怠懒言，头晕目眩，心烦多梦，或手足心热，舌红少津，脉细弱或结、代	益气养阴，活血通络	生脉散合炙甘草汤加减
心肾阴虚证	胸闷痛或灼痛，心悸盗汗，虚烦不寐，腰膝酸软，头晕耳鸣，舌红少苔，脉沉细数	滋阴益肾，养心安神	左归丸加减
心肾阳虚证	心悸而痛，胸闷气短，甚则胸痛彻背，心悸汗出，畏寒，肢冷，下肢浮肿，腰酸无力，面色苍白，唇甲淡白或青紫，舌淡白或紫暗，脉沉细或沉微欲绝	益气壮阳，温经止痛	参附汤合右归丸加减

[常考考点]心绞痛的辨证论治。

【例题实战模拟】

A1 型题

1. 不属于急性冠脉综合征（ACS）的是
   A. 稳定型心绞痛　B. 不稳定型心绞痛　C. 非 S–T 段抬高性心肌梗死
   D. S–T 段抬高性心肌梗死　E. 以上都不是
2. 冠心病心绞痛心血瘀阻证的治法是
   A. 活血化瘀，通脉止痛　B. 通阳泄浊，豁痰宣痹　C. 辛温通阳，散寒止痛
   D. 益气活血，通脉止痛　E. 益气养阴，活血通络
3. 心绞痛的疼痛典型部位在
   A. 心尖区　B. 心前区　C. 胸骨体下段之胸骨后　D. 胸骨体上或中段之胸骨后　E. 心窝部
4. 心绞痛发作时，首选的速效药物是
   A. 普萘洛尔（心得安）　B. 硝苯地平（心痛定）　C. 硝酸异山梨酯（消心痛）
   D. 硝酸甘油　E. 阿司匹林
5. 心绞痛心肾阳虚证的治法是
   A. 辛温通阳，散寒止痛　B. 益气活血，通脉止痛　C. 益气养阴，活血通络
   D. 滋阴益肾，养心安神　E. 益气壮阳，温经止痛
6. 心绞痛发作时，心电图的改变是
   A. P 波高尖　B. 异常 Q 波　C. ST 段水平压低 0.1 mV 以上
   D. 完全性右束支传导阻滞　E. P–R 间期延长

【参考答案】

1. A　2. A　3. D　4. D　5. E　6. C

细目九　急性心肌梗死

心肌梗死（AMI）是在冠状动脉病变的基础上，发生冠状动脉血供急剧减少或中断，使相应的心肌严重而持久地急性缺血导致的心肌坏死。

本病可归属于中医学“真心痛”范畴，常合并“心悸”“心衰”“脱证”等。

要点一　西医病因、发病机制与病理

（一）病因和发病机制

基本病因为冠状动脉粥样硬化（偶为冠状动脉栓塞、炎症、先天性畸形、痉挛和冠状动脉口阻塞所致），造成一支或多支血管管腔狭窄和心肌血供不足，而侧支循环未充分建立。在此基础上，一旦血供急剧减少或中断，使心肌严重而持久地急性缺血达 20 ～ 30 分钟以上，即可发生 AMI。

（二）病理

1. 冠状动脉病变

（1）左冠状动脉前降支闭塞：引起左心室前壁、心尖部、下侧壁、前间隔和二尖瓣前乳头肌梗死。

（2）右冠状动脉闭塞：引起左心室膈面（右冠状动脉占优势时）、后间隔和右心室梗死，并可累及窦房结和房室结。

（3）左冠状动脉回旋支闭塞：引起左心室高侧壁、膈面（左冠状动脉占优势时）和左心房梗死，可能累及房室结。

（4）左冠状动脉主干闭塞：引起左心室广泛梗死。

右心室和左、右心房梗死较少见。

2. 心肌病变　冠状动脉闭塞后 20 ～ 30 分钟，受其供血的心肌即有少数坏死，开始了 AMI 的病理过程。1 ～ 2 小时之间绝大部分心肌呈凝固性坏死，心肌间质充血、水肿，伴大量炎症细胞浸润。之后，坏死的心肌纤维逐渐溶解，形成肌溶灶，随后渐有肉芽组织形成。大块的梗死累及心室壁的全层或大部分者常见。

要点二　中医病因病机

本病的病因与年老体衰、情志内伤、饮食不节、寒邪内侵等因素有关。

1. 气滞血瘀　情志内伤，气郁化火，灼津成痰，气滞痰阻，血行不畅，心脉痹阻。

2. 寒凝心脉　素体阳虚，胸阳不足，阴寒内盛，痹阻心脉而发病。

3. 痰瘀互结　脾虚气结，津液不布，聚成痰浊，阻滞气机，血行不畅，痰瘀交阻。

4. 气虚血瘀　素体虚弱或年老久病，气虚无以行血，血脉痹阻，不通则痛。

5. 气阴两虚　年老久病，肾气不足，肾阴亏虚，气阴两虚，心脉失于濡养。

6. 阳虚水泛　年老久病，脾肾阳虚，水湿不得运化，上凌心胸，泛溢肌肤。

7. 心阳欲脱　年老久病，肾阳虚衰，可致心气不足或心阳不振，病久心阳衰微甚成欲脱之势。

基本病机为心脉痹阻不通，心失所养。病性为本虚标实，本虚是气虚、阳虚、阴虚，以心气虚为主；标实为寒凝、气滞、血瘀、痰阻，以血瘀为主。疼痛剧烈者，多以实证为主，疼痛不典型或疼痛缓解后则多以虚证为主。病位在心，且与肝、脾、肾相关。本病病情凶险，易生他证。若心气、心阳耗损至极，可出现心阳暴脱、阴阳离决之危证。

［常考考点］急性心肌梗死基本病机为心脉痹阻不通，心失所养。病性为本虚标实，本虚是气虚、阳虚、阴虚，以心气虚为主；标实为寒凝、气滞、血瘀、痰阻，以血瘀为主。

要点三　临床表现与并发症

（一）先兆

50% ～ 81.2% 的病人在发病前数日有乏力，胸部不适，活动时心悸、气急、烦躁、心绞痛等前驱症状，其中以新发生心绞痛（初发型心绞痛）或原有心绞痛加重（恶化型心绞痛）为最突出。心绞痛发作较以往频繁、程度较剧、持续较久、硝酸甘油疗效差、诱发因素不明显。

（二）症状

1. 疼痛　是最先出现的症状，多发生于清晨，疼痛部位和性质与心绞痛相同，但诱因多不明显，且常发生于安静时，程度较重，持续时间较长，可达数小时或更长，休息和含用硝酸甘油片多不能缓解。少数患者无疼痛，一开始即表现为休克或急性心力衰竭。

2. 全身症状 有发热、心动过速、白细胞计数增高和红细胞沉降率增快等，由坏死物质被吸收所引起。

3. 胃肠道症状 疼痛剧烈时常伴有频繁的恶心、呕吐和上腹胀痛，重症者可发生呃逆。

4. 心律失常 以24小时内最多见，以室性心律失常最多，尤其是室性期前收缩。室颤是AMI早期，特别是入院前主要的死因。

5. 低血压和休克 主要是心源性，为心肌广泛（40%以上）坏死，心排血量急剧下降所致，神经反射引起的周围血管扩张属次要，有些患者尚有血容量不足的因素参与。

6. 心力衰竭 主要是急性左心衰竭，为梗死后心脏舒缩力显著减弱或不协调所致。

（三）体征

几乎所有患者都有血压降低。部分患者可出现心脏浊音界轻度至中度增大，心尖区第一心音减弱，可出现第四心音（心房性）奔马律，少数有第三心音（心室性）奔马律；可有与心律失常、休克或心力衰竭相关的其他体征。

（四）并发症

1. 乳头肌功能不全或断裂 发生率达50%，不同程度的二尖瓣脱垂并关闭不全，心尖区出现收缩中、晚期喀喇音和吹风样收缩期杂音，不同程度心力衰竭。

2. 心脏破裂 少见，常在起病1周内出现，因急性心包填塞而猝死。

3. 栓塞 发生率1%～6%，见于起病后1～2周。

4. 心室壁瘤 心电图ST段持续抬高，影像学见局部心缘突出、搏动减弱或有反常搏动。

5. 心肌梗死后综合征 发生率约10%。于AMI后数周至数月内出现，可反复发生，表现为心包炎、胸膜炎或肺炎，有发热、胸痛等症状，可能为机体对坏死物质的过敏反应。

［常考考点］心肌梗死的临床表现及并发症。

要点四　实验室检查及其他检查

（一）心电图

1. 特征性改变

（1）ST段抬高性AMI：其心电图表现特点为：

①ST段抬高呈弓背向上型，在面向坏死区周围心肌损伤区的导联上出现。

②T波倒置，在面向损伤区周围心肌缺血区的导联上出现。

③宽而深的Q波（病理性Q波），在面向透壁心肌坏死区的导联上出现。

（2）非ST段抬高性AMI：心电图有两种类型：

①无病理性Q波，有普遍性ST段压低≥0.1mV，但aVR导联（有时还有V_1导联）ST段抬高，或有对称性T波倒置。

②无病理性Q波，也无ST段变化，仅有T波倒置改变。

2. 动态性改变 ST段抬高性AMI：①超急性期：起病数小时内，可无异常，或出现异常高大的T波。②急性期：数小时后，ST段弓背向上型抬高，与直立的T波连接，形成单相曲线。数小时至2日内出现病理性Q波，同时R波减低，Q波在3～4天内稳定不变。③亚急性期：ST段抬高持续数日至2周左右，逐渐回到基线水平。T波则变为平坦或逐渐倒置。Q波留存。④慢性期：数周至数月后，T波倒置呈两肢对称型，可永久存在，也可在数月至数年内逐渐恢复。多数患者Q波永久存在。若ST段持续抬高半年以上者，应考虑心室壁瘤。

3. 定位和定范围 ST段抬高性AMI的定位和定范围可根据出现特征性改变的导联数来判断。

心肌梗死心电图定位诊断

部位	特征性心电图改变导联
前间壁	V_1～V_3
前壁	V_3～V_5

续表

部位	特征性心电图改变导联
广泛前壁	$V_1 \sim V_6$
下壁	Ⅱ、Ⅲ、aVF
高侧壁	Ⅰ、aVL
正后壁	$V_7 \sim V_8$
右心室	$V_3R \sim V_5R$

（二）血清心肌坏死标志物

肌红蛋白测定有助于早期诊断。肌钙蛋白 I（cTnI）或 T（cTnT）是诊断心肌坏死最特异和敏感的首选标志物。肌酸激酶同工酶（CK-MB）增高的程度能较准确地反映梗死的范围，其高峰出现时间是否提前有助于判断溶栓治疗是否成功。

（三）超声心动图

有助于了解心室壁的运动和左心室功能，诊断室壁瘤和乳头肌功能失调等。

（四）冠状动脉造影

冠状动脉造影是诊断的“金标准”。当心肌坏死标志物与临床表现、心电图符合急性心肌梗死的临床诊断条件，或者高度疑似患者，应紧急进行此项检查。

（五）放射性核素检查

静脉注射锝（^{99m}Tc）焦磷酸盐，因其可与坏死心肌细胞中的钙离子结合，可进行“热点”成像，有助于急性期的定位诊断。用 ^{201}Tl 或 ^{99m}Tc-MIBI 可进行“冷点”扫描，适用于慢性期陈旧性心肌梗死的诊断。用放射性核素心腔造影可观察心室壁的运动和左心室的射血分数，有助于判断心室功能、诊断室壁运动失调和心室壁瘤。用正电子发射计算机断层显像（PET）可观察心肌的代谢变化，多用于判断存活心肌。

［常考考点］急性心肌梗死的心电图改变。肌钙蛋白 I（cTnI）或 T（cTnT）是诊断心肌坏死最特异和敏感的首选标志物。冠状动脉造影是诊断的“金标准”。

要点五 诊断与鉴别诊断

（一）诊断

具备下列 3 条标准中 2 条：①缺血性胸痛的临床病史。②心电图的动态演变。③血清心肌坏死标志物浓度的动态改变。

［常考考点］急性心肌梗死的诊断。

（二）鉴别诊断

1. 心绞痛 发作持续时间一般在 15 分钟以内，不伴恶心、呕吐、休克、心衰和严重心律失常，不伴血清酶增高，心电图无变化或有 ST 段暂时性压低或抬高。

2. 急性肺动脉栓塞 可发生胸痛、咯血、呼吸困难和休克。心电图示Ⅰ导联 S 波加深，Ⅲ导联 Q 波显著、T 波倒置。肺动脉造影可确诊。

3. 急腹症 急性胰腺炎、消化性溃疡穿孔、急性胆囊炎、胆石症等，均有上腹部疼痛，可能伴休克。仔细询问病史、体格检查、心电图检查、血清心肌酶和肌钙蛋白测定可协助鉴别。

4. 急性心包炎 可有较剧烈而持久的心前区疼痛。但心包炎的疼痛与发热同时出现，呼吸和咳嗽时加重，早期即有心包摩擦音；后者和疼痛在心包腔出现渗液时均消失。心电图除 aVR 外，其余导联均有 ST 段弓背向下的抬高，T 波倒置，无异常 Q 波出现。

5. 主动脉夹层 呈撕裂样剧痛，胸痛一开始即达到高峰，常放射到背、胁、腹、腰和下肢，两上肢的血压和脉搏不对称，可有下肢暂时性瘫痪、偏瘫等表现，但无心肌坏死标志物升高。超声心动图检查、X 线胸片可初步筛查，CT 增强扫描有助于鉴别。

[常考考点]急性心肌梗死与急性肺栓塞、急腹症和主动脉夹层的鉴别。

要点六 西医治疗

(一)监护和一般治疗

1. 卧床休息 对血流动力学稳定且无并发症的患者一般要求绝对卧床休息 1 ～ 3 天，对病情不稳定及高危患者卧床时间应适当延长。

2. 监测 持续心电、血压和血氧饱和度监测，及时发现和处理心律失常、血流动力学异常和低氧血症。

3. 建立静脉通道 保持给药途径畅通。

4. 镇痛 应迅速给予有效镇痛剂。可予吗啡 3 ～ 5mg 静脉注射，必要时每 1 ～ 2 小时后重复 1 次，以后每 4 ～ 6 小时可重复应用，但要注意防止其对呼吸功能的抑制。

5. 吸氧 给予鼻导管吸氧。在严重左心衰竭、肺水肿和合并有机械并发症的患者，多伴有严重低氧血症，需面罩加压给氧或气管插管并机械通气。

6. 抗血小板 所有患者只要无禁忌证，均应立即嚼服肠溶阿司匹林 300mg 和硫酸氯吡格雷片 300 ～ 600mg。

7. 纠正水、电解质及酸碱平衡失调。

8. 饮食和通便 患者需禁食至胸痛消失，然后给予流质、半流质饮食，逐步过渡到普通饮食。所有患者均应使用缓泻剂，以防止便秘时排便用力导致心脏破裂或引起心律失常、心力衰竭。

(二)心肌再灌注治疗

1. 溶栓疗法

(1)溶栓疗法的适应证和禁忌证

溶栓疗法的适应证和禁忌证

适应证	禁忌证
1. 两个或两个以上相邻导联 ST 段抬高（胸导联 ≥ 0.2mV，肢导联 ≥ 0.1mV），或病史提示 AMI 伴左束支传导阻滞，起病时间 < 12 小时，病人年龄 < 75 岁 2. ST 段显著抬高的 MI 病人年龄 > 75 岁，经慎重权衡利弊仍可考虑 3. STEMI，发病时间已达 12 ～ 24 小时，但如仍有进行性缺血性胸痛、广泛 ST 段抬高者也可考虑	1. 既往发生过出血性脑卒中，6 个月内发生过缺血性脑卒中或脑血管事件 2. 中枢神经系统受损、颅内肿瘤或畸形 3. 近期（2 ～ 4 周）有活动性内脏出血 4. 未排除主动脉夹层 5. 入院时严重且未控制的高血压（> 180/110mmHg）或慢性严重高血压病史 6. 目前正在使用治疗剂量的抗凝药或已知有出血倾向 7. 近期（2 ～ 4 周）创伤史，包括头部外伤、创伤性心肺复苏或较长时间（> 10 分钟）的心肺复苏 8. 近期（< 3 周）外科大手术 9. 近期（< 2 周）曾有在不能压迫部位的大血管行穿刺术

(2)溶栓药物：尿激酶（UK）、链激酶（SK）、重组组织型纤维蛋白溶酶原激活剂（rt-PA）、瑞替普酶。

(3)冠状动脉再通的判断指标

冠状动脉再通的判断指标

直接指标	间接指标
冠状动脉造影显示再通	1. 心电图抬高的 ST 段于 2 小时内回降 > 50%
	2. 胸痛 2 小时内基本消失
	3. 2 小时内出现再灌注性心律失常
	4. 血清 CK-MB 峰值提前出现（14 小时内）

2. 介入治疗（PCI） 介入治疗直接再灌注心肌，取得良好的再通效果。

(1)直接 PCI：适应证：①症状发作 12 小时以内并且有持续新发的 ST 段抬高或新发左束支传导阻

滞的病人；② 12 ～ 48 小时内若病人仍有心肌缺血证据（仍然有胸痛和 ECG 变化），亦可尽早接受介入治疗。

（2）补救性 PCI：溶栓治疗后仍有明显胸痛，抬高的 ST 段无明显降低者，应尽快进行冠状动脉造影，如显示 TMI 血流 0 ～Ⅱ级，说明相关动脉未再通，宜立即施行补救性 PCI。

（3）溶栓治疗再通者的 PCI：溶栓成功后有指征实施急诊血管造影，必要时进行梗死相关动脉血运重建治疗，可缓解重度残余狭窄导致的心肌缺血，降低再梗死的发生；溶栓成功后稳定的病人，实施血管造影的最佳时机是 2 ～ 24 小时。

3. 消除心律失常 ①室性早搏或室性心动过速：利多卡因、胺碘酮，情况稳定后改口服美西律或普罗帕酮，室速药物疗效不满意时应及早同步电复律。②室颤：电复律。③缓慢心律失常：阿托品肌内或静脉注射。④二、三度房室传导阻滞伴有血流动力学障碍：人工心脏起搏器做临时起搏治疗，待阻滞消失后撤除。⑤室上性快速心律失常：应用药物无效时可考虑电复律或起搏治疗。

4. 控制休克 ①补充血容量。②升压药：多巴胺、间羟胺、去甲肾上腺素静脉滴注。③血管扩张剂：硝普钠、硝酸甘油、酚妥拉明。

5. 治疗心力衰竭 ①主要是治疗急性左心衰竭，以应用吗啡（或哌替啶）和利尿剂为主。②在梗死发生 24 小时内宜尽量避免使用洋地黄制剂。③有右心室梗死者慎用利尿剂。

6. 其他 ① β 受体阻滞剂、钙拮抗剂和 ACEI 的应用。②极化液疗法。③抗血小板：目前推荐氯吡格雷加阿司匹林联合应用。④抗凝疗法：目前多采用低分子肝素皮下应用。

7. 非 ST 段抬高性心肌梗死的处理 不宜溶栓治疗，以积极抗凝、抗血小板治疗和 PCI 为主。

［常考考点］心梗溶栓和介入治疗的适应证和禁忌证。

要点七 中医辨证论治

证型	辨证要点	治法	方剂
气滞血瘀证	胸中痛甚，胸闷气促，烦躁易怒，心悸不宁，脘腹胀满，唇甲青暗，舌质紫暗或有瘀斑，脉沉弦涩或结、代	活血化瘀，通络止痛	血府逐瘀汤加减
寒凝心脉证	胸痛彻背，心痛如绞，胸闷憋气，形寒畏冷，四肢不温，冷汗自出，心悸短气，舌质紫暗，苔薄白，脉沉细或沉紧	散寒宣痹，芳香温通	当归四逆汤合苏合香丸加减
痰瘀互结证	胸痛剧烈，如割如刺，胸闷如窒，气短痰多，心悸不宁，腹胀纳呆，恶心呕吐，舌苔浊腻，脉滑	豁痰活血，理气止痛	瓜蒌薤白半夏汤合桃红四物汤加减
气虚血瘀证	胸闷心痛，动则加重，神疲乏力，气短懒言，心悸自汗，舌体胖大有齿痕，舌质暗淡，苔薄白，脉细弱无力或结、代	益气活血，祛瘀止痛	补阳还五汤加减
气阴两虚证	胸闷心痛，心悸不宁，气短乏力，心烦少寐，自汗盗汗，口干耳鸣，腰膝酸软，舌红，苔少或剥脱，脉细数或结、代	益气滋阴，通脉止痛	生脉散合左归饮加减
阳虚水泛证	胸痛胸闷，喘促心悸，气短乏力，畏寒肢冷，腰部、下肢浮肿，面色苍白，唇甲淡白或青紫，舌淡胖或紫暗，苔滑，脉沉细	温阳利水，通脉止痛	真武汤合葶苈大枣泻肺汤加减
心阳欲脱证	胸闷憋气，心痛频发，四肢厥逆，大汗淋漓，面色苍白，口唇发绀，手足青至节，虚烦不安，甚至神志淡漠或突然昏厥，舌质青紫，脉微欲绝	回阳救逆，益气固脱	参附龙牡汤加减

［常考考点］急性心肌梗死的辨证论治。

要点八 预防

已有冠心病及心肌梗死病史者应预防再次梗死及其他心血管事件，为冠心病二级预防。二级预防应全面综合考虑，抗血小板聚集应用阿司匹林或氯吡格雷；控制好血压、血脂、血糖水平；普及有关冠心病的教育，鼓励有计划的、适当的运动锻炼。急性期 1 周以内应卧床休息，并心电、血压监护，保持心情平静，开始一般应进流质食物，保持大便通畅；病情平稳后可引导患者循序渐进地进行运动；病后应戒烟酒，调节饮食，避免膏粱厚味。近年提倡急性心肌梗死恢复后，进行康复治疗，逐步做适当的体育锻炼。2 ～ 4 个月后，酌情恢复部分或轻工作，部分患者可恢复全天工作，但应避免过重体力劳动或精神过度紧张。

【知识纵横比较】

心绞痛与急性心肌梗死的证治比较

冠状动脉粥样硬化性心脏病		心肌梗死	
证型	方剂	证型	方剂
心血瘀阻证	血府逐瘀汤	气滞血瘀证	血府逐瘀汤
痰浊闭阻证	瓜蒌薤白半夏汤合涤痰汤	痰瘀互结证	瓜蒌薤白半夏汤合桃红四物汤
阴寒凝滞证	枳实薤白桂枝汤合当归四逆汤	寒凝心脉证	当归四逆汤合苏合香丸
气虚血瘀证	补阳还五汤	气虚血瘀证	补阳还五汤
气阴两虚证	生脉散合炙甘草汤	气阴两虚证	生脉散合左归饮

【例题实战模拟】

A1 型题

1. 胸痹的病机，总属

A. 气血失和　B. 寒热错杂　C. 气血两虚　D. 本虚标实　E. 上盛下虚

2. 前间壁心肌梗死特征性心电图改变，见于

A. V_3、V_4、V_5　B. V_1、V_2、V_3、V_4、V_5　C. V_1、V_2、V_3

D. V_5、Ⅰ、aVL　E. Ⅱ、Ⅲ、aVF

3. 急性心肌梗死最常见的心律失常是

A. 房性早搏或心房纤颤　B. 室性早搏或室性心动过速　C. 房室传导阻滞

D. 预激综合征　E. 右束支传导阻滞

4. 缓解急性心肌梗死疼痛的最有效药物是

A. 硝酸异山梨醇酯（消心痛）　B. 硝酸甘油　C. 吗啡　D. 安痛定　E. 硝苯地平（心痛定）

5. 心肌梗死心阳欲脱证的中医治法是

A. 温阳利水，通脉止痛　B. 益气活血，祛瘀止痛　C. 回阳救逆，益气固脱

D. 散寒宣痹，芳香温通　E. 活血化瘀，通络止痛

6. 急性心肌梗死早期（24 小时）死亡的主要原因是

A. 心源性休克　B. 心律失常　C. 心脏破裂　D. 乳头肌断裂　E. 心力衰竭

A2 型题

7. 患者，男，59 岁。体胖，多年吸烟，近 1 年常有劳累性心前区疼痛，日前丧母而致心前区剧痛，并向左肩放射。入院时检查：神志模糊，心电图示广泛心肌缺血，抢救无效死亡。其死因最大的可能是

A. 心肌炎　B. 高血压心脏病，心力衰竭　C. 急性心肌梗死　D. 心肌病　E. 脑溢血

【参考答案】

1. D　2. C　3. B　4. C　5. C　6. B　7. C

细目十　心脏瓣膜病

心脏瓣膜病（valvular heart disease）是由于炎症、黏液样变性、退行性改变、先天性畸形、缺血性坏死、创伤等原因引起的单个或多个瓣膜（包括瓣叶、瓣环、腱索或乳头肌）的功能或结构异常，导致瓣口狭窄和（或）关闭不全。心室和主、肺动脉根部严重扩张也可产生相应房室瓣和半月瓣的相对性关闭不全。二尖瓣最常受累，其次为主动脉瓣。

风湿性心脏病简称风心病，是风湿性炎症过程所致瓣膜损害，主要累及 40 岁以下人群。瓣膜黏液样变性和老年人的瓣膜钙化在我国日益增多。

本病可归属于中医学“心悸”“咳嗽”“喘证”“水肿”和“胸痹”等范畴。

要点一　中医病因病机

中医认为，本病常因机体正气虚衰，风寒湿热之邪入侵，内舍于心而成心痹。病机发展与瘀血、水饮、痰浊有密切关系。

1. 心肺瘀阻　本证多由于感受风寒湿之邪，引起气血运行不畅，经络阻滞。心在体合脉，主脉行血，若痹证久迁不愈，反复感受外邪，则邪气可通过经络内舍于心，发为心痹。由于肺主气、朝百脉，心痹日久影响及肺，则心肺瘀阻，而表现心悸气短，胸痛憋闷，两颧紫红，甚者面色瘀暗、唇紫。

2. 气血亏虚　本证多由于先天禀赋不足，素体亏虚，或后天失养，或年老体虚，以致正气不足，气血亏虚，腠理疏松，卫外不固，外邪易于侵袭，或感邪之后难以驱邪外出，导致外邪深入，累及于心；或因思虑日久劳伤心脾，气血化源不足，心神失养而发为心痹。

3. 气阴两虚　本证由于外邪入侵，内舍于心，邪耗正气，或素体正气虚弱，日久心气衰弱，气虚致气化机能障碍，使阴液生成减少，或素体阴虚，损及心阴，致气阴两虚。

4. 气虚血瘀　血液的正常运行全赖心气推动。心气不足，鼓动无力，则血行不畅形成瘀血，导致气虚血瘀。

5. 心肾阳虚　久病之后，阳气虚弱，不能温养心脉，心阳虚衰，累及肾阳，肾不能气化水湿而生水饮，饮邪上犯凌心则心悸，射肺则咳喘，泛溢肌肤则水肿。

总之，本病病位在心，多累及心、肝两脏，发病尚涉及肾、脾、肺。基本病机为正虚邪入，痹阻心脉。正虚主要为心肺气虚，渐损心阳。邪实初起多为风寒湿热外侵，以邪痹肌腠、筋脉及骨节为主；继则内舍于心，邪痹心脉，多心血瘀滞与心肺气虚并存；日久不愈，则痰、瘀、饮内生，凌心射肺，阳虚及瘀、饮、痰并见。本病严重时可见心气、心阳暴脱及阴盛格阳之危候。

［常考考点］病机为正虚邪入，痹阻心脉。

要点二　临床表现与并发症

（一）临床表现

1. 二尖瓣狭窄

（1）症状：二尖瓣中度狭窄（瓣口面积＜ $1.5cm^2$）时有明显症状。

1）呼吸困难：为最常见的早期症状。多先有劳力性呼吸困难，随狭窄加重，出现静息时呼吸困难、端坐呼吸和阵发性夜间呼吸困难，甚至发生急性肺水肿。

2）咯血：咳嗽时有血性痰或痰中带血丝。突然咯大量鲜血，通常见于严重二尖瓣狭窄，可为首发症状。

3）咳嗽：可能与支气管黏膜淤血水肿易患支气管炎，或左心房增大压迫左主支气管有关。

4）声音嘶哑：较少见，由于扩大的左心房和肺动脉压迫左喉返神经所致。

5）右心力衰竭：出现体循环淤血症状，纳差，腹胀，尿少，水肿，夜尿增多，肝区胀痛甚至出现黄疸等。右心衰出现后，肺淤血减轻，原有的呼吸困难及咯血可以减轻。

6）血栓栓塞：为二尖瓣狭窄的严重并发症，约 20% 的患者在病程中发生血栓栓塞，其中的 15% ～ 20% 由此导致死亡，发生栓塞者约 80% 有心房颤动，故合并房颤的患者需予预防性抗凝治疗。

7）其他症状：扩大的左心房压迫食管可引起吞咽困难。

（2）体征

1）重度二尖瓣狭窄：常有“二尖瓣面容”，双颧绀红，口唇发绀。

2）二尖瓣狭窄的心脏体征：①心尖区可闻及第一心音（S_1）亢进和开瓣音（提示前叶尚较柔软、活动度好，如瓣叶钙化僵硬，则 S_1 减弱，开瓣音消失）。②心尖区有低调的隆隆样舒张中晚期杂音，左侧卧位较响，局限，不传导，常可触及舒张期震颤。

3）肺动脉高压和右心室扩大的心脏体征：①心尖搏动弥散（右心室扩大）。②肺动脉瓣区第二心音（P_2）亢进或伴分裂（肺动脉高压）。③胸骨左缘第 2 肋间闻及 Graham Steell 杂音，是因肺动脉扩张引起相对性肺动脉瓣关闭不全所致的肺动脉瓣舒张早期吹风样杂音（diastolic murmur，DM）。④三尖瓣区闻及全收缩期吹风样杂音（systolic murmur，SM），吸气时增强（右心室扩大伴相对性三尖瓣关闭不全）。

2. 二尖瓣关闭不全

（1）症状：轻度二尖瓣关闭不全可终身无症状；严重反流有心排出量减少。首先出现的突出症状是疲乏无力，肺淤血的症状如呼吸困难出现较晚，咯血少见；后期出现右心衰及体循环淤血症状。

（2）体征

1）视诊：心尖搏动向左下移位。

2）触诊：心尖搏动向左下移位，常呈抬举性。

3）叩诊：心浊音界向左下扩大，后期亦可向右扩大。

4）听诊：心尖部第一心音减弱；心尖部较粗糙的吹风样全收缩期杂音、范围广泛，常向左腋下及左肩胛下角传导，并可掩盖第一心音；肺动脉瓣区第二心音亢进、分裂；心尖区可闻及第三心音。

3. 主动脉瓣狭窄

（1）症状：出现较晚。呼吸困难、心绞痛和晕厥为典型主动脉瓣狭窄常见的“三联征”。

1）呼吸困难：劳力性呼吸困难为常见首发症状（肺淤血引起，见于90%的有症状患者）；进而可发生阵发性夜间呼吸困难、端坐呼吸和急性肺水肿。

2）心绞痛：见于60%的有症状患者，常由运动诱发，休息后缓解（心肌缺血所致，极少数可由瓣膜的钙质栓塞冠状动脉引起，部分同时患冠心病）。

3）晕厥或近似晕厥：见于1/3的有症状患者，多发生于直立、运动中或运动后即刻，少数在休息时发生（由于脑缺血引起）。其机制为：①运动时周围血管扩张，而狭窄的主动脉瓣口限制心排出量的相应增加。②运动致心肌缺血加重，使左心室收缩功能降低，心排出量（CO）减少。③运动时左心室收缩压急剧上升，过度激活室内压力感受器通过迷走神经传入纤维兴奋血管减压反应，导致外周血管阻力降低。④运动后即刻发生者，为突然体循环静脉回流减少，影响心室充盈，使左心室心搏量（stroke volume，SV）进一步减少。⑤休息时晕厥可由于心律失常（心房颤动、房室传导阻滞或心室颤动）导致CO骤减所致。以上均引起体循环动脉压下降，脑循环灌注压降低，发生脑缺血。

（2）体征

1）视诊：心尖搏动向左下移位。

2）触诊：心尖搏动向左下移位，呈抬举性；主动脉瓣区可出现收缩期震颤。

3）叩诊：心浊音界向左下扩大。

4）听诊：心尖部第一心音正常；主动脉瓣区第二心音减弱或消失，可听到高调、粗糙的递增－递减型收缩期杂音，向颈部传导，可有收缩早期喷射音，甚至因左室射血时间延长可出现第二心音逆分裂。

5）其他体征：重度狭窄可有收缩压降低，脉压减小，脉搏细弱。后期可有心衰体征。

4. 主动脉瓣关闭不全

（1）症状：可多年无症状，甚至可耐受运动；最先的主诉常为心悸、心前区不适、头部强烈搏动感等（与心搏量增多有关）；晚期始出现左心室衰竭表现；心绞痛较主动脉瓣狭窄时少见；常有体位性头昏，晕厥罕见。

（2）体征

1）视诊：颜面较苍白，颈动脉搏动明显，心尖搏动向左下移位且范围较广，可见点头运动及毛细血管搏动。

2）触诊：心尖搏动向左下移位并呈抬举性，有水冲脉。

3）叩诊：心浊音界向左下扩大，心腰明显，呈靴形。

4）听诊：心尖部第一心音减弱；主动脉瓣区第二心音减弱或消失；主动脉瓣第二听诊区可闻及叹气样递减型舒张期杂音，可向心尖部传导，前倾位和深吸气更易听到；心尖部可有柔和的吹风样收缩期杂音；重度关闭不全，尚可在心尖区闻及舒张中期柔和低调隆隆样杂音，系反流血液冲击二尖瓣前叶所致。可有动脉枪击音及杜氏双重杂音。

5. 联合瓣膜病变 多个瓣膜损害时，总的血流动力学异常较各瓣膜单独损害者严重，两个体征轻的瓣膜损害可出现较明显的症状。但联合瓣膜病的联合存在常使单个瓣膜病变的典型体征改变，从而给诊断带来困难。如二尖瓣狭窄伴主动脉瓣关闭不全时可使二尖瓣狭窄的舒张晚期杂音减弱或消失，主动脉瓣关闭不全的周围血管征不明显。二尖瓣狭窄合并主动脉瓣狭窄时主动脉瓣区收缩期杂音减弱，第四心音减弱或消失，同时心尖区舒张期杂音亦可减弱。临床诊断时须仔细分析，超声心动图检查对心脏瓣膜病具有特别的诊断价值。

［常考考点］二尖瓣狭窄和关闭不全及主动脉瓣狭窄和关闭不全的典型症状和体征。

（二）并发症

1. 心力衰竭 是风心病最常见的并发症和致死原因，约发生于 70% 的患者。呼吸道感染是最常见诱因，其次为心律失常、剧烈体力活动、情绪激动、妊娠等。严重左心衰竭及重度二尖瓣狭窄时，常在上述诱因下发生急性肺水肿，表现为严重呼吸困难，不能平卧，濒死感，发绀，咳粉红色泡沫痰，满肺干湿啰音，甚至昏迷死亡。

2. 心律失常 以心房颤动最常见，房颤占风心病患者的 30% ～ 40%，尤其是二尖瓣狭窄和左房明显扩大者。房性早搏为房颤的前奏，开始为阵发性心房扑动和颤动，以后转为慢性心房颤动。房颤形成后可诱发或加重心衰，又可形成心房内血栓，引起动脉栓塞。

3. 栓塞 最常见于二尖瓣狭窄伴房颤病人。左房扩张和淤血有利于左房血栓形成，脱落后可引起动脉栓塞，其中以脑栓塞最多见。心房颤动和右心衰竭时，在周围静脉、右房可形成血栓，脱落后造成肺动脉栓塞。

4. 感染性心内膜炎 多见于风心病早期，尤其是二尖瓣关闭不全和主动脉瓣关闭不全患者。

5. 肺部感染 常见，并诱发或加重心力衰竭。

［常考考点］风湿性心脏瓣膜病的常见并发症。

要点三 诊断与鉴别诊断

（一）诊断

1. 二尖瓣狭窄 根据劳力性呼吸困难、咳嗽（咯血）、声音嘶哑等症状，以及二尖瓣面容，心尖区隆隆样 DM，拍击性 S_1，P_2 亢进，二尖瓣开瓣音等可支持临床诊断；超声心动图检查结果是可靠的诊断依据。

2. 二尖瓣关闭不全 心尖区出现收缩期杂音，伴左心房室增大，诊断可以成立，确诊有赖超声心动图。

3. 主动脉瓣狭窄 主动脉瓣区喷射性收缩期杂音，向颈部传导。典型主动脉瓣狭窄杂音时，较易诊断。如合并关闭不全和二尖瓣损害，多为风心病。

4. 主动脉瓣关闭不全 有典型主动脉瓣关闭不全的舒张期杂音伴周围血管征，可诊断为主动脉瓣关闭不全。急性重度反流者早期出现左心室衰竭，X 线心影正常而肺淤血明显。慢性如合并主动脉瓣或二尖瓣狭窄，支持风心病诊断。超声心动图可助确诊。

（二）鉴别诊断

1. 二尖瓣狭窄心尖区舒张期隆隆样杂音 尚见于以下情况，应注意鉴别：

（1）经二尖瓣口的血流增加：严重二尖瓣反流、大量左至右分流的先天性心脏病（如室间隔缺损、动脉导管未闭）和高动力循环（如甲状腺功能亢进症、贫血）时，心尖区可有短促的隆样舒张中期杂音，常紧随于增强的 S_3 后，为相对性二尖瓣狭窄。

（2）Austin–Flint 杂音：见于严重主动脉瓣关闭不全。

（3）左房黏液瘤：瘤体阻塞二尖瓣口，产生随体位改变的 DM，其前有肿瘤扑落音。瘤体常致二尖瓣关闭不全。其他临床表现有发热、关节痛、贫血，以及血沉增快和体循环栓塞。

2. 二尖瓣关闭不全心尖区收缩期吹风样杂音 尚见于以下情况，应注意鉴别：

（1）三尖瓣关闭不全：为全收缩期杂音，在胸骨左缘第 4、5 肋间最清楚，右心室显著扩大时可传导至心尖区，但不向左腋下传导。杂音在吸气时增强，常伴颈静脉收缩期搏动和肝收缩期搏动。

（2）室间隔缺损：为全收缩期杂音，在胸骨左缘第4肋间最清楚，不向腋下传导，常伴胸骨旁收缩期震颤。

（3）胸骨左缘收缩期喷射性杂音：血流通过左心室或右心室流出道时产生。多见于左或右心室流出道梗阻（如主动脉瓣狭窄、肺动脉瓣狭窄）：主动脉瓣狭窄的杂音位于胸骨右缘第2肋间；肺动脉瓣狭窄的杂音位于胸骨左缘第2肋间；梗阻性肥厚型心肌病的杂音位于胸骨左缘第3、4肋间。以上情况均有赖超声心动图确诊。

3. 主动脉瓣狭窄

（1）梗阻性肥厚型心肌病：产生收缩中或晚期喷射样杂音，胸骨左缘最响，不向颈部传导；有快速上升的重搏脉；A_2正常。超声心动图检查显示左室壁不对称性肥厚，室间隔明显肥厚，左室流出道狭窄。

（2）主动脉扩张：可因高血压、梅毒等所致。在胸骨右缘第2肋间可闻及短促的SM，A_2正常或亢进，无S_2分裂。超声心动图可明确诊断。

（3）肺动脉瓣狭窄：在胸骨左缘第2肋间可闻及粗糙响亮的SM，常伴收缩期喷射音；P_2减弱并分裂，A_2正常；右心室肥厚增大，肺动脉主干呈狭窄后扩张。

4. 主动脉瓣关闭不全　主动脉瓣DM于胸骨左缘明显时，应与Graham-Steell杂音鉴别。后者见于严重肺动脉高压伴肺动脉扩张所致相对性肺动脉瓣关闭不全，常有肺动脉高压体征，如胸骨左缘抬举样搏动、P_2增强等。

［常考考点］各型瓣膜病的诊断。

要点四　中医辨证论治

证型	辨证要点	治法	方剂
心肺瘀阻证	心悸气短，胸痛憋闷，或咳痰咯血，两颧紫红，甚者面色瘀暗、唇紫，舌质瘀暗或有瘀点，脉细数或结、代	行气活血化瘀	血府逐瘀汤加减
气血亏虚证	心悸气短，动则尤甚，头晕目眩，身困乏力，面色无华，纳少失眠，舌淡苔薄白，脉细弱	益气养血，宁心安神	归脾汤加减
气阴两虚证	心悸气短，倦怠乏力，头晕目眩，面色无华，动则汗出，自汗或盗汗，夜寐不宁，口干，舌质红或淡红，苔薄白，脉细数无力或促、结、代	益气养阴，宁心复脉	炙甘草汤加减
气虚血瘀证	心悸气短，头晕乏力，面色或暗，口唇青紫，自汗，颈静脉怒张，胁下痞块，舌有紫斑、瘀点，脉细涩或结、代	益气养心，活血通脉	独参汤合桃仁红花煎加减
心肾阳虚证	心悸，喘息不能平卧，颜面及肢体浮肿，或伴胸水、腹水，脘痞腹胀，形寒肢冷，大便溏泄，小便短少，舌体胖大，质淡，苔薄白，脉沉细无力或结、代	温补心肾，化气行水	参附汤合五苓散加减

［常考考点］心脏瓣膜病的辨证论治。

【例题实战模拟】

A1 型题

1. 风湿性心脏瓣膜病的主要病因是
   A. 七情所伤　B. 饮食不节　C. 禀赋不足　D. 劳倦体虚　E. 感受外邪
2. 风湿性心脏瓣膜病并发栓塞，最常见于
   A. 二尖瓣狭窄合并心力衰竭　B. 二尖瓣狭窄合并心房纤颤
   C. 二尖瓣关闭不全合并心力衰竭　D. 二尖瓣关闭不全合并主动脉瓣关闭不全
   E. 二尖瓣狭窄合并关闭不全
3. 风湿性心脏瓣膜病心肾阳虚证的治法是
   A. 益气养阴，宁心复脉　B. 温肾助阳，泻肺行水　C. 温补心肾，化气行水
   D. 益气养心，活血通脉　E. 滋补肾阴，补虚固脱

A2 型题

4. 患者，男，63 岁。风湿性心脏病 25 年。心悸气短，胸痛憋闷，或咳痰咯血，两颧紫红，甚者面色瘀暗、唇紫，舌质瘀暗或有瘀点，脉细数或结、代。治疗方剂选用

A. 血府逐瘀汤加减　B. 归脾汤加减　C. 炙甘草汤加味

D. 独参汤合桃仁红花煎加减　E. 参附汤合五苓散加减

5. 患者，女，32 岁。劳累后气促、咳嗽、水肿 8 年。年幼时曾有一次长期发热伴关节痛史。检查：心率 120 次 / 分，节律不齐，心尖区有舒张期杂音，肺底湿啰音，肝肿大；心电图示房颤。应首先考虑的是

A. 二尖瓣关闭不全　B. 二尖瓣狭窄　C. 主动脉瓣关闭不全

D. 主动脉瓣狭窄　E. 三尖瓣狭窄

【参考答案】

1. E　2. B　3. C　4. A　5. B

第三单元　消化系统疾病

细目一　慢性胃炎

慢性胃炎是指由各种病因引起的胃黏膜慢性炎症。主要表现为上腹痛或不适、上腹胀、早饱、嗳气、恶心等消化不良症状。

本病可归属于中医学“胃痛”“痞满”“嘈杂”等范畴。

要点一　西医病因病理

1. 病因

（1）幽门螺杆菌（Hp）感染：最主要病因。

（2）自身免疫：以富含壁细胞的胃体黏膜萎缩为主。胃酸分泌降低，内因子减少，影响维生素 B_{12} 吸收，导致恶性贫血。可伴有其他自身免疫病。

（3）其他：幽门括约肌功能不全、酗酒、非甾体抗炎药、高盐、刺激性食物等。

2. 病理　慢性胃炎病理变化是胃黏膜损伤与修复的慢性过程，主要病理学特征是炎症、萎缩和肠化生。

（1）炎症：是一种慢性非特异性炎症，表现以黏膜固有层淋巴细胞和浆细胞浸润为主，可有少数嗜酸性粒细胞存在。较多的中性粒细胞浸润在表层上皮和小凹皮细胞之间，提示活动性炎症存在。

（2）萎缩：固有腺体数目减少，黏膜层变薄，胃镜下黏膜血管网显露，常伴有化生和纤维组织、淋巴滤泡等的增生。

（3）化生：胃黏膜产生了不完全性再生，包括肠化生和假幽门腺化生。

（4）细胞异型性和腺体结构的紊乱为异常增生，是胃癌的癌前病变。

［常考考点］慢性胃炎的主要病因是幽门螺杆菌（Hp）感染，病理学特征是炎症、萎缩和肠化生。

要点二　中医病因病机

本病中医病因主要为寒邪客胃、饮食伤胃、肝气犯胃以及脾胃虚弱等。这些病因均能引起胃受纳腐熟之功能失常，中焦气机不利，脾胃升降失职。

1. 肝胃不和　情志不舒，肝气郁结不得疏泄，横逆犯胃而作痛。

2. 脾胃虚弱　饥饱失常，或劳倦过度，或久病脾胃受伤等，引起脾阳不足，中焦虚寒而发生胃脘疼痛。

3. 脾胃湿热 肝气郁结，日久化热，邪热犯胃，熏蒸湿土，故胃脘灼热胀痛。肝热可夹胆火上乘而见口苦口干。

4. 胃阴不足 胃痛日久，郁热伤阴，胃失濡养，故见胃痛隐隐。阴虚液耗津少，无以上承下溉，则口燥咽干，大便干结。

5. 胃络瘀阻 气滞日久，导致血瘀内停，脉络壅滞，不通而痛。

本病病位在胃，与肝、脾关系密切。病机有“不通则痛”和“不荣则痛”之分。初起多实，久病以虚为主，或虚实相兼，寒热错杂。

［常考考点］慢性胃炎的病机实则“不通则痛”，虚则“不荣则痛”。

要点三 临床表现

1. 临床特点 起病隐匿，病程迁延，慢性病程；大多没有明显症状，无特异性；症状与病理改变分级无明显相关。

2. 症状 幽门螺杆菌引起的慢性胃炎多数病人常无任何症状，部分病人表现为上腹胀满不适、隐痛，嗳气，反酸，食欲不佳等消化不良症状；自身免疫性胃炎患者可伴有贫血和维生素 B_{12} 缺乏。

3. 体征 多不明显，有时上腹部可出现轻度压痛。

要点四 实验室检查及其他检查

1. 胃镜及组织学检查 胃镜及组织学检查是慢性胃炎诊断的最可靠方法。

（1）浅表性胃炎（非萎缩性胃炎）：胃镜下可见黏膜充血、色泽较红、边缘模糊，多为局限性，水肿与充血区共存，形成红白相间征象，黏膜粗糙不平，有出血点，可有小的糜烂。

（2）萎缩性胃炎：则见黏膜失去正常颜色，呈淡红、灰色，呈弥散性，黏膜变薄，皱襞变细平坦，黏膜血管暴露，有上皮细胞增生或明显的肠化生。

组织学检查非萎缩性胃炎以慢性炎症改变为主，萎缩性胃炎则在此基础上有不同程度的萎缩与化生，常用取材部位为胃窦小弯、大弯、胃角及胃体下部小弯。

2. 幽门螺杆菌检测 见消化性溃疡。

3. 自身免疫性胃炎的相关检查 疑为自身免疫性胃炎者，应检测血 PCA 和 IFA；伴恶性贫血时，IFA 多呈阳性。血清维生素 B_{12} 浓度测定及维生素 B_{12} 吸收试验有助于恶性贫血的诊断。

4. 胃液分析和血清胃泌素测定 判断萎缩是否存在及分布部位和程度。胃体萎缩性胃炎胃酸降低，胃泌素明显升高；胃窦萎缩性胃炎胃酸正常或降低，胃泌素水平下降。

［常考考点］浅表性胃炎和萎缩性胃炎的胃镜下表现。

要点五 诊断与鉴别诊断

（一）诊断

确诊必须依靠胃镜检查及胃黏膜活组织病理学检查。幽门螺杆菌检测有助于病因诊断。怀疑自身免疫性胃炎应检测相关自身抗体及血清胃泌素。

（二）鉴别诊断

1. 消化性溃疡 一般表现为发作性上腹疼痛，有周期性和节律性，好发于秋冬和冬春之交。钡餐造影可发现龛影或间接征象。胃镜检查可见黏膜溃疡。

2. 慢性胆囊炎 表现为反复发作右上腹隐痛，进食油脂食物常加重。B 超可见胆囊炎性改变，静脉胆道造影时胆囊显影淡薄或不显影，多合并胆囊结石。

3. 功能性消化不良 表现多样，可有上腹胀满、疼痛，食欲不佳等。胃镜检查无明显胃黏膜病变或仅有轻度炎症，吞钡试验可见胃排空减慢。

4. 胃神经症 多见于年轻妇女，常伴有神经官能症的全身症状。上腹胀痛症状使用一般对症药物多不能缓解，予以心理治疗或服用镇静剂有时可获疗效。胃镜检查多无阳性发现。

［常考考点］慢性胃炎与消化性溃疡的鉴别。

要点六 西医治疗

1. 根除幽门螺杆菌 可改善胃黏膜组织学、预防消化性溃疡及可能降低胃癌发生的危险性及消化不良症状。特别适用于：①伴有胃黏膜糜烂、萎缩及肠化生、异常增生。②有明显症状，常规治疗疗效差。③有胃癌家族史。方法见消化性溃疡。

2. 不良症状的治疗 ①饱胀为主要症状者予胃动力药，如胃复安、吗丁啉、西沙必利。②有恶性贫血时，给予维生素 B_{12} 肌注。③胃痛明显可用抑酸分泌药物（H_2 受体拮抗剂，H2-RA；质子泵抑制剂，PPI）或碱性抗酸药（氢氧化铝等）。

3. 胃黏膜保护药 适用于有胃黏膜糜烂、出血或症状明显者。药物有胶体次枸橼酸铋、硫糖铝等。

4. 异型增生的治疗 定期随访，预防性手术（内镜下胃黏膜切除术）。

要点七 中医辨证论治

证型	辨证要点	治法	方剂
肝胃不和证	胃脘胀痛或痛窜两胁，每因情志不舒而病情加重，得嗳气或矢气后稍缓，嗳气频频，嘈杂泛酸，舌质淡红，苔薄白，脉弦	疏肝理气，和胃止痛	柴胡疏肝散加减
脾胃虚弱证	胃脘隐痛，喜温喜按，食后胀满痞闷，纳呆，便溏，神疲乏力，舌质淡红，苔薄白，脉沉细	健脾益气，温中和胃	四君子汤加减
脾胃湿热证	胃脘灼热胀痛，嘈杂，脘腹痞闷，口干口苦，渴不欲饮，身重肢倦，尿黄，舌质红，苔黄腻，脉滑	清利湿热，醒脾化浊	三仁汤加减
胃阴不足证	胃脘隐隐作痛，嘈杂，口干咽燥，五心烦热，大便干结，舌红少津，脉细	养阴益胃，和中止痛	益胃汤加减
胃络瘀阻证	胃脘疼痛如针刺，痛有定处，拒按，入夜尤甚，或有便血，舌暗红或紫暗，脉弦涩	化瘀通络，和胃止痛	失笑散合丹参饮加减

［常考考点］慢性胃炎的辨证论治。

【例题实战模拟】

A1 型题

1. 治疗慢性胃炎和防止复发的关键是
   A. 根除幽门螺杆菌　B. 制酸剂　C. 戒除烟酒，注意饮食，少吃刺激性食物
   D. 胃动力药　E. 保护胃黏膜
2. 慢性胃炎脾胃虚弱证的治法是
   A. 温中散寒，和胃止痛　B. 健脾益气，温中和胃　C. 养阴益胃，和中止痛
   D. 清利湿热，醒脾化浊　E. 化瘀通络，和胃止痛
3. 治疗慢性胃炎胃阴不足证应首选
   A. 一贯煎合芍药甘草汤　B. 三仁汤加减　C. 柴胡疏肝散加减
   D. 失笑散合丹参饮加减　E. 益胃汤加减
4. 下列各项，胃镜检查所见对诊断萎缩性胃炎有意义的是
   A. 胃黏膜增厚，呈花斑状　B. 黏膜苍白变平，黏膜血管暴露　C. 出血，糜烂
   D. 胃黏膜变薄，色泽变淡　E. 病变范围为局限性

B1 型题

A. 三仁汤加减　B. 失笑散合丹参饮加减　C. 四君子汤加减
D. 柴胡疏肝散加减　E. 益胃汤加减

5. 治疗慢性胃炎脾胃虚弱证，应首选
6. 治疗慢性胃炎胃络瘀血证，应首选

【参考答案】

1.A 2.B 3.E 4.B 5.C 6.B

细目二 消化性溃疡

消化性溃疡是指胃肠道黏膜被胃酸和胃蛋白酶消化为基本因素的慢性溃疡。溃疡的黏膜坏死缺损超过黏膜肌层而有别于糜烂，分为胃溃疡（GU）与十二指肠溃疡（DU）两大类。主要表现为节律性上腹痛，周期性发作，伴有中上腹饱胀、嗳气、反酸等。

本病可归属于中医学“胃脘痛”“反酸”等范畴。

要点一 西医病因病理

1. 病因 幽门螺杆菌（HP）感染和服用非甾体抗炎药是最常见的病因。

（1）幽门螺杆菌：①消化性溃疡患者中HP感染率高。②根除HP可促进溃疡愈合和显著降低溃疡复发率。③HP感染改变黏膜侵袭因素与防御因素之间的平衡。

（2）非甾体抗炎药：削弱黏膜的防御和修复功能。

（3）胃酸和胃蛋白酶：胃酸/胃蛋白酶对黏膜自身消化。胃酸是溃疡形成的直接原因。

（4）其他因素：①吸烟影响溃疡愈合和促进溃疡复发。②遗传。③急性应激可引起急性应激性溃疡，使已有溃疡发作或加重。④胃、十二指肠运动异常可加重对黏膜的损害。

2. 病理 DU多发生于十二指肠球部，前壁较常见，偶有发于球部以下者，称为球后溃疡；GU以胃角和胃窦小弯常见。溃疡一般为单发，也可多发，在胃或十二指肠发生两个或两个以上溃疡称为多发性溃疡。溃疡直径一般小于10mm，GU稍大于DU，偶可见到＞20mm的巨大溃疡。

溃疡典型形状呈圆形或椭圆形，边缘光整，底部洁净，覆有灰白色或灰黄色纤维渗出物。活动性溃疡周围黏膜常有炎症水肿。溃疡浅者累及黏膜肌层，深者达肌层甚至穿透浆膜层而引起穿孔，血管溃破时引起出血。愈合时炎症水肿消退，边缘上皮细胞增生，其下肉芽组织纤维化，形成瘢痕，收缩使周围黏膜皱襞向其集中而引起局部畸形。显微镜下慢性溃疡基底部可分急性炎性渗出物、嗜酸性坏死层、肉芽组织和瘢痕组织4层。

［常考考点］DU多发生于十二指肠球部，前壁较常见；GU以胃角和胃窦小弯常见。

要点二 中医病因病机

本病中医病因为外邪犯胃、饮食伤胃、情志不畅以及脾胃素虚等，在这些病因的作用和影响下，发生胃受纳腐熟之功能失常，以致和降失司，胃气郁滞，不通则痛。

1. 肝胃不和 情志不舒，肝气郁结不得疏泄，横逆犯胃而作痛。

2. 脾胃虚寒 饥饱失常，或劳倦过度，或久病脾胃受伤等引起脾阳不足，中焦虚寒，或胃阴受损，失其濡养而发生疼痛。

3. 胃阴不足 胃痛日久，郁热伤阴，胃失濡润而脘痛绵绵不已。

4. 肝胃郁热 肝气郁结，日久化热，邪热犯胃而痛。肝热可夹胆火上乘，故口苦口干。

5. 胃络瘀阻 气滞日久，导致血瘀内停，脉络壅滞，不通则痛。

本病病位在胃，与肝、脾关系密切，是以脾胃虚弱为本，气滞、寒凝、热郁、湿阻、血瘀为标的虚实夹杂之证。基本病机为胃气阻滞，胃失和降，不通则痛。

［常考考点］本病病位在胃，与肝、脾关系密切，病机为胃气阻滞，胃失和降，不通则痛。

要点三 临床表现与并发症

（一）临床表现

典型消化性溃疡的临床特点：慢性反复发作过程、周期性发作和节律性发作。

1. 症状 周期性、节律性上腹痛为主要症状。

（1）性质：多为灼痛，或钝痛、胀痛、剧痛和（或）饥饿样不适感。

（2）部位：多位于上腹，可偏左或偏右。

（3）典型节律性：DU空腹痛和（或）午夜痛，腹痛多于进食或服用抗酸药后缓解；GU患者也可发生规律性疼痛，但多为餐后痛，偶有夜间痛。

2. 体征 溃疡活动时上腹部可有局限性压痛，缓解期无明显体征。

3. 特殊类型的消化性溃疡

（1）复合性溃疡：指胃和十二指肠同时发生的溃疡。

（2）幽门管溃疡：常伴胃酸过多，缺乏典型溃疡的周期性和节律性疼痛，餐后即出现剧烈疼痛，制酸剂疗效差，易出现呕吐或幽门梗阻，易穿孔或出血。

（3）球后溃疡：多发于十二指肠乳头的近端。夜间疼痛和背部放射痛更为多见，内科治疗效果差，易并发出血。

（4）巨大溃疡：直径大于2cm的溃疡。对药物治疗反应较差、愈合时间较慢，易发生慢性穿孔，需要与恶性病变鉴别。

（5）老年人消化性溃疡：多表现为无症状性溃疡，或症状不典型，如食欲不振、贫血、体重减轻较突出。溃疡多发生于胃体上部，以巨大溃疡多见，需与胃癌相鉴别。由于NSAIDs在老年人使用广泛，老年人溃疡的发病有增加的趋势。

（6）无症状性溃疡：15%～30%消化性溃疡患者无任何症状，一般因其他疾病做胃镜或X线钡餐造影或并发穿孔、出血时发现，多见于老年人。

［常考考点］消化性溃疡的典型表现。

（二）并发症

1. 出血 出血是消化性溃疡最常见的并发症，DU较GU更多并发出血，尤以十二指肠球部后壁和球后溃疡更多见。出血常因溃疡侵蚀周围血管所致，是上消化道大出血最常见的病因。临床表现取决于出血量的多少，轻者只表现为黑便，重者出现呕血和循环衰竭表现，如休克等。出血前常有上腹疼痛加重现象，出血后疼痛反减轻；少数病人（尤其是老年病人）并发出血前可无症状。

2. 穿孔 溃疡病灶向深部发展穿透浆膜层即为穿孔。临床可分为急性、亚急性和慢性穿孔三类，以急性常见。

（1）游离壁穿孔：溃疡常位于十二指肠前壁或胃前壁，胃肠内容物漏入腹腔引起急性腹膜炎，可见突发剧烈腹痛，持续加剧，先出现于上腹，逐步延及全腹，查体见急腹症、气腹征。

（2）后壁穿孔：又称为穿透性溃疡，也称为慢性穿孔。腹痛规律改变，顽固而持续，疼痛常放射至背部，血清淀粉酶升高。

3. 幽门梗阻

（1）原因：DU或幽门管溃疡引起。炎症水肿和幽门平滑肌痉挛导致暂时性梗阻；瘢痕收缩导致持久性梗阻。

（2）症状：①胃排空延迟，上腹胀满，餐后加重。②恶心、呕吐宿食，吐后缓解。③严重呕吐可导致失水和低氯低钾性碱中毒。④营养不良和体重减轻。

（3）查体：胃蠕动波，空腹检查胃内有震水声。

4. 癌变 少数GU发生癌变（DU一般不发生癌变），发生于溃疡边缘，癌变率在1%左右。长期慢性GU病史、年龄大于45岁、溃疡顽固不愈者应提高警惕。

［常考考点］消化性溃疡的四大并发症：出血、穿孔、幽门梗阻和癌变。其中出血最常见。

要点四 实验室检查及其他检查

1. 胃镜检查 内镜检查是消化性溃疡最直接的诊断方法。可观察溃疡部位、大小、数目与形态，还可取材做病理学和幽门螺杆菌检查，对良性与恶性溃疡的鉴别诊断有很高价值。

溃疡镜下所见通常呈圆形、椭圆形或线形，边缘光整，底部覆有灰黄色或灰白色渗出物，周围黏膜充血、水肿，可见皱襞向溃疡集中。根据镜下所见分为活动期、愈合期和瘢痕期。

2. X线钡餐检查 X线发现龛影是消化性溃疡的直接征象，有确诊价值；局部压痛、十二指肠球部激惹和畸形、胃大弯侧痉挛性切迹是溃疡的间接征象，仅提示可能有溃疡。

3. 幽门螺杆菌检测 常规检查项目，决定治疗方案的选择。方法分为侵入性和非侵入性。前者需通过胃镜取材，包括快速尿素酶试验、组织学检查和幽门螺杆菌培养；后者有 ^{13}C 或 ^{14}C 尿素呼气试验，粪便幽门螺杆菌抗原检测及血清检查。快速尿素酶试验操作简单，费用低，为首选方法。^{13}C 或 ^{14}C 尿素呼气试验敏感且特异性高，无须胃镜检查，可用于根除治疗后复查的首选。

4. 胃液分析和血清胃泌素测定 有助于胃泌素瘤的鉴别诊断。

[常考考点] 内镜检查是消化性溃疡最直接的诊断方法；X线发现龛影是消化性溃疡的直接征象；快速尿素酶试验为幽门螺杆菌检测首选方法。

要点五 诊断与鉴别诊断

（一）诊断要点

1. 长期反复发生的周期性、节律性、慢性上腹部疼痛，应用制酸药物可缓解。
2. 上腹部可有局限深压痛。
3. X线钡餐造影见溃疡龛影，有确诊价值。
4. 内镜检查见到活动期溃疡，可确诊。

[常考考点] 消化性溃疡的诊断要点。

（二）鉴别诊断

1. 胃癌 一般多为持续疼痛，制酸药效果不佳；大便隐血试验持续阳性。X线、内镜和病理组织学检查对鉴别意义大。

2. 胃泌素瘤 其特点为多发性溃疡、不典型部位溃疡、难治、易穿孔和（或）出血。血清胃泌素常＞500pg/mL；超声、CT等检查有助于病位诊断。

3. 功能性消化不良 多发于年轻女性。X线和胃镜检查正常或只有轻度胃炎；胃排空试验可见胃蠕动下降。

4. 慢性胆囊炎和胆石症 疼痛位于右上腹，多在进食油腻后加重，并放射至背部，可伴发热、黄疸、墨菲征阳性。胆囊B超和逆行胆道造影有助于鉴别。

[常考考点] 消化性溃疡与胃癌、慢性胆囊炎和胆石症的鉴别。

要点六 西医治疗

1. 一般治疗 生活有规律，避免过度劳累，精神放松，定时定量进餐，忌辛辣食物，戒烟，避免服用对胃肠黏膜有损害药物。

2. 根除幽门螺杆菌 多主张联合用药，目前推荐方案有三联疗法和四联疗法。四联疗法为质子泵抑制剂与铋剂合用，再加上任两种抗生素。

根除幽门螺杆菌的常用三联疗法

PPI或胶体铋剂（选择一种）	抗菌药物（选择两种）
奥美拉唑 40mg/d	克拉霉素 1000mg/d
兰索拉唑 60mg/d	阿莫西林 2000mg/d
枸橼酸铋钾（胶体次枸橼酸铋）480mg/d	甲硝唑 800mg/d
上述药物分2次服用，疗程7天	

3. 抗酸药物治疗

（1）H_2 受体拮抗剂：西咪替丁、雷尼替丁、法莫替丁等。常用剂量分别为400mg，日2次；150mg，日2次；20mg，日2次。

（2）质子泵抑制剂：是治疗消化性溃疡的首选药物。奥美拉唑、兰索拉唑、潘托拉唑等，常用剂量为分别为20mg、30mg、40mg，日1次。

4. 保护胃黏膜 硫糖铝、胶体次枸橼酸铋和前列腺素类药物，其抗溃疡效能与 H_2 受体拮抗剂相当。铋剂服药后常见舌苔和粪便变黑，由于肾脏为铋的主要排泌器官，故肾功能不良者应忌用铋剂。

5. 非甾体类抗炎药相关溃疡 暂停或减少非甾体类抗炎药的剂量，然后按上述方案治疗。若病情需要继续服用非甾体类抗炎药，尽可能选用对胃肠黏膜损害较少的药物，或合用质子泵抑制剂或米索前列醇，有较好防治效果。

6. 治疗方案及疗程 抑酸药物的疗程通常为 4 ～ 6 周，DU 为 4 周，GU 为 6 ～ 8 周。根除幽门螺杆菌所需的 1 ～ 2 周，可重叠在疗程内，也可结束后进行。

7. 外科手术指征 ①大出血经药物、胃镜、血管介入治疗无效；②急性穿孔，慢性穿透性溃疡；③器质性幽门梗阻；④ GU 疑有癌变。

［常考考点］抗酸药物治疗包括 H_2 受体拮抗剂、质子泵抑制剂（常用药物有奥美拉唑）。根除幽门螺杆菌的常用三联疗法。

要点七　中医辨证论治

证型	辨证要点	治法	方剂
肝胃不和证	胃脘胀痛，痛引两胁，情志不遂而诱发或加重，嗳气，泛酸，口苦，舌淡红，苔薄白，脉弦	疏肝理气，健脾和胃	柴胡疏肝散合五磨饮子加减
脾胃虚寒证	胃痛隐隐，喜温喜按，畏寒肢冷，泛吐清水，腹胀便溏，舌淡胖边有齿痕，苔白，脉迟缓	温中散寒，健脾和胃	黄芪建中汤加减
胃阴不足证	胃脘隐痛，似饥而不欲食，口干而不欲饮，纳差，干呕，手足心热，大便干，舌红少津少苔，脉细数	健脾养阴，益胃止痛	益胃汤加味
肝胃郁热证	胃脘灼热疼痛，胸胁胀满，泛酸，口苦口干，烦躁易怒，大便秘结，舌红，苔黄，脉弦数	清胃泄热，疏肝理气	化肝煎合左金丸加减
瘀血停胃证	胃痛如刺，痛处固定，肢冷，汗出，有呕血或黑便，舌质紫暗，或有瘀斑，脉涩	活血化瘀，通络和胃	失笑散合丹参饮加减

［常考考点］消化性溃疡的辨证论治。

【知识纵横比较】

慢性胃炎和消化性溃疡的证治比较

慢性胃炎		消化性溃疡	
证型	方剂	证型	方剂
肝胃不和证	柴胡疏肝散	肝胃不和证	柴胡疏肝散合五磨饮子
脾胃虚弱证	四君子汤	脾胃虚寒证	黄芪建中汤
脾胃湿热证	三仁汤	肝胃郁热证	化肝煎合左金丸
胃阴不足证	益胃汤	胃阴不足证	益胃汤加味
胃络瘀阻证	失笑散合丹参饮	瘀血停胃证	失笑散合丹参饮

【例题实战模拟】

A1 型题

1. 消化性溃疡并发幽门梗阻，应首选的治疗措施是
   A. 阿托品加输液　B. 奥美拉唑加输液　C. 抗生素加消食中药
   D. 禁食、胃肠减压、补液　E. 服中药消导化滞
2. 消化性溃疡最常见的并发症是
   A. 幽门梗阻　B. 慢性穿孔　C. 上消化道出血　D. 癌变　E. 营养不良
3. 治疗十二指肠溃疡肝胃郁热证，应首选

A. 失笑散合丹参饮加减　B. 益胃汤加味　C. 化肝煎合左金丸加减
D. 黄芪建中汤加减　E. 柴胡疏肝散合五磨饮子加减

4. 消化性溃疡肝胃不和证的治法是
A. 疏肝理气，健脾和胃　B. 温中散寒，健脾和胃　C. 健脾养阴，益胃止痛
D. 清胃泄热，疏肝理气　E. 活血化瘀，通络和胃

5. 消化性溃疡瘀血停胃证的治法是
A. 疏肝理气，健脾和胃　B. 温中散寒，健脾和胃　C. 健脾养阴，益胃止痛
D. 清胃泄热，疏肝理气　E. 活血化瘀，通络和胃

【参考答案】

1. D　2. C　3. C　4. A　5. E

细目三　胃癌

胃癌或胃腺癌，是指发生于胃黏膜上皮的恶性肿瘤。早期无特异性症状，进展期胃癌最早出现的症状是上腹痛，可伴有早饱、胃纳差和体重减轻。

本病归属于中医学“胃痛”“反胃”“积聚”等范畴。

要点一　西医病因病理与转移途径

1. 病因　目前认为胃癌的病因是幽门螺杆菌感染、环境因素和遗传因素协同作用的结果。

（1）幽门螺杆菌感染：HP 感染是人类胃癌发病的重要因素。

（2）环境和饮食因素：本病与环境因素有关，其中最主要的是饮食因素。多吃新鲜蔬菜、水果可降低胃癌的发生，经常食用霉变食品、咸菜、腌制烟熏食品，以及过多食盐，可以增加危险性。

（3）遗传因素：遗传因素使易感者更易受致癌物质的影响。

（4）癌前期变化：癌前病变是指易转变成癌组织的病理组织学变化，即异形增生。癌前状态是指发生胃癌相关的临床状况，包括：①慢性萎缩性胃炎。②慢性胃溃疡。③胃息肉。④残胃炎。⑤巨大黏膜皱襞症。

2. 病理

（1）胃癌的发生部位：胃癌可发生于胃的任何部位，半数以上发生于胃窦部、胃小弯及前后壁，其次在贲门部，胃体区相对较少。

（2）大体形态分型：早期胃癌指病灶局限且深度不超过黏膜下层的胃癌，而不论有无淋巴结转移。进展期胃癌指胃癌深度超过黏膜下层，侵及肌层者称中期胃癌，侵及浆膜或浆膜外者称晚期胃癌。

（3）组织学分型：根据分化程度可分为高分化、中分化、低分化 3 种，根据腺体的形成及黏液分泌能力可分为管状腺癌、黏液腺癌、髓样癌和弥散型癌 4 种。胃癌以腺癌为主。

3. 转移途径　癌细胞主要通过 4 种转移途径，其中以淋巴结转移最常见。

（1）直接蔓延：直接蔓延至食管、肝、脾、胰等相邻器官。

（2）淋巴结转移：是最早、最常见的转移方式，通过淋巴管转移到局部（胃旁）及远处淋巴结，如转移至左锁骨上时称为 Virchow 淋巴结。

（3）血行转移：最常转移到肝脏，其次是肺、腹膜及肾上腺，也可转移到肾、脑、骨髓等。

（4）腹腔内种植：侵及浆膜层脱落入腹腔，种植于肠壁和盆腔，如种植于卵巢，称为 Krukenberg 瘤；也可在直肠周围形成一明显的结节状板样肿块。

［常考考点］HP 感染是人类胃癌发病的重要因素。胃癌以淋巴结转移最常见。

要点二　中医病因病机

中医学认为，本病的发生多因饮食不节、情志失调、素体亏虚而致痰凝、气阻、血瘀于胃而发为本病。

1. 痰气交阻 忧思伤脾，脾伤气结，气结则津液不得输布，聚而为痰，痰气交阻于胸膈、胃脘或食管而发病。

2. 肝胃不和 情志不舒，肝气郁结不得疏泄，横逆犯胃，胃失和降。

3. 脾胃虚寒 中焦虚寒，不能消化谷食，宿食停留不化。

4. 胃热伤阴 胃阴不足，热郁于胃，胃失和降。

5. 瘀毒内阻 郁怒伤肝，肝郁而气滞血瘀；或久病气虚，运血无力而血脉瘀滞。

6. 痰湿阻胃 脾胃损伤，纳运无力，食滞内停，痰湿中阻，气机不利。

本病发病一般较缓，病位在胃，与肝、脾、肾等脏关系密切。病机总属本虚标实，本虚以胃阴亏虚、脾胃虚寒和脾肾阳虚为主；标实为痰瘀互结。初期为痰气瘀滞互结为患，以标实为主；久则本虚标实，或以本虚为主。

［常考考点］病位在胃，与肝、脾、肾等脏关系密切。病机总属本虚标实，本虚以胃阴亏虚、脾胃虚寒和脾肾阳虚为主；标实为痰瘀互结。

要点三 临床表现

1. 症状

（1）早期胃癌多无症状或有非特异性消化不良症状。1/3 患者可扪及上腹部肿块，质坚而不规则，可有压痛。能否发现腹块，与癌肿的部位、大小及患者腹壁厚度有关。胃窦部癌可扪及腹块者较多。

（2）进展期胃癌最早出现的症状是上腹痛，可伴早饱、纳差、腹胀、体重下降等。

（3）发生并发症或转移时可出现下咽困难、幽门梗阻、上消化道出血、转移受累器官症状（肝、肺）等。

2. 体征

（1）早期胃癌可无任何体征，中晚期癌的体征中以上腹压痛最为常见。

（2）胃癌晚期或转移可有以下体征，如肝脏肿大、质坚、表面不规则，黄疸，腹水，左锁骨上淋巴结肿大。

（3）胃癌的伴癌综合征包括血栓性静脉炎、黑棘病和皮肌炎等。

3. 并发症

（1）出血：约 5% 的患者可发生大出血，表现为呕血和（或）黑便，偶为首发症状。

（2）梗阻：多见于起源于幽门和贲门的胃癌。

（3）穿孔：比良性溃疡少见，多发生于幽门前区的溃疡型癌。

［常考考点］胃癌的典型症状、体征和常见并发症。

要点四 实验室检查及其他检查

1. X 线钡餐检查 局部胃壁僵硬、皱襞中断，蠕动波消失，凸入胃腔内的充盈缺损，恶性溃疡直径多大于 2.5cm，边缘不整齐，可示半月征、环堤征。

2. 内镜检查 胃镜结合黏膜活检是诊断胃癌最可靠的手段。

（1）早期胃癌：内镜分类法包括：①Ⅰ型（息肉样型）。②Ⅱ型（浅表型）：本型最常见，又分三个亚型，包括Ⅱ a 型（浅表隆起型）、Ⅱ b 型（浅表平坦型）、Ⅱ c 型（浅表凹陷型）。③Ⅲ型（溃疡型）：黏膜糜烂比Ⅱ c 型深，但不超过黏膜下层。

（2）进展期胃癌：仍用 Bormann 分型法：①隆起型（Ⅰ型）。②溃疡型（Ⅱ型）。③溃疡浸润型（Ⅲ型）：最常见。④弥漫浸润型（Ⅳ型）。如累及全胃，则胃变成一固定而不能扩张的小胃，称为皮革胃。

［常考考点］胃镜结合黏膜活检是诊断胃癌最可靠的手段。

要点五 诊断与鉴别诊断

（一）诊断

凡有下列情况者，应高度警惕，并及时进行胃肠钡餐 X 线检查、胃镜和活组织病理检查，以明确诊断。

1. 40岁以后开始出现中上腹不适或疼痛，无明显节律性并伴明显食欲不振和消瘦者。

2. 胃溃疡患者，经严格内科治疗而症状仍无好转者。

3. 慢性萎缩性胃炎伴有肠上皮化生及轻度不典型增生，经内科治疗无效者。

4. X线检查显示胃息肉＞2cm者。

5. 中年以上患者，出现不明原因贫血、消瘦和粪便隐血持续阳性者。

6. 胃大部切除术后10年以上者。

［常考考点］胃癌的诊断：体重减轻＋大龛影＋黏膜僵硬粗糙＝胃癌。

（二）鉴别诊断

1. 胃溃疡 长期反复发生的周期性、节律性、慢性上腹部疼痛，应用制酸药物可缓解。X线钡餐造影见溃疡龛影，胃镜和活组织病理检查可鉴别。

2. 慢性萎缩性胃炎 患者有上腹饱胀不适、恶心、食欲不振等消化不良症状，但腹部无肿块，无淋巴结肿大，大便隐血试验阴性，依靠X线钡餐造影、胃镜和活组织病理检查可鉴别。

［常考考点］胃癌与胃溃疡和慢性萎缩性胃炎的鉴别。

要点六　西医治疗

1. 手术治疗 手术治疗是目前能达到治愈的主要治疗方法。对不能做根治性切除的也应根据患者具体情况争取做原发灶的姑息切除术。

2. 内镜治疗 早期胃癌患者如有全身性疾病不宜做手术可采用内镜治疗术，此外通过内镜应用激光、微波及注射无水酒精等亦可取得根治效果。不能手术的贲门癌或幽门区癌所致的贲门或幽门梗阻，可行扩张术，放置内支架，解除梗阻，暂时改善生活质量。

3. 化学治疗

（1）目的：①使病灶局限，以提高手术切除率。②减少术中肿瘤癌细胞播散、种植的机会。③根治术后辅助化疗，以消灭可能存在的残留病灶，防治转移和复发。④姑息性手术治疗后，可控制病情发展，延长生存期。

（2）常用药物：氟尿嘧啶（5-FU）是胃癌化学治疗的基础药物，其通过改进型的衍生物使药效倍增，如卡培他滨、优福啶（UFT）等。联合化疗疗效优于单药，化疗方案依据患者一般情况治疗的耐受性等而决定。注意这些抗癌药物的毒性作用主要为消化道反应与造血系统抑制，还有肝脏损害、脱发与皮肤反应。

［常考考点］手术治疗是目前胃癌能达到治愈的主要治疗方法。

要点七　中医辨证论治

证型	辨证要点	治法	方剂
痰气交阻证	胸膈或胃脘满闷作胀或痛，胃纳减退，厌食肉食，或有吞咽哽噎不顺，呕吐痰涎，苔白腻，脉弦滑	理气化痰，消食散结	海藻玉壶汤加减
肝胃不和证	胃脘痞满，时时作痛，窜及两胁，嗳气频繁或进食发噎，舌质红，苔薄白或薄黄，脉弦	疏肝和胃，降逆止痛	柴胡疏肝散加减
脾胃虚寒证	胃脘隐痛，绵绵不断，喜按喜暖，食生冷痛剧，进热食则舒，时呕清水，大便溏薄，或朝食暮吐，暮食朝吐，面色无华，神疲肢凉，舌淡而胖，有齿痕，苔白滑润，脉沉细或沉缓	温中散寒，健脾益气	理中汤合四君子汤加减
胃热伤阴证	胃脘嘈杂灼热，痞满吞酸，食后痛胀，口干喜冷饮，五心烦热，便结尿赤，舌质红绛，舌苔黄糙或剥苔、无苔，脉细数	清热和胃，养阴润燥	玉女煎加减
瘀毒内阻证	脘痛剧烈或向后背放射，痛处固定、拒按，上腹肿块，肌肤甲错，眼眶呈暗黑，舌质紫暗或瘀斑，舌下脉络紫胀，脉弦涩	理气活血，软坚消积	膈下逐瘀汤加减

续表

证型	辨证要点	治法	方剂
痰湿阻胃证	脘膈痞闷，呕吐痰涎，进食发噎不利，口淡纳呆，大便时结时溏，舌体胖大有齿痕，苔白厚腻，脉滑	燥湿健脾，消痰和胃	开郁二陈汤加减
气血两虚证	神疲乏力，面色无华，少气懒言，动则气促，自汗，消瘦，舌苔薄白，舌质淡白，舌边有齿痕，脉沉细无力或虚大无力	益气养血，健脾和营	八珍汤加减

［常考考点］胃癌的辨证论治。

【知识纵横比较】

中西医结合内科学与外科学胃癌的证治比较

胃癌（中西医结合内科学）		胃癌（中西医结合外科学）	
证型	方剂	证型	方剂
痰气交阻证	海藻玉壶汤	—	—
肝胃不和证	柴胡疏肝散	肝胃不和证	逍遥散合旋覆代赭汤
脾胃虚寒证	理中汤合四君子汤	脾胃虚寒证	附子理中汤
胃热伤阴证	玉女煎	胃热伤阴证	竹叶石膏汤合玉女煎
瘀毒内阻证	膈下逐瘀汤	瘀毒内阻证	失笑散合膈下逐瘀汤
痰湿阻胃证	开郁二陈汤	脾虚痰湿证	参苓白术散合二陈汤
气血两虚证	八珍汤	气血双亏证	十全大补汤

【例题实战模拟】

A1 型题

1. 胃癌病位在胃，还与下列哪些脏腑关系密切

A. 肝、脾、肾　B. 肝、心、肾　C. 脾、肺、肾　D. 心、肺、肾　E. 心、脾、肾

2. 诊断胃癌最可靠的手段是

A. 胃液分析　B. 便隐血试验　C. 癌胚抗原测定　D. X 线检查　E. 胃镜 + 活检

3. 治疗胃癌痰气交阻证，应首选

A. 柴胡疏肝散加减　B. 理中汤合四君子汤加味　C. 海藻玉壶汤加减

D. 开郁二陈汤加减　E. 八珍汤加减

4. 怀疑胃溃疡恶变时的最佳处理措施是

A. 边治疗溃疡，边密切观察　B. 胃镜取活检明确诊断，指导治疗

C. 服中药活血化瘀，清热解毒　D. 立即化疗　E. 立即手术

5. 早期胃癌是指病变局限在

A. 黏膜层　B. 黏膜层和黏膜下层　C. 黏膜层和肌层

D. 肌层　E. 胃全层，未发生远处转移

【参考答案】

1. A　2. E　3. C　4. B　5. B

细目四　肝硬化

肝硬化是一种由多种病因引起的慢性肝病，以肝细胞广泛变性坏死，纤维组织弥漫性增生，再生结节形成导致肝小叶结构破坏和假小叶形成为特征的疾病。

本病与中医学中的“水臌”相类似，可归属于中医学“单腹胀”“鼓胀”等范畴。

要点一 西医病因与发病机制

1. 病因 我国以病毒性肝炎所致的肝硬化为主，西方国家以慢性酒精中毒多见。

（1）病毒性肝炎：主要为乙型肝炎病毒感染，通常经过慢性肝炎阶段演变为肝硬化，丙型、丁型也可发生。甲型和戊型病毒性肝炎除重症外，一般不发展为肝硬化。

（2）慢性酒精中毒：长期大量饮酒（一般为每日摄取酒精 80g 达 10 年以上），乙醇及其中间代谢产物乙醛的毒性作用，引起慢性酒精性肝炎，发展为酒精性肝硬化。

（3）非酒精性脂肪性肝炎：约 20% 的非酒精性脂肪性肝炎可发展为肝硬化。

（4）胆汁淤积：慢性持续性肝内胆汁淤滞或肝外胆管阻塞，高浓度、高压力的胆酸和胆红素刺激，可引起肝细胞变性、坏死和肝纤维组织增生，形成肝硬化。

（5）肝脏淤血：慢性充血性心力衰竭、缩窄性心包炎、肝静脉阻塞综合征等，致肝脏长期淤血缺氧，肝细胞坏死和结缔组织增生，形成淤血性（心源性）肝硬化。

（6）其他：遗传代谢性疾病，工业毒物或药物中毒性、自身免疫性慢性肝炎致肝硬化，血吸虫病性肝硬化，隐源性肝硬化。

2. 发病机制 不论引起肝硬化的病因如何，其病理变化和演变过程基本相同，主要包括以下 4 个方面：

（1）肝细胞广泛变性、坏死，肝小叶纤维支架塌陷。

（2）残存肝细胞无序性排列再生，形成不规则结节状肝细胞团即再生结节。

（3）在炎症的刺激下，自汇管区和肝包膜有大量纤维结缔组织增生，形成纤维束，从汇管区向另一汇管区或向肝小叶中央静脉延伸扩展，形成纤维间隔，包绕再生结节或将残存肝小叶重新改建分割成假小叶。一旦假小叶形成，标志病变已进展至肝硬化。

（4）由于上述病理变化反复进行，假小叶越来越多，造成肝脏内血循环的紊乱，表现为血管床缩小、闭塞或扭曲，血管受再生结节的挤压；肝内门静脉小支、肝静脉小支和肝动脉小支三者之间失去正常关系，并相互之间出现交通吻合支等。这些严重的肝血循环障碍，不仅是造成门静脉高压的病理基础，而且更加重肝细胞的营养障碍，最终发展至晚期肝硬化。

［常考考点］病毒性肝炎是我国肝硬化形成的最常见的病因。

要点二 中医病因病机

中医学认为，本病的形成多由酒食不节、情志失调、感染血吸虫、黄疸积聚等病迁延日久，引起肝、脾、肾亏损，气滞、血瘀、湿阻腹中所致。

1. 气滞湿阻 由于情志不畅，肝气郁结，横逆乘脾，脾运不健，湿阻中焦，浊气充塞。

2. 寒湿困脾 过食生冷，寒湿停滞中焦；或冒雨涉水，久居潮湿，寒湿内侵伤中，脾阳不振，寒湿停聚，水蓄不行。

3. 湿热蕴脾 感受湿热之邪，或过食辛辣肥甘，或嗜酒无度，酿成湿热，内蕴脾胃，湿热互结，浊水停聚。

4. 肝脾血瘀 肝气郁结，日久气滞血瘀，或湿热、寒湿停聚中焦，久则肝脾俱伤，气血凝滞。瘀血阻于肝脾脉络，血不利为水则致水气内聚。

5. 脾肾阳虚 脾肾久病，耗气伤阳，阳气不运，水寒之气不行。

6. 肝肾阴虚 久病失调，阴液亏虚；或情志内伤，阳亢耗阴；或房事不节，肾精耗损。肝肾阴虚，津液不能输布，水液停聚中焦，血瘀不行。

本病病变脏腑在肝，与脾、肾密切相关；初起在肝、脾，久则及肾。基本病机为肝、脾、肾三脏功能失调，气滞、血瘀、水停腹中；病机特点为本虚标实。本病晚期水湿郁而化热蒙蔽心神，引动肝风，迫血妄行，出现神昏、痉厥、出血等危象。

［常考考点］本病病变脏腑在肝，与脾、肾密切相关；初起在肝、脾，久则及肾。基本病机为肝、脾、肾三脏功能失调，气滞、血瘀、水停腹中；病机特点为本虚标实。

要点三 临床表现与并发症

（一）肝功能代偿期

临床症状较轻，且缺乏特异性，体征多不明显，可有肝大及质地改变，部分有脾肿大、肝掌和蜘蛛痣。肝功能正常或有轻度异常。

（二）肝功能失代偿期

1. 肝功能减退的临床表现

（1）全身症状：一般情况与营养状况较差，消瘦乏力，精神不振，严重者卧床不起，皮肤粗糙，面色晦暗、黝黑呈肝病面容，部分有不规则低热和黄疸。

（2）消化道症状：常见食欲减退，厌食，勉强进食后上腹饱胀不适，恶心呕吐，腹泻等。上述症状的产生与胃肠道淤血、水肿、炎症，消化吸收障碍和肠道菌群失调有关。

（3）出血倾向及贫血：出血是由于肝功能减退合成凝血因子减少，脾功能亢进和毛细血管脆性增加等原因造成。2/3 患者有轻到中度贫血，系营养缺乏、肠道吸收障碍、胃肠道出血和脾功能亢进等因素引起。

（4）内分泌紊乱：肝功能减退时，对内分泌激素灭活作用减弱，主要有雌激素、醛固酮及抗利尿激素增多。由于雄、雌激素平衡失调，男性患者常有性欲减退、睾丸萎缩、毛发脱落及乳房发育等；女性患者有月经不调、闭经、不孕等。蜘蛛痣及肝掌的出现一般认为与雌激素增多有关。醛固酮增多使远端肾小管对钠重吸收增加，抗利尿激素增多使集合管对水分吸收增加，钠、水潴留使尿量减少和浮肿，对腹水的形成和加重也起重要促进作用。糖皮质激素减少，可引起皮肤色素沉着，尤其是面部黝黑。

2. 门静脉高压症的临床表现

（1）脾肿大：主要由于门静脉压增高后脾脏慢性淤血，脾索纤维组织增生所致。

（2）侧支循环的建立和开放：临床上三大重要的侧支开放为食管下段与胃底静脉曲张、腹壁静脉曲张、痔静脉曲张。

（3）腹水：是肝硬化代偿功能减退最突出的体征。提示已属失代偿期。其发生机制比较复杂，最基本因素是门静脉高压、肝功能障碍、血浆胶体渗透压降低等。

［常考考点］门静脉高压症的临床表现是脾肿大、侧支循环的建立和开放、腹水。

（三）并发症

1. 上消化道出血 是肝硬化最常见的并发症。多由食管下端、胃底静脉曲张破裂所致，多为突发的大量呕血或黑便，常引起失血性休克或诱发肝性脑病。部分患者系并发急性胃黏膜病变或消化性溃疡所致。

2. 肝性脑病 是肝硬化最严重的并发症，亦是最常见的死亡原因。主要临床表现为性格行为失常、意识障碍、昏迷。

3. 感染 自发性腹膜炎是常见且严重的并发症。肝硬化失代偿期由于免疫功能低下，以及门体静脉间侧支循环的建立，增加了病原微生物进入人体的机会，故易并发细菌感染。自发性腹膜炎多为革兰阴性杆菌引起，表现为发热、腹痛、腹部压痛和反跳痛，腹水迅速增长，严重者可引发脓毒性休克。

4. 原发性肝癌 肝硬化易并发肝癌，10% ～ 25% 的肝癌是在肝硬化基础上发生的。当患者出现肝区疼痛、肝大、血性腹水、无法解释的发热时要考虑此病。

5. 肝肾综合征 指发生在严重肝病基础上的肾衰竭，但肾脏本身并无器质性损害，又称功能性肾衰竭。主要见于合并顽固性腹水的晚期肝硬化或急性肝功能衰竭的患者。其临床特征为自发性少尿或无尿、氮质血症、稀释性低钠血症和低尿钠。此时，肾脏无器质性病变，故亦称为功能性肾功能衰竭。

6. 电解质和酸碱平衡紊乱 常见的电解质紊乱有低钠血症、低钾低氯血症与代谢性碱中毒。

［常考考点］肝硬化常见的并发症，其中上消化道出血是肝硬化最常见的并发症；肝性脑病是肝硬化最严重的并发症，亦是最常见的死亡原因。

要点四　实验室检查及其他检查

1. 血常规　在代偿期多正常，失代偿期有不同程度的贫血。脾功能亢进时，白细胞及血小板计数均见减少，后者减少尤为明显。

2. 尿常规　代偿期一般无明显变化，失代偿期有时可有蛋白尿、管型和血尿。有黄疸时可出现胆红素，并有尿胆原增加。

3. 肝功能试验

（1）血清酶学：转氨酶升高与肝脏炎症、坏死相关。GGT 及 ALP 也可有轻至中度升高。

（2）蛋白质代谢：肝功能受损时，白蛋白与球蛋白比值（A/G）降低或倒置。

（3）凝血酶原时间：肝功能代偿期多正常，失代偿期则有不同程度延长。

（4）胆红素代谢：失代偿期血清胆红素半数以上增高，有活动性肝炎或胆管阻塞时，直接胆红素可以增高。

4. 腹水检查　腹水呈淡黄色漏出液，外观透明。如并发腹膜炎时，其透明度降低，比重增高，利凡他试验阳性，白细胞数增多，腹水培养可有细菌生长。腹水呈血性应高度怀疑癌变，应做细胞学检查。

5. 影像学检查

（1）X 线检查：食管静脉曲张时，呈现虫蚀状或蚯蚓状充盈缺损，以及纵行黏膜皱襞增宽。胃底静脉曲张时，可见菊花样缺损。

（2）CT 和 MRI 检查：早期肝大，晚期缩小，肝左、右叶比例失调，右叶萎缩，左叶代偿性增大，肝表面不规则，脾肿大，腹水等。

（3）超声检查：B 型超声检查可显示肝大小、外形改变和脾肿大，门静脉高压时门静脉主干内径增宽，有腹水时可在腹腔内见到液性暗区。彩色多普勒可显示肝内血流动力学改变。

6. 内镜检查　纤维胃镜可直接观察食管及胃底静脉曲张的程度与范围，其准确率较 X 线高。在并发上消化道出血时，急诊胃镜可查明出血部位，并进行治疗。

7. 腹腔镜检查　可直接观察肝脏表面、色泽、边缘及脾脏情况，并可在直视下进行有选择性的穿刺活检。

8. 肝活组织检查　有确诊价值，尤其适用于代偿期肝硬化的早期诊断、肝硬化结节与小肝癌鉴别及鉴别诊断有困难的其他情况者。

[常考考点] 肝硬化的实验室阳性结果，其中肝活组织检查有确诊价值。

要点五　诊断与鉴别诊断

（一）肝硬化诊断依据

1. 主要指征　①内镜或食管吞钡 X 线检查发现食管静脉曲张。② B 超提示肝回声明显增强、不均、光点粗大；或肝表面欠光滑，凹凸不平或呈锯齿状；或门静脉内径＞ 13mm；或脾脏增大，脾静脉内径＞ 8mm。③腹水伴腹壁静脉怒张。④ CT 显示肝外缘结节状隆起，肝裂扩大，尾叶 / 右叶比例＞ 0.05，脾大。⑤腹腔镜或肝穿刺活组织检查诊为肝硬化。以上除⑤外，其他任何一项结合次要指征，可以确诊。

2. 次要指征　①化验：一般肝功能异常（A/G 倒置、蛋白电泳 A 降低、γ-GT 升高、血清胆红素升高、凝血酶原时间延长等），或 HA、PⅢP、MAO、ADA、LN 增高。②体征：肝病面容（脸色晦暗无华），可见多个蜘蛛痣，色暗，肝掌，黄疸，下肢水肿，肝脏质地偏硬，脾大，男性乳房发育。以上化验及体征所列，不必悉具。

（二）病因诊断依据

1. 肝炎后肝硬化　需有 HBV（任何一项）或 HCV（任何一项）阳性，或有明确重症肝炎史。

2. 酒精性肝硬化　需有长期大量嗜酒史（每天 80g，10 年以上）。

3. 血吸虫性肝纤维化　需有慢性血吸虫史。

4. 其他病因引起的肝硬化　需有相应的病史及诊断，如长期右心衰或下腔静脉阻塞、长期使用损肝药物、自身免疫性疾病、代谢障碍性疾病等。

对代偿期患者的诊断常不容易，因临床表现不明显，对怀疑者应定期追踪观察，必要时进行肝穿刺活组织病理检测才能确诊。

[常考考点] 肝硬化的诊断依据。

（三）鉴别诊断

1. 肝、脾肿大的鉴别 与血液病、代谢性疾病的肝、脾肿大相鉴别，必要时做肝活检。

2. 腹腔积液的鉴别 如结核性腹膜炎、慢性肾小球肾炎、缩窄性心包炎、腹内肿瘤、卵巢癌等。肝硬化腹腔积液为漏出液，合并自发性腹膜炎为渗出液，以中性粒细胞增多为主；结核性腹膜炎为渗出液，腺苷脱氨酶（ADA）增高；肿瘤性腹腔积液比重介于渗出液和漏出液之间，腹腔积液 LDH/ 血液 LDH > 1，可找到肿瘤细胞。腹腔积液检查不能明确诊断时，可行腹腔镜检查，常有助于鉴别。

3. 肝硬化并发症的鉴别诊断 如上消化道出血、自发性腹膜炎、肝性脑病、肝肾综合征等。

要点六　西医治疗

1. 一般治疗

（1）休息：代偿期宜适当减少活动，可参加轻体力工作；失代偿期应卧床休息。

（2）饮食：食用高热量、高蛋白、富含维生素、易消化食物，禁酒，避免食用粗糙、坚硬食物；肝功严重损坏或有肝性脑病先兆者应限制或禁食蛋白；慎用巴比妥类镇静药，禁用损害肝脏药物；腹水者应少盐或无盐。

（3）支持治疗。

2. 药物治疗

（1）保护肝细胞的药物：水飞蓟素等。

（2）维生素类药物。

（3）慎用损伤肝脏药物，避免不必要、疗效不明确的药物，减轻肝脏负担。

（4）肝硬化应酌情抗病毒治疗。

3. 腹水的治疗

（1）限制钠、水的摄入。

（2）利尿剂：临床常用醛固酮拮抗剂螺内酯与呋塞米联合应用。两者用药比例为 100mg : 40mg，宜从小剂量开始。利尿剂使用以体重每天下降不超过 0.5kg 为宜。

（3）提高血浆胶体渗透压：每周定期、少量、多次静脉输注白蛋白、血浆或新鲜血液。

（4）放腹水同时补充白蛋白：对于难治性腹水患者，可采用放腹水加输注白蛋白的疗法。

（5）腹水浓缩回输：适用于难治性腹水，特别适用于肝硬化腹水伴肾功能不全者。

（6）手术治疗：腹腔 – 颈静脉引流，经颈静脉肝内门体分流术、脾切除等。

4. 并发症的治疗

（1）上消化道出血：参见“上消化道出血”。

（2）肝性脑病：主要是减少氨的来源，减少氨产生，增加排出如使用导泻、降氨药，调节水电解质平衡，应避免使用镇静剂等。

（3）肝肾综合征：①早期预防和消除诱发肝肾衰竭的因素。②避免使用损害肾脏的药物。③静脉输入右旋糖酐、白蛋白或浓缩腹水回输，提高有效循环血容量，改善肾血流。④使用血管活性药物，能改善血流量，增加肾小球滤过率，降低肾小管阻力。

（4）自发性腹膜炎：一旦诊断成立，应早期、联合、足量的抗感染药物治疗。应优先选用针对革兰阴性杆菌并兼顾革兰阳性球菌的抗感染药物，并根据细菌培养结果调整药物。抗菌治疗要早期、联合、足量使用。

[常考考点] 肝硬化的西医治疗及腹水的处理。

要点七　中医辨证论治

证型	辨证要点	治法	方剂
气滞湿阻证	腹大胀满，按之软而不坚，胁下胀痛，饮食减少，食后胀甚，得嗳气或矢气稍减，小便短少，舌苔薄白腻，脉弦	疏肝理气，健脾利湿	柴胡疏肝散合胃苓汤加减
寒湿困脾证	腹大胀满，按之如囊裹水，甚则颜面微浮，下肢浮肿，怯寒懒动，精神困倦，脘腹痞胀，得热则舒，食少便溏，小便短少，舌苔白滑或白腻，脉缓或沉迟	温中散寒，行气利水	实脾饮加减
湿热蕴脾证	腹大坚满，脘腹撑急，烦热口苦，渴不欲饮，或有面目肌肤发黄，小便短黄，大便秘结或溏滞不爽，舌红，苔黄腻或灰黑，脉弦滑数	清热利湿，攻下逐水	中满分消丸合茵陈蒿汤加减
肝脾血瘀证	腹大胀满，脉络怒张，胁腹刺痛，面色晦暗黧黑，胁下癥块，面颈胸壁等处可见红点赤缕，手掌赤痕，口干不欲饮，或大便色黑，舌质紫暗，或有瘀斑，脉细涩	活血化瘀，化气行水	调营饮加减
脾肾阳虚证	腹大胀满，形如蛙腹，朝宽暮急，神疲怯寒，面色苍黄或白，脘闷纳呆，下肢浮肿，小便短少不利，舌淡胖，苔白滑，脉沉迟无力	温肾补脾，化气利水	附子理中汤合五苓散加减
肝肾阴虚证	腹大胀满，甚或青筋暴露，面色晦滞，口干舌燥，心烦失眠，牙龈出血，时或鼻衄，小便短少，舌红绛少津，少苔或无苔，脉弦细数	滋养肝肾，化气利水	一贯煎合膈下逐瘀汤加减

［常考考点］肝硬化的辨证论治。

【例题实战模拟】

A1 型题

1. 患者肝硬化多年，1 个月前出现血性腹水，持续腹痛，不规则发热，应首选考虑可能并发
   A. 腹膜炎　B. 肝肾综合征　C. 原发性肝癌　D. 门静脉血栓形成　E. 结核性腹膜炎
2. 对早期肝硬化有确诊意义的检查是
   A. B 型超声　B. 食管钡餐造影　C. CT　D. 血清蛋白电泳　E. 肝穿刺活体组织学检查
3. 中医学认为肝硬化之病位主要在
   A. 肝、胆、脾、胃　B. 肝、胆、肺、肾　C. 肝、心、脾、肾
   D. 肝、脾、肾　E. 肝、心、脾
4. 治疗肝硬化湿热蕴脾证，应首选
   A. 柴胡疏肝散合胃苓汤加减　B. 实脾饮加减　C. 中满分消丸合茵陈蒿汤加减
   D. 附子理中汤合五苓散加减　E. 一贯煎合膈下逐瘀汤加减
5. 肝硬化代偿期可出现
   A. 出血倾向和贫血　B. 腹水　C. 食管静脉曲张　D. 肝脏缩小　E. 肝脾肿大

【参考答案】

1. C　2. E　3. D　4. C　5. E

细目五　原发性肝癌

原发性肝癌指肝细胞或肝内胆管细胞发生的癌肿，是我国常见的恶性肿瘤之一。其死亡率在消化系统恶性肿瘤中列第三位，仅次于胃癌和食管癌。

本病归属于中医学“肝积”“肥气”“鼓胀”“癖黄”等范畴。

要点一　西医病因病理

（一）病因

1. 病毒性肝炎　在我国，慢性病毒性肝炎是原发性肝癌最主要的病因。原发性肝癌患者中约 1/3 有慢性肝炎史。

2. 肝硬化　原发性肝癌合并肝硬化者占 50% ～ 90%。

3. 黄曲霉素 粮油、食品受黄曲霉素 B_1 污染严重的地区，肝癌的发病率较高。

4. 饮用水污染 蓝绿藻产生藻类毒素污染水源，与肝癌发病可能有关。

5. 遗传因素 肝癌的家族聚集现象是否与遗传有关，还待进一步研究。

6. 其他 如接触化学致癌物、华支睾肝吸虫感染等。

（二）病理

1. 大体形态分型 ①块状型：最多见。②结节型。③弥漫型：此型最少见。④小癌型。

2. 细胞分型 ①肝细胞型。②胆管细胞型。③混合型。

3. 转移途径

（1）肝内转移：肝癌最早在肝内发生转移。

（2）肝外转移：①血行转移：最常见的转移部位是肺。②淋巴转移：最常转移到肝门淋巴结。③种植转移少见。

[常考考点] 慢性病毒性肝炎是原发性肝癌最主要的病因。血行转移最常见的转移部位是肺，淋巴转移最常转移到肝门淋巴结。

要点二 中医病因病机

中医学认为，本病主要由情志郁结、饮食所伤、病后体虚、黄疸等经久不愈，以致肝脾受损，脏腑失和，气机阻滞，瘀血内停，凝聚日久，积而成块。

1. 气滞血瘀 情志不畅，肝气失于条达，阻于胁络，肝郁日久，气滞血瘀，脉络不和，积而成块。

2. 湿热瘀毒 外感湿热疫毒，或酒食所伤，湿热内生，蕴结肝胆，阻滞气机，气滞血瘀，积块乃成。

3. 肝肾阴虚 久病失调，阴液亏虚，或情志内伤，阳亢阴耗。肝肾阴虚，津液不能输布，水液停聚中焦，血瘀不行，积而成块。

本病病位主要在肝，易损及脾土。基本病机为正气亏虚，邪毒凝结于内。本病初起，气滞血瘀，邪气壅实，正气未虚，病理性质多属实；日久病势渐深，正气耗伤，可转为虚实夹杂之证；病至后期，气血衰少，体质羸弱，则往往转以正虚为主。

[常考考点] 本病病位主要在肝，易损及脾土。基本病机为正气亏虚，邪毒凝结于内。

要点三 临床表现

1. 肝区疼痛 是肝癌最常见的症状，多呈持续性胀痛或钝痛。

2. 肝大 肝呈进行性增大，质地坚硬，表面凹凸不平，有大小不等的结节或巨块，边缘钝而不整齐，常有不同程度压痛。

3. 黄疸 一般出现在晚期，可因肝细胞损害而引起，也可因癌块压迫或侵犯肝门附近的胆管，或癌组织和血块脱落引起胆道梗阻所致。

4. 肝硬化征象 可有脾大、腹水、门静脉侧支循环形成等表现。

5. 全身表现 有进行性消瘦、发热、食欲不振、乏力、营养不良和恶病质等。

6. 转移灶症状 胸腔转移以右侧多见，可有胸水征；骨骼或脊柱转移，可有局部压痛或神经受压症状；颅内转移癌可有神经定位体征。

7. 并发症

（1）肝性脑病：是最严重的并发症，见于肝癌终末期，约 1/3 的肝癌患者因此而死亡。

（2）上消化道出血：由肝癌并发肝硬化引起，有 15% 的肝癌患者因此而死亡。

（3）肝癌结节破裂出血：约有 10% 的肝癌患者因此而致死。

（4）继发性感染：因长期消耗或因放射、化学治疗而致白细胞减少，抵抗力下降，加之长期卧床等因素，易并发各种感染，如肺炎、败血症、肠道感染等。

[常考考点] 肝区疼痛是肝癌最常见的症状；肝性脑病是最严重的并发症。

要点四 实验室检查及其他检查

1. 肿瘤标记物检测 甲胎蛋白（AFP）目前仍是原发性肝癌特异性的标记物和主要诊断指标，现已广泛用于肝细胞癌的普查、诊断、疗效判断和预测复发。

2. 超声显像 B型超声显像是目前肝癌筛查的首选检查方法。

3. 电子计算机X线体层显像（CT） 是肝癌诊断的重要手段。可显示直径2cm以上的肿瘤，如结合肝动脉造影（CTA）或造影时肝动脉内注射碘油对1cm以下肿瘤的检出率可达80%以上，因此是目前诊断小肝癌和微小肝癌的最佳方法。

4. 磁共振显像（MRI） 能清楚显示肝细胞癌内部结构特征，对显示子瘤和瘤栓有价值。

5. 肝动脉造影 常用于诊断小肝癌，有一定创伤性，不列为首选。

6. 肝穿刺活检 在超声或CT引导下用细针穿刺病变部位，吸取病变组织进行病理学检查，阳性者即可确诊。

[常考考点] 甲胎蛋白（AFP）是原发性肝癌特异性的标记物和主要诊断指标。B超是肝癌筛查的首选方法。CT是诊断小肝癌和微小肝癌的最佳方法。

要点五 诊断与鉴别诊断

（一）诊断依据

1. 非侵入性诊断标准

（1）影像学标准：两种影像学检查均显示有＞2cm的肝癌特征性占位病变。

（2）影像学结合AFP标准：一种影像学检查显示有＞2cm的肝癌特征性占位病变，同时伴有AFP ≥ 400μg/L（排除活动性肝炎、妊娠、生殖系胚胎源性肿瘤及转移性肝癌）。

2. 组织学诊断标准 肝组织学检查证实原发性肝癌。对影像学尚不能确定诊断的≤ 2cm的肝内结节应通过肝穿刺活检证实原发性肝癌的组织学特征。

（二）鉴别诊断

1. 继发性肝癌 肝外癌灶转移至肝者，一般病情发展较缓慢，症状较轻，AFP检测除少数原发癌在消化道的病例可呈阳性外，一般为阴性。但确诊的关键仍在于病理检查和找到肝外原发癌的证据。

2. 肝硬化 若肝硬化病例有明显的肝大、质硬的大结节，或肝萎缩变形而影像学检查又发现占位性病变，肝癌的可能性很大。

3. 活动性肝病 肝病（急、慢性肝炎）活动时血清AFP往往呈短期升高，应定期多次测定血清AFP和ALT进行分析。

4. 肝脓肿 一般有明显的炎症表现，肿大的肝脏表面平滑无结节，触痛明显，白细胞计数升高，超声检查可探得肝内液性暗区。

5. 肝非癌性占位性病变 肝血管瘤、多囊肝、包虫病等可用CT、放射性核素血池扫描、MRI、超声等检查帮助诊断。

[常考考点] 肝癌的诊断标准。

要点六 西医治疗

肝癌早期以手术切除为主，中晚期宜采用包括手术、化疗、介入、中医药、生物免疫调节等综合疗法。在确定治疗方案前，必须对疾病分期、个体差异、手术范围等进行综合评价。

1. 外科治疗 外科治疗手段主要是肝切除和肝移植手术。一般认为，对于局限性肝癌，如果患者不伴有肝硬化，则应首选肝切除术；如果合并肝硬化，肝功能失代偿（Child–Pugh C级），且符合移植条件，应该首选肝移植术。尽管外科手术是首选治疗方法，但由于确诊时大部分患者已达中晚期，多数失去手术机会。据统计，仅约20%的肝癌患者适合手术。

2. 介入治疗 介入治疗是肝癌的主要治疗方法，经导管动脉灌注化学治疗和栓塞治疗是应用最多的介入治疗方法。目前认为，早、中期肝癌患者应列为介入治疗的主要对象，待介入治疗后可酌情行外科手术切除。

3. 局部消融治疗 指在影像技术引导下局部直接杀灭肿瘤的一类治疗手段，目前以射频、微波消融和无水酒精注射最为常用。通常适用于单发肿瘤，最大直径≤ 5cm；或肿瘤数目≤ 3 个，且最大直径≤ 3mm；无血管、胆管和邻近器官侵犯，以及远处转移；肝功能分级为 Child–Pugh A 或 B 级，或经内科保肝治疗达到该标准。

4. 靶向治疗 近年来，分子靶向药物的临床应用为肝癌的治疗带来了新突破。索拉非尼是一种口服的多靶点、多激酶抑制剂，既可通过抑制血管内皮生长因子受体（VEGFR）和血水板衍生生化因子受体（PDGFR）阻断肿瘤血管生成，又可通过阻断 Raf/MEK/ERK 信号传导通路，抑制肿瘤细胞增殖，发挥双重抑制、多靶点阻断的抗 HCC 作用。

[常考考点] 手术切除仍是目前根治原发性肝癌的最好方法。

要点七 中医辨证论治

证型	辨证要点	治法	方剂
气滞血瘀证	两胁胀痛，腹部结块，推之不移，脘腹胀闷，纳呆乏力，嗳气泛酸，大便不实，舌质红或暗红，有瘀斑，苔薄白或薄黄，脉弦或涩	疏肝理气，活血化瘀	逍遥散合桃红四物汤加减
湿热瘀毒证	胁下结块坚实，痛如锥刺，脘腹胀满，目肤黄染，逐渐加深，面色晦暗，肌肤甲错，或高热烦渴，口苦咽干，小便黄赤，大便干黑，舌质红有瘀斑，苔黄腻，脉弦数或涩	清利湿热，化瘀解毒	茵陈蒿汤合鳖甲煎丸加减
肝肾阴虚证	腹大胀满，积块膨隆，形体羸瘦，潮热盗汗，头晕耳鸣，腰膝酸软，两胁隐隐作痛，小便短赤，大便干结，舌红少苔或光剥有裂纹，脉弦细或细数	养阴柔肝，软坚散结	滋水清肝饮合鳖甲煎丸加减

[常考考点] 原发性肝癌的辨证论治。

【知识纵横比较】

中西医结合内科学与外科学原发性肝癌的证治比较

原发性肝癌（中西医结合内科学）		原发性肝癌（中西医结合外科学）	
证型	方剂	证型	方剂
气滞血瘀证	逍遥散合桃红四物汤	气滞血瘀证	小柴胡汤合大黄䗪虫丸
湿热瘀毒证	茵陈蒿汤合鳖甲煎丸	肝胆湿热证	茵陈蒿汤合鳖甲煎丸
肝肾阴虚证	滋水清肝饮合鳖甲煎丸	肝肾阴虚证	青蒿鳖甲汤合一贯煎
—	—	脾虚湿困证	四君子汤合逍遥散

【例题实战模拟】

A1 型题

1. 治疗原发性肝癌湿热瘀毒证，应首选
   A. 逍遥散合桃红四物汤加减　B. 茵陈蒿汤合鳖甲煎丸加减　C. 犀角地黄汤加减
   D. 失笑散合丹参饮加减　E. 柴胡疏肝散加减

2. 原发性肝癌肝肾阴虚证的治法是
   A. 疏肝理气，活血化瘀　B. 清利湿热，化瘀解毒　C. 养阴柔肝，软坚散结
   D. 补气温阳，化瘀解毒　E. 益气养阴，化瘀解毒

A2 型题

3. 患者，诊断为原发性肝癌，症见两胁胀痛，腹部结块，推之不移，脘腹胀闷，纳呆乏力，嗳气泛酸，大便不实，舌质暗红，有瘀斑，苔薄白，脉弦涩。适宜的方剂是
   A. 小柴胡汤合大黄䗪虫丸加减　B. 逍遥散合桃红四物汤加减　C. 茵陈蒿汤合鳖甲煎丸加减
   D. 滋水清肝饮合鳖甲煎丸加减　E. 柴胡疏肝散加减

B1 型题

A. 疏肝理气，活血化瘀　B. 清热利湿，化瘀解毒　C. 养阴清热，解毒祛瘀
D. 理气化痰，消食散结　E. 温中散寒，健脾调胃

4. 治疗原发性肝癌湿热瘀毒证，应首选
5. 治疗原发性肝癌气滞血瘀证，应首选

【参考答案】

1. B　2. C　3. B　4. B　5. A

细目六　溃疡性结肠炎

溃疡性结肠炎是一种直肠和结肠慢性非特异性炎症性疾病，病变主要累及大肠黏膜和黏膜下层。主要表现为腹泻、腹痛和黏液脓血便。

本病与中医学中的“大瘕泻”相似，归属于中医学“泄泻”“肠风”等范畴。

要点一　西医病因病理

1. 病因　尚未完全明确，大多数学者认为本病的发病既有自身免疫机制的参与，又有遗传因素作为背景，感染和精神因素是诱发因素。

2. 病理

(1) 病变部位：主要位于直肠和乙状结肠，一般局限于大肠黏膜和黏膜下层。
(2) 病变特点：弥漫性、连续性。
(3) 镜检：可见黏膜及黏膜下层有淋巴细胞、浆细胞、嗜酸及中性粒细胞浸润。

[常考考点] 溃疡性结肠炎病位主要位于直肠和乙状结肠。

要点二　中医病因病机

本病中医病因主要为先天禀赋不足、素体脾胃虚弱、饮食不节、情志失调以及感受外邪等，在这些病因的作用和影响下，发生脏腑功能失常，气机紊乱，湿热内蕴，肠络受损，久而由脾及肾，气滞血瘀，寒热错杂。

1. 湿热内蕴　饮食不节，湿热内生，壅滞肠中，气机不畅，传导失常；或湿热熏灼肠道，脂络受伤，气血瘀滞，化为脓血。

2. 脾胃虚弱　脾胃运化不健，致水反成湿，谷反成滞，湿滞不去，清浊不分，混杂而下，遂成泄泻。

3. 脾肾阳虚　先天禀赋不足；或年老体弱，命门火衰；或病久脾虚中寒，损及肾阳，致脾土失于温煦，运化失司，寒湿留滞。

4. 肝郁脾虚　七情内伤，肝失条达，横逆侮脾，失其健运。

5. 阴血亏虚　素体阴虚，感邪而病，病久伤阴，阴血不足，阴虚火旺。

6. 气滞血瘀　情志不畅，日久气机郁滞不通，肝气犯脾，气滞而致血瘀。

本病是以脾胃虚弱为本，以湿热蕴结、瘀血阻滞、痰湿停滞为标的本虚标实病证。病初与脾、胃、肠有关，后期涉及肾脏。

[常考考点] 溃疡性结肠炎以脾胃虚弱为本，以湿热蕴结、瘀血阻滞、痰湿停滞为标，总属本虚标实病证。

要点三　临床表现

(一) 症状

1. 消化系统表现

(1) 腹泻和黏液脓血便：腹泻主要与炎症导致大肠黏膜对水钠吸收障碍以及结肠运动功能失常有

关；黏液脓血便是本病活动期的重要表现；大便次数及便血的程度反映病情轻重，粪质亦与病情轻重有关。

（2）腹痛：有“疼痛→便意→便后缓解”的规律，可伴腹胀、食欲不振、恶心及呕吐。若并发中毒性巨结肠或炎症波及腹膜，有持续性剧烈腹痛。

2. 全身症状 中、重型患者活动期常有低至中度发热，高热多提示有合并症或为急性暴发型，重症或病情持续活动可出现衰弱、消瘦、贫血、低蛋白血症、水与电解质平衡紊乱等表现。

3. 肠外表现

（1）外周关节炎、结节性红斑、坏疽性脓皮病、巩膜外层炎、前葡萄膜炎、口腔复发性溃疡等，在结肠炎控制或结肠切除后可以缓解或恢复。

（2）强直性脊柱炎、原发性硬化性胆管炎及少见的淀粉样变性等，与溃疡性结肠炎共存，但与溃疡性结肠炎病情变化无关。

（二）体征

（1）轻、中型：左下腹有轻压痛，部分病人可触及痉挛或肠壁增厚的乙状结肠或降结肠。

（2）重型和暴发型：可有明显鼓肠、腹肌紧张、腹部压痛及反跳痛。

（3）急性期或急性发作期：常有低度或中度发热，重者可有高热及心动过速。

（4）其他：可有关节、皮肤、眼、口及肝、胆等肠外表现。

（三）临床分型

按病程、程度、范围及病期进行综合证型。

1. 据病程经过分型

①初发型：指无既往史的首次发作。

②慢性复发型：最多见，发作期与缓解期交替。

③慢性持续型：症状持续，间以加重的急性发作。

④急性暴发型：起病急，病情重，毒血症明显，可伴中毒性结肠扩张、肠穿孔、败血症等。

2. 据病情程度分型

①轻型：腹泻每日 4 次以下，便血轻或无，无发热，脉快，贫血无或轻，血沉正常。

②中型：介于轻型与重型之间，腹泻每日 4 次或以上，仅有轻微全身表现。

③重型：腹泻每日 6 次以上，有明显黏液血便，体温＞ 37.7℃持续 2 天以上，脉搏＞ 90 次 / 分；血红蛋白≤ 75g/L，血沉＞ 30mm/h，血清白蛋白＜ 30g/L；体重短期内明显减轻。

3. 据病变范围分型 分为直肠炎、直肠乙状结肠炎、左半结肠炎（结肠脾曲以远）、广泛性结肠炎或全结肠炎（扩展至结肠脾曲以近或全结肠）。

4. 据病期分型 分为活动期和缓解期。

［常考考点］溃疡性结肠炎的典型症状和体征。

要点四　实验室检查及其他检查

1. 血液检查 可有轻、中度贫血。重症患者白细胞计数增高，红细胞沉降率加速。严重者血清白蛋白及钠、钾、氯降低。缓解期如有血清 α_2 球蛋白增加、γ 球蛋白降低常是病情复发的先兆。

2. 粪便检查 活动期有黏液脓血便，反复检查包括常规、培养、孵化等均无特异病原体发现，如阿米巴包囊、血吸虫卵等。

3. 纤维结肠镜检查 是最有价值的诊断方法，通过结肠黏膜活检，可明确病变的性质。病变多从直肠开始，呈连续性、弥漫性分布，表现为：①黏膜血管纹理模糊、紊乱，黏膜充血、水肿、易脆、出血及有脓性分泌物附着，亦常见黏膜粗糙，呈细颗粒状。②病变明显处可见弥漫性多发糜烂或溃疡。③慢性病变者可见结肠袋囊变浅、变钝或消失，假息肉及桥形黏膜等。

4. 钡剂灌肠检查 为重要的诊断方法。主要改变为：①黏膜粗乱和（或）颗粒样改变。②肠管边缘呈锯齿状或毛刺样，肠壁有多发性小充盈缺损。③肠管短缩，袋囊消失呈铅管样。重型或暴发型病例一般不宜做本检查，以免加重病情或诱发中毒性巨结肠。

5. 黏膜组织学检查 有活动期和缓解期的不同表现。

（1）活动期：①固有膜内有弥漫性、慢性炎症细胞及中性粒细胞、嗜酸性粒细胞浸润。②隐窝有急性炎症细胞浸润，尤其是上皮细胞间有中性粒细胞浸润及隐窝炎，甚至形成隐窝脓肿，可有脓肿溃入固有膜。③隐窝上皮增生，杯状细胞减少。④可见黏膜表层糜烂、溃疡形成和肉芽组织增生。

（2）缓解期：①中性粒细胞消失，慢性炎症细胞减少。②隐窝大小、形态不规则，排列紊乱。③腺上皮与黏膜肌层间隙增大。④潘氏细胞化生。

6. 免疫学检查 IgG、IgM 可稍有增加，抗结肠黏膜抗体阳性，T 淋巴细胞与 B 淋巴细胞比率降低，血清总补体活性增高。

［常考考点］溃疡性结肠炎纤维结肠镜检查和钡剂灌肠检查的表现及临床价值。

要点五 诊断与鉴别诊断

（一）诊断标准

符合以下 3 条，可诊断为溃疡性结肠炎：

1. 具有持续或反复发作腹泻和黏液血便、腹痛，伴（或不伴）不同程度全身症状。

2. 排除细菌性痢疾、阿米巴痢疾、慢性血吸虫病、肠结核等感染性肠炎及克罗恩病、缺血性肠炎、放射性肠炎等。

3. 具有结肠镜检查特征性改变中至少 1 项及黏膜活检或具有 X 线钡剂灌肠检查征象中至少 1 项：

（1）结肠镜检查特征：①黏膜血管纹理模糊、紊乱或消失，黏膜充血、水肿、易脆、出血和有脓性分泌物附着，亦常见黏膜粗糙，呈细颗粒状。②病变明显处可见弥漫性、多发性糜烂或溃疡。③缓解期患者可见结肠袋囊变浅、变钝或消失以及假息肉和桥形黏膜等。

（2）钡剂灌肠检查征象：①黏膜粗乱和（或）颗粒样改变。②肠管边缘呈锯齿状或毛刺样，肠壁有多发性小充盈缺损。③肠管短缩，袋囊消失呈铅管样。

［常考考点］溃疡性结肠炎的诊断标准。

（二）鉴别诊断

1. 慢性细菌性痢疾 有急性菌痢病史，粪便分离出痢疾杆菌，结肠镜检查取黏液脓性分泌物培养的阳性率较高，抗菌药物治疗有效。

2. 阿米巴肠炎 主要侵及右侧结肠，也可累及左侧。结肠溃疡较深，边缘潜行，溃疡间结肠黏膜正常。粪便或结肠镜溃疡处取活检，可发现阿米巴的包囊或滋养体。抗阿米巴治疗有效。

3. 大肠癌 多见于中年之后，肛门指检可触及包块，纤维结肠镜检、X 线钡剂灌肠检查对鉴别有价值。

4. 克罗恩病 与溃疡性结肠炎同属炎症性肠病，为一种慢性肉芽肿性炎症。病变可累及胃肠道各部位，而以末段回肠及其邻近结肠为主，多呈节段性、非对称性分布。临床主要表现为腹痛、腹泻、瘘管、肛门病变和不同程度的全身症状。结肠镜检查可见非连续性的纵行溃疡，溃疡周围黏膜正常或呈鹅卵石样改变，活检病变肠壁可见黏膜固有层非干酪性肉芽肿及大量淋巴细胞聚集。

5. 血吸虫病 有疫水接触史，常有肝脾大，粪便检查可发现血吸虫卵，孵化毛蚴阳性。直肠镜检查在急性期可见黏膜黄褐色颗粒，活检黏膜压片或组织病理检查发现血吸虫卵。

6. 肠易激综合征 粪便可有大量黏液，但无脓血。X 线钡剂灌肠及结肠镜检查无器质性病变。常伴有神经官能症。

［常考考点］溃疡性结肠炎与慢性菌痢和阿米巴肠炎的鉴别。

要点六 西医治疗

（一）一般治疗

1. 休息 以减轻肠蠕动和症状，减少体力消耗。

2. 饮食和营养 给予流质或半流质饮食，待病情好转后改为富营养少渣饮食；病情严重应禁食，并予完全胃肠外营养治疗。避免食用可疑不耐受食物（如鱼、虾、牛奶、花生等）；忌食辣椒、冰冻或生冷食品；戒除烟酒嗜好。

3. 心理治疗 对长期反复发作或持续不稳定的病人应给予心理治疗，使其保持心情舒畅安静，以减轻患者情绪变动对病情的影响。

（二）药物治疗

1. 活动期处理

（1）轻型 UC：可选用柳氮磺胺吡啶制剂（简称 SASP），或用相当剂量的 5- 氨基水杨酸制剂。

（2）中型 UC：可用上述剂量水杨酸类制剂治疗，反应不佳者适当加量或改服糖皮质激素，常用泼尼松。

（3）重型 UC：①激素：如患者尚未用过口服类固醇激素，可口服泼尼龙；已使用类固醇激素者，应静脉滴注氢化可的松或甲泼尼龙；未用过类固醇激素者亦可使用促肾上腺皮质激素静脉滴注。②抗生素：肠外应用广谱抗生素控制肠道继发感染，如氨苄西林、硝基咪唑及喹诺酮类制剂。③静脉类固醇激素使用 7 ～ 10 天后无效者，可考虑环孢素静脉滴注。④便血量大、Hb ＜ 90g/L 和持续出血不止者应考虑输血。⑤应使患者卧床休息，适当输液，补充电解质，以防水及电解质平衡紊乱。

2. 缓解期处理 症状缓解后，应继续应用氨基水杨酸制剂维持治疗，一般至少 3 年。

（三）手术治疗

主要针对并发症，如完全性肠梗阻、瘘管与脓肿形成、急性穿孔或不能控制的大量出血等。

［常考考点］溃疡性结肠炎的药物治疗。

要点七 中医辨证论治

证型	辨证要点	治法	方剂
湿热内蕴证	腹泻，脓血便，里急后重，腹痛灼热，发热，肛门灼热，溲赤，舌红苔黄腻，脉滑数或濡数	清热利湿	白头翁汤加味
脾胃虚弱证	大便时溏时泻，迁延反复，粪便带有黏液或脓血，食少，腹胀，肢体倦怠，神疲懒言，舌质淡胖或边有齿痕，苔薄白，脉细弱或濡缓	健脾渗湿	参苓白术散加减
脾肾阳虚证	腹泻迁延日久，腹痛喜温喜按，腹胀，腰酸膝软，食少，形寒肢冷，神疲懒言，舌质淡或有齿痕，苔白润，脉沉细或尺弱	健脾温肾止泻	四神丸加味
肝郁脾虚证	腹泻前有情绪紧张或抑郁恼怒等诱因，腹痛即泻，泻后痛减，食少，胸胁胀痛，嗳气，神疲懒言，舌质淡，苔白，脉弦或弦细	疏肝健脾	痛泻要方加味
阴血亏虚证	大便秘结或少量脓血便，腹痛隐隐，午后发热，盗汗，五心烦热，头晕眼花，舌红少苔，脉细数	滋阴养血，清热化湿	驻车丸
气滞血瘀证	腹痛，腹泻，泻下不爽，便血色紫暗，胸胁胀满，腹内包块，面色晦暗，肌肤甲错，舌紫或有瘀点，脉弦涩	化瘀通络	膈下逐瘀汤加减

［常考考点］溃疡性结肠炎的辨证论治。

【例题实战模拟】

A1 型题

1. 溃疡性结肠炎的病位是

A. 升结肠 B. 降结肠 C. 乙状结肠 D. 直肠和乙状结肠 E. 直肠

2. 下列对于溃疡性结肠炎的病机的描述，错误的是

A. 脾胃虚弱 B. 湿热蕴结 C. 瘀血阻滞 D. 痰湿停滞 E. 热毒凝聚

3. 诊断溃疡性结肠炎最有价值的方法是

A. 大便培养 B. X 线钡餐造影 C. 腹腔镜检查 D. 直肠镜 E 纤维结肠镜检查

4. 溃疡性结肠炎脾胃虚弱证的使用方剂是

A. 理中丸 B. 黄芪建中汤 C. 四君子汤 D. 参苓白术散 E. 小建中汤

A2 型题

5. 患者，男，54 岁。诊断为溃疡性结肠炎。症见腹泻迁延日久，腹痛喜温喜按，腹胀，腰酸膝软，食少，形寒肢冷，神疲懒言，舌质淡有齿痕，苔白润，脉沉细尺弱。其证候类型是

A. 脾胃虚弱证　B. 脾肾阳虚证　C. 肝郁脾虚证　D. 阴血亏虚证　E. 气滞血瘀证

【参考答案】

1. D　2. E　3. E　4. D　5. B

细目七　上消化道出血

上消化道出血是指屈氏韧带以上的食管、胃、十二指肠和胰胆等病变引起的出血，以及胃－肠吻合术和空肠病变引起的出血。在短时间内失血超过 1000mL 或循环血容量的 20% 称为大出血，主要表现为急性大量出血，呕血、黑粪、血便等并伴有血容量减少引起的急性周围循环障碍。

本病可归属于中医学"呕血""黑便""便血"等范畴。

要点一　西医病因

1. 上消化道疾病，如食管疾病、胃及十二指肠疾病等。消化性溃疡是上消化道出血的主要原因。
2. 门脉高压引起食管－胃底静脉曲张破裂或门脉高压性胃病。
3. 上消化道邻近器官或组织的疾病：①胆道出血。②胰腺疾病累及十二指肠。③主动脉瘤破入食管、胃、十二指肠。④纵隔肿瘤或脓肿破入食管。
4. 全身性疾病：①血管性疾病。②血液病。③尿毒症。④结缔组织病。
5. 应激相关胃黏膜损伤：各种严重疾病引起的应激状态下产生的急性糜烂出血性胃炎乃至溃疡形成。

［常考考点］消化性溃疡是上消化道出血的主要原因。

要点二　中医病因病机

本病病因主要为饮食不节、情志内伤、素体脾虚等，在这些病因的作用和影响下，发生热伤胃络或气不统血而血溢胃肠。

1. 胃中积热　平素嗜食辛辣之品，燥热蕴结，胃热内盛，热伤胃络，迫血妄行而吐血。

2. 肝火犯胃　情志内伤，肝气郁而化火，肝火横逆犯胃，胃络损伤则吐血。

3. 脾不统血　脾气亏虚，统摄无能，血液外溢而吐血。

4. 气随血脱　大量失血，气随血去，中气亏虚，气不摄血，血溢胃肠而吐血。

本病病位在胃，与大肠、肝、脾关系密切。本病是以瘀热互结为标，以脾胃虚弱、气血两虚为本的本虚标实病证。初起多由火热之邪作祟，以标实为主。若呕血、便血不止，气随血脱可致亡阴、亡阳之"脱证"。

要点三　临床表现

上消化道出血的临床表现取决于出血量与速度。

1. 呕血与黑便　呕血与黑便是上消化道出血的特征性表现。

2. 失血性周围循环衰竭　表现为头昏、心悸、乏力，突然起立时发生晕厥，肢体冷感，心率加快，血压偏低等，严重者呈休克状态。

3. 贫血和血象变化　贫血程度除取决于失血量外，还与出血前有无贫血基础、出血后液体平衡状况等因素有关。急性出血患者为正细胞正色素性贫血，可暂时出现大细胞性贫血；慢性失血则呈小细胞低色素性贫血。骨髓象有明显代偿性增生。

4. 发热　出血 24 小时内出现低热，多在 38.5℃以下，持续 3 ～ 5 天后恢复正常。

5. 氮质血症　大量血液蛋白质的消化产物在肠道被吸收，血中尿素氮浓度可暂时升高，称为肠源性

氮质血症。

［常考考点］呕血与黑便是上消化道出血的特征性表现。

要点四　诊断与鉴别诊断

1. 上消化道出血诊断的确立　根据呕血、黑便和失血性周围循环衰竭的典型临床表现，呕吐物或粪便隐血试验呈强阳性，血红蛋白浓度、红细胞计数及血细胞比容下降的实验室证据，排除消化道以外的出血因素，即可确立诊断。单纯便血者要判断是上消化道还是下消化道出血。

2. 出血严重程度的估计和周围循环状态的判断　成人每日消化道出血＞ 5mL 即可出现粪便隐血试验阳性，每日出血量 50 ～ 100mL 可出现黑便，胃内蓄积血量在 250 ～ 300mL 可引起呕血。一次出血量＜ 400mL 时，一般不出现全身症状；出血量达 400 ～ 500mL，可出现乏力、心慌等全身症状；短时间内出血量超过 1000mL，可出现周围循环衰竭表现。

3. 出血是否停止的判断　临床上出现下列情况应考虑继续出血或再出血：①反复呕血，或黑便次数增多，粪质稀薄，伴肠鸣音亢进。②周围循环衰竭表现经充分补液输血而未见明显改善，或暂时好转而又恶化。③血红蛋白浓度、红细胞计数与血细胞比容持续下降，网织红细胞计数持续升高。④补液与尿量足够的情况下，血尿素氮持续或再次升高。

4. 出血病因鉴别诊断　①慢性、周期性、节律性上腹痛多提示消化性溃疡，特别是出血前疼痛加重，出血后减轻或缓解。②服用非甾体抗炎药等损伤胃黏膜的药物或应激状态，可能为急性糜烂出血性胃炎。③有病毒性肝炎、血吸虫病或酗酒病史，并有肝病与门静脉高压的临床表现者，可能是食管－胃底静脉曲张破裂出血。④中年以上患者近期出现上腹痛，伴有厌食、消瘦者，警惕胃癌。⑤肝功能试验结果异常、血常规白细胞及血小板减少等有助于肝硬化的诊断。

［常考考点］出血严重程度的估计。

【例题实战模拟】

A1 型题

1. 上消化道出血时，一旦出现呕血，提示胃内蓄积的血量在
   A. 5 ～ 20mL　B. 50 ～ 70mL　C. 250 ～ 300mL
   D. 500 ～ 800mL　E. 800 ～ 1000mL
2. 上消化道大出血患者，出现外周血血红蛋白下降的时间是
   A. 即时　B. 半小时　C. 1 小时　D. 2 小时　E. 3 ～ 4 小时后

B1 型题

A. 5 ～ 20mL　B. 30 ～ 40mL　C. 50 ～ 100mL　D. 250 ～ 300mL　E. 500mL 以上

3. 大便隐血试验阳性，提示消化道出血量在
4. 出现柏油样便，提示消化道出血量在

【参考答案】

1. C　2. E　3. A　4. C

第四单元　泌尿系统疾病

细目一　慢性肾小球肾炎

【考点突破攻略】

慢性肾小球肾炎是由多种原因引起的、不同病理类型组成的原发于肾小球的一组疾病。该组疾病起

病方式各异、病情迁延、病变进展缓慢、病程绵长，并以蛋白尿、血尿、水肿及高血压为其基本临床表现，常伴有不同程度的肾功能损害。本病可发生于不同年龄、性别，但以青壮年男性居多。

本病与中医学的"石水"相似，可归属于"水肿""虚劳""腰痛""尿血"等范畴。

要点一　西医病因病理

1. 病因　急性链球菌感染后肾炎迁延不愈，病程超过1年以上者可转为慢性肾炎，但仅占15%～20%。大部分慢性肾炎并非由急性肾炎迁延所致。其他细菌及病毒（如乙型肝炎病毒等）感染亦可引起慢性肾炎。

2. 病理　慢性肾炎病理改变是双肾一致性的肾小球改变。常见的病理类型有系膜增生性肾小球肾炎（包括 IgA 和非 IgA 系膜增生性肾小球肾炎）、膜增生性肾小球肾炎、膜性肾病及局灶性节段性肾小球硬化。

要点二　中医病因病机

慢性肾炎主因先天禀赋不足或劳倦过度、饮食不节、情志不遂等引起肺、脾、肾虚损，气血阴阳不足所致，又常因外感风、寒、湿、热之邪而发病。

1. 脾肾亏虚　水湿内侵，脾气受困或肾虚封藏失职，精微下泄，日久成劳。脾肾阳虚，命门不固，开阖失司，水液内停，泛溢肌肤而发病。

2. 肺肾气虚　肺气虚不能通调水道，上源失调；肾气虚不能气化，下源失和，水液内聚为患。

3. 肝肾阴虚　肝肾阴亏则风阳上亢，阴虚内热则灼伤络脉而发病。

4. 气阴两虚　久病气阴两伤，气虚则津液不布，清气不升，气化失司，水液内停；阴亏则虚热内生，灼伤络脉。

5. 湿邪内蕴　脾气虚，不能运化水湿，湿浊内停，或肺不布津，泛于肌肤，水湿、瘀血日久化浊，或阻于脾胃，或上犯清窍，或下迫二窍，湿从热化，变生多证。

6. 瘀血内阻　肝失疏泄，气机失畅，日久引起血瘀水停；或久病入络，络脉瘀阻，脉络不通而发病。

本病病位在肾，与肺、脾相关，其病理基础在于脏腑的虚损。本病为本虚标实之证，本虚常见肺肾脾气虚、脾肾阳虚、肝肾阴虚和气阴两虚；标实则以湿、瘀、浊为多。正气亏虚为内因，常因外感风、寒、湿、热之邪而诱发。由此内外互因，以致气血运行失常，三焦水道受阻，继而形成瘀血、湿热、水湿、湿浊等内生之邪，其内生之邪（尤其是湿热和瘀血）又成为重要的致病因素，损及脏腑，使病情缠绵难愈。

[常考考点] 慢性肾小球肾炎本虚常见肺肾脾气虚、脾肾阳虚、肝肾阴虚和气阴两虚；标实则以湿、瘀、浊为多。

要点三　临床表现

慢性肾炎多数起病隐匿，进展缓慢，病程较长。其临床表现呈多样性，但以蛋白尿、血尿、高血压、水肿为基本临床表现，可有不同程度的肾功能减退。病情时轻时重、迁延难愈，渐进性发展为慢性肾衰竭。

1. 症状　早期患者可有疲倦乏力、腰部酸痛、食欲不振等，多数患者有水肿，一般不严重，有的患者无明显临床症状。

2. 体征

（1）水肿：轻者仅有面部、眼睑等组织松弛部位水肿，晨起比较明显，进而可发展至足踝、下肢，重者则全身水肿，甚至有胸（腹）水。尿量变化与水肿和肾功能情况有关，水肿期间尿量减少，部分肾功能明显减退，浓缩功能障碍者常有夜尿增多或多尿。

（2）高血压：血压可正常或轻度升高，大多数慢性肾炎患者迟早会发生高血压。患者可有眼底出血、渗出，甚至视神经乳头水肿。持续高血压的程度与预后密切相关，易导致心、肾功能不全。

（3）贫血：水肿明显时，有轻度贫血。若肾功能损害，可呈中度以上贫血。

［常考考点］慢性肾炎临床表现：蛋白尿、血尿、高血压、水肿。

要点四 实验室检查及其他检查

1. 尿液检查 尿蛋白一般在 1～3g/d，尿沉渣可见颗粒管型和透明管型。血尿一般较轻或完全没有，但在急性发作期，可出现镜下血尿甚至肉眼血尿。

2. 肾功能检查 肾功能不全时，主要表现为肾小球滤过率（GFR）下降，肌酐清除率（Ccr）降低。

要点五 诊断与鉴别诊断

（一）诊断

1. 起病缓慢，病情迁延，临床表现可轻可重，或时轻时重。随着病情发展，可有肾功能减退、贫血、电解质紊乱等情况的出现。

2. 有水肿、高血压、蛋白尿、血尿及管型尿等表现中的一种（如血尿或蛋白尿）或数种。临床表现多种多样，有时可伴有肾病综合征或重度高血压。

3. 病程中可有肾炎急性发作，常因感染（如呼吸道感染）诱发，发作时有类似急性肾炎的表现。可自动缓解或病情加重。

（二）鉴别诊断

1. 原发性高血压肾损害 多见于中老年患者，高血压病在先，继而出现蛋白尿，且为微量至轻度蛋白尿，镜下可见少量红细胞及管型，肾小管功能损害（尿浓缩功能减退，夜尿增多）早于肾小球功能损害，常伴有高血压的心脑并发症。肾穿刺有助于鉴别。

2. 慢性肾盂肾炎 多见于女性患者，有反复尿路感染病史，多次尿沉渣或尿细菌培养阳性，肾功能损害以肾小管为主，影像学检查可见双肾非对称性损害，呈肾间质性损害影像学征象。

3. Alport 综合征（遗传性肾炎） 常起病于青少年（多在 10 岁以前），患者有肾（血尿、轻至中度蛋白尿及进行性肾功能损害）、眼（球形晶状体等）、耳（神经性耳聋）异常，并有阳性家族史（多为 X 连锁显性遗传）。

4. 急性肾小球肾炎 有前驱感染并以急性发作起病的慢性肾炎需与此病相鉴别。慢性肾炎急性发作病情多在短期内（数日）急骤恶化，血清 C_3 一般无动态变化。

5. 继发性肾病 狼疮性肾炎、紫癜性肾炎、糖尿病肾病等继发性肾病均可表现为水肿、蛋白尿等症状，与慢性肾炎表现类似。但继发性肾病通常均存在原发性疾病的临床特征及实验室检查结果，如狼疮性肾炎多见于女性，常有发热、关节痛、皮疹、抗核抗体阳性等；紫癜性肾炎常有皮肤紫癜、关节痛、腹痛等症状；糖尿病肾病则有长期糖尿病病史、血糖升高，肾脏组织病理检查有助于鉴别。

［常考考点］慢性肾小球肾炎的诊断：临床表现＋实验室检查。

要点六 西医治疗

1. 积极控制高血压和减少尿蛋白

（1）治疗原则：①力争把血压控制在理想水平，即蛋白尿≥ 1g/d，血压控制在 125/75mmHg 以下；蛋白尿＜ 1g/d，血压控制可放宽到 130/80mmHg 以下。②选择具有延缓肾功能恶化、保护肾功能作用的降血压药物。

（2）降压药物选择：①有钠水潴留容量依赖性高血压患者可选用噻嗪类利尿药，如氢氯噻嗪口服。②对肾素依赖性高血压应首选血管紧张素转换酶抑制剂（ACEI），如贝那普利。或用血管紧张素Ⅱ受体拮抗剂（ARB），如氯沙坦或缬沙坦。③心率较快的中、青年患者或合并心绞痛患者，可选用 β 受体阻滞剂，如阿替洛尔或美托洛尔。④老年患者，以及合并糖尿病、冠心病患者，选用钙离子拮抗剂，如氨氯地平或硝苯地平控释片。⑤若高血压难以控制可以选用不同类型降压药联合应用。

近年来研究证实，ACEI 在降低全身性高血压的同时，可降低肾小球内压，减少尿蛋白，减轻肾小球硬化，延缓肾功能衰竭，因此 ACEI 可作为慢性肾炎患者控制高血压的首选药物。近年来的临床研究显示，ARB/CCB 单片复方制剂对慢性肾病微量蛋白尿亦有较好的效果。但肾功能不全的患者在应用 ACEI 及 ARB 时应注意防止高钾血症，血肌酐＞350μmol/L 的非透析治疗患者不宜使用。少数患者应用此类药物有持续性干咳的不良反应。ARB 具有与 ACEI 相似的作用，但不引起持续干咳。

2. 限制蛋白及磷的摄入量 低蛋白及低磷饮食可减轻肾小球内高压、高灌注及高滤过状态，延缓肾小球硬化。对无肾功能减退者蛋白质的摄入量以 0.8g/（kg・d）为宜。肾功能不全氮质血症时蛋白质摄入量应限制在 0.5 ～ 0.8g/（kg・d），其中高生物效价的动物蛋白应占 1/3 或更多，如鸡蛋、牛奶、瘦肉等。在低蛋白饮食时，可适当增加糖类含量，同时适当辅以必需氨基酸，以补充体内必需氨基酸的不足，防止负氮平衡。另外，对于高血压患者应限制盐的摄入量（＜ 3g/d）。

3. 血小板解聚药 对系膜毛细血管性肾小球肾炎有一定的降尿蛋白作用。如大剂量双嘧达莫（300 ～ 400mg/d）或小剂量阿司匹林（40 ～ 80mg/d）。

4. 避免对肾有害的因素 劳累、感染、妊娠和应用肾毒性药物（如氨基糖苷类抗生素等）均可能引起肾损伤，导致肾功能下降或进一步恶化，应尽量予以避免。

［常考考点］慢性肾小球肾炎的治疗原则及用药。

要点七 中医辨证论治

证型		辨证要点	治法	方剂
本证	脾肾气虚证	腰脊酸痛，神疲乏力，或浮肿，纳呆或脘胀，大便溏薄，尿频或夜尿多，舌质淡，有齿痕，苔薄白，脉细	补气健脾益肾	异功散加味
	肺肾气虚证	颜面浮肿或肢体肿胀，疲倦乏力，少语懒言，自汗出，易感冒，腰脊酸痛，面色萎黄，舌淡，苔白，脉细弱	补益肺肾	玉屏风散合金匮肾气丸加减
	脾肾阳虚证	全身浮肿，面色苍白，畏寒肢冷，腰脊冷痛，神疲，纳少，便溏，遗精，阳痿，早泄，或月经失调，舌质嫩淡胖，边有齿痕，脉沉细或沉迟无力	温补脾肾	附子理中丸或济生肾气丸加减
	肝肾阴虚证	目睛干涩或视物模糊，头晕耳鸣，五心烦热或手足心热，口干咽燥，腰膝酸痛，遗精，或月经失调，舌红少苔，脉弦细或细数	滋养肝肾	杞菊地黄丸加减
	气阴两虚证	面色无华，少气乏力，或易感冒，午后低热，或手足心热，腰酸痛，或见浮肿，口干咽燥或咽部暗红，咽痛，舌质红，少苔，脉细或弱	益气养阴	参芪地黄汤加减
标证	水湿证	颜面或肢体浮肿，舌苔白或白腻，脉缓或沉缓	利水消肿	五苓散合五皮饮加减
	湿热证	面浮肢肿，身热汗出，口干不欲饮，胸脘痞闷，腹部胀满，纳差，尿黄短少，便溏，舌红，苔黄腻，脉滑数	清热利湿	三仁汤加减
	血瘀证	面色黧黑或晦暗，腰痛固定或呈刺痛，肌肤甲错，肢体麻木，舌质紫暗或有瘀斑，脉细涩	活血化瘀	血府逐瘀汤加减
	湿浊证	纳呆，恶心或呕吐，口中黏腻，脘胀或腹胀，身重困倦，浮肿尿少，精神萎靡，舌苔腻，脉沉细或沉缓	健脾化湿泄浊	胃苓汤加减

［常考考点］慢性肾小球肾炎的辨证论治。

【例题实战模拟】

A1 型题

1. 慢性肾小球肾炎不常见
   A. 蛋白尿 B. 血尿 C. 发热 D. 高血压 E. 水肿
2. 慢性肾小球肾炎脾肾阳虚证的治疗方剂是
   A. 异功散加味 B. 玉屏风散合金匮肾气丸 C. 附子理中丸或济生肾气丸
   D. 杞菊地黄丸 E. 参芪地黄汤

A2 型题

3. 患者，男，55 岁。慢性肾炎病史 7 年。现纳呆，恶心，口中黏腻，身重困倦，浮肿尿少，精神萎

靡，舌苔腻，脉沉缓。其治疗方剂为

A. 胃苓汤加减　　B. 五苓散合五皮饮加减　　C. 三仁汤加减

D. 参芪地黄汤加减　　E. 理中丸加减

B1 型题

A. 少尿，浮肿，蛋白尿，高脂血症　　B. 血尿，蛋白尿，高脂血症

C. 浮肿，蛋白尿，血尿，高血压　　D. 血尿，少尿，蛋白尿，浮肿

E. 浮肿，大量蛋白尿，低蛋白血症，高脂血症

4. 肾病综合征的临床特征是

5. 慢性肾小球肾炎的临床特征是

【参考答案】

1. C　2. C　3. A　4. E　5. C

细目二　尿路感染

尿路感染是由各种病原体入侵泌尿系统引起的尿路炎症。细菌是尿路感染中最多见的病原体（多指大肠杆菌），其他如病毒、支原体、霉菌及寄生虫等也可以引起尿路感染。根据感染部位，可将本病分为上尿路感染（肾盂肾炎）和下尿路感染（膀胱炎）。上尿路感染又按肾小管功能受损害及组织解剖变化的情况分为急性和慢性。本病可发生于所有人群，女性患者约为男性的 10 倍，尤其以育龄期妇女最为常见。

本病归属于中医学“淋证”（热淋、劳淋等）、“腰痛”“虚劳”等范畴。

要点一　西医病因与发病机制

1. 病原体　革兰阴性菌属引起的泌尿系感染约占 75%，阳性菌属约占 25%。革兰阴性菌属中以大肠杆菌最为常见，约占 80%；革兰阳性菌属中以葡萄球菌最为常见。尿路感染可由一种也可由多种细菌引起，偶可由真菌、病毒引起。

2. 易感因素　①尿路梗阻。②尿路损伤。③尿路畸形。④女性尿路解剖生理特点：尿道口与肛门接近，尿道直而宽；女性在月经期或发生妇科疾病时，阴道、尿道黏膜改变而利于致病菌侵入。⑤机体抵抗力下降：全身性疾病使机体抵抗力下降，尿路感染的发病率较高。⑥遗传因素。

细菌进入膀胱后并非都引起尿路感染。当尿路通畅时，尿液可将绝大部分细菌冲走；男性在排尿终末时排泄于后尿道的前列腺液对细菌有杀灭作用；尿路黏膜可通过其分泌有机酸和 IgG、IgA 及吞噬细胞的作用，起到杀菌效果；尿液 pH 值低，含有高浓度尿素和有机酸，尿过于低张或高张，都不利于细菌生长。

3. 感染途径　①上行感染：为尿路感染的主要途径，约占尿路感染的 95%，常见的病原菌为大肠杆菌。②血行感染：体内局部感染灶的细菌入血而引发，较少见，不足 3%，常见的病原菌有金黄色葡萄球菌、沙门菌属等。③直接感染：细菌从邻近器官的病灶直接入侵肾脏导致的感染。④淋巴道感染：盆腔和下腹部的器官感染时，细菌从淋巴道感染泌尿系统，极为罕见。

［常考考点］尿路感染最常见的途径是上行感染，最常见的病原菌是大肠杆菌。

要点二　中医病因病机

尿路感染主要与湿热毒邪蕴结膀胱及脏腑功能失调有关。外阴不洁，秽浊之邪入侵膀胱；饮食不节，损伤脾胃，蕴湿生热；情志不遂，气郁化火或气滞血瘀；年老体弱、禀赋不足、房事不节及久淋不愈引起脾肾亏虚等，均可导致本病的发生。

1. 膀胱湿热　湿热蕴结膀胱，邪气壅塞，气化失司，水道不利，故发为淋证。热伤血络则见尿血，发为血淋。

2. 肝胆郁热　肝失条达，气机郁结化火，疏泄不利，水道通调受阻，膀胱气化失司；或气郁化火，

气火郁于下焦，均可引起小便滞涩，余沥不尽，发为淋证。

3. 脾肾亏虚，湿热屡犯 脾肾亏虚，复感外邪，即可发病；或遇劳即发，而成劳淋。

4. 肾阴不足，湿热留恋 湿热久稽，肾阴受损，膀胱气化不利，而呈虚实夹杂之肾虚膀胱湿热之候。

本病病位在肾与膀胱，与肝、脾密切相关。病机为湿热蕴结下焦，肾与膀胱气化不利。本病以肾虚为本，膀胱湿热为标，早期以实为主，表现为膀胱湿热或肝胆郁热；日久则虚实夹杂，湿热与脾肾亏虚并见；迁延日久可进展为癃闭、关格。

[常考考点] 本病病位在肾与膀胱。病机为湿热蕴结下焦，肾与膀胱气化不利。

要点三　临床表现

（一）膀胱炎

占尿路感染的 60% 以上。主要表现为尿频、尿急、尿痛、排尿困难、下腹疼痛等，部分患者迅速出现排尿困难。一般无全身症状，少数患者可有腰痛、发热，体温多在 38℃以下。多见于中青年妇女。

（二）肾盂肾炎

1. 急性肾盂肾炎 本病可见于任何年龄，育龄期妇女最多见，起病急骤。

（1）全身症状：高热、寒战、头痛、周身酸痛、恶心、呕吐，体温多在 38℃以上，热型多呈弛张热，亦可呈间歇热或稽留热。

（2）泌尿系统症状：尿频、尿急、尿痛、排尿困难、下腹疼痛、腰痛等患者多有腰酸痛或钝痛，少数还有剧烈的腹部阵发性绞痛，沿输尿管向膀胱方向放射。

（3）体格检查：体检时在肋腰点（腰大肌外缘与第 12 肋交叉点）有压痛，肾区叩击痛。

2. 慢性肾盂肾炎 泌尿系统及全身表现均不太典型，半数以上患者有急性肾盂肾炎病史，可间断出现尿频、排尿不适、腰酸痛等，部分患者有不同程度的低热以及肾小管功能受损表现（夜尿增多、低比重尿等）。病情持续可进展为慢性肾衰竭。感染严重时可呈急性肾盂肾炎表现。

（三）无症状性菌尿

患者无尿路感染的症状，尿常规可无明显异常，但尿培养有真性细菌。

（四）并发症

1. 肾乳头坏死 肾盂肾炎的严重并发症之一，多于严重的肾盂肾炎伴有糖尿病或尿路梗阻时发生，可并发革兰阴性杆菌败血症，或导致急性肾衰。其主要临床表现为高热、剧烈腰痛和血尿等，可有坏死组织脱落从尿中排出，发生肾绞痛。

2. 肾周围脓肿 多因严重肾盂肾炎直接扩展而来，其致病菌多为革兰阴性杆菌，患者多有糖尿病、尿路结石等易感因素。除原有肾盂肾炎症状加剧外，多有明显的单侧腰痛，向健侧弯腰时疼痛加重。

[常考考点] 肾盂肾炎和膀胱炎的典型症状、体征及并发症。

要点四　实验室检查及其他检查

1. 尿常规检查 可有白细胞尿、血尿、蛋白尿。尿沉渣镜检白细胞＞ 5/HP 称为白细胞尿。

2. 尿白细胞排泄率 准确留取 3 小时尿液，立即进行尿白细胞计数，所得白细胞数按每小时折算，正常人白细胞计数＜ 2×10^5/h，白细胞计数＞ 3×10^5/h 为阳性，介于（2 ～ 3）$\times10^5$/h 为可疑。

3. 尿涂片细菌检查 清洁中段尿沉渣涂片，用高倍镜检查，若每个视野下可见 1 个或更多细菌，提示尿路感染。检出率达 80% ～ 90%。

4. 尿细菌培养 可采用清洁中段尿、导尿及膀胱穿刺尿做细菌培养，其中膀胱穿刺尿培养结果最可靠。中段尿细菌定量培养≥ 10^5/mL，称为真性菌尿，可确诊尿路感染；尿细菌定量培养 10^4 ～ 10^5/mL，为可疑阳性，需复查；如＜ 10^4/mL，可能为污染。耻骨上膀胱穿刺尿细菌定性培养有细菌生长，即为真性菌尿。

5. 亚硝酸盐还原试验 此法诊断尿路感染的敏感性在 70% 以上，特异性在 90% 以上。

6. 血常规 急性肾盂肾炎时血白细胞常升高，中性粒细胞增多，核左移。

7. 肾功能 慢性肾盂肾炎肾功能受损时可出现肾小球滤过率（GFR）下降，血肌酐（Cr）升高等。

8. 影像学检查 如B超、X线腹平片、静脉肾盂造影（IVP）、排尿期膀胱输尿管反流造影、逆行性肾盂造影等，目的是了解尿路情况，及时发现有无尿路结石、梗阻、反流、畸形等导致尿路感染反复发作的因素。尿路感染急性期不宜做静脉肾盂造影，可做B超检查。

[常考考点] 诊断尿路感染的阳性实验室结果。

要点五 诊断与鉴别诊断

（一）尿路感染的诊断

典型的尿路感染有尿路刺激征、感染中毒症状、腰部不适等，结合尿液改变和尿液细菌学检查，诊断不难。实验室诊断标准如下：

①正规清洁中段尿（要求尿停留在膀胱中4～6小时以上）细菌定量培养，菌落数≥ 10^5/mL。

②清洁离心中段尿沉渣白细胞数＞10/HP，有尿路感染症状。

具备以上①、②两项可以确诊。如无②项，则应再做尿菌计数复查，如仍≥ 10^5/mL，且两次的细菌相同者，可以确诊。

③做膀胱穿刺尿培养，细菌阳性（不论菌数多少）。

④做尿菌培养计数有困难者，可用治疗前清晨清洁中段尿（尿停留于膀胱4～6小时以上）正规方法的离心尿沉渣革兰染色找细菌，细菌＞1个/油镜视野，有尿路感染症状。

具备③、④任一项均可确诊。

⑤尿细菌数在 10^4 ～ 10^5/mL者应复查，如仍为 10^4 ～ 10^5/mL，需结合临床表现来诊断或做膀胱穿刺尿培养来确诊。

（二）尿路感染的定位诊断

1. 根据临床表现定位 上尿路感染（急性肾盂肾炎）常有发热、寒战，甚至出现毒血症症状，伴明显腰痛、输尿管点和/或肋脊点压痛、肾区叩击痛等；下尿路感染（膀胱炎）则常以膀胱刺激征为突出表现，一般少有发热、腰痛等。

2. 根据实验室检查定位 出现下列情况提示上尿路感染：

（1）膀胱冲洗后尿细菌培养阳性。

（2）尿沉渣镜检有白细胞管型，并排除间质性肾炎、狼疮性肾炎等疾病。

（3）尿NAG升高、尿 β_2-MG升高。

（4）尿渗透压降低。

3. 慢性肾盂肾炎的诊断 反复发作的尿频、尿急、尿痛1年以上，多次尿细菌培养为阳性，影像学检查见肾外形不规则或肾盂肾盏变形，并有持续性肾小管功能损害。

（三）尿路感染的鉴别诊断

1. 急性发热性疾病 伤寒病、流感等均有寒战、高热等，容易与急性肾盂肾炎混淆。通过肾区压痛和叩击痛的症状以及尿常规和尿细菌学检查，多可鉴别。

2. 肾结核 鉴别要点在于尿细菌学检查。若尿路感染经积极合理的抗菌治疗后，其症状及小便变化不能消除者，应考虑为结核。肾结核多并发生殖道结核或有其他器官结核病史，血尿多与尿路刺激征同时发生，而膀胱炎时，血尿常为终末血尿且抗菌药物治疗有效。尿结核菌阳性，或结核菌素试验和静脉肾盂造影等有助于诊断。

3. 肾小球肾炎 肾盂肾炎尿蛋白量＜2g/24h，若尿蛋白量＞3g/24h多为肾小球病变。此外，仔细询问病史，若病人有尿路刺激症状及有间歇脓尿或菌尿史、小管功能受损先于小球功能受损等，也有助于肾盂肾炎的诊断。肾活体组织检查有助于确诊。

4. 尿道综合征 有明显的排尿困难、尿频，但无发热等全身症状，血常规检查白细胞不增高，亦无真性细菌尿。

[常考考点] 尿路感染的诊断及定位诊断。

要点六　西医治疗

（一）一般治疗

1. 休息，多饮水，勤排尿。

2. 碱化尿液：可减轻膀胱刺激征，同时增强某些抗菌药物的疗效。可用碳酸氢钠 1.0g，每日 3 次。

（二）抗感染治疗

1. 急性膀胱炎

（1）单剂量疗法：常用羟氨苄西林 3.0g，环丙沙星 0.75g，氧氟沙星 0.4g，复方新诺明 5 片（每片含 SMZ 0.4g，TMP 0.08g），阿莫西林 3.0g，一次顿服。

（2）3 日疗法：可选用磺胺类、喹诺酮类、半合成青霉素或头孢类等抗生素，任选一种药物，连用 3 天，约 90% 的患者可治愈。目前更推荐此法，与单剂量疗法相比，3 日疗法更有效；耐药性并无增高；可减少复发，增加治愈率。

2. 肾盂肾炎

（1）病情较轻者：可在门诊以口服药物治疗，疗程 10 ～ 14 天。常用药物有喹诺酮类如氧氟沙星、环丙沙星，半合成青霉素类如阿莫西林，头孢菌素类如头孢呋辛等。治疗 14 天后，通常 90% 可治愈。如尿菌仍阳性，应参考药敏试验选用有效抗生素继续治疗 4 ～ 6 周。

（2）严重感染全身中毒症状明显者：需住院治疗，应静脉给药。常用药物如氨苄西林、头孢噻肟钠、头孢曲松钠、左氧氟沙星等，必要时联合用药。氨基糖苷类抗生素肾毒性大，应慎用。

3. 无症状性菌尿　是否治疗目前有争议，一般认为有下述情况者应予治疗：①妊娠期无症状性菌尿。②学龄前儿童。③曾出现有症状感染者。④肾移植、尿路梗阻及其他尿路有复杂情况者。根据药敏结果选择有效抗生素，主张短疗程用药，如治疗后复发，可选长程低剂量抑菌疗法。

［常考考点］尿路感染的抗菌治疗。

要点七　中医辨证论治

证型	辨证要点	治法	方剂
膀胱湿热证	小便频数，灼热刺痛，色黄赤，小腹拘急胀痛，或腰痛拒按，或见恶寒发热，或见口苦，大便秘结，舌质红，苔薄黄腻，脉滑数	清热利湿通淋	八正散加减
肝胆郁热证	小便不畅，少腹胀满疼痛，小便灼热刺痛，有时可见血尿，烦躁易怒，口苦口黏，或寒热往来，胸胁苦满，舌质暗红，可见瘀点，脉弦或弦细	疏肝理气，清热通淋	丹栀逍遥散合石韦散加减
脾肾亏虚，湿热屡犯证	小便淋沥不已，时作时止，每于劳累后发作或加重，尿热，或有尿痛，面色无华，神疲乏力，少气懒言，腰膝酸软，食欲不振，口干不欲饮水，舌质淡，苔薄白，脉沉细	健脾补肾	无比山药丸加减
肾阴不足，湿热留恋证	小便频数，滞涩疼痛，尿黄赤混浊，腰膝酸软，手足心热，头晕耳鸣，四肢乏力，口干口渴，舌质红少苔，脉细数	滋阴益肾，清热通淋	知柏地黄丸加减

［常考考点］尿路感染的辨证论治。

【例题实战模拟】

A1 型题

1. 淋证的病理因素主要是

A. 风寒　B. 痰凝　C. 瘀血　D. 湿热　E. 肝郁

2. 尿路感染的主要病机是

A. 湿热蕴结下焦，膀胱气化不利　B. 湿热蕴结中焦，膀胱气化失司

C. 湿热蕴结肝胆，肝胆疏泄失常　D. 肾气亏虚，肾失蒸化开阖

E. 肾阴亏虚，湿热蕴结

3. 尿路感染膀胱湿热证的治法是

A. 疏利气机，通利小便　　B. 清热利湿通淋　　C. 补脾升清，益气利水
D. 温阳益气，补肾利水　　E. 理气疏导，利尿通淋

4. 治疗尿路感染肝胆郁热证，应首选
A. 知柏地黄汤　　B. 猪苓汤　　C. 程氏萆薢分清饮
D. 丹栀逍遥散合石韦散加减　　E. 真武汤

5. 下列不属尿路感染途径的是
A. 上行感染　B. 血行感染　C. 间接感染　D. 直接感染　E. 淋巴感染

【参考答案】

1. D　2. A　3. B　4. D　5. C

细目三　急性肾损伤

急性肾损伤（ARF）是由于各种原因使肾脏排泄功能在短期内（数小时或数天）迅速减退，氮质废物堆积，水、电解质、酸碱平衡失调，血肌酐和血尿素氮呈进行性升高的一种临床综合征。通常血肌酐每日上升 44.2 ～ 176.8μmol/L（0.5 ～ 2mg/dL），血尿素氮上升 3.6 ～ 10.7mmol/L（10 ～ 30mg/dL）或以上，常伴少尿（＜ 400mL/d）或无尿（＜ 100mL）。但也有尿量不减少者。广义的 ARF 可分为肾前性、肾性和肾后性三类。狭义的 ARF 是指急性肾小管坏死（ATN）。

本病归属于中医学“癃闭”“关格”等范畴。

要点一　西医病因与发病机制

（一）病因

1. 肾前性急性肾损伤　血容量减少（如各种原因的液体丢失和出血）、有效动脉血容量减少和肾内血流动力学改变等。

2. 肾性急性肾损伤　肾实质损伤，常见的是肾缺血或肾毒性物质（包括外源性毒素，如生物毒素、化学毒素、抗菌药物、造影剂等；内源性毒素，如血红蛋白、肌红蛋白等）损伤肾小管上皮细胞。

3. 肾后性急性肾损伤　特征是急性尿路梗阻。

（二）发病机制

1. 肾小管损伤　当肾小管急性严重损伤时，以肾小管阻塞和肾小管基底膜断裂引起的肾小管内液反漏入间质，从而引起急性肾小管上皮细胞变性、坏死，肾间质水肿，肾小管阻塞，肾小球有效滤过压降低。

2. 肾小管上皮细胞代谢障碍　肾小管上皮细胞的损伤及代谢障碍，导致肾小管上皮细胞死亡。

3. 肾血流动力学变化　肾缺血和肾毒素的作用致使肾素－血管紧张素系统、前列腺素、内皮素等血管活性物质释放，导致肾血液灌注量减少，肾小球滤过率下降而致急性肾损伤。

4. 缺血再灌注损伤　实验证实，肾缺血再灌注损伤主要为氧自由基及细胞内钙超负荷，使肾小管上皮细胞内膜脂质过氧化增强，导致细胞功能紊乱，以致细胞死亡。

5. 表皮生长因子　急性肾损伤时由于肾脏受损，导致表皮生长因子降低。

6. 炎症因子的参与　炎症介质（IL–6、IL–18、TNFα、TGFβ、MCP–1、RANTES）等使内皮细胞受损，导致肾组织进一步损伤，GFR 下降。

要点二　中医病因病机

本病发生多与外感六淫疫毒、饮食不当、意外伤害、失血失液、中毒虫咬、药毒伤肾等因素有关，形成火热、湿毒、瘀浊之邪，壅塞三焦，决渎失司，膀胱和三焦气化不利而致本病的发生。

1. 热毒炽盛　热毒入气入血，损伤肾络，气化失司，而见少尿、血尿或衄血。

2. 火毒瘀滞　热入营血，闭窍扰神，迫血妄行，热阻于肾，气化失司而少尿。

3. 湿热蕴结　湿毒中阻，气机升降失常，内犯于肾，经络气血瘀阻，气化不行，而见少尿或尿闭。

4. 气脱津伤 失血伤液，或热毒耗液，致精亏血少，肾府空虚，使肾元衰竭而发病。

本病病位在肾，涉及肺、脾（胃）、三焦、膀胱。病机主要为肾失气化，水湿浊瘀不能排出体外。初期主要为火热、湿毒、瘀浊之邪壅滞三焦，水道不利，以实热居多；后期以脏腑虚损为主。

［常考考点］急性肾损伤的病机为肾失气化，水湿浊瘀不能排出体外。

要点三 临床表现

临床病程典型，可分为 3 期。

（一）少尿期

在短时间内尿量明显减少，可出现恶心呕吐、腹胀腹泻、消化道出血、高血压、心力衰竭、意识障碍、抽搐昏迷、严重的酸中毒和电解质异常。此期一般持续 7 ～ 14 天，典型的为 7 ～ 14 天，但也可短至几天，长至 4 ～ 6 周。许多患者可出现少尿（＜ 400mL/d）。但也有些患者可没有少尿，尿量在 400mL/d 以上，称为非少尿型 ARF。其病情大多较轻，预后较好。

（二）多尿期

急性肾衰损伤病人尿量超过 400mL 时，则由少尿期进入多尿期，此期通常持续 1 ～ 3 周。

（三）恢复期

肾小管细胞再生、修复，肾小管完整性恢复。肾小球滤过率逐渐恢复正常或接近正常范围。与肾小球滤过率相比，肾小管上皮细胞功能（溶质和水的重吸收）的恢复相对延迟，常需数月后才能恢复。少数患者可最终遗留不同程度的肾脏结构和功能缺陷。

［常考考点］急性肾损伤临床分为少尿期、多尿期和恢复期。

要点四 实验室检查及其他检查

1. 肾功能 急骤发生并与日俱增的氮质血症。①血尿素氮：进行性升高，每日可上升 3.6 ～ 10.7mmol/L。血肌酐每日上升 44.2 ～ 176.8μmol/L。②电解质紊乱：少尿期可出现高钾血症，血钾可超过 6.5mmol/L，并可伴低钠血症和高磷血症。多尿期可出现低血钾、低血钠等电解质紊乱。③酸碱平衡紊乱：可出现酸中毒、二氧化碳结合力下降。

2. 尿常规 尿呈等张（比重 1.010 ～ 1.016），蛋白尿（常为＋～＋＋），尿沉渣常有颗粒管型、上皮细胞碎片、红细胞和白细胞。

3. 尿渗量 尿渗量＜ 350mOsm/kgH_2O。

4. 滤过钠排泄分数（FE_{Na}） 急性肾小管坏死及肾后性急性肾损伤时多＞ 1%；肾前性急性肾损伤、急性肾小球肾炎和血管炎时＜ 1%。

5. 肾衰指数（RFI） 用于鉴别肾前性急性肾损伤和急性肾小管坏死，一般认为肾前性急性肾损伤＜ 1；急性肾小管坏死时多见＞ 1。

6. 影像学检查 双肾超声显像可用于与慢性肾衰竭相鉴别。怀疑尿路梗阻时，尿路超声显像、腹部平片，必要时 CT 检查有助于诊断。判断肾血管堵塞等疾患时，X 线、放射性核素检查、血管造影等对诊断有帮助，但需注意造影剂对肾脏的毒性作用。

7. 肾穿刺活检 为明确肾实质性急性肾损伤的病因，可进行肾穿刺活检，并可判断治疗的有效性。但需严格掌握适应证，注意病情严重、有出血倾向时不宜做此检查。

［常考考点］急性肾损伤诊断的实验室阳性结果。

要点五 诊断与鉴别诊断

（一）诊断

1. 常继发于各种严重疾病所致的周围循环衰竭或肾中毒后，但亦有个别病例可无明显的原发病。

2. 急剧地发生少尿（＜ 400mL/24h），个别严重病例（肾皮质坏死）可无尿（＜ 100mL/24h），但在非少尿型者可无少尿表现。

3. 急骤发生和与日俱增的氮质血症，血肌酐每日上升 88.4 ～ 176.8μmol/L，尿素氮上升 3.6 ～

10.7mmol/L。

4. 经数日至数周后，如处理恰当，会出现多尿期。

5. 尿常规检查：尿呈等张（比重 1.010 ～ 1.016），蛋白尿（常为 + ～ ++），尿沉渣常有颗粒管型、上皮细胞碎片、红细胞和白细胞。

（二）鉴别诊断

1. 慢性肾衰竭 慢性肾衰竭可从存在双侧肾缩小、贫血、尿毒症面容、肾性骨病和神经病变等得到提示。其次应除外肾前性和肾后性原因。

2. 肾前性少尿 发病前有容量不足、体液丢失等病史，体检发现皮肤和黏膜干燥、低血压、颈静脉充盈不明显者，应首先考虑肾前性少尿。

3. 肾后性尿路梗阻 有结石、肿瘤或前列腺肥大病史患者，突发完全无尿或间歇性无尿。肾绞痛，胁腹或下腹部疼痛；肾区叩击痛阳性；如膀胱出口处梗阻，则膀胱区因积尿而膨胀，叩诊呈浊音均提示存在尿路梗阻的可能。超声显像和 X 线检查等可帮助确诊。

4. 其他肾性 ARF 肾性 ARF 可见于急进性肾小球肾炎、急性间质性肾炎等，以及全身性疾病的肾损害如狼疮性肾炎、过敏性紫癜性肾炎等。肾病综合征有时亦可引起 ARF。此外，系统性血管炎、血栓性微血管病如溶血尿毒症综合征、恶性高血压及产后 ARF 等也会引起。ARF 通常根据各种疾病所具有的特殊病史、临床表现、化验异常及对药物治疗的反应可做出鉴别诊断。肾活检常可帮助鉴别。

要点六 西医治疗

1. 纠正可逆因素 对于引起急性肾损伤的原发可逆因素，如严重外伤、心力衰竭、急性大出血等应积极治疗，处理好感染、休克、血容量不足等。避免使用或停用肾毒性药物。

2. 营养支持 保证每日足够的热量供给。一般需要量为每日 105 ～ 126kJ（25 ～ 30kcal/kg）。

3. 积极控制感染 根据细菌培养和药敏试验，选择对肾无毒性或毒性小的药物。

4. 维持水、电解质和酸碱平衡 少尿期应严格记录体液 24 小时出入量，量出为入，纠正高血钾及酸中毒。多尿期则须防止脱水及低血钾。

5. 特殊药物 ①利尿剂：呋塞米（速尿），注意利尿药只应用于急性肾损伤少尿期，进入多尿期后应停用。②钙拮抗药：对缺血性急性肾损伤有防治作用，应用于缺血性急性肾损伤的早期，可减少钙离子细胞内流，还能扩张肾血管，增加肾血流。硝苯地平口服。注意有降低血压作用，故禁用于低血压及休克期患者。

6. 透析疗法 对保守治疗无效，出现下列指征的急性肾损伤患者，应考虑进行急诊透析：①少尿或无尿 2 天。②尿毒症症状明显。③肌酐清除率较正常下降超过 50%，或血尿素氮升高达 21mmol/L，血肌酐升高达 442μmol/L。④血钾超过 6.5mmol/L。⑤代谢性酸中毒，$CO_2CP \leq 13$mmol/L。⑥脑水肿、肺水肿或充血性心力衰竭。透析疗法包括血液透析、腹膜透析，以及肾替代疗法（CRRT）等。

［常考考点］急性肾损伤透析疗法的指征。

细目四 慢性肾衰竭

慢性肾衰竭（CRF）是常见的临床综合征。它发生在各种原发性或继发性慢性肾脏病的基础上，缓慢地出现肾功能减退而致衰竭。临床以代谢产物和毒素潴留，水、电解质和酸碱平衡紊乱以及某些内分泌功能异常等表现为特征。

本病归属于中医学“癃闭”“关格”“溺毒”“肾劳”等范畴。

要点一 西医病因与发病机制

（一）病因

慢性肾衰竭的病因主要有糖尿病肾病、高血压肾小动脉硬化、原发性与继发性肾小球肾炎、肾小管间质病变（慢性肾盂肾炎、慢性尿酸性肾病、梗阻性肾病、药物性肾病等）、肾血管病变、遗传性肾病

（如多囊肾、遗传性肾炎）等。在发达国家，糖尿病肾病、高血压肾小动脉硬化、原发性肾小球肾炎是导致慢性肾衰竭的前三位病因；发展中国家的病因排序是原发性肾小球肾炎、糖尿病肾病、高血压肾小动脉硬化。

（二）发病机制

1. 慢性肾衰竭进展的发病机制 ①肾单位高滤过。②肾单位高代谢。③肾组织上皮细胞表型转化。④血管紧张素Ⅱ（Ang Ⅱ）促进血压升高并诱导细胞增生等。⑤细胞因子－生长因子促进细胞外基质增多。⑥蛋白尿可引起肾小管损害、间质炎症及纤维化。⑦细胞凋亡，肾脏固有细胞减少。

2. 尿毒症症状的发生机制 ①尿毒症毒素的作用：小分子（MW ＜ 500）毒性物质以尿素的量最多，占“非蛋白氮”的 80% 或更多，其他如胍类（甲基胍、琥珀胍酸等）、各种胺类、酚类等也占有其重要地位。中分子（MW500 ～ 5000）物质主要与尿毒症脑病、某些内分泌紊乱、细胞免疫低下等可能有关。甲状旁腺激素（PTH）属于中分子物质一类，可引起肾性骨营养不良、软组织钙化等。大分子（MW ＞ 5000）物质如核糖核酸酶（RNase）、β_2－微球蛋白（主要是糖基化 β_2-MG）、维生素 A 等也具有某些毒性。②体液因子如红细胞生成素（EPO）、骨化三醇的缺乏，可分别引起肾性贫血和肾性骨病。③营养素如蛋白质和某些氨基酸的缺乏等可引起营养不良、消化道症状、免疫功能降低等。

要点二　中医病因病机

由于感受外邪、饮食不当、劳倦过度、药毒伤肾、劳伤久病等导致肾元虚衰，湿浊内蕴而发病。脾肾亏虚为本，湿浊内蕴为标，脾虚则运化无权，肾虚则开阖失司，日久气损及阳，阳损及阴，最后导致肾气衰败，不能分清泌浊，浊毒内停壅滞、瘀血阻滞。

1. 脾肾两虚 脾虚运化无力，则水湿内聚或外溢；肾虚气化失司，或失于固摄，则小便量少或频数，或精微下泄。若素体阳虚，或久病脾肾俱损，或过用苦寒，导致脾肾阳虚，脾失制水，肾不主水，而水停饮溢，形寒肢冷，小便不利。

2. 气阴两虚 气阴俱亏，则面色无华，神疲乏力；虚火内扰，潮热盗汗，烦热，或灼伤络脉而见尿血。

3. 肝肾阴虚 肝肾阴亏，水不涵木，肝阳上亢，阳化风动，肝风内扰，则头晕目眩、耳鸣健忘；阴虚生内热，则五心烦热、盗汗。

4. 阴阳两虚 阳虚则不能温养，不能运化水湿，水液内停，湿浊中阻，而成肾劳、关格之证。

5. 湿浊内蕴 湿热内阻，升降失司，清阳不升，浊阴不降，则恶心呕吐或小便不利。

6. 水气泛溢 肺脾肾亏虚，气化功能不足，开阖升降失司，则水液内停，泛溢肌肤而为肿，行于胸腹之间，而成胸水、腹水。

7. 瘀血阻络 久病入络，或气虚血瘀，或湿阻致瘀，而见水瘀互结，或络脉瘀阻。

本病病位主要在肾，涉及肺、脾（胃）、肝等脏腑。其基本病机是肾元虚衰，湿浊内蕴，为本虚标实之证。本虚以肾元亏虚为主；标实见水气、湿浊、湿热、血瘀、肝风之证。发病初期脾肾亏虚及湿浊并见，日久累及多脏。如水湿、浊毒之邪凌心射肺，则见胸闷、心悸、气促，甚则不能平卧；如肾病及肝，肝肾阴虚，虚风内生，则见手足搐动，甚则抽搐；若肾病及心，邪陷心包，则见神志不清；若正不胜邪，则见阴盛阳衰、阴阳离决等危证。

［常考考点］本病基本病机是肾元虚衰，湿浊内蕴，为本虚标实之证。

要点三　临床表现

在慢性肾衰竭的不同阶段，其临床表现也各不相同。在 CRF 的代偿期和失代偿早期，患者可以无任何症状，或仅有乏力、腰酸、夜尿增多等轻度不适；少数患者可有食欲减退、代谢性酸中毒及轻度贫血。CRF 中期以后，上述症状更趋明显。在晚期尿毒症时，可出现急性心衰、严重高钾血症、消化道出血、中枢神经系统障碍等，甚至有生命危险。

（一）水、电解质代谢紊乱

1. 代谢性酸中毒 食欲不振、呕吐、虚弱无力、呼吸深长等。

2. 水钠代谢紊乱 水钠潴留可表现为不同程度的皮下水肿和/或体腔积液，易出现血压升高、左心功能不全和脑水肿。低血容量主要表现为低血压和脱水。

3. 钾代谢紊乱 高钾血症或低钾血症。严重高钾血症（血清钾＞6.5mmol/L）需及时治疗抢救。

4. 钙磷代谢紊乱 主要表现为钙缺乏和磷过多。

（二）蛋白质、糖类、脂肪和维生素的代谢紊乱

CRF 患者蛋白质代谢紊乱一般表现为蛋白质代谢产物蓄积（氮质血症）；糖代谢异常主要表现为糖耐量减低和低血糖症两种情况。慢性肾衰患者中高脂血症相当常见，其中多数患者表现为轻到中度高甘油三酯血症。维生素代谢紊乱相当常见，如血清维生素 A 水平增高、维生素 B_6 及叶酸缺失等。

（三）心血管系统表现

心血管病变是慢性肾衰竭患者的主要并发症之一和最常见的死因。尤其是进入终末期肾病阶段，则死亡率进一步增高（占尿毒症死因的 45%～60%）。

1. 高血压和左心室肥厚。
2. 心力衰竭，是尿毒症患者最常见的死亡原因。
3. 尿毒症性心肌病。
4. 心包病变。
5. 血管钙化和动脉粥样硬化。

（四）呼吸系统症状

体液过多或酸中毒时均可出现气短、气促，严重酸中毒可致呼吸深长。体液过多、心功能不全可引起肺水肿或胸腔积液。由尿毒症毒素诱发的肺泡毛细血管渗透性增加、肺充血可引起“尿毒症肺水肿”，此时肺部 X 线检查可出现“蝴蝶翼”征，及时利尿或透析可迅速改善上述症状。

（五）胃肠道症状

主要表现有食欲不振、恶心、呕吐、口腔有尿味。消化道出血也较常见，其发生率比正常人明显增高，多是由于胃黏膜糜烂或消化性溃疡，尤以前者为最常见。

（六）血液系统表现

CRF 患者血液系统异常主要表现为肾性贫血和出血倾向。大多数患者一般均有轻、中度贫血，其原因主要是红细胞生成素缺乏，故称为肾性贫血。

（七）神经肌肉系统症状

早期症状可有疲乏、失眠、注意力不集中等。其后会出现性格改变、抑郁、记忆力减退、判断力降低。尿毒症时常有反应淡漠、谵妄、惊厥、幻觉、昏迷、精神异常等。

（八）内分泌功能紊乱

①肾脏本身内分泌功能紊乱：如 1，25-（OH）$_2$ 维生素 D_3、红细胞生成素不足和肾内肾素-血管紧张素Ⅱ过多。②外周内分泌腺功能紊乱：大多数患者均有继发性甲旁亢（血 PTH 升高），部分患者（大约 1/4）有轻度甲状腺素水平降低；其他如胰岛素受体障碍、性腺功能减退等也相当常见。

（九）骨骼病变

肾性骨营养不良（即肾性骨病）相当常见，包括纤维囊性骨炎（高转化性骨病）、骨生成不良、骨软化症（低转化性骨病）及骨质疏松症。

［常考考点］心力衰竭是尿毒症患者最常见的死亡原因。

要点四　实验室检查及其他检查

1. 肾功能检查 血尿素氮（BUN）、血肌酐（Scr）上升，Scr＞133μmol/L，内生肌酐清除率（Ccr）＜80mL/min，二氧化碳结合力下降，血尿酸升高。

2. 尿常规检查 蛋白尿、血尿、管型尿或低比重尿。

3. 血常规检查 不同程度的贫血。

4. 电解质检查 高钾、高磷、低钙等。

5. B 超检查 多数可见双肾明显缩小、结构模糊。

［常考考点］慢性肾衰的实验室检查阳性结果。

要点五　诊断与 CKD 分期

（一）诊断要点

慢性肾衰竭的诊断是 Ccr ＜ 80mL/min，Scr ＞ 133μmol/L，有慢性原发或继发性肾脏疾病病史。

（二）CKD 分期

分期	特征	GFR（mL/min・1.73m^2）
1	GFR 正常或升高	≥ 90
2	GFR 轻度降低	60 ～ 89
3a	GFR 轻到中度降低	45 ～ 59
3b	GFR 中到重度降低	30 ～ 44
4	GFR 重度降低	15 ～ 29
5	ESRD（终末期肾病）	＜ 15 或透析

要点六　西医治疗

（一）早、中期慢性肾衰竭的防治对策和措施

1. 及时、有效地控制高血压　透析前 CRF（GFR ≤ 10mL/min）患者的血压，一般应当控制在 120 ～ 130mmHg/75 ～ 80mmHg 或以下。

2. ACEI 和 ARB 的独特作用　血管紧张素转换酶抑制剂（ACEI）和血管紧张素Ⅱ受体拮抗剂（ARB）具有良好降压作用，还有其独特的减低高滤过、减轻蛋白尿的作用。

3. 严格控制血糖　严格控制血糖，使糖尿病患者空腹血糖控制在 5.0 ～ 7.2mmol/L（睡前 6.1 ～ 8.3mmol/L），糖化血红蛋白（HbA1c）＜ 7%，可延缓患者 CRF 进展。

4. 控制蛋白尿　将患者蛋白尿控制在＜ 0.5g/24h，或明显减轻微量白蛋白尿。

5. 饮食治疗　应用低蛋白、低磷饮食，单用或加用必需氨基酸或 α – 酮酸（EAA/α –KA），可能具有减轻肾小球硬化和肾间质纤维化的作用。

6. 其他　积极纠正贫血、减少尿毒症毒素蓄积、应用他汀类降脂药、戒烟等。

（二）CRF 的营养治疗

1. 饮食治疗

（1）限制蛋白饮食：蛋白质的摄入量宜根据 GFR 作适当调整。GFR 为 10 ～ 20mL/min 者，每日蛋白质限制在 0.6g/kg，GFR 大于 20mL/min 者，可加 5g。一般认为 GFR 降至 50mL/min 以下时，需进行蛋白质限制，其中 50% ～ 60% 必须是富含必需氨基酸的蛋白质（即高生物价优质蛋白），如鸡蛋、鱼、瘦肉、牛奶等。

（2）高热量摄入：热量每日至少需要 125.6kJ/kg（30kcal/kg），消瘦或肥胖者酌情加减。可多食入植物油和食糖，觉饥饿可食甜薯、芋头、马铃薯等。食物应富含 B 族维生素、维生素 C 和叶酸等。

（3）其他：给予低磷饮食，每日不超过 600mg。此外，除有水肿、高血压和少尿者要限制食盐，有尿少、水肿、心力衰竭者应严格控制进水量，尿量每日少于 1000mL 者要限制钾的摄入，其他一般不需特别限制。

2. 必需氨基酸（EAA）的应用　如果 GFR ≤ 10mL/min 时，必须加用 EAA 或 EAA 及其 α – 酮酸混合制剂。α – 酮酸在体内与氨结合成相应的 EAA，EAA 在合成蛋白质过程中可以结合一部分尿素，故可减少血中尿素氮的水平。

（三）CRF 的药物治疗

1. 纠正酸中毒和水、电解质紊乱

（1）纠正代谢性酸中毒：代谢性酸中毒的处理，主要为口服碳酸氢钠（$NaHCO_3$），轻者 1.5 ～ 3.0g/

d 即可，中、重度患者 3 ～ 15g/d，必要时可静脉输入。

（2）水钠紊乱的防治：一般 NaCl 摄入量应为 6 ～ 8g/d。有明显水肿、高血压者，钠摄入量一般为 2 ～ 3g/d，个别严重病例可限制为 1 ～ 2g/d。也可根据需要应用襻利尿剂（呋塞米、布美他尼等）。噻嗪类利尿剂及潴钾利尿剂对 CRF 患者（Scr ＞ 220μmol/L）不宜应用，因此时疗效甚差。对严重肺水肿急性左心衰竭者，常需及时给予血液透析或持续性血液滤过，以免延误治疗时机。

（3）高钾血症的防治

1）积极预防高钾血症的发生：①当 GFR ＜ 25mL/min（或 Scr ＞ 309.4 ～ 353.6μmol/L）时，即应适当限制钾的摄入。②当 GFR ＜ 10mL/min 或血清钾水平＞ 5.5mmol/L 时，则应更严格地限制钾摄入。③对已有高钾血症的患者，还应采取更积极的措施：积极纠正酸中毒，除口服碳酸氢钠外，必要时（血钾＞ 6mmol/L）可静脉给予（静滴或静注）碳酸氢钠 10 ～ 25g，根据病情需要 4 ～ 6 小时后还可重复给予。

2）襻利尿剂：最好静脉或肌内注射呋塞米 40 ～ 80mg，必要时将剂量增至 100 ～ 200mg，静脉注射。

3）葡萄糖 – 胰岛素溶液输入（葡萄糖 4 ～ 6g 中，加胰岛素 1U）。

4）降钾树脂：增加肠道钾排出，其中以聚苯乙烯磺酸钙更为适用。

5）对严重高钾血症（血钾＞ 6.5mmol/L），且伴有少尿、利尿效果欠佳者，应及时给予血液透析治疗。

2. 高血压的治疗 血管紧张素转化酶抑制剂（ACEI）、血管紧张素Ⅱ受体拮抗剂（ARB）、Ca^{2+} 通道拮抗剂、襻利尿剂、β 受体阻滞剂、血管扩张剂等均可应用，以 ACEI、ARB、Ca^{2+} 拮抗剂的应用较为广泛。ACEI 及 ARB 有使钾升高及一过性血肌酐升高的作用，在选用和应用过程中，应注意检测相关指标。透析前慢性肾衰患者的血压应＜ 130/80mmHg，但维持透析患者血压一般不超过 140/90mmHg 即可。

3. 贫血的治疗和 rHuEPO 的应用 Hb ＜ 100 ～ 110g/L 或 Hct ＜ 30% ～ 33%，即可开始应用 rHuEPO 治疗。影响 rHuEPO 疗效的主要原因是功能性缺铁。因此，在应用 rHuEPO 时，应同时重视补充铁剂。口服肾性贫血药物罗沙司他（受瑞卓）已经用于临床。

4. 低钙血症、高磷血症和肾性骨病的治疗 当 GFR ＜ 30mL/min 时，除限制磷摄入外，可应用磷结合剂口服，以碳酸钙较好。对明显低钙血症患者，可口服骨化三醇。

5. 防治感染。

6. 高脂血症的治疗。

7. 口服吸附疗法和导泻疗法 口服氧化淀粉或活性炭制剂、口服大黄制剂或甘露醇（导泻疗法）等，均是应用胃肠道途径增加尿毒症毒素的排出。这些疗法主要应用于透析前慢性肾衰患者，对减轻患者氮质血症起到一定辅助作用，但不能依赖这些疗法作为治疗主要手段。

（四）尿毒症的替代治疗

当慢性肾衰患者 GFR 为 6 ～ 10mL/min（Scr ＞ 707μmol/L）并有明显尿毒症临床表现，经治疗不能缓解时，则应进行透析治疗。对糖尿病肾病，可适当提前（GFR 10 ～ 15mL/min）安排透析。血液透析（简称血透）和腹膜透析（简称腹透）的疗效相近，但各有其优缺点，在临床应用上可互为补充。透析疗法仅可部分替代肾的排泄功能（对小分子溶质的清除仅相当于正常肾脏的 10% ～ 15%），而不能代替其内分泌和代谢功能。患者通常应先做一个时期透析，待病情稳定并符合有关条件后，可考虑进行肾移植术。

1. 血液透析 血透治疗一般每周做 3 次，每次 4 ～ 6 小时。

2. 腹膜透析 持续性不卧床腹膜透析疗法（CAPD），每日将透析液输入腹腔，并交换 4 次（6 小时一次），每次约 2L。CAPD 是持续地进行透析，使尿毒症毒素持续地被清除，血容量不会出现明显波动，故患者也感觉较舒服。CAPD 在保存残存肾功能方面优于血透，费用也较血透低。CAPD 尤其适用于老人、心血管功能不稳定者、糖尿病患者、小儿患者或做动静脉内瘘有困难者。

3. 肾移植 成功的肾移植会恢复正常的肾功能（包括内分泌和代谢功能），可使患者几乎完全康复。

要在 ABO 血型配型和 HLA 配型合适的基础上，选择供肾者。肾移植需长期使用免疫抑制剂，以防排斥反应，常用的药物为糖皮质激素、环孢素、吗替麦考酚酯等。

［常考考点］慢性肾衰竭的处理措施。

要点七　中医辨证论治

证型		辨证要点	治法	方剂
本虚证	脾肾气虚证	倦怠乏力，气短懒言，纳呆腹胀，腰酸膝软，大便溏薄，口淡不渴，舌淡有齿痕，苔白或白腻，脉沉细	补气健脾益肾	六君子汤加减
	脾肾阳虚证	面色萎黄或黧黑晦暗，下肢浮肿，按之凹陷难复，神疲乏力，纳差便溏或五更泄泻，口黏淡不渴，腰膝酸痛或腰部冷痛，畏寒肢冷，夜尿频多清长，舌淡胖嫩，齿痕明显，脉沉弱	温补脾肾	济生肾气丸加减
	气阴两虚证	面色少华，神疲乏力，腰膝酸软，口干唇燥，饮水不多，或手足心热，大便干燥或稀，夜尿清长，舌淡有齿痕，脉沉细	益气养阴，健脾补肾	参芪地黄汤加减
	肝肾阴虚证	头晕头痛，耳鸣眼花，两目干涩或视物模糊，口干咽燥，渴而喜饮或饮水不多，腰膝酸软，大便易干，尿少色黄，舌淡红少津，苔薄白或少苔，脉弦或细弦，常伴血压升高	滋肾平肝	杞菊地黄汤加减
	阴阳两虚证	浑身乏力，畏寒肢冷，或手足心热，口干欲饮，腰膝酸软，或腰部酸痛，大便稀溏或五更泄泻，小便黄赤或清长，舌胖润有齿痕，舌苔白，脉沉细	温扶元阳，补益真阴	金匮肾气丸或全鹿丸加减
标实证	湿浊证	恶心呕吐，胸闷纳呆，或口淡黏腻，口有尿味	和中降逆，化湿泄浊	小半夏加茯苓汤加减
	湿热证	中焦湿郁化热常见口干口苦，甚则口臭，恶心频频，舌苔黄腻。下焦湿热可见小溲黄赤或溲解不畅，尿频、尿急、尿痛等	清化和中（中）或清利湿热（下）	黄连温胆汤加减（中）；四妙丸加减（下）
	水气证	面、肢浮肿或全身浮肿，甚则有胸水、腹水	利水消肿	五皮饮或五苓散加减
	血瘀证	面色晦暗或黧黑或口唇紫暗，腰痛固定或肢体麻木，舌紫暗或有瘀点瘀斑，脉涩或细涩	活血化瘀	桃红四物汤加减
	肝风证	头痛头晕，手足蠕动，筋惕肉瞤，抽搐痉厥	镇肝息风	天麻钩藤饮加减

［常考考点］慢性肾衰竭的中医辨证证型。

【例题实战模拟】

A1 型题

1. 慢性肾功能不全患者，全身浮肿，有胸水、腹水，治疗宜选用

A. 茯苓汤加减　B. 五皮饮或五苓散加减　C. 小半夏汤加减

D. 济生肾气丸加减　E. 桃红四物汤加减

2. 慢性肾功能衰竭脾肾阳虚证治宜

A. 济生肾气丸加减　B. 天麻钩藤饮加减　C. 杞菊地黄丸　D. 金匮肾气丸　E. 无比山药丸

3. 慢性肾功能不全的主要病机是

A. 肺脾气虚，卫表不固　B. 肾与膀胱，气化失司　C. 肺气不宣，脾失健运

D. 脾肾两虚，精微下注　E. 脾肾两虚，湿浊内聚

4. 尿毒症终末期最理想的治疗措施是

A. 血液透析　B. 肾移植　C. 输新鲜血

D. 每天口服生大黄 8 ～ 12g　E. 用中药保留灌肠

A2 型题

5. 患者，男，50 岁。反复浮肿、尿血 3 年，经常感冒。症见面色无华，少气乏力，午后低热，口干咽燥，舌红少苔，脉细。检查：血压 140/95mmHg，尿蛋白（++）、定量 3g/24h，内生肌酐清除率 48%，

血尿素氮 10mmol/L。除对症治疗外，还应加

A. 参芪地黄汤加减　B. 六味地黄汤加减　C. 右归丸　D. 左归饮　E. 大补元煎

【参考答案】

1. B　2. A　3. E　4. B　5. A

第五单元　血液及造血系统疾病

细目一　缺铁性贫血

缺铁性贫血（iron deficiency anemia，IDA）是指体内贮存铁缺乏，影响血红蛋白合成所引起的一种小细胞低色素性贫血。其特点是骨髓、肝、脾等器官组织中缺乏可染色性铁，血清铁浓度、运铁蛋白饱和度和血清铁蛋白降低。本病为贫血中最常见的类型，也是最常见的营养素缺乏症。

本病可归属于中医学“血劳”“萎黄”“黄胖”“虚劳”等范畴。

要点一　西医病因与发病机制

（一）病因

任何原因使铁的损耗超过体内所能供给的量时，即可引起缺铁性贫血。

1. 损失过多　慢性失血是引起缺铁性贫血的主要原因。如慢性胃肠道失血、食管裂孔疝、食管或胃底静脉曲张破裂、胃及十二指肠溃疡、消化道息肉、消化道肿瘤、寄生虫感染和痔疮等；咯血和肺泡出血，如肺结核、支气管扩张和肺癌等；月经过多，如宫内放置节育环、子宫肌瘤及月经失调等；血红蛋白尿，如阵发性睡眠性血红蛋白尿、冷抗体型自身免疫性溶血、人工心脏瓣膜、行军性血红蛋白尿等；其他如反复血液透析、多次献血等。

2. 摄入不足　生长期婴幼儿、青少年和月经期、妊娠期或哺乳期妇女需铁量增加，一般食物中铁含量不能满足机体需要而缺铁；饮食中缺乏足够的铁或食物结构不合理，导致铁吸收和利用减低，亦可发生缺铁。

3. 吸收不良　游离铁主要在十二指肠及小肠上段黏膜吸收，吸收不良可导致缺铁性贫血。如胃大部切除术及胃空肠吻合术后，由于食物不经过十二指肠，影响了正常铁的吸收；萎缩性胃炎因长期缺乏胃酸，导致铁的吸收不良；长期腹泻不但影响铁吸收，且随着大量肠上皮细胞脱落而失铁。

（二）发病机制

1. 缺铁对铁代谢的影响　当体内贮铁减少到不足以补偿功能状态铁时，铁蛋白、含铁血黄素、血清铁和转铁蛋白饱和度减低，总铁结合力和未结合铁的转铁蛋白升高，组织缺铁，红细胞内缺铁。转铁蛋白受体表达于红系造血细胞膜表面，当红细胞内铁缺乏时，转铁蛋白受体脱落进入血液，血清可溶性转铁蛋白受体升高。

2. 红细胞内缺铁对造血系统的影响　血红素合成障碍，大量原卟啉不能与铁结合成为血红素，以游离原卟啉（FEP）的形式积累在红细胞内或与锌原子结合成为锌原卟啉（ZPP），血红蛋白生成减少，红细胞胞浆少、体积小，发生小细胞低色素性贫血；严重时粒细胞、血小板的生成也受影响。

3. 组织缺铁对组织细胞代谢的影响　细胞中含铁酶和铁依赖酶的活性降低，进而影响患者的精神、行为、体力、免疫功能及患儿的生长发育和智力；缺铁可引起黏膜组织病变和外胚叶组织营养障碍。

［常考考点］慢性失血是引起缺铁性贫血的主要原因。

要点二　中医病因病机

中医学认为，本病的形成多由先天禀赋不足、饮食失调、长期失血、劳倦过度、妊娠失养、病久虚损、虫积等引起脾胃虚弱、血少气衰所致。

1. 饮食失调 饮食失调，脾胃功能减退，影响水谷精微吸收，使化血无源而见气血亏虚。

2. 心脾两虚 长期失血，治不及时，或崩漏，或妊娠失养、产后失血，调护不当等慢性失血，均可导致血少气衰，心神失养。

3. 脾胃虚弱 久病体虚或先天禀赋不足，脾胃虚弱而生化乏源。久劳损及肾脏，精血同源，肾虚精亏，无以化生血液而致血虚。

4. 虫积日久 脾胃受损，同时又大量吸收人体精微，导致生化乏源，引起贫血。

缺铁性贫血病位在脾胃，与肝、肾相关。脾胃虚弱，运化失常，虫积及失血导致气血生化不足，是本病发生的基本病机。本病多属虚证，但也有虚实夹杂之证。

［常考考点］脾胃虚弱，运化失常，虫积及失血导致气血生化不足，是本病发生的基本病机。

要点三 临床表现

多数起病缓慢，临床表现分为两类：一类为贫血本身的表现；另一类为组织中含铁酶类减少，引起细胞功能紊乱而产生的症状和体征。

1. 贫血本身的表现 一般症状为皮肤和黏膜苍白，疲乏无力，头晕耳鸣，眼花，记忆力减退；严重者可出现眩晕或晕厥，活动后心悸、气短，甚至心绞痛、心力衰竭。尚有恶心呕吐、食欲减退、腹胀、腹泻等消化道症状。

2. 组织缺铁症状

（1）精神和行为改变：如疲乏、烦躁和头痛在缺铁的妇女中较多见；缺铁可引起患儿发育迟缓和行为改变，如烦躁、易激惹、注意力不集中等。

（2）消化道黏膜病变：如口腔炎、舌炎、唇炎、胃酸分泌缺乏及萎缩性胃炎。常见食欲减退、腹胀、嗳气、便秘等。部分患者有异食癖。

（3）外胚叶组织病变：皮肤干燥，毛发干枯脱落，指甲缺乏光泽、脆薄易裂甚至反甲等。

［常考考点］缺铁性贫血的典型症状和体征。

要点四 实验室检查及其他检查

1. 血象 呈小细胞低色素性贫血。平均红细胞体积（MCV）＜ 80fL，平均红细胞血红蛋白量（MCH）＜ 27pg，平均红细胞血红蛋白浓度（MCHC）＜ 32%。血片中可见红细胞体积小、中央淡染区扩大。网织红细胞计数正常或轻度增高。

2. 骨髓象 增生活跃或明显活跃；以红系增生为主，粒系、巨核系无明显异常；红系中以中、晚幼红细胞为主，其体积小、核染色质致密、胞浆少偏蓝色、边缘不整齐，血红蛋白形成不良，呈“核老浆幼”现象。

3. 血清铁、总铁结合力及铁蛋白 血清铁＜ 8.95μmol/L，总铁结合力升高（＞ 64.44μmol/L），转铁蛋白饱和度降低（＜ 15%）。血清铁蛋白＜ 20μg/L 表示贮铁减少，＜ 12μg/L 为贮铁耗尽。

4. 红细胞内卟啉代谢 FEP ＞ 0.9μmol/L（全血），ZPP ＞ 0.96μmol/L（全血），FEP/Hb ＞ 4.5μg/gHb。

［常考考点］缺铁性贫血的阳性实验室结果。

要点五 诊断与鉴别诊断

（一）诊断

IDA 诊断包括以下 3 方面：

1. 贫血为小细胞低色素性：男性 Hb ＜ 120g/L，女性 Hb ＜ 110g/L，孕妇 Hb ＜ 100g/L；MCV ＜ 80fL，MCH ＜ 27pg，MCHC ＜ 32%。

2. 有缺铁的依据：符合贮铁耗尽（ID）或缺铁性红细胞生成（IDE）的诊断。

ID：符合下列任一项即可诊断。①血清铁蛋白＜ 12μg/L。②骨髓铁染色显示骨髓小粒可染铁消失，铁粒幼红细胞＜ 15%。

IDE：①符合 ID 诊断标准。②血清铁＜ 8.95μmol/L，总铁结合力升高＞ 64.44μmol/L，转铁蛋白饱和度＜ 15%。③ FEP/Hb ＞ 4.5μg/gHb。

3. 存在铁缺乏的病因，铁剂治疗有效。

（二）鉴别诊断

应与下列小细胞性贫血鉴别。

1. 铁粒幼细胞性贫血 遗传或不明原因导致的红细胞铁利用障碍性贫血。无缺铁的表现：血清铁蛋白浓度增高，骨髓小粒含铁血黄素颗粒增多，铁粒幼细胞增多，并出现环形铁粒幼细胞。血清铁和转铁蛋白饱和度增高，总铁结合力不低。

2. 地中海贫血 有家族史，有慢性溶血表现。血片中可见多量靶形红细胞，并有珠蛋白肽链合成数量异常的证据，如 HbF 和 HbA_2 增高，出现血红蛋白 H 包涵体等。血清铁蛋白、骨髓可染铁、血清铁和转铁蛋白饱和度不低且常增高。

3. 慢性病性贫血 慢性炎症、感染或肿瘤等引起的铁代谢异常性贫血。血清铁蛋白和骨髓铁增多。血清铁、血清转铁蛋白饱和度、总铁结合力减低。

4. 转铁蛋白缺乏症 系常染色体隐性遗传所致或严重肝病、肿瘤继发。血清铁、总铁结合力、血清铁蛋白及骨髓含铁血黄素均明显降低。先天性者幼儿时发病，伴发育不良和多脏器功能受累。获得性者有原发病的表现。

［常考考点］IDA 的诊断依据：慢性失血＋化验＋血清铁降低＝缺铁性贫血。

要点六　西医治疗

1. 病因治疗 IDA 的病因诊断是治疗 IDA 的前提，如婴幼儿、青少年和妊娠妇女营养不足引起的 IDA，应改善饮食；胃、十二指肠溃疡伴慢性失血或胃癌术后残胃癌所致的 IDA，应多次检查大便潜血，做胃肠道 X 线或内镜检查，必要时手术根治；月经过多引起的 IDA 应调理月经；寄生虫感染者应驱虫治疗等。

2. 铁剂治疗

（1）口服铁剂：是治疗 IDA 的首选。如琥珀酸亚铁 0.1 ～ 0.2g，每日 3 次。餐后服用胃肠道反应小且易耐受。应注意进食谷类、乳类和茶等会抑制铁剂的吸收；鱼、肉类、维生素 C 可加强铁剂的吸收。口服铁剂后，先是外周血网织红细胞增多，高峰在开始服药后 5 ～ 10 天，2 周后血红蛋白浓度上升，一般 2 个月左右恢复正常。铁剂治疗在血红蛋白恢复正常后至少持续 4 ～ 6 个月，待铁蛋白正常后停药。

（2）注射铁剂：适用于口服铁剂消化道反应严重，不能耐受者；口服铁剂不能奏效者；需要迅速纠正缺铁者等。常用的有右旋糖酐铁，每周 2 ～ 3 次。将 100 ～ 200mg 右旋糖酐铁加入 100mL 0.9% 的生理盐水或 5% 的葡萄糖注射液中静脉滴注，30 分钟左右。首次治疗前，应小剂量测试，成人 0.5mL 或 1mL（25mg）铁，如给药 1 小时后无不良反应，再予余下药液。

注射用铁的总需量（mg）=（需达到的血红蛋白浓度－患者的血红蛋白浓度）×0.33× 患者体重（kg）。

3. 辅助治疗

（1）输血或输入红细胞：仅适用于严重病例，血红蛋白在 60g/L 以下，症状明显者。

（2）加用维生素 E：可用于铁剂疗效不显著者。

（3）饮食调理：适当补充高蛋白及含铁丰富的饮食，促进康复。

［常考考点］口服铁剂是治疗 IDA 的首选，常用琥珀酸亚铁。

要点七　中医辨证论治

脾虚是本病的主要病机，故健脾益气生血是主要治法。

证型	辨证要点	治法	方剂
脾胃虚弱证	面色萎黄，口唇色淡，爪甲无泽，神疲乏力，食少便溏，恶心呕吐，舌质淡，苔薄腻，脉细弱	健脾和胃，益气养血	香砂六君子汤合当归补血汤加减
心脾两虚证	面色苍白，倦怠乏力，头晕目眩，心悸失眠，少气懒言，食欲不振，毛发干脱，爪甲裂脆，舌淡胖，苔薄，脉濡细	益气补血，养心安神	归脾汤或八珍汤加减
脾肾阳虚证	面色苍白，形寒肢冷，腰膝酸软，神倦耳鸣，唇甲淡白，或周身浮肿，甚则腹水，大便溏薄，小便清长，男子阳痿，女子经闭，舌质淡或有齿痕，脉沉细	温补脾肾	八珍汤合无比山药丸加减
虫积证	面色萎黄少华，腹胀，善食易饥，恶心呕吐，或有便溏，嗜食生米、泥土、茶叶等，神疲肢软，气短头晕，舌质淡，苔白，脉虚弱	杀虫消积，补益气血	化虫丸合八珍汤加减

［常考考点］缺铁性贫血的辨证论治。

【知识纵横比较】

中西医结合内科学缺铁性贫血与儿科学营养性缺铁性贫血的证治比较

缺铁性贫血（中西医结合内科学）		营养性缺铁性贫血（中西医结合儿科学）	
证型	方剂	证型	方剂
脾胃虚弱证	香砂六君子汤合当归补血汤	脾胃虚弱证	参苓白术散或异功散加味
心脾两虚证	归脾汤或八珍汤	心脾两虚证	归脾汤
脾肾阳虚证	八珍汤合无比山药丸	脾肾阳虚证	右归丸
虫积证	化虫丸合八珍汤	肝肾阴虚证	左归丸

【例题实战模拟】

A1 型题

1. 下列不属于缺铁性贫血脾胃虚弱证临床表现的是

A. 面色萎黄　B. 神疲乏力　C. 纳少便溏　D. 口唇色淡　E. 腰膝酸软

2. 治疗缺铁性贫血心脾两虚证，应首选

A. 香砂六君子汤合当归补血汤　B. 归脾汤或八珍汤加减　C. 六味地黄丸
D. 八珍汤合无比山药丸　E. 化虫丸

3. 下列不属于缺铁性贫血诊断依据的是

A. 血清铁浓度降低　B. 血清铁蛋白降低　C. 小细胞低色素性贫血
D. 总铁结合力降低　E. 转铁蛋白饱和度＜15%

A2 型题

4. 患者，女，43 岁。患贫血 3 年。经常头晕眼花，面黄浮肿，活动后则头晕心悸，气促，饮食尚可，有食生米、木炭等异食癖。实验室检查：大便常规发现钩虫卵，血红蛋白 80g/L。其诊断应是

A. 缺铁性贫血　B. 再生障碍性贫血　C. 溶血性贫血　D. 地中海贫血　E. 肾性贫血

B1 型题

A. 香砂六君子汤合当归补血汤加减　B. 八珍汤合无比山药丸加减　C. 四神丸
D. 四物汤　E. 金匮肾气丸

5. 治疗缺铁性贫血脾胃虚弱证，应首选

6. 治疗缺铁性贫血脾肾阳虚证，应首选

【参考答案】

1. E　2. B　3. D　4. A　5. A　6. B

细目二　再生障碍性贫血

再生障碍性贫血简称再障（aplastic anemia，AA），是由多种病因引起的骨髓造血功能衰竭，而出现以全血细胞减少为主要表现的一组病证。根据患者的病情、血象、骨髓象及预后，可分为重型（SAA）和非重型（NSAA）。主要表现为骨髓造血功能低下、全血细胞减少、贫血、出血和感染等。

再障与中医的“髓劳”相似，可归属于“虚劳”“血虚”“血证”等范畴。

要点一　西医病因与发病机制

（一）病因

再障有先天性和后天性两种。先天性再障是常染色体遗传性疾病，最常见的是范科尼贫血，伴有先天性畸形。后天性再障有半数以上原因不明，称为原发性再障；能查明原因者称为继发性再障，其发病与下列因素有关：

1. 药物因素　是最常见的发病因素，占首位。药物性再障有两种类型：①与剂量有关，系药物毒性作用，达到一定剂量就会引起骨髓抑制，一般是可逆的，停药后骨髓造血功能可以恢复。这类药物有各种抗肿瘤药和抗甲状腺素药，如甲基硫脲嘧啶等。②与剂量关系不大，多系药物的过敏性反应，常导致持续性再障，难以逆转。其中药物性再障最常见的是由氯霉素引起的，磺胺类药物也可引起。

2. 化学毒物　苯及其衍生物最多见。杀虫剂、农药、染发剂等可引起再障。长期与苯接触比一次大剂量接触苯更具危险性。

3. 电离辐射　长期超允许量放射线照射，如放射源事故、放疗等可致再障。

4. 病毒感染　病毒性肝炎患者再障发病率显著高于一般人群。

5. 免疫因素　胸腺瘤、系统性红斑狼疮和类风湿关节炎等与免疫有关的疾病可继发再障。

6. 其他因素　阵发性睡眠性血红蛋白尿（PNH）与再障关系相当密切，称为再障－阵发性睡眠性血红蛋白尿综合征（AA–PNH 综合征）。此外，再障可发生在妊娠期，亦可继发于慢性肾功能衰竭等。

（二）发病机制

1. 造血干细胞缺陷　包括量和质的异常。AA 患者骨髓具有自我更新及分化的“类原始细胞”，细胞较正常人明显减少，减少程度与病情相关。

2. 骨髓造血微环境异常　AA 患者骨髓活检除发现造血细胞减少外，还有骨髓“脂肪化”、静脉窦壁水肿、出血、毛细血管坏死。

3. 免疫机制　AA 患者外周血及骨髓淋巴细胞比例增高，T 细胞亚群失衡，T 细胞分泌的造血负调控因子（IFN-γ、TNF）明显增多，髓系细胞凋亡亢进。

［常考考点］AA 的药物因素是最常见的发病因素，常见药物是氯霉素。

要点二　中医病因病机

中医学认为，再障的发生主要因先天不足、七情妄动、外感六淫、饮食不节、邪毒外侵，或大病久病之后伤及脏腑气血，元气亏损，精血虚少，气血生化不足而致。

1. 先天不足，肾精亏虚　由于先天禀赋薄弱，肾精不足，精不化血，而见一系列“髓劳”证候。

2. 七情妄动，伤及五脏　情志内伤，五脏受损，阴精气血亏虚，气血生化不足，而发为本病。

3. 饮食不节，伤及脾胃　饥饱失常，饮食不节，脾胃受损，气血生化乏源，遂成本病。

4. 外感六淫，伤及肝脾肾　外邪侵袭机体，体虚之人则易直中三阴，损伤肝、脾、肾三脏，精血生化乏源，发为本病。

5. 邪毒外侵，入血伤髓　邪毒入血伤髓，发为髓劳。

6. 病久不愈，瘀血阻滞　大病久病失于调理，久虚不复，致气血不畅，瘀血阻滞，新血不生，则发为本病。

本病多为虚证，也可见虚中夹实。阴阳虚损为本病的基本病机，病变部位在骨髓，发病脏腑为心、肝、脾、肾，肾为根本，是由于精气内夺而引起。虚劳损及于肾，必影响多脏腑阴阳，涉及肝之阴血、脾肾之阳气，而致肝肾阴虚或脾肾阳虚。

[常考考点] 再障（AA）病变部位在骨髓，基本病机是阴阳虚损。

要点三　临床表现

再障主要表现为贫血、感染和出血。贫血多呈进行性；出血以皮肤黏膜多见，严重者有内脏出血；容易感染，引起发热。体检时均有贫血面容，眼结膜、甲床及黏膜苍白，皮肤可见出血点及紫癜。贫血重者，可有心率加快，心尖部收缩期吹风样杂音，一般无肝脾肿大。

（一）重型再障（SAA）

起病急，进展快，病情重；少数可由非重型 AA 进展而来。

1. 贫血　苍白、乏力、头昏、心悸和气短等症状进行性加重。

2. 感染　多数患者有发热，体温在 39℃以上，个别患者自发病到死亡均处于难以控制的高热之中。以呼吸道感染最常见，其次有消化道、泌尿生殖道及皮肤、黏膜感染等。感染菌种以革兰阴性杆菌、金黄色葡萄球菌和真菌为主，常合并败血症。

3. 出血　皮肤可有出血点或大片瘀斑，口腔黏膜有血疱，有鼻出血、牙龈出血、眼结膜出血等。深部脏器出血时可见呕血、咯血、便血、血尿、阴道出血、眼底出血和颅内出血，后者常危及患者的生命。

（二）非重型再障（NSAA）

起病和进展较缓慢，贫血、感染和出血的程度较重型轻，也较易控制。久治无效者可发生颅内出血。

[常考考点] SAA 的表现是贫血、感染和出血。

要点四　实验室检查及其他检查

1. 血象　多呈全血细胞减少，发病早期可仅有一系或二系减少。贫血呈正细胞正色素型。重型再障血象降低程度更为严重。

2. 骨髓象　多部位骨髓增生减低，粒、红系及巨核细胞明显减少且形态大致正常，淋巴细胞、网状细胞及浆细胞等非造血细胞比例明显增高。骨髓小粒无造血细胞，呈空虚状，NSAA 多部位骨髓增生减低，可见较多脂肪滴。

3. 骨髓活检　再障患者红骨髓显著减少，被脂肪组织所代替，并可见非造血细胞分布在间质中；三系细胞均减少，巨核细胞多有变性。

4. 发病机制相关检查　① CD_4^+ 细胞 /CD_8^+ 细胞比值减低，Th_1 细胞 /Th_2 细胞比值增高，CD_8^+T 抑制细胞、CD_{25}^+T 细胞和 γδTCR$^+$T 细胞比例增高，血清 IFN-γ、TNF 水平增高。②骨髓细胞染色体核型正常，骨髓铁染色示贮铁增多，中性粒细胞碱性磷酸酶染色强阳性。③溶血检查均呈阴性。

[常考考点] AA 的实验室阳性检查结果。

要点五　诊断与鉴别诊断

（一）诊断

1. 全血细胞减少，网织红细胞百分数＜ 0.01，淋巴细胞比例增高。

2. 一般无脾肿大。

3. 骨髓检查显示至少一部位增生减低（＜正常的 50%）或重度减低（＜正常的 25%），如增生活跃，巨核细胞应明显减少，骨髓小粒成分中见非造血细胞增多。

4. 能除外其他引起全血细胞减少的疾病，如 PNH、骨髓增生异常综合征（MDS）中的难治性贫血、急性造血功能停滞、骨髓纤维化、急性白血病、恶性组织细胞病等。

5. 一般抗贫血药物治疗无效。

[常考考点] 贫血史＋无肝脾肿大＋贫血貌＋三系减少、网织红细胞减少＝再障。

（二）再障分型标准

1. 重型再障（SAA）

（1）临床表现：发病急，贫血呈进行性加剧，常伴严重感染及内脏出血。

（2）血象：具备下述三项中两项：①网织红细胞绝对值＜ 15×10^9/L。②中性粒细胞＜ 0.5×10^9/L。③血小板＜ 20×10^9/L。

（3）骨髓象：骨髓增生广泛重度减低。

2. 非重型再障（NSAA） 指达不到 SAA 诊断标准的 AA。

（三）鉴别诊断

1. 阵发性睡眠性血红蛋白尿（PNH） 典型患者有血红蛋白尿发作，易鉴别。不典型者无血红蛋白尿发作，有全血细胞减少，骨髓增生减低，但出血和感染较少见，脾脏可能肿大；网织红细胞高于正常，酸溶血试验（Ham 试验）、糖水试验及尿含铁血黄素试验均为阳性。再障与本病有时可同时存在或互相转化。

2. 骨髓增生异常综合征（MDS） 常有慢性贫血，可有全血细胞减少，但本病骨髓增生活跃或明显活跃。血象和骨髓象三系中均可见到病态造血。早期髓系细胞相关抗原（CD_{34}）表达增多，可有染色体核型异常。

3. 低增生性白血病 多见于老年人，常有贫血、出血和发热，血象有全血细胞减少，骨髓增生减低，肝脾一般不肿大，血象中可有幼稚细胞，但骨髓象有原始或幼稚细胞增多，原始细胞的增多达到白血病诊断标准。

4. 其他疾病 如血小板减少性紫癜、粒细胞缺乏症、脾功能亢进等，经仔细检查及骨髓检查一般不难鉴别。

［常考考点］AA 与 PNH、MDS 的鉴别诊断。

要点六 西医治疗

主要是促进骨髓造血功能的恢复，对重型再障应尽早使用免疫抑制剂及骨髓移植等，骨髓移植是根治再障的最佳方法。非重型再障以雄激素治疗为主，辅以免疫抑制剂及改善骨髓造血微环境药物。

（一）一般治疗

防止与任何对骨髓造血有毒性的物质接触；禁用对骨髓有抑制作用的药物；休息，避免过劳；防止交叉感染，注意皮肤及口腔卫生。

（二）支持疗法

1. 控制感染 及早应用强有力的广谱抗生素治疗，并尽可能查明致病微生物。

2. 止血 可用酚磺乙胺、氨基已酸（泌尿生殖系统出血患者禁用）。女性子宫出血可肌注丙酸睾酮。输浓缩血小板对血小板减少引起的严重出血有效。肝脏疾病如有凝血因子缺乏时应予纠正。

3. 输血 严重贫血，血红蛋白＜ 60g/L 患者，可输注红细胞，尽量少用全血。反复输血者应用去铁酰胺排铁。

4. 护肝治疗 AA 常合并肝功能损害，应酌情选用护肝药。

（三）针对发病机制的治疗

1. 免疫抑制治疗

（1）抗淋巴 / 胸腺细胞球蛋白（ALG/ATG）：主要用于 SAA，用药前需做过敏实验，用药过程中用糖皮质激素可防止过敏。静脉滴注 ATG 不宜过快，每日剂量应维持静脉滴注 12 ～ 16 小时。可与环孢素（CsA）组成强化免疫抑制方案。

（2）环孢素：3 ～ 5mg/（kg · d）左右，疗程一般长于 1 年。应参照患者的血药浓度、造血功能、T 细胞免疫恢复情况、药物不良反应（如肝、肾功能损害，牙龈增生及消化道反应）等调整用药剂量和疗程。

（3）其他：使用 CD_3 单克隆抗体、吗替麦考酚酯（MMF，骁悉）、环磷酰胺、甲泼尼龙等治疗 SAA。

2. 促造血治疗

（1）雄激素：①司坦唑醇（康力龙）。②十一酸睾酮（安雄）。③达那唑。④丙酸睾酮。

（2）造血生长因子：特别适用于SAA。有重组人粒系集落刺激因子（G-CSF）和重组人红细胞生成素（EPO）。一般在免疫抑制治疗SAA后使用，剂量可酌减，维持3个月以上为宜。

3. 造血干细胞移植 对40岁以下、无感染及其他并发症、有合适供体的SAA患者，可考虑造血干细胞移植。

［常考考点］骨髓移植是根治再障的最佳方法。非重型再障以雄激素治疗为主。

要点七　中医辨证论治

补肾法是治疗非重型再障的基本方法，以滋肾阴、温肾阳或阴阳双补为主，兼顾健脾、活血化瘀；治疗重型再障多以清热凉血解毒法施治。

证型	辨证要点	治法	方剂
肾阴虚证	面色苍白，唇甲色淡，心悸乏力，颧红盗汗，手足心热，口渴思饮，腰膝酸软，出血明显，便结，舌质淡，舌苔薄，或舌红少苔，脉细数	滋阴补肾，益气养血	左归丸合当归补血汤加减
肾阳亏虚证	形寒肢冷，气短懒言，面色苍白，唇甲色淡，大便稀溏，面浮肢肿，出血不明显，舌体胖嫩，舌质淡，苔薄白，脉细无力	补肾助阳，益气养血	右归丸合当归补血汤加减
肾阴阳两虚证	面色苍白，倦怠乏力，头晕心悸，手足心热，腰膝酸软，畏寒肢冷，齿鼻衄血或紫斑，舌质淡，苔白，脉细无力	滋阴助阳，益气补血	左归丸、右归丸合当归补血汤加减
肾虚血瘀证	心悸气短，周身乏力，面色晦暗，头晕耳鸣，腰膝酸软，皮肤紫斑，肌肤甲错，胁痛，出血不明显，舌质紫暗，有瘀点或瘀斑，脉细或涩	补肾活血	六味地黄丸或金匮肾气丸合桃红四物汤加减
气血两虚证	面白无华，唇淡，头晕心悸，气短乏力，动则加剧，舌淡，苔薄白，脉细弱	补益气血	八珍汤加减
热毒壅盛证	壮热，口渴，咽痛，鼻衄，齿衄，皮下紫癜、瘀斑，心悸，舌红而干，苔黄，脉洪数	清热凉血，解毒养阴	清瘟败毒饮加减

［常考考点］再障的辨证论治。

【例题实战模拟】

A1型题

1. 再生障碍性贫血最易与下列哪种病混淆

A. 白细胞减少性白血病　　B. 原发性免疫性血小板减少症　　C. 阵发性睡眠性血红蛋白尿

D. 脾功能亢进　　E. 骨髓纤维化

A2型题

2. 患者，男，35岁。再生障碍性贫血3年。面色无华，头晕，气短，乏力，动则加剧，舌淡，苔薄白，脉细弱。治疗应首先考虑的方剂是

A. 右归丸合当归补血汤加减　　B. 左归丸、右归丸合当归补血汤加减

C. 八珍汤加减　　D. 六味地黄丸合桃红四物汤加减

E. 左归丸合当归补血汤加减

3. 患者，男，35岁。症见面色萎黄，头晕目眩，倦怠乏力，少寐多梦，心悸怔忡，纳呆食少，苔薄白，脉细弱。血常规示：WBC 2.1×10^9/L。治宜选

A. 犀角地黄汤合玉女煎加减　　B. 六味地黄丸加减　　C. 归脾汤加减

D. 生脉散加减　　E. 黄芪建中汤合右归丸加减

B1型题

A. 心、肝　　B. 心、脾　　C. 骨髓　　D. 心、肝、脾、肾　　E. 肺、心、脾、肾

4. 再障贫血的中医病位是

5. 再障贫血的关联脏腑是

【参考答案】

1. C 2. C 3. C 4. C 5. D

细目三 白细胞减少症与粒细胞缺乏症

外周血白细胞数持续低于正常值（成人 4.0×10^9/L）时称为白细胞减少症（leukopenia）。当中性粒细胞绝对数在成人低于 2.0×10^9/L，在儿童≥10 岁低于 1.8×10^9/L 或<10 岁低于 1.5×10^9/L 时称为粒细胞减少症（neutropenia）；低于 0.5×10^9/L 时称为粒细胞缺乏症（agranulocytosis）。中性粒细胞数减少的程度常与感染的危险性明显相关：中性粒细胞在（1.0～2.0）$\times10^9$/L 时，容易感染；低于 0.5×10^9/L 时具有很大的感染危险性。

本病可归属中医“虚劳”“虚损”或“温病”等范畴。

要点一 西医病因与发病机制

结合中性粒细胞的细胞动力学，根据病因和发病机制可大致分为三类：中性粒细胞生成缺陷、破坏或消耗过多、分布异常。

1. 中性粒细胞生成缺陷

（1）生成减少：①细胞毒性药物、化学毒物、电离辐射是引起中性粒细胞减少的最常见原因，可直接作用于干细胞池和分裂池，破坏、损伤或抑制造血干/祖细胞及早期分裂细胞。②影响造血干细胞的疾病如再生障碍性贫血，骨髓造血组织被白血病、骨髓瘤及转移瘤细胞浸润等，由于中性粒细胞生成障碍而引起减少。③异常免疫和感染致中性粒细胞减少是通过综合性机制起作用，异常免疫因素（如抗造血前体细胞自身抗体）及感染时产生的负性造血调控因子的作用是其中重要的机制。

（2）成熟障碍：维生素 B_{12} 或叶酸缺乏或代谢障碍，急性白血病、骨髓增生异常综合征等由于粒细胞分化成熟障碍，造血细胞阻滞于干细胞池或分裂池，且可以在骨髓原位或释放入血后不久被破坏，出现无效造血。

2. 中性粒细胞破坏或消耗过多

（1）免疫性因素：中性粒细胞与抗粒细胞抗体或抗原抗体复合物结合而被免疫细胞或免疫器官破坏，见于自身免疫性粒细胞减少、各种自身免疫性疾病（如系统性红斑狼疮、类风湿关节炎、Felty 综合征）及免疫性新生儿中性粒细胞减少。

（2）非免疫性因素：病毒感染或败血症时，中性粒细胞在血液或炎症部位消耗增多；脾肿大导致脾功能亢进，中性粒细胞在脾内滞留、破坏增多。

3. 中性粒细胞分布异常

（1）中性粒细胞转移至边缘池，导致循环池的粒细胞相对减少，但粒细胞总数并不减少，故多称为假性粒细胞减少。可见于异体蛋白反应、内毒素血症。

（2）粒细胞滞留循环池其他部位，如血液透析开始后 2～15 分钟滞留于肺血管内；脾肿大，滞留于脾脏。

［常考考点］细胞毒性药物、化学毒物、电离辐射是引起中性粒细胞减少的最常见原因。

要点二 中医病因病机

中医学认为，本病的发生与禀赋不足、劳伤过度、饮食不节、邪毒内侵（含药物毒邪）等相关，伤及脏腑，气血阴阳亏虚，则成诸虚不足之证。

1. 先天不足 婴儿脏腑不健，肾精亏虚，生机不旺，损及五脏而罹患此病。

2. 烦劳或房劳过度 伤及脾肾，脾肾不足，精血亏虚，气血生化之源匮乏。

3. 饮食不节 脾胃功能失调，不能化生精微，气血生化乏源而气血不足。

4. 毒物损伤 用药不当、物理或化学毒物内侵，损及气血或伤及脾肾，致使肾精亏虚，无以化血；或脾虚土亏，生化乏源。

5. 久病失治 正气虚损，加之失于调理，遂影响气血生成。

总之，本病病机多以肝、脾、肾及气血亏虚为本。病位在脾、肾和骨髓，病性以虚损为主。急性者则可表现为正虚邪犯之虚实夹杂证。

［常考考点］本病病机多以肝、脾、肾及气血亏虚为本。病位在脾、肾和骨髓。

要点三　临床表现

根据中性粒细胞减少的程度可分为轻度（$\geqslant 1.0\times10^9/L$）、中度［（0.5～1.0）$\times10^9/L$］和重度（$<0.5\times10^9/L$），重度减少者即为粒细胞缺乏症。

1. 粒细胞缺乏症 起病多急骤，可突然畏寒、高热、头痛、乏力、出汗、周身不适。2～3天后临床上缓解，仅有极度疲乏感，易被忽视。6～7天后粒细胞已极度低下，出现严重感染，再度骤然发热，可出现急性咽峡炎。此外，口腔、鼻腔、食管、肠道、肛门、阴道等处黏膜可出现坏死性溃疡。严重的肺部感染、败血症、脓毒血症等往往导致患者死亡。

2. 白细胞减少症 起病较缓慢，少数患者可无症状，检查血象时才被发现。多数患者可有头晕、乏力疲困、食欲减退及低热等表现。

要点四　诊断与鉴别诊断

（一）诊断

外周血白细胞计数$<4.0\times10^9/L$为白细胞减少症，外周血中性粒细胞绝对值$<0.5\times10^9/L$为粒细胞缺乏症。必须反复定期查血象方能确定有无白细胞减少症。应详细询问病史，特别是服药史、化学品或放射线接触史、感染史等。阳性体征的发现（如肿瘤、感染和肝脾大等）有助于寻找病因。骨髓检查可观察粒细胞增生程度，也可除外其他血液病。

（二）鉴别诊断

应与白细胞不增多型白血病、急性再生障碍性贫血相鉴别。后二者常伴有贫血及血小板减少，骨髓检查最具有鉴别价值。

1. 白细胞不增多型白血病 多伴有贫血、血小板减少及不同部位出血；浓缩外周血涂片可找到幼稚细胞，骨髓检查原始细胞和其他幼稚细胞增多，可资鉴别。

2. 急性再生障碍性贫血 急性起病，多有出血且贫血显著，白细胞减少，尤以中性粒细胞减少明显，同时伴有血小板及网织红细胞明显减少，骨髓象呈现三系细胞减少。

［常考考点］外周血白细胞计数$<4.0\times10^9/L$为白细胞减少症，外周血中性粒细胞绝对值$<0.5\times10^9/L$为粒细胞缺乏症。

要点五　西医治疗

在及早查清引起白细胞减少或粒细胞缺乏的病因的基础上，及时停止与损伤因素的接触；应积极治疗原发病，控制感染，同时使用提高白细胞的药物。

1. 病因治疗 若病因已明确，如药物引起者立即停药，感染引起者积极控制感染。继发于其他疾病者，积极治疗原发病。

2. 粒细胞缺乏症

（1）防治感染：严密消毒隔离，以防交叉感染。发生感染时应进行胸部X线检查，反复做咽拭子，血、尿、大便等培养及药物敏感试验，以便明确感染的性质和部位。即使病因未明亦应以足量的广谱抗菌药物做经验性治疗，待病原体及药物敏感明确后再调整抗菌药物。

（2）升粒细胞：重组人粒系集落刺激因子（G-CSF）或粒－单系集落刺激因子（GM-CSF），治疗粒缺患者疗效明确，可缩短粒缺的病理过程，促进中性粒细胞增生和释放，并增强其吞噬杀菌及趋化功能。

（3）其他：浓缩白细胞输注，严重者可予大剂量静脉注射丙种球蛋白和输新鲜全血等支持治疗。

3. 白细胞减少症

（1）一般治疗：原因不明的白细胞减少症，有反复感染者应及时控制感染，并注意预防感染。.定期随诊。

（2）升粒细胞：有碳酸锂、维生素 B_4、鲨肝醇、利血生等。

4. 免疫抑制剂 自身免疫性粒细胞减少和免疫介导机制所致的粒细胞缺乏可用糖皮质激素等免疫抑制剂治疗。其他原因引起的粒细胞减少，则不宜采用。

［常考考点］粒细胞缺乏症的治疗主要是预防感染和升粒细胞。

要点六　中医辨证论治

证型	辨证要点	治法	方剂
气血两虚证	面色萎黄，头晕目眩，倦怠乏力，少寐多梦，心悸怔忡，纳呆食少，腹胀便溏，舌质淡，苔薄白，脉细弱	益气养血	归脾汤加减
脾肾亏虚证	神疲乏力，腰膝酸软，纳少便溏，面色㿠白，畏寒肢冷，大便溏薄，小便清长，舌质淡，舌体胖大或有齿痕，苔白，脉沉细或沉迟	温补脾肾	黄芪建中汤合右归丸加减
气阴两虚证	面色少华，疲倦乏力，头昏目眩，五心烦热，失眠盗汗或自汗，舌红，苔剥，脉细弱	益气养阴	生脉散加减
肝肾阴虚证	腰膝酸软，头晕耳鸣，五心烦热，失眠多梦，遗精，低热，口干咽燥，舌红少苔，脉细数	滋补肝肾	六味地黄丸加减
外感温热证	发热不退，口渴欲饮，面赤咽痛，头晕乏力，舌质红绛，苔黄，脉滑数或细数	清热解毒，滋阴凉血	犀角地黄汤合玉女煎加减

［常考考点］白细胞减少症与粒细胞缺乏症的辨证论治。

要点七　预防

避免各种可能引起粒细胞减少的药物，如必须使用，应定期观察血象。若白细胞有下降的趋势，应停药并密切观察。

对密切接触放射线或苯等有害理化因素者，应加强劳动保护，定期做预防性体格检查及血象检查。

【例题实战模拟】

A1 型题

1. 粒细胞缺乏症是指外周血粒细胞低于

A. 4.0×10^9/L　B. 3.0×10^9/L　C. 2.0×10^9/L　D. 1.0×10^9/L　E. 0.5×10^9/L

2. 白细胞减少症与粒细胞缺乏症的病变部位涉及

A. 肺、脾、肾　B. 心、脾、肾　C. 肝、脾、肾　D. 心、肝、肾　E. 脾、肾、骨髓

3. 下列各项，对白细胞减少症有诊断意义的是

A. 外周血粒细胞绝对值低于 2.0×10^9/L　B. 外周血白细胞数低于 4×10^9/L

C. 外周血白细胞数低于 5×10^9/L　D. 外周血粒细胞绝对值低于 0.5×10^9/L

E. 骨髓检查巨核细胞明显减少

B1 型题

A. 归脾汤　B. 黄芪建中汤合右归丸　C. 生脉散　D. 六味地黄丸　E. 犀角地黄汤合玉女煎

4. 治疗白细胞减少症与粒细胞缺乏症气血两虚证的方剂是

5. 治疗白细胞减少症与粒细胞缺乏症气阴两虚证的方剂是

【参考答案】

1. E　2. E　3. B　4. A　5. C

细目四　白血病

白血病（leukemia）是一类造血干细胞的克隆性恶性疾病。克隆中的白血病细胞增殖失控、分化障碍、凋亡受阻而停滞在细胞发育的不同阶段，在骨髓或其他造血组织中白血病细胞大量增生聚集，并浸润其他器官和组织，而正常造血受到抑制。临床以发热、贫血、出血为主要表现，并伴有不同程度的肝、脾和淋巴结肿大。

要点一　西医病因与发病机制

人类白血病的病因及发病机制尚未阐明。其发病可能与生物、物理、化学等因素有关。

1. 生物因素　主要是病毒和免疫功能异常。成人 T 细胞白血病 / 淋巴瘤（ATL）是由人类 T 淋巴细胞病毒Ⅰ型（HTLV-Ⅰ）所致。

2. 物理因素　包括 X 射线、γ 射线等电离辐射。

3. 化学因素　苯、抗肿瘤药中的烷化剂可致白血病。

4. 遗传因素　家族性白血病占白血病的 0.7%。Downs 综合征（唐氏综合征）、先天性再生障碍性贫血（Fanconi 贫血）、Bloom 综合征及先天性免疫球蛋白缺乏症等白血病发病率均较高，表明白血病与遗传因素有关。

5. 其他血液病　某些血液病最终可能发展为白血病，如骨髓增生异常综合征、淋巴瘤、多发性骨髓瘤、阵发性睡眠性血红蛋白尿等。

要点二　中医病因病机

中医学对白血病病因的认识包括热毒和正虚两方面，病因病机主要有：

1. 热毒久蕴，精髓被扰　外来邪毒如湿毒、火毒等，以及脏腑功能失调产生的内生热毒，导致气血阴阳失衡，精髓亏虚。

2. 正气虚衰　人体正气衰弱，五脏虚损是白血病发病的内在因素。

3. 浊邪内结，瘀血内阻　由于邪毒内蕴，与气血互结，导致气滞血瘀，或痰瘀互结，渐成癥积等证。

中医学认为，白血病的主要病因为热毒和正虚，病性为本虚标实。正气亏虚为本，温热毒邪为标，多以标实为主。病位在骨髓，表现在营血，与肾、肝、脾有关。白血病的成因与正气不足，邪毒内陷血脉，阻碍气血生化；或有害物质伤及营血、肾精，累及骨髓，气血生化失常等有关。以发热、出血、血亏、骨痛、肿块等为临床特征；病性多属虚实夹杂，病情危重，预后差。

［常考考点］白血病的病因为热毒和正虚；病位在骨髓，与肾、肝、脾有关。

细目五　急性白血病

急性白血病（acute leukemia，AL）是造血干细胞的恶性克隆性疾病，发病时骨髓中异常的原始细胞（白血病细胞）大量增殖并浸润各种器官、组织，使正常造血受抑制。主要表现为肝脾和淋巴结肿大、贫血、出血及继发感染等。

国际上常用的法美英 FAB 分类法将急性白血病分为急性淋巴细胞白血病（acute lymphocytic leukemia，ALL）和急性髓细胞白血病（acute myelogenous leukemia，AML）两大类。这两类还可分成多种亚型。

要点一　临床表现

起病急缓不一。发病急者可以是突然高热，类似“感冒”，也可以是严重的出血。缓慢者常因面色苍白、皮肤紫癜、月经过多或拔牙后出血难止而就医才发现。

1. 正常骨髓造血功能受抑制表现

（1）贫血：部分患者病程短，可不出现贫血。半数患者就诊时已有重度贫血，尤其是继发于 MDS 者。

（2）发热：为早期表现。可低热，亦可高达 39 ～ 40℃以上，伴有畏寒、出汗等。虽然白血病本身可以发热，但高热往往提示有继发感染。

（3）出血：以出血为早期表现者近 40%。可发生在全身各部，以皮肤瘀点、瘀斑、鼻出血、牙龈出血、月经过多为多见。眼底出血可致视力障碍。有资料表明，急性白血病死于出血者占 62.24%，其中 87% 为颅内出血。

2. 白血病细胞增殖浸润表现

（1）淋巴结和肝脾肿大。

（2）骨骼和关节疼痛：常有胸骨下端局部压痛。可出现关节、骨骼疼痛，尤以儿童多见。发生骨髓坏死时，可引起骨骼剧痛。

（3）眼部：部分 AML 可伴粒细胞肉瘤，可引起眼球突出、复视或失明。

（4）口腔和皮肤：由于白血病细胞浸润，可使牙龈增生、肿胀；可出现蓝灰色斑丘疹或皮肤粒细胞肉瘤，局部皮肤隆起、变硬，呈紫蓝色皮肤结节。

（5）中枢神经系统白血病（CNSL）：是白血病最常见的髓外浸润部位。常发生在缓解期，以急淋白血病最常见，儿童患者尤甚。临床上轻者表现为头痛、头晕；重者有呕吐、颈项强直，甚至抽搐、昏迷。

（6）睾丸浸润：睾丸出现无痛性肿大。睾丸白血病多见于急淋白血病化疗缓解后的男性幼儿或青年，是仅次于 CNSL 的白血病髓外复发的根源。

此外，白血病可浸润其他组织器官，肺、心、消化道、泌尿生殖系统等均可受累。

［常考考点］急性白血病的典型临床表现。

要点二　实验室检查及其他检查

1. 血象　贫血程度轻重不等，但呈进行性加重，晚期一般有严重贫血，多为正常细胞性贫血。大多数患者白细胞增多，超过 10×10^9/L 以上者称为白细胞增多性白血病。低者可＜ 1.0×10^9/L，称为白细胞不增多性白血病。血涂片分类检查可见数量不等的原始和幼稚细胞，约 50% 的患者血小板低于 60×10^9/L，晚期血小板往往极度减少。

2. 骨髓象　具有决定性诊断价值。WHO 分类将骨髓原始细胞≥ 20% 定为 AL 的诊断标准，并提出原始细胞比例＜ 20% 但伴有 t（15；17）、t（8；21）或 inv（16）/t（16；16）者亦应诊断为 AML。多数病例骨髓象有核细胞显著增生，以原始细胞为主，而较成熟中间阶段细胞缺如，并残留少量成熟粒细胞，形成所谓“裂孔”现象。Auer 小体仅见于 AML，有独立诊断意义。

3. 细胞化学　主要用于协助形态学鉴别各类白血病。

常见 AL 的细胞化学鉴别

染色方法	急淋	急粒白血病	急单白血病
髓过氧化物酶（MPO）	（–）	分化差的原始细胞（–）～（+） 分化好的原始细胞（+）～（+++）	（–）～（+）
糖原染色（PAS）	（+）成块或粗颗粒	（–）或（+）弥漫性淡红色或细颗粒状	（–）或（+），弥漫性淡红色或细颗粒状
非特异性脂酶（NSE）	（–）	（–）～（+），NaF 抑制＜ 50%	（+），NaF 抑制≥ 50%

4. 免疫学检查　根据白血病细胞表达的系列相关抗原，确定其系列来源。

5. 染色体和基因改变　白血病常伴有特异的染色体和基因改变。

6. 血液生化改变　特别是在化疗期间，血清尿酸浓度增高。尿中尿酸排泄量增加，甚至出现尿酸结晶。患者发生 DIC 时可出现凝血功能障碍，血清乳酸脱氢酶（LDH）可增高。出现中枢神经系统白血病时，脑脊液压力增高，白细胞数增多，蛋白质增多，而糖定量减少。涂片中可找到白血病细胞。

［常考考点］骨髓象具有决定性诊断价值。Auer 小体仅见于 AML，有独立诊断意义。

要点三　诊断与鉴别诊断

（一）诊断

根据临床表现、血象和骨髓象特点，诊断一般不难。由于白血病类型不同，治疗方案及预后亦不尽相同，因此诊断成立后，应进一步证型。

（二）鉴别诊断

1. 骨髓增生异常综合征（MDS） 该病除病态造血外，外周血中有原始和幼稚细胞，全血细胞减少和染色体异常，易与白血病相混淆。但骨髓中原始细胞少于 20%。

2. 某些感染引起的白细胞异常 如传染性单核细胞增多症，血象中出现异型淋巴细胞，但形态与原始细胞不同，血清中嗜异性抗体效价逐步上升，病程短，可自愈。百日咳、传染性淋巴细胞增多症、风疹等病毒感染时，血象中淋巴细胞增多，但淋巴细胞形态正常，预后较好，多可自愈。

3. 巨幼细胞贫血 巨幼细胞贫血有时可与红白血病混淆。但前者骨髓中原始细胞不增多，幼红细胞 PAS 反应常为阴性，予以叶酸、维生素 B_{12} 治疗有效。

4. 急性粒细胞缺乏症 恢复期在药物或某些感染引起的粒细胞缺乏症的恢复期，骨髓中原、幼粒细胞明显增加。但该症多有明确病因，血小板正常，原、幼粒细胞中无 Auer 小体及染色体异常。短期内骨髓成熟粒细胞恢复正常。

［常考考点］白血病与骨髓增生异常综合征（MDS）的鉴别。

【例题实战模拟】

A1 型题

1. 白血病的中医病位在

A. 脑髓　B. 骨髓　C. 肝　D. 脾　E. 肾

2. 白血病的中医主要病因是

A. 热毒　B. 阴阳两虚　C. 暑湿　D. 痰浊　E. 热毒和正虚

3. 儿童中枢神经系统白血病最常见的是

A. 急性粒细胞白血病　B. 急性单核细胞白血病　C. 急性巨核细胞白血病

D. 急性淋巴细胞白血病　E. 急性红白血病

【参考答案】

1. B　2. E　3. D

细目六　慢性髓细胞白血病

慢性髓细胞白血病（chronic myelogenous leukemia，CML）俗称慢粒，是一种发生在多能造血干细胞上的恶性骨髓增生性疾病（获得性造血干细胞恶性克隆性疾病），主要涉及髓系。其临床特点是外周血粒细胞显著增多并有不成熟性，在受累的细胞系中可找到 Ph 染色体和 BCR-ABL 融合基因。病程较缓慢，脾脏肿大。由慢性期（chronic phase，CP）、加速期（accelerated phase，AP），最终发展为急变期（blastic phase or blast crisis，BP/BC）。

要点一　临床表现

CML 国内比较多见，可发生于任何年龄，但以中年居多，男性多于女性。起病缓慢，早期可无自觉症状，往往在偶然情况下发现血象异常或脾肿大而被确诊。

（一）慢性期（CP）

CP 一般持续 1 ～ 4 年。患者有乏力、低热、多汗或盗汗、体重减轻等代谢亢进表现。由于脾大而自觉左上腹坠胀感，常以脾脏肿大为最显著体征。往往就医时脾脏已达脐平面上下。质地坚实，表面光滑，无压痛，脾梗死时可有明显压痛，并有摩擦音。肝脏明显肿大较少见。部分患者胸骨中下段压痛。

当白细胞显著增高时，可有眼底充血及出血。白细胞极度增高时，可发生白细胞淤滞症。

（二）加速期（AP）

常有发热、虚弱、进行性体重下降、骨骼疼痛，逐渐出现贫血和出血。脾持续或进行性肿大。对原来治疗有效的药物无效。AP 可持续几个月到数年。

（三）急变期（BP/BC）

为 CML 的终末期，临床与 AL 类似。多数急粒变，少数为急淋变或急单变，偶有巨核细胞及红细胞等类型的急性变。急性变预后极差，往往在数月内死亡。

［常考考点］慢性髓细胞白血病的分期：慢性期、加速期和急变期。慢性期常以脾脏肿大为最显著体征。

要点二　实验室检查及其他检查

（一）慢性期（CP）

1. 血象　白细胞数明显增高，常超过 20×10^9/L，可达 100×10^9/L 以上。血片中粒细胞显著增多，可见各阶段粒细胞，以中性中幼、晚幼和杆状核粒细胞居多，原始（Ⅰ+Ⅱ）细胞＜10%；嗜酸性及嗜碱性粒细胞增多，后者有助于诊断。血小板多在正常水平，部分患者增多；晚期血小板渐减少，并出现贫血。

2. 中性粒细胞碱性磷酸酶（NAP）测定　活性减低或呈阴性反应。治疗有效时 NAP 活性可以恢复，疾病复发时又下降，合并细菌感染时可略升高。

3. 骨髓　骨髓增生明显至极度活跃，以粒细胞为主，粒：红比例明显增高，其中中性中幼、晚幼及杆状核粒细胞明显增多，原始细胞少于 10%。嗜酸性和嗜碱性粒细胞增多。红细胞相对减少。巨核细胞增多或正常，后期减少。

4. 细胞遗传学及分子生物学改变　95% 以上 CML 细胞出现 Ph 染色体（小的 22 号染色体），显带分析为 t（9；23）（q34；q11）。9 号染色体长臂上的 C-ABL 原癌基因易位到 22 号染色体长臂的断裂点簇集区（BCR）形成 BCR-ABL 融合基因。其编码的蛋白主要为 P_{210}。P_{210} 具有酪氨酸激酶活性，导致 CML 发生。Ph 染色体可见于粒、红、单核、巨核及淋巴细胞中。

5. 血液生化　血清及尿中尿酸浓度增高。血清乳酸脱氢酶增高。

（二）加速期（AP）

外周血或骨髓原始细胞≥ 10%，外周血嗜碱性粒细胞＞ 20%，不明原因的血小板进行性减少或增加。除 Ph 染色体以外又出现其他染色体异常。骨髓活检显示胶原纤维显著增生。

（三）急变期（BP/BC）

外周血中原粒＋早幼粒细胞＞ 30%。骨髓中原始细胞或原淋＋幼淋或原单＋幼单＞ 20%，原粒＋早幼粒细胞＞ 50%，出现髓外原始细胞浸润。

要点三　诊断与鉴别诊断

（一）诊断

凡有不明原因的持续性白细胞数增高，根据典型的血象、骨髓象改变，脾肿大，Ph 染色体阳性，BCR-ABL 融合基因阳性即可做出诊断。Ph 染色体尚可见于 1%AML、5% 儿童 ALL 及 25% 成人 ALL，应注意鉴别。

（二）鉴别诊断

1. 其他原因引起的脾大　血吸虫病、慢性疟疾、黑热病、肝硬化、脾功能亢进等均有脾大。但各病均有各自原发病的临床特点，并且血象及骨髓象无 CML 的典型改变。Ph 染色体及 BCR-ABL 融合基因均阴性。

2. 骨髓纤维化　原发性骨髓纤维化脾大显著，血象中白细胞增多，并出现幼粒细胞等，易与 CML 混淆。但骨髓纤维化外周血白细胞数一般比 CML 少，多不超过 30×10^9/L，且波动不大。NAP 阳性。此外幼红细胞持续出现于外周血中，红细胞形态异常，特别是泪滴状红细胞易见。Ph 染色体及 BCR-ABL 融合基因阴性。多次多部位骨髓穿刺干抽。骨髓活检网状纤维染色阳性。

3. 类白血病反应 常并发于严重感染、恶性肿瘤等基础疾病，并有相应原发病的临床表现。白细胞数可达 $50\times10^9/L$，粒细胞胞浆中常有中毒颗粒和空泡。嗜酸性粒细胞和嗜碱性粒细胞不增多。NAP 反应强阳性，Ph 染色体及 BCR-ABL 融合基因阴性。血小板和血红蛋白大多正常。原发病控制后，白细胞恢复正常。

［常考考点］慢性髓细胞白血病的诊断。

要点四 中医辨证论治

证型	辨证要点	治法	方剂
阴虚内热证	低热，多汗或盗汗，头晕目眩，虚烦，面部潮红，口干口苦，消瘦，手足心热，皮肤瘀斑或鼻衄、齿衄，舌质光红，苔少，脉细数	滋阴清热，解毒祛瘀	青蒿鳖甲汤加减
瘀血内阻证	形体消瘦，面色晦暗，胸骨按痛，胁下积块按之坚硬、刺痛，皮肤瘀斑，鼻衄、齿衄、尿血或便血，舌质紫暗，脉细涩	活血化瘀	膈下逐瘀汤加减
气血两虚证	面色萎黄或苍白，头晕眼花，心悸，疲乏无力，气短懒言，自汗，食欲减退，舌质淡，苔薄白，脉细弱	补益气血	八珍汤加减
热毒壅盛证	发热甚或壮热，汗出，口渴喜冷饮，衄血发斑或便血、尿血，身疼骨痛，左胁下积块进行性增大、硬痛不移，倦怠神疲，消瘦，舌红，苔黄，脉数	清热解毒为主，佐以扶正祛邪	清营汤合犀角地黄汤加减

［常考考点］慢性髓细胞白血病的辨证论治。

【例题实战模拟】

A1 型题

1. 治疗慢性粒细胞白血病热毒壅盛证，应首选

A. 膈下逐瘀汤　B. 青蒿鳖甲汤　C. 八珍汤　D. 清营汤合犀角地黄汤　E. 沙参麦冬汤

A2 型题

2. 患者，女，65 岁。诊断为白细胞减少症。症见神疲乏力，腰膝酸软，纳少便溏，面色㿠白，畏寒肢冷，大便溏薄，小便清长，舌质淡，苔白，脉沉细。其治法是

A. 清热解毒，滋阴凉血　B. 滋补肝肾　C. 益气养阴　D. 益气养血　E. 温补脾肾

3. 患者，男，72 岁。慢性淋巴细胞白血病 1 年余，经化疗后病情有缓解。现形体消瘦，面色晦暗，胸骨按痛，胁下癥块按之坚硬刺痛，皮肤瘀斑，鼻衄，齿衄，舌质紫暗，脉细涩。治疗应首选

A. 桃红四物汤　B. 膈下逐瘀汤加减　C. 加味瓜蒌散　D. 归脾汤　E. 银翘散

4. 患者，男，48 岁。确诊慢性粒细胞白血病已两年半，服用马利兰治疗效果较好。近期出现乏力，低热，鼻衄。检查：脾大，肋缘下 6cm，血红蛋白 70g/L，外周血原始粒细胞比例大于 20%。应首先考虑的是

A. 脾功能亢进　B. 慢粒急变期　C. 合并肺结核　D. 骨髓抑制　E. 急性溶血

【参考答案】

1. D　2. E　3. B　4. B

细目七　原发免疫性血小板减少症

原发免疫性血小板减少症（immune thrombocy-topenia，ITP）是一组免疫介导的血小板过度破坏所致的出血性疾病。以广泛皮肤黏膜及内脏出血、血小板减少、骨髓巨核细胞发育成熟障碍、血小板生存时间缩短及血小板膜糖蛋白特异性自身抗体出现等为特征。临床可分为急性型和慢性型。

本病属中医学“血证”“阴阳毒”“发斑”“肌衄”“葡萄疫”“紫癜”“紫斑”等范畴，部分严重病例并发脑出血者可归属“中风”范畴。

要点一　西医病因

1. 感染　细菌或病毒感染与ITP发病有密切关系。急性ITP患者，在发病前2周左右有上呼吸道感染史；慢性ITP患者，常因感染而致病情加重。

2. 免疫因素　将ITP患者血浆输给健康受试者可造成后者一过性血小板减少。50%～70%的ITP患者血浆和血小板表面可检测到血小板膜糖蛋白特异性自身抗体。目前认为，自身抗体致敏的血小板被单核－巨噬细胞系统过度吞噬破坏是ITP发病的主要机制。

3. 脾的作用　脾是自身抗体产生的主要部位，也是血小板破坏的重要场所。

4. 其他因素　鉴于ITP在女性多见，推测本病发病可能与雌激素有关。雌激素可能有抑制血小板生成和/或增强单核－巨噬细胞系统对与抗体结合之血小板的吞噬作用。

［常考考点］自身抗体致敏的血小板被单核-巨噬细胞系统过度吞噬破坏是ITP发病的主要机制。

要点二　中医病因病机

本病病因多为外感热毒之邪内伤脏腑，气血阴阳失调，导致血不循经，溢于脉外。

1. 热盛迫血　火热内盛，致血脉受火热熏灼，血热妄行而溢于脉外。

2. 阴虚火旺　虚火内炽，灼伤血脉，迫血妄行而发为紫癜。

3. 气不摄血　气虚不能统摄血液，血溢肌肤而为紫癜。

4. 瘀血阻滞　瘀血阻滞，血行不畅，致血不循经，溢于脉外而为紫斑或便血、尿血等。

本病的病因病机有血热伤络、阴虚火旺、气不摄血及瘀血阻滞之不同。病位在血脉，与心、肝、脾、肾关系密切。病理性质有虚实之分，热盛迫血为实；阴虚火旺，气不摄血为虚；若病久不愈，导致瘀血阻滞者，则表现为虚实夹杂。

［常考考点］病因病机有血热伤络、阴虚火旺、气不摄血及瘀血阻滞。

要点三　临床表现

1. 急性型　常见于2～6岁的儿童，男女发病率相近。有上呼吸道感染史，特别是病毒感染史。起病急骤，部分患者可有畏寒、寒战、发热。全身皮肤出现瘀点、瘀斑，可有血疱及血肿形成。鼻出血、牙龈出血、口腔黏膜及舌出血常见。当血小板低于20×10^9/L时，可有内脏出血；颅内出血（含蛛网膜下腔出血）可致剧烈头痛、意识障碍、瘫痪及抽搐，是致死的主要原因。出血量过大或范围过于广泛者，可出现程度不等的贫血、血压降低甚至失血性休克。

2. 慢性型　主要见于青年和中年女性，男女比例为1∶（3～4）。起病隐匿，一般无前驱症状，多为皮肤、黏膜出血，如瘀点、瘀斑，外伤后出血不止等，鼻出血、牙龈出血亦常见。严重内脏出血较少见，月经过多常见，在部分患者可为唯一临床症状。患者病情可因感染等而骤然加重，出现广泛、严重的皮肤黏膜及内脏出血。病程在半年以上者，部分可出现轻度脾肿大。

［常考考点］ITP的典型临床表现。颅内出血是其致死的主要原因。

要点四　实验室检查及其他检查

1. 血小板　①急性型血小板多在20×10^9/L以下，慢性型常在50×10^9/L左右。②血小板平均体积偏大，易见大型血小板。③出血时间延长，血块收缩不良。④血小板功能一般正常。

2. 骨髓象　①急性型骨髓巨核细胞数量轻度增加或正常，慢性型骨髓巨核细胞数量显著增加。②巨核细胞发育成熟障碍，急性型者尤甚，表现为巨核细胞体积变小，胞浆内颗粒减少，幼稚巨核细胞增加。③血小板生成型巨核细胞显著减少（＜30%）。④红系及粒、单核系正常。

3. 血小板生存时间　90%以上的患者血小板生存时间明显缩短。

4. 其他　可有程度不等的正常细胞或小细胞低色素性贫血，少数可发现自身免疫性溶血证据（Evans综合征）。

要点五　诊断与鉴别诊断

（一）诊断

本病的诊断要点如下：

1. 广泛出血累及皮肤、黏膜及内脏。
2. 至少2次检查血小板计数减少。
3. 脾不大。
4. 骨髓巨核细胞增多或正常，有成熟障碍。
5. 排除其他继发性血小板减少症。

（二）鉴别诊断

本病确诊需排除继发性血小板减少症，如再生障碍性贫血、脾功能亢进、MDS、白血病、系统性红斑狼疮、药物性免疫性血小板减少等。本病与过敏性紫癜不难鉴别。

［常考考点］ITP的诊断要点及与过敏性紫癜的鉴别。

要点六　西医治疗

本病的治疗应考虑急性与慢性的区别，急性ITP有自愈倾向，主要是休息及防止出血。慢性ITP则可采用糖皮质激素等抑制免疫功能治疗为主，可减轻临床症状，多较难治愈。

1. 一般治疗　出血严重者应注意休息。血小板低于20×10^9/L者，应严格卧床，避免外伤。注意止血药的应用及局部止血。

2. 糖皮质激素　是治疗本病的首选药物。其作用机制为：①减少自身抗体生成及减轻抗原抗体反应；②抑制单核－巨噬细胞系统对血小板的吞噬破坏；③改善毛细血管通透性；④刺激骨髓造血及血小板向外周血的释放。近期有效率约为80%。常用泼尼松口服，常用剂量为1mg/（kg·d），分次或顿服，待血小板升至正常或接近正常后，1个月内快速减至最小维持量5～10mg/d，无效者4周后停药。病情严重者用等效量地塞米松或甲泼尼龙静脉滴注，好转后改口服。

3. 脾切除　是治疗本病的有效方法之一。其机制是减少血小板抗体的产生，消除血小板的破坏产所。

适应证：①正规糖皮质激素治疗3～6个月无效；②泼尼松维持量每日需大于30mg；③有糖皮质激素使用禁忌证；④51Cr扫描脾区放射指数增高。以脾动脉栓塞替代脾切除，亦有良效。

禁忌证：①年龄小于2岁；②妊娠期；③因其他疾病不能耐受手术。脾切除治疗的近期有效率为70%～90%，长期有效率40%～50%。无效者对糖皮质激素的需要量亦可减少。

4. 免疫抑制剂治疗　不宜首选。免疫抑制剂可抑制细胞和体液免疫反应，增加血小板生成。

适应证：①糖皮质激素或切脾疗效不佳者。②有使用糖皮质激素或切脾禁忌证者。③与糖皮质激素合用以提高疗效及减少糖皮质激素的用量。

常用药物：长春新碱、环磷酰胺、硫唑嘌呤、环孢素、吗替麦考酚酯（MMF）、利妥昔单克隆抗体（rituximab）。

5. 其他治疗　有达那唑（为合成雄性激素）、氨肽素等。

6. 急症处理

常用方法：①血小板悬液输注。②静脉注射丙种球蛋白。③血浆置换。④大剂量甲泼尼龙。

适用于：①血小板低于10×10^9/L者。②出血严重、广泛者。③疑有或已发生颅内出血者。④近期将实施手术或分娩者。

［常考考点］糖皮质激素是治疗本病的首选药物，其次是脾切除。

要点七　中医辨证论治

证型	辨证要点	治法	方剂
血热妄行证	皮肤紫癜，色泽新鲜，起病急骤，紫斑以下肢最为多见，形状不一，大小不等，有的甚至互相融合成片，发热，口渴，便秘，尿黄，常伴有鼻衄、齿衄，或有腹痛，甚则尿血、便血，舌质红，苔薄黄，脉弦数或滑数	清热凉血	犀角地黄汤加减
阴虚火旺证	紫斑较多，颜色紫红，下肢尤甚，时发时止，头晕目眩，耳鸣，低热颧红，心烦盗汗，齿衄鼻衄，月经量多，舌红少津，脉细数	滋阴降火，清热止血	茜根散或玉女煎加减
气不摄血证	斑色暗淡，多散在出现，时起时消，反复发作，过劳则加重，可伴神情倦怠，心悸，气短，头晕目眩，食欲不振，面色苍白或萎黄，舌质淡，苔白，脉弱	益气摄血，健脾养血	归脾汤加减
瘀血内阻证	肌衄、斑色青紫，鼻衄、吐血、便血，血色紫暗，月经有血块，毛发枯黄无泽，面色黧黑，下睑色青，舌质紫暗或有瘀斑、瘀点，脉细涩或弦	活血化瘀止血	桃红四物汤加减

［常考考点］ITP 的辨证论治。

【知识纵横比较】

中西医结合内科学与儿科学免疫性血小板减少症的证治比较

免疫性血小板减少症（中西医结合内科学）		免疫性血小板减少症（中西医结合儿科学）	
证型	方剂	证型	方剂
血热妄行证	犀角地黄汤	血热伤络证	犀角地黄汤
阴虚火旺证	茜根散或玉女煎	阴虚火旺证	大补阴丸合茜根散
气不摄血证	归脾汤	气不摄血证	归脾汤
瘀血内阻证	桃红四物汤	气滞血瘀证	桃仁汤

【例题实战模拟】

A1 型题

1. 治疗原发免疫性血小板减少症出血，应首选
　A. 免疫抑制剂　B. 输新鲜血液　C. 脾切除　D. 抗生素　E. 糖皮质激素

2. 下列各项，与原发免疫性血小板减少症发病关系最密切的是
　A. 心、肝、脾、肾　B. 肺、肝、脾、肾　C. 心、肝、脾、肺
　D. 心、肺、脾、肾　E. 心、肝、肺、肾

3. 原发免疫性血小板减少症破坏血小板的主要场所在
　A. 骨髓　B. 肝脏　C. 脾脏　D. 肾脏　E. 淋巴结

4. 治疗原发免疫性血小板减少症气不摄血证，应首选的方剂是
　A. 茜根散或玉女煎加减　B. 归脾汤加减　C. 桃红四物汤加减
　D. 犀角地黄汤加减　E. 黄土汤加减

A2 型题

5. 患儿，男，14 岁。2 周前患急性咽炎。1 天前突然牙龈出血，口腔血疱，双下肢瘀斑。实验室检查：血红蛋白 110g/L，白细胞 9×10^9/L，血小板 10×10^9/L，骨髓增生活跃，巨核细胞 23 个 / 片。应首先考虑的诊断是
　A. 急性白血病　B. 再生障碍性贫血　C. 过敏性紫癜
　D. 原发免疫性血小板减少症（急性型）　E. 原发免疫性血小板减少症（慢性型）

6. 患者，女，44 岁。患有原发免疫性血小板减少症。现下肢皮肤紫斑，月经血块多，色紫黯，面色黧黑，眼睑色青，舌紫黯有瘀斑，脉细涩。治疗应首选

A. 归脾汤　B. 桃红四物汤　C. 茜根散　D. 犀角地黄汤　E. 保元汤

【参考答案】

1. E　2. A　3. C　4. B　5. D　6. B

细目八　骨髓增生异常综合征

骨髓增生异常综合征（myelodysplastic syndromes，MDS）是一组起源于造血干细胞，以血细胞病态造血，高风险向急性髓系白血病（AML）转化为特征的难治性血细胞质、量异常的异质性疾病。任何年龄的男、女均可发病，约 80% 患者大于 60 岁。

本病属于中医学“虚劳”“血证”“内伤发热”等范畴，部分患者临床见有肝、脾、淋巴结肿大，可归属于中医学“积聚”“痰核”范畴。

要点一　西医病因

MDS 分为原发性和继发性两种。原发性 MDS 的病因尚不明确，继发性 MDS 见于烷化剂、放射线、有机毒物等密切接触者。

要点二　中医病因病机

本病发病主要与先天不足、后天失调、饮食所伤、药毒中伤等因素相关。

1. 先天不足　常因母体虚弱、胎中失养、孕育不足等，因虚治病，日久不复，气血亏损，渐至阴阳，连及五脏。

2. 后天失养　大病久病或久治不愈均会导致脏腑虚衰，虚损日久，可因虚致瘀，停留脏腑，加重脏腑虚衰或血瘀阻滞骨髓，影响气血生化。

3. 饮食所伤　饮食不节，损伤脾胃，气血生化乏源，气血两虚，百脉失养，气血瘀滞，累及阴阳，导致气血阴阳俱虚，五脏亏损。

4. 药毒中伤　药物直接损伤气血，导致气血亏虚，也可中伤脾胃，气血生化无源，致气血两虚；还可损伤骨髓，致使精髓空虚，精血生化无源。

要点三　临床表现

FAB 协作组主要根据 MDS 患者外周血、骨髓中的原始细胞比例、形态学改变及单核细胞数量，将 MDS 分为 5 型：难治性贫血（RA）、环形铁粒幼细胞难治性贫血（RAS）、难治性贫血伴原始细胞增多（RAEB）、难治性贫血伴原始细胞增多转变型（RAEB–t）、慢性粒－单核细胞性白血病（CMML）。

MDS 的 FAB 分型

FAB 类型	外周血	骨髓
RA	原始细胞＜ 1%	原始细胞＜ 5%
RAS	原始细胞＜ 1%	原始细胞＜ 5%，环形铁幼粒细胞＞有核红细胞 15%
RAEB	原始细胞＜ 5%	原始细胞 5% ～ 20%
RAEB–t	原始细胞≥ 5%	原始细胞＞ 20% 而＜ 30%；或幼粒细胞出现 Auer 小体
CMML	原始细胞＜ 5%，单核细胞绝对值＞ 1×10^9/L	原始细胞 5% ～ 20%

几乎所有的 MDS 患者都有贫血症状，如乏力、疲倦。约 60% 的 MDS 患者有中性粒细胞减少，使得 MDS 患者容易发生感染，约 20% 的 MDS 患者死于感染。40% ～ 60% 的 MDS 患者有血小板减少，随着疾病进展可出现进行性血小板减少。

RA 和 RARS 患者多以贫血为主，临床进展缓慢，中位生存期 3 ～ 6 年，白血病转化率 5% ～ 15%。RAEB 和 RAEB–t 多以全血细胞减少为主，贫血、出血及感染易见，可伴有脾大，病情进展快，中位生存时间分别为 12 个月和 5 个月。RAEB 的白血病转化率高达 40% 以上。CMML 以贫血为主，可有感染和（或）出血，脾大常见，中位生存期约 20 个月，约 30% 转变为 AML。

［常考考点］MDS 的 FAB 分型及各型的特点。

要点四　实验室检查及其他检查

1. 血象和骨髓象　持续性（≥ 6 个月）一系或多系血细胞减少：血红蛋白＜ 110g/L、中性粒细胞＜ 1.5×10^9/L、血小板＜ 100×10^9/L。骨髓增生度在活跃以上，少部分呈增生减低。

2. 细胞遗传学改变　40% ～ 70% 的 MDS 有克隆性染色体核型异常，多为缺失性改变，以 +8、–5/5q⁻、–7/7q⁻、20q⁻ 常见。

3. 病理检查　正常人原粒和早幼粒细胞沿骨小梁内膜分布，MDS 患者在骨小梁旁区和间区出现 3 ～ 5 个或更多的呈簇状分布的原粒和早幼粒细胞，称为不成熟前体细胞异常定位。

4. 造血祖细胞体外集落培养　MDS 患者的体外集落培养常出现集落“流产”，形成的集落少或不能形成集落。粒 – 单核祖细胞培养出现集落减少而集簇增多，集簇 / 集落比值增高。

要点五　诊断与鉴别诊断

（一）诊断

根据患者血细胞减少和相应的症状及病态造血、细胞遗传学异常、病理学改变，MDS 的诊断不难确立。参照维也纳诊断标准，MDS 诊断需要满足 2 个必要条件和 1 个确定标准。

必要条件：①持续（≥ 6 个月）一系或多系血细胞减少。红细胞（Hb ＜ 110g/L）、中性粒细胞（ANC ＜ 1.5×10^9/L）、血小板（PLT ＜ 100×10^9/L）；②排除其他可导致血细胞减少或发育异常的造血系统及非造血系统疾患。

确定标准：①骨髓涂片中红细胞系、中性粒细胞系、巨核细胞系中任一系至少 10% 有发育异常；②环状铁幼粒红细胞占有核红细胞比例≥ 15%；③骨髓涂片中原始细胞达 5% ～ 19%；④染色体异常，特殊的 MDS 相关的核型，如 del（5q），del（20q），+8 或 –7/del（7q）。

（二）鉴别诊断

1. 慢性再生障碍性贫血（CAA）　难治性贫血（RA）的网织红细胞可正常或升高，外周血可见到有核红细胞，骨髓发育异常明显，早期细胞比例不低或增加，染色体异常，而 CAA 无上述异常。

2. 阵发性睡眠性血红蛋白尿症（PNH）　也可出现全血细胞减少和病态造血，但 PNH 检测可发现 CD_{55}^+、CD_{59}^+ 细胞减少，Ham 试验阳性及血管内溶血的改变。

3. 慢性粒细胞性白血病（CML）　CML 的 Ph 染色体、BCR–ABL 融合基因检测为阳性，而 CMML 则无。

［常考考点］MDS 的维也纳诊断标准：满足 2 个必要条件和 1 个确定标准。

要点六　西医治疗

对于低危 MDS 治疗主要是改善生活质量，采用支持治疗、促造血、去甲基化药物和生物反应调节剂等治疗，而中高危 MDS 主要是改善自然病程，采用去甲基化、化疗和造血干细胞移植。

1. 支持治疗　严重贫血和有出血症状者可输注红细胞和血小板。粒细胞减少和缺乏者应注意防治感染。长期输血致铁超负荷应行除铁治疗。

2. 促造血治疗　可使用雄激素，如司坦唑醇、十一酸睾酮等；造血生长因子，如粒细胞集落刺激因子（G–CSF）、促红细胞生成素（EPO）等，能改善部分患者的造血功能。

3. 诱导分化治疗　可使用全反式维 A 酸和 1，25–（OH）$_2D_3$，少部分患者会出现血象的改善。也有以造血生长因子（如 G–CSF 联合 EPO）作为诱导分化剂使用。

4. 生物反应调节剂　沙利度胺及来那度胺对 5q⁻ 综合征有较好疗效。免疫抑制剂可用于部分低危组 MDS。

5. 去甲基化药物　5– 氮杂 –2′ – 脱氧胞苷能逆转 MDS 抑癌基因启动子 DNA 甲基化，改变基因表达，从而减少输血量，提高生活质量，延迟向 AML 转化。

6. 联合化疗 对于脏器功能良好的MDS患者可考虑使用联合化疗，如蒽环类抗生素联合阿糖胞苷、预激化疗，部分患者能获一段缓解期。MDS化疗后骨髓抑制期长，要注意加强支持治疗和隔离保护。

7. 异基因造血干细胞移植 是目前唯一可能治愈MDS的疗法。IPSS中、高危者第一步考虑是否适合移植，尤其是年轻、原始细胞增多和伴有预后不良染色体核型者。低危患者伴严重输血依赖，应在脏器功能受损前及早移植。

［常考考点］异基因造血干细胞移植是目前唯一可能治愈MDS的疗法。

要点七 中医辨证论治

病机关键在于"虚""毒""瘀"，治疗上应补益虚损、解毒祛瘀。

证型	辨证要点	治法	方剂
气血两虚证	面色萎黄，唇甲色淡，头晕目眩，失眠多梦，耳鸣眼花，气短懒言，疲乏无力，胸闷心悸，动则尤甚，胁下癥积，舌体胖大，舌质淡红，舌苔薄白，脉虚无力	益气补血	八珍汤加减
气阴两虚证	面色淡红，唇甲淡白，气短懒言，疲乏无力，口干舌燥，五心烦热，潮热盗汗，失眠多梦，胁下癥积，舌体胖大或瘦小，舌质淡红，舌苔少或无苔，脉象细数	益气养阴	大补元煎加减
阴虚内热证	颜面潮红，五心烦热，虚烦不眠，午后低热，夜间盗汗，口干咽燥，腰膝酸软，大便干结，小便黄赤，舌体瘦小，舌质紫红或绛红，舌苔薄少，脉象细数	滋阴清热	清骨散加减
阴阳两虚证	面色潮红，畏寒肢冷，腰膝酸软，口干舌燥，午后低热，自汗盗汗，失眠多梦，舌体胖大或瘦小，舌质淡红或淡白，舌苔少或薄白，脉沉细	阴阳双补	右归丸合左归丸加减
瘀毒内阻证	面色淡暗，肌肤甲错，皮肤瘀斑，胁下癥积，周身疼痛，胸胁苦满，午后潮热，夜间低热，大便干结，舌质紫暗，舌有瘀斑、瘀点，舌苔薄白，脉象细涩	化瘀解毒	桃仁红花煎加减

［常考考点］骨髓增生异常综合征的辨证论治。

【例题实战模拟】

A1型题

1. 下列不属于骨髓增生异常综合征的中医病因的是

A. 感受时邪　B. 药毒中伤　C. 饮食所伤　D. 后天失调　E. 先天不足

2. 难治性贫血（RA）的骨髓象特征是

A. 原始细胞＜5%　B. 原始细胞＜5%，环形铁幼粒细胞＞有核红细胞15%　C. 原始细胞5%～20%　D. 原始细胞＞20%而＜30%；或幼粒细胞出现Auer小体　E. 原始细胞5%～20%

3. 目前唯一可能治愈MDS的疗法是

A. 联合化疗　B. 促造血治疗　C. 生物反应调节剂　D. 诱导分化治疗　E. 异基因造血干细胞移植

4. 骨髓增生异常综合征阴虚内热证的治疗方剂是

A. 知柏地黄丸　B. 六味地黄丸　C. 清骨散　D. 左归丸　E. 青蒿鳖甲汤

5. 患者，男，64岁。确诊为骨髓增生异常综合征，症见面色淡暗，肌肤甲错，皮肤瘀斑，胁下癥积，周身疼痛，胸胁苦满，午后潮热，夜间低热，大便干结，舌质紫暗，舌有瘀斑、瘀点，舌苔薄白，脉象细涩。其证候是

A. 阴虚内热证　B. 瘀毒内阻证　C. 阴阳两虚证　D. 气阴两虚证　E. 气血两虚证

【参考答案】

1. A　2. A　3. E　4. C　5. B

第六单元 内分泌与代谢疾病

细目一 甲状腺功能亢进症

甲状腺功能亢进症（简称甲亢）是指甲状腺腺体本身产生甲状腺激素过多，引起甲状腺毒症，以Graves病最为常见。Graves病是一种自身免疫性疾病，主要临床表现有高代谢症候群、弥漫性甲状腺肿、眼征和胫前黏液性水肿。

本病与中医学的“瘿气”相似，可归属于“瘿病”“心悸”“瘿瘤”等范畴。

要点一 西医病因与发病机制

Graves病（GD）的病因和发病机制尚未完全阐明。

一般认为，本病主要是在遗传的基础上，因精神刺激、感染等应激因素而诱发的器官特异性自身免疫疾病。由于遗传基因的缺陷，受某些因素的诱发，特异性抑制性T淋巴细胞功能降低，导致辅助性T淋巴细胞和B淋巴细胞功能增强，产生针对甲状腺的自身抗体。

要点二 中医病因病机

本病中医病因主要为情志失调和体质因素，体质因素是内因，情志失调是发病的主要诱因。二者相合引起肝郁气滞，疏泄失常，气滞痰凝，壅于颈前，气郁化火，耗气伤阴。

1. 气滞痰凝 情志内伤，肝郁气滞，脾虚酿生痰湿，痰浊壅阻，凝结颈前。

2. 肝火旺盛 肝郁气滞，脾虚生痰，痰气交阻，郁而化火，壅结颈前。

3. 阴虚火旺 痰气郁滞，易于化火，病久火热内盛，耗伤阴津，虚火上炎。

4. 气阴两虚 痰气交阻，郁而化火，久之耗气伤阴，终致气阴两虚。

本病基本病机为气滞痰凝，气郁化火，耗气伤阴。本病初起多属实，以气滞痰凝、肝火旺盛为主；病久阴损气耗，多以虚为主，表现为气阴两虚之证；亦可致气血运行不畅、血脉瘀滞之实证。病位在颈前，与肝、肾、心、胃等脏腑关系密切。

[常考考点]本病基本病机为气滞痰凝，气郁化火，耗气伤阴。

要点三 临床表现

1. 临床特点 女性的患病率显著高于男性，以20～40岁的中青年多见，起病缓慢，仅少数急性起病。

2. 症状

（1）高代谢综合征：怕热多汗，皮肤温暖湿润，体重锐减，疲乏无力。

（2）精神神经系统：神经过敏，时有幻觉，甚而发生亚躁狂症。也有部分患者表现为寡言、抑郁。舌、手伸出时可有细微震颤，腱反射亢进。

（3）心血管系统：心悸，胸闷，气促，稍活动后更加剧，严重者可导致甲亢性心脏病。

（4）消化系统：食欲亢进，易饥多食，大便次数增多，甚至可出现慢性腹泻。

（5）肌肉骨骼系统：肌肉软弱无力，可伴有周期性麻痹。

（6）生殖系统：常见月经减少，甚至闭经；男性患者则常出现阳痿，偶见乳房发育。

3. 体征

（1）甲状腺肿：甲状腺一般呈弥漫性肿大，双侧对称，质地不等，可随吞咽运动上下移动。甲状腺左右叶上下极可有震颤并伴有血管杂音。

（2）眼征：非浸润性突眼和浸润性突眼。

（3）皮肤及肢端表现：胫前黏液性水肿。

（4）心脏：心律失常以早搏最为常见，阵发性或持续性心房纤颤或心房扑动、房室传导阻滞等也可发生。收缩压上升，舒张压降低，脉压增大。

4. 特殊的临床表现及类型

（1）甲状腺危象：常见诱因有感染、手术、创伤、精神刺激等。临床表现为高热、大汗、心动过速（140次/分以上）、烦躁、焦虑不安、谵妄、恶心、呕吐、腹泻，严重者可有心衰、休克及昏迷等。

（2）甲状腺毒症性心脏病：表现为心脏扩大、心律失常或心力衰竭。甲亢控制后心脏可恢复正常。

（3）淡漠型甲亢：主要表现为明显消瘦、心悸、乏力、震颤、头晕、昏厥、神经质或神志淡漠、腹泻、厌食，可伴有心房颤动和肌病等。

（4）亚临床型甲亢：其特点是血 T_3、T_4 正常，TSH 降低。本症可能是本病早期或经药物、手术或放射碘治疗控制后的暂时性临床表现，但也可持续存在。

（5）其他：① T_3 甲状腺毒症。②妊娠期甲状腺功能亢进症。③胫前黏液性水肿。④ Graves 眼病。

［常考考点］甲亢的典型临床表现。

要点四　实验室检查及其他检查

1. 血清甲状腺激素的测定　血清游离甲状腺素（FT_4）和游离三碘甲状腺原氨酸（FT_3）：直接且准确地反映甲状腺功能状态，敏感性和特异性明显优于 TT_4、TT_3。

2. 血清 TSH 测定　较 T_3、T_4 灵敏度高，是反映甲状腺功能最有价值的指标，对亚临床型甲亢和亚临床型甲减的诊断及治疗监测均有重要意义。

3. 甲状腺摄 ^{131}I 率测定　正常值：3 小时为 5% ～ 25%，24 小时为 20% ～ 45%，高峰在 24 小时出现。甲亢时甲状腺摄 ^{131}I 率增高，3 小时大于 25%，24 小时大于 45%，且高峰前移。

4. 甲状腺抗体检查　TRAb 已成为诊断 GD 的第一线指标，对随访疗效、判断能否停药及治疗后复发的可能性等有一定的指导意义。GD 患者甲状腺球蛋白抗体（TGAb）、甲状腺过氧化酶抗体（TPOAb）等测定均可呈阳性，但滴度不如桥本甲状腺炎高，如长期持续阳性且滴度较高提示有进展为自身免疫性甲减的可能。

5. 影像学检查　B 型超声、CT、放射性核素检查有一定的诊断价值。

［常考考点］FT_4 和 FT_3 直接反映甲状腺功能状态，血清 TSH 测定是反映甲状腺功能最有价值的指标。

要点五　诊断与鉴别诊断

（一）诊断

临床表现为怕热、多汗、易激动、易饥多食、消瘦、手颤、腹泻、心动过速及眼征、甲状腺肿大等，在甲状腺部位听到血管杂音和触到震颤具有诊断意义。对一些轻症或临床表现不典型的病例，常需借助实验室检查，才能明确诊断。在确诊甲亢的基础上，排除其他原因所致的甲亢，结合患者眼征、弥漫性甲状腺肿、TRAb 或 TSAb 阳性，即可诊断为 GD。

（二）鉴别诊断

1. 亚急性甲状腺炎　发病与病毒感染有关。甲状腺肿大、触痛。白细胞正常或升高，血沉增高 TGAb、TPOAb 正常或轻度升高。

2. 慢性淋巴细胞性甲状腺炎　该病发病与自身免疫有关，多见于中年女性，甲状腺弥漫性肿大，峡部明显，质地较坚实。TGAb、TPOAb 阳性且滴度较高。本病常可逐渐发展成甲减。

3. 多结节性毒性甲状腺肿、甲状腺腺瘤及恶性肿瘤　鉴别的主要手段是甲状腺 B 超和甲状腺放射性核素扫描，高分辨力的超声对甲状腺结节诊断，尤其是结节良恶性的鉴别有较大的诊断价值。

4. 单纯性甲状腺肿　除甲状腺肿大外，无甲亢的症状和体征，血清 T_3、T_4 水平正常。

5. 神经官能症　神经官能症的患者由于自主神经调节紊乱，也可出现心悸、气短、易激动、手颤、乏力、多汗等症状，但无突眼，甲状腺不肿大，血清 T_3、T_4 水平正常。

6. 其他部分不典型患者　常以心脏症状为主，如早搏、心房纤颤或充血性心力衰竭等，易被误诊为心脏疾病；以低热、多汗为主要表现者，需与结核病鉴别；老年甲亢的临床表现多不典型，常有淡漠、厌食等症，且消瘦明显，应与癌症相鉴别；甲亢伴有肌病时，应与家族性周期性麻痹和重症肌无力鉴别。

要点六　西医治疗

1. 一般治疗　休息，解除精神压力，避免精神刺激和劳累过度。加强支持疗法，忌食辛辣及含碘丰富的食物，少喝浓茶、咖啡。

2. 抗甲状腺药物治疗　分为硫脲类和咪唑类，药物有丙基硫氧嘧啶（PTU）、甲基硫氧嘧啶（MTU）、甲巯咪唑（他巴唑）、卡比马唑（甲亢平）。其作用机理主要为抑制甲状腺激素的合成，其中丙基硫氧嘧啶还有抑制 T_4 在周围组织中转化为 T_3 的作用。

3. 辅助药物治疗　β 受体阻滞剂能改善交感神经兴奋性增高的表现，常用制剂为普萘洛尔（心得安）；碘化物可抑制甲状腺激素的合成、释放，并能抑制 T_4 向 T_3 转换。

4. ^{131}I 放射性治疗。

5. 手术治疗　外科手术是治疗甲状腺功能亢进症的有效手段之一，手术的方式主要是甲状腺次全切除术。甲亢患者经手术治疗后，70% 以上的患者可获得痊愈，但手术也可引起一些并发症，且属不可逆性的破坏性治疗，应慎重选择。

6. 甲状腺危象的治疗　首先针对诱因治疗，如控制感染等；抑制甲状腺素的合成与释放，常首选丙基硫氧嘧啶 600mg 口服，以后每 6 小时给予 200mg，待症状缓解后逐步减至一般治疗量；还可联合使用碘剂。使用普萘洛尔以减轻交感神经兴奋症状和抑制 T_4 转化为 T_3；氢化可的松 50 ～ 100mg，加入 5% ～ 10% 葡萄糖中静滴，6 ～ 8 小时 1 次；予以物理降温。

要点七　中医辨证论治

证型	辨证要点	治法	方剂
气滞痰凝证	颈前肿胀，烦躁易怒，胸闷，两胁胀满，善太息，失眠，月经不调，腹胀便溏，舌质淡红，舌苔白腻，脉弦或弦滑	疏肝理气，化痰散结	逍遥散合二陈汤加减
肝火旺盛证	颈前肿胀，眼突，烦躁易怒，易饥多食，手指颤抖，恶热多汗，面红烘热，心悸失眠，头晕目眩，口苦咽干，大便秘结，月经不调，舌质红，舌苔黄，脉弦数	清肝泻火，消瘿散结	龙胆泻肝汤加减
阴虚火旺证	颈前肿大，眼突，心悸汗多，手颤，易饥多食，消瘦，口干咽燥，五心烦热，急躁易怒，失眠多梦，月经不调，舌质红，舌苔少，脉细数	滋阴降火，消瘿散结	天王补心丹加减
气阴两虚证	颈前肿大，眼突，心悸失眠，手颤，消瘦，神疲乏力，气短汗多，口干咽燥，手足心热，纳差，大便溏薄，舌质红或淡红，舌苔少，脉细或细数无力	益气养阴，消瘿散结	生脉散加味

［常考考点］甲亢的辨证论治。

【知识纵横比较】

中西医结合内科学与外科学甲状腺功能亢进症的证治比较

甲状腺功能亢进症（中西医结合内科学）		甲状腺功能亢进症（中西医结合外科学）	
证型	方剂	证型	方剂
气滞痰凝证	逍遥散合二陈汤加减	肝郁痰结证	柴胡疏肝散合海藻玉壶汤
肝火旺盛证	龙胆泻肝汤	肝火旺盛证	龙胆泻肝汤合藻药散
阴虚火旺证	天王补心丹	阴虚火旺证	知柏地黄汤合当归六黄汤
气阴两虚证	生脉散	气阴两虚证	生脉散合补中益气汤
—	—	胃火炽盛证	白虎加人参汤合养血泻火汤

【例题实战模拟】

A1 型题

1. 瘿病的基本病机是

A. 痰火结于颈前　B. 湿邪结于颈前　C. 寒痰结于颈前

D. 冷痰结于颈前　E. 气滞痰凝，气郁化火，耗气伤阴

2. 甲状腺功能亢进症气阴两虚证的治法是

A. 疏肝理气，化痰软坚　B. 清肝泻火，消瘿散结　C. 滋阴清热，软坚散结

D. 益气养阴，消瘿散结　E. 清肝泻火，化痰散结

3. 龙胆泻肝汤加减适用于甲状腺功能亢进症的证型是

A. 心肝阴虚证　B. 肝火旺盛证　C. 阴虚火旺证　D. 气阴两虚证　E. 气滞痰凝证

4. 治疗甲状腺功能亢进症气滞痰凝证，应首选

A. 逍遥散合二陈汤　B. 天王补心丹　C. 知柏地黄丸　D. 生脉散　E. 龙胆泻肝汤

5. 瘿病之阴虚火旺证治宜

A. 六味地黄汤合黄连阿胶汤　B. 丹栀逍遥消瘰丸　C. 生脉散加味

D. 一贯煎合消瘰丸　E. 天王补心丹加减

【参考答案】

1. E　2. D　3. B　4. A　5. E

细目二　糖尿病

糖尿病是由于胰岛素缺乏和（或）胰岛素生物作用障碍导致的一组以长期高血糖为主要特征的代谢性疾病。临床特征为多尿、多饮、多食及消瘦，同时伴有脂肪、蛋白质、水和电解质等代谢障碍，且可以并发眼、肾、神经、心脑血管等多脏器和组织的慢性损害，引起其功能障碍及衰竭。病情严重或应激时可发生急性代谢紊乱，如糖尿病酮症酸中毒、高渗高血糖综合征而危及生命。

本病可归属于中医学“消渴病”，并发症可归于“虚劳”“胸痹”“中风”“雀目”“疮痈”和“脱疽”等范畴。

要点一　西医病因与发病机制

（一）西医病因

1. 1 型糖尿病（type 1 diabetesmellitus，T_1DM） 绝大多数 T_1DM 是自身免疫性疾病，遗传因素和环境因素（病毒感染、化学毒性物质和饮食因素等）共同参与其发病过程。某些外界因素作用于有遗传易感性的个体，激活 T 淋巴细胞介导的一系列自身免疫反应，引起选择性胰岛 β 细胞破坏和功能衰竭，体内胰岛素分泌不足进行性加重，导致糖尿病。

2. 2 型糖尿病（type 2 diabetesmellitus，T_2DM） T_2DM 也是复杂的遗传因素和环境因素（增龄、现代生活方式、营养过剩、体力活动不足、子宫内环境以及应激、化学毒物等）共同作用的结果。在遗传因素和上述环境因素共同作用下所引起的肥胖，特别是中心性肥胖，与胰岛素抵抗和 T_2DM 的发生有密切关系。

3. 特殊类型糖尿病 不同的单基因缺陷导致胰岛 B 细胞功能缺陷等。

4. 妊娠期糖尿病（gestational diabetes mellitus，GDM） 个体素质及内外环境因素的影响。

（二）发病机制

1. 1 型糖尿病 是以胰岛 β 细胞破坏、胰岛素分泌缺乏为特征的自身免疫性疾病。目前认为，其发生发展可分为 6 个阶段：①遗传学易感性。②启动自身免疫反应。③免疫学异常。④进行性胰岛 β 细胞功能丧失。⑤临床糖尿病。⑥发病后数年，胰岛 β 细胞完全破坏。

2. 2 型糖尿病 其发病与胰岛素抵抗和胰岛素分泌的相对性缺乏有关，两者皆呈不均一性。其发

生发展可分为4个阶段：①遗传易感性。②高胰岛素血症和/或胰岛素抵抗。③糖耐量减低（impaired glucose tolerance，IGT）。④临床糖尿病。

要点二　中医病因病机

病因主要包括禀赋不足、饮食失节、情志失调、劳欲过度或外感热邪等。

1. 阴虚燥热　肺阴不足，肺热炽盛，耗液伤津而口干舌燥，烦渴多饮；治节失职，津液失布则尿频量多。胃热炽盛，则多食易饥，大便干燥；耗伤津血，肌肉失养，则形体消瘦；禀赋不足，阴精亏虚，或肝郁化火，下竭肾精，肾失开阖固摄，水谷精微直趋下泄，尿多味甜。

2. 气阴两虚　燥热伤津耗气，而致气阴两虚。

3. 阴阳两虚　肾阴日损，肾阳亦衰，肾失固摄，肾气独沉，故小便频数、混浊如膏；下元衰惫，约束无权，而饮一溲一；水谷之精微随尿下注，无以充养周身肌肤，则身体羸瘦；肾失气化，津不上承，故口渴饮少；肾中精气亏虚，则耳轮焦干、腰膝酸软、面色黧黑；命门火衰，宗筋弛缓，则形寒肢冷、阳痿不举。

4. 痰瘀互结　肝郁脾虚，失于健运，痰湿内生。痰湿内阻，阻滞气机，血行瘀滞，痰瘀互结。痰瘀阻滞气机，则胸闷、脘痞、腹胀；痰瘀痹阻形体肌肉、四肢筋脉，则肢体酸胀、沉重或刺痛。

5. 脉络瘀阻　久病入络，致脉络瘀阻，血行郁滞，则面色晦暗，唇紫，舌有瘀斑，舌下青筋紫暗；血瘀胸中，不通则痛，则胸中闷痛；瘀阻形体四肢，则肢体麻木或刺痛，甚则趾节枯干焦黑而成脱疽。

消渴病的主要病位在肺、胃、肾，而以肾为关键。如肺燥阴虚，津液失于输布，则胃失濡润；胃热偏盛，则上灼肺津，下耗肾阴；肾阴不足，阴虚火旺，上炎肺胃，终致肺燥、胃热、肾虚，三焦同病，多饮、多食、多尿三者并见。

本病基本病机为阴津亏损、燥热偏盛；以阴虚为本，燥热为标，两者互为因果，阴虚燥热，可变证百出。如因肺失滋养并发肺痨；肝肾精血不能上承于耳目，则并发白内障、雀目、耳聋；燥热内结，营阴被灼，脉络瘀阻，蕴毒成脓，则发为疮疖痈疽；阴虚燥热，炼液成痰，痰瘀阻络，或血溢脉外，发为中风偏瘫；阴损及阳，脾肾衰败，水湿潴留，饮溢肌肤，则发为水肿等。病情迁延日久可致气阴两虚，阴阳俱虚；亦可因阴虚津亏，血液黏滞或气虚无力运血而致脉络瘀阻。

［常考考点］糖尿病病位在肺、胃、肾；基本病机为阴津亏损、燥热偏盛；以阴虚为本，燥热为标。

要点三　临床表现与并发症

（一）临床表现

1. 代谢紊乱症状群　“三多一少”，即多尿、多饮、多食和体重减轻。可有皮肤瘙痒，尤其外阴瘙痒。血糖升高较快时可致视力模糊。

2. 反应性低血糖及昏迷　因进食后胰岛素分泌高峰延迟，餐后3～5小时血浆胰岛素水平不适当地升高而引起低血糖。

3. 急、慢性并发症或伴发病。

（二）分类

1. 1型糖尿病

（1）自身免疫性T_1DM（1A型）：可以是轻度非特异性症状、典型“三多一少”症状或昏迷，取决于病情发展阶段。

①起病：多数青少年患者起病较急，症状较明显；可出现糖尿病酮症酸中毒（diabetic ketoacidosis，DKA），危及生命；某些成年患者，起病缓慢，早期临床表现不明显，可经历一段或长或短的糖尿病不需胰岛素治疗的阶段（有称“成人隐匿性自身免疫性糖尿病”）。一般很快进展到糖尿病需用胰岛素控制血糖或维持生命。

②特点：这类患者很少肥胖，但肥胖不排除本病可能性；血浆基础胰岛素水平低于正常，葡萄糖刺激后胰岛素分泌曲线低平；胰岛β细胞自身抗体检查可以阳性。

（2）特发性 T_1DM（1B 型）

①起病：通常急性起病。

②特点：临床上表现为糖尿病酮症甚至酸中毒；胰岛 β 细胞功能明显减退甚至衰竭；胰岛 B 细胞自身抗体检查阴性；病因和发病机制有异质性，诊断时需排除单基因突变糖尿病和其他类型糖尿病。

2. 2 型糖尿病 本病为一组异质性疾病，包含许多不同病因者；常有家族史。

①起病：可发生在任何年龄，但多见于成人，常在 40 岁以后起病；多数发病缓慢，症状相对较轻。

②特点：很少自发性发生 DKA，但在感染等应激情况下也可发生 DKA；T_2DM 的葡萄糖调节受损（impaired glucose regulation，IGR）和糖尿病早期不需胰岛素治疗的阶段一般较长；临床上大都有"代谢综合征"（肥胖症、血脂异常、脂肪肝、高血压、冠心病、IGT 或 T_2DM 等疾病常同时或先后发生，并伴有高胰岛素血症）；有的早期患者以"反应性低血糖"为首发临床表现。

3. 某些特殊类型糖尿病

（1）青年人中的成年发病型糖尿病（maturity-onset diabetes of the young，MODY）：是一组高度异质性的单基因遗传病。主要临床特征：①有三代或以上家族发病史，且符合常染色体显性遗传规律。②发病年龄小于 25 岁。③无酮症倾向，至少 5 年内不需用胰岛素治疗。

（2）线粒体基因突变糖尿病：最早发现的是线粒体 tRNA 亮氨酸基因 3243 位点发生 A → G 点突变，引起胰岛 β 细胞氧化磷酸化障碍，抑制胰岛素分泌。其临床特点为：①母系遗传。②发病早，B 细胞功能逐渐减退，自身抗体阴性。③身材多消瘦（BMI ＜ 24）。④常伴神经性耳聋或其他神经肌肉表现。

4. 妊娠期糖尿病（GDM） 妊娠过程中初次发现的任何程度的糖耐量异常，均可认为是 GDM。GDM 不包括妊娠前已知的糖尿病患者，后者称为"糖尿病合并妊娠"。GDM 妇女分娩后血糖可恢复正常，但有若干年后发生 T_2DM 的高度危险性。此外，GDM 患者中可能存在各种类型糖尿病，因此应在产后 6 周复查，确认其归属及证型，并长期追踪观察。

（三）并发症

1. 急性并发症

（1）糖尿病酮症酸中毒（DKA）：是因各种诱因使体内胰岛素缺乏引起糖、脂肪、蛋白质代谢紊乱，出现以高血糖、高酮血症、代谢性酸中毒为主要表现的临床综合征。表现为烦渴、尿多、乏力、恶心呕吐、精神萎靡或烦躁、神志恍惚、嗜睡、昏迷；严重酸中毒时出现深大呼吸，呼吸有烂苹果味。

（2）高渗高血糖综合征：是因高血糖引起的血浆渗透压增高，以严重脱水和进行性意识障碍为特征的临床综合征。表现为烦渴、多尿，严重者出现脱水症状群，如皮肤干燥、口干、脉速、血压下降、休克、神志障碍、昏迷等。实验室检查血糖明显升高（＞ 33.3mmol/L），血浆渗透压明显升高，血酮、尿酮正常。

2. 感染性并发症

（1）皮肤化脓性感染：糖尿病患者常发生疖、痈等皮肤化脓性感染，可反复发生，有时可引起败血症或脓毒血症。

（2）真菌感染：皮肤真菌感染如股癣、体癣常见；真菌性阴道炎和巴氏腺炎是女性患者常见并发症，多为白色念珠菌感染所致。

（3）肺结核：糖尿病合并肺结核的发生率较非糖尿病高。

（4）泌尿道感染：肾盂肾炎和膀胱炎多见于女性患者，反复发作可转为慢性。

3. 慢性并发症

（1）大血管病变：主要侵犯主动脉、冠状动脉、脑动脉、肾动脉、肢体外周动脉等。

1）糖尿病性冠心病：发病率是非糖尿病人的 2 ～ 3 倍。

2）糖尿病性脑血管病：其中脑出血少见，脑梗死居多，以多发性病灶和中、小脑梗死为特点，少数呈现短暂性脑缺血发作。

3）糖尿病下肢动脉硬化闭塞症：早期仅感下肢困倦、无力、感觉异常、麻木、膝以下发凉，继之出现间歇性跛行、静息痛，严重时发生下肢溃疡、坏疽。

（2）微血管病变

1）糖尿病肾病：是糖尿病肾衰竭的主要原因，是 T_1DM 的主要死因。在 T_2DM，其严重性仅次于心、脑血管疾病。美国糖尿病协会（ADA）推荐筛查和诊断微量白蛋白尿采用测定即时尿标本的白蛋白/肌酐比率（2012 年），＜ 30μg/mg、30 ～ 299μg/mg 和≥ 300μg/mg 分别为正常、微量白蛋白尿和大量白蛋白尿。糖尿病肾损害的发生、发展可分为 5 期：Ⅰ期为糖尿病初期，肾体积增大，肾小球入球小动脉扩张，肾血浆流量增加，肾小球内压增加，肾小球滤过率（GFR）明显升高。Ⅱ期肾小球毛细血管基底膜增厚，尿白蛋白排泄率（UAER）多数正常，可间歇性增高（如运动后、应激状态），GFR 轻度增高。Ⅲ期为早期肾病，出现微量白蛋白尿，即 UAER 持续在 20 ～ 200μg/min（正常＜ 10μg/min），GFR 仍高于正常或正常。Ⅳ期为临床肾病，尿蛋白逐渐增多，UAER ＞ 200μg/min，即尿白蛋白排出量＞ 300mg/24h，相当于尿蛋白总量＞ 0.5g/24h，GFR 下降，可伴有水肿和高血压，肾功能逐渐减退。Ⅴ期为尿毒症，多数肾单位闭锁，UAER 降低，血肌酐升高，血压升高。

2）糖尿病性视网膜病变：视网膜改变可分为 6 期，分属两大类：①背景性视网膜病变：Ⅰ期见微血管瘤、小出血点；Ⅱ期出现硬性渗出；Ⅲ期出现棉絮状软性渗出。②增殖性视网膜病变：Ⅳ期见新生血管形成、玻璃体积血；Ⅴ期出现纤维血管增殖、玻璃体机化；Ⅵ期出现牵拉性视网膜脱离、失明。当出现增殖性视网膜病变时，常伴有糖尿病肾病及神经病变。

3）糖尿病心肌病：心脏微血管病变和心肌代谢紊乱可引起心肌广泛灶性坏死，诱发心力衰竭、心律失常、心源性休克和猝死。

（3）神经系统并发症

1）周围神经病变：通常为对称性，下肢较上肢严重，病情缓慢。临床表现为肢端感觉异常，分布如袜子或手套状，伴麻木、针刺、热灼、疼痛，后期可出现运动神经受累，肌力减弱甚至肌肉萎缩和瘫痪。

2）自主神经病变：临床表现为瞳孔改变（缩小且不规则、光反射消失、调节反射存在），排汗异常（无汗、少汗或多汗），胃排空延迟（胃轻瘫）、腹泻（饭后或午夜）、便秘，直立性低血压、持续心动过速、心搏间距延长，以及残尿量增加、尿失禁、尿潴留、阳痿等。

3）中枢神经系统并发症：神志改变；缺血性脑卒中；脑老化加速及老年性痴呆危险性增高等。

（4）糖尿病足：又称糖尿病性肢端坏疽。表现为下肢疼痛、感觉异常和间歇性跛行，皮肤溃疡，肢端坏疽。

（5）其他：糖尿病还可引起视网膜黄斑病、白内障、青光眼等其他眼部并发症；皮肤病也很常见。

［常考考点］糖尿病的各类并发症。

要点四　实验室检查及其他检查

（一）糖代谢异常严重程度或控制程度的检查

1. 尿糖　尿糖阳性只是提示血糖值超过肾糖阈（大约 10mmol/L），因而尿糖阴性不能排除糖尿病的可能；并发肾脏病变时，肾糖阈升高，虽然血糖升高，但尿糖阴性；妊娠期肾糖阈降低时，虽然血糖正常，尿糖可阳性。

2. 血糖　是诊断糖尿病的主要依据。

3. 葡萄糖耐量（OGTT）　当血糖高于正常范围而又未达到诊断糖尿病标准时，须进行 OGTT。OGTT 应在清晨空腹进行，成人口服 75g 无水葡萄糖或 82.5g 含一分子水的葡萄糖，溶于 250 ～ 300mL 水中，5 ～ 10 分钟内饮完，空腹及开始饮葡萄糖水后 2 小时测静脉血浆葡萄糖。儿童服糖量按每千克体重 1.75g 计算，总量不超过 75g。

4. 糖化血红蛋白（$GHbA_1$）和糖化血浆白蛋白　$GHbA_1$ 是葡萄糖或其他糖与血红蛋白的氨基发生非酶催化反应（一种不可逆的蛋白糖化反应）的产物，其量与血糖浓度呈正相关。$GHbA_1$ 有 a、b、c 三种，以 $GHbA_{1c}$（A_{1c}）最为主要。由于红细胞在血循环中的寿命约为 120 天，因此 A_{1c} 反映患者近 8 ～ 12 周总的血糖水平，为糖尿病控制情况的主要监测指标之一。血浆蛋白（主要为白蛋白）同样也可与葡萄糖发生非酶催化的糖化反应而形成果糖胺，其形成的量与血糖浓度相关，正常值为 1.7 ～ 2.8mmol/L。由于白蛋白在血中浓度稳定，其半衰期为19天，故果糖胺反映患者近2～3周内总的血糖水平，为糖尿病患者近期病情监测的指标。

（二）胰岛β细胞功能检查

1. 血浆胰岛素和C-肽测定

（1）血浆胰岛素：血浆胰岛素正常参考值：早晨空腹基础水平为35～145pmol/L（5～20mU/L），餐后30～60分钟胰岛素水平上升至高峰，为基础值的5～10倍，3～4小时恢复到基础水平。T_1DM病人胰岛素分泌绝对减少，空腹及餐后胰岛素值均低于正常，进餐后胰岛素分泌无增加；T_2DM病人胰岛素测定可以正常或呈高胰岛素血症结果。

（2）C-肽水平：与血浆胰岛素测定意义相同，且不受外源胰岛素影响，故能较准确反映胰岛β细胞功能，特别是糖尿病病人接受胰岛素治疗时更能够精确判断细胞分泌胰岛素的能力。

2. 其他检测β细胞功能的方法

（1）葡萄糖-胰岛素释放试验：可了解胰岛素释放第一时相。

（2）胰升糖素-C肽刺激试验：反映β细胞储备功能等，可根据患者的具体情况和检查目的而选用。

（三）并发症检查

根据病情需要选用血脂、肝肾功能等常规检查，急性严重代谢紊乱时的酮体、电解质、酸碱平衡检查，心、肝、肾、脑、眼科以及神经系统的各项辅助检查等。

（四）有关病因和发病机制的检查

GADA、ICA及IA-2抗体的联合检测；胰岛素敏感性检查；1型糖尿病自身抗体多阳性。

要点五　诊断与鉴别诊断

（一）诊断

1. 糖尿病诊断以静脉血浆血糖异常作为依据，应注意单纯空腹血糖正常不能排除糖尿病，应加验餐后血糖，必要时进行OGTT。目前我国采用1999年WHO糖尿病标准。

2. 空腹血糖（FPG）≥7.0mmol/L。空腹的定义是至少8小时未摄入热量。

3. OGTT 2小时血糖≥11.1mmol/L。试验应按照世界卫生组织（WHO）的标准进行，用75g无水葡萄糖溶于水作为糖负荷。

4. 有高血糖的典型症状或高血糖危象，随机血糖≥11.1mmol/L。

5. 如无明确的高血糖症状，结果应重复检测确认。

（二）鉴别诊断

1. 与其他原因所致的尿糖阳性鉴别

（1）肾性糖尿：因肾糖阈降低所致，尿糖阳性，但血糖及OGTT正常。

（2）甲状腺功能亢进症、胃空肠吻合术后：因糖类在肠道吸收快，可引起进食后0.5～1小时血糖过高，出现糖尿，但FPG和2小时PG正常。

（3）弥漫性肝病：葡萄糖转化为肝糖原功能减弱，肝糖原贮存减少，进食后0.5～1小时血糖过高，出现糖尿，但FPG偏低，餐后2～3小时血糖正常或低于正常。

（4）急性应激状态：急性应激状态下胰岛素拮抗激素（如肾上腺素、促肾上腺皮质激素、肾上腺皮质激素和生长激素）分泌增加，可使糖耐量减低，出现一过性血糖升高、尿糖阳性，应激过后可恢复正常。

（5）药物对糖耐量的影响：有服用噻嗪类利尿药、呋塞米、糖皮质激素、口服避孕药、阿司匹林、吲哚美辛、三环类抗抑郁药等药物史，停药后可恢复。

2. 继发性糖尿病

（1）胰腺炎、胰腺癌、肢端肥大症（或巨人症）、皮质醇增多症、嗜铬细胞瘤：可分别引起继发性糖尿病或糖耐量异常，但均有相应疾病的症状和体征。

（2）长期服用大量肾上腺皮质激素：可引起类固醇糖尿病，服药史可资鉴别。

［常考考点］糖尿病的诊断标准：空腹血糖（FPG）≥7.0mmoL/L。OGTT 2小时血糖≥11.1mmoL/L。

要点六　西医治疗

（一）糖尿病教育

①清醒的低血糖患者，虽可选用任何形式的含有葡萄糖的碳水化合物，但葡萄糖（15 ～ 20g）是治疗首选。如果15分钟后依然为低血糖，应该重复上述治疗。血糖正常后，患者应进餐或小吃，以预防低血糖复发。②所有具有明显严重低血糖风险的患者应处方胰高血糖素，指导照护者或家人如何使用胰高血糖素。胰高血糖素给药不限于医护专业人员。③对于无症状低血糖或出现过一次或一次以上严重低血糖的糖尿病患者，应该重新评估其治疗方案。④使用胰岛素治疗的患者，如有无感知低血糖或严重低血糖发作，建议放宽血糖控制目标。⑤如发现认知功能较低和/或认知功能下降，建议持续评估其认知功能，临床医生、患者和看护者应高度警惕低血糖。

（二）饮食治疗

1. 总热量的制订

（1）计算标准体重：标准体重（kg）= 身高（cm）−105。

（2）计算每日所需总热量：①成人休息状态下每千克标准体重105 ～ 125kJ（25 ～ 30kcal）。②轻体力劳动125.5 ～ 146kJ（30 ～ 35kcal）。③中度体力劳动146 ～ 167kJ（35 ～ 40kcal）。④重体力劳动167kJ（40kcal）。儿童、孕妇、乳母、营养不良和消瘦，以及伴有消耗性疾病者酌情增加；肥胖者酌减，使病人恢复至标准体重的 ±5% 左右。

2. 合理分配三大营养物质　糖尿病病人每日饮食中三大营养物质占全日总热量的比例：糖类含量占50% ～ 60%，蛋白质占15%，脂肪约占30%。糖尿病肾病患者蛋白量酌减；儿童、孕妇、营养不良或伴有消耗性疾病者蛋白量酌增。三餐分配：1/5、2/5、2/5或1/3、1/3、1/3；也可分四餐：1/7、2/7、2/7、2/7。

根据2014年《糖尿病诊疗标准执行纲要》（美国糖尿病协会），有证据提示，所有糖尿病患者并没有一个理想的碳水化合物、蛋白质和脂肪的热量来源比例，所以宏量营养素的分配应根据目前饮食方式、喜好和代谢控制目标进行个体化评估。其中碳水化合物是血糖控制达标的关键。脂肪的质量比脂肪的数量更重要。糖尿病患者饮食中饱和脂肪、胆固醇、反式脂肪的建议摄入量与普通人群相同。

3. 补充治疗　没有明确的证据显示糖尿病人群维生素或矿物质的补充是有益的。不建议常规补充抗氧化剂，如维生素E、维生素C和胡萝卜素，因为缺乏有效性和安全性的证据。

4. 酒精　成年糖尿病患者，如果想饮酒，每日饮酒量应适度。

（三）体育锻炼

应进行有规律的合适运动。T_1DM 病人餐后运动量不宜过大，时间不宜过长。

①应鼓励糖尿病或糖尿病前期的所有儿童每天至少60分钟的体力活动。②成年糖尿病患者应该每周至少进行150分钟中等强度有氧运动（最大心率的50% ～ 70%），每周至少3天，不能连续超过两天不运动。③鼓励无禁忌证的2型糖尿病患者每周进行至少两次耐力锻炼。

（四）自我监测血糖

成人的血糖目标：①已有证据显示，A_{1C} 降低到7%左右或以下可减少糖尿病微血管并发症。如果在诊断糖尿病后立即良好控制血糖，可以减少远期大血管疾病。多数非妊娠成人合理的 A_{1C} 控制目标是 < 7%。②部分无明显低血糖或其他治疗副作用的患者，建议更严格的 A_{1C} 目标（如 < 6.5%）或许也是合理的。这些患者或许包括那些糖尿病病程较短、预期寿命较长和无明显心血管疾病的患者。③对于有严重低血糖病史、预期寿命有限、有晚期微血管或大血管病并发症、有较多的伴发病以及尽管实施了糖尿病自我管理教育（DSME）、适当的血糖监测、应用了包括胰岛素在内的多种有效剂量的降糖药物，而血糖仍难达标的病程较长的糖尿病患者，较宽松的 A_{1C} 目标（如 < 8%）或许是合理的。

每2 ～ 3个月定期查糖化血红蛋白，了解血糖总体控制情况，调整治疗。每年1 ～ 2次全面复查，了解血脂以及心、肾、神经和眼底情况。

（五）口服药治疗

1. 磺脲类　主要作用机理为促进胰岛素释放，增强靶组织细胞对胰岛素的敏感性，抑制血小板凝集，减轻血液黏稠度。

（1）适应证：T_2DM 经饮食及运动治疗后不能使病情获得良好控制的病人。

（2）禁忌证：T_1DM、T_2DM 合并严重感染、DKA、高渗性昏迷、进行大手术、肝肾功能不全，以及合并妊娠的病人。

（3）使用方法：极小剂量开始，于餐前 30 分钟口服，老年人尽量用短、中效药物，以免发生低血糖。代表药为格列喹酮、格列美脲。

（4）不良反应：低血糖，恶心、呕吐、消化不良，胆汁淤积性黄疸，肝功能损害，贫血，皮肤过敏，体重增加，心血管系统疾患等。

2. 双胍类 主要作用机理为增加周围组织对葡萄糖的利用，抑制葡萄糖从肠道吸收，增加肌肉内葡萄糖的无氧酵解，抑制糖原的异生，增加靶组织对胰岛素的敏感性。

（1）适应证：如果没有禁忌证，且能够耐受，二甲双胍是 2 型糖尿病起始治疗的首选药物。尤其是无明显消瘦的患者以及伴血脂异常、高血压或高胰岛素血症的患者，作为一线用药，可单用或联合其他药物。T_1DM 与胰岛素联合应用可能减少胰岛素用量和血糖波动。

（2）禁忌证：肝、肾、心、肺功能减低以及高热患者；慢性胃肠病、慢性营养不良、消瘦者不宜使用；T_1DM 不宜单独使用；T_2DM 合并急性代谢紊乱、严重感染、外伤、大手术者，及孕妇、哺乳期妇女等；对药物过敏或严重不良反应者；酗酒者；肌酐清除率＜ 60mL/min 时，不宜使用。

（3）使用方法：二甲双胍每次 250 ～ 500mg，每天 2 ～ 3 次，最大剂量不超过 2g/d。餐中服用可减少不良反应。

（4）不良反应：胃肠道反应、皮肤过敏反应、乳酸性酸中毒。

3. α－糖苷酶抑制剂 主要作用机理为延缓小肠葡萄糖吸收，降低餐后血糖。

（1）适应证：空腹血糖正常而餐后血糖高者。

（2）禁忌证：胃肠道功能障碍，严重肝肾功能不全，儿童，孕妇，哺乳期妇女。

（3）使用方法：小剂量开始，于餐中第一口服。代表药为阿卡波糖、伏格列波糖。

（4）不良反应：胃肠道反应。

4. 噻唑烷二酮 主要作用机理为增强靶组织对胰岛素的敏感性，减少胰岛素抵抗。

（1）适应证：使用其他降糖药物效果不佳的 T_2DM 患者，特别是胰岛素抵抗患者。

（2）禁忌证：T_1DM，儿童，孕妇，哺乳期妇女，有心脏病、心力衰竭倾向或肝脏病。

（3）使用方法：小剂量开始，每日 1 次或 2 次。代表药为罗格列酮和吡格列酮。

（4）不良反应：水肿、体重增加。

5. 格列奈类 非磺脲类胰岛素促泌剂主要作用机理为改善早相胰岛素分泌。

（1）适应证：T_2DM 早期餐后高血糖阶段，或以餐后高血糖为主的老年患者。

（2）禁忌证：同磺脲类。

（3）使用方法：小剂量开始，于餐前或进餐时口服。代表药为瑞格列奈、那格列奈和米格列奈。

（4）不良反应：同磺脲类。

（六）胰岛素治疗

1. 适应证 ① T_1DM 替代治疗。② T_2DM 患者经饮食及口服降糖药治疗未获得良好控制。③ T_2DM 糖尿病无明显诱因出现体重显著下降者，应该尽早使用胰岛素治疗。④新诊断的 T_2DM，$GHbA_{1c}$ ＞ 9% 或空腹血糖＞ 11.1mmol/L，首选胰岛素。⑤糖尿病酮症酸中毒、高血糖高渗压综合征和乳酸性酸中毒伴高血糖者。⑥各种严重的糖尿病其他急性或慢性并发症。⑦糖尿病手术、妊娠和分娩。⑧某些特殊类型糖尿病。

2. 常用类型 ①根据来源不同：动物胰岛素、人胰岛素、人胰岛素类似物。②根据作用时间：短效胰岛素、中效胰岛素、长效胰岛素和预混胰岛素。

3. 使用原则及方法 ①胰岛素治疗应在综合治疗基础上进行。②胰岛素剂量取决于血糖水平、B 细胞功能缺陷程度、胰岛素抵抗程度、饮食和运动状况等，一般从小剂量开始，根据血糖情况逐渐调整。③力求模拟生理性胰岛素分泌模式（持续性基础分泌和进餐后胰岛素分泌迅速增加）。④强化治疗后空腹血糖仍较高，其原因有夜间胰岛素不足和 Somogyi 现象。

4. 不良反应 主要不良反应是低血糖反应，其他包括过敏反应、胰岛素性水肿、屈光不正、注射部位脂肪营养不良等。

（七）其他

DPP-Ⅳ抑制剂、$SGLT_2$ 抑制剂、GLP-1 受体激动剂越来越受到临床关注。胰岛移植和胰岛细胞移植多用于 T_1DM 患者。

（八）并发症的治疗

1. 急性并发症

（1）糖尿病酮症酸中毒

1）补液：恢复血容量为首要的治疗措施，必须立即进行。在治疗开始应快速补充生理盐水，具体用量及速度因人而异。如无心功能不全，在前 2 小时输入 1000 ～ 2000mL 液体，以后根据血压、心率、尿量及末梢循环情况，决定补液量和速度。一般每 4 ～ 6 小时补液 1000mL。第 1 个 24 小时补液 4000 ～ 5000mL，如严重脱水者应达 6000 ～ 8000mL，但高龄、心功能不全者，则应减慢补液速度或在中心静脉压监护下调整滴速。

2）胰岛素治疗：采用小剂量胰岛素治疗方案，即 0.1U/（kg · h）持续滴注（应另建输液途径）。每 1 ～ 2 小时查血糖 1 次，当血糖降至 13.9mmol/L，改用 5% 葡萄糖液，并按每 2 ～ 4g 葡萄糖加 1 单位短效胰岛素滴注，使血糖水平稳定在较安全范围后过渡到常规皮下注射。

3）纠正酸碱平衡失调：中等度以下的酸中毒不必补碱，因使用胰岛素后，抑制酮体产生，酸中毒即可逐渐纠正。严重的酸中毒可抑制呼吸中枢，降低胰岛素的敏感性，应适当补碱。当二氧化碳结合力降至 4.5 ～ 6.7mmol/L，给予 5% 碳酸氢钠 100 ～ 125mL 直接推注或稀释成等渗溶液静脉滴注。

4）补钾：本症患者均有不同程度缺钾（因呕吐、多尿等）。但治疗前因血液浓缩、酸中毒时，钾从细胞内转移至细胞外，故血钾可正常，甚至明显增高。治疗后因补充血容量、注射胰岛素、纠正酸中毒，血钾可迅速下降。如不注意及时补钾，可引起心律失常，甚至心搏骤停。因此，必需定时监测血钾、心电图和尿量，及时调整补钾量和速度。

5）去除诱因和处理并发症：如感染、休克、心功能不全、肾功能不全、脑水肿等应积极处理，严密观察病情变化。

（2）高血糖高渗综合征：治疗与酮症酸中毒相似，补液、小剂量胰岛素滴注、补钾等。

2. 慢性并发症

（1）糖尿病患者血压应控制在 130/80mmHg 以下；如尿蛋白排泄量达到 1g/24h，血压应控制低于 125/75mmHg，首选血管紧张素转换酶抑制剂（ACEI）或血管紧张素Ⅱ受体拮抗剂（ARB），常需多种降压药物联合应用。

（2）调脂治疗的首要目标是 LDL-C ＜ 2.6mmol/L，首选他汀类药物；TG ＞ 4.5mmol/L，应首选贝特类药物，以减少急性胰腺炎的风险。阿司匹林可用于冠心病二级预防。

（3）早期糖尿病肾病应用 ACEI 或 ARB 除可降低血压外，还可减轻微量白蛋白尿；减少蛋白质摄入量对早期肾病及肾功能不全的防治均有利，临床肾病（Ⅳ期）要以优质蛋白为主，GFR 下降后进一步加用复方 α-酮酸。尽早给予促红细胞生成素（EPO）纠正贫血，治疗维生素 D-钙磷失衡。尽早进行透析治疗，注意残余肾功能的保存。

（4）糖尿病视网膜病变可使用羟苯磺酸钙，应由专科医生对糖尿病视网膜病变定期进行检查，必要时尽早应用激光光凝治疗，争取保存视力。

（5）周围神经病变通常在综合治疗的基础上，采用甲钴胺、前列腺素类似物、醛糖还原酶抑制剂、肌醇以及对症治疗等可改善症状。

（6）糖尿病足强调注意预防，防止外伤、感染，积极治疗血管病变和末梢神经病变。

［常考考点］治疗糖尿病的各类药物的适应证和禁忌证。

要点七　中医辨证论治

证型		辨证要点	治法	方剂
阴虚燥热证	上消（肺热伤津证）	烦渴多饮，口干舌燥，尿频量多，多汗，舌边尖红，苔薄黄，脉洪数	清热润肺，生津止渴	消渴方加减
	中消（胃热炽盛证）	多食易饥，口渴多尿，形体消瘦，大便干燥，苔黄，脉滑实有力	清胃泻火，养阴增液	玉女煎加减
	下消（肾阴亏虚证）	尿频量多，混浊如脂膏，或尿有甜味，腰膝酸软，乏力，头晕耳鸣，口干唇燥，皮肤干燥，瘙痒，舌红少苔，脉细数	滋阴固肾	六味地黄丸加减
气阴两虚证		口渴引饮，能食与便溏并见，或饮食减少，精神不振，四肢乏力，体瘦，舌质淡红，苔白而干，脉弱	益气健脾，生津止渴	七味白术散加减
阴阳两虚证		小便频数，混浊如膏，甚则饮一溲一，面色黧黑，耳轮焦干，腰膝酸软，形寒畏冷，阳痿不举，舌淡苔白，脉沉细无力	滋阴温阳，补肾固涩	金匮肾气丸加减
痰瘀互结证		“三多一少”症状不明显，形体肥胖，胸脘腹胀，肌肉酸胀，四肢沉重或刺痛，舌暗或有瘀斑，苔厚腻，脉滑	活血化瘀祛痰	平胃散合桃红四物汤加减
脉络瘀阻证		面色晦暗，消瘦乏力，胸中闷痛，肢体麻木或刺痛，夜间加重，唇紫，舌暗或有瘀斑，或舌下青筋紫暗怒张，苔薄白或少苔，脉弦或沉涩	活血通络	血府逐瘀汤加减
并发症	疮痈	消渴易并发疮疡痈疽，反复发作或日久难愈，甚则高热神昏，舌红，苔黄，脉数	清热解毒	五味消毒饮合黄芪六一散加减
	白内障、雀目、耳聋	初期视物模糊，渐至昏蒙，直至失明；或夜间不能视物，白昼基本正常；也可出现暴盲，或见耳鸣、耳聋，逐渐加重	滋补肝肾，益精养血	杞菊地黄丸、羊肝丸、磁朱丸加减

［常考考点］糖尿病的辨证论治。

要点八　预防

预防工作分为三级：一级预防是避免糖尿病发病；二级预防是及早检出并有效治疗糖尿病；三级预防是延缓和/或防治糖尿病的发病。提倡合理饮食，经常运动，防治肥胖。

2014年《糖尿病诊疗标准执行纲要》（美国糖尿病协会）称，2型糖尿病的一级预防是在有2型糖尿病风险的个体结构性预防计划，重点强调生活方式的改变，包括适度减轻体重（7%的体重）和规律体力活动（150分钟/周）；饮食控制，包括减少热量摄入、低脂饮食，以减少发生2型糖尿病的风险。

【知识纵横比较】

中西医结合内科学、妇产科学与儿科学糖尿病的证治比较

糖尿病（中西医结合内科学）		儿童期糖尿病（中西医结合儿科学）	
证型	方剂	证型	方剂
肺热伤津证	消渴方	肺热津伤证	玉女煎
胃热炽盛证	玉女煎	胃燥津伤证	白虎加人参汤合增液汤
肾阴亏虚证	六味地黄丸	肾阴亏损证	六味地黄丸
阴阳两虚证	金匮肾气丸	阴阳两虚证	金匮肾气丸

【例题实战模拟】

A1型题

1. 消渴病变的脏腑以哪一脏最为关键

A. 心　B. 肺　C. 脾　D. 肝　E. 肾

2. 金匮肾气丸适用于治疗的糖尿病证型是

A. 阴虚阳盛　B. 气阴两虚　C. 阴阳两虚　D. 阴阳欲绝　E. 气滞血瘀

3. 下列不能作为糖尿病确诊的依据的是

A. 多次空腹血糖≥ 7.0mmol/L　B. 尿糖（++）

C. 餐后血糖≥ 11.1mmol/L　D. 葡萄糖耐量试验 1 小时和 2 小时血糖均≥ 11.1mmol/L

E. 无“三多一少”症状，血糖多次在 7.0 ～ 11.1mmol/L

4. 糖尿病酮症酸中毒的临床特点是

A. 呼吸浅慢，不规则　B. 呼吸困难伴发绀　C. 呼吸深大，呼气有烂苹果味

D. 呼吸浅快，呼气有大蒜味　E. 潮式呼吸

5. 患者查体发现尿糖（+++），为明确诊断，应进一步检查

A.24 小时尿糖定量　B. 空腹血糖　C. 血脂　D. 肾功能　E. 葡萄糖耐量试验

【参考答案】

1. E　2. C　3. B　4. C　5. B

细目三　血脂异常

血脂异常通常指血清中胆固醇（TC）、甘油三酯（TG）、低密度脂蛋白胆固醇（LDL-C）水平升高，高密度脂蛋白胆固醇（HDL-C）水平降低。血脂必须与蛋白质结合以脂蛋白形式存在，才能在血液循环中运转，故血脂异常表现为脂蛋白异常血症。临床上常见形体肥胖、肢体沉重、乏力、消化不良甚至眩晕、心慌及胸闷等。

本病可归属于中医学“脂浊”范畴。

要点一　西医病因

人体内血浆脂蛋白代谢可分为外源性和内源性代谢途径。外源性代谢途径是指饮食摄入的胆固醇（TC）和甘油三酯（TG）在小肠中合成乳糜微粒（CM）及其代谢过程；内源性代谢途径是指由肝脏合成极低密度脂蛋白（VLDL），然后转变为中密度脂蛋白和低密度脂蛋白（LDL），低密度脂蛋白被肝脏或其他器官代谢的过程。此外，还有一个胆固醇逆转运途径，即高密度脂蛋白（HDL）的代谢。绝大多数的脂蛋白是在肝脏和小肠组织中合成，并主要经肝脏分解代谢。从发病方式来看，血脂异常可分为两类：原发性血脂异常和继发性血脂异常。

1. 原发性血脂异常　原发性血脂异常属遗传性脂代谢紊乱疾病，部分由先天性基因缺陷所致，表现为家族性高胆固醇血症。

大多数原发性血脂异常原因不明、呈散发性，是多个基因与环境因素综合作用的结果。临床上血脂异常可常与肥胖症、高血压病、冠心病、糖耐量异常或糖尿病等疾病同时发生，并伴有高胰岛素血症，这些均被认为与胰岛素抵抗有关，称为代谢综合征。血脂异常可能存在于上述疾病的发病（至少是危险因素），或与上述疾病有共同的遗传或环境发病基础。有关环境因素包括不良的饮食习惯、体力活动不足、肥胖、年龄增加及吸烟、酗酒等。

2. 继发性高脂血症　继发性高脂血症是由于某些全身性疾病或药物所引起的血浆 TC 或 TG 升高，伴或不伴血浆高密度脂蛋白胆固醇（HDL-C）浓度降低。除获得性因素外，因其原发病的不同，临床表现各异。

（1）获得性因素：①高脂肪、高胆固醇、高脂肪酸饮食。②体重增加。③增龄。④雌激素缺乏。⑤不良的生活习惯（高糖膳食、吸烟等）。

（2）全身系统性疾病：糖尿病，甲状腺功能减退，肾病，肝胆系统疾病如胆道结石、胆汁性肝硬化等。

（3）药物：如噻嗪类利尿剂、β 受体阻滞剂等。长期大量使用糖皮质激素可促进脂肪分解、血浆 TC 和 TG 水平升高。

要点二　中医病因病机

中医认为，本病病因多为素体肥胖，加之饮食不节，恣食肥甘，过逸少动，情致不畅或年老体衰，先天禀赋不足等，致脾胃虚弱，脾气亏虚则水谷精微运化转输无力，水谷精微失于输布，化为膏脂和水湿，湿浊日久又能滋生湿热，酝酿生痰；或素体肝肾亏虚，脾病及肾，肾阳虚衰，水液失于蒸腾气化，水湿内停，泛于肌肤，阻滞经络；或土壅木郁，肝失疏泄，气滞血瘀等，痰浊、湿热、瘀血等结成膏脂，聚集体内。痰浊膏脂淤积，致血脂升高而发为本病。

本病病位在脾、肾、肝；多为本虚标实。本虚指脏腑亏虚，标实是痰浊瘀血，病变多延及全身脏腑经脉。其主要病机是肝脾肾亏虚，痰浊瘀血，阻滞经脉，而致膏脂布化失度。

[常考考点] 病机是肝脾肾亏虚，痰浊瘀血，阻滞经脉，而致膏脂布化失度。

要点三　临床表现

血脂异常可见于不同年龄、性别的人群，某些家族性血脂异常可发生于婴幼儿。血脂异常的临床表现主要包括：

1. 黄色瘤、早发性角膜环和脂血症眼底病变　由于脂质局部沉积所引起，其中以黄色瘤较为多见。黄色瘤是一种异常的局限性皮肤隆起，颜色可为黄色、橘黄色或棕红色，多成结节、斑块或丘疹形状，质地一般柔软，最常见的是眼睑周围扁平黄色瘤。早发性角膜环可出现于40岁以下，多伴有血脂异常。严重的高甘油三酯血症可产生脂血症眼底病变。

2. 动脉粥样硬化　脂质在血管内皮沉积引起动脉粥样硬化，引起早发性和进展迅速的心脑血管和周围血管病变。某些家族性血脂异常可见于青春期前发生冠心病，甚至心肌梗死。

要点四　实验室检查

无论有无临床表现，血脂异常主要依据患者血脂水平做出诊断。根据《中国成人血脂异常防治指南（2016修订版）》可进行如下检查。

1. 血脂　血清TC或TG水平增高。

（1）血清胆固醇：TC < 5.20mmol/L为合适范围；TC 5.2 ~ 6.19mmol/L为边缘升高；TC ≥ 6.2mmol/L为升高。

（2）甘油三酯：TG ≥ 2.3mmol/L为升高。

2. 脂蛋白　LDL-C水平升高，HDL-C水平降低。

（1）低密度脂蛋白胆固醇：LDL-C 3.4 ~ 4.09mmol/L为边缘升高；≥ 4.1mmol/L为升高。

（2）高密度脂蛋白胆固醇：HDL-C < 1.0mmol/L为降低。

[常考考点] 血脂各项指标异常的标准。

要点五　诊断

1. 病史　原发性血脂异常者部分有家族史。继发性血脂异常者常有糖尿病、肾病、肝胆系统疾病史或不良饮食习惯及引起高脂血症的药物应用史。

2. 体征　①形体肥胖。②出现黄斑瘤、腱黄瘤、皮下结节状黄色瘤。③高脂血症性眼底病变、角膜环。

3. 辅助检查　无论有无临床表现，血脂异常主要依据患者血脂水平做出诊断（具体标准见要点四）。

要点六　西医治疗

（一）治疗原则

临床上对继发性血脂代谢异常的治疗，主要是治疗基础疾病，基础疾病得到控制或治愈，继发性血脂代谢异常，也会得到控制和治愈。原发性血脂代谢异常的治疗，首先包括饮食控制、增加运动、戒烟限酒等，疗效不明显，可应用药物或其他治疗。根据ASCVD危险程度决定干预措施是防治血脂异常的核心策略。LDL-C 升高是导致 ASCVD 发病的关键因素，将降低 LDL-C 作为首要干预靶点。他汀类药物能显著降低心血管事件风险，首选他汀类药物用于调脂达标。

（二）生活方式干预

1. 饮食治疗。

2. 增加运动。

（三）药物治疗

1. 常用药物 ① HMG-CoA 还原酶抑制剂（他汀类）：指南推荐中等强度的他汀作为我国血脂异常人群常用药物。阿托伐他汀 10 ～ 20mg/d；瑞舒伐他汀 5 ～ 10mg/d；洛伐他汀 10 ～ 40mg/d；辛伐他汀 20 ～ 40mg/d；普伐他汀 10 ～ 40mg/d；氟伐他汀 10 ～ 40mg/d。晚上一次服用效果更好。②胆酸隔置剂：考来烯胺 4 ～ 24g，每晚 1 次或每天分 2 次口服；考来替哌 5 ～ 20g，每晚 1 次或每天分 2 次口服。③贝特类：非诺贝特 100mg，每天 3 次，或微粒型 200mg，每天 1 次口服；苯扎贝特 200mg，每天 3 次，或缓释型 400mg，每天 1 次口服；吉非罗齐 300mg，每天 3 次，或 600mg，每天 2 次，或缓释型 900mg，每天 1 次口服。④烟酸类：烟酸 100mg，每天 3 次渐增至每天 1 ～ 3g 口服；阿昔莫司 250mg，每天 1 ～ 3 次口服。⑤普罗布考 500mg，每天 2 次。⑥肠道胆固醇吸收抑制剂：依折麦布 10mg，每天 1 次。

2. 治疗方案

（1）高胆固醇血症：首选 HMG-CoA 还原酶抑制剂。其降低 TC 能力为 20% ～ 30%，降 LDL-C 能力为 30% ～ 35%，还轻度增高 HDL-C 及轻度降低 TG。胆酸隔置剂用足量可降 TC 与 LDL-C，效果与 HMG-CoA 还原酶抑制剂相近，但不易耐受，故可以较小剂量用于轻度 TC 或 LDL-C 增高者。贝特类轻至中度降低 TC 与 LDL-C，降低 TG 能力高于他汀类，并升高 HDL-C。烟酸类降低 TC、LDL-C 与 TG，升高 HDL-C，但副作用使其应用受限；阿昔莫司的副作用较小。对 TC 或 LDL-C 极度增高者可采用在他汀类基础上加用依折麦布。

（2）高甘油三酯血症：如非药物治疗（饮食，减轻体重，减少饮酒，戒烈性酒）等不能降低 TG 至 4.07mmol/L（360mg/dL）以下时，可应用贝丁酸类，不用烟酸、胆酸隔置剂或他汀类药。

（3）混合型血脂异常：如以 TC 与 LDL-C 增高为主，可用他汀类；如以 TG 增高为主则用贝丁酸类；如 TC、LDL-C 与 TG 均显著升高，可联合用药治疗，联合治疗选择贝丁酸类加胆酸隔置剂，或胆酸隔置剂加烟酸。谨慎采用他汀类与贝丁酸类或烟酸类的联合使用。

（4）饮食与非调脂药物治疗后 3 ～ 6 个月复查血脂水平，如能达到要求即继续治疗，但仍每 6 个月至 1 年复查，如持续达到要求，每年复查一次。药物治疗开始后 6 周复查，如能达到要求，逐步改为每 6 ～ 12 个月复查一次，如开始治疗 3 ～ 6 个月复查血脂仍未达到要求则调整剂量或药物种类 3 ～ 6 个月后复查，达到要求后延长为每 6 ～ 12 个月复查一次，未达到要求则考虑再调整用药或联合用药种类。在药物治疗时，必须监测不良反应，包括肝肾功能、血常规及必要时测定心肌酶。

要点七 中医辨证论治

证型	辨证要点	治法	方剂
胃热滞脾证	多食，消谷善饥，形体壮实，脘腹胀满，面色红润，心烦头晕，口干口苦，胃脘灼痛、嘈杂，得食则缓，舌红，苔黄腻，脉弦滑	清胃泄热	保和丸合小承气汤加减
气滞血瘀证	胸部憋气或胸部刺痛，固定不移，动则尤甚，舌质紫暗，或有瘀斑，舌苔薄白，脉弦	活血祛瘀，行气止痛	血府逐瘀汤合失笑散加减
痰浊中阻证	形体肥胖，肢体困重，食少纳呆，腹胀，胸腹满闷，头晕神疲，大便溏薄，舌体胖，边有齿痕，苔白腻，脉滑	健脾化痰降浊	导痰汤加减
肝肾阴虚证	头目胀痛，视物昏眩，耳鸣健忘，口苦咽干，五心烦热，腰膝酸软，颧红盗汗，舌红，苔少，脉细数	滋养肝肾	杞菊地黄汤加减
脾肾阳虚证	畏寒肢冷，腰膝腿软，面色淡白，大便溏薄，腹胀纳呆，耳鸣眼花，腹胀不舒，舌淡胖，苔白滑，脉沉细	温补脾肾	附子理中汤加减
肝郁脾虚证	精神抑郁或心烦易怒，肢体倦怠乏力，口干口苦，胸胁闷痛，脘腹胀满吐酸，纳食不香，月经不调，舌红，苔白，脉弦细	疏肝解郁，健脾和胃	逍遥散加减

[常考考点] 高脂血症的辨证论治。

【例题实战模拟】

A1 型题

1. 诊断高甘油三酯血症的标准是

A. TG ≥ 1.0mmol/L　B. TG ≥ 2.3mmol/L　C. TG ≥ 4.1mmol/L
D. TG ≥ 5.20mmol/L　E. TG ≥ 6.2mmol/L

2. 临床上用于治疗高胆固醇血症（TC）的药物是

A. 烟酸类　B. 树脂类　C. 贝特类　D. 他汀类　E. 噻嗪类

3. 高脂血症肝肾阴虚证的治法是

A. 清胃泄热　B. 疏肝解郁，健脾和胃　C. 健脾化痰降浊　D. 滋养肝肾　E. 温补脾肾

A2 型题

4. 患者，女，45 岁。诊断为高脂血症。症见多食，消谷善饥，形体壮实，脘腹胀满，面色红润，心烦头晕，口干口苦，胃脘灼痛、嘈杂，得食则缓，舌红，苔黄腻，脉弦滑。其证候类型是

A. 肝郁脾虚证　B. 气滞血瘀证　C. 痰浊中阻证　D. 肝肾阴虚证　E. 胃热滞脾证

5. 患者，男，36 岁。诊断为高脂血症。症见形体肥胖，肢体困重，食少纳呆，腹胀，胸腹满闷，头晕神疲，大便溏薄，舌体胖，边有齿痕，苔白腻，脉滑。适宜的方剂是

A. 保和丸合小承气汤加减　B. 血府逐瘀汤合失笑散加减　C. 导痰汤加减
D. 杞菊地黄汤加减　E. 逍遥散加减

【参卡答案】

1. B　2. D　3. D　4. E　5. C

细目四　高尿酸血症与痛风

痛风（gout）是由多种原因引起的嘌呤代谢紊乱和（或）尿酸排泄障碍所导致的一种晶体性关节炎。临床表现为高尿酸血症，特征性急、慢性关节炎反复发作，痛风石，间质性肾炎，尿酸性尿路结石等，严重者可出肾功能不全。本病以中年人为最多见，40 ～ 50 岁是发病的高峰，男性发病率多于女性。

本病可归属于中医学“痹证”范畴。

要点一　西医病因与发病机制

（一）西医病因

痛风分为原发性和继发性两大类。

1. 原发性痛风　有一定的家族遗传性，与肥胖、糖尿病、胰岛素抵抗、血脂异常、动脉硬化和冠心病等关系密切。

2. 继发性痛风　发生于其他疾病过程中，如肾脏病、血液病，或由于服用某些药物、肿瘤放化疗等多种原因引起尿酸生成增多，或排出减少所致。

（二）发病机制

高尿酸血症及痛风的发生主要是尿酸排泄减少或生成增多，有时两种机制同时存在。体液中的尿酸处于过饱和状态，可导致尿酸盐结晶、沉积，而引起反应性关节炎等痛风的组织学改变，并可形成痛风石疾病。

要点二　中医病因病机

内因为先天不足，正气亏虚，腠理不密，卫外失固；外因为风、寒、湿、热之邪，乘虚侵袭人体经络、肌肉、筋脉，致气血运行不畅，不通则痛。此外还有诱因，常为受寒劳累，或饮食不节、酗酒厚味，或遭受外伤等。

1. 风寒湿阻 风寒湿热，侵袭人体，以致风、寒、湿邪侵袭人体，流注肌肉、筋骨、关节、经络，气血运行不畅，不通则痛而发为本病。

2. 风湿热郁 风热之邪与湿相并，郁而化热，均可导致风、寒、湿、热之邪痹阻肌肉、筋骨、关节、经络而发病。

3. 痰瘀痹阻 病久耗伤气血，损伤阴液，气虚血瘀，津聚痰凝，痰瘀互结，经络痹阻，出现关节肿大，强直畸形，屈伸不利。

4. 肝肾亏虚 正气亏虚，卫外失固，风、寒、湿、热之邪内侵肌肉、筋骨、关节，邪气留恋，气血凝滞，脉络痹阻而成。

本病病位在四肢关节，与肝、脾、肾相关。基本病机为正气不足，外邪侵袭机体，经脉痹阻，不通则痛。早期病性多属实，常见湿热蕴结；久病不愈则脉络瘀阻，津液凝聚，痰浊瘀血闭阻经络；邪留日久则脏腑受损，出现虚实夹杂之证。本病的急性期多为湿热蕴结，恢复期则多为寒湿阻络。后期可内损脏腑，并发有关脏腑病证，尤以肾气受损多见。肾元受损，气化失司，则水湿内停，外溢肌肤，而成水肿。湿浊内停，郁久化热，湿热煎熬，可成石淋。若肾气衰竭，水毒潴留，可为肾劳之证。

［常考考点］本病病位在四肢关节，与肝、脾、肾相关。基本病机为正气不足，外邪侵袭机体，经脉痹阻，不通则痛。

要点三 临床表现

痛风患者中 95% 为男性，初次发作年龄一般为 40 岁以后，但近年来有年轻化趋势；女性患者大多出现在绝经期后。部分有痛风家族史，多有漫长的高尿酸血症史。按照痛风的自然病程可分为无症状期、急性期、间歇期、慢性期。

1. 无症状期 仅有持续性或波动性高尿酸血症而无临床症状。

2. 急性关节炎期 通常是首发症状。多于春秋季节发病，典型发作起病急骤，凌晨关节疼痛惊醒、进行性加重、剧痛如刀割样或咬噬样，疼痛于 24 ～ 48 小时达到高峰。趾及第一跖趾关节最易受累，其次依次为踝、足跟、膝、腕、指、肘等关节。首次发作多为单关节炎，偶有双侧同时或先后受累；60% ～ 70% 首发于第一跖趾关节。局部红、肿、热、痛，功能受限，触痛明显。可伴有发热、头痛、恶心、心悸、寒战、不适及白细胞升高、血沉增快等全身表现。

3. 痛风石及慢性关节炎期 痛风石（tophi）是痛风的特征性临床表现，常见于耳轮、跖趾、指间和掌指关节，常为多关节受累，且多见于关节远端，表现为关节肿胀、僵硬、畸形及周围组织的纤维化和变性。

4. 肾脏病变

（1）痛风性肾病：是由尿酸盐结晶沉积于肾组织引起的慢性间质性炎症。早期可出现间歇性蛋白尿，随着病程进展，出现持续性蛋白尿、夜尿增多、等渗尿，晚期可出现高血压、氮质血症等肾功能不全表现；大量尿酸结晶沉积于肾小管、集合管、肾盂、输尿管，造成广泛严重的尿路阻塞，表现为少尿、无尿、急性肾功能衰竭，尿中可见大量尿酸结晶和红细胞。

（2）尿酸性尿路结石：较小者呈沙砾状随尿排出，可无感觉。较大者梗阻尿路，引起肾绞痛、血尿、肾盂肾炎、肾盂积水等。纯尿酸结石，X 线常不显影，少部分与草酸钙、磷酸钙等混合可显示结石阴影。

［常考考点］痛风的临床分期及常见表现。

要点四 实验室检查及其他检查

1. 血尿酸测定 血液中血尿酸≥ 416μmol/L（7.0mg/dL）为高尿酸血症。

2. 尿尿酸测定 低嘌呤饮食 5 天后，24 小时尿尿酸＞ 3.6mmol（600mg），为尿酸生成过多；如＜ 3.6mmol 而血尿酸≥ 416μmol/L，为尿酸排泄减少。

3. 滑囊液检查 急性关节炎期，行关节穿刺抽取滑液，在偏振光显微镜下，滑液中或白细胞内有负性双折光针状尿酸盐结晶，阳性率约为 90%。穿刺或活检痛风石内容物，可发现同样形态的尿酸盐结晶。本项检查具有确诊意义，为痛风诊断的“金标准”。

4. X 线检查 急性期可见软组织肿胀；慢性期可见关节间隙狭窄、关节面不规则、痛风石沉积，典型者骨质呈类圆形穿凿样或虫噬样缺损、边缘呈尖锐的增生钙化，为尿酸盐侵蚀骨质所致。严重者出现脱位、骨折。

5. 超声检查 X 线检查对尿酸性结石不能显影，但超声检查对尿酸性结石及混合性结石均能显影。

[常考考点]滑囊液检查为痛风诊断的“金标准”。偏振光显微镜下，滑液中或白细胞内有负性双折光针状尿酸盐结晶。

要点五 诊断与鉴别诊断

（一）诊断标准

1. 男性和绝经后女性血尿酸＞420μmol/L（7.0mg/dL）、绝经前女性＞350μmol/L（5.8mg/dL）可诊断为高尿酸血症。

2. 中老年男性如出现特征性关节炎表现、尿路结石或肾绞痛发作，伴有高尿酸血症应考虑痛风。关节液穿刺或痛风石活检证实为尿酸盐结晶可做出诊断。X 线检查、CT 或 MRI 扫描对明确诊断具有一定的价值。急性关节炎期诊断有困难者，秋水仙碱试验性治疗有诊断意义。

（二）鉴别诊断

1. 继发性高尿酸血症或痛风 具有以下特点：

（1）儿童、青少年、女性和老年人更多见。

（2）高尿酸血症程度较重。

（3）40% 的患者 24 小时尿尿酸排出增多。

（4）肾脏受累多见，痛风肾、尿酸结石发生率较高，甚至发生急性肾衰竭。

（5）痛风性关节炎症状往往较轻或不典型。

（6）有明确的相关用药史。

2. 关节炎

（1）类风湿关节炎：青、中年女性多见，四肢近端小关节常呈对称性梭形肿胀畸形，晨僵明显。血尿酸不高，类风湿因子阳性，X 线片出现凿孔样缺损少见。

（2）化脓性关节炎与创伤性关节炎：前者关节囊液可培养出细菌；后者有外伤史。两者血尿酸水平不高，关节囊液无尿酸盐结晶。

（3）假性痛风：系关节软骨钙化所致，多见于老年人，膝关节最常受累。血尿酸正常，关节滑囊液检查可发现焦磷酸钙结晶或磷灰石，X 线可见软骨呈线状钙化或关节旁钙化。

3. 肾结石 高尿酸血症或不典型痛风可以肾结石为最先表现，继发性高尿酸血症者尿路结石的发生率更高。纯尿酸结石能被 X 线透过而不显影，所以对尿路平片阴性而 B 超阳性的肾结石患者应常规检查血尿酸并分析结石的性质。

[常考考点]痛风的诊断要点。

要点六 西医治疗

（一）一般治疗

1. 控制饮食 应避免高嘌呤食物。严格戒饮各种酒，每日饮水应在 2000mL 以上。

2. 避免诱因 避免暴食酗酒、受凉受潮、过度疲劳、精神紧张，穿鞋要舒适，防止关节损伤，慎用影响尿酸排泄的药物等。

3. 防治伴发疾病 同时治疗伴发的血脂异常、糖尿病、高血压病、冠心病、脑血管病等。

（二）急性期治疗

急性发作时应卧床休息，抬高患肢，避免关节负重，并立即给予抗炎药物治疗。

1. 秋水仙碱 为治疗痛风急性发作的特效药，可抑制炎性细胞趋化，对制止炎症、止痛有特效。静脉给药可产生严重的不良反应，如骨髓抑制、肾衰竭、弥散性血管内溶血、肝坏死、癫痫样发作甚至死亡，国内极少静脉给药。肾功能不全者应慎用。

2. 非甾体抗炎药（NSAID） 包括吲哚美辛、萘普生、布洛芬、保泰松等。最常见的副作用是胃肠道症状，可能加重肾功能不全，影响血小板功能等。活动性消化性溃疡者禁用。

3. 糖皮质激素 主要用于秋水仙碱和非甾体抗炎药无效或不能耐受者。

（三）发作间歇期和慢性期的治疗

应从小剂量开始，逐渐加至治疗量，起效后改为维持量。

1. 促进尿酸排泄药 本类药主要抑制肾小管对尿酸盐的重吸收，从而促进尿酸排泄。常用的药物有丙磺舒、磺吡酮及苯溴马隆等。服药期间宜大量饮水，保持尿量在2000mL以上，并服用碳酸氢钠每日3～6g，碱化尿液。

2. 抑制尿酸合成药 主要有别嘌醇。副作用主要是胃肠道反应、皮疹、药物热、骨髓抑制、肝肾功能损害等。肾功能不全者，应减量使用。

3. 其他治疗 关节活动障碍者，可进行理疗或体疗。

（四）肾脏病变的治疗

在积极控制血尿酸水平的基础上，碱化尿液，多饮多尿。对于痛风性肾病，在使用利尿剂时，应避免运用影响尿酸排泄的噻嗪类利尿剂如呋塞米、利尿酸等，可选择螺内酯（安体舒通）等。或选用碳酸酐酶抑制剂乙酰唑胺，既利尿又可碱化尿液。降压可用血管紧张素转化酶抑制剂，避免使用减少肾脏血流量的β受体阻滞剂和钙拮抗剂。

［常考考点］秋水仙碱为治疗痛风急性发作的特效药。

要点七　中医辨证论治

证型	辨证要点	治法	方剂
风寒湿阻证	肢体关节疼痛，屈伸不利，或呈游走性疼痛，或疼痛剧烈，痛处不移，或肢体关节重着，肿胀疼痛，肌肤麻木，阴雨天加重，舌苔薄白，脉弦紧或濡缓	祛风散寒，除湿通络	蠲痹汤加减
风湿热郁证	关节红肿热痛，痛不可触，遇热痛甚，得冷则舒，病势较急，兼发热，口渴，心烦，汗出不解，舌质红，苔黄或黄腻，脉滑数	清热除湿，祛风通络	白虎加桂枝汤加减
痰瘀痹阻证	关节肿痛，反复发作，时轻时重，甚至关节肿大，僵直畸形，屈伸不利，或皮下结节，破溃流浊，舌质紫暗或有瘀点、瘀斑，苔白腻或厚腻，脉细涩	化痰祛瘀，通络止痛	桃红饮加减
肝肾亏虚证	关节肿痛，反复发作，缠绵不愈，或关节呈游走性疼痛，或酸楚重着，麻木不仁，甚则僵直畸形，屈伸不利，腰膝酸痛，神疲乏力，舌质淡，苔白，脉细或细弱	补益肝肾，祛风通络	独活寄生汤加减

［常考考点］痛风的辨证论治。

要点八　预防与调护

1. 参加体育锻炼，减轻体重，增强体质，增加抗病能力。
2. 避免过度劳累、紧张，穿鞋要舒适，勿使关节损伤。
3. 改善居住环境，避免湿冷。
4. 患者应多饮水，使每日尿量不小于2000mL，以有利于体内尿酸的排泄。
5. 控制饮食，避免暴饮暴食及辛辣的食物。米、面、水果、多数蔬菜、奶、蛋均属低嘌呤食物，可作为主要食品，而动物内脏、鱼子、鱼、海米、蟹黄、肉类、花生米、扁豆、豌豆、菠菜、芹菜、菜花等食品含嘌呤及嘌呤前体较多，应加以限制。严格禁止饮酒。

【例题实战模拟】

A1型题

1. 下列不属于痛风分期的是

A. 无症状期　B. 急性期　C. 间歇期　D. 慢性期　E. 后遗症期

2. 痛风的首发症状是
A. 血尿 B. 急性关节炎 C. 发热 D. 夜尿增多 E. 肾绞痛
3. 诊断痛风具有确诊意义的“金标准”是
A. 血尿酸测定 B. 尿尿酸测定 C. 滑囊液检查 D. X 线检查 E. 超声检查
B1 型题
A. 蠲痹汤加减 B. 白虎加桂枝汤加减 C. 桃红饮加减
D. 独活寄生汤加减 E. 桂枝芍药知母汤加减
4. 痛风风寒湿阻证的治疗方剂是
5. 痛风风湿热郁证的治疗方剂是
【参卡答案】
1. E 2. B 3. C 4. A 5. B

第七单元 风湿性疾病

细目一 类风湿关节炎

类风湿关节炎是一种以侵蚀性关节炎为主要表现的全身性自身免疫性疾病。
本病与中医学的“痹证”相似，属于“痛痹”“痛风”“历节”“历节病”“白虎历节病”等范畴。

要点一 西医病因病理

（一）病因

类风湿关节炎是一种抗原驱动、T 细胞介导及遗传相关的自身免疫病。感染和自身免疫反应是类风湿关节炎的中心环节，而遗传、神经内分泌和环境因素增加了患者的易感性。

1. 感染因素 已经证明，一些病毒和细菌微生物可通过其体内的抗原性蛋白或多肽片段介导患者的自身免疫反应。

2. 遗传因素 本病有一定遗传倾向，分子生物学检测发现，RA 病人中的 HLA-DR4 阳性率明显高于正常人群，且其表达量与病情严重程度呈正比。

3. 其他因素 内分泌、寒冷、潮湿、疲劳、外伤、吸烟及精神刺激均可能诱导易感个体发生类风湿关节炎。

（二）病理

类风湿关节炎的基本病理改变为滑膜炎。滑膜与软骨连接处，滑膜细胞增生显著，新生血管尤为丰富，形成许多绒毛突入关节腔内，覆于软骨表面，称为血管翳。它可阻断软骨从关节腔滑液中吸取营养，并释放金属蛋白酶类，是造成关节骨质破坏的病理学基础。血管炎可以发生在关节外的任何组织，类风湿结节是血管炎的一种表现，常见于关节伸侧受压部位的皮下组织，但也可见于肺。

［常考考点］感染和自身免疫反应是类风湿关节炎的中心环节。类风湿关节炎的基本病理改变为滑膜炎。

要点二 中医病因病机

正气虚弱是本病发病的内在因素，凡禀赋不足、劳逸失度、情志失调、饮食所伤等均易受外邪侵袭。感受风寒湿热之邪，是本病发病的外在因素，疾病日久不愈，邪气内陷脏腑，可导致肝肾不足、气血亏损等正虚邪恋之候。

1. 禀赋不足，肾精亏虚 先天不足，骨失所养，外邪乘虚而入；或房劳过度，肾精不足；或病久阴血暗耗，阴虚血少，成为发病的内在基础。

2. 湿热痹阻 湿热内蕴，痰瘀阻滞，湿热痰瘀相互蕴结，阻于经脉，气血瘀滞，阻遏气机，终致湿热痰瘀痹阻经络，流注骨节，出现骨节强直、身体屈曲，甚至畸形等表现。

3. 阴虚内热 湿热伤阴，阴虚血热，湿热内生，蕴结为毒，攻注骨节；热与血结，或邪热灼伤血脉，或热伤阴津，血脉干涩，均可导致血瘀。

4. 寒热错杂 由于居住潮湿、涉水冒雨、冷热交错等原因，风寒湿邪乘虚侵入，痹阻经络，流于关节。风寒湿邪，留恋不去，郁闭阳气日久，可郁而化热化火，变生热毒，阻滞血脉，流注关节而发病。

5. 痰瘀互结，经脉痹阻 邪痹经脉，络道阻滞，影响气血津液运行输布，血滞为瘀，津停为痰，致痰瘀互结，流注关节，经脉痹阻。

6. 肝肾亏损，邪痹筋骨 痹病日久，耗伤气血，损及肝肾，肝主筋，肾主骨，肝肾亏虚，筋骨失荣。

本病多因禀赋不足、感受外邪引起关节、经络的痹阻，不通而痛。病位在关节、经络，与肝、肾有关。急性期以标实为主，多为寒湿、湿热、痰浊、瘀血内阻；缓解期以肝肾不足为主，或虚实夹杂。

［常考考点］本病多因禀赋不足、感受外邪引起关节、经络的痹阻，不通而痛。病位在关节、经络，与肝、肾有关。

要点三　临床表现

（一）临床特点

多以缓慢、隐袭方式发病。受累关节以腕关节、掌指关节和近端指间关节最常见，其次为足、膝、踝、肘、肩、颈、颞颌及髋关节。80% 于 35 ～ 50 岁发病，60 岁以上的发病率明显高于 30 岁以下者，女性患者约三倍于男性患者。

（二）关节表现

1. 晨僵 经夜间休息后，晨起时受累关节出现较长时间的僵硬、胶黏着样感觉，一般持续 1 小时以上。其持续时间长短反映滑膜炎症的严重程度。

2. 疼痛与压痛 疼痛及压痛往往是出现最早的表现。最常出现的部位为腕、掌指关节、近端指间关节，其次是趾、膝、踝、肘、肩等关节。多呈对称性、持续性，但时轻时重。疼痛的关节往往伴有压痛。

3. 肿胀 呈对称性，以腕、掌指关节、近端指间关节、膝关节最常受累。关节肿胀是 RA 活动期的主要临床体征。关节畸形、关节功能障碍多见于较晚期患者。

4. 关节畸形 多见于较晚期患者，可为关节骨质破坏造成的纤维性强直或骨性强直，也可为关节周围肌腱、韧带受损，肌肉痉挛或萎缩，致使关节不能保持正常位置，而出现关节脱位或半脱位。常见的有手指关节的尺侧偏斜、鹅颈样畸形、纽扣花畸形等。

5. 关节功能障碍 美国风湿病学会将其分为 4 级：①Ⅰ级：能照常进行日常生活和工作。②Ⅱ级：能生活自理，并参加一定工作，但活动受限。③Ⅲ级：仅能生活自理，不能参加工作和其他活动。④Ⅳ级：生活不能自理。

（三）关节外表现

1. 类风湿结节 是本病较特异的皮肤表现，多在关节的隆突部位及皮肤的受压部位，常提示疾病处于活动阶段。

2. 类风湿血管炎 重症患者可见出血性皮疹，或指（趾）端坏疽、皮肤溃疡、巩膜炎等。但本病的血管炎很少累及肾脏。

3. 肺 多伴有咳嗽、气短症状，并有 X 线片异常改变。

4. 心脏 可伴发心包炎、心肌炎和心内膜炎。通过超声心动图检查可发现约 30% 患者有心包积液，但多无临床症状。极少数患者出现心包填塞。

5. 神经系统 除因类风湿血管炎和类风湿结节造成脑脊髓实质及周围神经病变外，还可因颈椎脱位造成脊髓、脊神经根以及椎动脉受压，引发相应的临床症状、体征，故神经系统表现复杂多样。

6. 其他 30% ～ 40% 的患者可出现干燥综合征；小细胞低色素性贫血；Felly 综合征是类风湿关节

炎者伴脾大、中性粒细胞减少，有的甚至贫血和血小板减少。

［常考考点］关节疼痛及压痛往往是其出现最早的表现，多呈对称性、持续性。类风湿结节是本病较特异的皮肤表现。

要点四　实验室检查及其他检查

（一）辅助检查

1. 血象　有轻度至中度贫血。活动期血小板可增高，白细胞计数及分类大多正常。

2. 炎性标志物　血沉和 C 反应蛋白（CRP）常升高，并且与疾病的活动度相关。

3. 自身抗体检测　自身抗体有利于 RA 与其他炎性关节炎如银屑病关节炎、反应性关节炎和退行性关节炎的鉴别。

（1）类风湿因子（RF）：70% 患者 IgM 型 RF 阳性，其滴度一般与本病的活动性和严重性呈比例。

（2）抗角蛋白抗体谱：抗核周因子（APF）、抗角蛋白抗体（AKA）、抗聚角蛋白微丝蛋白抗体（AFA）、抗环瓜氨酸肽抗体（抗 CCP）等，对早期诊断有一定意义，尤其是血清 RF 阴性、临床症状不典型的患者。

4. 关节滑液　正常人关节腔内滑液不超过 3.5mL，类风湿关节炎时滑液增多，微混浊，黏稠度降低，呈炎性特点，滑液中白细胞升高。

5. 关节影像学检查

（1）X 线平片：对 RA 诊断、关节病变分期、病变演变的监测均很重要。初诊至少应摄手指及腕关节的 X 线片，早期可见关节周围软组织肿胀影、关节端骨质疏松（Ⅰ期）；进而关节间隙变窄（Ⅱ期）；关节面出现虫蚀样改变（Ⅲ期）。晚期可见关节半脱位和关节破坏后的纤维性和骨性强直（Ⅳ期）。

（2）CT 及 MRI：它们对诊断早期 RA 有帮助。

［常考考点］X 线平片对 RA 诊断、关节病变分期、病变演变的监测均很重要。

要点五　诊断与鉴别诊断

（一）诊断

典型病例按美国风湿病学会 1987 年修订的分类标准，共 7 项：①晨僵持续至少 1 小时（≥ 6 周）。② 3 个或 3 个以上关节肿胀（≥ 6 周）。③腕关节或掌指关节或近端指间关节肿胀（≥ 6 周）。④对称性关节肿胀（≥ 6 周）。⑤类风湿皮下结节。⑥手和腕关节的 X 线片有关节端骨质疏松和关节间隙狭窄。⑦类风湿因子阳性（该滴度在正常的阳性率＜ 5%）。

上述 7 项中，符合 4 项即可诊断为类风湿关节炎。

［常考考点］类风湿关节炎的诊断标准。

（二）鉴别诊断

1. 骨关节炎　本病特点：①发病年龄多在 50 岁以上。②主要累及膝、髋等负重关节和手指远端指间关节。③关节活动后疼痛加重，经休息后明显减轻。④血沉轻度增快，RF 阴性。⑤ X 线显示关节边缘呈唇样骨质增生或骨疣形成。

2. 痛风性关节炎　本病特点：①患者多为中年男性。②关节炎的好发部位为第一跖趾关节。③高尿酸血症。④关节附近或皮下可见痛风结节。⑤血清自身抗体阴性。

3. 强直性脊柱炎　本病特点：①青年男性多见，起病缓慢。②主要侵犯骶髂关节及脊柱，或伴有下肢大关节的非对称性肿胀和疼痛。③ X 线片可见骶髂关节侵蚀、破坏或融合。④ 90% ～ 95% 患者 HLA-B27 阳性而 RF 为阴性。⑤有家族发病倾向。

4. 系统性红斑狼疮　早期出现手部关节炎时，须与 RA 相鉴别。本病特点：① X 线检查无关节骨质改变。②多为女性。③常伴有面部红斑等皮肤损害。④多数有肾损害或多脏器损害。⑤血清抗核抗体和抗双链 DNA 抗体显著增高。

［常考考点］类风湿关节炎与骨关节炎、痛风性关节炎、SLE 的鉴别。

要点六　西医治疗

（一）一般治疗

强调患者教育及整体和规范治疗的理念。包括营养支持、适度休息、急性期关节制动、恢复期关节功能锻炼、配合适当物理治疗等。

（二）药物治疗

主要包括非甾体抗炎药（NSAIDs）、改善病情的抗风湿药（DMARDs）、糖皮质激素、植物药制剂和生物制剂。

1. 非甾体抗炎药（NSAIDs） 此类药物主要是抑制环氧化酶（COX）活性，减少前列腺素合成而具抗炎、止痛、退热及减轻关节肿胀的作用，是临床最常用的 RA 治疗药物，能有效缓解症状，但不能控制病情进展，不应单独使用。常用 NSAIDs 类药物有：①布洛芬。②萘普生。③双氯芬酸：50mg，每日 2 次。

近年的研究发现，环氧化酶有两种异构体，即 COX-1 和 COX-2。选择性 COX-2 抑制剂与传统 NSAIDs 类药物相比，胃肠道不良反应明显减少，但可能增加心血管事件的发生率。常用药物：①塞来昔布：100mg，2 次 / 日。②依托考昔：120mg，1 次 / 日。

用药应遵循个体化原则，一种药物服用两周以上，疗效仍不明显者，可改用另外一种 NSAIDs 类药物，不宜联合应用。由于同时抑制胃黏膜合成生理性前列腺素，所以常有胃肠道不良反应如腹痛，严重者可致出血、穿孔，故临床使用时宜合用保护胃黏膜药物。活动性溃疡禁用，心血管病、肝病、肾病慎用。经治疗关节肿痛及晨僵消失后，可停用非甾体抗炎药物。

2. 改善病情的抗风湿药（DMARDs）及免疫抑制剂 改善病情的抗风湿药（DMARDs）及免疫抑制剂一般起效缓慢，对疼痛的缓解作用较差，但能延缓或阻止关节的侵蚀及破坏。

（1）甲氨蝶呤（MTX）：常用剂量 7.5 ～ 20mg，每周 1 次，一次口服、肌内注射或静脉注射。疗程至少半年。因为该药疗效肯定，费用低，所以是目前治疗 RA 的首选药之一。主要不良反应为骨髓抑制，用药期间应定期做血常规检查。

（2）柳氮磺吡啶（SSZ）：常用剂量每日 1.5 ～ 3.0g，分 2 次服用。宜从小剂量每日 500mg 开始。不良反应有恶心、食欲下降、皮疹。对磺胺过敏者禁用。

（3）来氟米特（LEF）：常用剂量 10 ～ 20mg，1 次 / 日。不良反应有腹泻、肝酶增高、皮疹、白细胞下降等。服药期间应定期查血常规和肝功能。

（4）抗疟药（antimalarials）：氯喹 250mg，1 次 / 日；羟氯喹 200mg，1 ～ 2 次 / 日。长期服用可引起视网膜病变，严重者可致失明，服药半年左右应查眼底。

（5）青霉胺（DP）：开始剂量 125mg，2 ～ 3 次 / 日，如无不良反应，每 2 ～ 4 周剂量加倍，每日剂量可达 250 ～ 500mg。用药过程中如症状有改善，可改用小量维持，疗程约 1 年。该药毒副作用较多，大剂量时尤需密切观察。

（6）金制剂（gold salt）：口服制剂为金诺芬，每日剂量 6mg，分 2 次服，3 个月后起效。常见的不良反应有腹泻、瘙痒等。适于早期或轻型患者。

（7）环孢素 A（cyclosporin A，CysA）：CysA 的主要优点为很少有骨髓抑制，可用于病情较重或病程长及有预后不良因素的 RA 患者。常用剂量 1 ～ 3mg/（kg · d）。主要不良反应有高血压、肝肾毒性、胃肠道反应、齿龈增生及多毛等。不良反应的严重程度、持续时间与剂量和血药浓度有关。服药期间应查血常规、血肌酐和血压等。

3. 糖皮质激素 糖皮质激素（简称激素）能迅速改善关节肿痛和全身症状。在重症 RA 伴有心、肺或神经系统等受累的患者，可给予短效激素，其剂量依病情严重程度而定。针对关节病变，如需使用，通常为小剂量激素（泼尼松≤ 7.5mg/d），仅适用于少数 RA 患者。激素可用于以下几种情况：①伴有血管炎等关节外表现的重症 RA。②不能耐受 NSAIDs 的 RA 患者作为“桥梁”治疗。③其他治疗方法效果不佳的 RA 患者。④伴局部激素治疗指征（如关节腔内注射）。激素治疗 RA 的原则是小剂量、短疗程。使用激素必须同时应用 DMARDs。在激素治疗过程中，应补充钙剂和维生素 D。

关节腔注射激素有利于减轻关节炎症状，但过频的关节腔穿刺可能增加感染风险，并可发生类固醇晶体性关节炎。

4. 植物药制剂

（1）雷公藤总苷：对缓解关节肿痛有效，是否减缓关节破坏尚乏研究。每日剂量 30 ～ 60mg，分 3 次服。病情缓解后逐步减量。本药长期使用对性腺有一定毒性。对未婚未育患者慎用。

（2）白芍总苷：常用剂量为 600mg，每日 2 ～ 3 次，对减轻关节肿痛有效。其不良反应较少，主要有腹痛、腹泻、纳差等。

（3）青藤碱：常用剂量 20 ～ 60mg，每日 3 次，可减轻关节肿痛。常见不良反应有皮肤瘙痒、皮疹和白细胞减少等。

5. 生物制剂 可治疗 RA 的生物制剂主要包括肿瘤坏死因子（TNF）- α 拮抗剂、白细胞介素（IL）1 和 IL-6 拮抗剂、抗 CD_{20} 单抗以及 T 细胞共刺激信号抑制剂等。

（三）外科治疗

急性期采用滑膜切除术，可使病情得到一定缓解，但容易复发，必须同时应用 DMARDs 药物治疗。晚期患者关节畸形、失去功能者，可采用关节成形术或关节置换术，改善关节功能，有利于提高患者生活质量。

［常考考点］临床最常用的 RA 治疗药物是非甾体抗炎药（NSAIDs）。

要点七　中医辨证论治

证型		辨证要点	治法	方剂
活动期	湿热痹阻证	发热，口苦，饮食无味，纳呆或有恶心，泛泛欲吐，关节肿痛以下肢为重，全身困乏无力，下肢沉重酸胀，浮肿或有关节积液，舌苔黄腻，脉滑数	清热利湿，祛风通络	四妙丸加减
	阴虚内热证	午后或夜间发热，盗汗或兼自汗，口干咽燥，手足心热，关节肿胀疼痛，小便赤涩，大便秘结，舌质干红，少苔，脉细数	养阴清热，祛风通络	丁氏清络饮加减
	寒热错杂证	低热，关节灼热疼痛，或有红肿，形寒肢凉，阴雨天疼痛加重，得温则舒，舌质红，苔白，脉弦细或数	祛风散寒，清热化湿	桂枝芍药知母汤加减
缓解期	痰瘀互结，经脉痹阻证	关节肿痛且变形，屈伸受限，或肌肉刺痛，痛处不移，皮肤失去弹性，按之稍硬，肌肤紫暗，面色黧黑，或有皮下结节，肢体顽麻，舌质暗红或有瘀点、瘀斑，苔薄白，脉弦涩	活血化瘀，祛痰通络	身痛逐瘀汤合指迷茯苓丸加减
	肝肾亏损，邪痹筋骨证	形体消瘦，关节变形，肌肉萎缩，骨节烦疼、僵硬，活动受限，筋脉拘急，或筋惕肉瞤，腰膝酸软无力，眩晕，心悸气短，指甲淡白，舌淡苔薄，脉细弱	益肝肾，补气血，祛风湿，通经络	独活寄生汤加减

【知识纵横比较】

类风湿关节炎			痛风	
证型		方剂	证型	方剂
活动期	湿热痹阻证	四妙丸	风湿热郁证	白虎加桂枝汤
	阴虚内热证	丁氏清络饮	—	—
	寒热错杂证	桂枝芍药知母汤	风寒湿阻证	蠲痹汤
缓解期	痰瘀互结，经脉痹阻证	身痛逐瘀汤合指迷茯苓丸	痰瘀痹阻证	桃红饮
	肝肾亏损，邪痹筋骨证	独活寄生汤	肝肾亏虚证	独活寄生汤

【例题实战模拟】

A1 型题

1. 诊断类风湿关节炎最有意义的实验室指标是

A. 血清抗链球菌溶血素“O”阳性　B. 抗链球菌激酶阳性　C. 抗透明质酸酶阳性
D. 血沉加快　E. 类风湿因子阳性

2. 类风湿关节炎发作的高峰年龄在
A. 5 岁以内　B. 6 ～ 15 岁　C. 16 ～ 35 岁　D. 35 ～ 50 岁　E. 45 ～ 60 岁

3. 具有“晨僵”特征性表现的疾病是
A. 骨关节炎　B. 痛风性关节炎　C. 类风湿关节炎
D. 风湿性关节炎　E. 系统性红斑狼疮

4. 痹证的病因病机主要是
A. 素体阴虚，阴血无以濡养筋络　B. 素体阳虚，阳气不得布达周身
C. 湿热痰瘀，痹阻经络，流注骨节　D. 素体气虚，无力推动气血运行
E. 血虚脉络失养

A2 型题

5. 患者，女，36 岁。患类风湿关节炎 12 年。现午后发热，盗汗，口干咽燥，手足心热，关节肿胀疼痛，小便赤涩，大便秘结，舌红少苔，脉细数。其证型是
A. 湿热痹阻证　B. 阴虚内热证　C. 寒热错杂证　D. 湿热蕴蒸证　E. 湿热伤津证

【参考答案】

1. E　2. D　3. C　4. C　5. B

细目二　系统性红斑狼疮

系统性红斑狼疮（SLE）是自身免疫介导的、以免疫性炎症为突出表现的弥漫性结缔组织病，是一种累及多系统、多器官，临床表现复杂，病程迁延反复的自身免疫性疾病。

本病与中医学的“蝶疮流注”相似，可归属于“阴阳毒”“虚劳”等范畴。

要点一　西医病因病理与发病机制

（一）病因

1. 遗传素质　SLE 存在遗传的易感性。

2. 环境因素

①阳光：紫外线使皮肤上皮细胞出现凋亡，新抗原暴露而成为自身抗原。②药物、化学试剂、微生物病原体等：某些化学药品（如肼屈嗪、青霉胺、磺胺类等）、某些食物成分（如苜蓿芽）等都可能诱发 SLE。

3. 雌激素　SLE 以女性占绝对多数，男：女为 1:（8 ～ 10）；育龄期、妊娠期发病率明显增加。

（二）病理

坏死性血管炎是造成多系统损害的病理学基础。

1. 受损器官的特征性改变是：

（1）苏木紫小体（细胞核受抗体作用变性为嗜酸性团块）。

（2）洋葱皮样病变，即小动脉周围有显著向心性纤维增生，明显表现于脾中央动脉，以及心瓣膜的结缔组织反复发生纤维蛋白样变性，而形成赘生物。

2. 本病患者几乎都有肾组织病变。WHO 将狼疮肾炎分型如下：①正常或轻微病变型。②系膜病变型。③局灶增殖型。④弥漫增殖型。⑤膜性病变型。⑥肾小球硬化型。

（三）发病机制

免疫系统紊乱贯穿 SLE 的整个发病过程，自身抗体可以与循环中的自身抗原形成免疫复合物而致病。免疫复合物的形成和沉积是 SLE 发病的主要机制。

［常考考点］坏死性血管炎是造成多系统损害的病理学基础。免疫复合物的形成和沉积是 SLE 发病的主要机制。

要点二　中医病因病机

本病因先天禀赋不足，肝肾阴亏，精血不足，加之情志内伤，劳倦过度，六淫侵袭，阳光曝晒，瘀血阻络，血脉不通，皮肤受损，渐及关节、筋骨、脏腑而致。

1. 先天不足　肾阴亏耗，外邪乘虚而入，“邪入于阴则痹”，血脉闭阻不通。病久阴血暗耗，阴损及阳，阴阳两虚致病情加重。

2. 六淫外伤　六淫之中，风、寒、暑、湿、燥、火，外能伤肤损络，内及营血、脏腑。

3. 瘀血阻络　真阴不足，水亏火旺，复受外感，郁而化热，血热则瘀，阻塞脉络。

本病病位在经络、血脉，与心、脾、肾密切相关，可累及肝、肺、脑、皮肤、肌肉、关节等。其性质是本虚标实，心脾肾阳虚、血虚为本，郁热、火旺、瘀滞、积饮为标。基本病机是素体虚弱，真阴不足，热毒内盛，痹阻脉络，内侵脏腑。

［常考考点］基本病机是素体虚弱，真阴不足，热毒内盛，痹阻脉络，内侵脏腑。

要点三　临床表现

1. 全身症状　活动期患者常伴有发热，以长期低、中度热多见。合并感染时可见持续高热。同时多伴有疲乏、不适等症状。

2. 皮肤与黏膜　鼻梁和双颧颊部呈蝶形分布的红斑是 SLE 特征性改变；SLE 口或鼻黏膜溃疡常见。

3. 关节和肌肉　患者常有对称性多关节疼痛、肿胀，通常不引起骨质破坏。激素治疗中的 SLE 病人出现髋关节区域或膝关节隐痛不适，需考虑激素引发的缺血性股骨头坏死。SLE 可出现肌痛和肌无力，少数可有肌酶谱的增高。

4. 肾　狼疮肾炎是 SLE 最常见和严重的临床表现，可为无症状性蛋白尿和（或）血尿、高血压，甚至肾病综合征、急进性肾炎等，病情可逐渐进展，晚期发生尿毒症，个别患者首诊即为慢性肾衰竭。肾衰竭是 SLE 死亡的常见原因。

5. 心血管　常出现心包炎、心肌炎、心律失常，重症 SLE 可伴有心功能不全，提示预后不良。

6. 肺　约 35% 的患者有胸腔积液，多为中小量、双侧性。患者可发生狼疮肺炎、肺间质性病变。

7. 神经系统　轻者仅有偏头痛、性格改变、记忆力减退或轻度认知障碍；重者可表现为脑血管意外、昏迷、癫痫持续状态等。

8. 消化系统　患者有不同程度的食欲减退、恶心、呕吐、腹痛腹泻、便血等症状。活动期 SLE 可出现肠系膜血管炎，其表现类似急腹症，易被误诊。血清转氨酶常升高，仅少数出现严重肝损害和黄疸。

9. 血液系统　活动期约半数患者有贫血，以及白细胞减少和（或）血小板减少，短期内出现重度贫血常是自身免疫性溶血所致。血小板减少常引起女性患者月经过多，低于 20×10^9/L 时，易出现皮肤黏膜及内脏出血。

10. 其他　眼部受累包括结膜炎、葡萄膜炎、眼底改变、视神经病变等。SLE 患者妊娠会使病情加重或复发。抗磷脂抗体阳性者可出现异常妊娠，如流产、早产等。

［常考考点］鼻梁和双颧颊部呈蝶形分布的红斑是 SLE 特征性改变。肾衰竭是 SLE 死亡的常见原因。

要点四　实验室检查及其他检查

1. 一般检查　血沉增高；活动期 SLE 的血细胞一系或多系减少；尿中可见蛋白、红细胞、白细胞、管型等。

2. 自身抗体　①抗核抗体（ANA）：敏感性为 95%，但特异性差。②抗双链 DNA（dsDNA）抗体：特异性高达 95%，敏感性仅 70%，对确诊 SLE 和判断狼疮的活动性参考价值大。本抗体滴度高者常有肾损害。③抗 Sm 抗体：特异性高，但敏感性较低。

3. 补体　CH_{50}、C_3、C_4 降低，有助于 SLE 的诊断，提示疾病处于进展期，常伴有严重的系统损害。

4. 免疫病理检查　①狼疮带试验（LBT）：皮肤狼疮带试验对 SLE 的特异性较高。②肾活检：主要对狼疮肾炎的诊断、治疗和预后判断有价值。

5. 影像学检查 头颅 MRI、CT 对发现患者脑部的梗死性或出血性病灶可提供帮助；高分辨率 CT 有助于早期肺间质性病变的发现。超声心动图对心包积液，心肌、心瓣膜病变，肺动脉高压等有较高敏感性。

［常考考点］SLE 的特异性检查方法：抗双链 DNA（dsDNA）抗体和狼疮带试验（LBT）。

要点五 诊断与鉴别诊断

（一）诊断

普遍采用美国风湿病学会（ACR）1997 年推荐的 SLE 分类标准。①颧部红斑。②盘状红斑。③光过敏。④口腔溃疡。⑤关节炎。⑥浆膜炎。⑦肾脏病变。⑧神经系统病变：癫痫发作或精神症状。⑨血液系统异常：溶血性贫血，或血白细胞减少，或淋巴细胞绝对值减少，或血小板减少。⑩免疫学异常：狼疮细胞阳性，或抗 dsDNA 或抗 Sm 抗体阳性，或梅毒血清试验假阳性，抗核抗体阳性。

上述 11 项中，符合 4 项或 4 项以上者，在除外感染、肿瘤和其他结缔组织病后，即可诊断为 SLE。其敏感性和特异性分别为 95% 和 85%。上述标准中，免疫学异常和高滴度抗核抗体更具有诊断意义。

［常考考点］SLE 分类标准。

（二）鉴别诊断

1. 类风湿关节炎 SLE 合并关节病变的关节疼痛、肿胀、晨僵等均较类风湿关节炎轻且持续时间短，少有骨质侵蚀，不遗留关节畸形，且多伴有特征性的皮疹，以及肾脏、血液、中枢神经等多系统的损害，脏器受累多且重，一般无类风湿结节。

2. 肾小球肾炎与肾病综合征 SLE 除肾脏损害外，往往具有多系统和多脏器受累的表现，且抗核抗体、抗双链 DNA 抗体、抗 Sm 抗体、LE 细胞和 LBT 试验等均呈阳性。必要时可进行肾活检鉴别。

4. 原发性血小板减少性紫癜 多有骨髓巨核细胞增多或正常，血小板生存时间缩短，PAIg、PAC_3 阳性，对脾切除治疗有效，而抗核抗体、抗双链 DNA 抗体、抗 Sm 抗体等均为阴性，与 SLE 不难鉴别。

5. 药物性狼疮 由于长期应用某些药物所致，可引起类似 SLE 表现，其特点为：①发病年龄较大。②肺、胸膜、心包受累较多，皮肤、肾、神经系统受累少。③抗 dsDNA 或抗 Sm 抗体多为阴性，血清补体大多正常。④相关药物停用后病情可自行缓解。

要点六 西医治疗

（一）一般治疗

急性活动期卧床休息，缓解期病情稳定患者可适当工作，但要避免过劳；避免日晒或其他紫外线照射；预防感染，及时发现和治疗感染；注意避免可能诱发狼疮的药物或食物；正确认识疾病，调节不良情绪。

（二）药物治疗

1. 轻型 SLE 的治疗 轻型 SLE 患者是指轻度活动性，但症状轻微，如疲倦、关节痛、肌肉痛、皮疹等，而无重要脏器损伤者。对症治疗无效时，及早服用小剂量糖皮质激素治疗。

2. 重型 SLE 的治疗 重型 SLE 活动程度较高，病情较严重，患者每有发热、乏力、多汗等全身症状，实验室检查有明显异常。

（1）糖皮质激素：对病情不甚严重者，可用强的松或强的松龙每日 1mg/kg，晨起顿服。继续服至 6 ～ 8 周，病情改善和稳定后，逐渐减量，每 1 ～ 2 周减原用量 10%。要求是足量缓减，如未见效，宜及早加用细胞毒药物。

激素冲击疗法：用于急性暴发性危重 SLE，如急进性肾衰竭、NP-SLE 的癫痫发作或明显精神症状、严重溶血性贫血等。

（2）免疫抑制剂：活动程度较严重的 SLE，应同时给予大剂量激素和免疫抑制剂，后者常用的是环磷酰胺（CTX）或硫唑嘌呤。加用免疫抑制剂有利于更好地控制 SLE 活动，减少 SLE 暴发，以及减少激素的需要量。目前，普遍采用标准环磷酰胺冲击疗法。不良反应为白细胞减少、胃肠反应、脱发、肝损害及出血性膀胱炎等。

3. 狼疮危象 通常需要大剂量甲泼尼龙冲击治疗，针对受累脏器的对症治疗和支持治疗，以帮助患者渡过危象。后续的治疗可按照重型 SLE 的原则，继续诱导缓解和维持巩固治疗。

4. 妊娠生育 患者无重要脏器损害，病情稳定 1 年以上，细胞毒免疫抑制剂（环磷酰胺、甲氨蝶呤等）停用半年以上，泼尼松维持量< 10mg/d，可以妊娠。有习惯性流产史或抗磷脂抗体阳性者，应加服低剂量阿司匹林 50 ～ 100mg/d。

要点七　中医辨证论治

证型	辨证要点	治法	方剂
气营热盛证	高热，满面红赤，皮肤红斑，咽干，口渴喜冷饮，尿赤而少，关节疼痛，舌红绛，苔黄，脉滑数或洪数	清热解毒，凉血化斑	清瘟败毒饮加减
阴虚内热证	长期低热，手足心热，面色潮红而有暗紫斑片，口干咽痛，渴喜冷饮，目赤齿衄，关节肿痛，烦躁不寐，舌质红少苔或苔薄黄，脉细数	养阴清热	玉女煎合增液汤加减
热郁积饮证	胸闷胸痛，心悸怔忡，时有微热，咽干口渴，烦热不安，红斑皮疹，舌红苔厚腻，脉滑数、濡数，偶有结代	清热蠲饮	葶苈大枣泻肺汤合泻白散加减
瘀热痹阻证	手足瘀点累累，斑疹斑块暗红，两手白紫相继，两腿青斑如网，脱发，口糜，口疮，鼻衄，肌衄，关节肿痛疼痛，小便短赤，有蛋白尿、血尿，低热，烦躁多怒，苔薄舌红，舌光红刺或边有瘀斑，脉细弦或涩数	清热凉血，活血散瘀	犀角地黄汤加减
脾肾两虚证	神疲乏力，畏寒肢冷，时而午后烘热，口干，小便短少，两腿浮肿，进而腰股俱肿，腹大如鼓，舌胖、舌偏红或偏淡，苔薄白或薄腻，脉弦细或细弱	滋肾填精，健脾利水	济生肾气丸加减
气血两亏证	心悸怔忡，健忘失眠，多梦，面色不华，肢体麻木，舌质淡，苔薄白，脉细缓	益气养血	八珍汤加减
脑虚瘀热证	身灼热，肢厥，神昏谵语，或昏愦不语，或痰壅气粗，舌謇，舌鲜绛，脉细数	清心开窍	清宫汤送服或鼻饲安宫牛黄丸或至宝丹
瘀热伤肝证	低热绵绵，口苦纳呆，两胁胀痛，月经提前，经血暗紫带块，烦躁易怒，或黄疸、肝脾肿大，皮肤红斑、瘀斑，舌质紫暗或有瘀斑，脉弦	疏肝清热，凉血活血	茵陈蒿汤合柴胡疏肝散加减

［常考考点］SLE 的中医辨证论治。

要点八　预防

1. 及时有效地控制感染，阻断引起不正常的免疫反应。
2. 慎用某些诱发药物，以避免本病的发作。
3. 疾病未得到控制时，不宜妊娠。妊娠期患者症状一般较平时有所减轻，激素只需减至最低有效剂量，但需密切注意分娩后病情突然恶化。
4. 避免日光曝晒及紫外线照射。
5. 内热重的患者，宜食凉性食物。忌吃温性食物，以免诱发或加重病情。

【例题实战模拟】

A1 型题

1. 系统性红斑狼疮气营热盛证的治法是
   A. 清热解毒，凉血化斑　B. 养阴清热　C. 清热凉血，活血散瘀
   D. 益气养血　E. 疏肝清热，凉血活血
2. 系统性红斑狼疮脑虚瘀热证，宜选
   A. 清宫汤送服或鼻饲安宫牛黄丸或至宝丹　B. 茵陈蒿汤合柴胡疏肝散加减
   C. 犀角地黄汤加减　D. 八珍汤加减　E. 清瘟败毒饮加减

3. 系统性红斑狼疮属中医学的

A. 风寒湿痹　B. 风湿热痹　C. 尪痹　D. 鹤膝风　E. 蝶疮流注

4. 清热凉血，活血散瘀治疗系统性红斑狼疮，其适应证是

A. 气营热盛证　B. 瘀热痹阻证　C. 热郁积饮证　D. 瘀热伤肝证　E. 阴虚内热证

A2 型题

5. 患者，女，30 岁。患系统性红斑狼疮。现胸闷胸痛，心悸怔忡，时有微热，咽干口渴，烦热不安，红斑皮疹，舌红苔厚腻，脉滑数，偶有结代。其证型是

A. 瘀热痹阻证　B. 气血两亏证　C. 阴虚内热证　D. 瘀热伤肝证　E. 热郁积饮证

【参考答案】

1. A　2. A　3. E　4. B　5. E

第八单元　神经系统疾病

细目一　癫痫

癫痫（epilepsy）是慢性反复发作性短暂脑功能失调综合征，以脑神经元异常过度放电引起突发的短暂的中枢神经系统功能失常、反复痫性发作为特征，是发作性意识丧失的常见原因。由于异常放电神经元的位置不同，放电和扩散的范围不等，患者发作可表现为感觉、运动、意识、精神、行为、自主神经功能障碍或兼而有之。

本病属中医学“痫证”“羊痫风”等范畴。

要点一　西医病因与发病机制

（一）病因

1. 遗传　家系调查结果显示，特发性癫痫近亲中患病率为 2% ～ 6%，明显高于一般人群的 0.5% ～ 1%。特发性癫痫具有不同的遗传方式，如儿童期失神癫痫为常染色体显性遗传，婴儿痉挛症为常染色体隐性遗传。

2. 先天性疾病　①皮质发育障碍如灰质异位、巨脑畸形等。②脑穿通畸形。③脑积水。④脑性瘫痪。⑤脑面部血管瘤病等均可引起癫痫。⑥结节性硬化症常以癫痫为主要临床症状。

3. 遗传代谢性疾病　如苯丙酮尿症、神经节苷脂沉积症、线粒体脑病等。

4. 中枢神经系统感染　包括细菌性、病毒性、寄生虫性颅内感染。

5. 脑血管疾病　如出血性脑卒中、脑栓塞等。

6. 其他颅脑疾病　颅脑外伤、脑脱髓鞘疾病、脑肿瘤及围生期损伤。

7. 全身性疾病　心血管疾病（高血压脑病等）、急性肾功能衰竭、慢性肾功能衰竭、肺性脑病、代谢及内分泌障碍（胰岛细胞瘤致低血糖等）、电解质紊乱（低血钙等）、缺氧（一氧化碳中毒等）及中毒等。

（二）影响发作的因素

1. 年龄　60% ～ 80% 的癫痫首次发作出现在 20 岁之前。各年龄组癫痫常见病因不同。多种特发性癫痫外显率与年龄有密切关系，如婴儿痉挛症多在 1 岁内起病，儿童失神癫痫多在 6 ～ 7 岁起病，肌阵挛癫痫多在青少年期起病。

2. 内分泌　内环境变化、电解质失调及代谢改变可影响癫痫阈值，如妊娠早期发作（妊娠性癫痫）。

3. 睡眠　癫痫发作与睡眠－觉醒周期有密切关系，如 GTCS 常在晨醒时发作，婴儿痉挛症多在醒后和睡前发作。

4. 脑功能状态　正常大脑在不同功能状态下致痫敏感性不同，如提高警觉性和注意力可防止惊吓性

癫痫发作。

5. 其他 疲劳、缺觉、饥饿、便秘、饮酒、闪光和感情冲动等都可诱发。

（三）发病机制

癫痫的发病机制非常复杂，至今尚未能完全了解其全部机制，但发病的一些重要环节已被探知。

1. 痫性放电的起始 神经元异常放电是癫痫发病的电生理基础。神经元异常放电可能由于各种病因导致离子通道蛋白和神经递质或调质异常，出现离子通道结构和功能改变，引起离子异常跨膜运动所致。在癫痫发病机制中，关于神经元异常放电起源需区分两个概念：①癫痫病理灶（lesion）：是癫痫发作的病理基础，指脑组织形态或结构异常直接或间接导致痫性放电或癫痫发作，CT 或 MRI 通常可显示病理灶，有的需要在显微镜下才能发现；②致痫灶（seizure focus）：是脑电图出现一个或数个最明显的痫性放电部位，痫性放电可因病理灶挤压、局部缺血等导致局部皮质神经元减少和胶质增生所致。研究表明直接导致癫痫发作并非癫痫病理灶而是致痫灶。单个病理灶（如肿瘤、血管畸形等）的致痫灶多位于病理灶边缘，广泛癫痫病理灶（如颞叶内侧硬化及外伤性瘢痕等）的致痫灶常包含在病理灶内，有时可在远离癫痫病理灶的同侧或对侧脑区。

2. 痫性放电的传播 异常高频放电反复通过突触联系和强直后易化作用诱发周边及远处的神经元同步放电，从而引起异常电位的连续传播。异常放电局限于大脑皮质的某一区域时，表现为部分发作；若异常放电在局部反馈回路中长期传导，表现为部分性发作持续状态；若异常放电通过电场效应和传导通路，向同侧其他区域甚至一侧半球扩散，表现为 Jackson 发作；若异常放电不仅波及同侧半球同时扩散到对侧大脑半球，表现为继发性全面性发作；若异常放电的起始部分在丘脑和上脑干，并仅扩及脑干网状结构上行激活系统时，表现为失神发作；若异常放电广泛投射至两侧大脑皮质并当网状脊髓束受到抑制时则表现为全身强直 – 阵挛性发作。

3. 痫性放电的终止 目前机制尚未完全明了，可能机制为脑内各层结构的主动抑制作用。即癫痫发作时，癫痫灶内产生巨大突触后电位，后者激活负反馈机制，使细胞膜长时间处于过度去极化状态，抑制异常放电扩散，同时减少癫痫灶的传入性冲动，促使发作放电的终止。

要点二　中医病因病机

痫病的发生，大多由于七情失调，先天因素，脑部外伤，饮食不节，劳累过度，或患他病之后，造成脏腑失调，痰浊阻滞，气机逆乱，风阳内动，而尤以痰邪作祟最为重要。

1. 风痰闭阻 惊恐伤肾，气机逆乱，脏腑受损，易致阴不敛阳而化热生风；脾气受损，运化失常，则痰浊内聚，痰浊随气逆或风动上窜，蒙蔽清窍，则可突然昏仆。

2. 痰火扰神 肝火偏旺，火动生风，风动痰升，闭阻脑窍，则猝倒叫吼，不省人事。

3. 瘀阻脑络 产伤、跌仆撞击、中风等因素损伤脑络，瘀血内停，气血不畅，脑神失养，则神明遂失，突然昏仆，神识昏蒙。

4. 心脾两虚 饮食不节，思虑、劳倦过度，或患他病之后，造成脏腑失调，气血两亏，脑失所养；脾虚不能运化，聚湿生痰，痰浊蒙蔽脑窍，则可突然昏仆，神不守舍。

5. 心肾亏虚 先天不足，肾精亏虚，后天失养，脾失运化，脏腑功能失调，精血亏耗，心脑失养，聚湿生痰，蒙蔽清窍，则可发为痫证。

痫之发病与五脏均有关联，但主要责之于心肝，顽痰闭阻心窍、肝经风火内动是痫病的主要病机特点。病理因素总以痰为主，每由风、火触动，痰瘀内阻，蒙蔽清窍而发病。以心脑神机失用为本，风、火、痰、瘀致病为标。其中痰浊内阻，脏气不平，阴阳偏盛，神机受累，元神失控是病机的关键所在。痫病的病机转化取决于正气的盛衰及痰邪深浅。而痫病之痰，具有随风气而聚散和胶固难化两大特点，因而痫病之所以久发难愈，反复不止，正是由于胶固于心胸的“顽痰”所致。

［常考考点］顽痰闭阻心窍、肝经风火内动是痫病的主要病机特点。以心脑神机失用为本，风、火、痰、瘀致病为标。

要点三 临床表现

（一）部分性发作

临床和脑电图的起始改变提示神经元激活限于一侧大脑半球某一部分。

1. 单纯部分性发作 发作时程较短，持续数秒至数分钟，发作起始与结束均较突然，意识不丧失。以下运动性和感觉性单纯部分性发作相当于通常所称的局限性癫痫。

（1）部分性运动性发作：一侧口角、眼睑、手指或足趾、足部肌肉的发作性抽搐，由对侧运动皮质相应区神经元异常放电所引起。抽搐可局限于起始的部位，也可从初始部位很快地扩延至同侧肢体的邻接部位或肢体远端，称为杰克逊（Jackson）癫痫。一次严重的发作后可出现抽动肢体的暂时性瘫痪或无力，称 Todd 瘫痪。局限运动性发作连续数小时或数天，称为部分性癫痫持续状态（epilepsia partialis continua）。

（2）感觉性发作：发作放电发生在与感觉有关的皮质区可引起对侧身体局限部位的感觉异常，多为针刺感、麻木感、触电感等，有的表现为发作性眩晕或简单视幻觉、听幻觉或嗅幻觉。

（3）自主神经症状的发作：如烦渴、欲排尿、出汗、面部及全身皮肤发红、呕吐、腹痛等，很少单独出现，病灶在杏仁核、岛回或扣带回。

（4）精神症状的发作：表现为各种类型遗忘症、情感异常、错觉。精神症状可单独发作，但常为复杂部分性发作或全面性强直 – 阵挛发作的先兆。

2. 复杂部分性发作 占成人癫痫发作的 50% 以上，以往称精神运动性发作或颞叶发作，以意识障碍与精神症状为突出表现。患者在发作时突然与外界失去接触，进行一些无意识的动作，称发作期自动症。如咂嘴、咀嚼、吞咽、舔舌、流涎、抚摸衣扣或身体某个部位，或机械地继续其发作前正在进行的活动，如行走、骑车或进餐等，有的突然外出、无理吵闹、唱歌、脱衣裸体、爬墙跳楼等。每次发作持续达数分钟或更长时间后，神志逐渐清醒；清醒后对发作经过无记忆。部分患者发作开始时可能先出现简单部分性发作的嗅幻觉或精神症状，使患者意识到自己又将发作。EEG 示一侧或两侧颞区慢波，杂有棘波或尖波。

3. 部分性发作继发全面性发作 部分性发作都可转为全身性发作，病人意识丧失，全身性强直 – 阵挛，症状与原发性全身性发作相同。病人常有发作后记忆丧失而忘却先出现的部分性发作症状。若观察到发作时单侧肢体抽搐、双眼向一侧偏斜、失语或发作后的局灶体征（Todd 瘫痪）等，提示病人的发作为部分性发作开始。可表现强直 – 阵挛发作，强直性发作或阵挛性发作，脑电图迅速扩展为全面性异常。

（二）全面性发作

意识障碍常为最早表现，临床症状及脑电图均示大脑半球开始即为双侧受累，抽搐为双侧性的，脑电图变化双侧同步。

1. 全面性强直 – 阵挛发作（GTCS） 即大发作，为最常见的发作类型之一，以意识丧失和全身对称性抽搐为特征。

（1）强直期：病人突然意识丧失，跌倒在地，全身肌肉强直性收缩；喉部痉挛，发出叫声；强直期持续 10 ～ 20 秒后，在肢端出现细微的震颤。

（2）阵挛期：震颤幅度增大并延及全身成为间歇性痉挛，即进入阵挛期。本期持续 30 秒钟至 1 分钟，最后一次强烈阵挛后，抽搐突然终止，所有肌肉松弛。在以上两期中，可见心率加快，血压增高，汗液、唾液和支气管分泌物增多，瞳孔散大、对光反射消失等自主神经征象；呼吸暂时中断，深、浅反射消失，病理反射征阳性。

（3）惊厥后期：呼吸首先恢复，心率、血压、瞳孔等恢复正常，肌张力松弛，意识恢复。自发作开始到意识恢复历时 5 ～ 10 分钟；清醒后常感到头昏、头痛、全身乏力和无力，对抽搐全无记忆；不少患者发作后进入昏睡。

2. 失神发作 以意识障碍为主。单纯型仅有意识丧失，复合型则伴有简短的强直、阵挛或自动症、自主神经症状。

（1）典型失神发作：通常称小发作，见于 5 ～ 14 岁的儿童。表现为意识短暂丧失，失去对周围的知觉，但无惊厥。病人突然终止原来的活动或中断谈话，面色变白，双目凝视，手中所持物件可能失握跌落，有时眼睑、口角或上肢出现不易觉察的颤动，无先兆和局部症状。一般持续 3 ～ 15 秒，事后对发作全无记忆。发作终止立即清醒。发作 EEG 呈双侧对称 3Hz 棘 – 慢综合波。

（2）不典型失神发作：意识障碍发生及休止缓慢，但肌张力改变较明显；EEG 示较慢而不规则的棘 – 慢波或尖 – 慢波。

3. 强直性发作 突然发生的肢体或躯干强直收缩，其后不出现阵挛期，时间较 GTCS 短。EEG 示低电位 10Hz 多棘波，振幅逐渐增高。

4. 肌阵挛发作 见于任何年龄，突然、短暂和快速的某一肌肉或肌肉群收缩，表现为身体一部分或全身肌肉突然、短暂的单次或重复跳动。EEG 为多棘 – 慢波。

5. 失张力发作 表现为部分或全身肌肉张力的突然丧失而跌倒在地上，但不发生肌肉的强直性收缩，持续数秒至 1 分钟，并很快恢复正常，可有短暂意识丧失。EEG 示多棘 – 慢波或低电位快活动。

（三）癫痫持续状态

癫痫持续发作或癫痫状态，传统定义认为“癫痫连续发作之间意识尚未完全恢复又频繁再发，总时间超过 30 分钟，或癫痫发作持续 30 分钟以上未自行停止”。目前观点认为，如果患者出现强直阵挛性发作持续 5 分钟以上即有可能发生神经元损伤，对于 GTCS 的患者若发生持续时间超过 5 分钟就该考虑癫痫持续状态的诊断，并须用抗癫痫药物紧急处理。癫痫持续状态是神经内科的常见急症。

病人始终处于昏迷状态，随反复发作而间歇期越来越短，体温升高，昏迷加深。如不及时采取紧急措施终止发作，病人将因衰竭而死亡。突然停用抗癫痫药物和全身感染是引起持续状态的重要原因，继发性癫痫的持续状态较原发性为多。

［常考考点］单纯部分性发作意识不丧失。癫痫发作持续状态：大发作持续 30 分钟以上。

要点四　实验室检查及其他检查

1. 脑电图（EEG）检查 脑电图上出现棘波、尖波、棘 – 慢复合波等痫性发作波形对癫痫的诊断具有重要参考价值。然而其更重要的意义是区分发作的类型：局限性发作为局限部位的痫性波形；GTCS 强直期呈低电压快活动，10Hz 以上，逐渐转为较慢、较高的尖波；阵挛期为与节律性肌收缩相应的爆发尖波和与停止肌收缩相应的慢波；失神发作可见各导程同步发生短暂 3Hz 的棘 – 慢波放电，背景电活动正常。

由于病人做脑电图检查时一般已无发作，上述典型波形已不显示，仅部分呈现短促、零落的痫性电活动，此时可采用诱发方法，如过度换气、闪光刺激、剥脱睡眠、使用药物等，则痫性电活动发生率可提高 80% 左右。此外，24 小时动态脑电图连续描记能更进一步获得脑电图异常放电的资料。

2. 影像学检查 磁共振波谱检查能较好地诊断癫痫。包括 CT 和 MRI，可确定脑结构异常或病变，对癫痫及癫痫综合征诊断和分类有帮助，有时可做出病因诊断，如颅内肿瘤、灰质异位等。MRI 较敏感，特别是冠状位 Flair 相能较好地显示海马病变。其他如 SPECT、PET 通过测定脑组织内放射性核素的聚集或摄取量来显示病灶，有较好的敏感性。

［常考考点］脑电图上出现棘波、尖波、棘 – 慢复合波等痫性发作波形对癫痫的诊断具有重要参考价值。

要点五　诊断与鉴别诊断

（一）诊断

1. 癫痫的临床诊断 主要根据癫痫患者的发作病史，特别是可靠目击者所提供的详细的发作过程和表现，辅以脑电图痫性放电即可诊断。

2. 脑电图 脑电图是诊断癫痫最常用的一种辅助检查方法，40% ～ 50% 癫痫病人在发作间歇期的首次 EEG 检查可见棘波、尖波或棘 – 慢波、尖 – 慢波等痫性放电波形。癫痫发作患者出现局限性痫样放电提示局限性癫痫，普遍性痫样放电提示全身性癫痫，但是少数病人可多次检查 EEG 始终正常。

3. 神经影像学检查 可确定脑结构性异常或损害，脑磁图、SPECT、PET 等可帮助确定癫痫灶的定位。

（二）鉴别诊断

1. 晕厥 为脑血流灌注短暂全面下降，缺血缺氧所致意识瞬时丧失和跌倒，多有见血、直立、疼痛刺激等诱因，起病和恢复都较缓慢，发病前常先有头晕、胸闷、心慌、黑蒙等症状，清醒后常有肢体发冷、乏力等，平卧后可逐渐恢复。

2. 基底动脉型偏头痛 因意识障碍应与失神发作鉴别，但其发生缓慢，程度较轻，意识丧失前常有梦样感觉；偏头痛为双侧，多伴有眩晕、共济失调、双眼视物模糊或眼球运动障碍，脑电图可有枕区棘波，EEG 正常。

3. 假性癫痫发作 又称癔症性发作，多在情绪波动后发作，症状有戏剧性，表现为双眼上翻、手足抽搐和过度换气，一般不会发生自伤或尿失禁。强烈的自我表现，精神刺激后发作，发作中哭叫、出汗和闭眼等为其特点，暗示治疗可终止发作。脑电图系统监测对其鉴别很有意义。

4. 低血糖症 血糖水平＜ 2mmol/L 可产生局部癫痫样抽动或四肢强直发作，伴意识丧失，常见于胰岛 β 细胞瘤或长期服降糖药的 2 型糖尿病患者，病史有助于诊断。

［常考考点］脑电图系统监测对其诊断与鉴别很有意义。

要点六　西医治疗

（一）药物治疗

在没有诱因情况下半年内出现 2 次癫痫发作的病人，必须给予正规抗痫药物治疗。单次发作的病人是否应开始长期药物治疗，要根据病人具体情况如发作类型、年龄、诱因、既往病史、家族史、有否阳性体征、EEG、有否脑结构性改变、突然意识丧失可能招致的危险等资料进行全面考虑后作出决定。

1. 抗癫痫药物的选择 根据癫痫发作类型选择用药。

（1）GTCS：首选药物为苯妥英钠、卡马西平，次选丙戊酸钠。

（2）典型失神发作及肌阵挛发作：首选丙戊酸钠，次选乙琥胺、氯硝西泮；非典型失神发作首选乙琥胺或丙戊酸钠，次选氯硝西泮。

（3）部分性发作和继发全面性发作：首选卡马西平，其次为苯妥英钠、丙戊酸钠或苯巴比妥。

（4）儿童肌阵挛发作：首选丙戊酸钠，其次为乙琥胺或氯硝西泮。

2. 传统抗癫痫药物的临床使用 ①苯妥英钠起始 200mg/d，维持 300 ～ 500mg/d。②苯巴比妥起始剂量 30mg/d，维持剂量 60 ～ 90mg/d。③卡马西平起始 200mg/d，维持 600 ～ 1200mg/d。④乙琥胺起始 500mg/d，维持 750 ～ 1500mg/d。⑤丙戊酸钠起始 200mg/d，维持 600 ～ 1800mg/d。⑥氯硝西泮 1mg/d，逐渐加量。

3. 新型抗癫痫药物的临床使用 ①托吡酯起始 25mg/d，维持 200 ～ 400mg/d。②拉莫三嗪起始 25mg/d，维持 100 ～ 300mg/d。③加巴喷丁起始 300mg/d，维持 1200 ～ 3600mg/d。④非氨酯起始 400mg/d，维持 1800 ～ 3600mg/d。⑤氨己烯酸起始 250mg/d，维持 500 ～ 3000mg/d。

4. 用药原则 ①根据发作类型选择有效、安全、易购和价廉的药物。②口服药量均自常量低限开始，逐渐调整至能控制发作而又不出现严重毒、副作用为宜。③单药治疗是癫痫用药的重要原则，单个药物治疗数周，血清药浓度已达到该药“治疗范围”浓度而无效或发生病人不能耐受的副作用，应考虑更换药物或与他药合并治疗。但需注意更换新药时不可骤停原药。④癫痫是一种需长期治疗的疾病，患者应树立信心。特发性癫痫在控制发作 1 ～ 2 年后，非特发性癫痫在控制发作 3 ～ 5 年后才减量或停药，部分患者终身服药。停药应根据癫痫类型、发作控制情况综合考虑，通常在 1 ～ 2 年逐渐减量，直至停用。

【知识纵横比较】

癫痫类型	首选药物	次选药物
全面性强直－阵挛发作（GTCS）	苯妥英钠、卡马西平	丙戊酸钠
典型失神发作及肌阵挛发作	丙戊酸钠	乙琥胺、氯硝西泮
非典型失神发作	乙琥胺或丙戊酸钠	氯硝西泮
部分性发作和继发全面性发作	卡马西平	苯妥英钠、丙戊酸钠或苯巴比妥
儿童肌阵挛发作	丙戊酸钠	乙琥胺或氯硝西泮

［常考考点］抗癫痫药物的选择。

（二）神经外科治疗

1. 手术治疗的适应证

（1）难治性癫痫：患病时间较长，并经正规抗痫药治疗两年以上无效或痫性发作严重而频繁。

（2）癫痫灶不在脑的主要功能区，且手术易于到达；术后不会遗留严重神经功能障碍。

（3）脑器质性病变所致的癫痫，可经手术切除病变者。

2. 常用方法 前颞叶切除术，选择性杏仁核、海马切除术，癫痫病灶切除术，大脑半球切除术等。脑立体定向毁损术等方法对难治性癫痫有一定的疗效。

3. 手术治疗的禁忌证

（1）相对禁忌证：内科或神经系统进行性疾病、严重行为障碍影响术后康复、增加手术病残或死亡率、活动性精神病（与发作无关）、智商小于 70 仅可做局部切除。

（2）绝对禁忌证：特发性全面性癫痫和不影响生活的轻微发作患者。

（三）癫痫持续状态的处理

1. 治疗原则 从速控制发作是治疗的关键。

（1）选用速效抗癫痫药物静脉给药，首次用药必须足量，发作控制不良时应重复给药。

（2）顽固性病例应多种药物联合应用。

（3）控制发作后给予足够维持量，清醒后改用口服药，并进一步查明病因。

2. 药物治疗

（1）地西泮：为首选药物。常用 10mg 缓慢静脉注射，每分钟不超过 2mg，但作用持续时间短，需 5 ～ 10 分钟重复应用。或用地西泮静脉滴注维持，将 50 ～ 100mg 地西泮加入 5% 葡萄糖氯化钠注射液 500mL 中静脉滴注，以每小时 50 ～ 100mL 速度为宜。因安定对呼吸有抑制作用，甚至引起呼吸停顿，故使用时应密切观察呼吸和血压，并准备抢救呼吸的手段。

（2）苯妥英钠：为长作用抗痫药，用于地西泮控制发作后防止复发。可引起血压急剧下降及心律失常，应密切观察血压和心电图，心功能不全、心律失常、冠心病及高龄患者慎用或不用。

（3）苯巴比妥钠：肌注对大部分病人有效，一般用量为 8 ～ 9mg/kg。该药一般不静注，因其对呼吸中枢抑制作用较强。该药作用慢，持续时间长，与地西泮并用效果较好。

（4）异戊巴比妥钠：0.5g 溶于注射用水 10 ～ 20mL 中缓慢静注。该药对呼吸中枢的抑制作用较苯巴比妥钠为轻，对有明显肝肾功能不全者两药均应慎用。

（5）氯硝西泮：药效是地西泮的 5 倍，首次剂量 3mg 静脉注射后数分钟奏效，对各型癫痫状态均有效。需注意对呼吸及心脏抑制作用较强。

（6）10% 水合氯醛 25 ～ 30mL 加等量植物油保留灌肠，适用于肝功能不全或不宜使用苯巴比妥类患者。

3. 全身麻醉 发作难以控制者，必要时在心电和呼吸监护下行全身麻醉，达到惊厥和痫性电活动都消失的程度。

4. 支持和对症治疗 吸氧、吸痰，保持呼吸道通畅，必要时行气管切开及辅助人工呼吸；做好舌咬伤、摔伤和骨折的防护；预防脑水肿和继发感染；高热可物理降温，维持水、电解质平衡等。

5. 维持用药 癫痫持续状态完全控制后，应定时定量维持用药。一般肌注苯巴比妥钠 0.1 ～ 0.2g，根据用药情况可 6 ～ 8 小时 1 次，连续 3 ～ 4 天；病人清醒后改口服抗痫药。

［常考考点］癫痫持续状态的处理。

要点七 中医辨证论治

本病是一种反复发作性病证，其病情的轻重与病程的长短、正气的盛衰、病邪的深浅有关，故辨证时必须辨清邪之深浅、正气之盛衰。初发者，正气未衰，病邪不盛，故发作持续时间短，休止期长。反复发作者，正气渐衰，痰瘀愈结愈深，其病愈发愈频，更耗正气，互为因果，其病愈加深重。所以在治疗方面首先应辨明标本虚实。发作期以邪实为主，治疗应重在豁痰息风、开窍定痫；间歇期则多见本虚或虚实夹杂，当以调和脏腑阴阳、平顺气机为主，常用健脾化痰、补益肝肾、育阴息风、活血通络等法，以标本同治，杜其生痰动风之源。

证型		辨证要点	治法	方剂
发作期	阳痫	突然仆倒，不省人事，面色潮红，牙关紧闭，两目上视，四肢抽搐，口吐涎沫；或喉中痰鸣或发怪叫，移时苏醒如常人，发病前常有眩晕、头昏、胸闷、乏力，舌质红，苔白腻或黄腻，脉弦数或弦滑	开窍醒神，泄热涤痰息风	黄连解毒汤合定痫丸加减
	阴痫	突然昏仆，不省人事，面色暗晦萎黄，手足清冷，双眼半开半闭，僵卧拘急，或颤动，抽搐时发，口吐涎沫，一般口不啼叫，或声音小，平素常有神疲乏力，恶心泛呕，胸闷纳差，舌质淡，苔白而厚腻，脉沉细或沉迟	温阳除痰，顺气定痫	五生饮合二陈汤加减
休止期	肝火痰热证	平素性情急躁，心烦失眠，口苦咽干，时吐痰涎，大便秘结，发作则昏仆抽搐，口吐涎沫，舌红，苔黄，脉弦滑数	清肝泻火，化痰息风	龙胆泻肝汤合涤痰汤加减
	脾虚痰湿证	痫病日久，神疲乏力，眩晕时作，面色不华，胸闷痰多，或恶心欲呕，纳少便溏，舌淡胖，苔白腻，脉濡弱	健脾和胃，化痰息风	醒脾汤加减
	肝肾阴虚证	痫病日久，头晕目眩，两目干涩，心烦失眠，腰膝酸软，舌质红少苔，脉细数	补益肝肾，育阴息风	左归丸加减
	瘀阻清窍证	发则猝然昏仆，抽搐，或单见口角、眼角、肢体抽搐，颜面口唇青紫，舌质紫暗或有瘀斑，脉涩或沉弦	活血化瘀，通络息风	通窍活血汤加减

［常考考点］癫痫的辨证论治。

【知识纵横比较】

中西医结合内科学与儿科学癫痫的证治比较

癫痫（中西医结合内科学）			癫痫（中西医结合儿科学）	
证型		方剂	证型	方剂
发作期	阳痫	黄连解毒汤合定痫丸	风痫	定痫丸
	阴痫	五生饮合二陈汤	惊痫	镇惊丸
休止期	肝火痰热证	龙胆泻肝汤合涤痰汤	痰痫	涤痰汤
	脾虚痰湿证	醒脾汤	脾虚痰盛证	六君子汤
	肝肾阴虚证	左归丸	脾肾两虚证	河车八味丸
	瘀阻清窍证	通窍活血汤	瘀血痫	通窍活血汤

【例题实战模拟】

A1 型题

1. 儿童肌阵挛发作首选

A. 丙戊酸钠　B. 乙琥胺　C. 苯妥英钠　D. 卡马西平　E. 氯硝西泮

A2 型题

2. 患者，男，40 岁。癫痫病史多年，今因癫痫持续状态被送入医院。应采取的治疗措施是

A. 口服苯巴比妥　　B. 口服苯妥英钠　　C. 口服丙戊酸钠

D. 静脉注射地西泮　　E. 肌内注射氯丙嗪

3. 患者，男，28 岁。癫痫大发作。眩晕，两目干涩，心烦失眠，腰膝酸软，舌红少苔，脉细数。其中医治法是

A. 补益肝肾，育阴息风　　B. 健脾和胃，化痰息风　　C. 清肝泻火，化痰息风

D. 涤痰息风，开窍定痫　　E. 活血化瘀，通络息风

4. 患者，女，24 岁。进餐时突然倒地，意识丧失，四肢抽搐，双目上翻，牙关紧闭，口吐白沫，小便失禁，约 20 分钟后抽搐停止，神识清醒，自觉肢体酸痛。头颅 CT、血液生化检查均正常。自幼有类似发病。其诊断是

A. 癔症性抽搐　　B. 低血钙性抽搐　　C. 脑寄生虫病　　D. 癫痫大发作　　E. 昏厥性抽搐

5. 患者，女，40 岁。癫痫病史 10 年。平素性情急躁，心烦失眠，口苦咽干，时吐痰涎，大便秘结，发作则昏仆抽搐，口吐涎沫，舌红苔黄，脉弦滑数。其治法是

A. 醒脾汤　　B. 左归丸　　C. 龙胆泻肝汤合涤痰汤

D. 五生饮合二陈汤　　E. 黄连解毒汤合定痫丸

【参考答案】

1. A　2. D　3. A　4. D　5. C

细目二　脑血管疾病

脑血管疾病（cerebral vascular disease，CVD）是由于各种病因使脑血管发生病变，引起脑部疾病的总称。临床上可分为急性脑血管病和慢性脑血管病两种。急性脑血管病又称脑卒中（stroke），是指急性起病，迅速出现局限性或弥漫性脑功能缺失征象的脑血管性临床事件。急性脑血管病按其病理性质可分为缺血性和出血性两大类，前者常见的疾病包括脑梗死（脑血栓形成、脑栓塞、腔隙性梗死等）、短暂性脑缺血发作等；后者多见的有脑出血、蛛网膜下腔出血等。慢性脑血管疾病发病隐匿，逐渐进展，如脑动脉硬化症、血管性疾病。本节只讨论急性脑血管病。

急性脑血管病主要归属于中医学“中风病”的范畴，另有少数可归属于中医学“头痛”“眩晕”“厥证”等范畴。

要点一　常见病因

引起脑血管病的病因可以是单一的，但常为多种病因联合致病。

1. 血管壁病变　最常见的是动脉硬化，包括动脉粥样硬化和高血压动脉硬化两种。此外，还有动脉炎、先天血管异常、血管损伤、恶性肿瘤、药物等所致的血管病损。

2. 心脏病及血流动力学改变　如高血压、低血压或血压的急骤波动、各种心脏疾患所致心功能障碍、心房纤颤、传导阻滞等。

3. 血液成分改变及血液流变学异常　①血液黏稠度增高（如高黏血症、脱水、红细胞增多症、高纤维蛋白原血症等）。②凝血机制异常（如血小板减少性紫癜、血友病、弥散性血管内凝血、妊娠、产后、手术后、恶性肿瘤、应用抗凝剂及避孕药等均可造成高凝状态）。

4. 其他血管外因素　①主要是大血管附近病变（如颈椎病、肿瘤等压迫致脑供血不足）。②颅外形成的各种栓子（如脂肪栓子、空气栓子等）。

要点二　危险因素

许多因素与脑卒中的发生及发展有密切关系，但又无直接因果关系，故不能确定为病因，可归为危险因素，包括：高血压和低血压、心脏病、糖尿病、短暂性脑缺血发作（TIA）、脑卒中史、吸烟、高脂

血症。其他相关因素如体力活动减少、超重、饮食习惯（高摄盐量及肉类、动物油的高摄入等）、感染等都与脑卒中的发生呈正相关，控制和有效干预这些因素，即可降低脑卒中的发病率和死亡率。无法干预的危险因素有高龄、性别、种族、气候、脑卒中家族史等。

1. 高血压 高血压是脑出血和脑梗死最重要的危险因素。脑卒中发病率、死亡率的上升与血压升高有着十分密切的关系。控制高血压可明显减少脑卒中，同时也有助于预防或减少其他靶器官损害，包括心力衰竭。

2. 心脏病 心房纤颤是脑卒中的一个非常重要的危险因素。非瓣膜病性房颤患者每年发生脑卒中的危险性为 3% ～ 5%，大约占血栓栓塞性卒中的 50%。其他类型心脏病包括扩张型心肌病、瓣膜性心脏病（如二尖瓣脱垂、心内膜炎和人工瓣膜）、先天性心脏病（如卵圆孔未闭、房间隔缺损、房间隔动脉瘤）等也对血栓栓塞性卒中增加一定危险。

3. 糖尿病 糖尿病是脑血管病重要的危险因素。脑血管病的病情轻重和预后与糖尿病患者的血糖水平以及病情控制程度有关。因此，应重视对糖尿病的预防和控制。

4. 血脂异常 大量研究已经证实，血清总胆固醇（TC）、低密度脂蛋白（LDL）升高，高密度脂蛋白（HDL）降低与心血管病有密切关系。应用他汀类降脂药物可降低脑卒中的发病率和死亡率。

5. 吸烟 经常吸烟是公认的缺血性脑卒中的危险因素。其对机体产生的病理生理作用是多方面的，主要影响全身血管和血液系统，如加速动脉硬化、升高纤维蛋白原水平、促使血小板聚集、降低高密度脂蛋白水平等。

6. 饮酒 酒精可能通过多种机制导致卒中增加，包括升高血压，导致高凝状态、心律失常，减少脑血流量等。

7. 肥胖 肥胖人群易患心脑血管病已有不少研究证据。这与肥胖导致高血压、高血脂、高血糖是分不开的。

8. 其他危险因素

（1）高同型半胱氨酸血症：根据美国第三次全国营养调查和 Framingham 病例－对照研究的数据分析结果，高同型半胱氨酸血症与脑卒中发病有相关关系。

（2）代谢综合征（WHO，1999）：其特征性因素包括腹型肥胖、血脂异常、血压升高、胰岛素抵抗（伴或不伴糖耐量异常）等。胰岛素抵抗是其主要的病理基础，故又被称为胰岛素抵抗综合征。由于该综合征聚集了多种心脑血管病的危险因素，并与新近发现的一些危险因素相互关联，因此，对其诊断、评估以及适当的干预有重要的临床价值。

（3）缺乏体育活动：规律的体育锻炼对减少心脑血管病大有益处。研究证明，适当的体育活动可以改善心脏功能，增加脑血流量，改善微循环；也可通过降低升高的血压、控制血糖水平和降低体重等控制卒中主要危险因素的作用来起到保护性效应。

（4）饮食营养不合理：脂肪和胆固醇的过多摄入可加速动脉硬化的形成，继而影响心脑血管的正常功能，易导致脑卒中。另外，食盐量过多可使血压升高，并促进动脉硬化形成。

［常考考点］高血压是脑出血和脑梗死最重要的危险因素。

细目三　短暂性脑缺血发作

短暂性脑缺血发作（transient ischemic attack，TIA）是指历时短暂且经常反复发作的脑局部供血障碍，以相应供血区局限性和短暂性神经功能缺失为特点的一种脑血管病。每次发作历时短暂，持续数分钟至 1 小时，在 24 小时内即完全恢复，约占同期缺血性脑血管病的 7% ～ 45%。

本病属于中医学“中风”“眩晕”“厥证”等范畴。

要点一　西医病因与发病机制

TIA 的病因目前尚不十分确定，其发病机制有多种学说。主要与高血压、动脉粥样硬化、动脉狭窄、心脏病、血液成分改变及血流动力学变化等病因有关。

1. 微栓子 主要来源于颈内动脉系统动脉硬化性狭窄处的附壁血栓和动脉粥样硬化斑块的脱落、血小板聚集物、胆固醇结晶等，微栓子随血流阻塞小动脉后出现缺血症状，当栓子破碎或溶解移向远端时，血流恢复，症状消失。

2. 脑血管痉挛 脑动脉硬化后使血管腔狭窄可形成血流漩涡，刺激血管壁发生血管痉挛，而出现 TIA 的症状，当漩涡减弱时症状就消失。在持续高血压、局部损伤和微栓子的刺激下，也可引起脑动脉痉挛而致 TIA 发作。

3. 血液成分、血流动力学改变 某些血液系统疾病（如真性红细胞增多症、血小板增多症等）所致的高凝状态，以及低血压和心律失常等变化，造成脑灌注代偿失调，也可引起 TIA。

4. 颈部动脉受压学说 多属椎 – 基底动脉系统缺血。因动脉硬化或先天性迂曲等，当头颈过伸或向一侧转动时，椎动脉可在颈椎横突孔处受压，这种情况在伴有颈椎骨质增生时更易发生。

5. 其他 脑实质内的血管炎、血管壁发育异常或小灶出血、脑外盗血综合征及系统性红斑狼疮（SLE）等也可引起 TIA。

以上各种学说，可能是不同个体病例的发病机制，或同一个体可因多种促发因素相互组合而发病。

要点二 中医病因病机

1. 肝阳偏亢 患者素体阴虚，水不涵木，复因情志所伤，肝阳偏亢，上扰于头目则为眩晕；或夹痰夹瘀，横窜经络，出现偏瘫、语言不利。

2. 痰浊内生 嗜酒肥甘，饥饱劳倦，伤于脾胃，以致水谷不化为精微，反而聚湿生痰，致使清阳不升，浊阴不降，发为本病。

3. 瘀血停滞 患者素体气血亏虚，运行不畅，以致瘀血停滞；或脉络空虚，风邪乘虚入中经络，气血痹阻，肌肉筋脉失于濡养，故发生本病。

本病位于经络，其主要病机是气虚血瘀，气虚为本，血瘀为标。血瘀是 TIA 发生发展的核心，更有痰浊与瘀血互结而致病者，肝阳亦有夹痰、夹瘀而上扰者。

［常考考点］病位在经络，病机是气虚血瘀。血瘀是 TIA 发生发展的核心。

要点三 临床表现

TIA 好发于 50 ～ 70 岁，男性多于女性。发病突然，迅速出现局限性神经功能或视网膜功能障碍，多于 5 分钟左右达到高峰，症状和体征大多在 24 小时内完全消失，可反复发作；根据受累血管不同，临床上可分为颈内动脉系统 TIA 和椎 – 基底动脉系统 TIA。

1. 颈内动脉系统 TIA 较多见，持续时间较短，易进展为完全性卒中。常见症状为发作性单肢无力或轻偏瘫及对侧面部轻瘫，当主侧半球受累时可见失语，也可有失读、失写等。本病的特征性改变是伴有病变侧单眼一过性黑蒙或失明或病变侧 Horner 征；部分视野缺损常见，偏盲则较少见。

2. 椎 – 基底动脉系统 TIA 较少见。由于椎 – 基底动脉复杂的结构，故缺血所致的症状复杂多样，脑干前庭系缺血表现为眩晕、平衡失调，多不伴有耳鸣；内听动脉缺血致内耳受累可伴耳鸣。

本病的特征性症状：

①跌倒发作：患者转头或仰头时，下肢突然失去张力而跌倒，无意识丧失，常可很快自行站起，系下部脑干网状结构缺血，肌张力降低所致。

②短暂性全面性遗忘症：发作时出现短时间记忆丧失，病人对此有自知力，持续数分钟至数十分钟，发作时对时间、地点定向障碍，但谈话、书写和计算能力保持，是大脑后动脉颞支缺血，累及边缘系统的颞叶海马、海马旁回和穹隆所致。

③双眼视力障碍发作：可有复视、偏盲或双目失明。另外临床可能出现的症状还有吞咽障碍，构音不清，共济失调，意识障碍伴或不伴瞳孔缩小；一侧或双侧面、口周麻木或交叉性感觉障碍；交叉性瘫痪是一侧脑干缺血的典型表现，可因脑干缺血的部位不同而出现不同的综合征，表现为一侧动眼神经、外展神经和 / 或面神经麻痹，对侧肢体瘫痪。

［常考考点］颈内动脉系统 TIA 伴有病变侧单眼一过性黑蒙或失明或病变侧 Horner 征。

要点四　实验室检查及其他检查

TIA 无特定的实验室阳性指标，临床为明确其病因，常结合以下检查：

1. EEG、头颅 CT 或 MRI 检查　大多正常，部分病例可见脑内有小梗死灶或缺血灶。CT（10% ～ 20% 患者）、MRI（约 20% 患者）可见腔隙性梗死灶。SPECT 可有局部血流量下降，PET 可见局限性氧与糖代谢障碍。

2. DSA/MRA 或彩色经颅多普勒（TCD）　可见血管狭窄、动脉粥样硬化斑。TCD 微栓子监测适合发作频繁的 TIA 患者。

3. 心脏 B 超、心电图及超声心动图　可以发现动脉硬化、心脏瓣膜病变及心肌病变。

4. 血常规、血脂及血液流变学检查　可以确定 TIA 的发生与血液成分及流变学的关系。

5. 颈椎 X 线、CT 或 MRI 检查　可以明确是否存在颈椎病变对椎动脉的影响。

要点五　诊断与鉴别诊断

（一）诊断

由于 TIA 呈发作性，且每次发作临床症状持续时间较短，绝大多数 TIA 患者就诊时症状已消失，其诊断主要依靠病史。有典型临床表现而又能排除其他疾病时，诊断即可确立，但要进一步明确病因。其诊断要点有：多数在 50 岁以上发病；有高血压、高脂血症、糖尿病、心脏病病史及吸烟等不良嗜好；突然发生的局灶性神经功能缺失，持续数分钟，或可达数小时，但在 24 小时内完全恢复正常；不同患者的局灶性神经功能障碍症状常按一定的血管支配区刻板地反复出现；发作间歇期无神经系统定位体征。

近来 TIA 临床诊断有不同程度的扩大化倾向，已引起国内外的关注。美国国立神经疾病与卒中研究所《脑血管病分类》（第 3 版）中提出：TIA 的临床表现最常见的是运动障碍，对只出现肢体一部分或一侧面部感觉障碍、视觉丧失或失语发作病例，诊断 TIA 必须慎重。有些症状如麻木、头晕很常见，但不一定是 TIA。并明确提出不属 TIA 特征的症状有：①不伴后循环（椎 – 基底动脉系）障碍其他体征的意识丧失；②强直性及 / 或阵挛性痉挛；③躯体多处持续、进展性症状；④闪光暗点。不考虑 TIA 症状有：①进展性感觉障碍；②单纯性眩晕；③单纯性头晕眼花；④单纯性吞咽障碍；⑤单纯的构音障碍；⑥单纯的复视；⑦大小便失禁；⑧伴有意识障碍的视觉丧失；⑨伴有头痛的局灶症状；⑩单纯的精神错乱；⑪单纯的遗忘症；⑫单纯的猝倒发作。

目前有关 TIA 发作持续时间多公认＜ 1 小时，且 TIA 概念的实质由单纯的时间概念向组织学损害演变。

（二）鉴别诊断

1. 局灶性癫痫　特别是单纯部分发作，常表现为持续数秒至数分钟的肢体抽搐，从躯体的一处开始，并向周围扩展，尤其是无张力性癫痫发作与 TIA 猝倒发作相似。较可靠的鉴别方法是进行24 小时脑电图监测，如有局限性癫痫放电则可确诊为癫痫。CT 或 MRI 检查可发现脑内局灶性病变。

2. 梅尼埃病（Meniere disease）　发作性眩晕、恶心、呕吐与椎 – 基底动脉 TIA 相似，但每次发作持续时间往往超过 24 小时，可达 3 ～ 4 天，伴有耳鸣、耳阻塞感、听力减退等症状，除眼球震颤外，无其他神经系统定位体征。发病年龄多在 50 岁以下。

3. 心脏疾病　阿 – 斯（Adams-Stokes）综合征，严重心律失常如室上性心动过速、室性心动过速、心房扑动、多源性室性早搏、病态窦房结综合征等，可因阵发性全脑供血不足，出现头昏、晕倒和意识丧失，但常无神经系统局灶性症状和体征，心电图、超声心动图和 X 线检查常有异常发现。

4. 发作性睡病　可突然发生猝倒，但多见于年轻人，有明显的不可抗拒的睡眠发作，而罕见局限性神经功能缺失，易于鉴别。

5. 其他　颅内肿瘤、脓肿、慢性硬膜下血肿、脑内寄生虫等亦可出现类 TIA 发作症状，原发或继发性自主神经功能不全亦可因血压或心律的急剧变化出现短暂性全脑供血不足，出现发作性意识障碍，应注意排除。

要点六　西医治疗

部分 TIA 发作可自行缓解，其治疗目的在于消除病因，中止发作，预防再发，保护脑组织，防治 TIA 后的再灌注损伤。对于 TIA 无论何种因素所致，都应视为是脑梗死的重要危险因素，尤其是短时间内反复多次发作者。积极应用抗血小板聚集药和血管扩张药的同时，针对病因及危险因素治疗，如调整血压、降血脂、控制糖尿病、抗心律失常等。中医药辨证论治对本病有一定的疗效，如活血化瘀药物能降低血黏度，改善脑供血，部分药物能抗动脉粥样硬化，具有对因治疗的作用，远期疗效较好，可配合使用。

1. 病因治疗　针对 TIA 的病因和诱发因素进行治疗，消除微栓子来源和血流动力学障碍。如高血压病人应控制血压，有效地控制糖尿病、高脂血症、血液系统疾病、心律失常等。对颈动脉有明显动脉粥样硬化斑、狭窄＞70% 或血栓形成，影响脑内供血并有反复 TIA 者，可行颈动脉内膜剥离术、血栓内膜切除术、颅内外动脉吻合术或血管内介入治疗等。

2. 药物治疗

（1）抗血小板聚集剂：减少微栓子发生，减少 TIA 复发。阿司匹林每日 50 ～ 300mg，晚餐后服用；氯吡格雷每日 75mg。

（2）抗凝药物：对频繁发作的 TIA，特别是颈内动脉系统 TIA 较抗血小板药物效果好；对渐进性、反复发作、持续时间较长和一过性黑蒙的 TIA 可起预防卒中的作用。可用肝素、低分子肝素，也可选择华法林；抗凝疗法的确切疗效还待进一步评估，应注意抗凝治疗禁忌证。

（3）血管扩张药和扩容药物：早期用血管扩张药物，可使微栓子向远端移动，从而缩小缺血范围，同时血管扩张药物可促进侧支循环的建立。

（4）脑保护治疗：频繁发作的 TIA，神经影像学检查显示有缺血或脑梗死病灶者，可给予钙拮抗剂，保护脑组织。目前临床常用的有尼莫通、尼达尔、西比灵和奥力保克等。

（5）其他：对于高纤维蛋白原血症患者，可选用降纤酶、蚓激酶治疗。

要点七　中医辨证论治

证型	辨证要点	治法	方剂
肝肾阴虚，风阳上扰证	头晕目眩，甚则欲仆，目胀耳鸣，心中烦热，多梦健忘，肢体麻木，或猝然半身不遂，言语謇涩，但瞬时即过，舌质红，苔薄白或少苔，脉弦或细数	平肝息风，育阴潜阳	镇肝熄风汤加减
气虚血瘀，脉络瘀阻证	头晕目眩，动则加剧，言语謇涩，或一侧肢体软弱无力，渐觉不遂，偶有肢体掣动，口角流涎，舌质暗淡，或有瘀点，苔白，脉沉细无力或涩	补气养血，活血通络	补阳还五汤加减
痰瘀互结，阻滞脉络证	头晕目眩，头重如蒙，肢体麻木，胸脘痞闷，或猝然半身不遂，移时恢复如常，舌质暗，苔白腻或黄厚腻，脉滑数或涩	豁痰化瘀，通经活络	黄连温胆汤合桃红四物汤加减

［常考考点］TIA 的辨证论治。

【例题实战模拟】

A1 型题

1. 治疗 TIA 肝肾阴虚，风阳上扰证，应首选

A. 镇肝熄风汤　B. 天麻钩藤饮　C. 星蒌承气汤　D. 二陈汤　E. 半夏白术天麻汤

2. 治疗短暂性脑缺血发作气虚血瘀，脉络瘀阻证，应首选

A. 镇肝熄风汤　B. 补阳还五汤　C. 黄连温胆汤合桃红四物汤

D. 羚角钩藤汤　E. 半夏白术天麻汤合桃红四物汤

A2 型题

3. 患者，男，57 岁。突发一侧上肢伴无力，半小时后缓解，次日再次出现，并伴一侧视物模糊，半小时后缓解，神经系统检查未见异常。首先应考虑的诊断是

A. 脑梗死　B. 椎动脉系统 TIA　C. 颈动脉系统 TIA　D. 癫痫小发作　E. 脑血栓形成

【参考答案】

1. A 2. B 3. C

细目四 动脉硬化性脑梗死

脑梗死是指各种原因所致的脑部血液供应障碍，导致脑组织缺血、缺氧性坏死，出现相应神经功能缺损。脑梗死的临床常见类型有脑血栓形成、脑栓塞和腔隙性梗死等。脑梗死约占全部脑卒中的80%，以半身不遂、口眼㖞斜、语言不利为临床特征。

脑血栓形成（cerebral thrombosis，CT）是脑梗死中最常见的类型，通常指脑动脉的主干或其皮层支因动脉粥样硬化及各类动脉炎等血管病变，导致血管的管腔狭窄或闭塞，进而发生血栓形成，造成脑局部供血区血流中断，脑组织缺血、缺氧、软化坏死，出现相应的神经系统症状和体征。

本病属于中医学"中风""眩晕""头痛""厥证"等范畴。

要点一 西医病因病理

（一）病因

1. 动脉管腔狭窄和血栓形成 最常见的是动脉粥样硬化斑导致管腔狭窄和血栓形成。主要发生在管径＞500μm的供血动脉，以脑部的大动脉、中动脉的分叉处以及弯曲处多见，管腔狭窄达80%以上才能影响脑血流量。

2. 血管痉挛 常见于蛛网膜下腔出血、偏头痛、子痫和颅外伤等病人。尚有一些病因不明的脑梗死，部分病例有高水平的抗磷脂抗体等伴发的高凝状态。

（二）病理

闭塞血管内可见血栓形成或栓子、动脉粥样硬化或血管炎等改变。病理分期为：

1. 超早期（1～6小时） 病变区脑组织常无明显改变，可见部分血管内皮细胞、神经细胞和星形胶质细胞肿胀，线粒体肿胀空化，属可逆性。

2. 急性期（6～24小时） 缺血区脑组织苍白，轻度肿胀，神经细胞、星形胶质细胞和血管内皮细胞呈明显缺血性改变。

3. 坏死期（24～48小时） 可见大量神经细胞消失，胶质细胞坏死，中性粒细胞、单核细胞、巨噬细胞浸润，脑组织明显水肿；如病变范围大可向对侧移位，甚至形成脑疝。

4. 软化期（3天～3周） 病变区液化变软。

5. 恢复期（3～4周后） 液化坏死的脑组织被吞噬、清除，胶质细胞增生，毛细血管增多，小病灶形成胶质瘢痕，大病灶形成中风囊，此期可持续数月至两年。

［常考考点］脑血栓形成最常见的是动脉粥样硬化斑导致管腔狭窄和血栓形成。

要点二 中医病因病机

多因年老正衰，劳倦内伤，或饮食不节，损伤脾胃，或情志不遂，以致脏腑功能失调，气血逆乱，风夹痰瘀，扰于脑窍，窜犯经络，发为中风。

1. 肝阳暴亢，风火上扰 平素肝旺易怒，或肝肾阴虚，肝阳偏亢，复因情志相激，肝失条达，气机不畅，气郁化火，风火相扇，冲逆犯脑。

2. 风痰瘀血，痹阻脉络 年老体衰或劳倦内伤，脏腑功能失调，内生痰浊瘀血，适逢肝风上窜之势，或外风引动内风，皆使风夹痰瘀，窜犯经络。

3. 痰热腑实，风痰上扰 饮食不节，嗜好膏粱厚味及烟酒之类，脾胃受伤，运化失司，痰热互结，腑气壅结，痰热夹风阳之邪，上扰清窍，神机失灵。

4. 气虚血瘀，脉络不畅 平素体弱，或久病伤正，正气亏虚，无力行血，血行不畅，瘀滞脑络。

本病的病位在脑，与心、肾、肝密切相关。其病机归纳起来不外虚（阴虚、气虚）、火（肝火、心火）、风（肝风、外风）、痰（风痰、湿痰）、气（气逆）、血（血瘀）六端，其中以肝肾阴虚、气血衰少为致病之本，风、火、痰、气、瘀为发病之标，且两者常互为因果，或兼见同病。本病系本虚标实、上盛下虚之证，其基本病机为阴阳失调，气血逆乱，上犯于脑。

[常考考点]病机为阴阳失调，气血逆乱，上犯于脑。病位在脑，与心、肾、肝密切相关。

要点三　临床表现

（一）一般特点

动脉粥样硬化所致者以中老年多见；动脉炎所致者以中青年多见。常在安静或休息状态下发病。神经系统局灶性症状及体征多在发病后10余小时或1～2天内达到高峰。神经系统定位体征因脑血管闭塞部位及梗死范围不同而表现各异。

（二）临床类型

1. 根据症状和体征的演进过程分类

（1）完全性卒中：发病后神经功能缺失症状较重较完全，常于数小时内（＜6小时）达到高峰。病情一般较严重。多为颈内动脉或大脑中动脉主干等较大动脉闭塞所致，约占30%。

（2）进展性卒中：指发病后神经功能缺失症状在48小时内逐渐进展或呈阶梯式加重，直至病人完全偏瘫或意识障碍。

（3）缓慢进展性卒中：起病后1～2周症状仍逐渐加重，常与全身或局部因素所致的脑灌注减少、侧支循环代偿不良、血栓向近心端逐渐扩展等有关。

（4）可逆性缺血性神经功能缺失：指发病后神经缺失症状较轻，持续24小时以上，但可于3周内恢复，不留后遗症。多数发生于大脑半球卵圆中心。

2. 根据梗死的特点分类

（1）大面积脑梗死：通常是颈内动脉主干、大脑中动脉主干或皮层支的完全性卒中，患者表现为病灶对侧完全性偏瘫、偏身感觉障碍及向病灶对侧的凝视麻痹，可有头痛和意识障碍，并呈进行性加重。

（2）分水岭脑梗死：是指相邻血管供血区之间分水岭区或边缘带（border zone）的局部缺血。一般认为，分水岭梗死多由于血流动力学障碍所致；典型者发生于颈内动脉严重狭窄或闭塞伴全身血压降低时。临床常呈卒中样发病，多无意识障碍，症状较轻，恢复较快。

（3）出血性脑梗死：是由于脑梗死供血区内动脉坏死后血液漏出继发出血，常发生于大面积脑梗死之后。

（4）多发性脑梗死：是指两个或两个以上不同的供血系统脑血管闭塞引起的梗死，多为反复发作脑梗死的后果。

（三）不同动脉闭塞的症状和体征

1. 颈内动脉闭塞　可出现病灶侧单眼一过性黑蒙，偶可为永久性视力障碍（因眼动脉缺血），或病灶侧Horner征这一特征性病变；常见症状有对侧偏瘫、偏身感觉障碍和偏盲等（大脑中动脉或大脑中、前动脉缺血）；主侧半球受累可有失语症。

2. 大脑中动脉闭塞　是血栓性梗死的主要血管，发病率最高，占脑血栓性梗死的70%～80%。

（1）主干闭塞："三偏征"为特征，即病灶对侧中枢性面舌瘫及偏瘫，偏身感觉障碍和同向偏盲或象限盲。上下肢瘫痪程度基本相等，可有不同程度的意识障碍，主侧半球受累可出现失语症，非主侧半球受累可见体象障碍。

（2）皮层支闭塞：上分支闭塞时可出现病灶对侧偏瘫和感觉缺失，面部及上肢重于下肢，Broca失语（主侧半球）和体象障碍（非主侧半球）；下分支闭塞时常出现Wernicke失语、命名性失语和行为障碍等，而无偏瘫。

（3）深穿支闭塞：对侧中枢性上下肢均等性偏瘫，可伴有面舌瘫；对侧偏身感觉障碍，有时可伴有对侧同向性偏盲；主侧半球病变可出现皮质下失语。

3. 大脑前动脉闭塞

（1）主干闭塞：发生于前交通动脉之前可无任何症状；发生于前交通动脉之后可有对侧中枢性面舌瘫及偏瘫，以面舌瘫及下肢瘫为重，伴轻度感觉障碍；旁中央小叶受损有尿潴留或尿急；额极与胼胝体受累有精神障碍如淡漠、反应迟钝、欣快、始动障碍和缄默等，额叶病变常有强握与吮吸反射；主侧半球病变可见上肢失用，Broca 失语少见。

（2）皮层支闭塞：以对侧下肢远端为主的中枢性瘫，可伴感觉障碍；对侧肢体短暂性共济失调、强握反射及精神症状。

（3）深穿支闭塞：对侧中枢性面舌瘫及上肢近端轻瘫。

4. 大脑后动脉闭塞 此型在临床上比较少见。闭塞部位在发出交通动脉以前不出现症状。丘脑膝状动脉闭塞见丘脑综合征，表现为对侧感觉障碍，以深感觉为主，有自发性疼痛、感觉过度、轻偏瘫、共济失调和不自主运动，可有舞蹈症、手足徐动症和震颤等锥体外系症状；大脑后动脉阻塞引起枕叶梗死可出现对侧同向偏盲，瞳孔反应保持，视神经无萎缩；优势半球胼胝体部的损害可引起失读症。

5. 椎 – 基底动脉闭塞 基底动脉主干闭塞常引起广泛的脑桥梗死，可突发眩晕、呕吐、共济失调，迅速出现昏迷、面部与四肢瘫痪、去脑强直、眼球固定、瞳孔缩小、高热、肺水肿、消化道出血，甚至呼吸及循环衰竭而死亡。椎 – 基底动脉的分支闭塞，可导致脑干或小脑不同水平的梗死，表现为各种病名的综合征。体征的共同特点是下列之一：①交叉性瘫痪。②双侧运动和 / 或感觉功能缺失。③眼的协同运动障碍。④小脑功能的缺失不伴同侧长束征。⑤孤立的偏盲或同侧盲。另可伴失语、失认、构音障碍等。常见的综合征有：

（1）基底动脉尖综合征：出现以中脑病损为主要表现的一组临床综合征，临床表现包括：①眼球运动及瞳孔异常，一侧或双侧动眼神经部分或完全麻痹，眼球上视不能（上丘受累）及一个半综合征，瞳孔光反应迟钝而调节反应存在，类似 Argyll–Robertson 瞳孔（顶盖前区病损）。②意识障碍，一过性或持续数天，或反复发作（中脑和 / 或丘脑网状激活系统受累）。③对侧偏盲或皮质盲。④严重记忆障碍（颞叶内侧受累）。

有卒中危险因素的中老年人，突然发生意识障碍又较快恢复，无明显运动、感觉障碍，但有瞳孔改变、动眼神经麻痹、垂直注视障碍，应想到该综合征；如有皮质盲或偏盲、严重记忆障碍则更支持；CT 及 MRI 见中脑、双侧丘脑、枕叶、颞叶病灶即可确诊。

中脑支闭塞出现 Weber 综合征、Benedit 综合征；脑桥支闭塞出现 Millard–Gubler 综合征（外展、面神经麻痹，对侧肢体瘫痪）、Foville 综合征（同侧凝视麻痹、周围性面瘫，对侧偏瘫）。

（2）小脑后下动脉或椎动脉闭塞综合征：或称延髓背外侧综合征（Wallenberg 综合征），是脑干梗死中最常见的类型。主要表现：①眩晕、呕吐、眼球震颤（前庭神经核）。②交叉性感觉障碍（三叉神经脊束核及对侧交叉的脊髓丘脑束受损）。③同侧 Horner 征（交感神经下行纤维受损）。④吞咽困难和声音嘶哑（舌咽、迷走神经受损）。⑤同侧小脑性共济失调（绳状体或小脑受损）。

（3）闭锁综合征：双侧脑桥基底部梗死，病人意识清楚，四肢瘫痪，不能讲话和吞咽，仅能以目示意。

6. 小脑梗死 常有眩晕、恶心、呕吐、眼球震颤、共济失调、站立不稳和肌张力降低等，可有脑干受压及颅内压增高症状。

[常考考点] 大脑中动脉主干闭塞以“三偏征”为特征。

要点四 实验室检查及其他检查

1. 颅脑 CT 多数于发病后 24 小时内 CT 不显示密度变化，24 ～ 48 小时后逐渐显示与闭塞血管供血区一致的低密度梗死灶，如梗死灶体积较大则可有占位效应。

2. 颅 MRI 与 CT 相比，MRI 具有显示病灶早的特点，能早期发现大面积脑梗死，清晰显示小病灶及后颅凹的梗死灶，病灶检出率 95%。功能性 MRI 如弥散加权 MRI 可于缺血早期发现病变，发病后半小时即可显示梗死灶。

3. 血管造影 DSA 或 MRA 可显示血管狭窄和闭塞的部位，可显示动脉炎、Moyamoya 病、动脉瘤和血管畸形等。

4. 脑脊液检查 通常 CSF 压力、常规及生化检查正常，大面积脑梗死压力可增高，出血性脑梗死 CSF 可见红细胞。

5. 其他检查

①彩色多普勒超声（TCD）：可发现颈动脉及颈内动脉的狭窄、动脉粥样硬化斑或血栓形成。

② SPECT：能早期显示脑梗死的部位、程度和局部脑血流改变。PET 能显示脑梗死灶局部脑血流、氧代谢及葡萄糖代谢，并监测缺血半暗带及对远隔部位代谢的影响。

［常考考点］脑血栓形成 24 小时内 CT 不显示密度变化，24 ～ 48 小时后显示低密度梗死灶。MRI 能早期发现大面积脑梗死。

要点五　诊断与鉴别诊断

（一）诊断依据

1. 起病较急，多于安静状态下发病。

2. 多见于有动脉硬化、高血压病、糖尿病及心脏病病史的中老年人。

3. 有颈内动脉系统和（或）椎 – 基底动脉系统体征和症状，如偏瘫、偏身感觉障碍、失语、共济失调等，部分可有头痛、呕吐、昏迷等全脑症状，并在发病后数小时至几天内逐渐加重。

4. 头颅 CT、MRI 发现梗死灶，或排除脑出血、脑卒中和炎症性疾病等。

（二）临床证型（OCSP 证型）

牛津郡社区卒中研究证型（OCSP）不依赖影像学结果，常规 CT、MRI 尚未能发现病灶时就可根据临床表现迅速分型，并提示闭塞血管和梗死灶的大小和部位，临床简单易行，对指导治疗、评估预后有重要价值。OCSP 临床分型标准如下：

1. 完全前循环梗死（TACI） 多为 MCA 近段主干，少数为颈内动脉虹吸段闭塞引起的大片脑梗死，表现为三联征：

（1）完全大脑中动脉（MCA）综合征表现：大脑较高级神经活动障碍（意识障碍、失语、失算、空间定向力障碍等）。

（2）同向偏盲。

（3）对侧三个部位（面、上肢与下肢）较严重的运动和 / 或感觉障碍。

2. 部分前循环梗死（PACI） 是 MCA 远段主干、各级分支或 ACA 及分支闭塞引起的中、小梗死，有以上三联征中的两个，或只有高级神经活动障碍，或感觉运动缺损较 TACI 局限。

3. 后循环梗死（POCI） 为椎 – 基底动脉及分支闭塞引起的大小不等的脑干、小脑梗死，表现为各种不同程度的椎 – 基底动脉综合征：①同侧脑神经瘫痪及对侧感觉运动障碍。②双侧感觉运动障碍。③双眼协同活动及小脑功能障碍，无长束征或视野缺损等。

4. 腔隙性梗死（LACI） 大多是基底节或脑桥小穿通支病变引起的小腔隙灶，表现为腔隙综合征，如纯运动性轻偏瘫、纯感觉性脑卒中、共济失调性轻偏瘫、手笨拙 – 构音不良综合征等。

（三）鉴别诊断

1. 脑出血 比较而言，脑出血起病更急，常有头痛、呕吐、打哈欠等颅内压增高症及不同程度的意识障碍，血压增高明显，典型者不难鉴别。但大面积梗死与脑出血、一般脑梗死与轻型脑出血临床症状相似，鉴别困难，往往需要做 CT 等检查才能鉴别。

2. 脑栓塞 起病急骤，一般临床症状常较重，常有心脏病史，特别是有心房纤颤、感染性心内膜炎、心肌梗死或有其他易产生栓子的疾病时应考虑脑栓塞。

3. 颅内占位病变 某些硬膜下血肿、颅内肿瘤、脑脓肿等发病也较快，出现偏瘫等症状，类似梗死临床表现，应注意有无高颅内压的症状及体征，CT 及 MRI 检查则可鉴别。

［常考考点］脑血栓形成与脑出血的鉴别。

要点六　西医治疗

脑血栓形成具有起病急、病变进展快、神经病损重的特点，急性期及早实施正确的治疗，可显著提高临床疗效。目前多采用中西医结合综合治疗，具体的治疗原则应考虑以下几点：①超早期治疗，尽早发现，及时就诊，迅速处理，力争超早期溶栓治疗。②基于脑梗死后的缺血及再灌注损伤的病理改变进行综合脑保护治疗。③采取个体化的综合治疗方案，即要考虑个体因素。中医的辨证论治在体现个体化治疗方面显示了一定优势，故应采用中西医结合药物治疗与其他疗法并举的多元化治疗措施。有条件者可组建由多学科医师参与的“卒中单元”，将急救、治疗和康复融为一体，使个体治疗更具特点。④整体化观念。治疗脑血栓要考虑脑与心脏及其他器官功能的相互影响，如脑心综合征、多脏器衰竭等，重症病例要积极防治并发症，采取对症支持疗法。⑤对卒中的危险因素及时给予预防性干预措施，最终达到挽救生命、降低病残率及预防复发的目的。⑥中医药综合治疗如针刺、按摩等康复方法显示了很大优势，积极应用有助于神经功能恢复。

（一）一般治疗

包括维持生命功能、处理并发症等基础治疗。

1. 卧床休息，监测生命体征，加强皮肤、口腔、呼吸道及排便的护理，起病 24 ～ 48 小时仍不能进食者，应予鼻饲饮食。

2. 吸氧与呼吸支持。合并低氧血症患者（血氧饱和度＜ 92% 或血气分析提示缺氧）应给予吸氧，气道功能严重障碍者应给予气道支持（气管插管或切开）及辅助呼吸。

3. 心脏监测与心脏病变处理。脑梗死后 24 小时内应常规进行心电图检查，必要时进行心电监护。

4. 体温控制。对体温升高的患者应明确发热原因，如存在感染应给予抗生素治疗。对体温＞ 38℃的患者应给予退热措施。

5. 血压控制。发病后 24 小时内血压持续升高，收缩压≥ 200mmHg 或舒张压≥ 110mmHg，或伴有严重心功能不全、主动脉夹层、高血压脑病，可予谨慎降压治疗，并严密观察血压变化，必要时可静脉使用短效药物（如拉贝洛尔、尼卡地平等），最好应用微量输液泵，避免血压降得过低。准备溶栓者，应使收缩压＜ 180mmHg、舒张压＜ 100mmHg。

6. 血糖控制。约 40% 的患者存在脑卒中后高血糖，对预后不利。目前公认应对脑卒中后高血糖进行控制。如超过 11.1mmol/L，宜给予胰岛素治疗。血糖低于 2.8mmol/L 时给予 10% ～ 20% 葡萄糖口服或注射治疗。

7. 脑水肿。高峰期为发病后 2 ～ 5 天，可根据临床表现或颅内压监测，给予 20% 甘露醇 250mL，6 ～ 8 小时 1 次，静脉滴注；亦可用呋塞米 40mg 或 10% 白蛋白 50mL，静脉注射。

（二）溶栓治疗

以迅速恢复梗死区血流灌注，减轻神经元损伤。溶栓应在起病 6 小时内的治疗时间窗内进行才有可能挽救缺血半暗带。

1. 常用溶栓药物及其使用　常用尿激酶（UK）、重组的组织型纤溶酶原激活剂（rt–PA）。①尿激酶常用量 100 万～ 150 万 U，加入 5% 葡萄糖或 0.9% 生理盐水中静脉滴注，30 分钟滴完，剂量应根据病人的具体情况来确定；也可采用 DSA 监视下超选择性介入动脉溶栓。② rt–PA 每次用量为 0.9mg/kg，总量≤ 90mg，先静脉推注 10%（1 分钟），其余剂量连续静滴，60 分钟滴完。

2. 适应证　①年龄 18 ～ 80 岁。②发病 4.5 小时以内（rt–PA）或 6 小时内（尿激酶）。③脑功能损害的体征持续存在超过 1 小时，且比较严重。④ CT 排除颅内出血，且无早期大面积脑梗死影像学改变。

3. 禁忌证　①既往有颅内出血，包括可疑蛛网膜下腔出血；近 3 个月有头颅外伤史；近 3 周内有胃肠或泌尿系统出血；近 2 周内进行过大的外科手术；近 1 周内有不可压迫部位的动脉穿刺。②近 3 个月有脑梗死或心肌梗死史，但陈旧小腔隙未遗留神经功能体征者除外。③严重心、肾、肝功能不全或严重糖尿病者。④体检发现有活动性出血或外伤（如骨折）的证据。⑤已口服抗凝药，且 INR ＞ 1.5；48 小时内接受过肝素治疗（APTT 超出正常范围）。⑥血小板计数＜ 100×10^9/L，血糖＜ 2.7mmol/L（50mg）。⑦血压：收缩压＞ 180mmHg，或舒张压＞ 100mmHg。⑧妊娠。⑨不合作。

4. 溶栓治疗时的注意事项

（1）将患者收入 ICU 或者卒中单元进行监测。

（2）定期进行神经功能评估，第 1 小时内 30 分钟 1 次，以后每小时 1 次，直至 24 小时。

（3）患者出现严重的头痛、急性血压增高、恶心或呕吐，应立即停用溶栓药物，紧急进行头颅 CT 检查。

（4）血压的监测：溶栓的最初 2 小时内 15 分钟 1 次，随后 6 小时内为 30 分钟 1 次，以后每小时 1 次，直至 24 小时。如果收缩压≥ 180mmHg 或舒张压≥ 100mmHg，应增加血压监测次数，并给予降压药物。

（5）给予抗凝药、抗血小板药物前应复查颅脑 CT。

（6）鼻饲管、导尿管及动脉内测压管应延迟安置。

5. 溶栓并发症 ①脑梗死病灶继发出血：UK 有诱发出血的潜在危险，应监测凝血时间及凝血酶原时间。②致命的再灌注损伤及脑组织水肿。③再闭塞，可达 10% ～ 20%。

（三）抗凝治疗

1. 常用药物 ①肝素 100mg，溶于 5% 葡萄糖溶液或生理盐水 500mL 中，静脉滴注，每分钟 20 滴，8 ～ 12 小时 1 次，共 3 天。②低分子肝素 4000U，脐周或臂深部皮下注射，每日 1 次，不影响凝血机制，较安全，可用于进展性卒中的最初 1 ～ 2 天，溶栓治疗后短期应用防止再闭塞。

2. 抗凝治疗注意事项 抗凝治疗剂量宜个体化，治疗期间应监测凝血时间和凝血酶原时间，备有维生素 K、鱼精蛋白等拮抗剂，以便处理可能的出血并发症。抗凝治疗应以脑出血、活动性内脏出血以及亚急性心内膜炎为绝对禁忌证，舒张压大于 100mmHg 的高血压患者应慎用。

（四）脑保护治疗

包括采用钙离子通道阻滞剂、镁离子、抗兴奋性氨基酸递质、自由基清除剂（过氧化物歧化酶、维生素 E 和 C、甘露醇、激素如 21- 氨基类固醇、巴比妥盐类、谷胱甘肽等）、酶的抑制剂、抑制内源性毒性产物（金钠多、可拉瑞啶）、神经营养因子、神经节苷脂、腺苷与纳洛酮和亚低温治疗等。

（五）降纤治疗

药物有降纤酶（Defibrase）、巴曲酶、安克洛酶和蚓激酶等；发病后 3 小时内给予安克洛酶可改善病人预后。

（六）抗血小板聚集治疗

发病后 48 小时内给予阿司匹林每日 100 ～ 300mg，可降低死亡率和复发率，进行溶栓及抗凝治疗时不要同时应用，以免增加出血的风险。

（七）其他

1. 血管扩张剂 可导致脑内盗血及加重脑水肿，宜慎用或不用。

2. 神经细胞营养剂 选择适当的神经细胞营养剂，临床常用的神经细胞营养剂包括三类：①影响能量代谢，如 ATP、细胞色素 C、胞磷胆碱、辅酶 A、辅酶 Q_{10} 等；②影响氨基酸及多肽类，如 γ - 氨基丁酸、脑活素、爱维治等；③影响神经递质及受体，如溴隐亭、麦角溴烟酯等。最新的临床及实验研究证明，脑卒中急性期不宜使用影响能量代谢的药物，这类药物可使本已缺血缺氧的脑细胞耗氧增加，加重脑缺氧及脑水肿，应在脑卒中亚急性期（病后 2 ～ 4 周）使用。

（八）手术治疗和介入治疗

如颈动脉内膜切除术、颅内外动脉吻合术、开颅减压术、脑室引流术等对急性脑梗死病人有一定疗效（大面积脑梗死和小脑梗死而有脑疝征象者，宜行开颅减压治疗）。

（九）高压氧治疗

可增加脑组织供氧，清除自由基水平，提高脑组织氧张力，并具有抗脑水肿、提高红细胞变形能力、控制血小板聚集率、降低血黏度和减弱脑血栓形成等作用。

（十）康复治疗

其原则是在一般和特殊疗法的基础上，对病人进行体能和技能训练，以降低致残率，增进神经功能恢复，提高生活质量，在病人生命体征平稳后即尽早进行。

（十一）预防性治疗

尽早干预。抗血小板聚集剂阿司匹林、氯吡格雷用于防治缺血性脑血管病已受到全球普遍关注，并在临床广泛应用，有肯定的预防作用。国内临床试验证实，阿司匹林的适宜剂量为每日 70 ～ 150mg，氯吡格雷为每日 75mg。注意适应证的选择，有胃病及出血倾向者慎用。

［常考考点］溶栓治疗的适应证及禁忌证。

要点七　中医辨证论治

证型			辨证要点	治法	方剂
中经络	肝阳暴亢，风火上扰证		平素头晕头痛，耳鸣目眩，突然发生口眼㖞斜，舌强语謇，或手足重滞，甚则半身不遂，或伴麻木等症，舌质红苔黄，脉弦	平肝潜阳，活血通络	天麻钩藤饮加减
	风痰瘀血，痹阻脉络证		肌肤不仁，手足麻木，突然口眼㖞斜，语言不利，口角流涎，舌强语謇，甚则半身不遂；或兼见手足拘挛，关节酸痛，恶寒发热；舌苔薄白，脉浮数	祛风化痰通络	真方白丸子加减
	痰热腑实，风痰上扰证		半身不遂，舌强语謇或不语，口眼㖞斜，偏身麻木，口黏痰多，腹胀便秘，头晕目眩，舌红苔黄腻或黄厚燥，脉弦滑	通腑泄热，化痰理气	星蒌承气汤加减
	气虚血瘀证		肢体不遂，软弱无力，形体肥胖，气短声低，面色萎黄，舌质淡暗或有瘀斑，苔薄厚，脉细弱或沉弱	益气养血，化瘀通络	补阳还五汤加减
	阴虚风动证		突然发生口眼㖞斜，舌强语謇，半身不遂；平素头晕头痛，耳鸣目眩，腰酸腿软；舌红，苔黄，脉弦细而数或弦滑	滋阴潜阳，镇肝息风	镇肝熄风汤加减
	脉络空虚，风邪入中证		手足麻木，肌肤不仁或突然口眼㖞斜，语言不利，口角流涎，甚则半身不遂；或兼见恶寒发热，肌体拘急，关节酸痛；舌苔薄白，脉浮弦或弦细	祛风通络，养血和营	大秦艽汤加减
中脏腑	闭证	痰热内闭清窍证	突然昏仆，口噤目张，气粗息高，或两手握固，或躁扰不宁，口眼㖞斜，半身不遂，昏不知人，颜面潮红，大便干结，舌红，苔黄腻，脉弦滑数	清热化痰，醒神开窍	首先灌服至宝丹或安宫牛黄丸以辛凉开窍，继以羚羊角汤加减
		痰湿壅闭心神证	突然昏仆，不省人事，牙关紧闭，口噤不开，痰涎壅盛，静而不烦，四肢欠温，舌淡，苔白滑而腻，脉沉	辛温开窍，豁痰息风	涤痰汤加减
	脱证	元气败脱，心神涣散证	突然昏仆，不省人事，目合口开，鼻鼾息微，手撒肢冷，汗多不止，二便自遗，肢体软瘫，舌痿，脉微欲绝	益气回阳，救阴固脱	立即用大剂参附汤合生脉散加减

［常考考点］脑血栓形成的辨证论治。

【例题实战模拟】

A1 型题

1. 治疗脑血栓形成风痰瘀血，痹阻脉络证，应首选
   A. 天麻钩藤汤加减　B. 真方白丸子加减　C. 补阳还五汤加减
   D. 镇肝熄风汤加减　E. 星蒌承气汤加减
2. 大脑中动脉脑梗死的主要表现是
   A. “三偏”征　B. 共济失调　C. 吞咽困难　D. 延髓麻痹　E. 眩晕
3. 脑梗死痰湿壅闭心神证的治法是
   A. 清热化痰，醒神开窍　B. 辛温开窍，豁痰息风　C. 益气回阳，救阴固脱
   D. 平肝潜阳，活血通络　E. 化瘀通络

A2 型题

4. 患者，男，64 岁。高血压病史 5 年，晨起突然口齿不清，口角㖞斜，左侧肢体活动障碍。应首选的检查项目是
   A. 腰穿脑脊液　B. 脑血管造影　C. 脑电图　D. 头部 CT　E. 脑超声波
5. 患者，男，56 岁。既往高血压病史 10 年。今日晨起半身不遂，舌强语謇，口眼㖞斜，偏身麻木，口黏痰多，腹胀便秘，头晕目眩，舌红苔黄腻，脉弦滑。其适宜的方剂是
   A. 天麻钩藤饮加减　B. 真方白丸子加减　C. 星蒌承气汤加减
   D. 补阳还五汤加减　E. 镇肝熄风汤加减

【参考答案】

1. B　2. A　3. B　4. D　5. C

细目五　脑栓塞

脑栓塞（cerebral embolism）是指各种栓子随血流进入颅内动脉系统，使血管腔急性闭塞引起相应供血区脑组织缺血、坏死及脑功能障碍。由栓塞造成的脑梗死也称为栓塞性脑梗死（embolic infarction），约占脑梗死的15%，在青年人脑梗死中高达30%。

本病属于中医学“中风”“眩晕”“头痛”“厥证”等范畴。

要点一　西医病因

脑栓塞依据栓子的来源分为三类。

1. 心源性　最常见，占脑栓塞的60%～75%，最多见的直接原因是慢性心房纤颤，造成心房附壁血栓脱落，约占心源性栓子的半数以上。在青年人中，风湿性心脏病仍是并发脑栓塞的重要原因；感染性心内膜炎时瓣膜上的炎性赘生物脱落，心肌梗死或心肌病的附壁血栓等亦常引起。

2. 非心源性　主动脉弓及其发出的大血管的动脉粥样硬化斑块和附着物脱落是较常见的原因。其他较少见的有：肺静脉血栓或血凝块、肺部感染、败血症可引起脑栓塞，长骨骨折或手术时脂肪栓和气栓、血管内诊断治疗时的血凝块或血栓脱落、癌性栓子、寄生虫虫卵栓子、异物栓子、肾病综合征高凝状态亦可引起脑栓塞。

3. 来源不明　约30%脑栓塞不能确定原因。

［常考考点］心源性栓子是脑血栓最常见的来源，最常见原因是慢性心房纤颤。

要点二　临床表现

取决于栓子的性质和数量、栓塞的部位、侧支循环的状况、栓子的变化过程、心脏功能与其他并发症等因素。

（一）病史

任何年龄均可发病，但以青壮年多见。多在活动中突然发病（也可于安静时发病，约1/3发生于睡眠中），常无前驱表现，症状多在数秒至数分钟内发展到高峰，是发病最急的脑卒中，且多表现为完全性卒中。

（二）症状和体征

（1）意识障碍：50%～60%患者起病时有意识障碍，但持续时间短，颈内动脉或大脑中动脉主干的大面积脑栓塞可发生严重脑水肿、颅内压增高、昏迷及抽搐发作；椎－基底动脉系统栓塞也可迅速发生昏迷。

（2）局限性神经缺失症状：与栓塞动脉供血区的功能相对应。约4/5脑栓塞累及大脑中动脉主干及其分支，出现失语、偏瘫、单瘫、偏身感觉障碍和局限性癫痫发作等，偏瘫多以面部和上肢为重，下肢较轻；约1/5发生在椎－基底动脉系统，表现为眩晕、复视、共济失调、交叉瘫、四肢瘫、发音及吞咽困难等；较大栓子偶可栓塞在基底动脉主干，造成突然昏迷、四肢瘫或基底动脉尖综合征。

（3）原发疾病表现：如风湿性心脏病、冠心病和严重心律失常、心内膜炎等；部分病例有心脏手术史、长骨骨折、血管内治疗史等。

（4）脑外多处栓塞证据，如皮肤、球结膜、肺、肾、脾、肠系膜等栓塞和相应的临床症状和体征。

要点三　实验室检查及其他检查

1. 头颅CT及MRI　可显示梗死灶呈多发，见于两侧，或病灶大，呈以皮质为底的楔形，绝大多数位于大脑中动脉支配区，且同一大脑中动脉支配区常见多个、同一时期梗死灶，可有缺血性梗死和出血性梗死的改变，出现出血性梗死更支持脑栓塞的诊断。一般于24～48小时后可见低密度梗死区，故应定期复查。MRI 可发现颈动脉及主动脉狭窄，判断程度，显示栓塞血管的部位。

2. 脑脊液 压力正常，大面积栓塞时可增高；出血性梗死者脑脊液可呈血性或镜下可见红细胞；亚急性细菌性心内膜炎等感染性脑栓塞脑脊液白细胞增高，一般可达 200×10^6/L，早期以中性粒细胞为主，晚期以淋巴细胞为主；脂肪栓塞者脑脊液可见脂肪球。

3. 其他检查 ①应常规作心电图检查，可发现心肌梗死、风心病、心律失常病变的证据。②超声心动图检查可证实心源性栓子的存在。③颈动脉超声检查可评价颈动脉管腔狭窄、血流及颈动脉斑块，对颈动脉源性脑栓塞有提示意义。④血管造影时能见到栓塞性动脉闭塞有自发性消失趋势。

要点四　诊断要点

1. 无前驱症状，突然发病，病情进展迅速且多在几分钟内达高峰。
2. 局灶性脑缺血症状明显，伴有周围皮肤、黏膜和 / 或内脏和肢体栓塞症状。
3. 明显的原发疾病和栓子来源。
4. 脑 CT 和 MRI 能明确脑栓塞的部位、范围、数目及性质（出血性与缺血性）。

［常考考点］脑栓塞的诊断要点。

要点五　西医治疗

1. 大面积脑栓塞，以及小脑梗死可发生严重的脑水肿，或继发脑疝，应积极进行脱水、降颅压治疗，若颅内高压难以控制或有脑疝形成，需进行大颅瓣切除减压。

2. 大脑中动脉主干栓塞者，若在发病的 3 ～ 6 小时时间窗内，可争取溶栓治疗（参见脑血栓形成），也可立即施行栓子摘除术。气栓应采取头低位、左侧卧位。如系减压病应立即行高压氧治疗，可使气栓减少，脑含氧量增加，气栓常引起癫痫发作，应严密观察，及时进行抗癫痫治疗。脂肪栓可用扩容剂、血管扩张剂、5% 碳酸氢钠注射液 250mL 静脉滴注，每日 2 次。感染性栓塞需选用有效足量的抗生素抗感染治疗。

3. 防止栓塞复发，房颤病人尽可能恢复正常心律，如不能则应采取预防性抗凝治疗以预防形成新的血栓再栓塞，防止栓塞的部位继发性血栓扩散，促使血栓溶解。可选用华法林或抗血小板聚集药物阿司匹林、氯吡格雷等，治疗中要定期监测凝血功能，并随时调整剂量，防止并发颅内或身体其他部位的出血。

4. 部分心源性脑栓塞患者发病后 2 ～ 3 小时内，用较强的血管扩张剂如罂粟碱静滴可收到意想不到的满意疗效；亦有用烟胺羟丙茶碱（脉栓通、烟酸占替诺）治疗发病 1 周内的轻、中度脑梗死病例收到较满意疗效者。

［常考考点］心源性脑栓塞 3 小时内首选的药物治疗是尿激酶。

要点六　中医辨证论治

参见本单元“细目四”。

要点七　预防

主要是预防各种原发病的发生，如已发生原发病，应尽早积极治疗，以杜绝栓子的产生。

【例题实战模拟】

A1 型题

1. 脑栓塞的栓子最常见的来源是

A. 心源性栓子　B. 下肢手术后　C. 羊水栓　D. 脂肪栓　E. 癌性栓子

B1 型题

A. 天麻钩藤饮加减　B. 真方白丸子加减　C. 大秦艽汤加减
D. 补阳还五汤加减　E. 镇肝熄风汤加减

2. 脑栓塞肝阳暴亢，风火上扰证常用的治疗方剂是

3. 脑栓塞中经络阴虚风动证常用的治疗方剂是

【参考答案】

1. A　2. A　3. E

细目六　腔隙性梗死

腔隙性梗死（lacunar infarct）是指因脑深穿动脉暂时或永久性闭塞导致大脑半球深部白质及脑干的缺血性微梗死，因脑组织缺血、坏死、液化并由吞噬细胞移除而形成腔隙，故称为腔隙性梗死。约占急性缺血性脑卒中的 20%，是脑梗死的一种常见类型。

本病属于中医学“中风”“眩晕”“头痛”等范畴。

要点一　西医病因病理

1. 高血压　高血压可导致小动脉及微小动脉壁脂质透明变性，引起管腔闭塞而产生腔隙性病变。

2. 动脉粥样硬化　使小动脉管腔狭窄，血栓形成或栓子脱落后阻塞了深穿支动脉的起始部，引起其供血区的梗死，尤其是颈动脉系统颈外段、大脑中动脉及基底动脉的粥样硬化。

3. 血流动力学异常与血液成分异常　如各种原因使血压突然下降或血液黏稠度增高，均可使已严重狭窄的动脉远端血流明显减少而发病。

4. 各种类型小栓子　小栓子的可能来源有红细胞、纤维蛋白、胆固醇、空气、心脏病及霉菌性动脉瘤等，随血流直接阻塞小动脉则引起发病。

要点二　临床表现

1. 本病多发生于 40 ～ 60 岁及以上中老年人，男性多于女性，常有多年高血压史。

2. 发病常较突然，多为急性发病，部分为渐进性或亚急性起病，多在白天活动中发病；20% 以下表现为 TIA 样起病。

3. 临床表现多样，其特点是症状较轻、体征单一，多可完全恢复，预后较好，但可反复发作，无头痛和意识障碍等全脑症状。各例的临床表现主要取决于腔隙的独特位置，由此可归纳为 21 种临床综合征，临床较为典型的有以下 6 种腔隙综合征：

（1）纯运动性轻偏瘫（PMH）：是临床中最典型、最常见的腔隙综合征，约占 60%。有一侧面部和上下肢无力，无感觉障碍、视野缺损及皮层功能缺失如失语；脑干病变的 PMH 无眩晕、耳鸣、眼震、复视及小脑性共济失调。PMH 有 7 种少见的变异型：①合并运动性失语。②无面瘫的 PMH。③合并水平凝视麻痹。④合并动眼神经交叉瘫（Weber 综合征）。⑤合并外展神经交叉瘫。⑥伴有急性发作的精神错乱，注意力、记忆力障碍。⑦闭锁综合征。

（2）纯感觉性卒中（PSS）：较常见。对侧偏身或局部感觉障碍，多为主观感觉体验，但亦有感觉缺失者。感觉障碍严格沿人体中轴分隔，是丘脑性感觉障碍的特点。感觉异常仅位于面口部和手部者称口手综合征。

（3）共济失调性轻偏瘫（AH）：病变对侧 PMH 伴小脑型共济失调，下肢重，足、踝尤为明显；上肢轻，面部最轻。指鼻试验、跟膝胫试验、轮替动作、Romberg 征均为阳性。幕上病变引起者有肢体麻痛；幕下病变引起者有眼球震颤、构音障碍等症。

（4）构音障碍 – 手笨拙综合征（DCHS）：起病突然，发病后症状即达高峰，有严重构音障碍、吞咽困难，病变对侧中枢性面舌瘫，同侧手轻度无力及精细动作笨拙，指鼻试验不准，轻度平衡障碍，但无感觉障碍。

（5）感觉运动性卒中（SMS）：以偏身感觉障碍起病，再出现轻偏瘫，可为 PSS 合并 PMH。

（6）腔隙状态：多发性腔隙累及双侧锥体束，出现严重精神障碍、痴呆、假性延髓性麻痹、双侧锥体束征、类帕金森综合征和尿便失禁等。但并非所有多发性腔隙性梗死都是腔隙状态。

［常考考点］纯运动性轻偏瘫（PMH）是临床中最典型、最常见的腔隙综合征。

要点三　实验室检查及其他检查

1. CT　可见深穿支供血区单个或多个直径 2 ～ 15mm 病灶，呈圆形、卵圆形、长方形或楔形腔隙性阴影，边界清晰，无占位效应，增强时可见轻度斑片状强化，阳性率为 60% ～ 96%。

2. MRI　可清晰显示脑干病灶、对病灶进行准确定位，并能区分陈旧性腔隙系由于腔隙性梗死抑或颅内小出血所致，是最有效的检查手段。

3. 其他检查　脑电图、脑脊液及脑血管造影无肯定的阳性发现。PET 和 SPECT 通常在早期即可发现脑组织缺血变化。颈动脉 Doppler 可发现颈动脉粥样硬化斑块。

要点四　诊断

目前国内外尚无统一的诊断标准，以下标准可资参考：①中年以后发病，有长期高血压病史。②临床表现符合腔隙综合征之一。③ CT 或 MRI 影像学检查可证实存在与神经功能缺失一致的病灶。④ EEG、腰椎穿刺或 DSA 等均无肯定的阳性发现。⑤预后良好，多数患者可在短期内恢复。

要点五　西医治疗

由于腔隙性梗死大都为终末支阻塞，没有侧支循环，故治疗主要是预防疾病的复发，可针对病因及症状作相应处理。

1. 有效控制高血压病及防治各种类型脑动脉硬化是预防本病的关键。腔隙性梗死急性期将血压逐渐降至接近病人年龄的正常水平，不宜使血压大幅度下降，否则会加重病情。
2. 应用抑制血小板聚集药物（阿司匹林等），预防血栓形成，减少复发。
3. 急性期可适当应用扩血管药物，促进神经功能恢复。
4. 钙离子拮抗剂（尼莫地平、氟桂利嗪等）可减少血管痉挛，改善脑血液循环，降低腔隙性梗死复发率。
5. 控制其他可干预危险因素如吸烟、糖尿病、高脂血症等。

［常考考点］有效控制高血压病及防治各种类型脑动脉硬化是预防本病的关键。

要点六　中医辨证论治

参见本单元“细目四”。

细目七　脑出血

脑出血（intracerebral hemorrhage，ICH）是指原发性非外伤性脑实质内出血，又称原发性或自发性脑出血。常形成大小不等的脑内血肿，有时穿破脑实质形成继发性脑室内出血和 / 或蛛网膜下腔出血。起病急骤，主要临床表现为头痛、呕吐、意识障碍、偏瘫、偏身感觉障碍和偏盲等。

本病属于中医学“中风”“眩晕”“头痛”和“厥证”等范畴。

要点一　西医病因病理

（一）病因

1. 高血压合并小动脉硬化是脑出血最常见病因。
2. 脑动脉粥样硬化。
3. 继发于脑梗死的出血。
4. 先天性脑血管畸形或动脉瘤。
5. 血液病（如白血病、再生障碍性贫血、血小板减少性紫癜和血友病等）。
6. 抗凝或溶血栓治疗。

7. 其他，如脑动脉炎、淀粉样血管病或肿瘤侵袭血管壁破裂出血、原因不明的特发性出血等。

（二）病理

脑出血 80% 位于大脑半球，主要发生在基底节区（大脑中动脉的深穿支 – 豆纹动脉破裂），其次是脑叶的白质、脑桥及小脑。出血灶一般在 2 ～ 8cm，绝大多数为单灶，仅 18% ～ 27% 为多灶。基底节区的出血按其与内囊的关系可分为：①外侧型，出血位于壳核、带状核和外囊附近。②内侧型，出血位于内囊内侧和丘脑附近。③混合型，为外侧型和内侧型扩延的结果。脑桥出血多发生于被盖部与基底部交接处，小脑出血好发于小脑半球。

病理检查可见出血侧半球肿胀、充血，血液可流入蛛网膜下腔或破入脑室系统；出血灶呈大而不规则空腔，中心充满血液或血块，周围是坏死组织，有瘀点状出血性软化带；血肿周围组织受压，水肿明显，血肿较大时引起颅内压增高，可使脑组织和脑室移位、变形，甚至形成脑疝。脑疝是各类脑出血最常见的直接致死原因，主要有小脑幕疝、中心疝、枕骨大孔疝。急性期过后，血块溶解，含铁血黄素被巨噬细胞清除，被破坏的脑组织渐被吸收，胶质纤维增生。出血灶小者形成瘢痕，大者形成中风囊。

要点二　中医病因病机

与动脉硬化性脑梗死形成相似，可参考本单元“细目四”。

要点三　临床表现

1. 病史　发病年龄常在 50 ～ 70 岁，多数有高血压史。起病常突然而无预兆。多在活动或情绪激动时发病，症状常在数小时内发展至高峰。

2. 症状体征　急性期常见的主要表现有头痛、头晕、呕吐、意识障碍、肢体瘫痪、失语、大小便失禁等。发病时常有显著的血压升高，一般在 180/110mmHg 以上，体温升高（发病后即刻高热为丘脑体温调节中枢受损所致，体温逐渐升高并呈弛张型者，多为合并感染，低热则为吸收热），尤其是脑桥出血常引起高热。可因出血部位及出血量不同而临床症状不一，常见的有以下几类：

（1）基底节区（内囊区）出血：占全部脑出血的 70%，其中以壳核出血最为常见，占全部的 50% ～ 60%，丘脑出血占全部的 20%。临床常见以下几类：

①壳核出血：表现为突发病灶对侧偏瘫、偏身感觉障碍和同向偏盲，双眼球向病灶对侧同向凝视不能，主侧半球可有失语、失用。

②丘脑出血：突发对侧偏瘫、偏身感觉障碍和同向偏盲（表现为上视障碍，或凝视鼻尖），但其上下肢瘫痪为均等，深浅感觉障碍以深感觉障碍明显；意识障碍多见且较重，出血波及下丘脑或破入第三脑室可出现昏迷加深，瞳孔缩小，去皮质强直等；累及丘脑中间腹侧核可出现运动性震颤、帕金森综合征；累及优势侧丘脑可有丘脑性失语；可伴有情感改变（欣快、淡漠或无欲状），视听幻觉及定向、记忆障碍。

③尾状核头出血：较少见，与蛛网膜下腔出血相似，仅有脑膜刺激征而无明显瘫痪，可有对侧中枢性面舌瘫。

（2）脑叶出血：占 5% ～ 10%。

①额叶出血：前额痛、呕吐、痫性发作较多见；对侧偏瘫、共同偏视、精神障碍；优势半球出血时可出现运动性失语。

②顶叶出血：偏瘫较轻，而偏侧感觉障碍显著；对侧下象限盲；优势半球出血时可出现混合性失语。

③颞叶出血：表现为对侧中枢性面舌瘫及以上肢为主的瘫痪；对侧上象限盲；优势半球出血时可出现感觉性失语或混合性失语；可有颞叶癫痫、幻嗅、幻视。

④枕叶出血：对侧同向性偏盲，并有黄斑回避现象，可有一过性黑蒙和视物变形；多无肢体瘫痪。

（3）脑桥出血：占脑出血的 8% ～ 10%。轻症或早期检查时可发现单侧脑桥损害的体征，如出血侧的面神经和外展神经麻痹及对侧肢体弛缓性偏瘫（交叉性瘫痪），头和双眼凝视瘫痪侧。重症脑桥出血多很快波及对侧，患者迅速出现昏迷、四肢瘫痪，大多呈弛缓性，少数呈去大脑强直，双侧病理征阳性，双侧瞳孔极度缩小呈针尖样，但对光反应存在；持续高热，明显呼吸障碍，眼球浮动，呕吐咖啡样胃内容物等。病情迅速恶化，多数在 24 ～ 48 小时内死亡。

（4）小脑出血：约占脑出血的 10%。多数表现为突发眩晕，频繁呕吐，枕部头痛，一侧肢体共济失调而无明显瘫痪，可有眼球震颤，一侧周围性面瘫，但无肢体瘫痪为其常见的临床特点。重症大量出血者呈进行性颅内压迅速增高，发病时或发病后 12 ～ 24 小时内出现昏迷及脑干受压症状，多在 48 小时内因急性枕骨大孔疝而死亡。

（5）脑室出血：分原发性与继发性。继发性系指脑实质出血破入脑室者，如壳核出血常侵入内囊和破入侧脑室，丘脑出血常破入第三脑室或侧脑室，脑桥或小脑出血则可直接破入蛛网膜下腔或第四脑室。原发性者少见，占脑出血的 3% ～ 5%。小量出血者表现为头痛、呕吐、脑膜刺激征；大量出血者表现为突然昏迷，出现脑膜刺激征、四肢弛缓性瘫痪，可见阵发性强直性痉挛或去大脑强直状态，自主神经功能紊乱较突出，面部充血多汗，预后极差。

［常考考点］脑不同部位出血的临床特征。

要点四　实验室检查及其他检查

1. CT 检查　是诊断脑出血安全有效的方法，为临床上脑出血疑诊病例的首选检查。可显示血肿的部位、大小，是否有占位效应，是否破入脑室、蛛网膜下腔，周围脑组织受损情况，及有无梗阻性脑积水等，故对脑出血确诊和指导治疗均有肯定意义。

2. MRI 检查　急性期对幕上及小脑出血的诊断价值不如 CT，但对脑干出血优于 CT。

3. 数字减影脑血管造影（DSA）　脑血管造影只在考虑手术清除血肿或需排除其他疾病时方才进行。

4. 脑脊液检查　压力一般均增高，多呈洗肉水样均匀血性。有明显颅内压增高者，腰穿因有诱发脑疝的危险，仅在不能进行头颅 CT 检查且临床无明显颅内压增高表现时进行；怀疑小脑出血禁行腰穿。

5. 出血量的估算　临床可采用简便易行的多田公式，根据 CT 影像估算出血量。方法如下：

出血量 =0.5× 最大面积长轴（cm）× 最大面积短轴（cm）× 层面数。

［常考考点］CT 是诊断脑出血安全有效的方法，为临床上脑出血疑诊病例的首选检查。

要点五　诊断

典型脑出血的诊断要点：

1. 50 岁以上，多有高血压病史，在体力活动或情绪激动时突然起病，发病迅速。

2. 早期有意识障碍及头痛、呕吐等颅内压增高症状，并有脑膜刺激征及偏瘫、失语等局灶症状。

3. 头颅 CT 示高密度阴影。

［常考考点］脑出血的诊断要点。

要点六　西医治疗

急性期的治疗原则：保持安静，防止继续出血；积极抗脑水肿，降低颅压；调整血压，改善循环；加强护理，防治并发症。

（一）内科治疗

1. 一般治疗

（1）卧床休息：一般应卧床休息 2 ～ 4 周，避免情绪激动及血压升高。

（2）保持呼吸道通畅：昏迷患者应将头歪向一侧，以利于口腔分泌物及呕吐物流出，并可防止舌根后坠阻塞呼吸道，随时吸出口腔内的分泌物和呕吐物，必要时行气管切开。

（3）吸氧：有意识障碍、血氧饱和度下降或有缺氧现象（PO_2 ＜ 60mmHg 或 PCO_2 ＞ 50mmHg）的患者应给予吸氧。

（4）鼻饲：昏迷或有吞咽困难者在发病第 2 ～ 3 天即应鼻饲。

（5）对症治疗：过度烦躁不安的患者可适量用镇静药；便秘者可选用缓泻剂。于头部和颈部大血管处放置冰帽、冰袋或冰毯以降低脑部温度和新陈代谢，有利于减轻脑水肿和降低颅内压等。

2. 维持水、电解质平衡和加强营养 维持中心静脉压 5 ～ 12mmHg（或肺楔压在 10 ～ 14mmHg）水平。注意防止低钠血症，以免加重脑水肿。每日补钠 50 ～ 70mmol/L，补钾 40 ～ 50mmol/L，糖类 13.5 ～ 18g。

3. 控制脑水肿 降低颅内压，应立即使用脱水剂，可快速静脉滴注 20% 甘露醇 125 ～ 250mL，每 6 ～ 8 小时 1 次，疗程 7 ～ 10 天。利尿剂常用呋塞米每次 40mg，每日 2 ～ 4 次，静脉注射，常与甘露醇合用；亦可使用甘油、10% 血清白蛋白等。

4. 控制高血压 根据患者年龄、病前血压水平、病后血压情况及颅内压高低，确定最适当的血压水平。血压≥ 200/110mmHg 时，在降颅压的同时可慎重平稳降血压治疗，使血压维持在略高于发病前水平或 180/105mmHg 左右；收缩压在 170 ～ 200mmHg 或舒张压在 100 ～ 110mmHg，暂时尚可不必使用降压药，先脱水降颅压，并严密观察血压情况，必要时再用降压药。血压降低幅度不宜过大，一般主张维持在 150 ～ 160/90 ～ 100mmHg 为宜，否则可能造成脑低灌注。收缩压＜ 165mmHg 或舒张压＜ 95mmHg，不需降血压治疗。

5. 止血药和凝血药 对脑出血并无效果，但如合并消化道出血或有凝血障碍时，仍可使用。常用的有 6– 氨基已酸、抗血纤溶芳酸、凝血酶、仙鹤草素等。

6. 并发症的防治

（1）感染：合并意识障碍的老年患者易并发肺部感染，或因尿潴留或导尿等易合并尿路感染，可给予预防性抗生素治疗。

（2）应激性溃疡：预防可用 H_2 受体阻滞剂或质子泵抑制剂，并可用氢氧化铝凝胶；一旦出血应按上消化道出血的常规进行治疗。

（3）抗利尿激素分泌异常综合征（又称稀释性低钠血症）：可发生于约 10% 的脑出血病人。每日水摄入量应限制在 800 ～ 1000mL，每日补钠 9 ～ 12g；低钠血症宜缓慢纠正，否则可导致脑桥中央髓鞘溶解症。

（4）痫性发作：以全面性发作为主，频繁发作者可静脉缓慢推注安定 10 ～ 20mg，或苯妥英钠 15 ～ 20mg/kg 控制发作。

（5）中枢性高热：宜先行物理降温，效果不佳者可用多巴胺能受体激动剂如溴隐亭，也可用硝苯呋海因。

（6）下肢深静脉血栓形成：勤翻身、被动活动或抬高瘫痪肢体可预防，一旦发生，应进行肢体静脉血流图检查，并给予普通肝素。

（二）手术治疗

手术治疗目的在于清除血肿，解除脑疝，挽救生命和争取神经功能的恢复。符合以下情况者，可做手术治疗：

1. 昏迷不深，瞳孔等大，偏瘫，经内科治疗后病情进一步恶化，颅内压继续增高伴脑干受压的体征，如心率徐缓、血压升高、呼吸节律变慢、意识水平下降或出现出血侧瞳孔扩大者。

2. 脑叶出血血肿超过 40mL，有中线移位或明显颅内压增高者。

3. 小脑出血血肿超过 15mL 或直径超过 3cm，蚓部血肿＞ 6mL，有脑干或第四脑室受压，第三脑室及侧脑室扩大，或出血破入第四脑室者。

4. 脑室出血致梗阻性脑积水，应尽早手术治疗（发病后 6 ～ 24 小时内）。

对已出现双侧瞳孔散大、去大脑强直或有明显生命体征改变者或脑桥出血者不宜手术。

［常考考点］手术治疗的指征及并发症的防治。

要点七　中医辨证论治

参见本单元“细目四”。

细目八　蛛网膜下腔出血

原发性蛛网膜下腔出血（subarachnoid hemorrhage，SAH）是指脑表面血管破裂后，血液流入蛛网膜下腔而言。常见病因为颅内动脉瘤，其次为脑血管畸形，还有高血压动脉硬化，也可见于动脉炎、抗凝治疗并发症等。

本病属于中医学“头痛”“中风”“眩晕”“厥证”等范畴。

要点一　西医病因与发病机制

（一）病因

先天性动脉瘤常见，约占50%以上，其次是脑血管畸形和高血压动脉硬化性动脉瘤。还可见于颅底异常血管网（Moyamoya）、各种感染引起的动脉炎、肿瘤破坏血管、血液病、抗凝治疗的并发症。

（二）发病机制

1. 先天性动脉瘤　好发于脑底动脉环的前部，由于Willis环动脉壁发育异常，随年龄增长，在血流涡流冲击下，动脉壁弹性减弱，管壁薄弱处向外膨出形成动脉瘤。动脉瘤仅由内膜和外膜组成，易突破出血。

2. 脑血管畸形　畸形的血管壁常先天性发育不全，极为薄弱，当激动时或由于其他原因可导致破裂出血。

3. 其他　如动脉炎、颅内炎症、转移癌均可直接损伤血管壁而造成出血。

[常考考点]蛛网膜下腔出血的常见原因是先天性动脉瘤。

要点二　中医病因病机

与脑血栓形成相似，可参考本单元“细目四”。

要点三　临床表现

1. 病史与发病　脑血管畸形破裂多发生在青少年，先天性颅内动脉瘤破裂则多发于青年以后，老年以动脉硬化而致出血者为多。绝大多数病例为突然起病，可有用力、情绪激动等诱因。

2. 症状与体征　起病时最常见的症状是突然剧烈头痛、恶心、呕吐。可有局限性或全身性抽搐、短暂意识不清甚至昏迷。体征方面最主要的是脑膜刺激征，颅神经中以一侧动眼神经麻痹最常见。少数患者早期有某一肢体轻瘫或感觉障碍等局灶性神经体征。数日后出现的偏瘫等体征则往往是继发的脑动脉痉挛所致。眼底检查可见视网膜片状出血、视乳头水肿。

60岁以上的老年患者临床表现常不典型，头痛、呕吐、脑膜刺激征均可不明显，而其意识障碍则较重。个别极重型的出血患者可很快进入深昏迷，出现去大脑强直，因脑疝形成而迅速死亡。

3. 临床分级　一般采用Hunt和Hess分级法对动脉瘤性SAH的临床状态进行分级，以选择手术时机和判断预后。

Hunt和Hess分级法

分类	标准
0级	未破裂动脉瘤
Ⅰ级	无症状或轻微头痛
Ⅱ级	中至重度头痛，脑膜刺激征，颅神经麻痹
Ⅲ级	嗜睡，意识混浊，轻度局灶神经体征
Ⅳ级	昏迷，中至重度偏瘫，有早期去大脑强直或自主神经功能紊乱
Ⅴ级	深昏迷，去大脑强直，濒死状态

4. 常见并发症 包括再出血、脑血管痉挛、急性非交通性脑积水和正常颅压脑积水等。

（1）再出血：以 5 ～ 11 天为高峰，81% 发生在 1 个月内。颅内动脉瘤初次出血后 24 小时内再出血率最高，约为 4.1%，至第 14 天时累计为 19%。临床表现：在经治疗病情稳定好转的情况下，突然发生剧烈头痛、恶心呕吐、意识障碍加重、原有局灶症状和体征重新出现等。

（2）脑血管痉挛：通常发生在出血后第 1 ～ 2 周，表现为病情稳定后再出现神经系统定位体征和意识障碍，因脑血管痉挛所致缺血性脑梗死引起，腰穿或头颅 CT 检查无再出血表现。

（3）急性非交通性脑积水：指 SAH 后 1 周内发生的急性或亚急性脑室扩大所致的脑积水，机制主要为脑室内积血，临床表现主要为剧烈的头痛、呕吐、脑膜刺激征、意识障碍等，复查头颅 CT 可以诊断。

（4）正常颅压脑积水：出现于 SAH 的晚期，表现为精神障碍、步态异常和尿失禁。

[常考考点]蛛网膜下腔出血最常见的症状是突然剧烈头痛、恶心、呕吐。体征是脑膜刺激征，颅神经中以一侧动眼神经麻痹最常见。

要点四 实验室检查及其他检查

1. 颅脑 CT 是确诊蛛网膜下腔出血的首选诊断方法。根据 CT 结果可以初步判断或提示颅内动脉瘤的位置：如位于颈内动脉段常是鞍上池不对称积血；大脑中动脉段多见外侧裂积血；前交通动脉段则是前间裂基底部积血；而出血在脚间池和环池，一般无动脉瘤。

2. 腰脊穿刺 脑脊液检查是诊断 SAH 的重要依据。腰脊穿刺有诱发重症病例形成脑疝的危险，只有在无条件做 CT 检查而病情允许的情况下，或 CT 检查无阳性发现而临床又高度怀疑 SAH 时才考虑进行。

3. 其他检查

（1）脑血管造影或数字减影血管造影（DSA）：是诊断颅内动脉瘤最有价值的方法，阳性率达 95%。因血管造影可加重神经功能损害，如脑缺血、动脉瘤再次破裂出血等，造影时宜避开脑血管痉挛和再出血的高峰期（即出血 3 天内或 3 周后进行为宜），最好过了绝对卧床期（4 ～ 6 周）。

（2）CT 血管成像（CTA）和 MR 血管成像（MRA）：是无创性的脑血管显影方法，主要用于有动脉瘤家族史或破裂先兆者的筛查、动脉瘤患者的随访以及急性期不能耐受 DSA 检查的患者。

[常考考点]颅脑 CT 是确诊蛛网膜下腔出血的首选诊断方法。脑血管造影或数字减影血管造影（DSA）是诊断颅内动脉瘤最有价值的方法。

要点五 诊断与鉴别诊断

（一）诊断

诊断依据：突然剧烈头痛、呕吐、脑膜刺激征阳性即高度提示本病，如眼底检查发现玻璃体膜下出血，脑脊液检查呈均匀血性，压力增高，则可临床确诊。

CT 检查证实临床诊断，进一步明确 SAH 的原因。

（二）鉴别诊断

1. 颅内感染 各种类型的脑膜炎虽有头痛、恶心呕吐，脑膜刺激征阳性，但常先有发热，腰脊穿刺不是血性脑脊液，而是呈炎性改变。

2. 脑出血 高血压脑出血病人腰脊穿刺脑脊液检查也可呈血性，但病人长期以来有高血压病史，发病后有内囊等脑实质出血的定位体征，头颅 CT 扫描为脑实质出血。

3. 偏头痛 本病也是突然起病的剧烈头痛、恶心呕吐，但偏头痛病人过去常有类似发作史，无脑膜刺激征，脑脊液检查正常可资鉴别。

[常考考点]蛛网膜下腔出血与颅内感染和偏头痛的鉴别（脑脊液检查）。

要点六 西医治疗

本病的治疗原则是制止继续出血，防治继发性血管痉挛，去除引起出血的病因和预防复发。

1. 一般处理及对症治疗

（1）保持生命体征稳定：SAH 确诊后有条件者应争取监护治疗，密切监测生命体征和神经系统体征的变化；保持气道通畅，维持稳定的呼吸、循环系统功能。

（2）降低颅内压：临床上主要是用脱水剂，常用的有甘露醇、呋塞米、甘油果糖、白蛋白等。若伴发的脑内血肿体积较大时，应尽早手术清除血肿，降低颅内压以抢救生命。

（3）纠正水、电解质平衡紊乱：注意液体出入量平衡。适当补液补钠、调整饮食和静脉补液中晶体胶体的比例可以有效预防低钠血症。低钾血症也较常见，及时纠正可以避免引起或加重心律失常。

（4）对症治疗：烦躁者予镇静药，头痛予镇痛药，痫性发作时可以短期采用抗癫痫药物如安定、卡马西平或者丙戊酸钠。

（5）加强护理：就地诊治，卧床休息，避免声光刺激，保持尿便通畅。意识障碍者可予鼻胃管，小心鼻饲慎防窒息和吸入性肺炎。尿潴留者留置导尿，注意预防尿路感染。采取勤翻身、肢体被动活动、气垫床等措施预防褥疮、肺不张和深静脉血栓形成等并发症。

2. 防治再出血

（1）安静休息：绝对卧床 4 ～ 6 周，镇静、镇痛，避免用力和情绪刺激。

（2）调控血压：去除疼痛等诱因后，如果平均动脉压＞ 125mmHg 或收缩压＞ 180mmHg，可在血压监测下使用短效降压药物使血压下降，保持血压稳定在正常或者起病前水平。可选用钙离子通道阻滞剂、β 受体阻滞剂或 ACEI 类等。

（3）抗纤溶药物：为了防止动脉瘤周围的血块溶解引起再度出血，可用抗纤维蛋白溶解剂，以抑制纤维蛋白溶解原的形成。常用 6- 氨基己酸（EACA），也可用止血芳酸（PAMBA）或止血环酸（氨甲环酸）。抗纤溶治疗可以降低再出血的发生率，但同时也可增加脑血管痉挛（cerebrovascular spasm，CVS）和脑梗死的发生率，建议与钙离子通道阻滞剂同时使用。

（4）外科手术：动脉瘤性 SAH，Hunt 和 Hess 分级≤Ⅲ级时，多早期行手术夹闭动脉瘤或者介入栓塞。

3. 防治脑动脉痉挛及脑缺血

（1）维持正常血压和血容量：血压偏高给予降压治疗；在动脉瘤处理后，血压偏低者，首先应去除诱因，如减或停脱水和降压药物；予胶体溶液（白蛋白、血浆等）扩容升压；必要时使用升压药物，如多巴胺静滴。

（2）早期使用尼莫地平：常用剂量 10 ～ 20mg/d，静脉滴注 1mg/h，共 10 ～ 14 天，注意其低血压的副作用。

4. 病变血管的处理

（1）血管内介入治疗：介入治疗无须开颅和全身麻醉，对循环影响小，近年来已经被广泛应用于颅内动脉瘤治疗。术前须控制血压，使用尼莫地平预防血管痉挛，行 DSA 检查确定动脉瘤部位及大小形态，选择栓塞材料行瘤体栓塞或者载瘤动脉的闭塞术。颅内动静脉畸形（arterial-venous malformation，AVM）有适应证者也可以采用介入治疗闭塞病变动脉。

（2）外科手术：需要综合考虑动脉瘤的复杂性、手术难易程度、患者临床情况的分级等以决定手术时机。动脉瘤性 SAH 倾向于早期手术（3 天内）夹闭动脉瘤；一般 Hunt 和 Hess 分级≤Ⅲ级时多主张早期手术。Ⅳ、Ⅴ级患者经药物保守治疗情况好转后可行延迟性手术（10 ～ 14 天）。对 AVM 反复出血者、年轻患者、病变范围局限和曾有出血史的患者首选显微手术切除。

（3）立体定向放射治疗（γ 刀治疗）：主要用于小型 AVM 以及栓塞或手术治疗后残余病灶的治疗。

[常考考点] 蛛网膜下腔出血的西医治疗。

要点七　中医辨证论治

参见本单元“细目四”。

【例题实战模拟】

A2 型题

1. 患者，男，58 岁。清晨活动时突然昏仆，不省人事，牙关紧闭，口噤不开，痰涎壅盛，静而不烦，四肢欠温，舌淡，苔白滑而腻，脉沉。其证型是

A. 肝阳暴亢，风阳上扰证　B. 痰热腑实，风痰上扰证　C. 元气败脱，心神涣散证
D. 痰热内闭清窍证　E. 痰湿壅闭心神证

2. 患者，女，64 岁。患高血压病多年，突然昏仆，口噤目张，气粗息高，口眼㖞斜，半身不遂，昏不知人，颜面潮红，大便干结，舌红，苔黄腻，脉弦滑数。治疗应首选

A. 天麻钩藤饮加减　B. 镇肝熄风汤加减　C. 涤痰汤加减
D. 立即用大剂参附汤合生脉散加减
E. 首先灌服（或鼻饲）至宝丹或安宫牛黄丸以辛凉开窍，继用羚羊角汤加减

3. 患者，男，58 岁。既往有高血压病史。晨起时突然出现口眼㖞斜，语言謇涩，右侧半身不遂，痰多，腹胀便秘，头晕目眩，舌质红，苔黄腻，脉弦滑。测血压 180/100 mmHg，头颅 CT 未见异常。其诊断是

A. 高血压病，肝阳暴亢，风火上扰证　B. 高血压病，脑梗死，痰湿壅闭心神证
C. 高血压病，脑出血，气虚血瘀证　D. 高血压病，脑梗死，痰热腑实，风痰上扰证
E. 高血压病，阴虚风动证

4. 患者，男，60 岁。突然右侧肢体活动不利，语言不利，口角流涎，舌强语謇，手足麻木，关节酸痛，恶寒发热，舌苔薄白，脉浮数。其证型为

A. 风痰瘀血，阻痹络脉证　B. 肝阳暴亢，风火上扰证　C. 痰热腑实，风痰上扰证
D. 气虚血瘀证　E. 气虚血滞，脉络瘀阻

B1 型题

A. 大脑皮质　B. 内囊及基底节附近　C. 丘脑　D. 大脑中动脉　E. 大脑后动脉

5. 高血压脑出血最好发部位是

6. 脑栓塞多发生在

A. 甘露醇　B. 低分子右旋糖酐　C. 川芎嗪　D. 阿司匹林　E. 肝素

7. 脑血栓形成急性期的血液稀释疗法，应首选

8. 脑 CT 示基底节区低密度影，周围有水肿带，视神经乳头水肿者，治疗应首选

【参考答案】

1. E　2. E　3. D　4. A　5. B　6. D　7. B　8. A

细目九　帕金森病

帕金森病（Parkinson disease，PD）又称震颤麻痹（paralysis agitans），由英国医生 James Parkinson（1817）首先描述。PD 是发生在中老年人锥体外系的进行性变性疾病，主要病变是中脑黑质，特别是致密部多巴胺（DA）能神经元变性。

本病属中医学“颤证”“颤病”“震颤”“振掉”“痉病”和“肝风”等范畴。

要点一　西医病因与发病机制

（一）病因

本病的病因迄今未明，故称原发性帕金森病，发病机制十分复杂，可能与下列因素有关：

1. 遗传因素　10%PD 患者有家族史，呈不完全外显率的常染色体显性遗传或隐性遗传。迄今已有 13 个位点（PARK1–13）的基因突变被证实与常染色体显性和隐性遗传性帕金森病有关。

2. 年龄因素 流行病学调查显示，PD 的发病与年龄有明显的关系。PD 主要见于中老年人，40 岁前发病少见。

3. 环境因素 流行病学调查显示，长期接触杀虫剂、除草剂或某些工业化学品等可能是 PD 发病的危险因素。

（二）发病机制

含色素的神经元变性、缺失，尤以黑质致密部 DA 能神经元为著。类似改变也可见于蓝斑、中缝核、迷走神经背核等部位，但程度较轻。

要点二 中医病因病机

1. 年老体弱 帕金森病多发于老年人，“年四十而阴气自半”，兼加劳顿、色欲之消耗，而致阴精虚少，形体衰败，致使筋脉失濡，肌肉拘挛，发为震颤、僵直。

2. 五志过极 五志过极皆能化火，火热内盛，耗伤阴精，阳亢风动而为本病；思虑太过，损伤脾胃，运化失司，气血生化乏源而致肢体失养，或化生痰浊，阻于筋脉。

3. 饮食不节 嗜食肥甘厚味，损伤脾胃，痰浊内生，痰阻经脉；或喜食辛辣之品，化热伤阴，阴虚阳亢，虚风内动而发本病。

4. 先天禀赋不足 禀赋不足，肾精亏虚，髓海失充，筋脉失荣而发为本病。

本病是由多种病因长期作用的结果，病位在脑，与肝、肾关系密切。肝肾阴虚为本，痰浊、瘀血、风火为标，形成本虚标实之证。

［常考考点］病位在脑，与肝、肾关系密切。

要点三 临床表现

大部分 PD 患者在 60 岁以后发病，起病隐袭，缓慢发展，逐渐加剧。初发症状以震颤最多，其次为步行障碍、肌强直和运动迟缓。症状常自一侧上肢开始，逐渐波及同侧下肢、对侧上肢及下肢，常成“N”字形进展，亦有自一侧下肢开始者。症状出现先后因人而异。

1. 临床特征

（1）震颤：典型表现是静止性震颤，常为首发症状，多由一侧上肢远端开始，拇指与屈曲的食指间呈“搓丸样”（pill-rolling）动作，安静或休息时出现或明显，随意运动时减轻或停止，紧张时加剧，入睡后消失。

（2）肌强直：表现为屈肌和伸肌张力同时增高，被动运动时关节始终保持增高的阻力，类似弯曲软铅管的感觉，故称“铅管样强直”；部分患者因伴有震颤，检查时可感到在均匀的阻力中出现断续停顿，如同转动齿轮感，称为“齿轮样强直”。

（3）运动迟缓：主要表现为随意动作减少，如起床、翻身、步行、方向变换等运动迟缓；面部表情肌活动减少，常常双眼凝视，瞬目减少，呈现“面具脸”；手指做精细动作如扣纽扣、系鞋带等困难；书写时字越写越小，呈现“小写征”。

（4）姿势步态异常：四肢、躯干、颈部肌强直可使患者出现特殊的屈曲体姿，表现为头部前倾，躯干俯屈，上肢肘关节屈曲，腕关节伸直，前臂内收，下肢之髋及膝关节均略微弯曲。早期走路时下肢拖曳，随病情进展呈小步态，步伐逐渐变小变慢，启动困难，行走时上肢的前后摆动减少或完全消失；站立时呈屈曲体姿，步态障碍甚为突出。转弯时，平衡障碍特别明显。晚期患者自坐位、卧位起立困难，慌张步态。

2. 其他症状

（1）Myerson 征：反复叩击眉弓上缘产生持续眨眼反应。

（2）眼睑阵挛（闭合眼睑轻度颤动）或眼睑痉挛（眼睑不自主闭合）。

（3）口、咽和腭肌运动障碍致讲话缓慢、发音弱、流涎，严重时吞咽困难。

（4）脂颜和多汗。

（5）消化道蠕动障碍致顽固性便秘。

（6）部分患者晚期出现轻度认知功能减退和视幻觉，通常不严重。抑郁症常见。

［常考考点］帕金森病的典型表现。

要点四　实验室检查及其他检查

1. 血常规、脑脊液检查、尿常规及血液生化等检查均无异常。
2. CT、MRI 检查无特征性所见。
3. 脑电图的基础波形稍呈慢波化。
4. 尿中多巴胺的代谢产物高香草酸（HVA）减少。
5. 基因检测 DNA 印迹技术、PCR、DNA 序列分析等在少数家族性 PD 患者可能会发现基因突变。
6. 正电子发射断层扫描（PET）或单光子发射计算机断层（SPECT）可发现 PD 患者脑内多巴胺转运载体（DAT）功能显著降低，且疾病早期即可发现，故对 PD 的早期诊断、鉴别诊断及病情进展监测均有一定的价值。

要点五　诊断与鉴别诊断

（一）诊断

1. 中老年发病，缓慢进行性病程。
2. 四项主症（静止性震颤、肌强直、运动迟缓、姿势步态异常）中至少具备两项，前两项至少具备其中之一；症状不对称。
3. 左旋多巴治疗有效。
4. 患者无眼外肌麻痹、小脑体征、直立性低血压、锥体系损害和肌萎缩等。

PD 临床诊断与死后病理证实符合率为 75% ～ 80%。

（二）鉴别诊断

1. 继发性 PD　有明确病因可寻，如感染、药物、中毒、动脉硬化和外伤等。如脑炎后帕金森综合征、药物或中毒性帕金森综合征、动脉硬化性帕金森综合征。

2. 抑郁症　不具有 PD 的肌强直和震颤，抗抑郁剂治疗有效，可资鉴别。

3. 特发性震颤　震颤以姿势性或运动性为特征，发病年龄早，饮酒或用心得安后震颤可显著减轻，无肌强直和运动迟缓，1/3 患者有家族史。

4. 肝豆状核变性　发病年龄小，有肝损害和角膜 K–F 环，血清铜、铜蓝蛋白、铜氧化酶活性降低，尿铜增加。

［常考考点］帕金森病的诊断要点。

要点六　西医治疗

疾病早期无须特殊治疗，可鼓励患者进行适度活动和体育锻炼，若疾病影响患者日常生活和工作能力则需要治疗。本病以药物治疗为主，恢复纹状体 DA 与 Ach 递质的平衡。但只能改善症状，不能阻止病情发展，需终生服药。

（一）药物治疗

1. 治疗原则　治疗方案个体化；从小剂量开始，缓慢递增；尽量以较小剂量取得较满意疗效。

2. 常用药物

（1）抗胆碱能药物：对震颤和强直有效，但对运动迟缓疗效较差，适用于年龄较轻震颤突出的患者。常用药物有苯海索（安坦）、丙环定（开马君）、苯托品及环戊丙醇等。前列腺肥大、青光眼患者禁用；老年人慎用，可影响记忆功能。

（2）金刚烷胺：可促进神经末梢释放 DA 和减少 DA 再摄取，轻度改善 PD 症状，如运动减少、强直和震颤等，早期轻症患者可单独或与苯海索（安坦）合用。肾功能不全、癫痫、严重胃溃疡和肝病患者慎用，哺乳期妇女禁用。

（3）左旋多巴及复方左旋多巴：是治疗 PD 最基本、最有效的药物。作为 DA 合成前体可透过血脑屏障，被脑 DA 能神经元摄取，脱羧转变成 DA，改善 PD 的临床症状，对运动减少有特殊疗效。临床上使用的复方 L–Dopa 有标准剂、控释剂和水溶剂等不同剂型。L–Dopa 类禁忌证：闭角型青光眼，精神病，活动性消化道溃疡应慎用。

（4）DA 受体激动剂

①非麦角类 DA 受体激动剂：无麦角副作用，用于早期或进展期帕金森病，症状波动和运动障碍发生率低，但意识模糊、幻觉及直立性低血压发生率较高，年轻患者早期可单用，中晚期患者与复方 L–Dopa 合用。常用药物为普拉克索、罗匹尼罗等。

②麦角类 DA 受体激动剂：副作用与左旋多巴类似，常见错觉和幻觉，可出现胸膜肺纤维化、多瓣膜心脏病及缩窄性心包炎等严重副作用，应定期监测心肺功能。禁忌证：精神病史患者。近期心肌梗死、严重周围血管病和活动性消化性溃疡慎用。常用的麦角类 DA 受体激动剂有溴隐亭、培高利特（培高利特已被 FDA 禁用）。

（5）单胺氧化酶 B 抑制剂：抑制神经元内 DA 分解代谢，增加脑内 DA 含量，与复方 L–Dopa 合用有协同作用，减少约 1/4 的 L–Dopa 用量，延缓开关现象出现。常用药物为思吉宁，宜在早、中午服用，不宜傍晚后应用，以免引起失眠。有胃溃疡者慎用。

（6）儿茶酚 – 邻位 – 甲基转移酶抑制剂：抑制 L–Dopa 在外周代谢，维持 L–Dopa 血浆浓度稳定，加速通过血脑屏障，阻止神经胶质内 DA 降解，增加脑内 DA 含量。与美多巴合用可增强疗效，减少症状波动反应，单独使用无效。应注意肝脏毒副作用。常用药物为恩托可朋、答是美等。

（二）外科治疗

近年来利用微电极记录和分析细胞放电的特征，可以精确定位引致震颤和肌强直的神经元，达到细胞功能定位的水平，使手术治疗的疗效和安全性大为提高。目前常用的手术方法如下：

1. 苍白球、丘脑底核毁损或切除术 丘脑手术对震颤有效，苍白球手术对运动迟缓有效。弥漫性脑血管病为手术禁忌证。

2. 脑深部电刺激（DBS） 刺激靶点主要是苍白球和丘脑底核，原理是纠正基底节过高的抑制性输出以改善症状。适应证是药物治疗失效、不能耐受或出现运动障碍（异动症）的患者，对年龄较轻，症状以震颤、强直为主且偏于一侧者效果较好，但术后仍需应用药物治疗。

（三）细胞移植及基因治疗

这是有较好前景的治疗方法，但存在一些问题。技术还不成熟，不能应用于临床。

（四）康复治疗

康复治疗作为辅助手段对改善症状也可起到一定作用。

［常考考点］左旋多巴及复方左旋多巴是治疗 PD 最基本、最有效的药物。

要点七　中医辨证论治

（一）治疗原则

本病病位在脑，与肝、肾关系密切，肝肾阴虚为本，痰浊、瘀血、风火为标，形成本虚标实之证。痰浊、瘀血、风火是相互影响的病理因素，其相互影响的共同通路是经脉，最终的病理结局是筋脉失养。故中医治疗宜分标本虚实，以息风通络为治疗要点。中药治疗起效慢，能缓解部分症状，并能提高西药疗效，减轻西药副作用。两者合用有协同作用。

（二）辨证论治

证型	辨证要点	治法	方剂
肝风内动证	头摇肢颤，不能自主，活动迟缓，项背僵直，眩晕头胀，面红，口苦口干，易怒，腰膝酸软，舌红，苔薄黄，脉弦细	育阴潜阳，舒筋止颤	六味地黄丸合天麻钩藤饮加减
肝肾阴虚证	活动迟缓，四肢拘急僵直或出现震颤，行动笨拙，头晕目眩，耳鸣，腰膝酸软，五心烦热，大便秘结，舌红苔少，脉弦细	滋补肝肾	杞菊地黄丸加减

续表

证型	辨证要点	治法	方剂
气血两虚证	头摇肢颤，四肢无力，少气懒言，少动显著，眩晕，心悸，纳呆，乏力，畏寒肢冷，汗出，溲便失常，舌体胖大，苔薄白滑，脉沉濡无力或沉细	益气养血，平肝柔筋	定振汤加减
痰瘀阻络证	肢摇头颤，活动迟缓，筋脉拘紧，反应迟钝，动作笨拙，言语謇涩，心悸胸闷，嗳气腹满，皮脂外溢，口中黏腻流涎，口渴不欲饮，舌质淡或暗，苔白或腻，脉沉细或弦	化痰祛瘀，息风通络	温胆汤合补阳还五汤加减
阴阳两虚证	震颤日久，表情痴呆，肢体强直，行动迟缓，言语困难，日常生活能力严重下降，面色无华，神疲乏力，自汗畏寒，纳呆，失眠，舌淡，脉沉细弱	阴阳双补，兼以息风	地黄饮子加减

[常考考点] 帕金森病的辨证论治。

【例题实战模拟】

A1 型题

1. 帕金森病的初发症状最常见的是

A. 步行障碍 B. 肌强直 C. 运动迟缓 D. 震颤 E. 脂颜和多汗

2. 下列不属于帕金森病四项主症的是

A. 步行障碍 B. 肌强直 C. 运动迟缓 D. 震颤 E. 脂颜和多汗

3. 治疗帕金森病最基本、最有效的药物是

A. 抗胆碱能药物 B. 金刚烷胺 C. 左旋多巴

D. DA 受体激动剂 E. 单胺氧化酶 B 抑制剂

B1 型题

A. 六味地黄丸合天麻钩藤饮加减 B. 杞菊地黄丸加减 C. 定振汤加减

D. 温胆汤合补阳还五汤加减 E. 地黄饮子加减

4. 帕金森病肝风内动证的治疗方剂是

5. 帕金森病肝肾阴虚证的治疗方剂是

【参考答案】

1. D 2. E 3. C 4. A 5. B

第九单元 理化因素所致疾病

细目一 急性中毒总论

有毒化学物质进入人体，在效应部位积累到一定量而产生损害的全身性疾病称为中毒（poisoning）。中毒可分为急性和慢性两大类，主要由接触毒物的毒性、剂量和时间决定。短时间内接触大量毒物可引起急性中毒（acute poisoning）。急性中毒发病急骤，症状严重，变化迅速，如不积极治疗，可能危及生命。因此，诊断要准确而及时，治疗要迅速而恰当。长时间接触较小量毒物可引起慢性中毒（chronic poisoning）。慢性中毒起病较缓，病程较长，很多中毒都缺乏特异性诊断指标，容易误诊、漏诊。

本病在中医学中亦称“中毒”。

要点一 西医病因与发病机制

（一）病因

引起中毒的化学物质称毒物（poison）。根据毒物来源和用途分为工业性毒物、药物、农药，以及有毒动、植物。

1. 职业性中毒 在生产过程中，接触有毒的原料、中间产物或成品，如果不注意劳动保护，即可发生中毒。在保管、使用和运输方面，如不遵守安全防护制度，也会发生中毒。

2. 生活性中毒 在误食、意外接触毒物、用药过量、自杀或谋害等情况下，过量毒物进入人体都可引起中毒。

（二）发病机制

1. 局部刺激、腐蚀作用。
2. 缺氧。
3. 麻醉作用。
4. 抑制酶的活力。
5. 干扰细胞或细胞器的生理功能。
6. 竞争相关受体。

要点二　临床表现

不同化学物质急性中毒表现不完全相同，严重中毒时共同表现有发绀、昏迷、惊厥、呼吸困难、休克和少尿等。

1. 皮肤黏膜表现

（1）皮肤及口腔黏膜灼伤。
（2）发绀。
（3）黄疸。

2. 眼部表现

（1）瞳孔扩大。
（2）瞳孔缩小。
（3）视神经炎。

3. 神经系统表现

（1）昏迷。
（2）谵妄。
（3）肌纤维颤动。
（4）惊厥。
（5）瘫痪。
（6）精神失常。

4. 呼吸系统表现

（1）呼出特殊气味（如蒜臭味：有机磷农药；苦杏仁味：氰化物）。
（2）呼吸加快。
（3）呼吸减慢。
（4）肺水肿。

5. 循环系统表现

（1）心律失常。
（2）心脏骤停：①心肌毒性作用。②缺氧。③严重低钾血症。
（3）休克。

6. 泌尿系统表现

（1）肾小管堵塞。
（2）肾缺血。
（3）肾小管坏死。

最终导致急性肾衰竭，出现少尿或无尿。

7. 血液系统表现

（1）溶血性贫血。

（2）出血。

（3）白细胞减少和再生障碍性贫血。

（4）血液凝固障碍。

8. 发热。

要点三　诊断

急性中毒诊断主要依据毒物接触史和中毒临床表现。可通过环境调查了解毒物存在，并检测剩余毒物或含毒标本进行毒物鉴定，通过体检及实验室检查了解毒物对机体的影响，最后通过鉴别诊断作出病因诊断。同时应尽早掌握中毒的时间、毒物的种类、中毒的途径，初步估计毒物的剂量以及病人中毒前后的情况。

（一）毒物接触史

毒物接触史是诊断中毒的重要依据。

（二）临床表现

1. 熟悉中毒的临床表现，系统细致的体检，均有助于中毒的诊断及判断毒物种类。

2. 有如下情况应考虑中毒的可能：

（1）不明原因的昏迷。

（2）难以解释的精神改变。

（3）年轻患者不明原因的心律失常。

（4）不明原因的心脏骤停。

（5）不明原因的无尿、少尿。

（6）不明原因的发绀。

（7）难以解释的外伤。

（8）不明原因的出血、溶血、贫血。

（9）不明原因的多系统损害。

（三）实验室检查

急性中毒时，应常规留取剩余的毒物或可能含毒的标本，如呕吐物、胃内容物、尿、粪和血标本等。必要时进行毒物分析或细菌培养。不能以一项检查，尤其是一次的测定结果作为诊断的唯一依据，否则易导致误诊。

（四）毒物对机体的影响

重要脏器的功能、酶学及某些特异检查，如碳氧血红蛋白、胆碱酯酶活力等。

毒物分析虽然重要，但为尽早救治，常无须等待检验结果；而且目前许多毒物的分析手段仍然有限。

（五）现场调查

有明确的中毒史、特征性中毒表现或有家属在中毒现场者无须现场调查；中毒史不明确、临床表现不典型者，或集体中毒原因不明者，或有谋杀嫌疑者要进行现场调查，一般要立即报告公安、卫生防疫、环保等部门协同进行现场调查。

要点四　西医治疗原则

根据毒物的种类、进入途径和临床表现进行治疗。可分除毒、解毒和对症三步急救：

①立即脱离中毒现场，清除进入人体内已被吸收或尚未吸收的毒物。

②如有可能，选用特效解毒药。

③对症治疗。对不明原因中毒，除暂不能选用特效解毒药，亦应按上述原则急救处理；中毒情况危重时，应首先采取措施，稳定呼吸、循环和生命体征。

1. 立即停止毒物接触

（1）清除皮肤毒物。

（2）清除眼内毒物。

（3）吸入毒物的急救：应立即将病人脱离中毒现场，搬至空气新鲜的地方，同时可吸入氧气。

2. 清除体内尚未吸收的毒物　清除胃肠道毒物常用催吐、洗胃、导泻和灌肠，进行越早效果越明显。

（1）催吐。

（2）洗胃：原则为先出后进、快出快进、出入相当。

（3）导泻及灌肠。

3. 促进已吸收毒物的排出

（1）利尿。

（2）吸氧。

（3）血液净化：①血液透析。②血液灌流。③血浆置换。

4. 特殊解毒药物的应用。

5. 对症处理　许多中毒无特效解毒药，需要依靠强有力的对症治疗渡过难关，包括保护重要脏器的功能、维持生命体征稳定、预防并控制感染、营养支持、维持水和电解质平衡等，以及呼吸、循环、消化道、肾脏等功能的维护等。注意防治肺水肿或脑水肿。

加强危重病人的护理、注意保温、防止压疮。当中毒原因不明时普查和监测重要脏器功能，注意中毒的 3 个临床阶段，即急性全身反应阶段、临床缓解阶段、靶器官损害阶段，特别是在临床缓解阶段不要掉以轻心。

细目二　急性一氧化碳中毒

急性一氧化碳中毒是机体在短时间内吸入过量一氧化碳（CO），导致脑组织缺氧，临床上主要表现为意识障碍，严重者可引起死亡。本病在冬季是急诊常见的危重病之一。

要点一　病因与发病机制

（一）病因

CO 是一种无色、无臭、无味的剧毒气体，在生产过程中接触 CO（如炼铁、炼焦、矿井放炮、煤矿瓦斯爆炸及内燃机排出的废气等），如防护不周或通风不良时，可发生 CO 中毒；家庭用煤炉排烟不畅、煤气泄漏，在通风不良的浴室内用燃气加热淋浴等，则是生活性 CO 中毒最常见的原因。

（二）发病机制

CO 中毒主要引起组织缺氧。CO 经呼吸道吸入后，由肺泡迅速弥散入血，进入血液的 CO 约 85% 与血液中红细胞的血红蛋白结合，形成稳定的碳氧血红蛋白（COHb）。吸入较低浓度 CO 即可产生大量 COHb。COHb 不能携带氧，且不易解离；COHb 存在还能使血红蛋白氧解离曲线左移，血氧不易释放给组织而造成细胞缺氧。

吸入高浓度 CO 时，CO 与肌球蛋白结合，影响细胞内氧弥散，而损害线粒体功能。CO 与还原型细胞色素氧化酶二价铁结合，抑制细胞色素氧化酶活性，并抑制细胞呼吸，导致细胞内缺氧而影响氧化过程，阻碍氧的利用。

要点二　临床表现

（一）急性中毒

急性 CO 中毒的症状与血液中 COHb 百分比有密切关系，而血液中 COHb 百分比又与空气中 CO 浓度和接触时间有关，按中毒程度可分为 3 级。

1. 轻度中毒　血 COHb 浓度达 20% ～ 30%。有不同程度的头痛、头晕、恶心、呕吐、心悸、四肢无力、嗜睡等。原有冠心病的患者可出现心绞痛。及时脱离中毒现场，吸入新鲜空气或氧疗，症状很快消失。

2. 中度中毒 血 COHb 浓度高于 30% ～ 40%。表现为昏睡或浅昏迷状态，面色潮红，口唇可呈樱桃红色，呼吸、血压和脉搏可有改变。及时脱离中毒现场，经治疗可恢复，一般无并发症发生。

3. 重度中毒 血 COHb 浓度高于 50%。呈深昏迷状态，各种反射消失。部分患者表现为去大脑皮质状态（睁眼昏迷）。体温升高，呼吸频数，严重时呼吸衰竭，脉搏快而弱，血压下降。如空气中 CO 浓度很高，患者可在几次深呼吸后立即突然发生昏迷、惊厥、呼吸困难以致呼吸麻痹，称为“闪电样中毒”。重度中毒常出现吸入性肺炎、肺水肿、心律失常、心肌梗死、皮肤水疱、急性肾衰竭、脑局灶损害、上消化道出血等并发症。

（二）急性 CO 中毒迟发性脑病

部分急性 CO 中毒患者抢救苏醒后，经过 2 ～ 60 天的“假愈期”，可出现迟发性脑病的症状：

1. 精神意识障碍 呈现痴呆状态、谵妄状态或去大脑皮层状态。

2. 锥体外系神经障碍 出现震颤麻痹综合征（面具面容、四肢肌张力增强、静止性震颤、慌张步态等）。

3. 锥体系神经损害 如偏瘫、病理反射阳性或小便失禁等。

4. 大脑皮质局灶性功能障碍 如失语、失明等，或出现继发性癫痫。

5. 脑神经及周围神经损害 如视神经萎缩、听神经损害及周围神经病变等。

［常考考点］CO 中毒的分度及其表现。

要点三 实验室检查及其他检查

1. 血液 COHb 测定

①加碱法：加碱后血液仍保持淡红色不变（正常血液加碱后则呈绿色），提示 COHb 浓度高达 50% 以上。

②分光镜检查法：监测血中 COHb 浓度，不仅能明确诊断，而且有助于证型和估计预后（应在脱离中毒现场 8 小时以内尽早抽取静脉血标本）。

2. 脑电图检查 可见弥漫性低波幅慢波，与缺氧性脑病进展相平行。

3. 头部 CT 检查 脑水肿时可见脑部有病理性密度减低区。

4. 血气分析 血氧分压降低。

5. 心电图检查 可见 ST 段和 T 波改变、传导阻滞等。

［常考考点］血液 COHb 测定对于中毒的确诊和分度有重要意义。

要点四 诊断与鉴别诊断

（一）诊断

1. 病史。有 CO 接触史。

2. 皮肤黏膜呈樱桃红色为其特征性体征，但仅见于 20% 的患者。

3. 血中 COHb 测定有确定诊断价值，停止接触 CO 超过 8 小时多已降至正常。

4. 除外其他引起昏迷的疾病。

5. 迟发脑病根据急性 CO 中毒病史、意识障碍恢复后的假愈期和临床表现，迟发脑病诊断一般不难。

（二）鉴别诊断

既往史、体检、实验室检查有助于鉴别诊断。血液 COHb 测定是有价值的诊断指标。

1. 急性脑血管疾病 临床也可见头痛、呕吐、意识障碍等表现，但以突然发生的剧烈头痛、意识障碍和“三偏”症状（病变对侧偏瘫、偏身感觉障碍和同向偏盲）为特征性临床表现，中老年人多见，可与急性 CO 中毒鉴别。

2. 流行性脑脊髓膜炎 冬春季节发病，儿童多见。以突起高热、头痛呕吐、皮肤瘀点、脑膜刺激征阳性为临床特点。

3. 糖尿病酮症酸中毒 可有恶心呕吐、意识障碍等，其特点为：既往糖尿病史，因感染、停用或减用胰岛素、饮食失调、应激状态等诱发，临床常见食欲减退、恶心呕吐、尿量增多、呼吸深快、呼气有烂苹果味、意识障碍，尿糖及尿酮呈强阳性。

要点五 西医治疗

治疗原则：迅速将病人搬离中毒现场，积极纠正缺氧，防治脑水肿，促进脑细胞恢复，对症治疗。

1. 纠正缺氧 吸入氧气可促使COHb解离，纠正机体缺氧；高压氧下，可加速COHb解离，既可迅速纠正组织缺氧，又可加速CO的清除。高压氧治疗CO中毒可缩短病程，降低病死率；且可减少迟发性脑病的发生。因此，对中、重度CO中毒，如有条件应尽早采取高压氧治疗；对危重病人可考虑换血疗法。

2. 防治脑水肿 严重中毒后2～4小时即可发生脑水肿，24～48小时达高峰，因而脱水疗法非常重要。目前常采取以下方法：①20%甘露醇250mL快速静脉滴注，6～8小时1次。②呋塞米20～40mg，稀释后静脉注射。③地塞米松10～30mg或氢化可的松200～300mg，静脉滴注，可与甘露醇合用。④对昏迷时间长，伴有高热的患者给予头部物理降温或冬眠药物。⑤对于频繁抽搐者，可用地西泮10～20mg静脉注射，也可用水合氯醛灌肠。

3. 促进脑细胞恢复 可选用ATP、辅酶A、细胞色素C、大剂量维生素C、胞磷胆碱等。

4. 对症治疗 昏迷期间加强护理，保持呼吸道通畅，必要时进行气管切开，防治肺部感染、压疮等并发症发生。

5. 迟发脑病治疗 可给予高压氧、糖皮质激素、血管扩张剂、神经细胞营养药、抗帕金森病药物以及其他对症和支持治疗。

［常考考点］CO中毒的处理。

【例题实战模拟】

A1型题

1. 一氧化碳中毒的特征性体征是

A. 皮肤黏膜呈樱桃红色 B. 皮肤干燥 C. 皮下气肿 D. 皮肤瘀斑 E. 皮肤潮湿

2. 对重症煤气中毒的昏迷患者，最有效的抢救措施是

A. 鼻导管吸氧 B. 20%甘露醇快速静脉推注 C. 冬眠疗法
D. 血液透析 E. 高压氧舱治疗

3. 对诊断一氧化碳中毒最有意义的辅助检查是

A. 高铁血红蛋白浓度测定 B. 血液碳氧血红蛋白浓度测定 C. 血氧饱和度测定
D. 脑电图检查 E. 头颅CT检查

【参考答案】

1. A 2. E 3. B

细目三 有机磷杀虫药中毒

有机磷杀虫药（OPI）主要通过抑制体内胆碱酯酶（cholinesterase，ChE）活性，失去分解乙酰胆碱（acetylcholine，ACh）能力，使体内生理效应部位ACh大量蓄积，使胆碱能神经持续过度兴奋，引起毒蕈碱样、烟碱样和中枢神经系统等中毒症状和体征。严重者，常死于呼吸衰竭。

要点一 病因与发病机制

（一）病因

OPI中毒的常见原因为生产和使用中违反操作规程造成毒物泄露、滥用或防护不当而发生急、慢性中毒；或者由于误服、自服而发生中毒。

（二）发病机制

OPI 可迅速从消化道、呼吸道或皮肤黏膜进入人体。OPI 中毒机制，主要是在人体内迅速与 ChE 结合，形成磷酰化胆碱酯酶，磷酰化胆碱酯酶不能水解 ACh，引起 ACh 蓄积，出现相应的临床表现。由于 OPI 与 ChE 是稳定的结合，早期尚可部分水解恢复 ChE 活性，但随着中毒时间的延长，最终形成老化的磷酰化胆碱酯酶，结构更加稳定，需要新的 ChE 再生后，ChE 活性才会恢复，故其毒性作用较重，症状恢复较慢。

要点二　临床表现

可有接触部位的局部损害，如皮肤黏膜的炎症、水疱、剥脱等。典型症状按发生先后分别有胆碱能兴奋或危象、中间型综合征、迟发性多发性神经病。

（一）胆碱能兴奋或危象

发生的时间与毒物种类、剂量、吸收途径和患者的状态（如空腹、饭后、酒后等）等有关。口服中毒多在 10 分钟至 2 小时发病；呼吸道吸入约 30 分钟内发病；皮肤吸收中毒，一般在接触 2 ～ 6 小时后出现症状。表现为：

1. 毒蕈碱样症状　又称 M 样症状。主要由于堆积的乙酰胆碱使副交感神经末梢过度兴奋，引起平滑肌舒缩失常和腺体分泌亢进等。

临床表现可有：

（1）腺体分泌增加：表现为大汗、多泪和流涎。

（2）平滑肌痉挛：表现为瞳孔缩小，胸闷、气短、呼吸困难，恶心、呕吐、腹痛、腹泻。

（3）括约肌松弛：表现为大小便失禁。

（4）气道分泌物明显增多：表现为咳嗽、气促，双肺有干性或湿性啰音，严重者发生肺水肿。

2. 烟碱样症状　又称 N 样症状。

（1）由于乙酰胆碱堆积在横纹肌神经 – 肌肉接头处，可出现肌纤维颤动，全身紧缩或压迫感，甚至全身骨骼肌强直性痉挛；骨骼肌过度兴奋后就会出现抑制，发生肌力减退甚至呼吸肌麻痹引起呼吸停止。

（2）乙酰胆碱还可刺激交感神经节和肾上腺髓质，出现血压升高和心律失常。

3. 中枢神经系统症状　由于乙酰胆碱在脑内蓄积，可出现头晕、头痛、倦怠、烦躁不安、语言不清、不同程度的意识障碍。重者可发生脑水肿，甚至呼吸中枢麻痹。

有些急性 OPI 中毒者，经积极抢救临床症状明显好转，稳定数天或至 1 周后，病情突然急剧恶化，再次出现胆碱能危象，甚至肺水肿、昏迷，或死亡，此称为反跳。这种现象多发生在乐果和马拉硫磷口服中毒者。

（二）迟发性多发性神经病（delayed polyneuropathy）

为急性重度、中度中毒后 2 ～ 3 周，胆碱能症状消失后出现的感觉、运动型多发性神经病。先出现腓肠肌酸痛及压痛，数日后出现下肢无力，远端最明显，逐渐影响下肢近端和上肢，多伴有肢体远端手、袜套式感觉减退。神经 – 肌电图检查提示神经源性损害。胆碱酯酶活力可正常。

（三）中间型综合征（intermeediate syndrome）

为急性中毒后 24 ～ 96 小时，胆碱能危象基本消失且意识清晰，以屈颈肌和四肢近端肌肉，第Ⅲ、Ⅶ、Ⅸ、Ⅹ对脑神经支配的肌肉、呼吸肌无力为主要临床表现。可见抬头困难、肩外展及髋屈曲困难；眼外展及眼球活动受限，眼睑下垂，睁眼困难，可有复视；颜面肌或咀嚼肌无力、声音嘶哑和吞咽困难；呼吸肌麻痹则有呼吸困难、频率减慢、胸廓运动幅度逐渐变浅，进行性缺氧致意识障碍、昏迷以致死亡。因其发生时间介于中毒急性期之后和迟发性多发性神经病之前，故称为中间综合征。胆碱酯酶活力多在 30% 以下。多见于含二甲氧基的化合物中毒，如倍硫磷、乐果、氧乐果等。

［常考考点］反跳现象多发生在乐果和马拉硫磷口服中毒者。

要点三 实验室检查及其他检查

ChE 活力是诊断 OPI 中毒的特异性实验指标，对判断中毒程度、疗效和预后极为重要，但并不呈完全平行关系。以正常人血 ChE 活力均值作为 100%，急性 OPI 中毒时，ChE 活力值在 50% ～ 70% 为轻度中毒，30% ～ 50% 为中度中毒，30% 以下为重度中毒。对长期 OPI 接触者，血 ChE 活力值测定可作为生化监测指标。

呕吐物、清洗液、尿液或血液中测到相应毒物或其代谢产物可以明确有机磷农药的具体名称甚至浓度，有助于诊断和治疗。

［常考考点］ChE 活力是诊断 OPI 中毒的特异性实验指标。

要点四 诊断与鉴别诊断

（一）诊断

根据患者 OPI 接触史、呼出气体或呕吐物或皮肤等部位有特异性的大蒜味，有胆碱能兴奋或危象的临床表现，特别是流涎、多汗、瞳孔缩小、肌纤维颤动和意识障碍等，结合及时测定的实验室检查结果，一般不难诊断。毒物接触史不明确的，实验室检查对诊断就更加重要。

急性中毒分级：以临床表现为主要依据，血液胆碱酯酶活性可作参考指标。

1. 轻度中毒 以 M 样症状为主，没有肌纤维颤动等 N 样症状，ChE 活力为 50% ～ 70%。

2. 中度中毒 M 样症状加重，出现肌纤维颤动等 N 样症状，ChE 活力为 30% ～ 50%。

3. 重度中毒 除有 M、N 样症状外，具有肺水肿、呼吸衰竭、脑水肿、昏迷四项中任一表现，全血或红细胞 ChE 活力＜ 30%。

（二）鉴别诊断

需要进行鉴别诊断的疾病主要有中暑、食物中毒、急性胃肠炎、脑炎、脑干出血或梗死以及其他农药中毒等。根据有无 OPI 接触史、临床特征性表现和实验室检查、头 CT 或 MRI，一般不难作出鉴别。

需要特别提出的是与氨基甲酸酯类农药中毒的鉴别。二者临床表现相似，血胆碱酯酶活力均降低，但后者无大蒜味、血胆碱酯酶活力在数小时内可自行恢复。

要点五 西医治疗

（一）急性中毒

1. 清除毒物

（1）迅速离开有毒现场，脱去污染衣物，用肥皂和微温清水清洗污染的皮肤、毛发和指甲，再用流动微温清水冲洗。

（2）口服中毒者，用 2% 碳酸氢钠溶液（美曲磷酯忌用）或 1∶5000 高锰酸钾溶液（对马拉硫磷、乐果忌用）洗胃，毒物品种不清的也可用温清水洗胃，直到洗出液清亮无大蒜味为止，最好保留胃管，间隔 2 小时左右可多次重复洗胃，当然洗胃液量要比第一次少得多。洗胃后用硫酸镁或甘露醇导泻；静脉输液增加尿量，促进毒物排出。中毒严重者可在彻底洗胃的前提下进行血液净化，以进一步清除血中毒物。

2. 解毒药 在清除毒物过程中，应该同时应用胆碱受体阻断药和胆碱酯酶复能药。用药原则为早期、足量、联合和重复应用解毒药。

（1）胆碱受体阻断药：阿托品为代表药物，主要作用于外周 M 胆碱能受体，缓解 M 样症状，根据中毒轻重、用药后 M 样症状缓解程度，决定剂量、用药途径和间隔时间，尽早使患者达到并维持“阿托品化”（表现为用阿托品后，瞳孔较前扩大、口干、皮肤干燥、心率增快和肺湿啰音消失）。其他胆碱受体阻断药还有山莨菪碱（作用与阿托品类似）、东莨菪碱（对中枢 M 和 N 受体阻断作用强于对外周 M 受体作用）和长托宁（即盐酸戊乙奎醚，对中枢 M、N 受体和外周 M 受体均有阻断作用，但选择性作用于 M_1、M_3 受体亚型，对 M_2 受体作用极弱，对心率无明显影响）。切忌盲目大量用药，尤其是轻度中毒患者，谨防阿托品中毒（出现瞳孔明显扩大、神志模糊、烦躁不安、谵妄、惊厥、昏迷及尿潴留等情况）。

（2）胆碱酯酶复能药：为肟类化合物，含季胺基和肟基。季胺基带正电荷，能被磷酰化胆碱酯酶的阴离子部位吸引；肟基与磷酰化胆碱酯酶中的磷有较强亲和力，可使其与 ChE 酯解部位分离，恢复 ChE 活性。

ChE 复能药尚能对抗外周 N_2 受体，控制肌纤维颤动等 N 样症状。

ChE 复能药不良反应有头晕、视力模糊、复视、血压升高等。

临床应用的胆碱酯酶复能药有氯解磷定、碘解磷定、双复磷等。氯磷定是目前临床上首选的 ChE 复能药，其复能作用强，毒副作用小，静脉注射或肌内注射均可，起效快。由于 ChE 复能药不能活化老化的胆碱酯酶，故要早期用药，并且用量要足。

以上两类解毒药对有机磷中毒患者来说是双刃剑，既有治疗作用又有毒副作用。阿托品本身就是毒性很强的药物；过量应用 ChE 复能药反而抑制胆碱酯酶活力甚至引起癫痫样发作。因此，既要坚持用早、用足、用全（两类解毒药合用）、重复应用的用药原则，又要密切观察病情变化，防止解毒药过量，尤其要避免阿托品中毒。

3. 对症治疗

（1）监护生命体征，保持呼吸道通畅。

（2）防治上消化道出血。

（3）营养、保护心肌。

（4）其他：有脑水肿时，可用甘露醇、呋塞米等脱水；维持水、电解质及酸碱平衡；注意预防肺炎、压疮等并发症并及时处理；合理营养支持。中度和重度中毒患者避免过早活动，防止病情突变。

4. 中间型综合征治疗 在治疗急性中毒的基础上，再加用氯解磷定肌内注射；主要给予对症和支持治疗。重度呼吸困难者，及时建立人工气道，进行机械通气。

5. 迟发性多发性神经病治疗 可给予维生素 B_1、维生素 B_{12} 等营养神经药物治疗，以及运动功能的康复锻炼。

［常考考点］解毒药的用药原则为早期、足量、联合和重复。胆碱受体阻断药以阿托品为代表药物。氯磷定是目前临床上首选的 ChE 复能药。

【例题实战模拟】

A1 型题

1. 治疗有机磷农药中毒毒草碱样症状的药物是

A. 阿托品　B. 氯磷定　C. 利多卡因　D. 甲硝唑（灭滴灵）　E. 双复磷

2. 下列各项，不是“阿托品化”指标的是

A. 抽搐消失　B. 颜面潮红　C. 瞳孔较前增大　D. 心率增快　E. 口干、皮肤干燥

3. 对口服有机磷农药中毒的患者，清除其未被吸收毒物的首要方法是

A. 利尿和导泻　B. 洗胃和导泻　C. 腹膜透析　D. 血液净化　E. 静注 50% 葡萄糖溶液

4. 诊断有机磷中毒的最重要指标为

A. 确切的毒物接触　B. 呕吐物有大蒜味　C. 毒蕈碱样和烟碱样症状　D. 血胆碱酯酶活性降低　E. 阿托品试验阳性

A2 型题

5. 患者，女，26 岁。被人发现时躺在公园一角落呈半昏迷状态。查体：神志不清，两瞳孔针尖样大小，口角流涎，口唇发绀，两肺满布水泡音，心率 60 次 / 分，肌肉震颤。应首先考虑的是

A. 癫痫大发作　B. 严重心律失常　C. 左心功能衰竭　D. 有机磷农药中毒　E. 安眠药中毒

B1 型题

A. 瞳孔扩大　B. 瞳孔缩小　C. 瞳孔呈白色　D. 两瞳孔大小不等　E. 瞳孔形状不规则

6. 有机磷农药中毒的瞳孔变化是

7. 阿托品中毒的瞳孔变化是

【参考答案】

1. A　2. A　3. B　4. D　5. D　6. B　7. A

第十单元　内科常见危重症

细目　休克

休克（shock）是由于各种致病因素引起有效循环血容量突然下降使全身各组织和重要器官灌注不足，从而导致一系列代谢紊乱、细胞受损及脏器功能障碍。如果不及时纠正可引起多脏器功能不全综合征（MODS），最终导致死亡。

本病属中医学“厥脱”范畴。

要点一　西医病因病理与发病机制

（一）病因

1. 失血与失液。
2. 烧伤。
3. 创伤。
4. 感染。
5. 过敏。
6. 急性心力衰竭。
7. 强烈的神经刺激。

（二）病理和发病机制

1. 氧和能量代谢　在血红蛋白经过肺毛细血管时，与氧分子结合，动脉血氧饱和度（SaO_2）为100%。然后通过心脏的泵功能，将氧供给全身组织（氧供）。如果氧供不足，机体首先通过增加心排血量来改善氧供，若增加心排血量仍不能满足组织氧耗，就增加氧摄取（从血红蛋白摄取氧），$SmvO_2$（混合静脉血氧饱和度）下降。因此与 SaO_2 比较，$SmvO_2$ 能更好地反映组织供氧与氧耗的平衡。

在以上代偿机制不能纠正组织供氧与氧耗的平衡时，组织开始无氧代谢，代谢产物乳酸生成增加，乳酸可迅速被缓冲，形成可测定的乳酸盐，因此血中乳酸盐水平的升高可作为急诊科危重病近期预后指标。

较长时间的氧供不足导致细胞内三磷腺苷（ATP）耗竭，细胞膜离子泵功能障碍，钾离子外流，细胞膜静息电位降低，同时钠离子内流导致细胞内钠离子浓度升高引起细胞水肿。随着休克的进展，溶酶体酶释放到细胞中，使细胞膜水解，细胞完整性丧失，细胞内环境稳态崩解，细胞凋亡。这些病理过程导致机体代谢异常，在临床上表现为血液浓缩、高钾血症、低钠血症、肾前性氮质血症、血糖水平异常（升高或降低）和乳酸酸中毒。

2. 机体代偿机制　休克的血流动力学异常一旦出现，机体即启动一系列代偿机制以期望维持有效的组织灌注。机体在接受压力感受器和化学感受器传出的异常冲动后，通过自主神经兴奋和应激激素释放来调动代偿反应以维持内环境稳态。这些代偿反应包括维持平均循环压力、维持心功能、保证重要脏器的灌注和氧供。机体代偿机制的幅度取决于血流动力学和组织代谢失衡的严重程度。机体的代偿机制包括以下几种：

（1）小动脉血管收缩导致皮肤、骨骼肌和脏器血流再分布。

（2）增加心率和心肌收缩力，增加心排血量。

（3）静脉容量血管收缩，增加静脉回流。

（4）血管活性激素释放，以增加小动脉和静脉的张力。

（5）抗利尿激素释放，同时激活肾素－血管紧张素轴，增加水钠潴留，维持血容量。

要点二　休克分类

休克可根据血流动力学状态改变的特点分为4种，即低血容量性休克、心源性休克、分布性休克和梗阻性休克。

1. 低血容量性休克　由于血液、体液或两者同时丢失，导致有效循环血容量减少，心室舒张末期充盈压下降，其结果是心排血量不足、低血压。

2. 心源性休克　因为心肌损伤或心脏结构异常导致心功能严重下降，心排血量和血压均下降。

3. 分布性休克　是心排血量的分配异常。周围血管扩张是该型休克的特点，血管阻力下降，心排血量正常或轻度升高，但血压降低。

4. 梗阻性休克　因为心外血管回路的血流受阻和／或心排血通路梗阻，导致心室舒张末期充盈不足或因为后负荷增加导致收缩功能下降，进一步引起心排血量和血压下降，如缩窄性心包炎、心脏压塞、肺栓塞等。

其他分类方法还包括病因学分类，可分为低血容量性休克、创伤性休克、感染性休克、心源性休克、过敏性休克及神经源性休克等。但在休克的治疗过程中，了解导致休克的血流动力学改变是非常重要的。

［常考考点］休克分为低血容量性休克、心源性休克、分布性休克和梗阻性休克。

要点三　临床表现

休克程度不同，其临床表现不同，主要取决于导致休克的起始病因和机体的代偿应答。

1. MODS　MODS是休克的主要死因之一。

2. 中枢神经系统　轻者可表现为意识模糊，严重者昏迷。

3. 心血管系统　心率增快是休克最敏感的指标。

4. 肺部　休克是导致急性肺损伤（ALI）或急性呼吸窘迫综合征（ARDS）的高危因素之一。常表现为喘憋、呼吸窘迫，病情进展往往需要机械通气治疗。

5. 肾　急性肾衰竭是休克的主要并发症。当出现不易纠正的肾功能损害后，死亡率明显升高。

6. 消化系统　休克可引起急性胃黏膜损害、麻痹性肠梗阻，以及肠道黏膜屏障完整性受损，导致肠道细菌移位，细菌和毒素进入血液。肝功能损伤主要表现为转氨酶和乳酸脱氢酶轻度增加，如果低灌注加重则肝广泛受损，转氨酶明显升高，同时还可出现凝血因子和血清白蛋白下降。休克时胆红素明显升高。此外，休克还可引起急性胰腺炎和胆囊炎等。

7. 血液系统　失血性休克可见血红蛋白和血细胞比容明显降低，尤其是在液体复苏治疗后。许多休克患者血小板也减少，除了扩容后稀释性血小板减少外，脓毒血症休克还可出现免疫性血小板破坏，出现弥散性血管内凝血（DIC）时血小板也因消耗而减少。在各种休克的晚期，都会出现DIC，死亡率增加。

8. 免疫系统　在休克过程中存在广泛的免疫功能不全，尤其是在低血容量性休克时。免疫功能不全可表现为吞噬细胞、T淋巴细胞、B淋巴细胞和中性粒细胞功能不全，这些细胞功能异常在短期内并不对机体造成相应影响，但常常会引起并加重感染，导致休克晚期死亡率明显增高。

9. 代谢　在休克早期，因为机体代偿性反应使交感－肾上腺素系统兴奋，糖皮质激素、胰升糖素和儿茶酚胺分泌增加，胰岛素分泌下降，导致糖原分解和糖异生增加，引起血糖水平升高（应激性高血糖），也可伴有高甘油三酯血症。在休克晚期，因为肝糖原耗竭或葡萄糖合成障碍可出现低血糖，随后因蛋白分解增加导致负氮平衡。这种蛋白质分解增加引起的负氮平衡是晚期死亡率增高的重要因素，加强营养支持治疗可改善休克患者的预后。

［常考考点］心率增快是休克最敏感的指标，急性肾衰竭是休克的主要并发症。

要点四　诊断与鉴别诊断

休克是一种危及生命的急症，必须及时诊断，及时正确处理，才能改善患者的预后。

（一）诊断

1. 诊断要点

（1）有诱发休克的病因。

（2）意识异常。

（3）脉搏细速，超过 100 次 / 分或者不能触及。

（4）四肢湿冷，胸骨部位皮肤指压痕阳性（指压后再充盈时间＞ 2 秒），皮肤花纹、黏膜苍白或发绀，尿量＜ 30mL/h 或无尿。

（5）收缩压＜ 80mmHg。

（6）脉压＜ 20mmHg。

（7）原有高血压者收缩压较原收缩压下降 30% 以上。

符合（1）、（2）、（3）、（4）中的 2 项，或者（5）、（6）、（7）中 1 项者，可以诊断为休克。

心率和血压通常是临床上观察是否存在休克的首选指标。心率增快常为休克的第一体征，但受到患者年龄、平时基础心率和药物等因素影响，也可能在失血过量、低氧血症或低血糖等情况下出现心率下降的情况。在休克早期，有的患者因为血管阻力升高，血压可能有所升高，但重要脏器在这个时候其实已经发生低灌注了。有人认为利用休克指数（心率 / 收缩压）更有利于判断是否存在休克状态，如果休克指数持续超过 1.0，往往提示预后不良。

尿量是代表内脏灌注的敏感指标，如果尿量在 1.0mL/（kg · h）以上，提示内脏灌注正常；如果尿量在 0.5 ～ 1.0mL/（kg · h），提示内脏灌注减少；如果尿量＜ 0.5mL/（kg · h），则提示内脏灌注明显减少。对尿量的观察必须有一个时间段，至少 30 分钟，是临床上一个简单可行的办法。

由于组织低灌注常常发生于血压下降之前，所以血气分析可以发现血清乳酸浓度升高（＞ 4mmol/L）和碱剩余降低（＜ –4mmol/L）。

2. 休克的分度　休克按严重程度可分为轻、中、重三度。

（1）轻度休克：表现为非生命器官血流减少，如皮肤、骨骼肌等，这些组织对缺氧耐受性高，在短期内不至于造成不可逆改变；患者意识状态常正常，尿量正常或稍下降，不伴有或仅有轻度代谢性酸中毒。

（2）中度休克：心脑以外的器官均存在不同程度的血流下降，如肝、肠或肾等器官，这些组织对缺氧的耐受性较低，临床表现为少尿，即＜ 0.5mL/（kg · h），酸中毒，但无明显意识障碍。

（3）重度休克：患者出现心脑灌注不足，表现为意识障碍、严重少尿或者无尿、酸中毒和心肌损伤（表现为心电图异常、心排血量减少）。

（二）鉴别诊断

低血压与休克的鉴别　低血压是休克的重要临床表现之一，但低血压的患者并非都是休克。一般认为，正常人肱动脉血压＜ 90/60mmHg 为低血压。低血压是一种没有休克病理变化的良性生理状态，与休克有着本质的区别。

[常考考点] 休克的诊断要点。

【例题实战模拟】

B1 型题

A. 大量失血　B. 心肌梗死　C. 严重感染　D. 过敏反应　E. 外伤剧痛

1. 神经源性休克的主要病因是

2. 心源性休克的主要病因是

A. 低血容量性休克　B. 中毒性休克　C. 心源性休克　D. 过敏性休克　E. 神经源性休克

3. 急性心肌梗死引起的休克属于
4. 肌注青霉素引起的休克属于
【参考答案】
1. E 2. B 3. C 4. D

第十一单元 肺系病证

细目 喘证

要点一 概述

喘即气喘、喘息。喘证是以呼吸困难，甚至张口抬肩、鼻翼扇动、不能平卧为临床特征的病证。

喘证的症状轻重不一，轻者仅表现为呼吸困难，不能平卧；重者稍动则喘息不已，甚则张口抬肩，鼻翼扇动；严重者，喘促持续不解，烦躁不安，面青唇紫，肢冷，汗出如珠，脉浮大无根，甚则发为喘脱。

［常考考点］喘证的主症：呼吸困难，甚至张口抬肩、鼻翼扇动、不能平卧。

要点二 病因病机

常因外邪侵袭于肺，过食生冷、肥甘，或因嗜酒伤中，情志不遂，忧思气结，慢性咳嗽、肺痨等肺系病证迁延未愈所致。

1. 外邪侵袭 外邪外闭皮毛，内遏肺气，肺卫为邪所伤，上逆作喘。若表邪未解，内已化热，或肺热素盛，寒邪外束，热不得泄，亦气逆作喘。或因风热外袭，内犯于肺，肺气壅实，清肃失司；或热蒸液聚成痰，痰热壅阻肺气，升降失常，发为喘逆。

2. 饮食不当 脾运失健，水谷不归正化，反而聚湿生痰，壅阻肺气，升降不利，发为喘促。如复加外感诱发，可见痰浊与风寒、邪热等内外合邪的错杂证候。若痰湿久郁化热，或肺火素盛，痰受热蒸，则痰火交阻于肺，痰壅火迫，肺气不降，上逆为喘。若湿痰转从寒化，可见寒饮伏肺，常因外邪袭表犯肺，引动伏饮，壅阻气道，发为喘促。

3. 情志所伤 肝气上逆于肺，肺气不得肃降，升多降少，气逆而喘。

4. 劳欲久病 久病肺虚，气失所主，气阴亏耗，不能下荫于肾，肾元亏虚，肾不纳气而短气喘促。或劳欲伤肾，精气内夺，肾之真元伤损，根本不固，不能助肺纳气，气失摄纳，上出于肺，出多入少，逆气上奔为喘。若肾阳衰弱，肾不主水，水邪泛滥，凌心犯肺，肺气上逆，心阳不振，亦可致喘，表现为虚中夹实之候。此外，如中气虚弱，肺气失于充养，亦可因气虚而喘。

喘证的发病机理主要在肺和肾，涉及肝脾。外邪侵袭，或他脏病气上犯，皆可使肺失宣降，肺气胀满，呼吸不利而致喘。如肺虚气失所主，亦可少气不足以息而为喘。肾为气之根，与肺同司气体之出纳，故肾元不固，摄纳失常则气不归原，阴阳不相接续，气逆于肺而为喘。另外，如脾经痰浊上干，以及中气虚弱，土不生金，肺气不足；或肝气上逆乘肺，升多降少，均可致肺气上逆而为喘。

喘证的病理性质有虚实之分。实喘在肺，为外邪、痰浊、肝郁气逆、邪壅肺气、宣降不利所致；虚喘责之肺、肾两脏，尤以气虚为主。实喘病久伤正，由肺及肾；或虚喘复感外邪，或夹痰浊，则病情虚实错杂，每多表现为邪气壅阻于上、肾气亏虚于下的上盛下虚证候。

喘证的严重阶段，不但肺肾俱虚，在孤阳欲脱之时，每多影响到心。心肾相互既济，心阳根于命门之火，心脏阳气的盛衰与先天肾气及后天呼吸之气皆有密切关系。故肺肾俱虚，亦可导致心气、心阳衰惫，鼓动血脉无力，血行瘀滞，面色、唇舌、指甲青紫，甚至出现喘汗致脱，亡阴、亡阳的危重局面。

［常考考点］喘证的病机是肺失宣降，肺气胀满，呼吸不利。

要点三　诊断与病证鉴别

（一）诊断

1. 以喘促短气、呼吸困难，甚至张口抬肩、鼻翼扇动、不能平卧、口唇发绀为特征。

2. 多有慢性咳嗽、哮病、肺痨、心悸等病史，每遇外感及劳累而诱发。

（二）病证鉴别

1. 喘证与气短　两者同为呼吸异常。喘证呼吸困难，张口抬肩，摇身撷肚，实证气粗声高，虚证气弱声低；短气亦即少气，主要表现呼吸浅促，或短气不足以息，似喘而无声，亦不抬肩撷肚。气短不若喘证呼吸困难之甚，但气短进一步加重，亦可呈虚喘表现。

2. 喘证与哮病　喘指气息而言，为呼吸气促困难，甚则张口抬肩，摇身撷肚。哮指声响而言，必见喉中哮鸣有声，亦伴呼吸困难。喘未必兼哮，而哮必兼喘。

要点四　辨证论治

实喘者呼吸深长有余，呼出为快，气粗声高，伴有痰鸣咳嗽，脉数有力，病势多急；虚喘者呼吸短促难续，深吸为快，气怯声低，少有痰鸣咳嗽，脉象微弱或浮大中空，病势徐缓，时轻时重，遇劳则甚。

实喘又当辨外感内伤。外感起病急，病程短，多有表证；内伤病程久，反复发作，无表证。虚喘应辨病变脏器。肺虚者劳作后气短不足以息，喘息较轻，常伴有面色㿠白，自汗，易感冒；肾虚者静息时亦有气喘，动则更甚，伴有面色苍白，颧红，怯冷，腰酸膝软；心气、心阳衰弱时，喘息持续不已，伴有发绀，心悸，浮肿，脉结代。

喘证的治疗应分清虚实邪正。实喘治肺，以祛邪利气为主，区别寒、热、痰、气的不同，分别采用温化宣肺、清化肃肺、化痰理气的方法。虚喘以培补摄纳为主，或补肺，或健脾，或补肾，阳虚则温补，阴虚则滋养。至于虚实夹杂、寒热互见者，又当根据具体情况分清主次，权衡标本，辨证选方用药。此外，由于喘证多继发于各种急慢性疾病中，所以还应当注意积极地治疗原发病，不能见喘治喘。

证型		辨证要点	治法	方剂
实喘	风寒壅肺证	喘息咳逆，呼吸急促，胸部胀闷，痰多稀薄而带泡沫，色白质黏，常有头痛，恶寒，或有发热，口不渴，无汗，苔薄白而滑，脉浮紧	宣肺散寒	麻黄汤合华盖散加减
	表寒肺热证	喘逆上气，胸胀或痛，息粗，鼻扇，咳而不爽，吐痰稠黏，伴形寒，身热，烦闷，身痛，有汗或无汗，口渴，苔薄白或罩黄，舌边红，脉浮数或滑	解表清里，化痰平喘	麻杏石甘汤加减
	痰热郁肺证	喘咳气涌，胸部胀痛，痰多质黏色黄，或夹有血色，伴胸中烦闷，身热，有汗，口渴而喜冷饮，面赤，咽干，小便赤涩，大便或秘，舌质红，舌苔薄黄或腻，脉滑数	清热化痰，宣肺平喘	桑白皮汤加减
	痰浊阻肺证	喘而胸满闷塞，甚则胸盈仰息，咳嗽，痰多黏腻色白，咳吐不利，兼有呕恶，食少，口黏不渴，舌苔白腻，脉滑或濡	祛痰降逆，宣肺平喘	二陈汤合三子养亲汤加减
	肺气郁痹证	每遇情志刺激而诱发，发时突然呼吸短促，息粗气憋，胸闷胸痛，咽中如窒，但喉中痰鸣不著，或无痰声。平素常多忧思抑郁，失眠，心悸，苔薄，脉弦	开郁降气平喘	五磨饮子加减
虚喘	肺气虚耗证	喘促短气，气怯声低，喉有鼾声，咳声低弱，痰吐稀薄，自汗畏风，或见咳呛，痰少质黏，烦热而渴，咽喉不利，面颧潮红，舌质淡红或有苔剥，脉软弱或细数	补肺益气养阴	生脉散合补肺汤加减
	肾虚不纳证	喘促日久，动则喘甚，呼多吸少，气不得续，形瘦神惫，跗肿，汗出肢冷，面青唇紫，舌淡苔白或黑而润滑，脉微细或沉弱；或喘咳，面红烦躁，口咽干燥，足冷，汗出如油，舌红少津，脉细数	补肾纳气	金匮肾气丸合参蛤散加减
	正虚喘脱证	喘逆剧甚，张口抬肩，鼻扇气促，端坐不能平卧，稍动则咳喘欲绝，或有痰鸣，心慌动悸，烦躁不安，面青唇紫，汗出如珠，肢冷，脉浮大无根，或见歇止，或模糊不清	扶阳固脱，镇摄肾气	参附汤送服黑锡丹

［常考考点］喘证的辨证论治。

【例题实战模拟】

A1 型题

1. 虚喘的病位主要在

A. 肺、肾　B. 肺、脾　C. 肺、心　D. 脾、肾　E. 心、肾

A2 型题

2. 患者，男，56 岁。喘咳气急，胸部胀闷，不得卧，痰稀白量多，恶寒发热，无汗，舌苔薄白，脉浮紧。治疗应首选

A. 麻黄汤合华盖散　B. 木防己汤　C. 苓桂术甘汤

D. 越婢加半夏汤　E. 葶苈大枣泻肺汤

3. 患者，男，42 岁。喘逆上气，咳痰不爽，痰质稠、色黄，恶寒身热，无汗，舌红苔黄，脉浮滑而数。治疗应首选

A. 麻杏石甘汤　B. 黄连解毒汤　C. 清金化痰汤　D. 银翘散　E. 桑白皮汤

4. 患者，女，43 岁。与人吵架后突发上气而喘，咽中如窒，但喉中痰声不著，气憋，心悸，舌苔薄白，脉弦。其证候是

A. 风寒束肺　B. 风热袭肺　C. 痰浊壅肺　D. 肺气郁痹　E. 肝火犯肺

5. 患者，男，70 岁。喘促气短，声低气怯，咳声低弱，咳痰稀白，自汗畏风，舌淡红苔薄白，脉弱无力。治疗应首选

A. 三子养亲汤合二陈汤　B. 生脉散合补肺汤　C. 七味都气丸合生脉散

D. 参蛤散合金匮肾气丸　E. 苏子降气汤合二陈汤

【参考答案】

1. A　2. A　3. A　4. D　5. B

第十二单元　心系病证

细目　不寐

要点一　概述

不寐亦称失眠，是以经常不能获得正常睡眠为特征的一类病证，主要表现为睡眠时间、深度的不足，轻者入睡困难，或寐而不酣，时寐时醒，或醒后不能再寐，重则彻夜不寐，常影响人们的正常工作、生活、学习和健康。

西医学的神经官能症、更年期综合征、慢性消化不良、贫血、动脉粥样硬化症等以不寐为主要临床表现时，可参考本节内容辨证论治。

［常考考点］不寐的主症：经常不能获得正常睡眠。

要点二　病因病机

每因饮食不节，情志失常，劳倦、思虑过度及病后、年迈体虚等因素，导致心神不安，或心神失养，神不守舍，不能由动转静而致不寐病证。

（一）病因

1. 饮食不节　暴饮暴食，宿食停滞，脾胃受损，酿生痰热，壅遏于中，痰热上扰，胃气失和，而不得安寐。此即“胃不和则卧不安”之理。此外，浓茶、咖啡、酒之类饮料也是造成不寐的因素。

2. 情志失常 喜怒哀乐等情志过极均可导致脏腑功能的失调，而发生不寐病证。或由情志不遂，暴怒伤肝，肝气郁结，肝郁化火，郁火扰动心神，神志不宁而不寐；或由五志过极，心火内炽，扰动心神而不寐；或由喜笑无度，心神激动，神魂不安而不寐；或由突受惊恐，导致心虚胆怯，神魂不安，夜不能寐。

3. 劳逸失调 劳倦太过则伤脾，过逸少动亦致脾虚气弱，运化不健，气血生化乏源，不能上奉于心，以致心神失养而失眠。或因思虑过度，伤及心脾，心伤则阴血暗耗，神不守舍；脾伤则食少，纳呆，生化之源不足，营血亏虚，不能上奉于心，而致心神不安。

4. 病后体虚 久病血虚，年迈血少，引起心血不足，心失所养，心神不安而不寐。亦可因年迈体虚，阴阳亏虚而致不寐。若素体阴虚，兼因房劳过度，肾阴耗伤，阴衰于下，不能上奉于心，水火不济，心火独亢，火盛神动，心肾失交而神志不宁。

（二）病机

不寐的病因虽多，但其病理变化总属阳盛阴衰，阴阳失交。一为阴虚不能纳阳，一为阳盛不得入于阴。其病位主要在心，与肝、脾、肾密切相关。因心主神明，神安则寐，神不安则不寐。而阴阳气血之来源，由水谷之精微所化，上奉于心，则心神得养；受藏于肝，则肝体柔和；统摄于脾，则生化不息；调节有度，化而为精，内藏于肾，肾精上承于心，心气下交于肾，则神志安宁。若肝郁化火，或痰热内扰，神不安宅者以实证为主。心脾两虚，气血不足，或由心胆气虚，或由心肾不交，水火不济，心神失养，神不安宁，多属虚证，但久病可表现为虚实兼夹，或为瘀血所致。

［常考考点］不寐的病理变化：阳盛阴衰，阴阳失交。

要点三 诊断与病证鉴别

（一）诊断

1. 轻者入寐困难或寐而易醒，醒后不寐，连续3周以上，重者彻夜难眠。
2. 常伴有头痛、头昏、心悸、健忘、神疲乏力、心神不宁、多梦等症。
3. 本病证常有饮食不节，情志失常，劳倦、思虑过度，病后，体虚等病史。

（二）病证鉴别

不寐应与一时性失眠、生理性少寐、他病痛苦引起的失眠相区别。不寐是指单纯以失眠为主症，表现为持续的、严重的睡眠困难。若因一时性情志影响或生活环境改变引起暂时性失眠不属病态。至于老年人少寐早醒而无明显痛苦，亦多属生理状态。若因其他疾病痛苦引起失眠者，则应以祛除有关病因为首要。

要点四 辨证论治

（一）辨证要点

本病辨证首分虚实。虚证多属阴血不足，心失所养；临床特点为体质瘦弱，面色无华，神疲懒言，心悸健忘。实证为邪热扰心；临床特点为心烦易怒，口苦咽干，便秘溲赤。实证为邪热扰心。次辨病位，病位主要在心，由于心神的失养或不安，神不守舍而不寐，且与肝、胆、脾、胃、肾相关。如急躁易怒而不寐，多为肝火内扰；脘闷苔腻而不寐，多为胃腑宿食，痰热内盛；心烦心悸，头晕健忘而不寐，多为阴虚火旺，心肾不交；面色少华，肢倦神疲而不寐，多属脾虚不运，心神失养；心烦不寐，触事易惊，多属心胆气虚等。

（二）治疗原则

本病辨证首分虚实。虚证，多属阴血不足，心失所养。实证为邪热扰心。次辨病位，病位主要在心，由于心神失养而不安，神不守舍而不寐，且与肝、胆、脾、胃、肾相关。

治疗当以补虚泻实，调整脏腑阴阳为原则。实证泻其有余，如疏肝泻火、清化痰热、消导和中。虚证补其不足，如益气养血、健脾补肝益肾。在此基础上辨证选用安神定志之品，如养血安神、镇惊安神、清心安神、育阴安神、益气安神等。

（三）证治分类

证型	辨证要点	治法	方剂
肝火扰心证	不寐多梦，甚则彻夜不眠，急躁易怒，伴头晕头胀，目赤耳鸣，口干而苦，不思饮食，便秘溲赤，舌红苔黄，脉弦而数	疏肝泻火，镇心安神	龙胆泻肝汤加减
痰热扰心证	心烦不寐，胸闷脘痞，泛恶嗳气，伴口苦，头重，目眩，舌偏红，苔黄腻，脉滑数	清化痰热，和中安神	黄连温胆汤加减
心脾两虚证	不易入睡，多梦易醒，心悸健忘，神疲食少，伴头晕目眩，四肢倦怠，腹胀便溏，面色少华，舌淡苔薄，脉细无力	补益心脾，养血安神	归脾汤加减
心肾不交证	心烦不寐，入睡困难，心悸多梦，伴头晕耳鸣，腰膝酸软，潮热盗汗，五心烦热，咽干少津，男子遗精，女子月经不调，舌红少苔，脉细数	滋阴降火，交通心肾	六味地黄汤合黄连阿胶汤
心胆气虚证	虚烦不寐，触事易惊，终日惕惕，胆怯心悸，伴气短自汗，倦怠乏力，舌淡，脉弦细	益气镇惊，安神定志	安神定志丸合酸枣仁汤加减
心火炽盛证	心烦不寐，躁扰不宁，口干舌燥，小便短赤，口舌生疮，舌尖红，苔薄黄，脉数	清心泻火，宁心安神	朱砂安神丸加减

［常考考点］不寐的辨证论治。

【例题实战模拟】

A1 型题

1. 不寐的病位主要在

A. 心　B. 脑　C. 肝　D. 脾　E. 肾

A2 型题

2. 患者，女，50 岁。心烦不寐，头重目眩，胸闷痰多，恶心口苦，嗳气吞酸，舌红苔黄腻，脉滑数。治疗应首选

A. 顺气导痰汤　B. 半夏秫米汤　C. 黄连温胆汤　D. 丹栀逍遥散　E. 朱砂安神丸

3. 患者，男，60 岁。心悸怔忡，健忘失眠，多梦，面色不华，舌质淡，脉细。其治法是

A. 滋阴养心　B. 滋补肝肾　C. 益气养阴　D. 养血安神　E. 清胃泻火

4. 患者，心烦不寐，心悸不安，伴头晕耳鸣，健忘失眠，腰酸梦遗，潮热盗汗，五心烦热，口干津少，男子遗精，女子月经不调，舌红少苔，脉细数。其治法是

A. 清心安神，养阴除烦　B. 养阴生津，除烦宁神　C. 清火除烦，宁心安神
D. 滋阴降火，交通心肾　E. 滋阴宁心，镇惊安神

5. 患者，女，45 岁。不寐多梦，易惊，胆怯心悸，遇事善惊，舌淡苔白，脉虚弦。其治法是

A. 交通心肾　B. 养血安神　C. 安神定志　D. 清心安神　E. 育阴潜阳

【参考答案】

1. A　2. C　3. D　4. D　5. C

第十三单元　脾系病证

细目一　胃痞

要点一　概述

胃痞是指以自觉心下痞塞、胸膈胀满、触之无形、按之柔软、压之无痛为主要症状的病证。按部位胃痞可分为胸痞、心下痞等。心下痞即胃脘部。本节主要讨论以胃脘部出现上述症状的胃痞，又可称

胃痞。

[常考考点]胃痞的主症：自觉心下痞塞、胸膈胀满、触之无形、按之柔软、压之无痛。

要点二 病因病机

脾胃同居中焦，脾主运化，胃主受纳，共司饮食水谷的消化、吸收与输布。脾主升清，胃主降浊，清升浊降则气机调畅。肝主疏泄，调节脾胃气机。肝气条达，则脾升胃降，气机顺畅。上述病因均可影响到胃，并涉及脾、肝，使中焦气机不利，脾胃升降失职，而发胃痞。

1. 感受外邪 外感六淫，表邪入里，或误下伤中，邪气乘虚内陷，结于胃脘，阻塞中焦气机，升降失司，遂成胃痞。

2. 内伤饮食 暴饮暴食，或恣食生冷，或过食肥甘，或嗜酒无度，损伤脾胃，纳运无力，食滞内停，痰湿阻中，气机被阻，而生胃痞。

3. 情志失调 抑郁恼怒，情志不遂，肝气郁滞，失于疏泄，横逆乘脾犯胃，脾胃升降失常，或忧思伤脾，脾气受损，运化不力，胃腑失和，气机不畅，发为胃痞。

4. 药物所伤 误用、滥用药物，或因他病长期大量应用大寒大热或有毒药物，损伤脾胃，中焦气机升降失司，遂成胃痞。

胃痞的基本病位在胃，与肝、脾的关系密切。中焦气机不利，脾胃升降失职为导致本病发生的病机关键。病理性质不外虚实两端，实即实邪内阻（食积、痰湿、外邪、气滞等），虚为脾胃虚弱（气虚或阴虚），虚实夹杂则两者兼而有之。邪实多与中虚不运、升降无力有关，中焦转运无力最易招致病邪的内阻。

[常考考点]胃痞的病机是中焦气机不利，脾胃升降失职。

要点三 诊断与病证鉴别

（一）胃痞的诊断

1. 临床以胃脘痞塞、满闷不舒为主症，并有按之柔软、压之不痛、望无胀形的特点。

2. 发病缓慢，时轻时重，反复发作，病程漫长。

3. 多由饮食、情志、起居、寒温等因素诱发。

（二）病证鉴别

1. 胃痞与胃痛 两者病位同在胃脘部，且常相兼出现。然胃痛以疼痛为主，胃痞以满闷不适为患，可累及胸膈。胃痛病势多急，压之可痛；胃痞起病较缓，压无痛感，两者差别显著。

2. 胃痞与鼓胀 两者均为自觉腹部胀满的病证，但鼓胀以腹部胀大如鼓、皮色苍黄、脉络暴露为主症；胃痞以自觉满闷不舒、外无胀形为特征。鼓胀发于大腹；胃痞则在胃脘。鼓胀按之腹皮绷急；胃痞按之柔软。

3. 胃痞与胸痹 胸痹是胸中痞塞不通，而致胸膺内外疼痛之证，以胸闷、胸痛、短气为主症，偶兼脘腹不舒。胃痞以脘腹满闷不舒为主症，多兼饮食纳运无力，偶有胸膈不适，并无胸痛等表现。

4. 胃痞与结胸 两者病位皆在脘部，然结胸以心下至小腹硬满而痛、拒按为特征；胃痞在心下胃脘，以满而不痛、手可按压、触之无形为特点。

要点四 辨证论治

胃痞的基本病机是中焦气机不利，脾胃升降失宜。治疗总以调理脾胃升降、行气除痞消满为基本法则。根据其虚、实分治，实者泻之，虚者补之，虚实夹杂者补消并用。扶正重在健脾益胃、补中益气，或养阴益胃。祛邪则视具体证候，分别施以消食导滞、除湿化痰、理气解郁、清热祛湿等法。

证型		辨证要点	治法	方剂
实痞	饮食内停证	脘腹痞闷而胀，进食尤甚，拒按，嗳腐吞酸，恶食呕吐，或大便不调，矢气频作，味臭如败卵，舌苔厚腻，脉滑	消食和胃，行气消痞	保和丸加减
	痰湿中阻证	脘腹痞塞不舒，胸膈满闷，头晕目眩，身重困倦，呕恶纳呆，口淡不渴，小便不利，舌苔白厚腻，脉沉滑	除湿化痰，理气和中	二陈平胃汤加减
	湿热阻胃证	脘腹痞闷，或嘈杂不舒，恶心呕吐，口干不欲饮，口苦，纳少，舌红苔黄腻，脉滑数	清热化湿，和胃消痞	泻心汤合连朴饮加减
	肝胃不和证	脘腹痞闷，胸胁胀满，心烦易怒，善太息，呕恶嗳气，或吐苦水，大便不爽，舌质淡红，苔薄白，脉弦	疏肝解郁，和胃消痞	越鞠丸合枳术丸加减
虚痞	脾胃虚弱证	脘腹满闷，时轻时重，喜温喜按，纳呆便溏，神疲乏力，少气懒言，语声低微，舌质淡，苔薄白，脉细弱	补气健脾，升清降浊	补中益气汤加减
	胃阴不足证	脘腹痞闷，嘈杂，饥不欲食，恶心嗳气，口燥咽干，大便秘结，舌红少苔，脉细数	养阴益胃，调中消痞	益胃汤加减

［常考考点］胃痞的辨证论治。

【例题实战模拟】

A2 型题

1. 患者，以胃脘痞塞、满闷不舒为主症，按之柔软，压之不痛，望无胀形，发病缓慢，时轻时重，反复发作，病程漫长，多因饮食、情志、起居、寒温等因素诱发。其诊断是

A. 胃痛　B. 鼓胀　C. 胃痞　D. 胸痹　E. 结胸

2. 患者，脘腹痞塞不舒，胸膈满闷，头晕目眩，身重困倦，呕恶纳呆，口淡不渴，舌苔白厚腻，脉沉滑。治疗应首选

A. 保和丸　B. 泻心汤　C. 二陈平胃汤　D. 越鞠丸　E. 补中益气汤

3. 患者，脘腹痞闷，嘈杂，饥不欲食，恶心嗳气，口燥咽干，大便秘结，舌红少苔，脉细数。其治法是

A. 补气健脾，升清降浊　B. 养阴益胃，调中消痞　C. 清热化湿，和胃消痞
D. 疏肝解郁，和胃消痞　E. 健脾祛湿，理气除胀

【参考答案】

1. C　2. C　3. B

细目二　腹痛

要点一　概述

腹痛是指以胃脘以下、耻骨毛际以上部位发生疼痛为主症的病证。

［常考考点］腹痛的主症：胃脘以下、耻骨毛际以上部位发生疼痛。

要点二　病因病机

感受外邪、饮食所伤、情志失调及素体阳虚等，均可导致气机阻滞、脉络痹阻或经脉失养而发生腹痛。

1. 外感时邪　外感风、寒、暑、热、湿邪，侵入腹中，均可引起腹痛。风寒之邪直中经脉则寒凝气滞，经脉受阻，不通则痛。若伤于暑热，或寒邪不解，郁而化热，或湿热壅滞，可致气机阻滞，腑气不通而见腹痛。

2. 饮食不节　暴饮暴食，饮食停滞，纳运无力；或过食肥甘厚腻或辛辣，酿生湿热，蕴蓄胃肠；或恣食生冷，寒湿内停，中阳受损，均可损伤脾胃，腑气通降不利而发生腹痛。其他如饮食不洁，肠虫滋

生，攻动窜扰，腑气不通则痛。

3. 情志失调 情志不遂，则肝失条达，气机不畅，气机阻滞而痛作。

4. 阳气素虚 素体脾阳亏虚，虚寒中生，渐致气血生成不足，脾阳虚弱而不能温养，出现腹痛，甚至病久肾阳不足，相火失于温煦，脏腑虚寒，腹痛日久不愈。

此外，跌仆损伤，络脉瘀阻；或腹部术后，血络受损，亦可形成腹中血瘀，中焦气机升降不利，不通则痛。

总之，本病的基本病机为脏腑气机阻滞，气血运行不畅，经脉痹阻，不通则痛；或脏腑经脉失养，不荣而痛。若急性暴痛，治不及时，或治不得当，气血逆乱，可致厥脱之证；若湿热蕴结肠胃，蛔虫内扰，或术后气滞血瘀，可造成腑气不通，气滞血瘀日久，可变生积聚。

［常考考点］基本病机为脏腑气机阻滞，气血运行不畅，经脉痹阻，不通则痛；或脏腑经脉失养，不荣而痛。

要点三　诊断与病证鉴别

（一）诊断

1. 凡是以胃脘以下、耻骨毛际以上部位的疼痛为主要表现者，即为腹痛。

其疼痛性质各异，若病因外感，突然剧痛，伴发症状明显者，属于急性腹痛；病因内伤，起病缓慢，痛势缠绵者，则为慢性腹痛。

2. 有与腹痛相关的病因，与脏腑经络相关的症状。

如涉及肠腑，可伴有腹泻或便秘；寒凝肝脉痛在少腹，常牵引睾丸疼痛；膀胱湿热可见腹痛牵引前阴，小便淋沥，尿道灼痛；蛔虫作痛多伴嘈杂吐涎，时作时止；瘀血腹痛常有外伤或手术史；少阳表里同病腹痛可见痛连腰背，伴恶寒发热，恶心呕吐。

3. 注意鉴别受病脏腑。

根据性别、年龄、婚况，与饮食、情志、受凉等关系，起病经过，其他伴发症状，以资鉴别何脏何腑受病，明确病理性质。

（二）病证鉴别

1. 腹痛与胃痛 胃处腹中，与肠相连，腹痛常伴有胃痛的症状，胃痛亦时有腹痛的表现，常需鉴别。胃痛部位在心下胃脘之处，常伴有恶心、嗳气等胃病见症；腹痛部位在胃脘以下，上述症状在腹痛中较少见。

2. 腹痛与其他内科疾病中的腹痛 许多内科疾病常见腹痛的表现，此时的腹痛只是该病的症状。如痢疾之腹痛，伴有里急后重，下利赤白脓血；积聚之腹痛，以腹中包块为特征等。腹痛病证，当以腹部疼痛为主要表现。

3. 腹痛与外科、妇科腹痛 内科腹痛常先发热后腹痛，疼痛一般不剧烈，痛无定处，压痛不显。外科腹痛多后发热，疼痛剧烈，痛有定处，压痛明显，见腹痛拒按、腹肌紧张等。妇科腹痛多在小腹，与经、带、胎、产有关，如痛经、先兆流产、宫外孕、输卵管破裂等，应及时进行妇科检查，以明确诊断。

要点四　辨证论治

腹痛的辨证应辨明腹痛性质和部位。治疗腹痛多以“通”字立法，应根据辨证的虚实寒热、在气在血，确立相应治法。在通法的基础上，结合审证求因，标本兼治。属实证者，重在祛邪疏导；对虚痛，应温中补虚、益气养血，不可滥施攻下；对于久痛入络，绵绵不愈之腹痛，可采取辛润活血通络之法。

证型	辨证要点	治法	方剂
寒邪内阻证	腹痛拘急，遇寒痛甚，得温痛减，口淡不渴，形寒肢冷，小便清长，大便清稀或秘结，舌质淡，苔白腻，脉沉紧	散寒温里，理气止痛	良附丸合正气天香散加减
湿热壅滞证	腹痛拒按，烦渴引饮，大便秘结，或溏滞不爽，潮热汗出，小便短黄，舌质红，苔黄燥或黄腻，脉滑数	泄热通腑，行气导滞	大承气汤加减

续表

证型	辨证要点	治法	方剂
饮食积滞证	脘腹胀满，疼痛拒按，嗳腐吞酸，厌食呕恶，痛而欲泻，泻后痛减，或大便秘结，舌苔厚腻，脉滑	消食导滞，理气止痛	枳实导滞丸加减
肝郁气滞证	腹痛胀闷，痛无定处，痛引少腹，或兼痛窜两胁，时作时止，得嗳气或矢气则舒，遇忧思恼怒则剧，舌质红，苔薄白，脉弦	疏肝解郁，理气止痛	柴胡疏肝散加减
瘀血内停证	腹痛较剧，痛如针刺，痛处固定，经久不愈，舌质紫暗，脉细涩	活血化瘀，和络止痛	少腹逐瘀汤加减
中虚脏寒证	腹痛绵绵，时作时止，喜温喜按，形寒肢冷，神疲乏力，气短懒言，胃纳不佳，面色无华，大便溏薄，舌质淡，苔薄白，脉沉细	温中补虚，缓急止痛	小建中汤加减

［常考考点］腹痛的辨证论治。

【知识纵横比较】

中医内科学与中医儿科学腹痛的证治比较

腹痛（中医内科学）		腹痛（中医儿科学）	
证型	方剂	证型	方剂
饮食积滞证	枳实导滞丸	乳食积滞	香砂平胃散
湿热壅滞证	大承气汤	胃肠结热	大承气汤
中虚脏寒证	小建中汤	脾胃虚寒	小建中汤合理中丸
瘀血内停证	少腹逐瘀汤	气滞血瘀	少腹逐瘀汤
—	—	腹部中寒	养脏散

【例题实战模拟】

A1 型题

1. 下列各项，除哪项外，均是腹痛的常见病因

A. 外感时邪　B. 饮食不节　C. 情志失调　D. 阳气素虚　E. 外感风燥

2. 瘀血内停腹痛的特点是

A. 胀痛　B. 冷痛　C. 灼痛　D. 刺痛　E. 绞痛

A2 型题

3. 患者，腹痛拘急，得温痛减，遇冷更甚，饮食减少，口不渴，小便清利，舌苔白腻，脉沉紧。其证候是

A. 气滞证　B. 实寒证　C. 血瘀证　D. 实热证　E. 虚寒证

4. 患者，腹部刺痛较剧，痛处不移，触之痛甚，舌质紫暗，脉弦涩。其治法是

A. 理气和胃　B. 理气活血　C. 活血化瘀　D. 化瘀散结　E. 化痰祛瘀

5. 患者，腹痛绵绵，时作时止，喜热恶冷，痛时喜按，空腹或劳累后更甚，得食稍减，面色无华，时有大便溏薄，舌淡苔白，脉细无力。治疗应首选

A. 小建中汤　B. 桂枝茯苓丸　C. 正气天香散　D. 参苓白术散　E. 痛泻要方

【参考答案】

1. E　2. D　3. B　4. C　5. A

细目三　泄泻

要点一　概述

泄泻是以排便次数增多、粪质稀溏或完谷不化，甚至泻出如水样为主症的病证。古有将大便溏薄而势缓者称为泄，大便清稀如水而势急者称为泻，现临床一般统称泄泻。

泄泻可见于多种疾病，凡属消化器官发生功能或器质性病变导致的腹泻，如急性肠炎、炎症性肠病、肠易激综合征、吸收不良综合征、肠道肿瘤、肠结核等，或其他脏器病变影响消化吸收功能以泄泻为主症者，均可参照本节进行辨证论治。

［常考考点］泄泻的主症：排便次数增多、粪质稀溏或完谷不化，甚至泻出如水样。

要点二　病因病机

泄泻的病因有感受外邪、饮食所伤、情志失调、禀赋不足和病后体虚等。主要病机是脾病湿盛，脾胃运化功能失调，肠道分清泌浊、传导功能失司。

1. 感受外邪　外感寒湿暑热之邪均可引起泄泻，其中以湿邪最为多见。湿邪易困脾土，寒邪和暑热之邪，既可侵袭皮毛肺卫，从表入里，使脾胃升降失司，亦能夹湿邪为患，直接损伤脾胃，导致运化失常，清浊不分，引起泄泻。

2. 饮食所伤　误食馊腐不洁之物，使脾胃受伤；或饮食过量，停滞不化；或恣食肥甘辛辣，致湿热内蕴；或恣啖生冷，寒气伤中，均能化生寒、湿、热、食滞之邪，使脾运失职，升降失调，清浊不分，发生泄泻。

3. 情志失调　忧郁恼怒，精神紧张，易致肝气郁结，木郁不达，横逆犯脾；忧思伤脾，土虚木乘，均可使脾失健运，气机升降失常，遂致本病。

4. 病后体虚　久病失治，脾胃受损，日久伤肾，脾失温煦，运化失职，水谷不化，积谷为滞，湿滞内生，遂成泄泻。

5. 禀赋不足　由于先天不足，禀赋虚弱；或素体脾胃虚弱，不能受纳运化某些食物，易致泄泻。

泄泻基本病机为脾病与湿盛，致肠道功能失司而发生泄泻。病位在肠，主病之脏属脾，同时与肝、肾密切相关。病理因素主要是湿，湿为阴邪，易困脾阳，但可夹寒、夹热、夹滞。脾主运化，喜燥恶湿，大小肠司泌浊、传导。若脾运失职，小肠无以分清泌浊，则发生泄泻。

病理性质有虚实之分。一般来说，暴泻以湿盛为主，多因湿盛伤脾，或食滞生湿，壅滞中焦，脾为湿困所致，病属实证。久泻多偏于虚证，由脾虚不运而生湿，或他脏及脾，如肝木克脾，或肾虚火不暖脾，水谷不化所致。而湿邪与脾病，往往相互影响，互为因果，湿盛可困遏脾运，脾虚又可生湿。虚实之间又可相互转化夹杂。

急性泄泻经及时治疗，绝大多数可短期内痊愈，有少数病人暴泄不止，损气伤津耗液，可成痉、厥、闭、脱等危证，特别是伴有高热、呕吐、热毒甚者尤然。急性泄泻因失治或误治，可迁延日久，由实转虚，转为慢性泄泻。日久脾病及肾，肾阳亏虚，脾失温煦，不能腐熟水谷，可成命门火衰之五更泄泻。

［常考考点］泄泻基本病机为脾病与湿盛，致肠道功能失司而发生泄泻。

要点三　诊断与病证鉴别

（一）诊断

1. 以大便粪质稀溏为诊断的主要依据，或完谷不化，或粪如水样，大便次数增多，每日三五次以至十数次。

2. 常兼有腹胀、腹痛、肠鸣、纳呆。

3. 起病或急或缓。暴泻者多有暴饮暴食或误食不洁之物的病史。迁延日久，时发时止者，常由外邪、饮食或情志等因素诱发。

（二）病证鉴别

1. 泄泻与痢疾 两者均为大便次数增多、粪质稀薄的病证。泄泻以大便次数增加、粪质稀溏，甚则如水样或完谷不化为主症，大便不带脓血，也无里急后重，或无腹痛。痢疾以腹痛、里急后重、便下赤白脓血为特征。

2. 泄泻与霍乱 霍乱是一种上吐下泻并作的病证，发病特点是来势急骤，变化迅速，病情凶险，起病时先突然腹痛，继则吐泻交作，所吐之物均为未消化之食物，气味酸腐热臭，所泻之物多为黄色粪水，或吐下如米泔水，常伴恶寒、发热，部分病人在吐泻之后津液耗伤，迅速消瘦，或发生转筋，腹中绞痛。若吐泻剧烈，可致面色苍白、目眶凹陷、汗出肢冷等津竭阳衰之危候。泄泻则以大便稀溏、次数增多为特征，一般预后良好。

［常考考点］泄泻与痢疾的鉴别。

要点四 辨证论治

泄泻的治疗大法为运脾化湿。急性泄泻多以湿盛为主，重在化湿，佐以分利，再根据寒湿和湿热的不同，分别采用温化寒湿与清化湿热之法。夹有表邪者，佐以疏解；夹有暑邪者，佐以清暑；兼有伤食者，佐以消导。久泻以脾虚为主，当以健脾；因肝气乘脾者，宜抑肝扶脾；因肾阳虚衰者，宜温肾健脾；中气下陷者，宜升提；久泄不止者，宜固涩。暴泻不可骤用补涩，以免关门留寇；久泻不可分利太过，以防劫其阴液。若病情处于虚实寒热兼夹或互相转化时，当随证而施治。

证型	辨证要点	治法	方剂
寒湿内盛证	泄泻清稀，甚则如水样，脘闷食少，腹痛肠鸣，或兼外感风寒，则恶寒，发热，头痛，肢体酸痛，舌苔白或白腻，脉濡缓	芳香化湿，解表散寒	藿香正气散加减
湿热伤中证	泄泻腹痛，泻下急迫，或泻而不爽，粪色黄褐，气味臭秽，肛门灼热，烦热口渴，小便短黄，舌质红，苔黄腻，脉滑数或濡数	清热燥湿，分利止泻	葛根芩连汤加减
食滞肠胃证	腹痛肠鸣，泻下粪便臭如败卵，泻后痛减，脘腹胀满，嗳腐酸臭，不思饮食，舌苔垢浊或厚腻，脉滑	消食导滞，和中止泻	保和丸加减
脾胃虚弱证	大便时溏时泻，迁延反复，食少，食后脘闷不舒，稍进油腻食物，则大便次数增加，面色萎黄，神疲倦怠，舌质淡，苔白，脉细弱	健脾益气，化湿止泻	参苓白术散加减
肾阳虚衰证	黎明前脐腹作痛，肠鸣即泻，完谷不化，腹部喜暖，泻后则安，形寒肢冷，腰膝酸软，舌淡苔白，脉沉细	温肾健脾，固涩止泻	四神丸加减
肝气乘脾证	泄泻肠鸣，腹痛攻窜，矢气频作，伴有胸胁胀闷，嗳气食少，每因抑郁恼怒，或情绪紧张而发，舌淡红，脉弦	抑肝扶脾	痛泻要方加减

［常考考点］泄泻的辨证论治。

【例题实战模拟】

A1 型题

1. 下列不属于痢疾与泄泻的鉴别要点的是

A. 有无里急后重 B. 有无因情志不舒诱发 C. 有无排便次数增多 D. 有无脓血便 E. 有无腹痛肠鸣

2. 治疗久泻不止，不宜过用

A. 健脾 B. 补肾 C. 升提 D. 固涩 E. 分利

A2 型题

3. 患者，男，34 岁。症见泄泻腹痛，泻下急迫，粪色黄褐而臭，肛门灼热，烦热口渴，小便短赤，舌苔黄腻，脉滑数。其治法是

A. 消食导滞 B. 泄热导滞 C. 清热利湿 D. 通腑泄热 E. 通腑消食

4. 患者，女，23岁。腹痛肠鸣，泻下粪便臭如败卵，但泻而不爽，脘腹胀满，舌苔白厚而腐，脉滑。治疗首选

A. 保和丸　B. 藿香正气散　C. 葛根芩连汤　D. 参苓白术汤　E. 龙胆泻肝汤

5. 患者，女，45岁。胸胁胀闷，嗳气食少，每因抑郁恼怒之时，发生腹痛泄泻，舌淡红，脉弦。其治法是

A. 调理脾胃　B. 疏肝理气　C. 抑肝扶脾　D. 泻肝和胃　E. 疏肝和胃

【参考答案】

1. C　2. E　3. C　4. A　5. C

细目四　便秘

要点一　概述

便秘是指粪便在肠内滞留过久，秘结不通，排便周期延长；或周期不长，但粪质干结，排出艰难；或粪质不硬，虽有便意，但便而不畅的病证。

本节所论是以便秘为主要症状的辨证论治，类似于西医学的功能性便秘，同时肠道易激综合征、肠炎恢复期肠蠕动减弱所致便秘，直肠及肛门疾患引起的便秘，药物性便秘，内分泌及代谢性疾病所致便秘，以及肌力减退所致的排便困难等，可参照本节内容，并结合辨病处理。

[常考考点]便秘的主症：大便秘结不通，排便周期延长；或周期不长，但粪质干结，排出艰难；或粪质不硬，虽有便意，但便而不畅。

要点二　病因病机

便秘发病的原因归纳起来有饮食不节、情志失调、感受外邪、年老体虚等。病机主要是热结、气滞、寒凝、气血阴阳亏虚引起肠道传导失司所致。

1. 饮食不节　素体阳盛，或饮酒过多，或过食辛辣厚味，或误服温燥之药而致热毒内盛；或热病之后，余热留恋；或肺燥、肺热下移大肠，导致肠胃积热，耗伤津液，以致肠道干涩燥结，形成热结。

2. 情志失调　忧愁思虑过度，或久坐少动，每致气机郁滞，不能宣达，于是通降失常，传导失职，糟粕内停，不得下行，而致大便秘结。

3. 年老体虚　病后、产后及年老体弱之人，气血亏虚；或过用汗、利、燥热之剂，损伤阴液，或劳役过度，出汗过多；或房事劳倦损伤气血津液；或素患消渴，阴精亏耗，气虚则大肠传导无力，阴虚血亏则肠道干涩，导致大便干结，排出困难。

4. 感受外邪　外感寒邪可导致阴寒内盛，温煦无权，不能蒸化津液，使阴寒内结，糟粕不行，凝结肠道而成冷秘。

便秘的病性可概括为寒、热、虚、实四个方面。四者之中，又以虚实为纲，热秘、气秘、冷秘属实，阴阳气血不足的便秘属虚。寒、热、虚、实之间，常又相互兼夹或相互转化。如热秘久延不愈，津液渐耗，可致阴津亏虚，肠失濡润，病情由实转虚。气机郁滞，久而化火，则气滞与热结并存。气血不足者，如受饮食所伤或情志刺激，则虚实相兼。阳气虚衰与阴寒凝结可以互为因果，而见阴阳俱虚之证。

关于本病的预后，单纯性便秘只需用心调治，其愈较易，预后较佳。若属他病兼便秘者，需察病情的新久轻重。若热病之后，余热未清，伤津耗液而大便秘结者，调治得法，热去津复，预后易佳。噎膈重症，常兼便秘，甚则粪质坚硬如羊屎，预后甚差。此外，老年性便秘和产后便秘多属虚证。因气血不复，阳气不通，阴寒不散，则便秘难出，因而治疗难求速效。

[常考考点]病机是热结、气滞、寒凝、气血阴阳亏虚引起肠道传导失司。

要点三　诊断与病证鉴别

（一）诊断

1. 排便间隔时间超过自己的习惯1天以上，或两次排便时间间隔3天以上。
2. 大便粪质干结，排出艰难，或欲大便而艰涩不畅。
3. 常伴腹胀、腹痛、口臭、纳差及神疲乏力、头眩、心悸等症。
4. 本病常有饮食不节、情志内伤、劳倦过度等病史。

（二）病证鉴别

便秘与肠结　两者皆为大便秘结不通。肠结多为急病，因大肠通降受阻所致，表现为腹部疼痛拒按，大便完全不通，且无矢气和肠鸣音，严重者可吐出粪便。便秘多为慢性久病，因大肠传导失常所致，表现为腹部胀满，大便干结艰行，可有矢气和肠鸣音，或有恶心欲吐，食纳减少。

要点四　辨证论治

便秘的治疗应以通下为主，但绝不可单纯用泻下药，应针对不同的病因采取相应的治法。实秘为邪滞肠胃，壅塞不通所致，以祛邪为主，给予泄热、温散、通导之法，使邪去便通。虚秘为肠失润养，推动无力而致，以扶正为先，给予益气温阳、滋阴养血之法，使正盛便通。

证型		辨证要点	治法	方剂
实秘	热秘	大便干结，腹胀腹痛，口干口臭，面红心烦，或有身热，小便短赤，舌红，苔黄燥，脉滑数	泄热导滞，润肠通便	麻子仁丸加减
	气秘	大便干结，或不甚干结，欲便不得出，或便而不爽，肠鸣矢气，腹中胀痛，嗳气频作，纳食减少，胸胁痞满，舌苔薄腻，脉弦	顺气导滞	六磨汤加减
	冷秘	大便艰涩，腹痛拘急，胀满拒按，胁下偏痛，手足不温，呃逆呕吐，舌苔白腻，脉弦紧	温里散寒，通便止痛	温脾汤合半硫丸加减
虚秘	气虚秘	大便并不干硬，虽有便意，但排便困难，用力努挣则汗出短气，便后乏力，面白神疲，肢倦懒言，舌淡苔白，脉弱	益气润肠	黄芪汤加减
	血虚秘	大便干结，面色无华，头晕目眩，心悸气短，健忘，口唇色淡，舌淡苔白，脉细	养血润燥	润肠丸加减
	阴虚秘	大便干结，如羊屎状，形体消瘦，头晕耳鸣，两颧红赤，心烦少眠，潮热盗汗，腰膝酸软，舌红少苔，脉细数	滋阴通便	增液汤加减
	阳虚秘	大便干或不干，排出困难，小便清长，面色㿠白，四肢不温，腹中冷痛，或腰膝酸冷，舌淡苔白，脉沉迟	温阳通便	济川煎加减

［常考考点］便秘的辨证论治。

【知识纵横比较】

中西医结合内科学与儿科学便秘的证治比较

便秘（中西医结合内科学）			便秘（中西医结合儿科学）	
证型		方剂	证型	方剂
实秘	热秘	麻子仁丸	燥热内结证	麻子仁丸
	气秘	六磨汤	气机郁滞证	六磨汤
	冷秘	温脾汤合半硫丸	乳食积滞证	枳实导滞丸
虚秘	气虚秘	黄芪汤	气血亏虚证	黄芪汤合润肠丸
	血虚秘	润肠丸		
	阴虚秘	增液汤	—	—
	阳虚秘	济川煎	—	—

【例题实战模拟】

A1 型题

1. 治疗阳虚便秘的最佳选方是

A. 济川煎　B. 右归丸　C. 半硫丸　D. 温脾汤　E. 麻子仁丸

A2 型题

2. 患者，大便艰涩，腹痛拘急，胀满拒按，胁下偏痛，手足不温，呃逆呕吐，舌苔白腻，脉弦紧。治疗应首选

A. 麻子仁丸　B. 六磨汤　C. 温脾汤合半硫丸　D. 济川煎　E. 更衣丸

3. 李某，男，70 岁。便秘 30 余年，虽有便意，但临厕努挣乏力，便难排出，汗出气短，便后乏力，大便并不干结，面色㿠白，神疲气怯，舌淡嫩，苔薄，脉弱。其治法是

A. 益气润肠　B. 养血润燥　C. 温阳通便　D. 顺气导滞　E. 清热润肠

4. 患者，男，56 岁。大便秘结，排出困难，面色无华，头晕目眩，心悸，舌淡，苔白，脉细涩。其诊断是

A. 气虚便秘　B. 血虚便秘　C. 阴虚便秘　D. 冷秘　E. 气秘

B1 型题

A. 四磨饮　B. 五磨饮子　C. 黄芪汤　D. 黄芪建中汤　E. 六磨汤

5. 治疗气滞便秘的最佳选方是

6. 治疗气虚便秘的最佳选方是

【参考答案】

1. A　2. C　3. A　4. B　5. E　6. C

第十四单元　肝胆病证

细目一　胁痛

要点一　概述

胁痛是指以一侧或两侧胁肋部疼痛为主要表现的病证，是临床上比较多见的一种自觉症状。胁，指侧胸部，为腋以下至第十二肋骨部的总称。

［常考考点］胁痛主症：一侧或两侧胁肋部疼痛。

要点二　病因病机

胁痛的病因主要有情志不遂、饮食不节、跌仆损伤、久病体虚等多种因素。

1. 情志不遂　因情志所伤，可使肝失条达，疏泄不利，气阻络痹，可发为肝郁胁痛。若气郁日久，血行不畅，瘀血渐生，阻于胁络，不通则痛，亦致瘀血胁痛。

2. 跌仆损伤　胁络受伤，瘀血停留，阻塞胁络，亦发为胁痛。

3. 饮食所伤　脾胃受损，湿热内生，郁于肝胆，肝胆失于疏泄，可发为胁痛。

4. 外感湿热　湿热之邪外袭，郁结少阳，枢机不利，肝胆经气失于疏泄，可以导致胁痛。

5. 劳欲久病　久病耗伤，劳欲过度，使精血亏虚，肝阴不足，血不养肝，脉络失养，拘急而痛。

胁痛的基本病机为肝络失和，其病理变化可归结为“不通则痛”与“不荣则痛”两类。其病理因素不外气滞、血瘀、湿热三者。因肝郁气滞、瘀血停着、湿热蕴结所导致的胁痛多属实证，是为“不通则痛”。而因阴血不足，肝络失养所导致的胁痛则为虚证，属“不荣则痛”。

一般说来，胁痛初病在气。气为血帅，气行则血行，故气滞日久，其病变由气滞转为血瘀，或气滞血瘀并见。气滞日久，易于化火伤阴；肝胆湿热所致之胁痛，日久亦可耗伤阴津，皆可致肝阴耗伤，脉络失养，而转为虚证或虚实夹杂证。

胁痛的病变脏腑主要在于肝胆，又与脾胃及肾有关。胁痛病证有虚有实，而以实证多见。实证中以气滞、血瘀、湿热为主，三者又以气滞为先。虚证多属阴血亏损，肝失所养。虚实之间可以相互转化，故临床常见虚实夹杂之证。

[常考考点] 胁痛的基本病机为肝络失和。其病理变化可归结为“不通则痛”与“不荣则痛”两类。

要点三　诊断与病证鉴别

（一）诊断

1. 以一侧或两侧胁肋部疼痛为主要表现者，可以诊断为胁痛。胁痛的性质可以表现为刺痛、胀痛、灼痛、隐痛、钝痛等不同特点。

2. 部分病人可伴见胸闷、腹胀、嗳气、呃逆、急躁易怒、口苦、纳呆、厌食、恶心等症。

3. 常有饮食不节、情志内伤、感受湿邪、跌仆闪挫或劳欲久病等病史。

（二）病证鉴别

胁痛与悬饮　悬饮亦可见胁肋疼痛，但其表现为饮留胁下，胸胁胀痛，持续不已，伴见咳嗽、咳痰，咳嗽、呼吸时疼痛加重，常喜向病侧睡卧，患侧肋间饱满，叩诊呈浊音，或兼见发热，一般不难鉴别。

要点四　辨证论治

胁痛之治疗原则当根据“通则不痛”的理论，以疏肝和络止痛为基本治则，结合肝胆的生理特点，灵活运用。实证之胁痛，宜用理气、活血、清利湿热之法；虚证之胁痛，宜补中寓通，采用滋阴、养血、柔肝之法。

证型	辨证要点	治法	方剂
肝郁气滞证	胁肋胀痛，走窜不定，甚则引及胸背肩臂，疼痛每因情志变化而增减，胸闷腹胀，嗳气频作，得嗳气而胀痛稍舒，纳少口苦，舌苔薄白，脉弦	疏肝理气	柴胡疏肝散加减
肝胆湿热证	胁肋胀痛或灼热疼痛，口苦口黏，胸闷纳呆，恶心呕吐，小便黄赤，大便不爽，或兼有身热恶寒，身目发黄，舌红苔黄腻，脉弦滑数	清热利湿	龙胆泻肝汤加减
瘀血阻络证	胁肋刺痛，痛有定处，痛处拒按，入夜痛甚，胁肋下或见有癥块，舌质紫暗，脉沉涩	祛瘀通络	血府逐瘀汤或复元活血汤加减
肝络失养证	胁肋隐痛，悠悠不休，遇劳加重，口干咽燥，心中烦热，头晕目眩，舌红少苔，脉细弦而数	养阴柔肝	一贯煎加减

[常考考点] 胁痛的辨证论治。

【例题实战模拟】

A1 型题

1. 下列不属于胁痛病机的是

A. 肝气郁结　B. 胃气上逆　C. 瘀血凝滞　D. 肝胆湿热　E. 肝阴不足

2. 与胁痛发病关系最为密切的脏腑是

A. 心、肺　B. 脾、胃　C. 肝、胆　D. 肝、肾　E. 脾、肾

A2 型题

3. 患者，男，55 岁。3 个月前因胸胁部撞伤后出现胁肋刺痛，痛有定处，入夜痛甚，舌质紫暗，脉沉涩。治疗应首选

A. 复元活血汤　B. 少腹逐瘀汤　C. 膈下逐瘀汤　D. 调营饮　E. 香附旋覆花汤

4. 患者，男，60岁。久患胁痛，悠悠不休，遇劳加重，头晕目眩，口干咽燥，舌红少苔，脉弦细。治疗应首选

A. 柴胡疏肝散　B. 逍遥散　C. 杞菊地黄丸　D. 一贯煎　E. 二阴煎

【参考答案】

1. B　2. C　3. A　4. D

细目二　黄疸

要点一　概述

黄疸是指以身黄、目黄、小便发黄为特征的病证，其中目睛黄染尤为本病的重要特征。

［常考考点］黄疸的主症：身黄、目黄、小便发黄。

要点二　病因病机

黄疸的发生，因外感湿热、疫毒，内伤酒食，或脾虚湿困，血瘀气滞等所致。

1. 外感湿热、疫毒　时邪疫毒，蕴结于中焦，脾胃运化失常；湿热熏蒸于肝胆，致使肝失疏泄，胆汁不循常道，随血泛溢，外溢肌肤，上注眼目，下流膀胱，使身目小便俱黄，而成黄疸。若疫毒较重者，则可伤及营血，内陷心包，发为急黄。

2. 饮食不节　饥饱失常或嗜酒过度，损伤脾胃，以致运化功能失职，湿浊内生，郁而化热，熏蒸肝胆，胆汁外溢，乃发黄疸。

3. 脾胃虚弱　素体脾胃虚弱，运化失司，气血亏损，久之肝失所养，疏泄失职，胆汁外溢而发黄疸；或病后脾阳虚损，湿从寒化，寒湿阻滞中焦，肝胆气机不利而发黄。

黄疸的病位在肝、胆、脾、胃，基本病机是脾胃运化失健，肝胆疏泄不利，胆汁不循常道，或溢于肌肤，或上蒸清窍，或下注膀胱。病理因素主要为湿邪，病理性质有阴阳之分。阳黄多因湿热熏蒸，或疫毒伤血，发黄迅速而色鲜明；阴黄多因寒湿阻遏，脾阳不振，发黄持久而色晦暗。

［常考考点］基本病机是脾胃运化失健，肝胆疏泄不利，胆汁不循常道，或溢于肌肤，或上蒸清窍，或下注膀胱。

要点三　诊断与病证鉴别

（一）诊断

1. 以目黄、身黄、小便黄，其中目睛黄染为本病的重要特征。

2. 常伴食欲减退、恶心呕吐、胁痛、腹胀等症状。

3. 常有外感湿热疫毒，内伤酒食不节，或有胁痛、癥积等病史。

（二）病证鉴别

1. 黄疸与萎黄　黄疸的病因为外感湿热、疫毒，内伤酒食，或脾虚湿困、血瘀气滞等。其病机为湿滞脾胃，肝胆失疏，胆汁外溢。其主症为身黄、目黄、小便黄。萎黄的病因与饥饱劳倦、食滞虫积或病后失血有关。其病机为脾胃虚弱，血气不足，肌肤失养。其主症为肌肤萎黄不泽、目睛及小便不黄，常伴头昏倦怠、心悸少寐、纳少便溏等症状。

2. 阳黄与阴黄　临证应根据黄疸的色泽，并结合症状、病史予以鉴别。阳黄黄色鲜明，发病急，病程短，常伴身热、口干苦、舌苔黄腻、脉象弦数。急黄为阳黄之重症，病情急骤，疸色如金，兼见神昏、发斑、出血等危象。阴黄黄色晦暗，病程长，病势缓，常伴纳少、乏力、舌淡、脉沉迟或细缓。

要点四　辨证论治

黄疸的辨证，应以阴阳为纲，分清阳黄与阴黄。由于黄疸是湿邪为患，故化湿邪、利小便是其重要治则。阳黄应配以清热解毒，必要时还应通利腑气；阴黄应配以健脾温化；急黄则当以清热解毒、凉营

开窍为主。

证型		辨证要点	治法	方剂
阳黄	湿热兼表证	黄疸初起，轻度目黄或不明显，恶寒发热，皮肤瘙痒，肢体困重，乏力，咽喉红肿疼痛，脘痞恶心，舌苔薄腻，脉濡数	清热化湿解表	甘露消毒丹合麻黄连翘赤小豆汤
	热重于湿证	身目俱黄，黄色鲜明，发热口渴，或见心中懊侬，腹部胀闷，口干而苦，恶心呕吐，小便短少黄赤，大便秘结，舌苔黄腻，脉弦数	清热利湿	茵陈蒿汤加减
	湿重于热证	身目俱黄，黄色不及前者鲜明，头重身困，胸脘痞满，食欲减退，恶心呕吐，腹胀或大便溏垢，舌苔厚腻微黄，脉濡数或濡缓	利湿化浊	茵陈四苓散加减
	胆腑郁热证	身目发黄，黄色鲜明，上腹、右胁胀闷疼痛，牵引肩背，身热不退，或寒热往来，口苦咽干，呕吐呃逆，尿黄赤，大便秘，苔黄舌红，脉弦滑数	清泄胆热	大柴胡汤加减
	热毒炽盛证（急黄）	发病急骤，黄疸迅速加深，其色如金，皮肤瘙痒，高热口渴，胁痛腹满，神昏谵语，烦躁抽搐，或见衄血、便血，或肌肤瘀斑，舌质红绛，苔黄而燥，脉弦滑或数	清热解毒	犀角散加减
阴黄	寒湿困脾证	身目俱黄，黄色晦暗，或如烟熏，脘腹痞胀，纳谷减少，大便不实，神疲畏寒，口淡不渴，舌淡苔腻，脉濡缓或沉迟	温中散寒，健脾化湿	茵陈术附汤加减
	脾虚血亏证	面色萎黄，身体虚弱，肌肤不荣，面容憔悴，神疲乏力，气短懒言，纳食日少，大便溏薄，舌淡瘦小或灰暗，脉虚	健脾益气	黄芪建中汤加减

［常考考点］黄疸的辨证论治。

【例题实战模拟】

A1 型题

1. 诊断黄疸最主要的依据是

A. 目黄　B. 身黄　C. 尿黄　D. 苔黄　E. 齿垢黄

2. 黄疸形成的关键病理因素是

A. 热邪　B. 寒邪　C. 疫毒　D. 瘀血　E. 湿邪

3. 阴黄的最主要病机是

A. 湿热熏蒸，湿遏热伏　B. 湿热内蕴，蒙蔽心包　C. 瘀阻肝脾，水气内盛

D. 寒湿阻滞，脾阳不足　E. 肝胆郁热，气机阻滞

4. 黄疸的辨证纲领是

A. 阴阳　B. 寒热　C. 虚实　D. 气血　E. 表里

A2 型题

5. 患者，女，45 岁。突发身目发黄，黄色鲜明，右胁胀闷疼痛，牵引肩背，寒热往来，口苦咽干，尿黄便秘，舌红苔黄，脉弦滑数。其辨证属

A. 热重于湿　B. 湿重于热　C. 疫毒炽盛　D. 胆腑郁热　E. 脾虚湿滞

6. 患者身目俱黄，头重身困，胸脘痞满，食欲减退，恶心呕吐，腹胀，便溏，苔厚腻微黄，脉濡缓。治疗应首选

A. 茵陈蒿汤　B. 茵陈四苓散　C. 茵陈术附汤　D. 鳖甲煎丸　E. 逍遥散

【参考答案】

1. A　2. E　3. D　4. A　5. D　6. B

细目三　积证

要点一　概述

积证是以腹内结块，或胀或痛，结块固定不移，痛有定处为主要临床特征的一类病证。积证在历代医籍中亦称为“癥积”“痃癖”“癖块”“伏梁”“肥气”等。西医学中多种原因引起的腹腔肿瘤、肝脾肿大、增生型肠结核等，多属“积”之范畴。

［常考考点］积证的主症：腹内结块，或胀或痛，结块固定不移，痛有定处。

要点二　病因病机

积证主要是由情志失调、饮食伤脾、感受外邪、病后体虚，或黄疸、疟疾等经久不愈，肝脾受损，脏腑失和，以致气滞、血瘀、痰凝于腹内，日久结为积块，而为积证。

1. 情志失调　情志不畅，肝郁气滞，气滞不能帅血畅行，以致瘀血内停，脉络受阻，结成块者，则成积证。

2. 饮食内伤　饮食不节，损伤脾胃，津液不布，湿浊内停，凝结成痰，痰阻气滞，血脉壅塞，痰浊与气血相搏，气滞血瘀，脉络阻滞，而成积证。

3. 感受外邪　外邪侵袭人体，稽留不去，致脏腑失和，气血运行不畅，痰浊内生，气滞血瘀痰凝，日久结为积块，而为积证；或风寒痰湿与气血相搏结，使瘀血留滞，脉络壅塞成块，而成积证。

4. 他病续发　黄疸、胁痛病久，余邪留恋，络脉不畅，瘀血内阻；或久疟不愈，气血凝滞，结为疟母；或感染虫毒，虫阻血络，气血运行不畅，血络瘀阻；或虚劳日久，气滞血瘀结而成块，以致成积。

5. 正气亏虚　先天禀赋不足或久病体虚致脾胃功能虚弱，气机运化无力，气、血、津液失于输布，导致痰湿内生，气血运行涩滞，以致气滞、血瘀、痰凝而成积证。

本病的病机主要是气机阻滞，瘀血内结。病理因素主要有寒邪、湿浊、痰浊、食滞、虫积等，但主要是气滞血瘀，以血瘀为主。本病病位主要在于肝、脾、胃、肠。因肝主疏泄，司藏血；脾主运化，司统血。如因情志、饮食、外邪、久病等原因，引起肝气不畅，脾运失职，肝脾不调，胃肠失和，气血涩滞，壅塞不通，形成腹内结块，导致积证。

积证日久，瘀阻伤正，脾失健运，生化乏源，可致气血亏虚，甚或阴阳并损；正气愈亏，气虚血涩，则积块愈加不易消散，甚则逐渐增大，病势进一步发展，还可以出现一些严重变证。如积久肝脾两伤，肝不藏血，脾不统血，或瘀热灼伤血络，血不循经，可导致出血；肝脾失调，气血瘀滞，日久及肾，肝、脾、肾三脏受损，气、血、水停积腹内，则可转为鼓胀；若肝胆疏泄失常，胆汁外溢，转为黄疸；气血瘀阻，水湿泛滥，亦可出现腹满肢肿等症。

［常考考点］本病的病机主要是气机阻滞，瘀血内结。

要点三　诊断与病证鉴别

（一）诊断

1. 腹内结块，或胀或痛为本病的主要症状。

2. 以腹内积块，触之有形，固定不移，以痛为主，痛有定处为临床特征。

3. 常有情志抑郁，饮食不节，外邪侵袭，或黄疸、胁痛、虫毒、久疟、久泻、久痢、虚劳等病史。

积证多为肝脾肿大、腹腔肿瘤、增生性肠结核等，必须结合B超、CT、MRI、X片、结肠镜、病理组织活检及有关血液检查以明确诊断。

（二）病证鉴别

1. 积证与腹痛　两者皆可由气滞血瘀，瘀血内结，脉络不通引起腹部疼痛，痛处固定不移，甚则出现腹部包块等症。积证之腹痛，或胀或痛，疼痛不甚，但以腹中包块为主要特征；腹痛之瘀血阻滞型，可出现少腹疼痛，部位固定不移，痛势较剧，痛如针刺，以腹部疼痛为主要表现。

2. 积证与鼓胀 积证与鼓胀均有情志抑郁、酒食所伤、感染虫毒等致气滞血瘀的相同病机，其病变部位可同在肝脾，皆有胀满、包块等临床表现。积证以腹内结块，或胀或痛为主症；但鼓胀以腹部胀大、脉络暴露为临床特征，疼痛不显，以胀为主，病机可有水饮内停，因而腹中有无水液停聚是积证与鼓胀鉴别之关键所在。

要点四　辨证论治

积证可于临床上分为初、中、末三期。初期正气尚盛，邪气虽实而不盛，表现为积块形小，按之不坚，应予消散；中期正气已虚，邪气渐甚，表现为积块增大，按之较硬，予消补兼施；末期正气大伤，邪盛已极，表现为积块明显，按之坚硬，予养正除积。辨积证初、中、末三期，以知正邪之盛衰，从而选择攻补之法。

证型	辨证要点	治法	方剂
气滞血阻证	腹部积块质软不坚，固定不移，胀痛不适，舌苔薄，脉弦	理气活血，通络消积	大七气汤加减
瘀血内结证	腹部积块明显，质地较硬，固定不移，隐痛或刺痛，形体消瘦，纳谷减少，面色晦暗黧黑，面颈胸臂或有血痣赤缕，女子可见月事不下，舌质紫或有瘀斑、瘀点，脉细涩	祛瘀软坚，扶正健脾	膈下逐瘀汤合六君子汤加减
正虚瘀结证	久病体弱，积块坚硬，隐痛或剧痛，饮食大减，肌肉瘦削，神倦乏力，面色萎黄或黧黑，甚则面肢浮肿，舌质淡紫，或光剥无苔，脉细数或弦细	补益气血，活血化瘀	八珍汤合化积丸加减

[常考考点] 积证的辨证论治。

【例题实战模拟】

A1 型题

1. 积证的基本病机是

A. 肝郁气滞，络脉失和　B. 湿邪困遏，脾胃不和　C. 气机阻滞，不通则痛
D. 气机阻滞，瘀血内结　E. 气机郁滞，津凝痰聚

2. 积证与鼓胀的主要鉴别点是

A. 腹内结块　B. 水肿　C. 腹壁青筋显露　D. 腹内停水　E. 腹胀疼痛

A2 型题

3. 患者，女，53 岁。久病体弱，积块坚硬，隐痛或剧痛，饮食大减，肌肉瘦削，神倦乏力，面色黧黑，面肢浮肿，舌质淡紫，光剥无苔，脉细数。其证候是

A. 肝气郁滞　B. 瘀血内结　C. 正虚瘀结　D. 气滞痰阻　E. 气虚血瘀

4. 患者腹内积块明显，硬痛不移，面暗消瘦，纳食减少，时有寒热，舌紫暗苔薄，脉细涩。其证候是

A. 肝气郁滞　B. 食滞痰阻　C. 气滞血阻　D. 瘀血内结　E. 正虚瘀结

5. 患者，男，45 岁。腹部积块质软不坚，固定不移，胀痛不适，舌苔薄，脉弦。其治疗的方剂是

A. 柴胡疏肝散　B. 逍遥散　C. 五磨汤　D. 四七汤　E. 大七气汤

【参考答案】

1. D　2. D　3. C　4. D　5. E

细目四　聚证

要点一　概述

聚证是以腹中结块，或痛或胀，聚散无常，痛无定处为主要临床特征的一类病证。聚证在历代医籍中又称“瘕”“痃气”“癖块”“痞块”等。西医学中多种原因引起的胃肠功能紊乱、不完全性肠梗阻等

所致的腹部包块，则与“聚”关系密切，可参照本节辨证论治。

［常考考点］聚证的主症：腹中结块，或痛或胀，聚散无常，痛无定处。

要点二　病因病机

聚证主要是由情志失调、食滞痰阻等因素，致肝脾受损、脏腑失和、气机阻滞、气聚成结而成。

1. 情志失调　情志抑郁，所愿不遂，肝气不畅，脏腑失和，使气机阻滞或逆乱，聚而不散，则致聚证。

2. 食滞痰阻　酒食不节，或恣食肥厚生冷，损伤脾胃，脾失健运，不能输布水谷之精微，聚生痰湿；或食滞、虫积与痰气交阻，气机壅结，则成聚证；亦有饮食不调，因食遇气，食气交阻，气机不畅而成聚证。

聚证主要病机以气机逆乱为主。大凡以肝郁气滞、痰气交阻、食滞痰阻等以气滞为主因者，多成聚证。病理因素有寒湿、食滞、虫积、痰浊等，病位主要在肝脾。肝以血为体，以气为用，主疏泄，司藏血，若肝失疏泄，气机不畅，以致气滞而成聚证；脾为气机升降之枢纽，主运化，司统血，脾运失职，肝脾不调，气机升降失常，痰湿凝聚，壅塞不通，而成聚证。

少数聚证日久不愈，或因虚极，或因燥热，或因痰浊，或因瘀阻而加重病情，进而由气入血转化成伏梁、痞气、肥气等积证。病久伤及脉道，络瘀脉损，血脉不通，瘀血留滞心脉，心脉痹阻，出现胸痹、心痛、心悸等症；留滞脑窍，则见中风偏瘫、眩晕口癖，甚至昏迷不醒；肾络瘀阻，浊邪留积，壅塞三焦，开阖不利，则出现腰痛、水肿、关格等。

［常考考点］聚证主要病机为气机逆乱。

要点三　诊断与病证鉴别

（一）诊断

以腹内结块，聚散无常，或痛或胀，以胀为主，痛无定处，时作时止为临床特征。

聚证多属胃肠道的炎症、痉挛、梗阻等病变，可结合 X 片、B 超及钡剂造影等检查明确诊断。

（二）病证鉴别

1. 聚证与气臌　两者皆可由情志失调引起的肝郁气滞所致，病位皆在肝脾，均具有脘腹满闷、胀痛等表现。鼓胀之气臌以腹部膨隆，腹部按之空空然，叩之如鼓为主症，以腹部胀满膨隆为主要特征；聚证以腹中气聚，局部可见结块，望之有形，按之柔软，聚散无常，或胀或痛，痛无定处为主症，以腹部局部包块为主要特征。

2. 聚证与胃痞　两者均可因情志失调而致气滞痰阻，出现脘腹满闷之症。胃痞临床表现为满闷不适，系自觉症状，而外无形征可见，更无包块可扪及；聚证以腹中气聚、攻窜胀满、时作时止为临床特征，其发作时，腹中气聚胀满，腹内结块望之有形，但按之无块，缓解时气聚胀满的现象消失，腹内结块消散，脘腹胀闷缓解。

要点四　积与聚主症特点与病机异同

积证望之有形，但触之必见结块，且固定不移，痛有定处；病多在血分，多属于脏；病机以痰凝血结为主。

聚证望之有形，但按之无块，聚散无常，痛无定处；病多在气分，多属于腑；病机以气机逆乱为主。

要点五　辨证论治

聚证的形成多以气滞、食积、痰阻、燥屎等内结所致。若症状以腹部胀痛为主，嗳气得舒，症状随情绪变化而起伏，则以气滞为主；若症状以脘腹胀痛，伴有嗳腐吞酸、厌食呕吐等症状，则以食积为主；若症状以脘腹痞闷、呕恶、苔腻等为主，则以痰湿为主；若出现大便秘结，或排便困难、腹痛拒按等症，则以燥屎内结为主。聚证病在气分，以疏肝理气、行气消聚为基本原则。

证型	辨证要点	治法	方剂
肝郁气滞证	腹中结块柔软，时聚时散，攻窜胀痛，脘胁胀闷不适，常随情绪变化而起伏，苔薄，脉弦	疏肝解郁，行气散结	逍遥散合木香顺气散加减
食滞痰阻证	腹胀或痛，腹部时有条索状物聚起，按之胀痛更甚，便秘，纳呆，舌苔腻，脉弦滑	导滞散结，理气化痰	六磨汤加减

［常考考点］聚证的辨证论治。

【例题实战模拟】

A1 型题

1. 患者症见腹内结块，或痛或胀，聚散无常，痛无定处。其诊断为

A. 痞块　B. 痞满　C. 积证　D. 聚证　E.. 鼓胀

2. 聚证是指结块出现在

A. 身体任何部位　B. 颈部　C. 胸腔内　D. 腹腔内　E. 腹壁上

3. 聚证的病位主要在

A. 心、肺　B. 肺、肾　C. 肝、脾　D. 肝、肾　E. 脾、肾

A2 型题

4. 顾某，男，35 岁。两天来腹中结块柔软，时聚时散，攻窜胀痛，脘胁胀闷不适，苔薄，脉弦。其诊断是

A. 聚证，肝郁气滞证　B. 聚证，食滞痰阻证　C. 积证，气滞血阻证

D. 积证，肝气郁结证　E. 积证，正虚瘀结证

5. 患者，男，36 岁。腹胀痛，腹部时有条索状物聚起，按之胀痛更甚，便秘，纳呆，舌苔腻，脉弦滑。治宜使用的方剂是

A. 柴胡疏肝散　B. 逍遥散　C. 五磨饮子　D. 大七气汤　E. 六磨汤

【参考答案】

1. D　2. D　3. C　4. A　5. E

细目五　鼓胀

要点一　概述

鼓胀是指腹部胀大如鼓的一类病证，临床以腹大胀满、绷急如鼓、皮色苍黄、脉络显露为特征，故名鼓胀。

［常考考点］鼓胀的主症：腹大胀满、绷急如鼓、皮色苍黄、脉络显露。

要点二　病因病机

鼓胀的发生来势缓慢，病因虽与酒食不节、情志所伤、血吸虫感染等有关，但它的直接原因当责之于黄疸、胁痛、积聚等病迁延日久，使肝、脾、肾三脏功能失调，气、血、水瘀积于腹内，以致腹部日渐胀大，而成鼓胀。

1. 黄疸、胁痛、积聚迁延不愈　黄疸总由湿热或寒湿阻滞中焦，气机升降失常，湿浊阻滞不化，土壅木郁，肝气亦不能条达，致肝脾受损。迁延日久，使肝、脾、肾三脏功能失调，气、血、水瘀积于腹内，以致腹部日渐胀大，而成鼓胀。

2. 情志不遂　肝为藏血之脏，性喜条达。若忧思恼怒，肝失条达，气机不利，则血液运行不畅，气阻络痹而致胁痛；肝伤气滞日久，则致血脉瘀阻，日积月累，气血凝滞，肝脾俱损，而成积聚。胁痛、积聚迁延日久而成鼓胀。

3. 酒食不节　饮酒太过，或嗜食肥甘厚味，使脾胃受损，运化失职，湿浊内生，湿邪阻滞中焦，土

壅木郁，影响肝胆疏泄，病由脾及肝；或胆汁被阻，不循常道，浸淫肌肤而发黄疸。此外，湿浊内生，凝结成痰，痰阻气机，气血失和，气、血、痰互相搏结，阻于腹中，结成积聚。黄疸、积聚迁延日久可成鼓胀。

4. 血吸虫感染 在血吸虫流行区接触疫水，遭受血吸虫感染，未能及时治疗，虫阻络道，内伤肝脾，肝脾气血失和，脉络瘀阻，脾运失健而致痰浊内生，日久气滞、血瘀、痰凝相互影响、胶结不化、搏结于腹部而成积聚，积聚日久可诱发鼓胀。

鼓胀形成，肝、脾、肾功能失调是关键。肝气郁结、气滞血瘀是形成鼓胀的基本条件；其次是脾脏功能受损，运化失职，遂致水湿停聚；肾脏的气化功能障碍，不能蒸化水液而加重水湿停滞，也是形成鼓胀的重要因素。其中，气滞、血瘀、水停互为因果，是邪实的主要内容。正虚是气滞、血瘀、水停发展的必然趋势，所涉及的脏腑主要是肝、脾、肾。其病变的性质是本虚标实，或实中夹虚，或虚中有实，或虚实夹杂。

要点三　诊断与病证鉴别

（一）诊断

1. 初起脘腹作胀，食后尤甚，继而腹部胀大如鼓，重者腹壁青筋显露，脐孔凸起。

2. 常伴乏力、纳差、尿少及齿衄、鼻衄、皮肤紫斑等出血现象，可见面色萎黄、黄疸、手掌殷红、面颈及胸部红丝赤缕、血痣及蟹爪纹。

3. 本病常有酒食不节、情志内伤、虫毒感染或黄疸、胁痛、癥积等病史。

（二）病证鉴别

1. 鼓胀与水肿 鼓胀主要为肝、脾、肾受损，气、血、水互结于腹中，以腹部胀大为主，四肢肿不甚明显。晚期方伴肢体浮肿，每兼见面色青晦，面颈及胸部有血痣赤缕，胁下癥积坚硬，腹皮青筋显露等。水肿主要为肺、脾、肾功能失调，水湿泛溢肌肤。其浮肿多从眼睑开始，继则延及头面及肢体；或下肢先肿，后及全身，每见面色白，腰酸倦怠等；水肿较甚者亦可伴见腹水。

2. 气臌、水臌与血臌 腹部膨隆，嗳气或矢气则舒，腹部按之空空然，叩之如鼓，是为“气臌”，多属肝郁气滞。腹部胀满膨大，或状如蛙腹，按之如囊裹水，常伴下肢浮肿，是为“水臌”，多属阳气不振，水湿内停。脘腹坚满，青筋显露，腹内积块痛如针刺，面颈部赤丝血缕，是为“血臌”，多属肝脾血瘀水停。临床上气、血、水三者常相兼为患，但各有侧重，掌握上述特点，有助于辨证。

要点四　辨证论治

本病多属本虚标实之证。临床首先应辨其虚实标本的主次，标实者当辨气滞、血瘀、水湿的偏盛，本虚者当辨阴虚与阳虚的不同。

标实为主者，当根据气、血、水的偏盛，分别采用行气、活血、祛湿利水或暂用攻逐之法，同时配以疏肝健脾。本虚为主者，当根据阴阳的不同，分别采取温补脾肾或滋养肝肾法，同时配合行气活血利水。由于本病总属本虚标实错杂，故治当攻补兼施，补虚不忘实，泻实不忘虚。

证型	辨证要点	治法	方剂
气滞湿阻证	腹胀按之不坚，胁下胀满或疼痛，饮食减少，食后胀甚，得暖气、矢气稍减，小便短少，舌苔薄白腻，脉弦	疏肝理气，运脾利湿	柴胡疏肝散合胃苓汤加减
水湿困脾证	腹大胀满，按之如囊裹水，甚则颜面微浮，下肢浮肿，脘腹痞胀，得热则舒，精神困倦，怯寒懒动，小便少，大便溏，舌苔白腻，脉缓	温中健脾，行气利水	实脾饮加减
水热蕴结证	腹大坚满，脘腹胀急，烦热口苦，渴不欲饮，或有面、目、皮肤发黄，小便赤涩，大便秘结或溏垢，舌边尖红，苔黄腻或兼灰黑，脉弦数	清热利湿，攻下逐水	中满分消丸合茵陈蒿汤加减
瘀结水留证	脘腹坚满，青筋显露，胁下癥结痛如针刺，面色晦暗黧黑，或见赤丝血缕，面、颈、胸、臂出现血痣或蟹爪纹，口干不欲饮水，或见大便色黑，舌质紫暗或有紫斑，脉细涩	活血化瘀，行气利水	调营饮加减

续表

证型		辨证要点	治法	方剂
阳虚水盛证		腹大胀满，形似蛙腹，朝宽暮急，面色苍黄或㿠白，脘闷纳呆，神倦怯寒，肢冷浮肿，小便短少不利，舌体胖，质紫，苔白滑，脉沉细无力	温补脾肾，化气利水	附子理苓汤或济生肾气丸加减
阴虚水停证		腹大胀满，或见青筋暴露，面色晦滞，唇紫，口干而燥，心烦失眠，时或鼻衄，牙龈出血，小便短少，舌质红绛少津，苔少或光剥，脉弦细数	滋肾柔肝，养阴利水	六味地黄丸合一贯煎加减
鼓胀变证	大出血	骤然大量呕血或便血	清热凉血，活血止血	犀角地黄汤加三七、仙鹤草、地榆炭、血余炭、大黄炭等
	昏迷	痰热内扰，蒙蔽心窍	清热豁痰，开窍息风	安宫牛黄丸合龙胆泻肝汤加减
		痰浊壅盛，蒙蔽心窍	化痰泄浊开窍	苏合香丸合菖蒲郁金汤
		气阴耗竭，正气衰败	敛阴回阳固脱	急予生脉散、参附龙牡汤

［常考考点］鼓胀的辨证论治。

【例题实战模拟】

A1 型题

1. 与鼓胀发生相关的脏腑是

A. 胃、肝、脾　B. 胃、脾、肾　C. 肝、脾、肾　D. 胃、肝、肾　E. 脾、胃、心

A2 型题

2. 患者，腹胀以上腹为重，按之不坚，胁下胀满，食少嗳气，食后胀甚，尿少，舌苔白腻，脉沉弦。其证候是

A. 气滞湿阻　B. 脾肾阳虚　C. 寒湿困脾　D. 湿热蕴积　E. 肝脾血瘀

3. 患者，腹大胀满，按之如囊裹水，颜面微浮肿，胸脘胀闷，遇热则舒，精神困倦，怯寒懒动，小便少，大便溏，舌苔白腻，脉缓。治疗应首选

A. 柴胡疏肝散　B. 济生肾气丸　C. 实脾饮　D. 调营饮　E. 胃苓汤

4. 患者，腹大坚满，脘腹绷急，烦热口苦，渴不欲饮，小便短赤，便溏不爽，舌红苔黄腻，脉滑数。其证候是

A. 气滞湿阻　B. 寒湿困脾　C. 湿热蕴结　D. 脾胃阳虚　E. 肝脾血瘀

5. 患者，腹大坚满，脉络怒张，胁腹刺痛，面色暗黑，面、颈、胸、臂有血痣，手掌赤缕，大便色黑，舌质紫暗，有紫斑，脉细涩。治疗应首选

A. 实脾饮　B. 调营饮　C. 膈下逐瘀汤　D. 少腹逐瘀汤　E. 血府逐瘀汤

6. 患者，男，50 岁。肝硬化腹水，症见腹膨大，按之坚满，脘闷腹胀纳呆，大便溏泄，小便不利，舌苔白腻，脉弦缓。其治法是

A. 疏肝理气，利湿散满　B. 运脾利湿，化气行水　C. 活血化瘀，利水消肿
D. 调脾行气，清热利湿　E. 温补肾阳，通阳利水

【参考答案】

1. C　2. A　3. C　4. C　5. B　6. B

第十五单元　肾系病证

细目　水肿

要点一　概述

水肿是指由外邪、饮食、劳倦等病因，引起肺失通调、脾失转输、肾失开阖、膀胱气化不利，导致津液输布失常，水液潴留，泛溢肌肤，以眼睑、头面、四肢、腹背，甚至全身浮肿为主要临床表现的一类病证。严重者还可伴有胸水、腹水。

［常考考点］水肿的主症：眼睑、头面、四肢、腹背，甚至全身浮肿。

要点二　病因病机

水液的正常运行依赖肺气的通调、脾气的转输、肾气的开阖，三焦气化畅行，小便通利。若外邪侵袭、饮食不节、禀赋不足、久病劳倦，导致肺、脾、肾三脏功能失调，气化不利，水液停聚，泛溢肌肤，而成水肿。

1. 风邪外袭　风为六淫之首，每夹寒夹热，风寒或风热之邪侵袭肺卫，肺失通调，风水相搏，发为水肿。

2. 疮毒内犯　肌肤疮毒，或咽喉肿烂，火热内攻，损伤肺、脾、肾，致津液气化失常，发为水肿。

3. 外感水湿　久居湿地，冒雨涉水，湿衣裹身时间过久，水湿内侵，困遏脾阳，脾胃失其升清降浊之能，水无所制，发为水肿。

4. 饮食不节　过食肥甘，嗜食辛辣，久则湿热中阻，损伤脾胃；或因生活饥饿，荣养不足，脾气失养，以致脾运不健，脾失转输，水湿停滞，发为水肿。

5. 禀赋不足，久病不愈　先天禀赋薄弱，肾气亏虚，膀胱开阖不利，气化失常，水泛肌肤，发为水肿。或因劳倦久病，脾肾亏虚，津液转输及气化失常，发为水肿。

水肿发病的机理主要在于肺失通调，脾失转输，肾失开阖，三焦气化不利。其病位在肺、脾、肾，而关键在肾。在发病过程中三脏又是相互联系，相互影响的。肺、脾、肾三脏与水肿之发病是以肾为本、以肺为标，而以脾为制水之脏，实为水肿发病的关键所在。

［常考考点］水肿发病的机理主要在于肺失通调、脾失转输、肾失开阖、三焦气化不利。其病位在肺、脾、肾，而关键在肾。

要点三　诊断与病证鉴别

（一）诊断

1. 水肿特点　水肿先从眼睑或下肢开始，继及四肢、全身。轻者仅眼睑或足胫浮肿，重者全身皆肿；甚则腹大胀满，气喘不能平卧。

2. 其他症状　尿闭或尿少，恶心呕吐，口有秽味，鼻衄牙宣，头痛，或有抽搐、神昏谵语等危象。

3. 病史　可有乳蛾、心悸、疮毒、紫癜以及久病体虚病史。

（二）病证鉴别

水肿与鼓胀　鼓胀是以腹部胀大、皮色苍黄、脉络暴露为主要临床表现的一类病证，四肢多不肿，反见瘦削，后期可伴见轻度肢体浮肿。水肿则以头面或下肢先肿，继及全身，一般皮色不变，肿甚者可见腹大胀满，腹壁无青筋暴露。鼓胀是由于肝、脾、肾功能失调，导致气滞、血瘀、水聚腹中。水肿乃肺、脾、肾三脏功能失调，气化不利，而导致水液泛溢肌肤。

要点四　辨证论治

水肿的辨证以阴阳为纲，首辨阳水、阴水，区分其病理属性。阳水多因风邪、疮毒、水湿所致。发病较急，每成于数日之间，肿多由面目开始，自上而下，继及全身，肿处皮肤绷急光亮，按之凹陷即起，兼有发热恶寒等表证；或烦热口渴，小便赤涩，大便秘结，皮肤疮疡等毒热证，属表证、实证，一般病程较短。阴水病因多为饮食劳倦、先天或后天因素所致脾肾亏损，发病缓慢，或反复发作，或由阳水转化而来。肿多由足踝开始，自下而上，继及全身，肿处皮肤松弛，按之凹陷不易恢复，甚则按之如泥，兼见神疲乏力，纳呆便溏，腰酸冷痛，恶寒肢冷等脾肾两虚之证。属里、属虚或虚实夹杂，病程较长。

水肿的治疗，《素问·汤液醪醴论》提出"开鬼门""洁净府""去菀陈莝"三条基本原则。阳水以祛邪为主，应予发汗、利水或攻逐，同时配合清热解毒、理气化湿等法。阴水当以扶正为主，健脾、温肾，同时配以利水、养阴、活血、祛瘀等法。对于虚实夹杂者，则当兼顾，或先攻后补，或攻补兼施。

证型		辨证要点	治法	方剂
阳水	风水泛溢证	眼睑浮肿，继则四肢及全身皆肿，来势迅速，多有恶寒发热，肢节酸楚，小便不利等症。偏于风热者，伴咽喉红肿疼痛，舌质红，脉浮滑数。偏于风寒者，兼恶寒，咳喘，舌苔薄白，脉浮滑或浮紧	散风清热，宣肺行水	越婢加术汤加减
	湿毒浸淫证	眼睑浮肿，延及全身，皮肤光亮，尿少色赤，身发疮痍，甚则溃烂，恶风发热，舌质红，苔薄黄，脉浮数或滑数	宣肺解毒，利湿消肿	麻黄连翘赤小豆汤合五味消毒饮加减
	水湿浸渍证	起病缓慢，病程较长，全身水肿，下肢明显，按之没指，小便短少，身体困重，胸闷，纳呆，泛恶，苔白腻，脉沉缓	健脾化湿，通阳利水	五皮饮合胃苓汤加减
	湿热壅盛证	遍体浮肿，皮肤绷急光亮，胸脘痞闷，烦热口渴，小便短赤，或大便干结，舌红苔黄腻，脉沉数或濡数	分利湿热	疏凿饮子加减
阴水	脾阳虚衰证	水肿日久，腰以下为甚，按之凹陷不易恢复，脘腹胀闷，纳减便溏，面色不华，神疲乏力，四肢倦怠，小便短少，舌质淡，苔白腻或白滑，脉沉缓或沉弱	温运脾阳，以利水湿	实脾饮加减
	肾阳衰微证	水肿反复消长不已，面浮身肿，腰以下甚，按之凹陷不起，尿量减少或反多，腰酸冷痛，四肢厥冷，怯寒神疲，面色㿠白，甚者心悸胸闷，喘促难卧，腹大胀满，舌质淡胖，苔白，脉沉细或沉迟无力	温肾助阳，化气行水	济生肾气丸合真武汤加减
	瘀水互结证	水肿延久不退，肿势轻重不一，四肢或全身浮肿，以下肢为主，皮肤瘀斑，腰部刺痛，或伴血尿，舌紫暗，苔白，脉沉细涩	活血祛瘀，化气行水	桃红四物汤合五苓散加减

［常考考点］水肿的辨证论治。

【例题实战模拟】

A1 型题

1. 水肿病变的脏腑是

A. 心、肝、脾　B. 肝、脾、肾　C. 肺、脾、肾　D. 脾、肾、心　E. 肾、心、肺

2. 下列不属于阴水特点的是

A. 多由下而上，继及全身　B. 肿处皮肤绷急光亮　C. 按之凹陷不易恢复
D. 多逐渐发病　E. 小便少赤涩

3. 治疗水肿脾阳虚衰证，应首选

A. 真武汤　B. 越婢加术汤　C. 五皮饮　D. 五苓散　E. 实脾饮

A2 型题

4. 患者，因皮肤疮疡破溃而引发水肿，肿势从颜面渐及全身，发热咽红，舌红苔薄黄，脉滑数。其治法是

A. 温运脾阳，以利水湿　B. 健脾化湿，通阳利水　C. 宣肺解毒，利湿消肿

D. 疏风清热，宣肺利水　　E. 温肾助阳，化气行水

5. 患者，女，42 岁。全身水肿，下肢明显，按之没指，小便短少，身体困重，胸闷，纳呆，泛恶，舌苔白腻，脉沉缓。治疗应首选

A. 五皮饮合胃苓汤　B. 麻黄连翘赤小豆汤　C. 越婢加术汤　D. 实脾饮　E. 疏凿饮子

6. 患者，女，15 岁。浮肿 3 月余，下肢为甚，按之凹陷不易恢复，心悸，气促，腰部冷痛，尿少，四肢冷，舌质淡胖，苔白，脉沉。其证候是

A. 湿毒浸淫　B. 湿热壅盛　C. 脾阳虚衰　D. 水湿浸渍　E. 肾阳衰微

【参考答案】

1. C　2. B　3. E　4. C　5. A　6. E

第十六单元　气血津液病证

细目一　郁证

要点一　概述

郁证是由于情志不舒、气机郁滞所致，以心情抑郁、情绪不宁、胸部满闷、胁肋胀痛，或易怒喜哭，或咽中如有异物梗塞等症为主要临床表现的一类病证。

郁有广义、狭义之分。广义的郁包括外邪、情志等因素所致的郁在内。狭义的郁即单指情志不舒为病因的郁。明代以后的医籍中记载的郁证多单指情志之郁而言。

［常考考点］郁证的主症：心情抑郁、情绪不宁、胸部满闷、胁肋胀痛，或易怒喜哭，或咽中如有异物梗塞。

要点二　病因病机

郁证的病因总属情志所伤，肝失疏泄，脾失健运，心失所养，脏腑阴阳气血失调所致，是郁证的主要病机。郁证的病因总属情志所伤，使肝气郁结，心气不舒，从而逐渐引起五脏气机不和所致，但主要是肝、脾、心三脏受累以及气血失调而成。其病机主要为气机郁滞，脏腑功能失调。

（一）病因

1. 情志失调　七情过极，刺激过于持久，超过机体的调节能力，导致情志失调，尤以悲忧恼怒最易致病。若恼怒伤肝，肝失条达，气失疏泄，而致肝气郁结。气郁日久化火，则为火郁；气滞血瘀则为血郁；谋虑不遂或忧思过度，久郁伤脾，脾失健运，食滞不消而蕴湿、生痰、化热等，则又可成为食郁、湿郁、痰郁、热郁。

2. 体质因素　原本肝旺，或体质素弱，复加情志刺激，肝郁抑脾，饮食渐减，生化乏源，日久必气血不足，心脾失养；或郁火暗耗营血，阴虚火旺，心病及肾，而致心肾阴虚。

（二）病机

郁证成因主要为七情所伤，情志不遂，或郁怒伤肝，导致肝气郁结而为病，故病位主要在肝，但可涉及心、脾、肾。肝喜条达而主疏泄，长期肝郁不解，情怀不畅，肝失疏泄，可引起五脏气血失调。肝气郁结，横逆乘土，则出现肝脾失和之证。肝郁化火，可致心火偏亢。忧思伤脾，思则气结，既可导致气郁生痰，又可因生化无源，气血不足，而形成心脾两虚或心神失养之证。更有甚者，肝郁化火，火郁伤阴，心失所养，肾阴被耗，还可出现阴虚火旺或心肾阴虚之证。

由于本病始于肝失条达，疏泄失常，故以气机郁滞不畅为先。气郁则湿不化，湿郁则生痰，而致痰气郁结；气郁日久，由气及血而致血郁，又可进而化火等，但均以气机郁滞为病理基础。

病理性质初起多实，日久转虚或虚实夹杂。本病虽以气、血、湿、痰、火、食六郁邪实为主，但

病延日久则易由实转虚，或因火郁伤阴而导致阴虚火旺、心肾阴虚之证；或因脾伤气血生化不足，心神失养，而导致心脾两虚之证。如《类证治裁·郁证》说："七情内起之郁，始而伤气，继必及血，终乃成劳。"

本病虽然预后一般良好，但必须重视情志调护，避免精神刺激，防其病情反复波动，迁延难愈。

郁证的发生有内外两个方面，外因为情志所伤，内因为脏气易郁。其病机主要为气机郁滞，脏腑功能失调。郁病初起以气滞为主，气郁日久，则可引起血瘀、化火、痰结、食滞、湿停等病机变化，病机属实；日久则易由实转虚，随其影响的脏腑及耗损气血阴阳的不同而形成心、脾、肝、肾亏虚的不同病变。临床上虚实夹杂以及初起即因耗伤脏腑的气血阴阳而表现为虚证者，亦较多见。

针对具体情况解除情志致病的原因，郁证预后通常良好。但由于郁证各证候之间关系较密切，实证可兼见虚证，虚实中又相互转化，如经久不愈，由实转虚可形成五脏亏虚之证。受到精神刺激，常使病情反复或波动；疾病迁延难愈，久可致虚劳；妇女气郁血滞，冲任失养，久则发为闭经、癥积；精神刺激不能解除，病情可进行性加重，进而可演化成癫狂。

［常考考点］病机主要为气机郁滞，脏腑功能失调。

要点三　诊断与病证鉴别

（一）诊断

1. 以忧郁不畅、情绪不宁、胸胁胀满疼痛为主要临床表现，或有易怒易哭，或有咽中如有炙脔，吞之不下、咯之不出的特殊症状。

2. 患者大多数有忧愁、焦虑、悲哀、恐惧等情志内伤的病史，并且郁证病情的反复常与情志因素密切相关。

3. 多发于青中年女性。无其他病证的症状及体征。

（二）病证鉴别

1. 郁证之梅核气与虚火喉痹　梅核气多见于青中年女性，因情志抑郁而起病，自觉咽中有物梗塞，但无咽痛及吞咽困难。咽中梗塞的感觉与情绪波动有关，在心情愉快、工作繁忙时，症状可减轻或消失，而当心情抑郁或注意力集中于咽部时，则梗塞感觉加重。虚火喉痹则以青中年男性发病较多，多因感冒、长期吸烟、饮酒及嗜食辛辣食物而引发，咽部除有异物感外，尚觉咽干、灼热、咽痒，咽部症状与情绪无关，但过度辛劳或感受外邪则易加剧。

2. 郁证之梅核气与噎膈　梅核气应当与噎膈相鉴别。梅核气的诊断要点如上所述。噎膈多见于中老年人，男性居多，梗塞的感觉主要在胸骨后部位，吞咽困难的程度日渐加重。

要点四　辨证论治

（一）辨证要点

1. 辨明受病脏腑与六郁　郁证的发生主要为肝失疏泄、脾失健运、心失所养，应依据临床症状，辨明其受病脏腑侧重之差异。郁证以气郁为主要病变，但在治疗时应辨清六郁。一般说来，气郁、血郁、火郁主要关系于肝；食郁、湿郁、痰郁主要关系于脾；而虚证则与心的关系最为密切。

2. 辨别证候虚实　实证病程较短，表现精神抑郁，胸胁胀痛，咽中梗塞，时欲太息，脉弦或滑；虚证则病已久延，症见精神不振、心神不宁、心慌、虚烦不寐、悲忧善哭、脉细或细数等。

（二）治疗原则

理气开郁、调畅气机、怡情易性是治疗郁病的基本原则。对于实证，首当理气开郁，并应根据是否兼有血瘀、火郁、痰结、湿滞、食积等而分别采用活血、降火、祛痰、化湿、消食等法。虚证则应根据损及的脏腑及气血阴精亏虚的不同情况而补之，或养心安神，或补益心脾，或滋养肝肾。对于虚实夹杂者，则又当视虚实的偏重而虚实兼顾。

(三)证治分类

证型	辨证要点	治法	方剂
肝气郁结证	精神抑郁，情绪不宁，胸部满闷，胁肋胀痛，痛无定处，脘闷嗳气，不思饮食，大便不调，苔薄腻，脉弦	疏肝解郁，理气畅中	柴胡疏肝散加减
气郁化火证	性情急躁易怒，胸胁胀满，口苦而干，或头痛、目赤、耳鸣，或吞酸嘈杂，大便秘结，舌质红，苔黄，脉弦数	疏肝解郁，清肝泻火	丹栀逍遥散加减
痰气郁结证（梅核气）	精神抑郁，胸部闷塞，胁肋胀满，咽中如有物梗塞，吞之不下，咯之不出，苔白腻，脉弦滑	行气开郁，化痰散结	半夏厚朴汤加减
心神失养证（脏躁）	精神恍惚，心神不宁，多疑易惊，悲忧善哭，喜怒无常，或时时欠伸，或手舞足蹈，骂詈喊叫等，舌质淡，脉弦	甘润缓急，养心安神	甘麦大枣汤加减
心脾两虚证	情绪不宁，多思善疑，头晕神疲，心悸胆怯，失眠健忘，纳差，面色不华，舌质淡，苔薄白，脉细	健脾养心，补益气血	归脾汤加减
心阴亏虚证	情绪不宁，心悸，健忘，失眠，多梦，五心烦热，盗汗，口咽干燥，舌红少津，脉细数	滋阴养血，补心安神	天王补心丹加减
血行郁滞证	精神抑郁，性情急躁，头痛，失眠，健忘，或胸胁疼痛，或身体某部位有发冷或发热感，舌质紫暗，或有瘀点、瘀斑，脉弦或涩	活血化瘀，理气解郁	血府逐瘀汤加减
肝肾阴虚证	眩晕，耳鸣，目干畏光，视物昏花，或头痛且胀，面红目赤，急躁易怒，或肢体麻木，筋惕肉瞤，舌干红，脉弦细或数	滋养阴精，补益肝肾	杞菊地黄丸加减

［常考考点］郁证的辨证论治。

【例题实战模拟】

A1 型题

1. 郁证的主要治法是

A. 调理阴阳　B. 疏通气机　C. 滋养气血　D. 调和营卫　E. 调理气血

2. 治疗郁证心阴亏虚证，应首选

A. 丹栀逍遥散　B. 知柏地黄丸　C. 天王补心丹合六味地黄丸
D. 一贯煎　E. 滋水清肝饮

A2 型题

3. 患者，女，45 岁。性情急躁易怒，胸胁胀满，口苦而干，头痛，目赤，耳鸣，大便秘结，舌红苔黄，脉弦数。治疗应首选

A. 柴胡疏肝散　B. 丹栀逍遥散　C. 半夏厚朴汤　D. 甘麦大枣汤　E. 天王补心丹

4. 患者，女，34 岁。咽中不适，如有物梗阻，胸中闷塞，精神抑郁则症状加重，舌苔白腻，脉沉弦而滑。其证候属

A. 肝气郁结　B. 气血郁滞　C. 痰热内蕴　D. 痰瘀互结　E. 痰气郁结

5. 患者，女，45 岁。精神恍惚，心神不宁，悲忧善哭，时时欠伸，舌淡苔薄白，脉弦细。其治法是

A. 益气养血　B. 补肾宁心　C. 养心安神　D. 解郁化痰　E. 疏肝解郁

6. 患者，女，50 岁。多思善虑，心悸胆怯，少寐健忘，面色少华，头晕神疲，食欲不振，舌淡，脉细弱。其证候是

A. 忧郁伤神　B. 心脾两虚　C. 阴虚火旺　D. 气滞痰郁　E. 气郁化火

【参考答案】

1. B　2. C　3. B　4. E　5. C　6. B

细目二　血证

要点一　概述

凡因人体的阴阳平衡失调，血液不循常道，或上溢于口鼻诸窍，或下泄于前后二阴，或渗出于肌肤所形成的一类出血性疾患，统称为血证。在古代医籍中，亦称为血病或失血。

血证的范围相当广泛，凡以出血为主要临床表现的内科病证均属本证的范围。本节涉及内科常见的鼻衄、齿衄、咯血、吐血、便血、尿血、紫斑等血证。

西医学中多种急慢性疾病所引起的出血，包括多系统疾病有出血症状者，以及造血系统病变所引起的出血性疾病，均可参考本节辨证论治。

[常考考点] 血证的主症：血液不循常道，或上溢于口鼻诸窍，或下泄于前后二阴，或渗出于肌肤。

要点二　病因病机

血证可由感受外邪、情志过极、饮食不节、劳倦过度、久病或热病等多种原因所导致。而其病机可以归结为火热熏灼、迫血妄行及气虚不摄、血溢脉外两类。

（一）病因

1. 感受外邪　外邪侵袭，或因热病损伤脉络而引起出血，其中以热邪及湿热所致者为多。如风、热、燥邪损伤上部脉络，则引起衄血、咯血、吐血；热邪或湿热损伤下部脉络，则引起尿血、便血。

2. 情志过极　情志不遂，恼怒过度，肝气郁结化火，肝火上逆犯肺则引起衄血、咳血，肝火横逆犯胃则引起吐血。

3. 饮食不节　饮酒过多，过食辛辣厚味，滋生湿热，热伤脉络，引起衄血、吐血、便血；或损伤脾胃，脾胃虚衰，血失统摄，而引起吐血、便血。

4. 劳欲体虚　神劳伤心，体劳伤脾，房劳伤肾，劳欲过度，或久病体虚，导致心、脾、肾气阴的损伤。若损伤于气，则气虚不能摄血，以致血液外溢而形成衄血、吐血、便血、紫斑；若损伤于阴，则阴虚火旺，迫血妄行而致衄血、尿血、紫斑。

5. 久病之后　久病导致血证的机理主要有三个方面：久病使阴精耗伤，以致阴虚火旺，迫血妄行而致出血；久病使正气亏损，气虚不摄，血溢脉外而致出血；久病入络，使血脉瘀阻，血行不畅，血不循经而致出血。

（二）病机

当各种原因导致脉络损伤或血液妄行时，就会引起血液溢出脉外而形成血证。

各种原因导致出血，其共同的病机可以归结为火热熏灼，迫血妄行和气虚不摄，血溢脉外两类。在火热之中，又有实火和虚火之分，外感风热燥火、湿热内蕴、肝郁化火等，均属实火，阴虚火旺之火则属虚火。气虚之中又有仅见气虚和气损及阳、阳气亦虚之别。

从证候的虚实来说，由气火亢盛所致者，属于实证；由阴虚火旺及气虚不摄所致者，则属于虚证。实证和虚证虽各有其不同的病因病机，但在疾病发展变化的过程中，又常发生实证向虚证的转化。如开始为火盛气逆，迫血妄行，但在反复出血之后，则会导致阴血亏损，虚火内生；或因出血过多，血去气伤，以致气虚阳衰，不能摄血。因此，在有的情况下，阴虚火旺及气虚不摄，既是引起出血的病理因素，又是出血所导致的结果。

此外，出血之后，已离经脉而未排出体外的血液，留积体内，蓄结而为瘀血，瘀血又会妨碍新血的生长及气血的正常运行，使出血反复难止。

血证的预后，主要与下述三个因素有关：一是引起血证的原因。一般来说，外感易治，内伤难愈；新病易治，久病难疗。二是与出血量的多少有关。出血量少者病轻，出血量多者病重，甚至形成气随血脱的危急重症。三是与兼见症状有关。出血而伴有发热、咳喘、脉数等症者，一般病情较重。

[常考考点] 血证的病机是火热熏灼，迫血妄行和气虚不摄，血溢脉外。

要点三　诊断与病证鉴别

（一）诊断依据

血证具有明显的证候特征，即表现血液或从口、鼻，或从尿道、肛门，或从肌肤而外溢。出血是一个常见的重要主症，辨治的中心。患者及家属一般均对此高度重视，快速求医诊疗。

1. 鼻衄　凡血自鼻道外溢而非因外伤、倒经所致者，均可诊断为鼻衄。

2. 齿衄　血自齿龈或齿缝外溢，且排除外伤所致者，即可诊断为齿衄。

3. 咳血　血由肺、气道而来，经咳嗽而出，或觉喉痒胸闷，一咳即出，血色鲜红，或夹泡沫，或痰血相兼，痰中带血。多有慢性咳嗽、痰喘、肺痨等病史。

4. 吐血　发病急骤，吐血前多有恶心、胃脘不适、头晕等症。血随呕吐而出，常伴有食物残渣等胃内容物，血色多为咖啡色或紫暗色，也可为鲜红色。大便色黑如漆，或呈暗红色。有胃痛、胁痛、黄疸、癥积等病史。

5. 便血　大便色鲜红、暗红或紫暗，甚至黑如柏油样，次数增多。有胃肠或肝病病史。

6. 尿血　小便中混有血液或夹有血丝，排尿时无疼痛。

7. 紫斑　肌肤出现青紫斑点，小如针尖，大者融合成片，压之不褪色。紫斑好发于四肢，尤以下肢为甚，常反复发作。重者可伴有鼻衄、齿衄、尿血、便血及崩漏。小儿及成人皆可患此病，但以女性为多见。

（二）病证鉴别

1. 鼻衄

（1）内科鼻衄与外伤鼻衄：因碰伤、挖鼻等引起血管破裂而致鼻衄者，出血多在损伤的一侧，且经局部止血治疗不再出血，没有全身症状，与内科所论鼻衄有别。

（2）内科鼻衄与经行衄血：经行衄血又名倒经、逆经，其发生与月经周期有密切关系，多于经行前期或经期出现，与内科所论鼻衄机理不同。

2. 齿衄

齿衄与舌衄：齿衄为血自齿缝、牙龈溢出；舌衄为血出自舌面，舌面上常有如针眼样出血点，与齿衄不难鉴别。

3. 咳血

（1）咳血与吐血：咳血与吐血血液均经口出，但两者截然不同。咳血是血由肺来，经气道随咳嗽而出，血色多为鲜红，常混有痰液，咳血之前多有咳嗽、胸闷、喉痒等症状，大量咳血后，可见痰中带血数天，大便一般不呈黑色。吐血是血自胃而来，经呕吐而出，血色紫暗，常夹有食物残渣，吐血之前多有胃脘不适或胃痛、恶心等症状，吐血之后无痰中带血，但大便多呈黑色。

（2）咳血与口腔出血：鼻咽部、齿龈及口腔其他部位出血的患者，常为纯血或随唾液而出，血量少，并有口腔、鼻咽部病变的相应症状可寻，可与咳血相区别。

4. 吐血

吐血与鼻腔、口腔及咽喉出血：吐血经呕吐而出，血色紫暗，夹有食物残渣，常有胃病史。鼻腔、口腔及咽喉出血，血色鲜红，不夹食物残渣，在五官科作有关检查即可明确具体部位。

5. 便血

（1）便血与痢疾：痢疾初起有发热、恶寒等症，其便血为脓血相兼，且有腹痛、里急后重、肛门灼热等症。便血无里急后重，无脓血相兼，与痢疾不同。

（2）便血与痔疮：痔疮属外科疾病，其大便下血特点为便时或便后出血，常伴有肛门异物感或疼痛；作肛门直肠检查时，可发现内痔或外痔，与内科所论之便血不难鉴别。

（3）远血与近血：便血之远近是指出血部位距肛门的远近而言。远血其病位在胃、小肠（上消化道），血与粪便相混，血色如黑漆色或暗紫色。近血来自乙状结肠、直肠、肛门（下消化道），血便分开，或是便外裹血，血色多鲜红或暗红。

（4）肠风与脏毒：两者均属便血。肠风血色鲜泽清稀，其下如溅，属风热为患。脏毒血色暗浊黏稠，点滴不畅，因湿热（毒）所致。

6. 尿血

（1）尿血与血淋：血淋与尿血均表现为血由尿道而出，两者以小便时痛与不痛为其鉴别要点，不痛者为尿血，痛（滴沥刺痛）者为血淋。

（2）尿血与石淋：两者均有血随尿出。但石淋尿中时有砂石夹杂，小便涩滞不畅，时有小便中断，或伴腰腹绞痛等症，若砂石从小便排出则痛止，此与尿血不同。

7. 紫斑

（1）紫斑与出疹：紫斑与出疹均有局部肤色的改变，紫斑呈点状者需与出疹的疹点区别。紫斑隐于皮内，压之不褪色，触之不碍手；疹高出于皮肤，压之褪色，摸之碍手。且二者成因、病位均有不同。

（2）紫斑与温病发斑：紫斑与温病发斑在皮肤表现的斑块方面，有时虽可类似，但两者病情、病势、预后迥然有别。温病发斑发病急骤，常伴有高热烦躁、头痛如劈、昏狂谵语、四肢抽搐、鼻衄、齿衄、便血、尿血、舌质红绛等，病情险恶多变。杂病发斑（紫斑）一般不如温病发斑急骤，常有反复发作史，也有突然发生者，虽时有热毒亢盛表现，但一般舌不红绛，不具有温病传变急速的特点。

（3）紫斑与丹毒：丹毒属外科皮肤病，以皮肤色红如丹得名，轻者压之褪色，重者压之不褪色，但其局部皮肤灼热肿痛，与紫斑有别。

8. 血证主要类证的鉴别 血证以出血为突出表现，随其病因、病位的不同，原有疾病的不同，症状及体征有火热亢盛、阴虚火旺及气虚不摄之分，所以掌握这三种证候的特征，对于血证的辨证论治具有重要意义。

（1）热盛迫血证：多发生在血证的初期，大多起病较急，出血的同时，伴有发热、烦躁、口渴欲饮、便秘、尿黄、舌质红、苔黄少津、脉弦数或滑数等症。

（2）阴虚火旺证：一般起病较缓，或由热盛迫血证迁延转化而成，表现为反复出血，伴有口干咽燥、颧红、潮热盗汗、头晕耳鸣、腰膝酸软、舌质红、苔少、脉细数等症。

（3）气虚不摄证：多见于病程较长，久病不愈的出血患者，表现为起病较缓，反复出血，伴有神情倦怠、心悸、气短懒言、头晕目眩、食欲不振、面色苍白或萎黄、舌质淡、脉弱等症。

要点四　辨证论治

（一）辨证要点

1. 辨病证的不同 血证具有明确而突出的临床表现——出血，一般不易混淆。但由于引起出血的原因以及出血部位的不同，应注意辨清不同的病证。如从口中吐出的血液，有吐血与咳血之分；小便出血有尿血与血淋之别；大便下血则有便血、痔疮之异。应根据临床表现、病史等加以鉴别。

2. 辨脏腑病变之异 同一血证，可以由不同的脏腑病变而引起。例如同属鼻衄，但病变脏腑有在肺、在胃、在肝的不同；吐血有病在胃及病在肝之别；齿衄有病在胃及在肾之分；尿血则有病在膀胱、肾或脾的不同。

3. 辨证候之虚实 一般初病多实，久病多虚；由火热迫血所致者属实，由阴虚火旺，气虚不摄，甚至阳气虚衰所致者属虚。

（二）治疗原则

治疗血证，应针对各种血证的病因病机及损伤脏腑的不同，结合证候虚实及病情轻重而辨证论治。概而言之，对血证的治疗可归纳为治火、治气、治血三个原则。

1. 治火 火热熏灼，损伤脉络，是血证最常见的病机。应根据证候虚实的不同，实火当清热泻火，虚火当滋阴降火，并应结合受病脏腑的不同，分别选用适当的方药。

2. 治气 气为血帅，气能统血，血与气休戚相关，故《医贯·血证论》说："血随乎气，治血必先理气。"对实证当清气降气，虚证当补气益气。

3. 治血 要达到治血的目的，最主要的是根据各种证候的病因病机进行辨证论治，其中包括适当地选用凉血止血、收敛止血或祛瘀止血的方药。

（三）分证论治

以下分别叙述鼻衄、齿衄、咳血、吐血、便血、尿血、紫斑七个血证的辨证论治。

证型		辨证要点	治法	方剂
鼻衄	热邪犯肺证（风热伤肺证）	鼻燥衄血，口干咽燥，或兼有身热、咳嗽、痰少等症，舌质红，苔薄，脉数	清泄肺热，凉血止血	桑菊饮加减
	胃热炽盛证	鼻衄，或兼齿衄，血色鲜红，口渴欲饮，鼻干，口干臭秽，烦躁，便秘，舌红，苔黄，脉数	清胃泻火，凉血止血	玉女煎加减
	肝火上炎证	鼻衄，头痛，目眩，耳鸣，烦躁易怒，两目红赤，口苦，舌红，脉弦数	清肝胃火，凉血止血	龙胆泻肝汤加减
	气血亏虚证	鼻衄，或兼齿衄、肌衄，神疲乏力，面色㿠白，头晕，耳鸣，心悸，夜寐不宁，舌质淡，脉细无力	补气摄血	归脾汤加减
齿衄	胃火炽盛证	齿衄，血色鲜红，齿龈红肿疼痛，头痛，口臭，舌红，苔黄，脉洪数	清胃泻火，凉血止血	加味清胃散合泻心汤加减
	阴虚火旺证	齿衄，血色淡红，起病较缓，常因受热及烦劳而诱发，齿摇不坚，舌质红，苔少，脉细数	滋阴降火，凉血止血	六味地黄丸合茜根散加减
咳血	燥热伤肺证	喉痒咳嗽，痰中带血，口干鼻燥，或有身热，舌质红，少津，苔薄黄，脉数	清热润肺，宁络止血	桑杏汤加减
	肝火犯肺证	咳嗽阵作，痰中带血或纯血鲜红，胸胁胀痛，烦躁易怒，口苦，舌质红，苔薄黄，脉弦数	清肝泻火，凉血止血	泻白散合黛蛤散加减
	阴虚肺热证	咳嗽痰少，痰中带血或反复咳血，血色鲜红，口干咽燥，颧红，潮热盗汗，舌质红，脉细数	滋阴润肺，宁络止血	百合固金汤加减
吐血	胃热壅盛证	脘腹胀闷，甚则作痛，吐血色红或紫暗，常夹有食物残渣，口臭，便秘，大便色黑，舌质红，苔黄腻，脉滑数	清胃泻火，化瘀止血	泻心汤合十灰散加减
	肝火犯胃证	吐血色红或紫暗，口苦胁痛，心烦易怒，寐少梦多，舌质红绛，脉弦数	泻肝清胃，凉血止血	龙胆泻肝汤加减
	气虚血溢证	吐血缠绵不止，时轻时重，血色暗淡，神疲乏力，心悸气短，面色苍白，舌质淡，脉细弱	健脾益气摄血	归脾汤加减
便血	肠道湿热证	便血色红，大便不畅或稀溏，或有腹痛，口苦，舌质红，苔黄腻，脉濡数	清化湿热，凉血止血	地榆散合槐角丸加减
	气虚不摄证	便血色红或紫暗，食少，体倦，面色萎黄，心悸，少寐，舌质淡，脉细	益气摄血	归脾汤加减
	脾胃虚寒证	便血紫暗，甚则黑色，腹部隐痛，喜热饮，面色不华，神倦懒言，便溏，舌质淡，脉细	健脾温中，养血止血	黄土汤加减
尿血	下焦湿热证	小便黄赤灼热，尿血鲜红，心烦口渴，面赤口疮，夜寐不安，舌质红，脉数	清热利湿，凉血止血	小蓟饮子加减
	肾虚火旺证	小便短赤带血，头晕耳鸣，神疲，颧红潮热，腰膝酸软，舌质红，脉细数	滋阴降火，凉血止血	知柏地黄丸加减
	脾不统血证	久病尿血，甚或兼见齿衄、肌衄，食少，体倦乏力，气短声低，面色不华，舌质淡，脉细弱	补中健脾，益气摄血	归脾汤加减
	肾气不固证	久病尿血，血色淡红，头晕耳鸣，精神困惫，腰脊酸痛，舌质淡，脉沉弱	补益肾气，固摄止血	无比山药丸加减
紫斑	血热妄行证	皮肤出现青紫斑点或斑块，或伴有鼻衄、齿衄、便血、尿血，或有发热，口渴，便秘，舌质红，苔黄，脉弦数	清热解毒，凉血止血	犀角地黄汤加减
	阴虚火旺证	皮肤出现青紫斑点或斑块，时发时止，常伴鼻衄、齿衄或月经过多，颧红，心烦，口渴，手足心热，或有潮热，盗汗，舌质红，苔少，脉细数	滋阴降火，宁络止血	茜根散加减
	气不摄血证	反复发生肌衄，久病不愈，神疲乏力，头晕目眩，面色苍白或萎黄，食欲不振，舌质淡，脉细弱	补气摄血	归脾汤加减

［常考考点］血证的辨证论治。

【知识纵横比较】

中医内科学与儿科学尿血的证治比较

尿血（中医内科学）		尿血（中医儿科学）	
证型	方剂	证型	方剂
—	—	风热伤络证	连翘败毒散
下焦湿热证	小蓟饮子	下焦湿热证	小蓟饮子
脾不统血证	归脾汤	脾不摄血证	归脾汤
肾气不固证	无比山药丸	脾肾两虚证	济生肾气丸
肾虚火旺证	知柏地黄丸	阴虚火旺证	知柏地黄丸

【例题实战模拟】

A2 型题

1. 患者，皮肤有青紫斑点、量多，时发时止，手足烦热，颧红咽干，午后潮热，盗汗，月经过多，色红而稠，伴齿衄，舌红少苔，脉细数。其证型是

A. 阴虚火旺　B. 脾不摄血　C. 血热伤络　D. 肝肾阴虚　E. 气滞血瘀

2. 患者，男，34 岁。近来时常鼻衄，或兼齿衄，血色鲜红，牙龈红肿疼痛，口臭便秘，鼻干口干，舌红苔黄，脉洪数。其治法是

A. 益气摄血　B. 滋阴润肺　C. 滋阴降火　D. 清肝泻火　E. 清胃泻火

3. 患者，男，40 岁。咳嗽，痰稠带血，咳吐不爽，心烦易怒，胸胁刺痛，颊赤，便秘，舌红苔黄，脉弦数。治疗应首选

A. 十灰散　B. 四生丸　C. 咳血方　D. 百合固金汤　E. 养阴清肺汤

4. 患者，吐血色红或紫暗，脘腹胀闷，甚则作痛，口臭，便秘，舌红苔黄腻，脉滑数。治疗应首选

A. 泻心汤合十灰散　B. 白虎汤合四生丸　C. 玉女煎合十灰散
D. 失笑散合四生丸　E. 丹参饮合十灰散

B1 型题

A. 玉女煎　B. 泻心汤合十灰散　C. 龙胆泻肝汤
D. 加味清胃散合泻心汤　E. 泻白散合黛蛤散

5. 治疗吐血肝火犯胃证，应首选

6. 治疗鼻衄胃热壅盛证，应首选

【参考答案】

1. A　2. E　3. C　4. A　5. C　6. A

细目三　痰饮

要点一　概述

痰饮是指体内水液输布、运化失常，停积于某些部位的一类病证。痰，古通“淡”，是指水一类的可以“淡荡流动”的物质。饮也是指水液，作为致病因素，则是指病理性质的液体。为此，古代所称的“淡饮”“流饮”，实均指痰饮而言。

广义痰饮包括痰饮、悬饮、溢饮、支饮四类，是诸饮的总称。其中狭义的痰饮，则是指饮停胃肠之证。

［常考考点］痰饮的主症：体内水液输布、运化失常，停积于某些部位。

要点二　分类

痰饮包括痰饮、悬饮、溢饮、支饮四类。饮停胃肠之证，为痰饮；饮水后水流在胁下，咳唾引痛，谓之悬饮；水饮流行，归于四肢，当汗出而不汗出，身体疼痛，谓之溢饮；咳逆倚息，短气不得卧，其形如肿，谓之支饮。

要点三　病因病机

痰饮的成因为外感寒湿、饮食不当或劳欲所伤，以致肺、脾、肾三脏功能失调，水谷不得化为精微输布全身，津液停积为患。

1. 外感寒湿　因气候湿冷，或冒雨涉水，坐卧湿地，寒湿之邪侵袭肌表，困遏卫阳，致使肺不能宣布水津，脾无以运化水湿，水津停滞，积而成饮。

2. 饮食不当　凡暴饮过量，恣饮冷水，进食生冷；或炎夏受热以及饮酒后，因热伤冷，冷热交结，中阳被遏，脾失健运，湿从内生，水液停积而为痰饮。

3. 劳欲体虚　劳倦、纵欲太过，或久病体虚，伤及脾肾之阳，水液失于输化，亦可停而成饮。若体虚气弱，或劳倦太过之人，一旦伤于水湿，更易停蓄为病。

痰饮之生成则与肺、脾、肾功能失调有关。肺居上焦，主气，肺气有宣发肃降，通调水道的作用。若因肺气失宣，通调失司，津液失于布散，则聚为痰饮。脾居中州，主运化，有运输水谷精微之功能。若因湿邪困脾，或脾虚不运，均可使水谷精微不归正化，聚为痰湿。肾为水脏，处下焦，主水液的气化，有蒸化水液、分清泌浊的职责。若肾气肾阳不足，蒸化失司，水湿泛滥，亦可导致痰饮内生。三脏之中，脾运失司，首当其冲。因脾阳虚，则上不能输精以养肺，水谷不归正化，反为痰饮而干肺；下不能助肾以制水，水寒之气反伤肾阳，由此必致水液内停中焦，流溢各处，波及五脏。本病的病理性质，则总属阳虚阴盛，输化失调，因虚致实，水饮停积为患。

要点四　诊断与病证鉴别

（一）诊断

应根据四饮的不同临床特征确定诊断。

1. 痰饮　心下满闷，呕吐清水痰涎，胃肠沥沥有声，体形昔肥今瘦，属饮停胃肠。

2. 悬饮　胸胁胀满，咳唾引痛，喘促不能平卧，属饮流胁下。

3. 溢饮　身体疼痛而沉重，甚则肢体浮肿，当汗出而不汗出，属饮溢肢体。

4. 支饮　咳逆倚息，短气不得平卧，其形如肿，属饮邪支撑胸肺。

（二）病证鉴别

1. 悬饮与胸痹　两者均有胸痛。但胸痹为胸膺部或心前区闷痛，且可引及左侧肩背或左臂内侧，常于劳累、饱餐、受寒、情绪激动后突然发作，历时较短，休息或用药后得以缓解；悬饮为胸胁胀痛，持续不解，多伴咳唾，转侧、呼吸时疼痛加重，肋间胀满，并有咳嗽、咳痰等肺系证候。

2. 溢饮与风水证　水肿之风水相搏证，可分为表实、表虚两个类型。表实者，水肿而无汗，身体疼重，与水泛肌表之溢饮基本相同。如见肢体浮肿而汗出恶风，则属表虚，与溢饮有异。

要点五　辨证论治

应掌握阳虚阴盛、本虚标实的特点。本虚为阳气不足，标实指水饮留聚。无论病之新久，都要根据症状辨别二者主次。痰饮虽为阴邪，寒证居多，但亦有郁久化热者；初起若有寒热见症，为夹表邪；饮积不化，气机升降受阻，常兼气滞。

痰饮的治疗以温化为原则。同时还当根据表里虚实的不同，采取相应的处理。水饮壅盛者，应祛饮以治标；阳微气虚者，宜温阳以治本；在表者，当温散发汗；在里者，应温化利水；正虚者补之；邪实者攻之；如属邪实正虚，则当消补兼施；饮热相杂者，又当温清并用。

证型		辨证要点	治法	方剂
痰饮	脾阳虚弱证	胸胁支满，心下痞闷，胃中有振水音，脘腹喜温畏冷，泛吐清水痰涎，饮入易吐，口渴不欲饮水，头晕目眩，心悸气短，食少，大便或溏，形体逐渐消瘦，舌苔白滑，脉弦细而滑	温脾化饮	苓桂术甘汤合小半夏加茯苓汤加减
	饮留胃肠证	心下坚满或痛，自利，利后反快，虽利，心下续坚满，或水走肠间，沥沥有声，腹满，便秘，口舌干燥，舌苔腻，色白或黄，脉沉弦或伏	攻下逐饮	甘遂半夏汤或己椒苈黄丸加减
悬饮	邪犯胸肺证	寒热往来，身热起伏，汗少，或发热不恶寒，有汗而热不解，咳嗽，痰少，气急，胸胁刺痛，呼吸、转侧疼痛加重，心下痞硬，干呕，口苦，咽干，舌苔薄白或黄，脉弦数	和解宣利	柴枳半夏汤加减
	饮停胸胁证	胸胁疼痛，咳唾引痛，痛势较前减轻，而呼吸困难加重，咳逆气喘，息促不能平卧，或仅能偏卧于停饮的一侧，病侧肋间胀满，甚则可见偏侧胸廓隆起，舌苔白，脉沉弦或弦滑	泻肺祛饮	椒目瓜蒌汤合十枣汤加减
	络气不和证	胸胁疼痛，如灼如刺，胸闷不舒，呼吸不畅，或有闷咳，甚则迁延，经久不已，阴雨天更甚，可见病侧胸廓变形，舌苔薄，质暗，脉弦	理气和络	香附旋覆花汤加减
	阴虚内热证	胸胁胀满，咳呛时作，咳吐少量黏痰，口干咽燥，或午后潮热，颧红，心烦，手足心热，盗汗，或伴胸胁闷痛，病久不复，形体消瘦，舌质偏红，少苔，脉细数	滋阴清热	沙参麦冬汤合泻白散加减
溢饮	表寒里饮证	身体沉重而疼痛，甚则肢体浮肿，恶寒，无汗，或有咳喘，痰多白沫，胸闷，干呕，口不渴，苔白，脉弦紧	发表化饮	小青龙汤加减
支饮	寒饮伏肺证	咳逆喘满不得卧，痰吐白沫量多，经久不愈，天冷受寒加重，甚至引起面浮跗肿，或平素伏而不作，遇寒即发，发则寒热、背痛、腰痛、目泣自出、身体振振瞤动，舌苔白滑或白腻，脉弦紧	宣肺化饮	小青龙汤加减
	脾肾阳虚证	喘促动则为甚，心悸，气短，或咳而气怯，痰多，食少，胸闷，怯寒肢冷，神疲，少腹拘急不仁，脐下动悸，小便不利，足跗浮肿，或吐涎沫而头目昏眩，舌体胖大，质淡，苔白润或腻，脉沉细而滑	温脾补肾，以化水饮	金匮肾气丸合苓桂术甘汤加减

［常考考点］痰饮的辨证论治。

【例题实战模拟】

A1 型题

1. 支饮饮邪停积的部位是

A. 胃肠　B. 胁下　C. 肢体　D. 胸肺　E. 腹内

2. 下列属于悬饮病主症的是

A. 心下满闷，呕吐清水痰涎　B. 胸胁饱满，咳唾引痛　C. 咳逆倚息，短气不得平卧
D. 身体沉重，肢体浮肿　E. 胃肠沥沥有声

3. 痰饮的治疗原则是

A. 宣肺　B. 健脾　C. 温化　D. 补肾　E. 发汗

A2 型题

4. 患者，胸胁支满，心下痞闷，胃中有振水音，脘腹喜温畏冷，背寒，呕吐清水痰涎，水入易吐，口渴不欲饮，心悸，气短，头昏目眩，食少，形体逐渐消瘦，舌苔白滑，脉弦细而滑。其治法是

A. 宣肺化饮　B. 淡渗利水　C. 温脾化饮　D. 温化寒湿　E. 逐水化饮

5. 患者，胸胁疼痛，咳唾引痛，咳逆气喘，息促不能平卧，喜向右侧偏卧，右侧肋间胀满，舌苔白，脉沉弦。其治法是

A. 攻下逐饮　B. 和解宣利　C. 理气和络　D. 泻肺祛饮　E. 发表化饮

【参考答案】

1. D　2. B　3. C　4. C　5. A

细目四　汗证

要点一　概述

汗证是指人体阴阳失调，营卫不和，腠理不固引起汗液外泄失常的一类病证。根据汗出的临床表现，可分为自汗、盗汗、脱汗、战汗、黄汗五种。时时汗出，动则益甚者为自汗；寐则汗出，醒来则止者为盗汗；在病情危重时全身大汗淋漓，或汗出如油者为脱汗；外感热病中，全身战栗而汗出者为战汗；汗出色黄，染衣着色者为黄汗。

［常考考点］汗证的主症是汗液外泄，分为自汗、盗汗、脱汗、战汗、黄汗五种。

要点二　病因病机

本病病因病机复杂，多由邪客表虚，营卫不和，或肺气亏虚，卫表不固；或阳气虚衰，津液失摄，或阴虚火旺，虚火烁津；或热邪郁蒸，迫津外泄等所致。

1. 营卫不和　阴阳偏盛、偏衰之体，或表虚之人，卒感风邪，可使营卫不和，卫强营弱，卫外失司，营阴不能内守而汗出。

2. 肺气亏虚　素体虚弱，病后体虚，或久患咳喘之人，肺气不足，肌表疏松，腠理不固而汗自出。

3. 阳气虚衰　久病重病，脏气不足，阳气过耗，不能敛阴，卫外不固而汗液外泄，甚则发生大汗亡阳之变。

4. 虚火扰津　烦劳过度，精神过用，伤血失精，致血虚精亏，或邪热伤阴，阴液不足，虚火内生，心液被扰，不能自藏而外泄作汗。

5. 心血不足　劳心过度，或久病血虚，致心血不足，心失所养，心液不藏而外泄则盗汗。

6. 热邪郁蒸　风寒入里化热或感受风热、暑热之邪，热淫于内，迫津外泄则大汗出；或因饮食不节，湿热蕴结，熏蒸肝胆，胆汁随汗液外泄，见汗出色黄等。

综上所述，汗证的病位在卫表肌腠，其发生与肺、心、肾密切相关。病理性质有虚、实两端。由热邪郁蒸，迫津外泄者属实；由肺气亏虚、阳气虚衰、阴虚火旺所致者属虚。气属阳，血属阴，故总由阴阳失衡所导致。或为阴血不足，虚火内生，津液被扰而汗出；或为阳气不足，固摄无权，心液外泄而汗出；至于邪客表虚，营卫不和则为本虚标实之证。古有自汗多阳气虚，盗汗多阴血虚之说，此为常理，但临证每见兼夹错杂，需详加鉴别。

要点三　诊断与病证鉴别

（一）诊断

1. 不因外界环境影响，出现头面、颈胸、四肢或全身出汗超出正常者为诊断的主要依据。

2. 昼日汗出溱溱，动则益甚者为自汗；寐中汗出津津，醒后自止者为盗汗；在外感热病中，全身战栗而汗出为战汗；在病情危重时全身大汗淋漓，汗出如油者为脱汗；汗出色黄，染衣色者为黄汗。

（二）病证鉴别

1. 生理性汗出与病理性汗出　出汗为人体的生理现象，因外界气候、运动、饮食等生活环境等因素影响，稍有出汗，其人并无不适，此属正常现象，应与病理性汗出鉴别。

2. 自汗、盗汗与脱汗　脱汗表现为大汗淋漓，汗出如珠，常同时出现声低息微，精神疲惫，四肢厥冷，脉微欲绝或散大无力，多在疾病危重时出现，为病势危急的征象，故脱汗又称为绝汗。其汗出的情况及病情的程度均较自汗、盗汗为重。

3. 自汗、盗汗与战汗　战汗主要出现于急性热病过程中，表现为突然恶寒战栗，全身汗出，发热，口渴，烦躁不安，为邪正交争的征象。若汗出之后，热退脉静，气息调畅，为正气拒邪，病趋好转，与阴阳失调、营卫不和之自汗、盗汗迥然有别。

4. 自汗、盗汗与黄汗　黄汗汗出色黄，染衣着色，常伴见口中黏苦，渴不欲饮，小便不利，苔黄腻，脉弦滑等湿热内郁之症。黄汗可见于自汗、盗汗中的邪热郁蒸型，但汗出色黄的程度较重。

要点四　辨证论治

黄汗的辨证应着重辨明阴阳虚实。虚证当根据证候的不同而治以益气，养阴，补血，调和营卫；实证当清肝泄热，化湿和营；虚实夹杂者，则根据虚实的主次而适当兼顾。此外，由于自汗、盗汗均以腠理不固、津液外泄为共同病变，故可酌加麻黄根、浮小麦、糯稻根、五味子、瘪桃干、牡蛎等固涩敛汗之品，以增强止汗的功能。

证型		辨证要点	治法	方剂
自汗	营卫不和证	汗出恶风，周身酸楚，或兼微发热，头痛，或失眠，多梦，心悸，苔薄白，脉浮或缓	调和营卫	桂枝汤加减
	肺气虚弱证	汗出恶风，动则益甚，或因久病体虚，平时不耐风寒，易于感冒，体倦乏力，苔薄白，脉细弱	益气固表	玉屏风散加减
	心肾亏虚证	动则心悸汗出，或身寒汗冷，或兼胸闷气短，腰酸腿软，面白唇淡，小便频数而色清，夜尿多，舌质淡，舌体胖润，有齿痕，苔白，脉沉细	益气温阳	芪附汤加减
	热郁于内证	蒸蒸汗出，或但头汗出，或手足汗出，或兼面赤，发热，气粗口渴，口苦，喜冷饮，胸腹胀，烦躁不安，大便干结，或见胁肋胀痛，身目发黄，小便短赤，舌质红，苔黄厚，脉洪大或滑数	清泄里热	竹叶石膏汤加减
盗汗	心血不足证	睡则汗出，醒则自止，心悸怔忡，失眠多梦，或兼眩晕健忘，气短神疲，面色少华或萎黄，口唇色淡，舌质淡，苔薄，脉虚或细	补血养心	归脾汤加减
	阴虚火旺证	寐则汗出，虚烦少寐，五心烦热，或久咳虚喘，形体消瘦，两额发红，午后潮热，女子月经不调，男子梦遗，舌质红少津，少苔，脉细数	滋阴降火	当归六黄汤加减
脱汗		多在病情危重之时，出现大汗淋漓，汗出如油，或兼精神疲惫，四肢厥冷，气短息微，舌萎少津，脉微欲绝，或脉大无力	益气回阳固脱	参附汤加味
战汗		多在急性热病中，突然全身恶寒、战栗，而后汗出，或兼发热口渴，躁扰不宁，舌质红，苔薄黄，脉细数	扶正祛邪	参附汤、生脉散，或增液承气汤加减，或凉膈散加减
黄汗		汗出色黄，染衣着色；或兼身目黄染，胁肋胀痛，小便短赤；或有发热，口渴不欲饮，或身体浮肿，舌质红，苔黄腻，脉弦滑或滑数	清热化湿	龙胆泻肝汤

［常考考点］汗证的辨证论治。

【知识纵横比较】

中西医结合内科学与儿科学汗证的证治比较

汗证（中西医结合内科学）			汗证（中西医结合儿科学）	
证型		方剂	证型	方剂
自汗	营卫不和证	桂枝汤	营卫失调	黄芪桂枝五物汤
	肺气虚弱证	玉屏风散	肺卫不固	玉屏风散合牡蛎散
	心肾亏虚证	芪附汤	气阴亏虚	生脉散加味
	热郁于内证	竹叶石膏汤	湿热迫蒸	泻黄散
盗汗	心血不足证	归脾汤	—	—
	阴虚火旺证	当归六黄汤	—	—
脱汗		参附汤加味	—	—
战汗		参附汤、生脉散，或增液承气汤加减，或凉膈散加减	—	—
黄汗		龙胆泻肝汤	—	—

【例题实战模拟】

A2 型题

1. 患者，汗出恶风，遇劳则发，易于感冒，体倦乏力，面色少华，舌苔薄白，脉细弱。治疗应首选

A. 桂枝汤　B. 四妙丸　C. 玉屏风散　D. 当归六黄汤　E. 龙胆泻肝汤

2. 患者，女，48 岁。汗出恶风，周身酸楚，微发热，头痛，失眠，多梦，心悸，苔薄白，脉浮缓。其治法是

A. 益气固表　B. 调和营卫　C. 滋阴降火　D. 清肝泄热　E. 益气化湿

3. 患者，夜寐盗汗，五心烦热，两颧色红，口渴，舌红少苔，脉细数。治疗应首选

A. 黄连阿胶汤　B. 黄连温胆汤　C. 当归六黄汤　D. 养阴清肺汤　E. 甘麦大枣汤

4. 患者，女，34 岁。每晚盗汗，伴心悸少寐，神疲气短，面色不华，舌质淡，脉细。其证候是

A. 心血不足证　B. 气血两虚证　C. 邪热郁蒸证　D. 阴虚火旺证　E. 肺卫不固证

5. 患者，男，36 岁。蒸蒸汗出，汗液易使衣服黄染，面赤烘热，烦躁，口苦，小便色黄，舌苔薄黄，脉弦数。治疗应首选

A. 当归六黄汤　B. 归脾汤　C. 龙胆泻肝汤　D. 泻黄散　E. 玉屏风散

【参考答案】

1. C　2. B　3. C　4. A　5. C

细目五　内伤发热

要点一　概述

内伤发热是指以内伤为病因，脏腑功能失调，气、血、阴、阳失衡为基本病机，以发热为主要临床表现的病证。一般起病较缓，病程较长，热势轻重不一，但以低热为多，或自觉发热而体温并不升高。

[常考考点] 内伤发热的主症：发热。

要点二　病因病机

引起内伤发热的病因主要是久病体虚、饮食劳倦、情志失调及外伤出血。其病机主要为气、血、阴、阳亏虚和气、血、痰、湿郁结壅遏而致发热两类。

1. 久病体虚　由于久病或素体虚弱失于调养，以致机体的气、血、阴、阳亏虚，阴阳失衡而引起发热。若中气不足，阴火内生，可引起气虚发热；久病心肝血虚，或脾虚不能生血，或长期慢性失血，以致血虚阴伤，无以敛阳，导致血虚发热；素体阴虚，或热病日久，耗伤阴液，或治病过程中误用、过用温燥药物，致阴精亏虚，阴衰则阳盛，水不制火，而导致阴虚发热；寒证日久，或久病气虚，气损及阳，脾肾阳气亏虚，虚阳外浮，导致阳虚发热。

2. 饮食劳倦　由于饮食失调，劳倦过度，使脾胃受损，水谷精气不充，以致中气不足，阴火内生，或脾虚不能化生阴血，而引起发热；若脾胃受损，运化失职，以致痰湿内生，郁而化热，进而引起湿郁发热。

3. 情志失调　情志抑郁，肝气不能条达，气郁化火，或恼怒过度，肝火内盛，导致气郁发热。情志失调亦是导致瘀血发热的原因之一。每在气机郁滞的基础上，日久不愈，则使血行瘀滞而导致血瘀发热。

4. 外伤出血　外伤以及出血等原因导致发热主要有两个方面：一是外伤以及出血使血循不畅，瘀血阻滞经络，气血壅遏不通，因而引起瘀血发热。二是外伤以及血证时出血过多，或长期慢性失血，以致阴血不足，无以敛阳而引起血虚发热。

引起内伤发热的病机，大体可归纳为虚、实两类。由气郁化火、瘀血阻滞及痰湿停聚所致者属实，其基本病机为气、血、痰、湿等郁结，壅遏化热而引起发热。由中气不足、血虚失养、阴精亏虚及阳气

虚衰所致者属虚，其基本病机是气、血、阴、阳亏虚，或因阴血不足，阴不配阳，水不济火，阳气亢盛而发热，或因阳气虚衰，阴火内生，阳气外浮而发热。总属脏腑功能失调，阴阳失衡所导致。本病病机比较复杂，可由一种也可由多种病因同时引起发热，如气郁血瘀、气阴两虚、气血两虚等。久病往往由实转虚，由轻转重，其中以瘀血病久，损及气、血、阴、阳，分别兼见气虚、血虚、阴虚或阳虚，而成为虚实兼夹之证的情况较为多见。其他如气郁发热日久伤阴，则转化为气郁阴虚之发热；气虚发热日久，病损及阳，阳气虚衰，则发展为阳虚发热。

[常考考点] 内伤发热的病机总属脏腑功能失调，阴阳失衡。

要点三 诊断与病证鉴别

（一）诊断

1. 内伤发热起病缓慢，病程较长，多为低热，或自觉发热，而体温并不升高，表现为高热者较少。不恶寒，或虽有怯冷，但得衣被则温。常兼见头晕、神疲、自汗、盗汗、脉弱等症。

2. 一般有气、血、阴、阳亏虚或气郁、血瘀、湿阻的病史，或有反复发热史。

3. 无感受外邪所致的头身疼痛、鼻塞、流涕、脉浮等症。

（二）病证鉴别

内伤发热与外感发热 内伤发热起病缓慢，病程较长，或有反复发作的病史。多为低热，或自觉发热，而体温并不升高，表现为高热的较少。不恶寒，或虽有怯冷，但得衣被则减。常兼见手足心热、头晕、神疲、自汗、盗汗、脉弱等症。外感发热则因感受外邪而起，起病较急，病程较短，发热的热度大多较高，发热的类型随病种的不同而有所差异，一般外邪不除则发热不退。发热初期大多伴有恶寒，其恶寒得衣被而不减，常兼有头身疼痛、鼻塞、流涕、咳嗽、脉浮等表证。外感发热由感受外邪，正邪相争所致，属实证者居多。

要点四 辨证论治

内伤发热的辨证最重要的是要辨清证候的虚实，由气郁、血瘀、痰湿所致的内伤发热属实，由气虚、血虚、阴虚、阳虚所致的内伤发热属虚。若邪实伤正或阴虚致实，表现为虚实夹杂的证候，应分析其主次。属实者，治宜解郁、活血、除湿为主，适当配伍清热。属虚者，则应益气、养血、滋阴、温阳，除阴虚发热可适当配伍清退虚热的药物外，其余均应以补为主。对虚实夹杂者，则宜兼顾之。

证型	辨证要点	治法	方剂
阴虚发热证	午后潮热，或夜间发热，不欲近衣，手足心热，烦躁，少寐多梦，盗汗，口干咽燥，舌质红，或有裂纹，苔少甚至无苔，脉细数	滋阴清热	清骨散加减
血虚发热证	发热，热势多为低热，头晕眼花，身倦乏力，心悸不宁，面白少华，唇甲色淡，舌质淡，脉细弱	益气养血	归脾汤加减
气虚发热证	发热，热势或低或高，常在劳累后发作或加剧，倦怠乏力，气短懒言，自汗，易感冒，食少便溏，舌质淡，苔薄白，脉细弱	益气健脾，甘温除热	补中益气汤加减
阳虚发热证	发热而欲近衣被，形寒怯冷，四肢不温，少气懒言，头晕嗜卧，腰膝酸软，纳少便溏，面色㿠白，舌质淡胖，或有齿痕，苔白润，脉沉细无力	温补阳气，引火归原	金匮肾气丸加减
气郁发热证	发热多为低热或潮热，热势常随情绪波动而起伏，精神抑郁，胁肋胀满，烦躁易怒，口干而苦，纳食减少，舌红苔黄，脉弦数	疏肝理气，解郁泄热	丹栀逍遥散加减
痰湿郁热证	低热，午后热甚，心内烦热，胸闷脘痞，不思饮食，渴不欲饮，呕恶，大便稀薄或黏滞不爽，舌苔白腻或黄腻，脉濡数	燥湿化痰，清热和中	黄连温胆汤合中和汤加减
血瘀发热证	午后或夜晚发热，或自觉身体某些部位发热，口燥咽干，但不多饮，肢体或躯干有固定痛处或肿块，面色萎黄或晦暗，舌质青紫或有瘀点、瘀斑，脉弦或涩	活血化瘀	血府逐瘀汤加减

[常考考点] 内伤发热的辨证论治。

【例题实战模拟】

A1 型题

1. 下列不属于内伤发热诊断要点的是

A. 起病缓慢，病程长　B. 多为低热　C. 多为高热

D. 自觉发热，体温并不高　E. 有反复发热史

A2 型题

2. 患者，经常发低热，头晕眼花，身倦乏力，心悸不宁，面白少华，唇甲色淡，舌质淡，脉细。其治法是

A. 滋阴清热　B. 益气养血　C. 活血化瘀　D. 温补肾阳　E. 清肝泄热

3. 患者，发热，热势或低或高，常在劳累后发作，乏力气短，自汗，食少便溏，舌质淡，苔薄白，脉细弱。治疗应首选

A. 清骨散　B. 归脾汤　C. 金匮肾气丸　D. 补中益气汤　E. 中和汤

4. 患者，低热，热势常随情绪波动而变化，胸胁胀痛，烦躁易怒，口干而苦，舌苔黄，脉弦数。治疗应首选

A. 柴胡疏肝散　B. 四逆散　C. 丹栀逍遥散　D. 木香顺气散　E. 龙胆泻肝汤

5. 患者，男，56 岁。发热而欲近衣被，形寒怯冷，四肢不温，少气懒言，头晕嗜卧，腰膝酸软，纳少便溏，面色㿠白，舌质淡胖，有齿痕，苔白润，脉沉细无力。其证候是

A. 血虚发热证　B. 气虚发热证　C. 阳虚发热证　D. 痰湿郁热证　E. 阴虚发热证

【参考答案】

1. C　2. B　3. D　4. C　5. C

第十七单元　肢体经络病证

细目一　痿证

要点一　概述

痿证是指肢体筋脉弛缓、软弱无力，日久不能随意运动而致肌肉萎缩的一种病证。

[常考考点] 痿证的主症：肢体痿软不能随意运动。

要点二　病因病机

痿证是以肢体痿软不能随意运动为主要症状的一种疾病。导致肢体痿软的原因十分繁杂，不论内伤情志、外感湿热、劳倦色欲都能损伤内脏精气，导致筋脉失养，产生痿证。

1. 脏腑内热，外感邪毒　素体阴虚阳盛，或脏腑内有蕴热，热毒之邪侵扰肌肤，内舍脾肺，肺热叶焦，中焦郁热，燔灼津液，阴亏血燥，筋脉肌肤失于濡养，发为痿证。

2. 肺热伤津，津伤不布　感受温热毒邪，高热不退，或病后余热燔灼，伤津耗气，皆令“肺热叶焦”不能布送津液以润泽五脏，遂致四肢筋脉失养，痿弱不用。

3. 湿热浸淫，气血不运　久处湿地，或冒雨露，浸淫经脉，使营卫运行受阻，郁遏生热，久则气血运行不利，筋脉肌肉失却濡养而弛纵不收，成为痿证；也有因饮食不节，如过食肥甘辛辣，或嗜酒无度，损伤脾胃，内生湿热，阻碍运化，导致脾运不输，筋脉肌肉失养，而产生痿证。同时阳明湿热不清，易灼肺金，加重痿证。

4. 脾胃亏虚，精微不输　脾胃为后天之本，素体脾胃虚弱，或久病成虚，中气受损，则受纳、运

化、输布的功能失常，气血津液生化乏源，无以濡养五脏，运行气血，以致筋骨失养，关节不利，肌肉瘦削，而导致肢体痿弱不用。

5. 肝肾亏损，髓枯筋痿 素体肾虚，或因房事太过，乘醉入房，精损难复，或因劳役太过，罢极本伤，阴精亏损，导致肾水亏虚，筋脉失其荣养，而产生痿证；或因五志失调，火起于内，肾水虚不能制火，以致火烁肺金，肺失治节，不能通调津液以溉五脏，脏气伤则肢体失养，导致痿躄。

此外，脾虚湿热不化，流注于下，久则亦能损伤肝肾，导致筋骨失养。

本病的病机要点为热毒炽盛、肺热津伤、湿热浸淫、脾胃虚弱、肝肾髓枯等五种，亦有夹痰、夹瘀、夹积等。病位在筋脉肌肉，与肝、肾、肺、胃关系最为密切，病久可涉及五脏。

要点三　诊断与病证鉴别

（一）诊断

1. 肢体筋脉弛缓不收，下肢或上肢、一侧或双侧软弱无力，甚则瘫痪，部分病人伴有肌肉萎缩。
2. 由于肌肉痿软无力，可有睑废、视歧、声嘶低喑、抬头无力等症状，甚则影响呼吸、吞咽。
3. 部分病人发病前有感冒、腹泻病史，有的病人有神经毒性药物接触史或家族遗传史。

（二）病证鉴别

1. 痿证与偏枯 偏枯亦称半身不遂，是中风症状，病见一侧上下肢偏废不用，常伴有语言謇涩、口眼㖞斜，久则患肢肌肉枯瘦，其瘫痪是由于中风而致，二者临床不难鉴别。

2. 痿证与痹证 痹证后期，由于肢体关节疼痛，不能运动，肢体长期废用，亦有类似痿证之瘦削枯萎者。但痿证肢体关节一般不痛，痹证则均有疼痛，其病因病机、治法也不相同，应予鉴别。

要点四　辨证论治

痿证辨证，重在辨脏腑病位，审标本虚实。痿证初起症见发热，咳嗽，咽痛，或在热病之后出现肢体软弱不用者，病位多在肺；凡见四肢痿软，食少便溏，面浮，下肢微肿，纳呆腹胀，病位多在脾胃；凡以下肢痿软无力明显，甚则不能站立，腰脊酸软，头晕耳鸣，遗精阳痿，月经不调，咽干目眩，病位多在肝肾。

痿证以虚为本，或本虚标实。因感受温热毒邪或湿热浸淫者，多急性发病，病程发展较快，属实证。热邪最易耗津伤正，故疾病早期就常见虚实错杂。内伤积损，久病不愈，主要为肝肾阴虚或脾胃虚弱，多属虚证，但又常兼夹郁热、湿热、痰浊、瘀血，而虚中有实。

治疗上，《素问·痿论篇》所言“治痿者独取阳明”，是指补脾胃、清胃火、祛湿热。另一方面朱丹溪用“泻南方、补北方”，是从清内热、滋肾阴方面，达到金水相生、滋润五脏的另一种方法。总的治法正如《医学心悟·痿》所云：“不外补中祛湿、养阴清热而已。”

证型	辨证要点	治法	方剂
热毒炽盛，气血两燔证	四肢痿软无力，伴颜面红斑赤肿，或者皮肤瘙痒，伴壮热，烦躁不宁，口渴，四肢痿软无力，咽痛，饮食呛咳，尿黄或赤，大便干，舌质红绛，苔黄燥，脉洪数	清热解毒，凉血活血	清瘟败毒饮加减
肺热津伤，筋失濡润证	病起发热，或热后突然出现肢体软弱无力，可较快发生肌肉瘦削，皮肤干燥，心烦口渴，咳呛少痰，咽干不利，小便黄赤或热痛，大便干燥，舌质红，苔黄，脉细数	清热润燥，养阴生津	清燥救肺汤加减
湿热浸淫，气血不运证	四肢痿软，身体困重，或麻木、微肿，尤以下肢多见，或足胫热气上腾，或有发热，胸痞脘闷，小便短赤涩痛，苔黄腻，脉细数	清热利湿，通利筋脉	加味二妙散加减
脾胃亏虚，精微不运证	肢体痿软无力，逐渐加重，食少，便溏，腹胀，面浮不华，气短，神疲乏力，苔薄白，脉细	补脾益气，健运升清	参苓白术散加减
肝肾亏损，髓枯筋痿证	起病缓慢，下肢痿软无力，腰脊酸软，不能久立，或伴目眩发落，咽干耳鸣，遗精或遗尿，或妇女月经不调，甚至步履全废，腿胫大肉消脱，舌红少苔，脉细数	补益肝肾，滋阴清热	大补阴煎加减

［常考考点］痿证的辨证论治。

【例题实战模拟】

A2 型题

1. 患者，发热后出现肢体痿软不用，皮肤枯燥，心烦口渴，咳呛少痰，小便短赤，舌红苔黄，脉细数。其证候是

A. 肺热津伤　B. 脾胃虚弱　C. 湿热浸淫　D. 肝肾亏损　E. 气血不足

2. 患者，肢体痿软，麻木微肿，足胫热气上腾，身体困重，胸脘痞闷，溲短涩痛，舌苔黄腻，脉滑数。其证候是

A. 肺热津伤　B. 脾胃虚弱　C. 肝肾亏损　D. 湿热浸淫　E. 阴损及阳

3. 患者，男，40 岁。肢体软弱无力，渐进加重，食少便溏，腹胀，神疲乏力，舌苔薄白，脉细。治疗应首选

A. 泻白散　B. 杏苏散　C. 参苓白术散　D. 清燥救肺汤　E. 沙参麦冬汤

B1 型题

A. 痿证　B. 痉证　C. 痹证　D. 厥证　E. 痫病

4. 以突然昏仆、不省人事、口吐白沫、两目上视、四肢抽搐为主要表现的病证是

5. 以肢体筋脉弛缓、软弱无力，日久因不能随意运动而致肌肉萎缩为主要表现的病证是

【参考答案】

1. A　2. D　3. C　4. E　5. A

细目二　腰痛

要点一　概述

腰痛是因感受外邪，或跌仆闪挫，或肾虚引起的腰部气血运行不畅，或失于濡养，以腰部一侧或两侧疼痛为主要症状的一类病证。

[常考考点] 腰痛的主症：腰部一侧或两侧疼痛。

要点二　病因病机

腰痛的致病原因可概括为外感、内伤两个方面。外感以感受风寒湿邪或湿热之邪为主；内伤多属肾虚。另外，由于外伤，损伤经脉，气滞血瘀亦能发生腰痛。

1. 感受寒湿　多由居处潮湿，或冒雨涉水，或劳汗当风，衣着湿冷，腰府失护，寒湿之邪乘虚而入，寒为阴邪，其性凝滞收引，既伤卫阳，又损营阴，以致腰府经脉阻遏，络脉绌急；湿邪黏腻、重着，留着筋骨肌肉，闭阻气血，寒与湿相合，致腰府经脉受阻，气血运行不畅而发腰痛。

2. 感受湿热　岁气湿热当令，或长夏之际，湿热交蒸，或湿蕴生热，湿与热合，滞于腰府，壅遏经脉引起腰痛。

3. 气滞血瘀　跌仆外伤，暴力扭转，或体位不正，腰部用力不当，或因久病导致腰部经络气血运行不畅，气血阻滞不通，瘀血留着而发生疼痛。

4. 肾亏体虚　先天禀赋不足，加之劳累太过，或久病体虚，或年老体衰，或房事不节，以致肾精亏损，腰府失养而发生腰痛。

腰为肾之府，为肾之精气所濡养。肾与膀胱相表里，足太阳经夹脊入腰中。此外，任、督、冲、带诸脉亦布其间，故内伤则不外乎肾虚。而外感风寒湿热诸邪，以湿性黏滞，最易痹着腰部，所以外感总离不开湿邪为患。内外二因，相互影响，肾虚是发病关键所在，风寒湿热痹阻不行，常因肾虚而客，否则虽感外邪，亦不会出现腰痛。至于劳力扭伤，与血瘀有关，临床上亦不少见。

要点三　诊断和病证鉴别

（一）诊断

1. 急性腰痛，病程较短，轻微活动即可引起一侧或两侧腰部疼痛加重，脊柱两旁常有明显的按压痛。

2. 慢性腰痛，病程较长，缠绵难愈，腰部多隐痛或酸痛。常因体位不当、劳累过度、天气变化等因素而加重。

3. 本病常有居处潮湿阴冷、涉水冒雨、跌仆闪挫或劳损等相关病史。

（二）病证鉴别

腰痛与腰软、肾痹　腰软是指腰部软弱无力，一般无腰部酸痛的感觉，多见于青少年，兼见发育迟缓，表现为头项软弱、手足痿痿，甚则鸡胸龟背等。肾痹是指腰背强直弯曲，不能屈伸，行动困难而言，多由骨痹日久发展而成。腰痛则以腰部疼痛为主。

要点四　辨证论治

腰痛的辨证首先要辨别外感与内伤，以明确表里虚实的不同属性。若因感受外邪所致者，多起病较急，腰痛明显，伴有外感症状，其证属表属实，治疗以祛邪通络为主，并应根据寒湿、湿热的不同分别予以温散或清利；若由肾虚内伤所致者，起病较慢，腰部酸痛，多反复发作，伴有脏腑虚损的症状，其证属里属虚，治疗以补肾壮腰为主，兼以调养气血；虚实兼见者，宜辨主次轻重，标本兼顾；外伤所致者，起病急，疼痛部位固定，瘀血症状明显，其证属实，治宜活血化瘀、通络止痛。

证型		辨证要点	治法	方剂
寒湿腰痛证		腰部冷痛重着，转侧不利，逐渐加重，静卧病痛不减，寒冷和阴雨天则加重，舌质淡，苔白腻，脉沉而迟缓	散寒行湿，温经通络	甘姜苓术汤加味
湿热腰痛证		腰部疼痛，重着而热，暑湿阴雨天症状加重，活动后或可减轻，身体困重，小便短赤，苔黄腻，脉濡数或弦数	清热利湿，舒筋止痛	四妙丸加减
瘀血腰痛证		腰痛如刺，痛有定处，痛处拒按，日轻夜重，轻者俯仰不便，重者不能转侧，舌质暗紫或有瘀斑，脉涩	活血化瘀，理气止痛	身痛逐瘀汤加减
肾虚腰痛证	肾阴虚	腰部隐隐作痛，酸软无力，缠绵不愈，心烦少寐，口燥咽干，面色潮红，手足心热，舌红少苔，脉弦细数	滋补肾阴	左归丸
	肾阳虚	腰部冷痛，缠绵不愈，局部发凉，喜温喜按，遇劳更甚，卧则减轻，常反复发作，少腹拘急，面色㿠白，肢冷畏寒，舌质淡，脉沉细无力	温补肾阳	右归丸

［常考考点］腰痛的辨证论治。

【例题实战模拟】

A1 型题

1. 下列不属于寒湿腰痛主症特点的是
   A. 腰部冷痛重着　B. 腰部转侧不利　C. 静卧腰痛减轻
   D. 寒冷和阴雨天则腰痛加重　E. 脉沉而迟缓

2. 腰痛日久、屡次复发者，治疗时可用活血化瘀药配合
   A. 补益肝肾药　B. 健脾养血药　C. 搜风通络药　D. 化痰通络药　E. 祛风胜湿药

3. 腰痛发病的关键是
   A. 寒湿　B. 湿热　C. 肾虚　D. 气滞　E. 血瘀

A2 型题

4. 患者，男，45 岁。腰部冷痛重着，转侧不利，逐渐加重，遇阴雨天加重，静卧痛不减，舌苔白腻，脉沉。其证候是

A. 肾虚　B. 气滞　C. 寒湿　D. 湿热　E. 瘀血

5. 患者，男，31岁。近一周来暑湿阴雨天气连绵，患者腰部疼痛，重着而热，身体困重，小便短赤，苔黄腻，脉濡数。其诊断是

A. 寒湿腰痛　B. 湿热腰痛　C. 风湿热痹　D. 着痹　E. 热淋

【参考答案】

1. C　2. C　3. C　4. C　5. B

中西医结合外科学

【本章通关攻略】

中西医结合外科学是中西医结合专业比较重要的一门临床课程，在中西医结合执业助理医师资格考试中，实践技能部分可能涉及一道病案分析题，占 20 分（实践技能总分 100 分）；综合笔试平均每年出题约 25 道，约占 25 分（综合笔试总分 300 分）。

本科目重点考查外科感染、损伤、甲状腺疾病、胸部疾病、乳房疾病、胃与十二指肠疾病、原发性肝癌、门静脉高压症、急腹症、腹外疝、肛肠疾病、泌尿与男性生殖系统疾病、周围血管疾病、皮肤及性传播疾病等。

学习本科目，应将重点放在各系统的常见病和多发病的西医诊断（临床症状、体征、实验室及其他检查）、西医治疗和中医辨证论治方面。

第一单元　中医外科证治概要

细目一　中医外科疾病专业术语

【考点突破攻略】

要点　中医外科疾病专业术语

1. 疡　又名外疡，是一切外科疾病的总称。疡科即外科。

2. 疮疡　有广义和狭义之分。广义者指一切体表外科疾患；狭义者是指发于体表的化脓性疾病。

3. 肿疡　指体表外科疾病尚未溃破的肿块。

4. 溃疡　指一切外科疾病已溃破的疮面。

5. 胬肉　指疮疡溃破后过度生长，高突于疮面或暴翻于疮口之外的肉芽组织。

6. 痈　指气血被邪毒壅聚而发生的化脓性疾病。一般分为外痈和内痈两大类。外痈是指生于体表皮肉之间的化脓性疾患；内痈是生于脏腑的化脓性疾患。

7. 疽　指气血被毒邪阻滞而发于皮肉筋骨的疾病。常见的有有头疽和无头疽两类。有头疽是指发生在肌肤间的急性化脓性疾病；无头疽是指多发于骨骼、关节间等深部组织的化脓性疾病。

8. 根盘　指肿疡基底部周围之坚硬区，边缘清楚。

9. 根脚　指肿疡之基底根部。

10. 应指　患处已化脓，或有其他液体，用手按压时有波动感。

11. 护场　指在疮疡的正邪交争过程中，正气能够约束邪气，使之不至于深陷或扩散所形成的局部肿胀范围。有护场提示正气充足，疾病易愈；无护场提示正气不足，预后较差。

12. 袋脓　溃疡疮口缩小或切口不当，致空腔较大如袋，脓液不易排出而蓄积于内，即为袋脓。

13. 痔　痔有峙突之意，古代将生于肛门、耳道、鼻孔等人之九窍中的突起小肉称为痔，如鼻痔

（鼻息肉）、耳痔（耳道息肉）等。由于痔的发病以肛门部最多见，故归属于肛门疾病类。

14. 漏 指溃疡疮口处脓水淋漓不止，久不收口，犹如滴漏，包括瘘管和窦道两种不同性质的病理改变。瘘管是指体表与脏腑之间有内、外口的病理性管道，或指溃口与溃口相通的病理性管道；窦道是指深部组织通向体表的病理性盲管，一般只有外口而无内口。

15. 痰 指发于皮里膜外、筋肉骨节之间的或软或硬、按之有囊性感的包块，属有形之征，多为阴证。

16. 结核 即结聚成核之意，既是症状，又是病名。泛指一切皮里膜外浅表部位的病理性肿块。

17. 岩 指病变部肿块坚硬如石，高低不平，固定不移，形似岩石，破溃后疮面中间凹陷较深，状如岩穴。

18. 瘤 凡瘀血、痰滞、浊气停留于人体组织之中，聚而成形所结成的块状物，称为瘤。

19. 五善 “善”是好的征象。在病程中出现善的症状表示预后较好。“五善”包括心善、肝善、脾善、肺善、肾善。

20. 七恶 “恶”是坏的征象。在病程中出现恶的症状表示预后较差。“七恶”包括心恶、肝恶、脾恶、肺恶、肾恶、脏腑败坏、气血衰竭（脱证）。

21. 顺证 外科疾病在其发展过程中，按顺序出现应有的症状者，称为“顺证”。

22. 逆证 外科疾病在其发展过程中，不以顺序而出现不良的症状者，称为“逆证”。

［常考考点］外科常用的专业术语。

【例题实战模拟】

A1 型题

1. 患处已化脓，或有其他液体，用手按压时有波动感，称为

A. 创面　B. 应指　C. 根盘　D. 根脚　E. 护场

2. 可见病变部位肿块坚硬如石，高低不平，固定不移症状的是

A. 结核肿块　B. 瘤　C. 瘿　D. 岩　E. 血管瘤

B1 型题

A. 创面　B. 疽　C. 根盘　D. 根脚　E. 护场

3. 肿疡基底部周围之坚硬区，边缘清楚，称之为

4. 肿疡之基底根部，称之为

【参考答案】

1. B　2. D　3. C　4. D

细目二　病因病机

【考点突破攻略】

要点一　致病因素

（一）外感六淫

1. 风 风为阳邪，善行而数变，故发病迅速，多为阳证；风性燥烈，风性上行，多侵犯人体上部，如颈痈、头面丹毒等病。致病特点是：其肿宣浮，患部皮色红或不变，痛无定处，走注甚速。

2. 寒 寒为阴邪，常侵袭人体的筋骨关节。患部特点是：多为色紫青暗，不红不热，肿势散漫，痛有定处，得暖则减，化脓迟缓。

3. 暑 暑为阳邪，具有热微则痒、热甚则痛、热胜肉腐等特征。致病特点是：多为阳证，患部焮红、肿胀、灼热，糜烂流脓或伴滋水，或痒或痛，其痛遇冷则减。

4. 湿 湿性趋下，重浊黏腻。冒雨涉水或居地潮湿等均可感受湿邪。在外科疾病中，湿热相兼尤为多见。外科疾病发于身体下部者多与湿邪有关。

5. 燥 燥有凉燥与温燥之分。在外科疾病的发病过程中以温燥者居多。燥邪易伤人体阴液，侵犯皮肤，致患部干燥、枯槁、皲裂、脱屑等。

6. 火 火为阳邪，其病一般多为阳证。患部特点是：多发病迅速，来势猛急，焮红灼热，肿处皮薄光亮，疼痛剧烈，容易化脓腐烂，或有皮下瘀斑。

（二）感受特殊之毒

特殊之毒包括虫毒、蛇毒、疯犬毒、药毒、食物毒、疫毒。由毒致病的特点是：一般发病迅速，有的具有传染性。

（三）外来伤害

凡跌仆损伤或沸水、火焰、寒冷及金刃竹木创伤等理化因素都可直接伤害人体，引起局部气血凝滞，郁久化热，热胜肉腐等。

（四）情志内伤

喜、怒、忧、思、悲、恐、惊等情志活动超过人体生理活动所能调节的范围，可使体内的气血、经络、脏腑功能失调而发生外科疾病。由情志内伤所致的外科疾病常发生在肝胆经循行部位，有夹郁夹痰的临床表现。

（五）饮食不节

恣食膏粱厚味、醇酒炙煿或辛辣刺激之品，可使脾胃功能失调，湿热火毒内生，同时感受外邪则易发生痈、有头疽、疔疮等疾病。

（六）劳伤虚损

主要是指过度劳力、劳神、房事过度等因素导致脏腑气血受损，阴阳失和，使正气亏损而发生疾病。

（七）痰饮、瘀血

痰饮、瘀血都是脏腑功能失调的病理产物，在一定的条件下，又能作用于某些器官导致新的病理变化，产生继发病证。临床上痰与瘀常相兼致病，互为因果。

［常考考点］外科病的常见病因及致病特点。特殊之毒包括虫、蛇、犬、药、食、疫。

要点二　发病机理

局部的气血凝滞，营气不从，经络阻塞，以致脏腑功能失和等，是外科疾病总的发病机理。

1. 气血凝滞 指气血生化不及或运行障碍而致其功能失常的病理变化。当致病因素造成了局部气血凝滞之后，可出现疼痛、肿胀、结节、肿块、出血、皮肤增厚、瘀斑等。

2. 经络阻塞 局部经络阻塞是外科疾病总的发病机理之一；同时身体经络的局部虚弱也能成为外科疾病发病的条件。

3. 脏腑失和 人体是一个完整统一的有机体，外科疾病虽然绝大多数发于体表的皮、肉、脉、筋、骨的某一部位，但与脏腑有着一定的联系。

［常考考点］外科病的病机是气血凝滞、经络阻塞和脏腑失和。

【例题实战模拟】

A1 型题

1. 不属于外科致病因素的是

A. 六淫邪毒　B. 外来伤害　C. 感受特殊之毒　D. 气血凝滞　E. 房室损伤

B1 型题

A. 红丝疔　B. 失荣　C. 疫毒　D. 水火烫伤　E. 酒渣鼻

2. 其病因属感受特殊之毒的是

3. 其病因属外来伤害的是

A. 其肿宣浮，患部皮色红或不变，痛无定处，走注甚速

B. 多为色紫青暗，不红不热，肿势散漫，痛有定处，得暖则减，化脓迟缓
C. 多为阳证，患部焮红、肿胀、灼热，糜烂流脓或伴滋水
D. 患部干燥、枯槁、皲裂、脱屑
E. 发病迅速，来势猛急，焮红灼热，肿处皮薄光亮，疼痛剧烈，容易化脓腐烂

4. 暑邪所致的外科病证的特点是
5. 火邪所致的外科病证的特点是

【参考答案】

1. D　2. C　3. D　4. C　5. E

细目三　诊法与辨证

【考点突破攻略】

要点一　诊法

外科疾病的诊法同其他各科疾病的诊法一样，通过运用望、闻、问、切四诊的方法，取得临床第一手资料，对这些资料综合分析，进行辨病和辨证。

要点二　辨证

（一）阴阳辨证

阴阳辨证既是八纲辨证的总纲，又是外科疾病辨证的总纲。

1. 发病缓急　急性发作的病属阳；慢性发作的病属阴。

2. 病位深浅　病发于皮肉的属阳；病发于筋骨的属阴。

3. 皮肤颜色　红活焮赤的属阳；紫暗或皮色不变的属阴。

4. 皮肤温度　灼热的属阳；不热或微热的属阴。

5. 肿形高度　肿胀形势高起的属阳；平塌下陷的属阴。

6. 肿胀范围　肿胀局限，根脚收束的属阳；肿胀范围不局限，根脚散漫的属阴。

7. 肿块硬度　肿块软硬适度，溃后渐消的属阳；坚硬如石或柔软如棉的属阴。

8. 疼痛感觉　疼痛比较剧烈的属阳；不痛、隐痛或抽痛的属阴。

9. 脓液稀薄　溃后脓液稠厚的属阳；稀薄或纯血水的属阴。

10. 病程长短　阳证的病程比较短；阴证的病程比较长。

11. 全身症状　阳证初起常伴有形寒发热、口渴、纳呆、大便秘结、小便短赤，溃后症状渐次消失；阴证初起一般无明显症状，酿脓期常有骨蒸潮热、颧红，或面白、神疲、自汗、盗汗等症状，溃后尤甚。

12. 预后顺逆　阳证易消、易溃、易敛，预后多顺（良好）；阴证难消、难溃、难敛，预后多逆（不良）。

［常考考点］阴阳辨证的临床表现。

（二）辨肿

肿是由各种致病因素导致经络阻塞、气血凝滞而形成的体表症状。肿势的缓急、集散程度常为判断病情虚实、轻重的依据。

1. 热肿　肿而色红，皮薄光泽，焮热疼痛，肿势急剧。常见于阳证疮疡，如疖疔初期、丹毒等。

2. 寒肿　肿而不硬，皮色不泽，苍白或紫暗，皮肤清冷，常伴有酸痛，得暖则舒。常见于冻疮、脱疽等。

3. 风肿　发病急骤，漫肿宣浮，或游走不定，不红微热，或轻微疼痛。常见于痄腮、大头瘟等。

4. 湿肿　皮肉重垂胀急，深按凹陷，如烂棉不起，浅则光亮如水疱，破流黄水，浸淫皮肤。常见于股肿、湿疮。

5. 痰肿 肿势软如棉，或硬如馒，大小不一，形态各异，无处不生，不红不热，皮色不变。常见于瘰疬、脂瘤等。

6. 气肿 皮紧内软，按之凹陷，放手复原，不红不热，或随喜怒消长。常见于气瘿、乳癖等。

7. 瘀血肿 肿而胀急，病程较快，色初暗褐，后转青紫，逐渐变黄至消退，也有血肿染毒、化脓而肿。常见于皮下血肿等。

8. 郁结肿 肿势坚硬如石，表面不平，状如岩突，推之不动，界限不清，不红不热。常见于乳岩、失荣、肾岩等。

9. 实肿 肿势高突，根盘收束。常见于正盛邪实之疮疡。

10. 虚肿 肿势平坦，根盘散漫。常见于正虚不能托毒之疮疡。

[常考考点] 各种肿的特点。

（三）辨肿块

肿块是指体内比较大的或体表显而易见的肿物。

1. 大小 以厘米为单位测量肿块大小，观察肿势变化及治疗效果。

2. 形态 常见的肿块形态特征有扁平、扁圆、圆球、卵圆、索条状、分叶状及不规则形态等。

3. 质地 从肿块质地的软硬可判断其不同性质。

4. 活动度 根据肿块活动度一般可确定肿块的位置。

5. 位置 有些肿块特别需要确定其生长的位置，以决定其性质和选择不同的治疗方法。

6. 界限 指肿块与周围组织间的关系。

7. 疼痛 一般肿块多无疼痛，恶性肿块初期也很少疼痛。

8. 内容物 由于肿块来源及形成或组织结构的区别，肿块内有着不同的内容物。

（四）辨结节

结节是相对肿块而言，大者为肿块，小者为结节。

（五）辨痛

痛是气血凝滞、阻塞不通的反应。通则不痛，不通则痛。

1. 疼痛原因

（1）热痛：皮色焮红，灼热疼痛，遇冷则痛减。见于阳证疮疡。

（2）寒痛：皮色不红、不热，酸痛，得温则痛缓。见于脱疽、寒痹等。

（3）风痛：痛无定处，忽彼忽此，走注甚速，遇风则剧。见于行痹等。

（4）气痛：攻痛无常，时感抽掣，喜缓怒甚。见于乳癖等。

（5）湿痛：痛而酸胀，肢体沉重，按之出现可凹性水肿或见糜烂流滋。见于臁疮、股肿等。

（6）痰痛：疼痛轻微，或隐隐作痛，皮色不变，压之酸痛。见于脂瘤、肉瘤。

（7）化脓痛：痛势急胀，痛无止时，如同鸡啄，按之中软应指。多见于疮疡成脓期。

（8）瘀血痛：初起隐痛、胀痛，皮色不变或皮色暗褐，或见皮色青紫瘀斑。见于创伤或创伤性皮下出血。

2. 疼痛类别

（1）卒痛：突然发作，病势急剧。多见于急性疾患。

（2）阵发痛：时重时轻，发作无常，忽痛忽止。多见于胃肠道寄生虫病、石淋等疾患。

（3）持续痛：痛无休止，持续不减，连续不断。常见于疮疡初起与成脓时或脱疽等。

3. 疼痛性质

（1）刺痛：痛如针刺，病变多在皮肤。如蛇串疮。

（2）灼痛：痛如烧灼，病变多在肌肤。如疖、颜面疔、烧伤等。

（3）裂痛：痛如撕裂，病变多在皮肉。如肛裂、手足皲裂较深者。

（4）钝痛：疼痛滞缓，病变多在骨与关节间。如流痰等。

（5）酸痛：痛而酸楚，病变多在关节间。如鹤膝痰等。

（6）胀痛：痛而紧张，胀满不适。如血肿、癃闭等。

（7）绞痛：痛如刀割，发病急骤，病变多在脏腑。如胆石症、石淋等。

（8）啄痛：痛如鸡啄，并伴有节律性痛，病变多在肌肉。常见于阳证疮疡化脓阶段。

（9）抽掣痛：痛时扩散，除抽掣外，并伴有放射痛。如乳岩、石瘿之晚期。

（六）辨痛与肿的关系

先肿而后痛者，其病浅在肌肤，如颈痈；先痛而后肿者，其病深在筋骨，如附骨疽；痛发数处，同时肿胀并起，或先后相继者，如流注；肿势蔓延而痛在一处者，是毒已渐聚；肿势散漫而无处不痛者，是毒邪四散，其势鸱张。

［常考考点］疼痛的病因和性质的辨证要点。

（七）辨痒的原因

痒是皮肤上的一种不适感，是皮肤病主要的自觉症状，且多有不同程度的局部表现，如皮肤脱屑、潮红、丘疹、水疱、风团块等。

1. 风胜 走窜无定，遍体作痒，抓破血溢，随破随收，不致化腐，多为干性，如牛皮癣、白疕、瘾疹等。

2. 湿胜 浸淫四窜，黄水淋漓，最易沿表皮蚀烂，越腐越痒，多为湿性，如急性湿疮；或有传染性，如脓疱疮。

3. 热胜 皮肤瘾疹，焮红灼热作痒，或只发于裸露部位，或遍布全身。甚则糜烂滋水淋漓，结痂成片，常不传染，如接触性皮炎。

4. 虫淫 浸淫蔓延，黄水频流，状如虫行皮中，其痒尤甚，最易传染，如手足癣、疥疮等。

5. 血虚 皮肤变厚、干燥、脱屑，很少糜烂滋水，如牛皮癣、慢性湿疮。

［常考考点］痒的辨证要点。

（八）辨脓

脓是因皮肉之间热胜肉腐蒸酿而成。若疮疡早期不能消散，中期则会化腐成脓。

1. 成脓的特点

（1）疼痛：阳证脓疡因正邪交争剧烈，脓液积聚，脓腔张力不断增高，压迫周围组织而疼痛剧烈。局部按之灼热痛甚，拒按明显；老年、体弱者反应迟钝，痛势缓和。阴证脓疡则痛热不甚，而酸胀明显。

（2）肿胀：皮肤肿胀，皮薄光亮为有脓。深部脓肿皮肤变化不明显，但胀感较甚。

（3）温度：若为阳证脓疡，则局部温度增高。

（4）硬度：肿块已软为脓已成。

2. 确认成脓的方法

（1）按触法：若应指明显者为有脓。

（2）透光法：适用于指、趾部皮下及甲下的辨脓。

（3）点压法：适用于病灶处脓液很少的辨脓。

（4）穿刺法：适用于脓液不多且位于组织深部的辨脓。

（5）B超。

3. 辨脓的部位深浅

（1）浅部脓疡：如阳证脓疡，肿块高突坚硬，中有软陷，皮薄焮红灼热，轻按即痛且应指。

（2）深部脓疡：肿块散漫坚硬，按之隐隐软陷，皮厚不热或微热，不红或微红，重按方痛。

4. 辨脓的形质、色泽和气味

（1）脓的形质：如脓稠厚者为元气充盛；淡薄者为元气较弱。

（2）脓的色泽：如黄白质稠，色泽鲜明，为气血充足，最是佳象；如黄浊质稠，色泽不净，为气火有余，尚属顺证；如黄白质稀，色泽洁净，气血虽虚，未为败象；如脓色绿黑稀薄，为蓄毒日久，有损筋伤骨的可能；如脓中夹有成块瘀血者，为血络损伤。

（3）脓的气味：一般略带腥味，其质必稠，大多是顺证；脓液腥秽恶臭者，其质必薄，大多是逆证。

［常考考点］辨脓的要点。

【例题实战模拟】

A1 型题

1. 按外科辨证，下列不属于阳证的是

A. 疼痛较剧　B. 溃后脓液稠厚　C. 肿胀局限，根脚收束　D. 肿块坚硬如石，或柔软如棉　E. 肿胀形势高起

2. 外科辨证中，辨脓的操作方法不包括

A. 按触法　B. 透光法　C. 点压法　D. 穿刺法　E. 切开法

B1 型题

A. 寒痛　B. 风痛　C. 气痛　D. 瘀血痛　E. 化脓痛

3. 在外科辨证中，若见形势急胀，痛无止时，如有鸡啄，按之中软应指者，其痛属于

4. 在外科辨证中，若见初起隐痛，微胀微热，皮色暗褐，继而皮色青紫而胀痛者，其痛属于

A. 皮色暗褐，或青紫而胀痛　B. 痛无定处，忽此忽彼，走注甚速　C. 皮色不红、不热，酸痛，得暖则痛缓　D. 皮肤焮红、灼热、疼痛，遇冷则痛减　E. 肿势急，痛无止时，如有鸡啄，按之中软应指

5. 外科疾病热痛的特点是

6. 外科疾病寒痛的特点是

A. 风胜作痒　B. 湿胜作痒　C. 热胜作痒　D. 虫淫作痒　E. 血虚作痒

7. 外科辨证中，若见皮肤变厚、干燥、脱屑、作痒，很少糜烂流水者属于

8. 外科辨证中，若走窜无定，遍体作痒，抓破血溢，随破随收，不致化腐，多为干性者属于

【参考答案】

1. D　2. E　3. E　4. D　5. D　6. C　7. E　8. A

细目四　治法

【考点突破攻略】

要点一　内治法

1. 消法　是运用不同的治疗方法和方药，使初起的肿疡邪毒不致结聚成脓而得到消散的治法，是一切肿疡初起的治法总则。此法适用于尚未成脓的初期肿疡和非化脓性肿块性疾病以及各种皮肤疾病。

2. 托法　是用补益气血和透脓的药物，扶助正气，托毒外出，以免毒邪扩散和内陷的治疗法则。托法适用于外疡中期，即成脓期，分为补托和透托两种方法。补托法用于正虚毒盛，正气不能托毒外达，疮形平塌，根脚散漫不收，难溃难腐的虚证；透托法用于毒气虽盛而正气未衰者。

3. 补法　是用补养的药物恢复其正气，助养其新生，使疮口早日愈合的治疗法则。此法则适用于溃疡后期，此时毒势已去，精神衰疲，血气虚弱，脓水清稀，肉芽灰白不实，疮口难敛。

［常考考点］外科内治法消、托、补的含义及其适应证。

要点二　外治法

（一）药物疗法

1. 膏药

适应证：一切外科疾病初起、成脓、溃后各个阶段。

用法：太乙膏、千捶膏均可用于红肿热痛明显之阳证疮疡，为肿疡、溃疡的通用方。

2. 油膏

适应证：适用于肿疡、溃疡、皮肤病糜烂结痂渗液不多者，以及肛门病等。

用法：肿疡期用金黄膏、玉露膏，有清热解毒、消肿止痛、散瘀化痰的作用，适用于疮疡阳证。冲和膏有活血止痛、疏风祛寒、消肿软坚的作用，适用于半阴半阳证；回阳玉龙膏有温经散寒、活血化瘀的作用，适用于阴证。溃疡期可选用生肌玉红膏、红油膏、生肌白玉膏。

3. 箍围药

适应证：凡外疡不论初起、成脓或溃后，肿势散漫不聚而无集中之硬块者。

用法：金黄散、玉露散可用于红肿热痛明显的阳证疮疡；疮形肿而不高，痛而不甚，微红微热，属半阴半阳证者，可用冲和散；疮形不红不热，漫肿无头，属阴证者，可用回阳玉龙散。

4. 草药

适应证：一切外科疾病之阳证，具有红肿热痛者；创伤浅表出血；皮肤病的止痒；毒蛇咬伤等。

用法：蒲公英、紫花地丁、马齿苋、芙蓉花叶、七叶一枝花、丝瓜叶等，有清热解毒消肿之功，适用于阳证肿疡。墨旱莲、白茅花、丝瓜叶等有止血之功，适用于浅表创伤之止血。徐长卿、蛇床子、地肤子、泽漆、羊蹄根等有止痒作用，适用于急、慢性皮肤病。半边莲捣汁内服，药渣外敷伤口周围，治毒蛇咬伤等。

5. 掺药

（1）消散药：适用于肿疡初起而肿势局限尚未成脓者。阳证用阳毒内消散、红灵丹；阴证用阴毒内消散、桂麝散。

（2）提脓祛腐药：适用于溃疡初期，脓栓未溶，腐肉未脱，或脓水不净，新肉未生的阶段。提脓祛腐的主药是升丹，因药性太猛，须加赋形药使用，常用的有九一丹、八二丹、七三丹、五五丹、九黄丹等。

（3）腐蚀药与平胬药：适用于肿疡脓未溃时、痔疮、瘰疬、赘疣、息肉等病。常用药物如白降丹，适用于溃疡疮口太小、脓腐难去者。枯痔散一般用于痔疮。腐蚀药一般含有汞、砒成分，腐蚀力较大，在应用时必须谨慎。

（4）祛腐生肌药：适用于溃疡日久，腐肉难脱，新肉不生；或腐肉已脱，新肉不长，久不收口者。回阳玉龙散用于溃疡属阴证；月白珍珠散、拔毒生肌散用于溃疡阳证；黄芪六一散、回阳生肌散用于溃疡虚证。

（5）生肌收口药：用于疮疡溃后，脓水将尽；或腐肉已脱，新肉不生，收口较慢时。常用的生肌收口药有生肌散、八宝丹等。

（6）止血药：适用于溃疡或创伤小而出血者。溃疡出血用桃花散，创伤性出血用如圣金刀散，云南白药既可用于溃疡出血，也可用于创伤性出血。

（7）清热收涩药：适用于一切皮肤病急性或亚急性皮炎而渗液不多者。常用的有青黛散、三石散等。

6. 酊剂　适用于疮疡未溃及皮肤病等。红灵酒有活血、消肿、止痛之功，用于冻疮、脱疽未溃之时；10% 土槿皮酊、复方土槿皮酊有杀虫、止痒之功，适用于鹅掌风、灰指甲、脚湿气等；白屑风酊有祛风、杀虫、止痒之功，适用于面游风。

7. 洗剂　适用于急性、过敏性皮肤病，如酒渣鼻和粉刺等。三黄洗剂有清热止痒之功，用于一切急性皮肤病，如湿疮、接触性皮炎等；颠倒散洗剂有清热散瘀之功，用于酒渣鼻、粉刺。

（二）手术疗法

1. 切开法　适用于一切外疡，不论阴证、阳证，确已成脓者。

2. 火针烙法　适用于甲下瘀血、四肢深部脓疡、疖、痈、赘疣、息肉以及创伤性出血等。

3. 砭镰法　适用于急性阳证疮疡，如下肢丹毒、红丝疔、疖疮痈肿初起、外伤瘀血肿痛、痔疮肿痛等。

4. 挑治疗法　适用于内痔出血、肛裂、脱肛、肛门瘙痒、颈部多发性疖肿等。

5. 挂线法　适用于疮疡溃后脓水不净，经内服、外敷等治疗无效而形成瘘管或窦道者；或疮口过深或生于血络丛处而不宜采用切开手术者。

6. 结扎法 适用于瘤、赘疣、痔、脱疽等病，以及脉络断裂引起的出血之症。

（三）其他疗法

1. 引流法 包括药线引流、导管引流和扩创引流等。

2. 垫棉法 适用于溃疡脓出不畅有袋脓者；或疮孔窦道形成，脓水不易排尽者；或溃疡脓腐已尽，新肉已生，但皮肉一时不能黏合者。

3. 药筒拔法 适用于有头疽坚硬散漫不收，脓毒不得外出；或脓疡已溃，疮口狭小，脓稠难出，有袋脓者；或毒蛇咬伤，肿势迅速蔓延，毒水不出者；或反复发作的流火等。

4. 针灸法 针法适用于瘰疬、乳痈、乳癖、湿疮、瘾疹、蛇串疮、脱疽、内痔术后疼痛、排尿困难等。灸法适用于肿疡初起坚肿，特别是阴寒毒邪凝滞筋骨而正气虚弱，难以起发，不能托毒外达者；或溃疡久不愈合，脓水稀薄，肌肉僵化，新肉生长迟缓者。

5. 熏法 适用于肿疡、溃疡。

6. 熨法 适用于风寒湿痰凝滞筋骨肌肉等证，以及乳痈的初起或回乳。

7. 热烘疗法 适用于鹅掌风、慢性湿疮、牛皮癣等皮肤干燥、瘙痒之症。

8. 溻渍法 适用于阳证疮疡初起和溃后、半阴半阳证及阴证疮疡。

9. 冷冻疗法 适用于瘤、赘疣、痔核、痣、早期皮肤癌等。

10. 激光疗法 二氧化碳激光适用于瘤、赘疣、痔核、痣、部分皮肤良恶性疾病等。氦氖激光适用于疮疡初起及僵块、溃疡久不愈合、皮肤瘙痒症、蛇串疮后遗症、油风等。

［常考考点］各种外治法的适应证。

【例题实战模拟】

A1 型题

1. 下列各项，宜采用透托法的是

A. 急性脓肿，毒盛正气不衰　B. 肿疡已成，正气已虚　C. 肿疡初起
D. 溃疡脓出不畅　E. 溃疡后期，疮口不敛

2. 首选用于治疗溃疡疮口过小，脓水不易排出，或已形成瘘管、窦道的外科手术疗法是

A. 烙法　B. 垫棉法　C. 浸渍法　D. 结扎法　E. 药线引流法

3. 适用于一切溃疡或烧伤，腐肉未脱，新肉未生之时的外治首选方是

A. 金黄膏　B. 冲和膏　C. 生肌玉红膏　D. 回阳玉龙膏　E. 青黛散油膏

B1 型题

A. 一切肿疡初期　B. 肿疡疮形已成者　C. 溃疡中期
D. 溃疡后期，疮口难敛者　E. 外科非化脓性肿块性疾病

4. 外科内治法的“托法”适用于

5. 外科内治法的“补法”适用于

A. 冲和膏　B. 玉露膏　C. 阳和膏　D. 回阳玉龙膏　E. 生肌白玉膏

6. 治疗疮疡半阴半阳证，应首选

7. 治疗疮疡阳证，应首选

【参考答案】

1. A　2. E　3. C　4. C　5. D　6. B　7. A

第二单元　无菌术

细目一　概述

【考点突破攻略】

要点一　无菌术、灭菌、消毒的定义

1. 无菌术是为了预防伤口的感染，针对感染来源所采取的一系列预防措施，由灭菌法、抗菌法和一定的操作规则及管理制度组成。

2. 灭菌是指杀灭一切活的微生物。

3. 消毒是指杀灭病原微生物和其他有害微生物，并不要求清除或杀灭所有微生物（如芽孢等）。

［常考考点］灭菌和消毒的定义和区别。

要点二　灭菌与消毒的方法

1. 机械方法　包括手术区域的准备等。虽然达不到灭菌的目的，但为随后采用的具体措施提供必备的条件，如手术区域皮肤的准备。

2. 物理方法　有高温、紫外线、红外线、电离辐射、真空及微波等。其中，医院常用的是高温灭菌法。

3. 化学方法　利用化学药品杀灭微生物。用于消毒灭菌的化学药品称为消毒剂。消毒剂在低浓度下虽不能杀灭微生物，但可抑制微生物的生长繁殖，起到防腐作用，此时也称作防腐剂。由于两者吸收后对人体有害，所以一般仅用于环境消毒或外用。

［常考考点］灭菌和消毒的方法有三种：机械方法、物理方法和化学方法。

【例题实战模拟】

B1 型题

A. 杀菌　B. 灭菌　C. 消毒　D. 杀毒　E 抗菌

1. 杀灭一切活的微生物，称之为

2. 杀灭病原微生物和其他有害微生物，称之为

【参考答案】

1. B　2. C

细目二　手术器械、物品、敷料的消毒与灭菌

【考点突破攻略】

要点一　化学消毒法

1. 药物浸泡消毒法

（1）2% 中性戊二醛水溶液：常用于刀片、剪刀、缝针及显微器械的消毒，还须加入 0.5% 亚硝酸钠防锈。

（2）70% ～ 75% 酒精：用途与戊二醛水溶液相同，目前较多用于已消毒过的物品浸泡，以维持消毒状态。

（3）10% 甲醛溶液：适用于输尿管导管、塑料类、有机玻璃的消毒。

（4）0.1% 苯扎溴铵（新洁尔灭）溶液：消毒效果不及戊二醛水溶液，目前常用于已消毒的持物钳的浸泡。

（5）0.1% 氯已定（洗必泰）溶液：抗菌作用较新洁尔灭强。

注意：浸泡时间均为 30 分钟。0.1% 新洁尔灭或洗必泰每 1000mL 中应加入亚硝酸钠 5g，可以防止金属生锈。

2. 甲醛气体熏蒸法 适用于不宜浸泡且不耐高温的器械和物品的消毒。如丝线、纤维内窥镜、精密仪器、手术照明灯、电线等。熏蒸 1 小时以上才可达到消毒目的。灭菌时间为 6 ～ 12 小时。

3. 环氧乙烷（过氧乙酸）熏蒸法 适用于各种导管、仪器及器械的消毒。目前使用的环氧乙烷灭菌箱，维持 6 小时即可达到灭菌效果。

要点二 物理灭菌法

1. 高压蒸汽灭菌法 是目前应用最普遍且效果可靠的灭菌方法。一般当蒸气压力达到 102.97 ～ 137.2kPa（1.05 ～ 1.40kg/cm^2）时，温度能提高到 121 ～ 126℃，持续 30 分钟，即可杀死包括细菌芽孢在内的一切细菌，达到灭菌目的。

本法适用于能耐受高温的物品，如金属器械、玻璃、搪瓷器皿、敷料、橡胶、药液等的灭菌。灭菌后的物品一般可保存 2 周，若过期须重新灭菌。

2. 煮沸灭菌法 是一种较简便、可靠的常用灭菌方法。采用煮沸灭菌器，或铝锅洗净去脂污后，可作煮沸灭菌用。适用于金属器械、玻璃、橡胶类等物品。在正常压力下，在水中煮沸至 100℃，持续 15 ～ 20 分钟能杀灭一般细菌，持续煮沸 1 ～ 2 小时以上，可杀灭带芽孢的细菌。

3. 干热灭菌法 是利用酒精火焰或使用干热灭菌器的热力灭菌方法。可用于金属器械的灭菌，但有损于器械的质量，易使锐利器械变钝，不宜常用。

[常考考点] 手术器械、物品、敷料的消毒与灭菌的方法。

【例题实战模拟】

A1 型题

1. 煮沸法消毒杀灭一般细菌所需的时间为

A. 20 分钟　B. 40 分钟　C. 60 分钟　D. 80 分钟　E. 100 分钟

2. 高压灭菌法的持续时间是

A. 210 分钟　B. 30 分钟　C. 60 分钟　D. 90 分钟　E. 120 分钟

B1 型题

A. 高压蒸汽灭菌法　B. 10% 甲醛溶液浸泡消毒法　C. 甲醛气体熏蒸法

D. 新洁尔灭溶液浸泡消毒法　E. 70% ～ 75% 酒精浸泡消毒法

3. 丝线、纤维内窥镜、精密仪器等常用的消毒方式是

4. 金属器械、玻璃、橡胶、药液等常用的灭菌方法是

【参考答案】

1. A　2. B　3. C　4. A

细目三 手术人员的准备

【考点突破攻略】

要点 手术人员的准备

1. 一般准备 进手术室前，在更衣室更换手术室准备的清洁鞋、衣、裤。戴好口罩，帽子要遮住全部头发，口罩遮盖口、鼻，剪短指甲。脱去袜子，穿无袖内衣。手臂皮肤有破损或化脓性感染者，不能

参加手术。

2. 手臂消毒法 肥皂刷手法是经典的手臂消毒方法，但目前逐渐被应用新型灭菌剂的刷手法所代替，包括碘尔康刷手法、聚维酮碘手臂消毒法、灭菌王刷手法、紧急手术简易洗手法。

3. 穿无菌手术衣和戴无菌手套的方法

（1）穿无菌手术衣：取手术衣，双手抓住衣领两端内面，提起轻轻抖开，使有腰带的面朝外，将手术衣向上轻掷起，顺势将两手向前伸入衣袖内，让台下人员从身后协助拉好，使双手露出袖口，然后双臂交叉，稍弯腰使腰带悬空，提起腰带直身向后递带，仍由别人在身后将腰带及背部衣带系好。

（2）戴无菌干手套：先穿无菌手术衣，用手套袋内无菌滑石粉包轻轻敷擦双手，使之光滑。用左手自手套袋内捏住两只手套的翻折部提出手套，使两只手套拇指相对。先将右手插入右手手套内，再将戴好手套的右手 2 ～ 5 指插入左手套的翻折部内，让左手插入左手套中，然后将手套翻折部翻回套压住手术衣袖口。

［常考考点］穿无菌手术衣和戴无菌手套的方法。

【例题实战模拟】

A1 型题

参加手术人员戴手套的方法，以下说法正确的是

A. 医师已消毒的手，可以随意拿取灭菌的手套

B. 未戴手套的手只能接触手套口翻转部的外面

C. 已戴手套的手接触哪里都可以，包括手套口翻转部的外面

D. 刚戴好一只手套，但戴得不妥帖，可用另一只手去各部位拉扯，使之妥帖

E. 未戴手套的手只允许接触手套的手背部位

【参考答案】

B

第三单元　麻　醉

细目一　概述

【考点突破攻略】

要点　麻醉方法的分类

1. 全身麻醉

（1）吸入麻醉：麻醉药经口鼻进入，通过呼吸道达到肺泡内，再进入血液循环，最终使中枢神经系统受到抑制而产生麻醉状态。

（2）非吸入性麻醉：麻醉药由静脉、肌内注射或直肠灌注等方法进入体内，从而使中枢神经系统受到抑制。目前临床上主要采用静脉麻醉。

2. 局部麻醉 利用阻滞神经传导的药物使麻醉作用局限于躯体某一局部，使局部的痛觉消失，同时运动神经被阻滞，产生肌肉运动减弱或完全松弛。局部麻醉可分为表面麻醉、局部浸润麻醉、区域阻滞麻醉、神经阻滞麻醉。

3. 椎管内麻醉 将局部麻醉药注入椎管内，使部分脊神经被阻滞，从而使脊神经所支配的相应区域产生麻醉。根据注射间隙不同可分为蛛网膜下腔阻滞麻醉和硬脊膜外腔阻滞麻醉。

4. 针刺镇痛与辅助麻醉 是根据中医针刺腧穴止痛的经验发展起来的一种方法，目前最常用的是体

针和耳针麻醉。

5. 复合麻醉 同时使用多种麻醉药物和麻醉方法使其互相配合，从而取得较单一麻醉方法更好的效果，称为复合麻醉。

细目二 麻醉前准备与用药

【考点突破攻略】

要点一 麻醉前准备

1. 麻醉前 1 ～ 2 天应访视病人，目的在于获得有关病史、体检和精神状态的资料；让病人了解有关的麻醉问题，解除病人的焦虑心理。

2. 对病人耐受麻醉手术的程度作出客观判断，并运用国际通用 ASA 分级，确定麻醉前的病情分级。

ASA 病情分级标准

分级	标准
Ⅰ	体格健康，发育营养良好，各器官功能正常
Ⅱ	除外科疾病外，有轻度并存疾病，功能代偿健全
Ⅲ	并存疾病较严重，体力活动受限，但尚能应付日常活动
Ⅳ	并存病严重，丧失日常活动能力，经常面临生命威胁
Ⅴ	无论手术与否，生命难以维持 24 小时的濒死病人
Ⅵ	确诊为脑死亡，其器官拟用于器官移植手术供体

注：急症手术病例，在相应的级数后加注“急”或“E”字样。

要点二 麻醉前用药

1. 麻醉前用药目的

（1）解除精神紧张和恐惧心理，达到术前安睡或嗜睡状态。

（2）控制不良反应，降低基础代谢，减少氧耗量，减少呼吸道腺体分泌，利于麻醉顺利诱导。

（3）提高痛阈，增强麻醉效果，减少麻醉药用量，利于麻醉维持。

（4）对抗麻醉药的不良反应，降低麻醉药的毒性。

2. 麻醉前用药

（1）催眠药：主要抑制大脑皮层，起镇静催眠、对抗局麻药毒性反应和降低局麻药过量惊厥发生率等作用。常用的药物为巴比妥类药。

（2）麻醉性镇痛药：具有提高痛阈，增强麻醉镇痛效果，缓解术前各种疼痛，以及稳定情绪，减轻恐惧和镇静入睡等功效。常用药有吗啡、哌替啶、芬太尼和镇痛新等。

（3）镇静安定药：具有抗焦虑和控制情绪紧张等功效，可增强催眠药、麻醉药和镇痛药的作用，降低基础代谢，预防术中恶心、呕吐以及中枢性肌肉松弛等作用。常用的药物有苯二氮䓬类，如地西泮、咪达唑仑等；丁酰胺苯类，如氟哌利多、氟哌啶醇等；吩噻嗪类，如氯丙嗪、异丙嗪等。

（4）抗胆碱类药：具有抑制呼吸道腺体分泌，保持呼吸道通畅，削弱迷走神经不良反应和维持呼吸、循环正常功能等功效。此外还有对抗吗啡类药抑制呼吸和恶心、呕吐副效应的作用。常用药有阿托品和东莨菪碱等。

（5）特殊药物：根据术前不同的病情需要使用相应的药物。如合并支气管哮喘者，或有过敏史者，可加用抗组胺药；合并糖尿病者，应用胰岛素；高热者用解热药等。

细目三　局部麻醉

【考点突破攻略】

要点一　常用局麻药

1. 常用酯类局麻药有普鲁卡因、丁卡因等，酰胺类局麻药有利多卡因、布比卡因、罗哌卡因等。

2. 临床上常依据局麻药的作用时间长短分为短效、中效和长效局麻药。短效者有普鲁卡因等，中效者有利多卡因等，长效者有丁卡因、罗哌卡因和布比卡因等。

要点二　局部麻醉方法和临床应用

（一）黏膜表面麻醉

用渗透性强的局麻药与黏膜接触，产生黏膜痛觉消失的方法称为黏膜表面麻醉，亦称为黏膜麻醉。常用于眼、鼻腔、咽喉、气管及尿道等部位的表浅手术或内镜检查术。常用的表面麻醉药有 0.5% ～ 2% 丁卡因、2% ～ 4% 利多卡因。

（二）局部浸润麻醉

沿手术切口线分层注射局麻药，以阻滞组织中的神经末梢，称局部浸润麻醉。局部浸润麻醉适用于各类中小型手术，亦适用于各种封闭治疗和特殊穿刺的局部止痛。常用于浸润麻醉的局麻药为普鲁卡因、利多卡因，一般用 0.5% ～ 2% 的溶液。

（三）区域阻滞麻醉

在手术部位的周围和基底部浸润局麻药，以阻滞进入手术区域的神经支和神经末梢，称区域阻滞麻醉。本法最适用于皮下小囊肿摘除，浅表小肿块活检，舌、阴茎或带蒂肿块等的手术和乳腺手术。常用局麻药与浸润麻醉相同。

（四）神经阻滞麻醉

将局麻药注射于神经干的周围，使该神经干所支配的区域产生麻醉，称神经阻滞麻醉。

1. 颈丛神经阻滞　颈丛阻滞适用于颈部甲状腺次全切除术、甲状腺腺瘤摘除术，以及气管、喉等的手术。

2. 臂丛神经阻滞　臂丛神经阻滞的方法有 3 种：

（1）肌间沟径路穿刺法：本法的阻滞范围广，可阻滞肩关节到手，但可能出现尺侧阻滞不全。

（2）锁骨上径路穿刺法：本法的阻滞范围主要在上臂、前臂和手。

（3）腋窝径路穿刺法。

要点三　局麻药的不良反应与防治

（一）中毒反应

1. 临床表现　主要在中枢神经系统和心血管系统。局麻药对中枢神经系统呈下行性抑制，临床上常首先出现过度兴奋状态，如恐惧不安、躁狂、语无伦次、头晕目眩、视力模糊、恶心呕吐、寒战及惊厥等。而后则迅速进入严重抑制阶段，出现昏迷甚至呼吸停止。局麻药对心血管的抑制表现为心肌收缩无力，心排血量减少，动脉血压下降，房室传导阻滞，甚至出现心房颤动或心搏停止。

2. 预防

（1）麻醉前给巴比妥类药，有减少局麻药中毒的功效。

（2）严格控制局麻药剂量，不得超过一次使用最大量。

（3）使用最低有效浓度的局麻药。

（4）局麻药中加用 1∶20 万的肾上腺素。

（5）采取边注射边回抽的用药方法，严防注入血管。

（6）全身情况不良或在血运丰富区注药，应酌情减量。

3. 治疗

（1）出现中枢兴奋或惊厥时，用苯巴比妥钠 0.1g 肌内注射，或安定 10mg 静脉注射，或用 2.5% 硫喷妥钠 3 ～ 5mL 缓慢注射，可重复注射直到惊厥解除。必要时考虑用肌松剂以控制惊厥，同时施行气管内插管。

（2）呼吸抑制者，用面罩吸高浓度氧或气管内插管行人工呼吸供氧。

（3）心血管功能抑制者，应用血管活性药和静脉补液维持有效循环，加强血压、脉搏、心电图监测，做好心、肺、脑复苏的准备工作，一旦呼吸心跳骤停，需及时抢救。

（二）过敏反应

1. 临床表现 皮肤黏膜出现皮疹或荨麻疹，并有结合膜充血和脸面浮肿等；血管神经性水肿，表现在喉头、支气管则黏膜水肿和痉挛，可出现支气管哮喘和呼吸困难；严重时可出现过敏性休克。

2. 预防

（1）术前明确病人有无局麻药应用史和过敏史。

（2）采用酯类局麻药时，术前应常规做普鲁卡因试验。

3. 治疗

（1）病情急剧者，先用肾上腺素 0.5 ～ 1mg 皮下注射或肌内注射。

（2）应用肾上腺皮质激素，以改善血管通透性。

（3）支气管哮喘发作时，应用氨茶碱 250 ～ 300mg 静脉缓注。

（4）喉头水肿时应及时吸氧，呼吸困难时应及时行气管切开。

（5）过敏性休克时，应紧急综合治疗。

（三）特异质反应

当用小剂量局麻药而出现严重中毒征象时称特异质反应，亦称高敏反应。一旦发生，应按中毒反应处理。

［常考考点］局麻药的不良反应包括中毒反应、过敏反应和特异质反应。

细目四 椎管内麻醉

【考点突破攻略】

要点一 蛛网膜下腔麻醉

（一）适应证与禁忌证

1. 适应证

（1）下腹部及盆腔手术。

（2）下肢手术。

（3）肛门及会阴部手术。

2. 禁忌证

（1）中枢神经系统进行性疾病，如多发性脊髓硬化症、脑膜炎、进行性脊髓前角灰白质炎、脊髓转移癌等。

（2）全身严重性感染或穿刺部位有炎症感染，为防止将炎症导入蛛网膜下腔引起急性脑脊髓膜炎应禁用。

（3）老年人、消瘦、体弱、高血压、严重贫血等，因循环代偿功能显著减弱，容易出现血压急剧下降，应慎用或禁用。

（4）低血容量休克，在血容量未补足的情况下，应禁用。

（5）妊娠、腹部巨大肿瘤、严重腹水等，因腹腔内压增高及腹腔内血管扩张，容易出现循环骤变，且阻滞平面难以有效控制者，应禁用。

（6）脊柱畸形或严重腰背痛者应禁用。

（二）并发症及处理

1. 术后头痛 为常见并发症，原因尚不完全清楚。一旦发生头痛，要绝对平卧，以降低脑脊液压力，减少脑脊液外渗；头痛者可针刺治疗，并服用止痛药。

2. 腰背痛 一旦出现腰背痛，可行红外线照射物理治疗，再配以推拿和药物治疗。

3. 尿潴留 解除病人顾虑，消除紧张情绪，鼓励自行排尿；针刺中极、关元、气海、三阴交等穴；1% 普鲁卡因长强穴封闭；严重者可行导尿术。

4. 下肢瘫痪 一旦发生，要积极治疗，如使用 B 族维生素药物、针灸、推拿等。

要点二 硬膜外麻醉

（一）适应证与禁忌证

1. 适应证 适用于胸壁、上肢、下肢、腹部和肛门会阴区各部位的手术，亦适用于颈椎病、腰背痛及腿痛等急、慢性疼痛的治疗。

2. 禁忌证

（1）严重休克或出血未能纠正者。

（2）穿刺部位有感染或全身严重感染者。

（3）中枢神经系统疾病。

（4）凝血功能障碍性疾病。

（5）低血压或严重高血压。

（6）慢性腰背痛或术前有头痛史。

（7）脊柱畸形或脊柱类风湿关节炎。

（8）精神病而不能合作者。

（二）并发症及处理

1. 术中并发症 全脊髓麻醉、局麻药的毒性反应、血压下降、呼吸抑制、恶心呕吐等。

2. 术后并发症 神经损伤、硬膜外血肿、硬膜外脓肿、脊髓前动脉综合征等。

［常考考点］蛛网膜下腔麻醉和硬膜外麻醉的适应证、禁忌证和并发症。

细目五 全身麻醉

【考点突破攻略】

要点一 分类

根据全麻药进入人体的途径不同，全麻可分为吸入麻醉和非吸入麻醉两大类。非吸入麻醉中包括静脉麻醉、肌内注射麻醉和直肠灌注麻醉等，临床上主要施用静脉麻醉。

要点二 并发症及处理

1. 喉痉挛 用面罩加压吸氧，必要时行环甲膜穿刺吸氧，严重时可静注琥珀酰胆碱 50 ～ 100mg 后施行气管内插管。

2. 呼吸停止 用麻醉机面罩给氧人工呼吸，若呼吸仍不恢复，应施行紧急气管内插管。一旦继发心跳停止，立即心肺复苏。

3. 血压下降 吸氧，保持呼吸通畅，在此基础上用麻黄素 15 ～ 30mg 静注或肌注升压，或 50% 葡萄糖 80 ～ 100mL 静注，并适当加快输液。

［常考考点］全身麻醉的并发症及处理。

细目六　气管内插管与拔管术

【考点突破攻略】

要点一　气管内插管适应证

1. 颌面、颈部、五官等需全麻大手术。
2. 开胸手术，需要肌肉松弛而使用肌肉松弛剂的上腹部或其他部位手术。
3. 急性消化道梗阻或急症饱食病人的手术。
4. 颅脑外科全麻手术。
5. 异常体位的全麻手术。
6. 颈部巨大包块、纵隔肿瘤或极度肥胖病人的手术。
7. 手术区位于或接近上呼吸道的全麻手术。
8. 低温或控制性低血压手术。
9. 急救与复苏。

要点二　拔管术指征

1. 病人完全清醒，呼之有明确反应。
2. 呼吸道通气量正常，肌张力完全恢复。
3. 吞咽反射、咳嗽反射恢复。
4. 循环功能良好，血氧饱和度正常。

［常考考点］气管内插管的适应证和拔管指征。

【例题实战模拟】

A1 型题

1. 下列不属于麻醉前用药目的的是
   A. 增强麻醉效果　B. 减轻患者疼痛感　C. 促进肌肉松弛
   D. 解除患者精神紧张　E. 使麻醉过程平稳
2. 下列属于常用于浸润麻醉的局麻药是
   A. 普鲁卡因　B. 丁卡因　C. 布比卡因　D. 罗哌卡因　E. 2% ～ 4% 利多卡因
3. 下列不属于蛛网膜下腔麻醉常见并发症的是
   A. 四肢麻木　B. 术后头痛　C. 尿潴留　D. 下肢瘫痪　E. 腰背痛
4. 下列除哪项外，均是蛛网膜下腔阻滞术的禁忌证
   A. 脑膜炎　B. 颅内压增高　C. 败血症　D. 脊柱外伤　E. 阑尾炎
5. 下列不属于硬膜外麻醉适应证的是
   A. 胸壁、上肢手术　B. 颈椎病颈肩疼痛　C. 腰背痛及腿痛　D. 开颅手术
   E. 下肢、腹部和肛门会阴区的手术
6. 下列属于全身麻醉的并发症的是
   A. 喉痉挛　B. 术后头痛　C. 尿潴留　D. 下肢瘫痪　E. 腰背痛
7. 下列不属于气管内插管适应证的是
   A. 颌面、颈部、五官等需全麻大手术　B. 会阴部手术
   C. 急性消化道梗阻或急症饱食病人的手术　D. 颅脑外科全麻手术
   E. 异常体位的全麻手术

【参考答案】

1. C　2. A　3. A　4. E　5. D　6. A　7. B

第四单元 体液与营养代谢

细目一 体液代谢的失调

【考点突破攻略】

要点一 水和钠的代谢紊乱

正常人的血清钠浓度为 136 ～ 145mmol/L。细胞外液中钠是最主要的电解质，其平衡规律是“多进多排，少进少排，不进不排”。

（一）等渗性缺水

等渗性缺水又称急性缺水或混合性缺水，指血钠浓度正常而细胞外液容量减少的一种缺水，其特点是水和钠按其在血液中的正常比例一同丢失，无钠盐浓度及渗透压的明显改变，以细胞外液（包括循环血量）迅速减少为突出表现。

1. 病因

（1）消化液的急性丢失，如大量呕吐、腹泻、肠瘘等。

（2）体液在所谓“第三间隙”中积聚，如肠梗阻、急性弥漫性腹膜炎、腹膜后感染等病变时，大量体液聚积于肠腔、腹腔或软组织间隙。

（3）大面积烧伤早期大量渗液。

2. 临床表现 根据缺水缺钠程度，将等渗性缺水分为三度。

（1）轻度：缺水症状为口渴、少尿；缺钠症状有厌食、恶心、肢体软弱无力。体液丧失占体重的 2% ～ 4%。

（2）中度：当体液大量迅速丧失达体重的 4% ～ 6%（相当于细胞外液的 25%）时，可呈现血容量不足征象，表现为脉搏细快，肢端湿冷，“三陷一低”即眼窝下陷、浅表静脉瘪陷、皮肤干陷（弹性差），血压降低或不稳。

（3）重度：当体液继续丢失达体重的 6% ～ 7%（相当于细胞外液的 30% ～ 35%）时，即可出现休克。常伴有代谢性酸中毒。

3. 治疗

（1）积极治疗原发病，以减少水和钠的继续丧失。

（2）补液补钠

按临床表现估计：例如患者体重 60kg，有脉搏细速、血压下降等症状，表示细胞外液的丧失量约占体重的 5%，则补液量为 3000mL，可输等渗盐水或平衡液。

按红细胞比容计算：补等渗盐水量（mL）＝红细胞比容上升值 / 红细胞比容正常值 × 体重（kg）×0.25（细胞外液占体重的 20%）

补液补钠方法：一般临床上先补给计算量的 1/2 ～ 2/3，再加上每日 NaCl 需要量 4.5g 及水 2000mL。

（二）高渗性缺水

高渗性缺水又称原发性缺水，是指细胞外液减少并呈现高钠血症的一种缺水。其特点是水、钠同时损失，但失水多于失钠；细胞外液减少但渗透压升高，细胞内液缺水程度超过细胞外缺水。临床以口渴为特征性表现。

1. 病因

（1）水摄入不足：如口腔、咽、食管疾病伴吞咽困难、危重以及昏迷病人给水不足。

（2）水分丢失过多：高热或高温环境大量出汗或烧伤暴露疗法等。

（3）输入过多高渗溶液：鼻饲要素饮食、静脉高营养等。

2. 临床表现 根据失水程度，临床上将高渗性缺水分为三度：

（1）轻度：缺水失水量占体重的 2% ～ 4%。除口渴外，无其他症状。

（2）中度：缺水失水量占体重的 4% ～ 6%。极度口渴，乏力，眼窝明显凹陷，唇舌干燥，皮肤弹性差，心率加速，尿少，尿比重增高。

（3）重度：缺水失水量占体重的 6% 以上。除有上述症状外，可出现烦躁、谵妄、昏迷等脑功能障碍症状，血压下降乃至休克，少尿乃至无尿及氮质血症等。

3. 治疗

（1）积极治疗原发病，尽早解除缺水或失液的原因。

（2）补液量根据失水程度，可按体重百分比的丧失量来估计，成人每丧失体重的 1% 补液 400 ～ 500mL；也可根据血钠浓度计算：

补液量（mL）＝［血钠测定值（mmol/L）–142］× 体重（kg）×4（女性为 3，儿童为 5）

（三）低渗性缺水

低渗性缺水又称慢性缺水或继发性缺水，是指细胞外液减少的低钠血症。其特点是水、钠同时丧失，但失钠多于失水。主要是细胞外液的减少。

1. 病因

（1）胃肠道消化液长时间持续丧失，如反复呕吐、腹泻、胆胰瘘、胃肠道长期负压吸引或慢性肠梗阻，钠随消化液大量丧失，补液不足或仅补充水分。

（2）大创面慢性渗液。

（3）大量应用排钠性利尿剂（如噻嗪类、依他尼酸等）时，未注意适量补充钠盐。

（4）急性肾功能衰竭多尿期、失盐性肾炎、肾小管性酸中毒、Addison 病等肾脏排钠增多，又补充了水分。

2. 临床表现 根据缺钠程度，临床上可把低渗性缺水分为三度：

（1）轻度缺钠：每千克体重缺钠相当于氯化钠 0.5g，血清钠＜ 135mmol/L。患者感觉乏力、头昏、手足麻木，但无口渴感，尿量正常或稍多，尿钠、氯减少，尿比重低。

（2）中度缺钠：每千克体重缺钠相当于氯化钠 0.5 ～ 0.75g，血钠＜ 130mmol/L，病人除上述症状外，尚有厌食、恶心、呕吐，脉搏细速，血压不稳定或下降，脉压变小，浅静脉萎陷，视力模糊，站立性晕倒。尿少，尿中几乎不含钠和氯。

（3）重度缺钠：每千克体重缺钠相当于氯化钠 0.75 ～ 1.25g，血钠＜ 120mmol/L。除有上述中度缺钠症状外，还有肌痉挛性抽痛、腱反射减弱或消失，病人神志不清、木僵乃至昏迷。常伴有严重休克、少尿或无尿。尿素氮升高。

3. 治疗

（1）积极处理致病原因。

（2）补液量估算方法

根据临床缺钠程度估算：例如体重 60kg 病人，判断为中度缺钠，估计每千克体重丧失氯化钠 0.5g，则应补氯化钠 30g。

根据血钠浓度计算：补钠（NaCl）量（g）＝［142– 血钠测定值（mmol/L）］÷17× 体重（kg）×0.6（女性为 0.5）

按钠盐 1g ＝ 17mmol Na+ 计算氯化钠的量。

（3）补液补钠的方法。一般临床上先补给计算量的一半，再加上每日氯化钠需要量 4.5g，其余一半的钠可在次日补给。之后根据计算所得的补钠量再给予调整，结合病情决定是否需要继续补充高渗盐水或改用等渗盐水。

【知识纵横比较】

脱水性质的比较

	等渗性缺水	低渗性缺水	高渗性缺水
别称	急性缺水、混合性缺水	慢性缺水、继发性缺水	原发性缺水
特点	水钠按比例丢失	失钠多于失水	失水多于失钠
血 Na^+	135 ～ 150mmol/L	＜ 135mmol/L	＞ 150mmol/L
渗透压	正常	降低	升高
主要病因	消化液急性丢失，如呕吐、肠瘘、腹泻；体液“第三间隙积聚”，如肠梗阻、腹膜炎、腹膜后感染；大面积烧伤	胃肠道消化液长期持续丧失；大创面慢性渗液；大量应用排钠性利尿剂；急性肾功能衰竭多尿期； 失盐性肾炎等肾脏疾病	水摄入不足；水分丢失过多；鼻饲要素饮食、静脉高营养

[常考考点]缺水的性质和程度的诊断。

要点二　钾的异常

血清钾正常值为 3.5 ～ 5.5mmol/L。钾是细胞内液中的主要阳离子，体内总钾量的 98% 存在于细胞内。钾的平衡规律是“多进多排，少进少排，不进也排”。

（一）低钾血症

血清钾＜ 3.5mmol/L 为低钾血症。

1. 病因

（1）钾摄入不足：见于长期禁食而未予以补钾或补钾不够。

（2）钾丢失过多：呕吐、腹泻、长期胃肠引流或消化道外瘘等造成钾的大量丢失；使用排钾性利尿剂、失钾性肾病（急性肾衰多尿期、肾小管酸中毒等）；原发性或继发性醛固酮增多症和皮质醇增多症等使尿钾排出过多。

（3）钾在体内分布异常：体内总钾量并未减少，而是血清钾向细胞内转移，见于家族性低钾性周期性麻痹、应用大剂量胰岛素及葡萄糖静脉滴注、急性碱中毒、棉酚中毒等。

2. 临床表现　轻度低钾可无明显症状；当血清钾＜ 3mmol/L 时，即可出现症状。

（1）神经肌肉症状：表情淡漠、倦怠嗜睡或烦躁不安；肌肉软弱无力，腱反射迟钝或消失，眼睑下垂，后延及躯干四肢；当血清钾＜ 2.5mmol/L 时，可出现软瘫、呼吸无力、吞咽困难。

（2）消化系统症状：表现为食欲不振、纳差、口苦、恶心、呕吐、腹胀等，重者可出现肠麻痹。

（3）循环系统症状：低钾可引起心肌兴奋性、自律性增高，传导性降低。表现为心悸、心动过速，心律失常、传导阻滞，严重时出现室颤，心跳停止于收缩状态。

（4）泌尿系统症状：慢性失钾可影响肾小管功能，使之对抗利尿激素不敏感，导致肾脏浓缩功能障碍，出现多饮、多尿、夜尿增多，严重时出现蛋白尿和颗粒管型。可因膀胱收缩无力而出现排尿困难。

（5）对酸碱平衡的影响：低钾时，细胞内 K^+ 移至细胞外，细胞外 H^+ 移入细胞内，细胞内液 H^+ 浓度增加，而细胞外 H^+ 浓度降低，出现细胞内酸中毒和细胞外碱中毒并存。此外，因肾小管上皮细胞内缺钾，故排 K^+ 减少而排 H^+ 增多，出现代谢性碱中毒，同时排出反常性酸性尿。

（6）心电图：早期 T 波低平、双相倒置，继之 S–T 段下降、Q–T 间期延长和 U 波出现，或 T、U 波融合。

3. 治疗

（1）治疗原发疾病，以终止和减轻钾的继续丢失。

（2）重在预防，对长期禁食、慢性消耗和体液丧失较多者应注意补钾，每日预防性补钾 40 ～ 50mmol（氯化钾 3 ～ 4g）。

（3）补钾原则与方法

1）尿多补钾：休克、脱水、缺氧、酸中毒、肾功能衰竭等未纠正前，尿量＜40mL/h，或24小时尿量少于500mL，暂不补钾。尽量口服。

2）低浓度、慢速度：静脉补钾应均匀分配。

3）分阶段补给：正常情况下，注射后的钾约15小时后才能与细胞中钾平衡，全身缺钾状况需较长时间才能纠正，一般需要4～6天或更长时间。

（二）高钾血症

血清钾浓度＞5.5mmol/L称高钾血症。

1. 病因

（1）钾摄入过多：见于补钾过量、输大量库存血、应用大量含钾药物等。

（2）肾脏排钾减少：急、慢性肾功能衰竭伴少尿或无尿，是临床最常见且最重要的原因；长期应用保钾利尿剂及血管紧张素转换酶抑制剂；某些导致盐皮质激素减少而使钾潴留于血清内的疾病，如肾上腺皮质机能减退症、双侧肾上腺切除等。

（3）细胞内钾释出或外移：见于重症溶血、大面积烧伤、创伤、中毒性感染、缺氧、休克、急性酸中毒、高钾性周期性麻痹、输注精氨酸等。

2. 临床表现

（1）神经肌肉传导障碍：血钾轻度增高时仅有四肢乏力、手足感觉异常（麻木）、肌肉酸痛。当血清钾＞7.0mmol/L时，可出现软瘫，先累及躯干，后波及四肢，最后累及呼吸肌，出现呼吸困难。

（2）心血管症状：有心肌应激性降低的表现，如血压波动（早期增高、后期下降），心率缓慢，心音遥远而弱，重者心跳骤停于舒张期，其症状常与肾功能衰竭症状同时存在。

（3）心电图检查：早期改变为T波高尖，基底变窄；当血清钾＞8.0mmol/L时，P波消失，QRS波增宽，Q–T间期延长。严重时出现房室传导阻滞，心室颤动。

3. 治疗 高钾血症是临床上的危急情况，应进行紧急处理。

（1）停止摄入钾：立即停止钾（包括药物和食物）摄入，积极治疗原发病，切断钾的来源。

（2）对抗心律失常：应用钙剂拮抗钾对心肌的抑制作用。立即静脉推注葡萄糖酸钙1～2g，半小时后可重复使用一次，以后以10%葡萄糖溶液500mL加葡萄糖酸钙2～4g静滴维持。

（3）降低血钾浓度：是使K^+暂时转入细胞内。可静脉注射5%碳酸氢钠溶液60～100mL，再继续静脉滴注100～200mL，以提高血钠浓度并扩容，促进Na^+–K^+交换，使K^+转入细胞内，使血清K^+浓度得以稀释或从尿中排出；使用高渗糖溶液加胰岛素静脉滴注，当葡萄糖转化为糖原时将K^+带入细胞内，暂时降低血K^+浓度，用25%～50%葡萄糖溶液100～200mL或10%葡萄糖溶液500mL，按每4～5g葡萄糖加1 U胰岛素比例静脉滴注，3～4小时后可重复用药。

（4）促进排钾：阳离子交换树脂15～20g，饭前口服，3～4次/日；或加入温水或25%山梨醇溶液100mL中，保留灌肠0.5～1小时，每日3～6次；给予高钠饮食及排钾利尿剂；病情严重且血钾进行性增高，尤其肾功能不全者，予腹膜透析或血液透析。

［常考考点］低钾血症和高钾血症的表现及处理。

【例题实战模拟】

A1型题

1. 下列关于等渗性缺水的叙述，正确的是

A. 水和钠的丢失与血清浓度等比例　B. 血清钠浓度明显降低　C. 血清钠浓度明显增高

D. 此种缺水在外科中少见　E. 又称为慢性缺水

2. 高渗性缺水的治疗，补充的液体是

A. 等渗性盐水　B. 5%葡萄糖溶液　C. 复方氯化钠溶液

D. 5%葡萄糖盐水　E. 20%葡萄糖溶液

3. 高渗性缺水的早期主要临床表现是

A. 口渴　B. 谵妄　C. 心悸　D. 直立性眩晕　E. 眼窝下陷

4. 诊断低钾血症最有意义的是

A. 血清钾浓度低于 3.5mmol/L　B. 纳差，腹胀　C. 心音低沉，心律不齐

D. 呼吸困难　E. 表情淡漠

5. 化验检查血钾浓度为 3mmol/L，下列处理方法正确的是

A. 立即补钾　B. 不需补钾　C. 尿量大于 20mL/h 后补钾

D. 尿量大于 30mL/h 时补钾　E. 尿量大于 40mL/h 时补钾

6. 下列有关高钾血症的处理，错误的是

A. 停止摄入钾　B. 立即静脉推注葡萄糖酸锌　C. 静脉注射 5% 碳酸氢钠溶液

D. 使用阳离子交换树脂　E. 使用排钾利尿剂

A2 型题

7. 患者，男，45 岁。反复呕吐 5 天，尿少，四肢凉，血压 90/60mmHg，血钠 125mmol/L。考虑诊断为

A. 感染性休克　B. 低渗性缺水　C. 高渗性缺水　D. 等渗性缺水　E. 水中毒

【参考答案】

1. A　2. B　3. A　4. A　5. E　6. B　7. B

细目二　酸碱平衡失调

【考点突破攻略】

要点一　代谢性酸中毒（代酸）

代谢性酸中毒是由于非挥发性酸生成过多和排出障碍，或因体内失碱过多，使血浆 HCO_3^- 原发性减少所致。

（一）诊断

1. 有严重腹泻、肠瘘等病史。

2. 呼吸深而快，呼吸频率有时可达 40 ～ 50 次 / 分。呼出气带有酮味。

3. 血气分析。pH 值、[HCO_3^-] 明显下降，PCO_2 在正常范围或有所降低，AB、SB、BB 均降低，BE 负值增大。

4. 酸中毒程度的估计可比照 CO_2CP。轻度酸中毒 CO_2CP 为 15 ～ 22mmol/L；中度酸中毒 CO_2CP 为 8 ～ 15mmol/L；重度酸中毒 CO_2CP < 8mmol/L。

（二）治疗原则

去除病因，纠正缺水，恢复肾、肺功能，输入碱性药。

1. 轻度　病因治疗应放在首位，机体可通过加大肺部通气量以排出更多 CO_2，纠正脱水和电解质（Na^+）紊乱，恢复肾功能，排出 H^+，保留 Na^+ 和 HCO_3^- 等自行矫正，一般不需用碱剂治疗，尿量增多即可恢复。

2. 重度　应立即静脉给予碱性溶液，常用碱性药有：

（1）碳酸氢钠（$NaHCO_3$）：其效果迅速、直接、确切，临床上最为常用。

（2）乳酸钠：在肝功能不全、婴幼儿酸中毒、休克组织缺氧等情况，尤其是乳酸性酸中毒时不可采用。

（3）三羟甲基氨基甲烷（THAM）。

要点二　代谢性碱中毒（代碱）

代谢性碱中毒是由于酸丢失过多或碱摄入过多，使血浆 HCO_3^- 相对或绝对增高所致。

（一）诊断

1. 有胃液丢失过多、缺钾、碱性物质摄入过多的病史。

2. 某些利尿剂的作用，如呋塞米和依他尼酸。

3. 某些疾病，如甲状腺机能减退、原发性醛固酮增多症、肾素瘤等。

4. 有呼吸浅慢，口周、手足麻木，面部及四肢肌肉小抽动，出现嗜睡、烦躁、精神错乱和谵妄等精神症状。

5. 血气分析 pH 值及 HCO_3^- 明显增高；$PaCO_2$ 正常；SB、BB 增大，BE 值增大，CO_2CP 增高。

6. 血 Na^+ 增高，K^+、Cl^- 减少；尿 Cl^- 减少，呈碱性，但低钾性碱中毒时可出现反常酸性尿。

（二）治疗原则

1. 积极治疗原发病。

2. 代谢性碱中毒几乎都有低钾血症，需同时补充氯化钾。

3. 重症可以补充酸溶液。

需补酸量（mmol/L）=［测得 HCO_3^-（mmol/L）－希望达到的 HCO_3^-（mmol/L）］× 体重（kg）×0.4

4. 碱中毒合并低钙血症而出现手足抽搐者可予钙剂。

5. 纠正碱中毒不宜过速，一般也不要求完全纠正。

要点三　呼吸性酸中毒（呼酸）

呼吸性酸中毒是由于肺通气、弥散及肺循环功能障碍，不能充分排出体内生成的 CO_2，使血液 $PaCO_2$ 增加而形成高碳酸血症。

（一）诊断

1. 有呼吸功能受损的病史。

2. 有呼吸困难、躁动不安、发绀等临床表现。

3. 动脉血气分析。急性呼吸性酸中毒 pH 值明显降低，可低于 7.0。PCO_2 增高，大于 6.0kPa。血浆 HCO_3^- 正常。慢性呼吸性酸中毒 pH 值下降不明显，PCO_2 增高，常大于 6.0kPa。血浆 HCO_3^- 有所增加，AB ＞ SB。

（二）治疗原则

1. 急性呼吸性酸中毒　尽快去除病因，保持呼吸道通畅，改善通气功能，必要时行气管插管或气管切开，或使用呼吸机。

2. 慢性呼吸性酸中毒　关键在于积极治疗原发病，包括控制感染、扩张小支气管、促进咯痰等措施，改善肺泡的通气功能。

要点四　呼吸性碱中毒（呼碱）

呼吸性碱中毒是由于肺通气过度，排出过多的 CO_2，使血液 PCO_2 下降而导致低碳酸血症。

（一）诊断

1. 多见于高温下劳动、癔症、颅脑损伤等中枢神经系统疾病，或人工辅助呼吸持续时间过长致呼吸过频、过深。

2. 有头晕、胸闷，呼吸快而深，后转浅而短促，间有叹息样呼吸等临床表现。

3. 血 pH 值增高，$PaCO_2$ 低于 4.67kPa。CO_2CP 降低，HCO_3^- 降低（高氯性代谢性酸中毒虽也有 HCO_3^- 轻度下降和高氯血症，但血 pH 值＜ 7.4，可资鉴别），SB ＞ AB。

（二）治疗原则

1. 轻度呼吸性碱中毒常见于手术后病人，一般无须治疗。

2. 严重的要处理原发病因，可用纸袋罩住口鼻以增加呼吸道死腔，减少 CO_2 的呼出，或吸含 5%CO_2 的氧气，以提高血 $PaCO_2$。

3. 有手足抽搐者可注射钙剂。

4. 严重者（pH 值＞ 7.65）可行气管插管和控制呼吸，使 pH 值迅速下降。

【知识纵横比较】

代酸和代碱的血气分析比较

	代谢性酸中毒	代谢性碱中毒
pH	↓	↑
HCO_3^-	减少	增多
BE	负值增大	正值增大
呼吸	深而快	浅而慢

【例题实战模拟】

A1 型题

下列哪项不是代谢性酸中毒的诊断标准

A. 有严重腹泻、肠瘘等病史　　B. 有深而快的呼吸

C. 酸中毒程度的估计可比照 CO_2CP　　D. 血浆 pH 大于 7.45

E. 血气分析，pH 值下降，SB 下降，BE 呈负值，$PaCO_2$ 呈代偿性下降，CO_2CP 下降

【参考答案】

D

第五单元　输　血

细目一　输血的适应证和禁忌证

【考点突破攻略】

要点一　适应证

1. 急性出血　失血量达总血容量的 10% ～ 20%（500 ～ 1000mL）时。

2. 贫血或低蛋白血症　慢性失血、红细胞破坏增加或蛋白合成不足。

3. 凝血异常　根据引起凝血异常的原因，选用相关的血液成分加以矫治。

4. 重症感染　可考虑输注浓缩粒细胞以帮助控制感染。

要点二　禁忌证

严格地讲，输血并无绝对禁忌证，患者需要输血时则可输血。但如有以下情况出现，则输血应慎重：脑溢血、恶性高血压、充血性心力衰竭、急性肾衰伴明显氮质血症、急性肺水肿、肺栓塞、肝功能衰竭及各种黄疸。

［常考考点］输血的适应证和禁忌证。

细目二　输血不良反应及并发症

【考点突破攻略】

要点一　发热反应

1. 原因

（1）免疫反应：多发生在反复输血的患者或经产妇中，因多次输血后可在患者血清中逐渐产生白细胞抗体或血小板抗体，再次输血时对输入的白细胞或血小板（抗原）即可发生抗原抗体反应而引起发热。

（2）细菌污染和溶血。

（3）致热原：多为细菌的代谢产物，存在于不洁的制剂如抗凝剂、保存液或采血及输血的用品中。

2. 临床表现　一般表现为畏寒或寒战，高热，体温可达 39 ～ 41℃，出汗。可伴有恶心、呕吐、皮肤潮红、心悸、心动过速、头痛。反应持续 30 分钟至 2 小时后逐渐缓解。

3. 处理　停止输血；保持静脉通路畅通；对症处理，保暖，给予退热剂、镇静剂；伴寒战者可肌注异丙嗪 25mg 或哌替啶 25 ～ 50mg。高热者予以物理降温或针刺等。

要点二　过敏反应

1. 原因

（1）过敏体质：对血中蛋白类物质过敏，或过敏体质的供血者随血将其体内的某种抗体转移给病人，当病人再次接触该过敏原时，即可触发过敏反应。此类反应的抗体常为 IgE 型。

（2）多次受血者体内产生多种抗血清免疫球蛋白抗体，以 IgA 抗体为主。

2. 临床表现　症状轻者仅有皮肤局限性或全身性瘙痒、皮肤红斑、荨麻疹。严重者只输入几毫升血制品即可出现支气管痉挛、血管神经性水肿、会厌水肿，表现为咳嗽、喘鸣、呼吸困难，以及腹痛、腹泻、喉头水肿，甚至窒息、过敏性休克、昏迷、死亡。

3. 处理　轻症者可用抗组胺药或糖皮质激素。重者立即停止输血，立即皮下或肌注 1∶1000 肾上腺素 0.5 ～ 1mL 和（或）氢化可的松 100mg 加入 500mL 葡萄糖盐水中静脉滴注，酌情使用镇静剂以及升压药等。如喉头水肿严重，应行气管插管或气管切开，以防窒息。

要点三　溶血反应

1. 原因　绝大多数是因误输 ABO 血型不合的血液引起，A 亚型不合或 Rh 系统血型不合时也可发生。

2. 临床表现　急性溶血反应常在输血十余毫升后即可发生。病人突然感到头痛、腰背痛、心前区紧迫感、呼吸急促、小便颜色酱油样（血红蛋白尿），严重时伴寒战、高热、黄疸、黏膜及皮下出血、少尿或无尿、休克等。检查可见面色潮红、皮肤湿冷、沿输血静脉红肿疼痛、脉搏细弱、血压下降等。麻醉中的病人呈不明原因的低血压或心动过速、手术区渗血突然增加等。延迟性溶血反应发生在输血后 7 ～ 14 天，症状是不明原因的发热和贫血，也可见黄疸、血红蛋白尿等，一般并不严重。

3. 处理

（1）抗休克。

（2）保护肾功能。

（3）若 DIC 明显，则使用肝素。

（4）必要时行血浆交换治疗。

（5）若血压低，则使用多巴胺、间羟胺升压。

要点四　循环超负荷

1. 原因　输血速度过快或输血量过多，则可引起循环超负荷。

2. 临床表现 输血中或输血后，突发心率加快、呼吸急促、发绀或咳吐血性泡沫痰。静脉压升高，颈静脉怒张，肺部可闻及大量湿啰音。胸片有肺水肿表现。

3. 处理 立即停止输液、输血，取半卧位，吸氧，使用速效洋地黄制剂及利尿剂，四肢轮流上止血带，减少回心血量。

要点五 细菌污染反应

1. 原因 可能与采血、贮血及输血等环节的无菌技术出现漏洞有关。以革兰染色阴性杆菌为常见。

2. 临床表现 轻者可仅有发热，重者可出现败血症和中毒性休克。出现寒战高热、面红、结膜充血、呼吸困难、发绀、呕吐、腹泻、脉搏细数、血压下降，甚至发生休克。血常规化验见白细胞明显升高。

3. 处理 采取有效地抗休克、抗感染治疗。

[常考考点] 输血的不良反应及并发症的处理。

细目三 自体输血

【考点突破攻略】

要点一 适应证

1. 有大出血的手术和创伤，如胸部创伤、脾破裂及异位妊娠破裂及神经外科、骨科、心血管外科、胸腹部手术等。
2. 估计出血量在 1000mL 以上的择期手术，如主动脉瘤切除、肝叶切除等。
3. 血型特殊者（无相应供血者，输血困难）。
4. 体外循环或低温下的心内直视手术以及其他较大的择期手术与急诊手术，可考虑采用血液稀释法。

要点二 禁忌证

1. 血液受胃肠道内容物或尿液等污染，如消化道穿孔者。
2. 血液可能有癌细胞的污染，如恶性肿瘤患者。
3. 心、肺、肝、肾功能不全者。
4. 贫血或凝血因子缺乏者。
5. 血液内可能有感染者。
6. 胸腹开放性损伤超过 4 小时以上者。

[常考考点] 自体输血的适应证和禁忌证。

细目四 成分输血

【考点突破攻略】

要点一 优点

1. 提高疗效。
2. 减少反应。
3. 使用合理。
4. 经济。

要点二　主要血液成分制品

1. 少浆全血　用 250mL 新鲜全血，其中含 50mL ACD 保养液，于 4℃条件下进行每分钟 2500 转离心，18 分钟后在无菌条件下分离出 100mL 血浆，其余部分即为少浆全血。

2. 红细胞成分

（1）浓缩红细胞（CRBC）：由全血经离心或沉淀后去除血浆而成。

（2）添加剂（液）红细胞：是一种从全血中尽量移除血浆后的高浓缩红细胞，其红细胞压积可高达 90%。

（3）少白细胞的红细胞：由浓缩红细胞去除粒细胞、单核细胞和大部分血小板后制成。

（4）洗涤红细胞：由浓缩红细胞加生理盐水洗涤 3 ～ 6 次而成。

（5）冰冻红细胞：亦即低温保存的红细胞液。红细胞液内加入冰冻保护剂（甘油），在低温（-196℃～ -80℃）下可以保存多年（3 ～ 10 年）。

3. 浓缩白（粒）细胞　利用离心、过滤、沉降等方法将血液中的白细胞提取并浓缩而成。

4. 浓缩血小板　有手工和机制两种制剂。一份制备好的血小板浓集悬液可浓集全血中 60% 的血小板。

［常考考点］成分输血的血液制品。

【例题实战模拟】

A1 型题

1. 下列不属于输血适应证的是

A. 急性出血　B. 黄疸　C. 凝血机制异常　D. 重症感染　E. 低蛋白血症

2. 临床上最常见的输血反应是

A. 发热反应　B. 容量超负荷　C. 过敏反应　D. 溶血反应　E. 细菌污染反应

3. 下列关于溶血性反应的治疗，不正确的是

A. 抗休克　B. 防治弥散性血管内凝血　C. 保护肾功能　D. 使用抗组胺药物　E. 换血治疗

A2 型题

4. 患者，男，52 岁。因患十二指肠球部溃疡合并幽门不全梗阻入院施行胃大部切除术。术中出血约 600mL，心率 92 次 / 分，呼吸 21 次 / 分，血压 13.1/8.0kpa（98/60mmHg），血红蛋白 105g/L。在输血问题上，正确的做法是

A. 输注晶体液补充血容量，原则上不输血

B. 输全血 600mL 补充丢失的失血量

C. 输血浆和红细胞各 300mL 代替丢失的全血

D. 输红细胞悬液 600mL，不必输注全血

E. 输血浆 600mL 补充血容量，不必输注红细胞

5. 患者，输血后 1.5 小时，出现寒战，不久体温升高达 39℃，伴头痛不适，但血压正常，最可能的情况是

A. 发热反应　B. 过敏反应　C. 溶血反应　D. 细菌污染反应　E. 枸橼酸钠中毒反应

6. 患者，男，32 岁。因患再生障碍性贫血需要输血，当输入红细胞悬液约 200mL 时，突然畏寒，发热，呕吐 1 次，尿呈酱油样，血压 75/45mmHg（10.0/6.0kPa）。该患者最有可能是

A. 发热反应　B. 溶血反应　C. 过敏反应　D. 细菌污染反应　E. 循环超负荷

【参考答案】

1. B　2. A　3. D　4. A　5. A　6. B

第六单元　围术期处理

细目一　术前准备

【考点突破攻略】

要点一　一般准备

1. 心理准备。

2. 生理准备

（1）适应性训练：术前进行卧床排尿、排便的训练；行颈部手术病人，术前应做颈后仰的训练；咳嗽训练；术前 2 周应停止吸烟。

（2）输血补液：改善全身营养及体液状态。

（3）预防感染：对因感染性疾病而行手术者，或术前有轻度感染的病人，术前与术中可给予适当的抗生素。对于切口接近感染区的手术、预计手术时间长的大手术以及血管手术，术前与术中均提倡预防性应用抗生素。

（4）肠道准备：一般手术，手术前晚 8 时起禁食、禁水；对于胃肠道手术病人，则在术前 3 天开始作肠道准备，包括进半流质、服用肠道吸收抗生素及服用轻泻剂、术前晚及手术当日晨作清洁灌肠或结肠灌洗。

（5）皮肤准备：一般在术前 1 天，病人应洗澡、理发、修剪指甲、更换内衣，手术区皮肤剃毛，剃毛后要用消毒药液清洗皮肤。对于骨科手术或整形手术，则应在术前 3 天开始皮肤准备。

要点二　特殊准备

1. 高血压　病人血压应维持在 160/100mmHg 以下。

2. 心脏病

（1）耐受力良好：非发绀性先天性心脏病和风湿性心脏病。

（2）耐受力较差：冠心病、房室传导阻滞。

（3）耐受力极差：急性心肌炎、急性心肌梗死、心力衰竭者，除非急症抢救，均应推迟手术。

3. 糖尿病　施行大手术者，血糖稳定在正常或轻度升高水平（5.6 ～ 11.2mmol/L）较为适宜。

4. 呼吸功能障碍　呼吸功能不全的主要表现是：稍作运动即发生呼吸困难，哮喘和肺气肿最常见。呼吸功能不足者，术前都应进行血气分析和肺功能检查。凡肺功能不全同时并发感染者，必须控制感染，改善肺功能，方可手术。

5. 肝脏疾病　常见的是肝炎和肝硬化。肝轻度损害者，不影响手术耐受力；肝损害较严重或濒于失代偿者，手术耐受力显著下降，须经长时间严格准备，方可行择期手术；重度肝损害者，表现有明显营养不良、腹水或黄疸，一般不宜行任何手术。急性肝炎病人，除抢救手术外，不宜施行手术。

6. 肾脏疾病　对轻、中度肾功损害者，经过适当内科处理，都能较好地接受手术；对重度损害者，经过有效的透析疗法处理后，仍然能比较安全地耐受手术。

7. 肾上腺皮质功能不全　除慢性肾上腺皮质功能不全者外，凡是以往 6 ～ 12 个月内曾经应用激素治疗超过 1 ～ 2 周或正在接受激素治疗者，肾上腺皮质功能就可能受到不同程度的抑制，被视作肾上腺皮质功能不全。可从术前 2 天开始给予适量的激素，以提高对手术的耐受力。

［常考考点］术前的准备。

细目二　术后处理

【考点突破攻略】

要点一　术后监护与处理

（一）病情监护

1. 心电监测。
2. 动、静脉压监测。
3. 呼吸功能监测。
4. 肾功能监测。
5. 体温监测。

（二）常规处理

1. 卧位　手术后，应根据麻醉的方法及病人的全身情况、手术的方式和疾病的性质等来选择适宜的体位。

2. 导管及引流物的处理　术后要经常检查导管及引流物有无阻塞、扭曲和脱出等，及时换药并检查、记录引流量和颜色的变化。烟卷引流多在术后 3 日内拔除。乳胶片引流一般术后 1 ～ 2 日拔除。胃肠减压管一般待肠道功能恢复、肛门排气后，即可拔除。

3. 活动　病人手术后若无禁忌，原则上应鼓励及早活动，并力争在短时间内下床活动。

4. 饮食　一般在麻醉反应消失，或胃肠功能恢复后，方可进食。

要点二　术后不适的处理

1. 恶心呕吐　予以持续胃肠减压，并可辅以止吐药。

2. 腹胀　持续胃肠减压，放置肛管，高渗液低压灌肠等；有时尚需手术。

3. 呃逆　术后早期发生呃逆，可采用压迫眶上缘，针刺内关、足三里、天突、鸠尾等穴位。对顽固性呃逆可采用颈部膈神经封闭。

细目三　术后并发症的防治与切口处理

【考点突破攻略】

要点一　术后常见并发症的防治

（一）术后出血

1. 诊断

（1）有引流者，引流出的血液每小时超过 100mL，持续数小时。

（2）腹胀或呼吸困难进行性加重，在手术部位严重肿胀的同时，出现不明原因的急性贫血。

（3）术后早期出现失血性休克的临床表现，每小时尿量少于 25mL，经治疗后仍有休克或少尿的征象。

2. 治疗原则　以预防为主。改善病人凝血功能，术中严格止血，关闭切口前，确保手术野无任何出血点。一旦确诊，应积极治疗，必要时可再次手术止血。

（二）肺不张和肺部感染

1. 诊断　术后早期发热、呼吸急促、心率加快、频繁咳嗽、痰液不易咳出。病侧叩诊呈实音或浊音，听诊有局限性湿啰音、呼吸音减弱或消失。继发感染时，体温明显升高，血细胞和中性粒细胞计数增加。胸部 X 线平片和血气分析有助于诊断。

2. 治疗原则　鼓励并协助患者咳嗽排痰，同时使用足量、有效的抗生素。严重痰液阻塞时，可采用支气管镜吸痰，必要时考虑行气管切开术。

（三）应激性溃疡

1. 诊断 本病最突出的症状是无痛性上消化道出血，表现为呕血和黑便。胃镜检查不但可明确诊断，而且可查明出血的部位和范围。

2. 治疗原则 大部分病人适合非手术治疗。

（1）消除病因：输血补液，补充血容量，使用止血药物，控制感染。

（2）安置胃管，以冰盐水加去甲肾上腺素液灌注或局部灌注止血药。

（3）全身或局部应用抗酸剂、质子泵抑制剂、H^+ 抑制剂。

（4）胃镜检查或经胃镜治疗。

（5）手术治疗：有 10% ～ 20% 的病人需要手术治疗，手术方式应根据出血部位等情况而定。

（四）切口并发症

1. 切口裂开

（1）诊断：多发生在术后 5 ～ 7 天。往往在突然用力时，感觉切口疼痛和骤然松开，随即有淡红色液体自切口溢出或（和）脏器脱出。

（2）治疗原则：对部分裂开者可以采用敷料及绷带包扎、胶布固定等方法。对于全层裂开者要立即用无菌敷料包括无菌容器覆盖伤口，并即刻送手术室，在无菌条件下全层间断缝合。

2. 切口感染

（1）诊断：手术后 3 ～ 4 日，切口疼痛加重，或减轻后又再度加重，伴有发热、脉速，体温或（和）白细胞计数升高。切口周围红、肿、热、压痛。

（2）治疗原则：切口感染早期，可使用抗生素和局部理疗，遏制脓肿形成。对于切口深部的感染，适时扩大切口，清除坏死组织及异物，敞开引流。

［常考考点］常见的术后并发症及处理。

要点二 切口处理

1. 切口的分类

（1）清洁切口（Ⅰ类切口）：指缝合的无菌切口，如甲状腺次全切除术、疝修补术等。

（2）可能污染切口（Ⅱ类切口）：指手术时可能带有污染的缝合切口，如单纯性阑尾炎切除术、胃大部分切除术等；6 ～ 8 小时以内创伤，经清创处理缝合的切口等。

（3）污染切口（Ⅲ类切口）：即在邻近感染区或直接暴露于感染区的切口，如胃溃疡穿孔、阑尾穿孔手术、肠梗阻坏死的手术等。

2. 切口愈合分级

（1）甲级：愈合优良，无不良反应，用“甲”字表示。

（2）乙级：愈合欠佳，切口愈合处有炎症反应，如红肿、血肿、硬结和积液等，但未化脓，用“乙”字表示。

（3）丙级：切口化脓，需要行切开引流等处理，用“丙”字表示。

3. 缝线拆除时间 可根据切口部位、病人的年龄和局部血供情况、营养状况来决定。一般头、面、颈部切口术后 4 ～ 5 天拆线；下腹、会阴部手术 6 ～ 7 天拆线；胸部、上腹、背、臀部切口术后 7 ～ 9 天拆线；四肢术后 10 ～ 12 天拆线，近关节处可适当延长；减张缝线术后 14 天拆线。青少年患者可缩短拆线时间，年老、营养不良患者可延迟拆线时间，有时可采用间隔拆线。

4. 切口愈合记录 按照上述切口的分类和分级方法，拆线时应判断切口愈合情况并作出记录，如单纯性疝修补术、甲状腺次全切除术、乳腺包块切除术等切口愈合良好，记录为Ⅰ/甲。胃次全切除术切口发生积液，记录为Ⅱ/乙（积液）。甲状腺腺瘤切除术切口化脓，记录为Ⅰ/丙（化脓）。胃穿孔修补术后愈合良好，记录为Ⅲ/甲。

［常考考点］切口的处理。

【例题实战模拟】

A1 型题

1. 下列关于手术后呃逆呕吐的处理，不正确的是

A. 术后早期呃逆可采用颈部膈神经封闭　　B. 持续胃肠减压　　C. 辅以止吐药

D. 术后早期发生呃逆可压迫眶上缘　　E. 高渗液低压灌肠

2. 下列不属于术后并发症的是

A. 术后出血　　B. 肺部感染　　C. 心律失常　　D. 应激性溃疡　　E. 切口裂开

3. 下列有关伤口拆线的时间，错误的是

A. 头、面、颈部切口术后 4 ～ 5 天拆线

B. 下腹、会阴部手术 6 ～ 7 天拆线

C. 胸部、上腹、背、臀部切口术后 7 ～ 9 天拆线

D. 四肢术后 14 天拆线，近关节处可适当延长

E. 减张缝线术后 14 天拆线

4. 甲状腺腺瘤切除术后 5 天按期拆线，切口愈合情况应记录为

A. Ⅰ / 甲　　B. Ⅰ / 乙　　C. Ⅱ / 甲　　D. Ⅲ / 甲　　E. Ⅱ / 乙

A2 型题

5. 患者，手术后第 4 天，切口疼痛加重，出现明显压痛，并体温升高，脉搏频数。应首先考虑的是

A. 肺不张　　B. 尿潴留　　C. 肠麻痹　　D. 切口感染　　E. 切口裂开

【参考答案】

1. A　2. C　3. D　4. A　5. D

第七单元　疼痛与治疗

细目一　概述

【考点突破攻略】

要点一　疼痛的分类

1. 按疼痛的程度分类

（1）轻度疼痛：程度很轻或仅有隐痛。

（2）中度疼痛：较剧烈，如切割痛或烧灼感。

（3）剧烈疼痛：难以忍受，如绞痛。

2. 按疼痛的病程长短分类

（1）急性疼痛：如创伤、手术 、急性炎症、脏器穿孔等时发生的即刻疼痛。

（2）慢性疼痛：如慢性腰腿痛、晚期癌症痛等。

3. 按疼痛的深浅部位分类

（1）浅表痛：位于体表皮肤或黏膜，性质多为锐痛，比较局限，定位明确。

（2）深部痛：内脏、肌腱、关节、韧带、骨膜等部位的疼痛，性质一般为钝痛，不局限，病人常只能笼统地说明疼痛部位。

4. 按疼痛在躯体的解剖部位分类　分为头痛、颌面痛、颈项痛、肩周痛、上肢痛、胸痛、腹痛、腰背痛、盆腔痛、下肢痛、肛门痛、会阴痛等。

要点二　疼痛的测定与评估

疼痛的程度很难找到客观指标来衡量，基本上是靠患者的主观感觉认识来决定，所以病人善于描述自身疼痛的前后对比，医生却很难掌握个体间疼痛程度的差别。疼痛受多种因素的影响，同一个病人在一天之中疼痛的程度也经常发生变化，所以准确的疼痛分级是不可能的，临床常采用强度量表来进行评估。

1. 视觉模拟评分法　在纸上画一长 10cm 的直线，每厘米注明标号顺序，两端分别表示“无痛”（0）和“想象中剧烈疼痛”（10）。被测者根据其感受程度，在直线上相应部位做记号，以“无痛”端至记号之间的距离即为痛觉评分分数。0 为无痛，4 以下为轻度疼痛，4 ～ 7 为中度疼痛，大于 7 为重度疼痛，10 为最痛或极度疼痛。此法简便易行，直观且易掌握，具有粗略的量化含意，是目前临床最常用的疼痛定量方法，也是比较敏感和可靠的方法。

2. 主诉分级法　病人描述自我感受的疼痛状态，一般将疼痛分为无痛、轻微疼痛、中度疼痛、重度疼痛、极重度疼痛（不可忍受的痛），每级 1 分，分为以下五级表述：

0 级：无痛。

1 级：轻度疼痛。虽有痛感但是仍然可以忍受，能正常生活及睡眠。

2 级：中度疼痛。疼痛不能耐受，需要用止痛剂，睡眠受干扰。

3 级：重度疼痛。疼痛剧烈，伴有自主神经功能紊乱，严重干扰睡眠，被动体位，必须依靠止痛治疗。

4 级：极重度疼痛。为不可忍受的疼痛。

3. 数字分级法　是将疼痛程度用 0 ～ 10 这 11 个数字表示。0 表示无痛，10 表示最痛，被测者根据个人疼痛感受，在其中一个数做记号，表达如下：

0 度：无痛。

Ⅰ度（轻度）：间歇痛，可不用药。

Ⅱ度（中度）：持续痛，影响休息。

Ⅲ度（重度）：持续剧痛，必须用药才能缓解。

Ⅳ度（严重疼痛）：持续剧痛并伴有出汗、心率加快等自主神经症状。

4. 程度积分法

（1）疼痛程度积分法

1 分：轻痛，不影响睡眠及食欲。

2.5 分：困扰痛，疼痛反复发作，有痛苦表情，痛时中断工作，并影响食欲睡眠。

5 分：疲惫痛，持续疼痛，表情痛苦。

7.5 分：难忍痛，疼痛明显，勉强坚持，有显著的痛苦表情。

10 分：剧烈痛，剧痛难忍，伴情绪、体位的变化，呻吟或喊叫，脉搏或呼吸加快，面色苍白，多汗，血压下降。

总分＝疼痛分 × 疼痛小时 / 日。

（2）疗效评定

显效：总分下降 50% 以上。

有效：总分下降 50% 或以下。

无效：总分无下降。

细目二　慢性疼痛的治疗

【考点突破攻略】

要点一　药物治疗

1. 麻醉性镇痛药　常用的有吗啡、哌替啶、芬太尼、二氢埃托啡、可待因等。

2. 解热镇痛抗炎药 常用药有阿司匹林、吲哚美辛、布洛芬、芬必得、双氯芬酸钠、保泰松等。

3. 催眠镇静药 以苯二氮䓬类最常用，如地西泮、硝西泮和艾司唑仑等。巴比妥类药物多用苯巴比妥、异戊巴比妥、戊巴比妥等。

4. 抗癫痫药 苯妥英钠和卡马西平治疗三叉神经痛有效。

5. 抗忧郁药 常用的有丙米嗪、阿米替林、多塞平（多虑平）等。

要点二 神经阻滞

神经阻滞是指在末梢的脑脊髓神经、脑脊髓神经节、交感神经节等神经内或附近注入局麻药，从而阻断神经传导功能，通过神经阻滞达到解除疼痛、改善血液循环、治疗疼痛性疾病的目的。

常用的交感神经阻滞法有星状神经节阻滞和腰神经节阻滞。

要点三 椎管内注药

1. 蛛网膜下腔注药 常用无水乙醇或酚甘油注入蛛网膜下腔，破坏后根神经，使之产生脱髓鞘作用而达到止痛目的。

2. 硬脊膜外腔注药 硬脊膜外腔阻滞疗法是以止痛及血管扩张为目的，使用低浓度少量局麻药及加入糖皮质激素等治疗用药。

要点四 痛点注射

治疗可在明显的压痛点注射 1% 利多卡因或 0.25% 布比卡因 1 ～ 4mL，加泼尼松龙 0.5mL（12.5μg），每周 1 ～ 2 次，3 ～ 5 次为 1 个疗程，可取得良好效果。

细目三 手术后的镇痛

【考点突破攻略】

要点一 镇痛药物

术后镇痛最常用的药物是阿片类药如吗啡、哌替啶和芬太尼等。

局麻药常选用布比卡因，用于硬膜外镇痛，其作用时间较长，如浓度在 0.2% 以下不会阻滞运动神经，比较安全。

要点二 镇痛方法

1. 口服给药 习惯上一般采用全身给药，然后酌情经口服追加。

2. 椎管内镇痛

（1）蛛网膜下腔镇痛：单次蛛网膜下腔注射阿片类镇痛药，可提供长时间的镇痛作用，但易引起并发症，包括呼吸抑制、皮肤瘙痒、恶心呕吐、尿潴留等，故临床目前少用。

（2）硬膜外腔镇痛：经硬膜外腔给药镇痛优点是：副作用少，作用确切。最常用的药为吗啡。常见的不良反应有恶心、呕吐、皮肤瘙痒、尿潴留和呼吸抑制。

3. 胃肠外给药

（1）肌内注射：许多阿片类镇痛药可以通过肌内注射给药。

（2）静脉注射：单次间断静脉注射镇痛药物时，血浆药物浓度易于维持恒定，起效迅速。

（3）其他途径：近年来新的给药途径有经皮贴剂给药，如芬太尼、可乐定、东莨菪碱等。经口腔黏膜吸收用药的镇痛药和苯二氮䓬类口含制剂也已用于镇痛治疗。

4. 病人自控镇痛（PCA） 可经静脉途径给药，即病人自控静脉镇痛（PCIA）；也可通过硬膜外腔途径给药，即病人自控硬膜外镇痛（PCEA）；还可经皮下给药，即病人自控皮下镇痛（PCSA）。

细目四　癌症疼痛与治疗

【考点突破攻略】

要点一　按阶梯口服用药

1. 第一阶梯用药　为解热镇痛药，如阿司匹林，替代药物有消炎痛、扑热息痛、布洛芬、双氯芬酸、萘普生等。适用于轻度疼痛。

2. 第二阶梯用药　为弱阿片类镇痛药，如可卡因，替代药物有强痛定、羟考酮、曲马多、右丙氧芬等。适用于中度疼痛。

3. 第三阶梯用药　为强效阿片类镇痛药，如吗啡，替代药物有氢吗啡酮、羟吗啡酮、左马喃、美沙酮、芬太尼贴剂和丁丙诺啡等。适用于重度疼痛。

要点二　其他用药方法

1. 椎管内注药

（1）硬膜外腔注入吗啡。

（2）蛛网膜下腔内注入神经破坏药物。

2. 放疗、化疗和激素疗法。

3. 神经外科手术镇痛。

［常考考点］癌症的三阶梯口服用药。

【例题实战模拟】

A1 型题

1. 疼痛程度积分法，5 分是指

A. 轻痛，不影响睡眠及食欲

B. 困扰痛，疼痛反复发作，有痛苦表情，痛时中断工作，并影响食欲、睡眠

C. 疲惫痛，持续疼痛，表情痛苦

D. 难忍痛，疼痛明显，勉强坚持，有显著的痛苦表情

E. 剧烈痛，剧痛难忍，伴情绪、体位的变化，呻吟或喊叫，脉搏或呼吸加快，血压下降

2. 外科手术后硬膜外腔镇痛最常用的药物是

A. 吗啡　B. 哌替啶　C. 芬太尼　D. 布比卡因　E. 布鲁卡因

B1 型题

A. 消炎痛　B. 强痛定　C. 曲马多　D. 美沙酮　E. 右丙氧芬

3. 属于癌症疼痛治疗第一阶段用药的是

4. 属于癌症疼痛治疗第三阶段用药的是

【参考答案】

1. C　2. A　3. A　4. D

第八单元　外科感染

细目一　浅部组织的化脓性感染

【考点突破攻略】

要点一　疖和疖病

（一）临床表现

1. 局部症状　初起毛囊处有红、肿、热、痛的小结节，逐渐肿大并隆起，数天后中央部组织坏死，出现脓栓，红、肿、热、痛随之加重，中心部位变软，随后脓栓脱落，脓液排出，炎症随之消退而愈。

2. 全身症状　一般无全身症状；可出现全身不适、畏寒、发热、头痛、厌食等。面部“危险三角区”的疖，沿眼内眦静脉和眼静脉感染到颅内，引起化脓性海绵状静脉窦炎，出现延及眼部周围的红肿、硬块、疼痛，并有全身寒战高热、头痛、昏迷，甚至死亡。

（二）西医治疗

以局部治疗为主。初起可热敷、理疗、药物外敷，促其吸收消散。如成脓有波动感变软时，可切开引流。面部疖应避免切开、挤压。面部疖和有全身症状的疖和疖病应给予抗生素治疗，并增加营养。患有糖尿病者应同时治疗糖尿病。

［常考考点］疖的临床表现及西医治疗。

（三）中医辨证治疗

证型	辨证要点	治法	方剂
暑疖	初起局部皮肤潮红，次日发生肿痛，根脚很浅，范围局限，直径多在 3cm 左右，舌苔黄，脉数	清热利湿解毒	清暑汤加减
蝼蛄疖	疮形肿势虽小，但根脚坚硬，未破如蟮拱头	补益气血，托毒生肌	托里消毒散加减
疖病	好发于项后、背部、臀部等处，疖数个到数十个，反复发作，缠绵经年不愈。阴虚者兼有口渴唇燥，舌红，苔薄，脉细数；脾虚者兼有面色萎黄，纳少便溏，舌淡或有齿痕，苔薄，脉濡	祛风清热利湿	防风通圣散加减

［常考考点］疖和疖病的辨证论治。

要点二　痈

（一）临床表现

1. 局部症状　早期在局部呈片状稍隆起的紫红色浸润区，质地坚韧，界限不清。随后中央形成多个脓栓，破溃后呈蜂窝状。常有局部淋巴结肿大、疼痛。

2. 全身症状　大多数病人有畏寒发热、食欲不振、白细胞计数增高等全身表现。

［常考考点］痈的临床表现。

（二）西医治疗

1. 全身治疗　应注意休息，加强营养支持，镇静止痛，静脉使用抗生素。糖尿病患者应控制血糖。

2. 局部治疗　初起可用热敷、理疗、药物外敷。成脓后切开引流。切开时行“+”字或双“++”字切口才能使引流通畅彻底。

［常考考点］痈的切开引流要求。

（三）中医辨证治疗

证型	辨证要点	治法	方剂
热毒蕴结证	初起局部起一肿块，上有粟粒状脓头，肿块渐向周围扩大，脓头增多，色红灼热疼痛；舌红，苔黄，脉滑数	和营托毒，清热利湿	仙方活命饮加减
阴虚火盛证	局部疮形平塌、根盘散漫，疮色紫滞，不易化脓腐脱，溃出脓水稀少或带血水，疼痛剧烈；伴有高热，唇燥咽干，纳呆，大便秘结，小便短赤；舌红，苔黄，脉细数	滋阴生津，清热托毒	竹叶黄芪汤加减
气血两虚证	局部疮形平塌散漫，疮色晦暗，化脓迟缓，腐肉难脱，脓水清稀，闷肿胀痛，疮口易成空壳；兼有发热，精神不振，面色苍白；舌淡，苔白腻，脉数无力	调补气血	十全大补汤加减

［常考考点］痈的辨证论治。

要点三　急性蜂窝织炎

（一）临床表现

由溶血性链球菌引起的急性蜂窝织炎因链激酶和透明质酸酶的作用，病变扩展迅速，不易局限，有时引起脓毒血症；由金黄色葡萄球菌感染引起的急性蜂窝织炎则易局限形成脓肿；由厌氧菌感染引起的急性蜂窝织炎可出现捻发音，常见于被肠道、泌尿道内容物污染的会阴部、腹部伤口，脓液恶臭，全身症状重。

发生部位浅者红、肿、热、痛等局部症状明显，范围扩大迅速，进而中心坏死、化脓，出现波动感。部位深者局部红肿不明显，但局部水肿、压痛明显，并伴有全身症状。发生于口底、颌下、颈部的急性蜂窝织炎可因炎症水肿扩展引起喉头水肿，出现呼吸困难，有发生窒息的危险。

［常考考点］急性蜂窝织炎的表现。

（二）西医治疗

1. 局部治疗　初起应休息，局部理疗，药物外敷。一旦脓肿形成，应及时切开引流。位于口底、颌下的急性蜂窝织炎，应早期切开减压引流。

2. 全身治疗　应加强营养支持、止痛，应用抗生素治疗。

（三）中医辨证治疗

证型	辨证要点	治法	方剂
锁喉痈	小儿多见，感染起源于口腔或面部。初起喉结处红肿绕喉，根脚散漫，坚硬灼热疼痛；经2～3天后，肿势可延及腮颊，下至前胸；伴有壮热口渴，头痛项强，大便燥结，小便短赤；苔黄腻，舌红绛，脉弦滑数或洪数	散风清热，化痰解毒	普济消毒饮加减
臀痈	臀部肌内注射染毒或患疮疖挤压等引起。臀部一侧初起疼痛，肿胀焮红，皮肤红肿以中心最为明显而四周较淡，边缘不清，红肿逐渐扩大而有硬结。伴恶寒发热，头痛骨楚，食欲不振，舌质红，苔黄或黄腻，脉滑数	清热解毒，和营利湿	黄连解毒汤合仙方活命饮加减
足发背	多因足癣感染引起。初起足背红肿灼热疼痛，肿势弥漫，边界不清，影响活动，舌红，苔黄腻，脉弦数	清热解毒，和营利湿	五神汤加减

［常考考点］急性蜂窝织炎的辨证论治。

要点四　丹毒

（一）临床表现

好发部位为下肢和头面部。起病急，病人常有头痛、畏寒、发热等全身症状。局部表现呈片状红疹，颜色鲜红，中间较淡，边缘清楚，略微隆起。手指轻压可使红色消退，松压后很快又恢复鲜红色。红肿向四周扩展时，中央红色逐渐消退、脱屑，转为棕黄色。红肿区有时有水疱形成，局部有烧灼样疼痛。常伴有附近淋巴结肿大、疼痛。病人常有头痛、畏寒、发热等全身症状。

［常考考点］丹毒的临床表现。

（二）西医治疗

注意休息，抬高患肢。局部湿热敷。全身应用青霉素或磺胺药。应积极治疗足癣，减少丹毒复发。

（三）中医辨证治疗

证型	辨证要点	治法	方剂
风热毒蕴证	发于头面部，皮肤焮红灼热，肿胀疼痛，甚则发生水疱，眼胞肿胀难睁；伴恶寒，发热，头痛；舌质红，苔薄黄，脉浮数	散风清火解毒	普济消毒饮
肝脾湿火证	发于腰胯胁下，大片鲜红，红肿蔓延，摸之灼手，肿胀触痛；舌红，苔黄腻，脉弦滑数	清肝泄热利湿	龙胆泻肝汤或柴胡清肝汤加减
湿热毒蕴证	下肢小腿处灼热肿胀，痛如火燎，表面光亮；舌红，苔黄腻，脉滑数。反复发作可形成大脚风	利湿清热解毒	五神汤合萆薢渗湿汤加减
胎火蕴毒证	多发生于初生儿。脐腹部开始皮肤鲜红，向外游走遍体，压之减退，放手又显，表面紧张光亮，摸之灼手，肿胀触痛；兼有发热，舌红，苔黄，脉数	凉营清热解毒	犀角地黄汤加减

［常考考点］丹毒的辨证论治。

要点五　浅部急性淋巴管炎与淋巴结炎

（一）临床表现

急性淋巴管炎分为网状淋巴管炎（丹毒）和管状淋巴管炎。管状淋巴管炎常见于四肢，尤以下肢多见，常合并有手足癣感染。分为深、浅两种。浅部淋巴管受累时，常在伤口或感染灶肢体近侧出现一条或数条“红线”，硬且明显压痛。深部淋巴管炎看不到红线，但肢体明显肿胀和压痛，特别是淋巴管走行部位压痛更明显。伴有全身不适、畏寒发热、头痛、乏力、食欲不振等。

急性淋巴结炎早期有局部淋巴结肿大、疼痛和压痛，病情发展则有局部红肿热痛加剧。炎症继续向淋巴结周围蔓延，可扩展成肿块，出现发热、头痛、乏力等全身症状，也可发展形成脓肿，呈外痈表现。

（二）西医治疗

及时处理原发病灶，如损伤、手足癣、感染灶等。抬高患肢，局部休息。形成脓肿应切开引流。早期应全身使用抗生素。

（三）中医辨证治疗

证型	辨证要点	治法	方剂
红丝疔	多发于下肢小腿部，先有足部疔或足癣感染，上延红丝，常伴有发热，头痛，行动不便，局部肿胀、压痛，重者畏寒，纳呆；舌红，苔黄腻，脉数	清热解毒	五味消毒饮加减。火毒入营者合犀角地黄汤，黄连解毒汤
颈痈	初起结块形如鸡卵，皮色不变，肿胀、灼热、疼痛。逐渐漫肿坚实；伴有寒热、头痛、项强；舌红，苔黄腻，脉滑数	散风清热，化痰消肿	牛蒡解肌汤加减
腋痈	初起腋下可触及肿块，皮色不变，灼热疼痛，同时上肢活动不利；伴有恶寒发热，纳呆；舌红，苔薄白，脉滑数	清肝解郁，消肿化毒	柴胡清肝汤加减
胯腹痈	初起腹股沟部结块，形如鸡卵，肿胀发热，皮色不变，疼痛明显；伴有畏寒发热；舌红，苔黄腻，脉滑数	清热利湿解毒	五神汤合萆薢渗湿汤加减
委中毒	腘窝处木硬肿胀，焮红疼痛，皮色如常或微红，形成肿块则患肢小腿屈伸困难，行动不便；伴有恶寒发热，纳呆；舌红，苔黄腻，脉滑数	和营祛瘀，清热利湿	活血散瘀汤加减

［常考考点］浅部淋巴管炎和淋巴结炎的辨证论治。

要点六 脓肿

（一）临床表现

浅表脓肿可见局部隆起，红肿热痛明显，压之剧痛，有波动感。深部脓肿则红肿和波动感不明显，但局部疼痛、水肿、有压痛，患处可发生功能障碍。在压痛或水肿最明显处用粗针穿刺，抽得脓液即可确诊。大的或深部脓肿常有明显的全身症状。

（二）西医治疗

有全身症状者，应用敏感抗生素治疗并对症处理。脓肿已经形成，一经诊断，即应切开引流。

（三）中医辨证治疗

证型	辨证要点	治法	方剂
余毒流注证	发病前有疖、疔、痈等病史，局部漫肿疼痛，伴壮热、口渴，甚则神昏谵语；舌红，苔黄腻，脉洪数	清热解毒，凉血通络	黄连解毒汤合犀角地黄汤加减
火毒结聚证	多见于体表感染，患部肿势高突，焮热灼痛，有波动感；舌红，苔黄，脉数	清火解毒透脓	五味消毒饮合透脓散加减
瘀血流注证	劳伤筋脉诱发者，多发于四肢内侧；跌打损伤诱发者，多发于伤处；患部肿痛，皮色微红或呈青紫，溃后脓液中夹有瘀血块；舌红或边有瘀点，苔薄黄或黄腻，脉数或涩	和营祛瘀，清热化湿	活血散瘀汤加减
暑湿流注证	夏秋季节多见；局部漫肿疼痛；初起恶寒发热，头胀，胸闷呕恶；舌红，苔白腻，脉滑数	清热解毒化湿	清暑汤加减

［常考考点］脓肿的辨证论治。

【例题实战模拟】

A1 型题

1. 治疗丹毒风热化火证，应首选青霉素加

A. 五神汤　B. 化斑解毒汤　C. 柴胡清肝汤　D. 普济消毒饮　E. 桃红四物汤

2. 面部“危险三角区”疖最危险的并发症是

A. 眼球感染　B. 面部蜂窝织炎　C. 海绵窦静脉炎　D. 窒息　E. 毒血症

A2 型题

3. 患者，男，70 岁。上唇一个毛囊尖处出现红肿、疼痛的结节，中央部有灰黄色小脓栓形成。下列处置错误的是

A. 休息　B. 外敷鱼石脂膏　C. 挤出脓栓，以利引流　D. 应用抗生素　E. 湿热敷

4. 患者，背部肿胀灼痛 5 天，伴发热，口渴，大便干结。检查：背部有一个 15cm×7cm 的红肿块，上有很多个小脓头，舌红苔黄，脉滑数。其治法是

A. 和营托毒，清热利湿　B. 凉血泻火，清热利湿　C. 清热解毒，凉血泻火
D. 清热凉血解毒　E. 凉血解毒，清热利湿

5. 患者，男，30 岁。腋下触及肿块，皮色不变，灼热疼痛，同时上肢活动不利；伴有恶寒发热，纳呆，舌红，苔薄白，脉滑数。治疗的方剂是

A. 活血散瘀汤　B. 柴胡清肝汤　C. 牛蒡解肌汤　D. 黄连解毒汤　E. 五味消毒饮

【参考答案】

1. D　2. C　3. C　4. A　5. B

细目二 手部急性化脓性感染

【考点突破攻略】

要点一 脓性指头炎

（一）临床表现

初起时指端有针刺样疼痛，随组织肿胀，压力增高，产生剧痛。当指动脉被压时，转为搏动性疼痛。指头红肿并不明显，或反呈黄白色。轻触指头即产生剧烈疼痛。多伴有发热，全身不适，白细胞计数增高等。晚期大部分组织因缺血坏死、神经末梢受压和营养障碍而麻痹，疼痛反而减轻。因指骨缺血坏死，可形成慢性骨髓炎。

（二）西医治疗

初起可采用热敷，并酌情使用抗生素或内服中药治疗。出现跳痛，指头张力增高即应切开减压、引流。在患指末节侧面作纵切口，不可超过指关节。如脓腔较大，亦可作对口引流。

（三）中医辨证治疗

证型	辨证要点	治法	方剂
火毒结聚证	指端隐痛，继而刺痛，灼热肿胀，发红不明显，指末节呈蛇头状；舌红，苔黄，脉数	清热解毒	五味消毒饮加减
热盛肉腐证	指端剧烈跳痛，触之痛甚；兼有畏寒、发热、头痛，全身不适，纳呆，失眠；舌红，苔黄，脉数	清热解毒，透脓止痛	黄连解毒汤合五味消毒饮加减

［常考考点］脓性指头炎的临床表现及西医处理（注意：患指末节侧面作纵切口，不可超过指关节）。

要点二 急性化脓性腱鞘炎和化脓性滑囊炎

（一）临床表现

病情发展迅速，24 小时左右即可出现剧烈疼痛和明显炎症，伴有发热、头痛、全身不适等症状。

1. 急性化脓性腱鞘炎 除手指末节外，患指呈明显均匀肿胀，皮肤高度紧张。轻度屈曲使腱鞘处于松弛位，以减轻疼痛。任何轻微的被动伸指动作均能引起剧烈疼痛。化脓性腱鞘炎若不及时切开减压引流，腱鞘内脓液积聚，压力迅速增高，可致肌腱坏死而丧失患指功能。感染亦可向近侧蔓延到手掌深部间隙或经滑液囊扩散到腕部和前臂。

2. 化脓性滑囊炎 小指腱鞘炎可蔓延到尺侧滑液囊，拇指腱鞘炎可蔓延到桡侧滑液囊而引起滑囊炎，同时还有小鱼际或大鱼际处的剧烈肿胀、疼痛和压痛。

（二）西医治疗

早期治疗与脓性指头炎相同。如治疗无好转，应及早切开减压引流，以防止肌腱受压坏死。腱鞘炎切口应选在手指侧面，切口不能超过指关节，不能损伤指神经、血管。滑液囊感染切口分别选择在小鱼际和大鱼际处。

（三）中医辨证治疗

参照“脓性指头炎”。

［常考考点］急性化脓性腱鞘炎和化脓性滑囊炎脓成以后切开引流的切口位置。

要点三 掌深部间隙感染

（一）临床表现

手掌深部间隙感染时，掌心凹陷消失，隆起，皮肤紧张发白，压痛明显。中指、无名指、小指半屈位。手背肿胀严重，伴有高热、头痛、脉快等全身症状。

鱼际间隙感染时，大鱼际处和拇指指蹼肿胀，压痛显著。掌中凹陷存在，食指半屈位，拇指半屈并外展，活动受限，不能对掌，同时伴有全身症状。

（二）西医治疗

早期行理疗、外敷药物，并使用大剂量抗生素。短期内无好转时，应及早切开引流。掌中间隙感染切口在掌横纹中 1/3 处，行横形切口，或在中指、无名指指蹼间行纵切口，长 1 ～ 1.5cm；鱼际间隙感染时，在大鱼际偏尺侧波动感最明显处，或在拇指、食指指蹼虎口处行切口。

（三）中医辨证治疗

参照“脓性指头炎”。

［常考考点］掌深部间隙感染的切口位置。

【例题实战模拟】

A1 型题

1. 下列有关脓性指头炎的叙述，不正确的是

A. 指端有针刺样疼痛　B. 指头呈黄白色　C. 可有搏动性疼痛
D. 伴有发热　E. 患指呈明显均匀肿胀

2. 脓性指头炎的切开引流的要求是

A. 指端做横切口　B. 指腹做弧形切口　C. 患指末节侧面做纵向切口
D. 患指末节侧面做“S”形切口　E. 患指末节侧面做弧形切口

A2 型题

3. 患者，诊断为脓性指头炎。症见指端剧烈跳痛，触之痛甚，兼有畏寒、发热、头痛，全身不适，纳呆，失眠，舌红，苔黄，脉数。宜内服的方剂是

A. 五味消毒饮　B. 黄连解毒汤合五味消毒饮　C. 清营汤　D. 透脓散　E. 活血散瘀汤

B1 型题

A. 指端　B. 指腹　C. 手指侧面　D. 手指正面　E. 大小鱼际

4. 腱鞘炎化脓后的切口应在

5. 滑液囊感染化脓后的切口应在

【参考答案】

1. E　2. C　3. B　4. C　5. E

细目三　全身性感染

【考点突破攻略】

要点一　临床表现

1. 脓毒症的主要表现　骤起寒战，继以高热，可达 40 ～ 41℃；或低温，起病急，病情重，发展迅速；头痛、头晕、恶心、呕吐、腹胀、面色苍白或潮红、出冷汗；神志淡漠或烦躁、谵妄和昏迷；心率加快，脉搏细速，呼吸急促或困难；肝、脾可肿大，严重者出现黄疸或皮下出血瘀斑等。

2. 感染致病菌的临床特点　脓毒症的临床表现尚因感染致病菌种的不同而存在某些差别。根据临床上常见的致病菌，可分为三大类型：

（1）革兰阳性细菌脓毒症：特点是可有或无寒战，发热呈稽留热或弛张热。病人面色潮红，四肢温暖、干燥，多呈谵妄和昏迷。常有皮疹、腹泻、呕吐，可出现转移性脓肿，易并发心肌炎。发生休克的时间较晚，血压下降也较缓慢。

（2）革兰阴性杆菌脓毒症：特点是一般以突然寒战开始，发热可呈间歇热，严重时体温不升或低于正常。病人四肢厥冷、发绀、少尿或无尿。有时白细胞计数增加不明显或反见减少。休克发生早，持续时间长。

（3）真菌性脓毒症：临床表现酷似革兰阴性杆菌脓毒症。病人突然发生寒战、高热（39.5 ～ 40℃），

一般情况迅速恶化，出现神志淡漠、嗜睡、血压下降和休克，少数病人尚有消化道出血。周围血象常可呈白血病样反应，出现晚幼粒细胞和中幼粒细胞，白细胞计数可达 25×10^9/L。

要点二　西医治疗

（1）原发感染灶的处理。

（2）抗菌药物的应用：对真菌性脓毒症应尽量停用广谱抗生素，改用对原来感染有效的窄谱抗生素，并全身应用抗真菌药物。

（3）支持疗法。

（4）对症治疗。

（5）减轻中毒症状和防治休克：联合使用抗生素和肾上腺皮质激素，减轻全身炎性反应和中毒症状，防治休克及重要器官功能衰竭。

要点三　中医辨证治疗

证型	辨证要点	治法	方剂
疔疮走黄证	在原发病灶的基础上突然疮顶陷黑无脓，肿势软漫，迅速向周围扩散，皮色暗红；并伴有寒战高热，头痛，烦躁不安；舌质红绛，苔黄燥，脉洪数	凉血清热解毒	五味消毒饮合黄连解毒汤加减
火陷证	多见于有头疽1～2周的毒盛期。局部疮顶不高，根盘散漫，疮色紫滞，疮口干枯无脓，灼热疼痛；伴有壮热口渴，便秘溲赤，烦躁不安，甚者神昏谵语、发痉；舌质红绛，苔黄燥或黄腻，脉洪数或滑数	凉血解毒，泄热养阴，清心开窍	清营汤加减
干陷证	多见于有头疽2～3周的溃脓期。局部脓腐不透，疮口中央糜烂，脓少而薄，疮色灰暗，肿势平塌，散漫不聚，胀闷或微痛不甚；全身发热或恶寒，神疲纳少，自汗，胁痛，神昏谵语，气息短促；舌质淡红，脉虚数；或体温反而不高，肢冷，大便溏薄，小便频数；舌质淡，苔灰腻，脉沉细	补养气血，托毒透邪，佐以清心安神	托里消毒散加减
虚陷证	多见于有头疽第4周的收口期。局部肿势已退，疮口腐肉已尽，而脓水稀薄色灰，或偶带绿色，新肉不生，状如镜面，光白板亮，不知疼痛；全身热不退，形神委顿，纳食日减，或有腹痛便泻，自汗肢冷，气息短促；舌淡，苔薄白或无苔，脉沉细或虚大无力	温补脾肾	附子理中汤加减

［常考考点］全身性感染的辨证论治。

【例题实战模拟】

A1 型题

1. 治疗全身性感染火陷证，应选用

A. 托里消毒散　B. 附子理中汤　C. 清营汤　D. 五味消毒饮　E. 黄连解毒汤

A2 型题

2. 患者，诊断为有头疽。症见局部肿势已退，疮口腐肉已尽，而脓水稀薄色灰，新肉不生，状如镜面，光白板亮，不知疼痛；全身热不退，形神委顿，纳食日减，自汗肢冷，气息短促；舌淡，苔薄白，脉沉细。辨证为

A. 疔毒走黄证　B. 火陷证　C. 干陷证　D. 虚陷证　E. 邪入心营证

【参考答案】

1. C　2. D

细目四　特异性感染

【考点突破攻略】

要点一　破伤风

（一）临床表现

1. 潜伏期　长短不一，潜伏期越短，症状越重，死亡率越高。

2. 前驱症状　有头昏头痛、失眠、乏力、烦躁不安，伤口局部疼痛，附近肌肉有牵拉感，咀嚼肌酸胀，反射亢进。一般持续 10 ～ 24 小时。

3. 典型症状

（1）肌肉持续性收缩。全身肌肉呈持续性强烈收缩，先是咀嚼肌，以后顺序为面肌、颈肌、背腹肌，最后是膈肌和肋间肌。逐渐咀嚼不便、张口困难、牙关紧闭、苦笑面容、颈项强直、角弓反张、呼吸困难。

（2）肌肉阵发性痉挛和抽搐，伴面色发绀，呼吸急促，口吐白沫，全身大汗，四肢抽搐不止，发作间歇期肌肉仍不能完全松弛。

4. 并发症　①呼吸困难、窒息是破伤风病人死亡的主要原因。②肺部感染。③水、电解质紊乱和酸中毒。④肌肉撕裂、骨折。

［常考考点］破伤风的典型症状和并发症。

（二）西医治疗

1. 消除毒素来源，扩创引流。

2. 中和游离毒素，使用破伤风抗毒素。

3. 控制和解除痉挛，减轻病人痛苦，降低体能消耗，防止窒息和并发症发生（①保持环境安静。②镇静、解痉）。

4. 应用抗生素抑制破伤风杆菌生长，防止其他细菌感染。

5. 支持治疗。

6. 保持呼吸道通畅。

［常考考点］破伤风的西医处理。破伤风抗毒素的应用。

（三）中医辨证治疗

证型	辨证要点	治法	方剂
风毒在表证	轻度张口及吞咽困难，全身肌肉痉挛，或只限于破伤部位局部肌肉痉挛，抽搐较轻，痉挛期短，间歇期长；舌苔白腻，脉弦数	祛风镇痉	玉真散合五虎追风散加减
风毒入里证	发作频繁，间歇期短，全身肌肉痉挛，发热汗多，牙关紧闭，角弓反张，抽搐频作，呼吸急促，痰涎壅盛，大便秘结，小便短赤；舌质红，苔黄糙，脉弦数	祛风镇痉，清热解毒	木萸散加减
阴虚邪留证	疾病后期，抽搐停止，倦怠乏力，头晕，心悸，口渴，面色无华，牙关不适，偶有痉挛或屈伸不利；舌淡红，苔少，脉细数无力	益胃养阴，疏风通络	沙参麦冬汤加减

［常考考点］破伤风的中医辨证论治。

要点二　气性坏疽

（一）临床表现

1. 全身表现　创伤后并发此症的时间最早为伤后 8 ～ 10 小时，最迟为 5 ～ 6 日，通常在伤后 1 ～ 4 日。临床特点是：病情突然恶化，烦躁不安，有恐惧或欣快感；皮肤、口唇变白，大量出汗，脉搏快速，体温逐步上升。随着病情的发展，可发生溶血性贫血、黄疸、血红蛋白尿、酸中毒，全身情况可在

12～24 小时内全面迅速恶化。

2. 局部表现 伤肢沉重或疼痛，持续加重，犹如胀裂，止痛剂不能奏效；局部肿胀与创伤所能引起的程度不成比例，并迅速向上、下蔓延。伤口中有大量浆液性或浆液血性渗出物，可浸湿厚层敷料，有时可见气泡从伤口中冒出。皮下由于气、水混杂，可触及捻发音。局部张力大，皮肤受压而发白，浅部静脉回流发生障碍，故皮肤表面可出现如大理石样斑纹，伤口可有恶臭。

[常考考点] 气性坏疽的临床表现。

（二）西医治疗

1. 急症清创。
2. 应用抗生素，首选青霉素。
3. 高压氧治疗。
4. 全身支持疗法。

（三）中医辨证治疗

证型	辨证要点	治法	方剂
湿热火盛，燔灼营血证	起病急骤，患肢沉重、灼热、肿胀、剧痛，皮色暗红，按之凹陷，良久不起；皮肤可见水疱，中央皮肉腐烂，四周紫黑色，迅速腐烂，疮形略凹陷，溃后流出脓液稀薄如水、恶臭，并混以气泡，轻压周围组织有捻发音；伴有高热、烦渴、纳差、呕恶、神昏、溲赤；舌红绛，苔黄燥，脉洪数	清火利湿，凉血解毒	黄连解毒汤、犀角地黄汤合三妙丸加减
气血不足，心脾两虚证	腐肉大片脱落，疮口日见扩大，疮面色淡，收口缓慢；伴神疲乏力，纳差；舌淡、脉细	益气补血，养心健脾	八珍汤合归脾汤

[常考考点] 气性坏疽的辨证论治。

【例题实战模拟】

A1 型题

1. 下列有关气性坏疽的治疗，错误的是
   A. 急症清创　B. 首选青霉素　C. 高压氧治疗　D. 全身支持疗法　E. 肾上腺皮质激素
2. 气性坏疽治疗应首先采取的措施是
   A. 病变区先做广泛、多处切开，后用氧化剂冲洗　B. 截除患肢　C. 全身支持治疗
   D. 中医治疗　E. 抗生素治疗
3. 以下属于外科特异性感染的是
   A. 破伤风　B. 丹毒　C. 痈　D. 特殊部位的伤口感染　E. 伤口的厌氧菌感染
4. 下列不属于破伤风并发症的是
   A. 呼吸困难　B. 肺部感染　C. 肌肉撕裂　D. 颅内感染　E. 电解质紊乱

A2 型题

5. 患者，诊断为破伤风。发作频繁，间歇期短，全身肌肉痉挛，发热汗多，牙关紧闭，角弓反张，抽搐频作，呼吸急促，痰涎壅盛，大便秘结，小便短赤；舌质红，苔黄糙，脉弦数。其应内服的方剂是
   A. 玉真散合五虎追风散　B. 木萸散　C. 沙参麦冬汤　D. 羚角钩藤汤　E. 天麻钩藤饮

【参考答案】

1. E　2. A　3. A　4. D　5. B

第九单元　损　伤

细目一　颅脑损伤

【考点突破攻略】

要点一　脑震荡

（一）临床表现

1. 一过性昏迷　受伤后立即出现短暂的昏迷，常为数分钟，一般不超过半小时。

2. 逆行性遗忘　清醒后不能回忆受伤之时或受伤前后的情况，但对往事却能清楚回忆，故又称“近事遗忘症”。

3. 较重者　在昏迷期间可有皮肤苍白、出汗、血压下降、心动徐缓、呼吸浅慢等表现，但随着意识的恢复很快趋于正常。清醒后可有头痛、头晕、恶心、呕吐等症状。

4. 神经系统检查　无阳性体征。

（二）西医治疗

对症治疗，输液、吸氧，适量给予镇静止痛剂和调节血管药物。如恶心呕吐较重者，服用小剂量的冬眠灵、灭吐灵等，并静脉应用脱水药。

（三）中医辨证治疗

证型	辨证要点	治法	方剂
昏迷期	脑部受外力震击后昏迷不醒，持续时间一般不超过30分钟；或心神恍惚，无抽筋；舌质淡红，苔薄，脉弦滑	开窍通闭	苏合香丸或至宝丹急灌服
苏醒期	清醒后见头痛、头晕、恶心，时有呕吐、夜寐不宁等症状	祛瘀止痛，和胃止呕	柴胡细辛汤加减
恢复期	7～10天以后仍感头微晕，肢倦乏力，精神不振；舌质淡，苔薄白，脉细弱	益气补肾，养血健脑	可保立苏汤加减

［常考考点］脑震荡的临床表现及辨证论治。

要点二　脑挫裂伤

（一）临床表现

1. 昏迷。

2. 局灶症状和体征　随脑受损的部位、范围和程度不同而异，对诊断和判定脑伤的部位很有意义。若大脑功能区受损，可立即呈现相应的神经功能障碍或体征，如运动区损伤出现锥体束征、肢体抽搐或偏瘫，语言中枢损伤出现失语等。发生于“哑区”的损伤则无局灶症状或体征出现。

3. 颅内压增高与脑疝　为继发脑水肿或颅内血肿所致，使昏迷或瘫痪程度加重，或意识好转，清醒后又变为模糊，同时有血压升高、心率减慢、呼吸加深、瞳孔不等大及锥体束征等表现。

4. 其他表现　常合并蛛网膜下腔出血，因而出现脑膜刺激征，如颈项强直、克氏征阳性并有血性脑脊液；若合并颅底骨折，则引起附近软组织出血征象和脑脊液漏。

（二）西医治疗

1. 脱水疗法是防治脑水肿、降低颅内压的有效措施。一般用渗透性脱水剂或利尿脱水剂。
2. 肾上腺皮质激素的运用。
3. 神经营养剂和促醒药物。

4. 高压氧疗法。
5. 低温疗法。
6. 防治并发症，积极防治消化道出血、肺炎、癫痫等并发症。

（三）中医辨证治疗

证型	辨证要点	治法	方剂
昏愦期	昏愦深着，两手握固，牙关紧闭；脉沉迟	辛香开窍，通闭醒神	苏合香丸或黎洞丸；安宫牛黄丸（热闭神昏）；至宝丹（痰热蒙窍）
苏醒期	神志恍惚不清，头痛头晕，呕吐恶心，夜寐不宁，或醒后不省人事，昏沉嗜卧；脉细无力	镇心安神，升清降浊	琥珀安神汤加减。若眩晕不止，或夜寐烦躁不宁甚者，用天麻钩藤饮；若痰气上逆，神志迷蒙，不能自主者，改用癫狂梦醒汤加减
恢复期	神情痴呆，或失语，或语言謇涩，或错语健忘，或半身不遂，四肢麻木；舌干红无苔，脉弦细数	益气养阴，祛瘀开窍	补阳还五汤合救呆至神汤加减

［常考考点］脑挫裂伤的表现和辨证论治。

【例题实战模拟】

A1 型题

1. 下列不属于脑震荡诊断要点的是
A. 有一过性昏迷，不超过半个小时　B. 肢体活动障碍　C. 近事遗忘
D. 有头部外伤史　E. 神经系统检查及有关辅助检查均无阳性体征

2. 病人外伤后，疑为脑震荡，下列临床症状中最具有诊断意义的是
A. 头部有伤痕　B. 有短暂昏迷和逆行性遗忘　C. 颅骨有骨折
D. 有生命体征的改变　E. 头颅 CT 正常

A2 型题

3. 头部外伤后病人当即昏迷，半小时后方苏醒，发现右侧肢体轻瘫，腰穿呈血性脑脊液，以后逐渐好转。最可能的诊断是
A. 脑震荡　B. 脑挫裂伤　C. 急性硬脑膜外血肿　D. 急性硬脑膜下血肿　E. 脑内血肿

【参考答案】

1. B　2. B　3. B

细目二　胸部损伤

【考点突破攻略】

要点一　肋骨骨折

（一）临床表现

1. 有明确的外伤史。

2. 局部疼痛　尤其在深呼吸、咳嗽或转动体位时加剧。尚可出现不同程度的呼吸困难和循环障碍。

3. 体格检查　受伤的局部胸壁有时肿胀，按之有压痛，甚至可有骨摩擦感。多根多处肋骨骨折时伤侧胸壁可有反常呼吸运动。受伤的胸壁部分脱离胸廓整体，失去支持形成浮（动）胸壁，也称连枷胸。

（二）西医治疗

1. 闭合性单处肋骨骨折　治疗的重点是止痛、固定胸廓和防治并发症。

2. 闭合性多根多处肋骨骨折　若胸壁软化范围较小，除止痛外尚需局部压迫包扎。大块胸壁软化或两侧胸壁有多根多处肋骨骨折时，因反常呼吸运动、呼吸道分泌物增多或血痰阻塞气道，病情危笃，需采取紧急措施，清除呼吸道分泌物，以保证呼吸道通畅；对咳嗽无力、不能有效排痰或呼吸衰竭者，要

行气管插管或气管切开。

3. 胸壁反常呼吸运动的局部处理 包扎固定法；牵引固定法；内固定法。

4. 开放性肋骨骨折 需彻底清创。如胸膜已穿破，尚需行胸膜腔引流术。多根多处肋骨骨折者，于清创后用不锈钢丝做内固定术。手术后应用抗生素。

（三）中医辨证治疗

证型	辨证要点	治法	方剂
气滞血瘀证	伤后胁肋刺痛，痛处固定，局部可见瘀斑、瘀点，呼吸及咳嗽时疼痛加重；舌质紫暗，脉象沉涩	活血化瘀，理气止痛	复元活血汤加减
肺络损伤证	伤后胁肋刺痛，痛处固定，伴见咳嗽、咯血或痰中带血，甚则呼吸短促，胸部胀闷；舌质紫，脉沉涩	宁络止血，止咳平喘	十灰散合止嗽散加减
筋骨不续证	伤处肿痛减轻，骨折处尚未愈合；舌质暗红，脉弦	续筋接骨，理气活血	接骨紫金丹加减
肝肾不足证	损伤后期，症见胁肋隐痛，悠悠不休，口干咽燥，心中烦热，头晕目眩，腰膝酸软，遗精；舌红少苔，脉弦细	调补肝肾，强筋壮骨	六味地黄丸加减
气血亏虚证	伤后症见少气乏力，失眠多梦，心悸怔忡，纳食减少；舌质淡，苔薄白，脉沉细	益气养血	八珍汤加减

［常考考点］肋骨骨折的辨证论治。

要点二　气胸与血胸

（一）西医病因病理

胸部损伤引起胸膜腔内积气称为气胸，胸膜腔积血者，称血胸。二者常合并存在，称为血气胸。

气胸的形成多由于肺组织、支气管破裂，空气逸入胸膜腔；或因胸壁伤口穿破胸膜，胸膜腔与外界沟通，外界空气进入所致。一般分为闭合性、开放性和张力性气胸三类。

1. 闭合性气胸 多见于一般闭合性胸部损伤。小量气胸，肺萎陷在 30% 以下者，多无明显症状。大量气胸时病人有胸闷、胸痛和气促症状，气管向健侧移位，伤侧胸部叩诊呈鼓音，听诊呼吸音减弱或消失。胸部 X 线检查显示不同程度的肺萎陷和胸膜腔积气。

2. 开放性气胸 胸壁伤口成为胸膜腔与外界相连的通道，以致空气可随呼吸而自由出入胸膜腔内，形成开放性气胸。

（1）伤侧胸膜腔负压消失：肺被压缩而萎陷，两侧胸膜腔压力不等而使纵隔移位，健侧肺扩张因而受限。

（2）纵隔扑动与胸膜肺休克：吸气时健侧胸膜腔负压升高，与伤侧压力差增大，纵隔向健侧进一步移位；呼气时两侧胸膜腔压力差减小，纵隔移回伤侧，这种反常运动称为纵隔扑动。纵隔扑动能影响静脉血流回心脏，引起循环功能严重障碍；纵隔的左右摆动会刺激纵隔和肺门神经，引发休克。

（3）临床表现：病人出现气促、呼吸困难和发绀、循环障碍以至休克。胸壁伤口开放者，呼吸时能听到空气出入胸膜腔的吸吮样声音。伤侧胸部叩诊呈鼓音，听诊呼吸音减弱或消失，气管、心脏明显向健侧移位。胸部 X 线检查示伤侧肺明显萎陷、胸膜腔积气、气管和心脏等纵隔器官偏移。

3. 张力性气胸 又称高压性气胸，常见于肺大泡破裂、较大支气管破裂、较深的肺裂伤或胸壁穿透伤，其裂口形成活瓣。吸气时空气可从裂口进入胸膜腔内，而呼气时活瓣关闭，气体不能排出，只进不出，使胸膜腔内积气不断增多，压力不断升高，压迫伤侧肺，使之逐渐萎陷，并将纵隔推向健侧，挤压健侧肺，产生呼吸和循环功能的严重障碍。

病人极度呼吸困难、烦躁、意识障碍、大汗淋漓、发绀，可有脉细速、血压降低等休克表现。体格检查可见伤侧胸部饱满，肋间隙增宽，呼吸幅度减低，颈部、胸部可见皮下气肿。叩诊呈高度鼓音，听诊呼吸音消失。胸部 X 线检查显示胸膜腔大量积气，肺完全萎陷，气管和心脏向健侧移位。

4. 血胸 胸部损伤后引起胸膜腔积血者，称为损伤性血胸。有明确的胸部外伤史，小量出血的血胸，其胸内积血少于 500mL 者，可无明显症状。胸部 X 线检查可见肋膈角消失。中等量以上出血的血胸，短期内胸腔内积血达1000mL以上时，多可出现面色苍白、脉搏细速、呼吸急促、血压下降等休克征象和胸腔积液的体征。胸部X线检查可见伤侧胸膜腔内有大片积液阴影，纵隔向健侧移位。胸腔穿刺抽出血液即可确诊。

下列征象提示进行性出血：

（1）脉搏逐渐增快，血压持续下降。

（2）经输血补液后血压不回升或升高后又迅速下降。

（3）血红蛋白、红细胞计数和红细胞比容等重复测定持续降低。

（4）胸膜腔穿刺因血凝固抽不出血液，但连续胸部X线检查显示胸膜腔阴影继续增大。

（5）闭式胸膜腔引流后，引流血量连续3小时每小时超过200mL。

［常考考点］气胸和血胸的典型表现。

（二）西医治疗

1. 闭合性气胸 小量气胸无须治疗，可于1～2周内自行吸收。大量气胸需进行胸膜腔穿刺，抽尽积气，或行胸膜腔引流术，应用抗生素。

2. 开放性气胸 急救处理是用无菌敷料如凡士林纱布加棉垫封盖伤口，再用胶布或绷带包扎固定，使开放性气胸转变为闭合性气胸，然后穿刺胸膜腔，抽气减压。进一步的处理是：给氧和输血补液，纠正休克，清创、缝合胸壁伤口，并行闭式胸膜腔引流术。如疑有胸腔内脏器损伤或活动性出血，则需剖胸探查。术后应用抗生素；鼓励病人咳嗽排痰和早期活动。

闭式胸膜腔引流术的适应证：气胸、血胸或脓胸需要持续排气、排血或排脓者；切开胸膜腔者。

闭式胸膜腔引流的穿刺部位：液体一般选在腋中线和腋后线之间的第6～8肋间插管引流。气体常选锁骨中线第2肋。

3. 张力性气胸 张力性气胸的急救处理是立即排气，降低胸腔内压力。进一步处理是：胸腔闭式引流，同时应用抗生素。如胸膜腔插管后漏气仍严重，病人呼吸困难未见好转，往往提示肺、支气管的裂伤较大或断裂，应及早剖胸探查，修补裂口，或做肺段、肺叶切除术。

4. 血胸 小量血胸可自然吸收，不需穿刺抽吸。若积血量较多，应早期进行胸膜腔穿刺。进行性血胸，首先输入足量血液，以防治低血容量性休克。须及时剖胸探查，寻找出血部位。凝固性血胸，在出血停止、伤员情况稳定后，剖胸清除积血和血块，以防感染或机化。

［常考考点］各类型气胸和血胸的处理。

（三）中医辨证治疗

证型	辨证要点	治法	方剂
气滞证	呼吸急促，甚则不能平卧，胸部胀闷；舌质淡红，脉弦	开胸顺气	理气止痛汤加减
气脱证	呼吸困难，呼吸音低微，发绀，大汗淋漓，四肢厥冷；舌淡苔白，脉微弱	益气固脱	参附汤加减
血瘀气滞证	呼吸气短，胸胁胀痛或刺痛，固定不移，面青；舌紫暗，脉沉涩	理气活血，逐瘀通络	复元活血汤加减
血虚气脱证	呼吸表浅，面色苍白，甚则大汗淋漓，四肢厥冷；脉微欲绝	益气养血固脱	四君子汤合生脉散加减

［常考考点］胸部损伤的辨证论治。

【例题实战模拟】

A1型题

1. 关于多根肋骨骨折与反常呼吸的关系，下列说法正确的是

A. 只要有多根肋骨骨折就会引起反常呼吸

B. 多根多处肋骨骨折才会出现反常呼吸

C. 吸气时软化胸壁向外抬起

D. 反常呼吸对呼吸有影响，对循环无影响

E. 反常呼吸可以引起循环衰竭，但对呼吸无明显影响

2. 开放性气胸的急救处理原则是

A. 吸氧　B. 输血、输液　C. 气管插管　D. 迅速封闭创口　E. 予呼吸兴奋剂

3. 张力性气胸的急救措施是

A. 面罩吸氧　B. 输液　C. 气管切开　D. 人工呼吸　E. 粗针头胸腔穿刺、排气、减压

4. 气胸做胸腔穿刺排气，其穿刺点应在伤侧

A. 锁骨中线第 2 肋间　B. 锁骨中线第 4 肋间　C. 腋中线第 7 肋间

D. 腋后线第 7 肋间　E. 腋后线第 8 肋间

B1 型题

A. 血府逐瘀汤　B. 复元活血汤　C. 桃红四物汤　D. 理气止痛汤　E. 接骨紫金丹

5. 肋骨骨折气滞血瘀证的治疗方剂是

6. 气胸、血胸血瘀气滞证的治疗方剂是

【参考答案】

1. B　2. D　3. E　4. A　5. A　6. A

细目三　腹部损伤

【考点突破攻略】

要点一　脾破裂

（一）临床表现

真性脾破裂表现为急性失血性休克和血性腹膜炎的症状。首先患者出现口渴、尿少、心慌、烦躁不安，进一步发展到面色苍白，身出冷汗，四肢不温，心慌心悸，神志模糊，脉搏微弱，血压较低或测不到。查体：心率较快，听诊心音低钝较弱；全腹有压痛、反跳痛，腹肌轻度抵抗感，叩诊有振水感。腹穿有血性液体。

中央型和包膜下脾破裂由于受包膜的限制，出血局限，所以临床表现不明显，早期诊断不易。如果血肿继续增大，可发生“延迟性脾破裂”。

（二）西医治疗

一般需积极手术治疗。轻度损伤可用黏合剂止血。对于不可修补的脾脏损伤，可行脾切除术。对于 5 岁以下儿童不宜行全脾切除术，应保留副脾或脾组织自体移植。

（三）中医辨证治疗

分型论治可参见“肝破裂”内容。

［常考考点］脾破裂的诊断、西医处理原则。

要点二　肝破裂

（一）临床表现

肝破裂的临床表现取决于损伤的程度与病理类型。大多数肝破裂为真性破裂，主要病象是腹腔内出血和腹膜刺激征，常引起出血性休克、右肩部放射性疼痛。腹部有腹膜刺激征，出现移动性浊音。指检在直肠膀胱陷凹内有饱满隆起的感觉。胆囊及胆总管损伤者可出现陶土样便、黄疸、胆红素尿、皮肤发痒。

中心型肝裂伤与包膜下血肿可无腹膜刺激征，仅右季肋部有疼痛与压痛。严重的中心型肝裂伤可因肝细胞坏死而出现肝细胞性黄疸、创伤性胆道出血，或继发感染，形成脓肿。胆管创伤后胆汁外溢，可造成胆瘘及胆汁性腹膜炎。

（二）西医治疗

迅速建立2条以上静脉输液通道，快速静脉输注平衡液，积极配血，尽快输入全血，以纠正休克。应注意防止肺水肿、输血反应、低血浆蛋白血症及凝血功能障碍的发生，并做好急诊手术的各项准备。

肝破裂原则上均应手术治疗，确切止血、防止胆瘘、彻底清创、清除失活的肝组织、充分引流和处理其他合并伤。

［常考考点］肝破裂的诊断及西医处理原则。

（三）中医辨证治疗

证型	辨证要点	治法	方剂
气滞血瘀证	跌打损伤，血积胁下，右胁肋部肿痛剧烈，压痛明显；脉弦	疏肝理气，活血逐瘀	复元活血汤加减
气随血脱证	伤后出血过多，突然出现面色爪甲苍白，大汗淋漓，四肢厥冷，口渴，气急烦躁，或倦卧气微，二便失禁；舌淡，唇干或青紫，脉芤或细数	益气生血，回阳固脱	当归补血汤合参附汤
气血两虚证	损伤后期，面色㿠白，头晕目眩，视物不清，短气无力，纳少；舌淡，脉细无力	补气养血	八珍汤加减
肝郁气滞证	损伤后期，胁肋隐痛不适，咳吐、大便等屏气时疼痛加剧，胸闷，喜太息，情志抑郁易怒，纳少；舌苔薄白，脉弦	疏肝解郁，理气止痛	柴胡疏肝散加减

［常考考点］肝脾破裂的辨证论治。

要点三　胰腺损伤

（一）临床表现

轻症的临床症状常不典型。较重的胰腺损伤表现为上腹部剧烈疼痛及弥漫性腹膜炎体征；刺激膈肌而出现肩背部疼痛，伴恶心、呕吐、腹胀；可因疼痛与大量体液丢失而出现休克。脐周皮肤可呈青紫色。

（二）西医治疗

1. 治疗原则　减少一切可能的胰腺刺激，抑制胰酶分泌，防治胰酶对机体的损伤，抗感染，防治多器官功能不全综合征。

2. 治疗措施　控制饮食和胃肠减压；支持治疗；抗感染；抗休克；抗胰酶疗法；对症治疗。

3. 手术治疗　原则是彻底清创，完全止血，充分引流胰腺创面及处理合并伤。如发生胰瘘，除加强引流外，应禁食并给予全肠外营养支持。

（三）中医辨证治疗

证型	辨证要点	治法	方剂
气郁血瘀证	上腹部疼痛，向腰背部放射，腹胀，恶心呕吐，上腹部压痛较剧；舌质红，苔黄，脉弦紧	行气止痛，活血祛瘀	越鞠丸合复元活血汤加减
热毒内蕴证	持续性腹部剧痛，腹胀拒按，局部或全腹压痛、反跳痛，腹肌紧张，肠鸣音减弱或消失；伴发热，恶心呕吐，大便秘结，小便短赤；舌质红，苔黄腻或黄糙，脉洪数	清热解毒，顺气通腑	黄连解毒汤合大承气汤加减
气血瘀结证	伤后数周或数年，上腹部出现包块，隐痛不适，或出现肩背部放射痛，俯仰转侧则疼痛加重，纳呆便秘，低热；舌偏红，苔黄干，脉细数或弦涩	行气活血，化瘀散结	膈下逐瘀汤加减
热厥证	腹部膨胀，全腹压痛、反跳痛，腹肌紧张明显；精神萎靡或烦躁不安，神昏谵语，口干唇燥，手足不温，甚则四肢厥冷，呼吸浅促，或斑疹衄血，呕血便血，少尿或无尿；舌质红绛，苔黄干而厚，脉沉细而数或微细欲绝	清营泄热，解毒养阴	清营汤加减

［常考考点］胰腺损伤的辨证论治。

【知识纵横比较】

肝脾破裂和胰腺破裂的证治比较

肝脾破裂		胰腺破裂	
证型	方剂	证型	方剂
气滞血瘀证	复元活血汤	气郁血瘀证	越鞠丸合复元活血汤
气随血脱证	当归补血汤合参附汤	热毒内蕴证	黄连解毒汤合大承气汤
气血两虚证	八珍汤	气血瘀结证	膈下逐瘀汤
肝郁气滞证	柴胡疏肝散	热厥证	清营汤

【例题实战模拟】

A1 型题

1. 治疗肝破裂血脱证，应选用

A. 柴胡疏肝散　B. 四物汤　C. 复元活血汤　D. 当归补血汤合参附汤　E. 八珍汤合归脾汤

A2 型题

2. 患者，左季肋部和左上腹部被汽车撞伤，面色苍白，脉细速，脉搏 140 次 / 分，血压 80/60mmHg，左季肋部皮肤擦伤、明显肿胀、压痛，全腹轻度压痛、反跳痛、肌紧张。首先应考虑为

A. 肝破裂　B. 脾破裂　C. 胃破裂　D. 肠破裂　E. 严重腹壁软组织伤

【参考答案】

1. D　2. B

细目四　泌尿系损伤

【考点突破攻略】

要点一　肾损伤

（一）临床表现

1. 主要症状

（1）休克：呈创伤出血性休克表现，多见于粉碎肾或肾蒂伤病人。

（2）血尿：绝大多数肾损伤病人均可出现血尿，轻者为镜下血尿，重者出现肉眼血尿，可伴有条状血凝块和肾绞痛。血尿与损伤程度不一定成比例，肾蒂伤或血块、肾组织碎片阻塞输尿管时，血尿可不明显或无血尿。

（3）疼痛。

（4）发热：血肿和尿外渗可继发感染，甚至出现全身中毒症状。

2. 主要体征　腰腹部肿块和触痛。肾周围血肿和尿外渗使局部形成肿块，腰部可有压痛和叩击痛，严重时腰肌紧张和强直。合并腹腔脏器损伤时可出现腹膜刺激征。

（二）西医治疗

1. 急救治疗　对大出血而休克的病人应采取抗休克、复苏等急救措施，严密观察生命体征变化，同时明确有无合并伤，并积极做好手术探查准备。

2. 非手术治疗　绝对卧床休息 2 ～ 4 周；镇静、止痛及止血药的应用；应用抗生素防治感染；加强支持疗法，保持足够尿量；动态检测血红蛋白和血细胞比容；定时监测生命指征及局部体征的变化。

3. 手术治疗　一旦确定为严重肾裂伤、粉碎肾或肾蒂伤应立即手术探查，如保守治疗发现下列情况时应施行手术：经积极抗休克治疗后症状不见改善，提示有内出血者；血尿加重，血红蛋白和血细胞比

容继续下降；腰腹部肿块明显增大并怀疑有腹腔脏器损伤。手术时可根据肾损伤的程度和范围，选择肾周围引流、肾修补或肾部分切除、肾切除、肾血管修复等术式。

（三）中医辨证治疗

证型	辨证要点	治法	方剂
肾络损伤证	多属肾挫伤和肾挫裂伤的初期。外伤后腰痛，活动时加重，肾区叩痛，镜下血尿或肉眼血尿，面色苍白；舌质淡紫或有瘀斑，苔薄白，脉弦细数	止血益肾，通络止痛	小蓟饮子加减
瘀血内阻证	多属肾挫伤或肾挫裂伤的中期。腰痛，活动不利，或可触到腰部或腹部肿块，血尿或夹有血块，小便涩痛不爽，面色不华；舌紫或有瘀斑，脉弦涩	活血祛瘀止痛	活血散瘀汤加减
气阴两虚证	多属肾挫伤或肾挫裂伤后期或严重肾损伤术后。肿痛减轻，仍有尿血，神疲乏力，腰酸软，食少纳呆，或自汗、盗汗；舌淡苔薄，脉细弱	益气养阴	补中益气汤合知柏地黄丸加减；严重肾损伤术后，可合八珍汤加减

要点二　膀胱损伤

（一）临床表现

轻微的膀胱挫伤，仅有下腹部的疼痛和少量终末血尿或镜下血尿，短期可愈合。膀胱破裂可因损伤的程度不同而产生休克、腹痛、排尿困难和血尿等。

1. 主要症状

（1）休克：多为创伤和出血所致。

（2）腹痛：多表现为下腹和耻骨后的疼痛，有骨盆骨折时症状会更加明显，并可放射至会阴、直肠及下肢。尿液进入腹腔可出现全腹痛。

（3）排尿困难和血尿：可有尿急和排尿感，但仅排出少量的血尿。如有血块堵塞，尿液外渗至膀胱周围或腹腔，尿道可无尿液排出。开放性损伤可有体表伤口漏尿；如与直肠、阴道相通可经肛门、阴道漏尿。

2. 主要体征　耻骨上区有压痛，直肠指诊触到直肠前壁有饱满感，提示腹膜外膀胱破裂；全腹压痛、反跳痛、肌紧张，并有移动性浊音，提示腹膜内膀胱破裂。

3. 导尿试验　膀胱破裂时导尿管可顺利插入膀胱，可流出少量血尿。从导尿管注入灭菌生理盐水200mL，片刻后吸出。液体外漏时吸出量会减少，腹腔液体回流时吸出量会增多。若液体进出量差异很大，提示膀胱破裂。

（二）西医治疗

1. 非手术治疗　膀胱挫伤一般不需要特殊的处理，只需卧床休息、多饮水。必要时予以止血、预防感染等治疗。

2. 手术治疗　膀胱破裂出现休克时应行抗休克治疗，尽早使用广谱抗生素，同时手术探查膀胱，直视下止血。

（三）中医辨证治疗

证型	辨证要点	治法	方剂
络伤血瘀证	下腹部疼痛，或剧痛难忍，或放射至会阴及下肢，膀胱区压痛明显，小便窘迫，或有血尿；舌淡或紫，苔薄白，脉弦细	活血祛瘀	小蓟饮子加减
气阴两虚证	损伤后期腹痛明显减轻，但神疲乏力，少气懒言，或潮热盗汗，面赤咽干，心烦少寐，小便无力，或尿频，面色无华；舌淡苔薄或少苔，脉细数无力	补气养阴	补中益气汤合知柏地黄汤加减

要点三　尿道损伤

（一）临床表现

1. 主要症状　严重损伤时，如骨盆骨折所致后尿道损伤，常合并大出血，引起损伤失血性休克；可见肉眼血尿，尿道完全断离时可无血液流出。前尿道损伤有会阴部疼痛，并可放射至尿道外口；后尿道损伤可出现下腹部疼痛。常因疼痛而出现排尿困难，尿道完全断裂时可出现尿潴留。

2. 主要体征 尿道骑跨伤常发生会阴部、阴囊处瘀斑、肿胀。尿道球部损伤时，尿外渗使会阴、阴囊、阴茎肿胀，有时可向上蔓延至腹壁。后尿道损伤，尿外渗在尿生殖膈以上，直肠指诊可发现前方有波动感及压痛，有时还可能触到浮动的前列腺尖端。

（二）西医治疗

治疗原则：①防治休克和感染。②恢复尿道连续性。③引流膀胱尿液（暂时尿流改道）。④彻底引流尿外渗。⑤防治并发症如尿道狭窄、尿瘘。⑥注意合并伤的处理。

1. 紧急处理 尿道球海绵体严重出血或骨盆骨折可致休克，应尽早采取抗休克措施。前者应积极采取手术止血，后者勿随意搬动，以防加重出血和损伤。尿潴留未能立即手术者，可进行耻骨上膀胱穿刺造瘘引流尿液。尿道损伤或轻度裂伤者排尿有困难时，予以保留导尿 1 周，并用抗生素预防感染。

2. 手术治疗

（1）前尿道横断或严重撕裂：经会阴切口，有血肿时应予清除，再行尿道断端吻合术，留置导尿 2 ～ 3 周，同时行引流和耻骨上膀胱造瘘术。

（2）后尿道损伤：早期行耻骨上高位膀胱造瘘。如为尿道不完全撕裂，一般在 3 周内愈合并恢复排尿。早期部分病人可行尿道会师复位术。尿道复位术后留置导尿管 3 ～ 4 周，若经过顺利、排尿通畅，可避免第二期尿道吻合术。

（3）并发症处理

1）尿外渗：应切开引流，防止感染。阴茎、会阴、下腹壁等表浅尿外渗区宜行多个切口引流。膀胱及腹后壁深部的尿外渗需在耻骨上充分引流或行负压吸引。尿道狭窄应定期施行尿道扩张术，无效者可用尿道镜行狭窄尿道切开或于伤后 3 个月切除尿道瘢痕组织及行尿道端端吻合术。合并直肠损伤时应早期立即修补，并行暂时性结肠造瘘。尿道直肠瘘时一般 3 ～ 6 个月后再施行修补手术。

2）尿道狭窄：定期行尿道扩张术，以扩大并保持尿道通畅。严重者可行腔内经尿道狭窄部瘢痕组织切开术，或行延期尿道瘢痕切除端端吻合术，也可先行会阴部造口术、二期尿道成形术。

（三）中医辨证治疗

证型	辨证要点	治法	方剂
络伤溢血证	尿道疼痛，尿道滴血，颜色鲜红，为损伤早期表现，或小便困难，排出不畅；舌淡苔白，脉弦	止血镇痛	活血止痛散加减
瘀血阻窍证	尿道疼痛，尿道出血，带有血块，损伤部位皮肤青紫、肿胀，排尿不畅；舌淡紫或有瘀斑，脉弦涩	活血化瘀	活血散瘀汤加减

【知识纵横比较】

肾损伤、膀胱损伤和尿道损伤的证治比较

肾损伤		膀胱损伤		尿道损伤	
证型	方剂	证型	方剂	证型	方剂
肾络损伤证	小蓟饮子	络伤血瘀证	小蓟饮子	络伤溢血证	活血止痛散
瘀血内阻证	活血散瘀汤	—	—	瘀血阻窍证	活血散瘀汤
气阴两虚证	补中益气汤合知柏地黄丸	气阴两虚证	补中益气汤合知柏地黄汤	—	—

【例题实战模拟】

A1 型题

1. 下列不是肾损伤主要临床表现的是

A. 休克　B. 血尿　C. 疼痛　D. 腰部肿块　E. 排尿困难

A2 型题

2. 患者，男，20 岁。因车祸致耻骨骨折，3 小时后发现下腹胀，排尿困难。应首先考虑的是

A. 膀胱破裂　B. 尿道球部损伤　C. 肾损伤　D. 尿道海绵体部损伤　E. 尿道膜部损伤

B1 型题

A. 小蓟饮子　B. 活血散瘀汤　C. 补中益气汤合知柏地黄丸　D. 活血止痛散　E. 八正散

3. 肾损伤瘀血内阻证的治疗方剂是

4. 尿道损伤瘀血阻窍证的治疗方剂是

A. 小蓟饮子　B. 活血散瘀汤　C. 补中益气汤合知柏地黄丸　D. 活血止痛散　E. 八正散

5. 肾损伤肾络损伤证的治疗方剂是

6. 膀胱损伤络伤血瘀证的治疗方剂是

【参考答案】

1. E　2. C　3. A　4. A　5. B　6. B

细目五　烧伤

【考点突破攻略】

要点一　临床表现

（一）全身表现

1. 生命体征变化　脉搏和心率加快，呼吸动度加深、频率加快等。最初血压可稍有升高，而严重烧伤者，常因渗出增多而出现血压下降，甚至发生休克。

2. 发热　体温多在 38℃左右，若体温过高，应考虑有并发感染的可能。

3. 其他　口渴、尿少、纳差、便秘等，后期可出现营养不良表现。

（二）局部表现

疼痛，红斑，水疱，渗出，焦痂。

（三）并发症

1. 休克　主要表现为心率增快，脉搏细弱，心音低弱；早期脉压变小，随后血压下降；呼吸浅快；尿量减少。

2. 全身性感染　并发全身性感染时，临床常有一些骤然变化的迹象，如病人性格的改变，初始有些兴奋、多语、定向力障碍，继而出现幻觉、迫害妄想，甚至大喊大叫，或对周围反应淡漠；体温骤升或骤降，波动幅度在 1 ～ 2℃；体温骤升者起病时常伴有寒战，体温不升者常提示为革兰阴性杆菌感染；心率加快（成人常在 140 次 / 分以上）；呼吸急促；创面表现骤变，如一夜之间出现创面萎陷、色泽转暗、肉芽组织水肿糜烂、出现出血斑点等。

3. 应激性溃疡　临床上多有腹痛、饱胀、嗳气、呕血、黑便等，大出血者常发生出血性休克。

4. 肝功能衰竭　主要诱因为重度休克、创面脓毒症、全身侵袭性感染或败血症。

5. 心力衰竭　主要病因为休克期补液过量，内毒素对心肌的直接损害；严重吸入性损伤，或诱发了 ARDS，进一步促使心肌缺血缺氧；并发严重脓毒症或感染性休克。

6. 急性肾功能不全。

7. 成人呼吸窘迫综合征。

8. 多系统器官功能障碍综合征　烧伤伤情越重，并发 MODS 的机会愈多。

［常考考点］烧伤的表现及并发症。

要点二 诊断

（一）烧伤面积的估计

1. 中国新九分法 按体表面积划分为 11 个 9% 的等份，另加 1%，构成 100% 的体表面积。即头、面、颈部为 9%，双上肢为 2×9% = 18%，躯干前后包括外阴为 3×9% = 27%，双下肢包括臀部为（5×9%）+1% = 46%。

2. 手掌法 病人并指的掌面约占体表面积的 1%。

（二）烧伤深度的鉴别

三度四分法 一般认为Ⅰ°、浅Ⅱ°烧伤属于浅度烧伤；深Ⅱ°和Ⅲ°烧伤属于深度烧伤。

Ⅰ°烧伤：仅伤及表皮浅层，生发层健在，再生能力强。表面呈红斑状，干燥无渗出，有烧灼感，3 ～ 7 天痊愈，短期内可有色素沉着，又称红斑性烧伤。

浅Ⅱ°烧伤：伤及表皮的生发层、真皮乳头层。局部红肿明显，有薄壁大水疱形成，内含淡黄色澄清液体，水疱皮如被剥脱，创面红润、潮湿，疼痛明显。上皮再生靠残存的表皮生发层和皮肤附件（汗腺、毛囊）的上皮增生，如不发生感染，1 ～ 2 周内愈合，一般不留瘢痕，多数有色素沉着，又称水疱性烧伤。

深Ⅱ°烧伤：伤及皮肤的真皮层，介于浅Ⅱ°和Ⅲ°之间，深浅不尽一致，也可有水疱，但去疱皮后创面微湿，红白相间，痛觉较迟钝。

Ⅲ°烧伤：为全层皮肤烧伤，甚至达到皮下、肌肉或骨骼。创面无水疱，呈蜡白或焦黄色，甚至炭化，痛觉消失，局部温度低，皮层凝固性坏死后形成焦痂，触之如皮革，痂下可见树枝状栓塞的血管，又称焦痂性烧伤。

［常考考点］烧伤的三度四分法。浅Ⅱ°烧伤与深Ⅱ°烧伤的区别。

（三）烧伤严重程度的判断

1. 轻度烧伤 Ⅱ°烧伤面积在 9% 以下。

2. 中度烧伤 Ⅱ°烧伤面积在 10% ～ 29%，或Ⅲ°烧伤面积不足 10% 。

3. 重度烧伤 Ⅱ°以上烧伤总面积在 30% ～ 49%；或Ⅲ°烧伤面积 10% ～ 19%；或虽总面积、Ⅲ°烧伤面积不到上述标准，但为呼吸道烧伤、化学烧伤、已有休克等并发症或合并有其他严重创伤者。

4. 特重烧伤 烧伤总面积达 50% 以上，或Ⅲ°烧伤超过 20%。

要点三 西医治疗

（一）治疗原则

1. 保护烧伤创面，防止和清除外源性污染。
2. 早期及时补液，保持呼吸道通畅，强心、护肾、纠正低血容量性休克。
3. 预防局部和全身性感染。
4. 非手术和手术方法，尽量减少瘢痕增生所造成的功能障碍和畸形。

（二）现场急救

尽快消除致伤因素，脱离现场，积极实施危及生命损伤的救治，保护受伤部位。

（三）休克的防治

严重烧伤多在烧伤后 6 ～ 12 小时发生休克，特重度烧伤在伤后 2 小时即可发生。因烧伤早期发生的休克基本上是低血容量性休克，故处理原则是尽快恢复血容量。

（四）全身性感染的防治

1. 及时而积极地纠正休克，维持机体的防御功能，保护肠黏膜的组织屏障。
2. 正确处理创面，深度烧伤的处理多沿用早期切痂植皮方法，规范地采用烧伤湿性医疗技术。
3. 合理选择抗生素。
4. 营养的支持、水与电解质紊乱的纠正、脏器功能的维护等综合措施。

要点四　中医辨证治疗

证型	辨证要点	治法	方剂
火毒伤津证	壮热烦躁，口干喜饮，便秘尿赤；舌红绛而干，苔黄或黄糙，或舌光无苔，脉洪数或弦细数	清热解毒，益气养阴	黄连解毒汤、银花甘草汤、犀角地黄汤合增液汤加减
火毒内陷证	壮热不退，口干唇燥，躁动不安，大便秘结，小便短赤；舌红绛而干，苔黄或黄糙或焦干起刺，脉弦数等；若火毒传心，可见烦躁不安，神昏谵语；火毒传肺，可见呼吸气粗，鼻翼扇动，咳嗽痰鸣，痰中带血；火毒传肝，可见黄疸，双目上视，痉挛抽搐；若火毒传脾，可见腹胀便结，便溏黏臭，恶心呕吐，不思饮食，或有呕血、便血；火毒传肾，可见浮肿，尿血或尿闭	清营凉血解毒	清营汤或黄连解毒汤合犀角地黄汤加减
阴伤阳脱证	神疲倦卧，面色苍白，呼吸气微，表情淡漠，嗜睡，自汗肢冷，体温不升反低，尿少；全身或局部水肿，创面大量液体渗出；舌淡暗苔灰黑，或舌淡嫩无苔，脉微欲绝或虚大无力	回阳救逆，益气护阴	四逆汤、参附汤合生脉散加味
脾虚阴伤证	疾病后期，火毒已退，脾胃虚弱，阴津耗损；面色萎黄，纳呆食少，腹胀便溏，口干少津，或口舌生糜；舌暗红而干，苔花剥或光滑无苔，脉细数	补气健脾，益胃养阴	益胃汤合参苓白术散加减
气血两虚证	疾病后期，火毒渐退，低热或不发热，精神疲倦，气短懒言，形体消瘦，面色无华，食欲不振，自汗，盗汗；创面肉芽色淡，愈合迟缓；舌淡，苔薄白或薄黄，脉细弱	补气养血，兼清余毒	托里消毒散加减

［常考考点］烧伤的辨证论治。

【例题实战模拟】

A1 型题

1. 以下浅Ⅱ°烧伤的表现，正确的是
   A. 皮肤发红、灼痛、无水疱
   B. 有水疱，水疱下创面红白相间、感觉稍迟钝
   C. 有水疱，水疱下创面均匀发红、湿润、剧痛
   D. 有水疱，水疱下创面红白相间、无痛觉、拔毛也无痛
   E. 创面腊白、无水疱、无感觉

A2 型题

2. 患者，双手齐腕部以下全部被开水烫伤，其所占面积是
   A.1%　B.2%　C.3%　D.4%　E.5%
3. 患者，女，45 岁。因火灾中被烧伤左头面颈部，局部红肿疼痛，可见大水疱。其烧伤程度为
   A. 浅Ⅱ° 99%　B. 浅Ⅱ° 18%　C. 浅Ⅱ° 4.5%　D. Ⅰ° 27%　E. 深Ⅱ° 10%

【参考答案】

1. C　2. E　3. C

细目六　冷伤

【考点突破攻略】

要点一　临床表现

1. 非冻结性损伤　冻疮常不自觉地发病，受冻局部出现红斑、水肿、硬结，温暖后灼痒、胀痛或感觉异常，有时出现水疱，水疱下创面潮红，有浆液渗出，继发感染可形成溃疡。

2. 冻结性冷伤

（1）局部冻结性冷伤：按其损伤程度可分为四度，在冻结融解前不易区分其深度，复温后，不同深

度的冻伤各有不同的表现：

Ⅰ°冻伤：伤及表皮层。局部红肿，有发热、痒、刺痛的感觉，数日后表皮干脱而愈，不留瘢痕。

Ⅱ°冻伤：损伤达真皮层。局部红肿较明显且有水疱形成，疱内为血清状液或稍带血栓，自觉疼痛，知觉迟钝。如无感染，局部可成痂，经2～3周痂脱而愈，很少有瘢痕。若并发感染，则创面形成溃疡，愈合后有瘢痕。

Ⅲ°冻伤：损伤皮肤全层或深至皮下组织。创面由白色变为黑褐色，试验知觉消失，其周围红肿疼痛，可出现血疱。若无感染，坏死组织干燥成痂，然后逐渐脱痂和形成肉芽创面，愈合甚慢而留有瘢痕。

Ⅳ°冻伤：损伤深达肌肉、骨骼等组织。局部表现类似Ⅲ°冻伤，即伤处发生坏死，其周围有炎症反应，常需在处理中确定其深度。容易并发感染而成湿性坏疽，治愈后可有功能障碍或致残。

（2）全身冻结性冷伤：开始时有寒战、苍白、发绀、疲乏无力等表现，随后出现肢体僵硬、幻觉、意识模糊甚至昏迷，心律失常，呼吸抑制，终至心跳呼吸骤停。

要点二　西医治疗

1. 急救和复温　迅速使病人脱离低温环境和冰冻物体，立即施行局部或全身的快速复温。

2. 局部冻结伤的治疗

Ⅰ°冻伤创面一般不需特殊处理，保持创面干燥和清洁即可。

Ⅱ°创面在复温解冻消毒后，应注意保护水疱，用软干纱布包扎，让其痂下愈合。如有感染，先敷以抗菌湿纱布，以后再敷冻疮膏。

Ⅲ°、Ⅳ°冻伤采用暴露疗法，保持创面清洁干燥，待坏死组织边缘或分界线清楚、周围炎症减轻或消散、感染控制后将坏死组织切除（包括坏死的指、趾）。

3. 一般的全身治疗　Ⅲ°以上局部冻伤，常需全身治疗：①注射破伤风抗毒素。②选用改善血液循环的药物。常用的有小分子右旋糖酐、托拉苏林、罂粟碱等。③使用抗生素。④Ⅲ°、Ⅳ°冻伤病人需要高价营养，包括高热量、高蛋白和多种维生素等。

4. 全身性冻伤的治疗　复温后，首先要防治休克和维护呼吸功能。全身性冻伤常合并局部冻伤，故不可忽视创面处理。

要点三　中医辨证治疗

证型	辨证要点	治法	方剂
阴盛阳衰证	四肢厥逆，恶寒蜷卧，极度疲乏，昏昏欲睡，呼吸微弱；苔白，脉沉微细	回阳救逆，温通血脉	四逆加人参汤加减
血虚寒凝证	形寒肢冷，局部疼痛喜暖；舌淡而黯，苔白，脉沉细	补养气血，温经通脉	人参荣汤加减佐阳和汤
气血两虚证	头晕目眩，少气懒言，四肢倦怠，面色苍白或萎黄，疮口不收；舌淡，苔白，脉沉细弱或虚大无力	益气养血，祛瘀通脉	人参荣汤加减
瘀滞化热证	发热口干，患处暗红微肿，局部疼痛喜冷；或患处红肿灼热，溃烂腐臭，脓水淋漓，筋骨暴露；舌暗红，苔黄，脉数	清热解毒，活血止痛	四妙勇安汤加减

［常考考点］冻伤的辨证论治。

【例题实战模拟】

A1 型题

1. 下列对于非冻结性损伤的叙述，不正确的是

A. 局部红斑　B. 水肿　C. 硬结　D. 温暖后灼痒、胀痛　E. 知觉迟钝

2. 冻疮血虚寒凝证的治法是

A. 回阳救逆，温通血脉　B. 补养气血，温经通脉　C. 益气养血，祛瘀通脉

D. 清热解毒，活血止痛　　E. 温经散寒，养血通脉

A2 型题

3. 患者冻伤后，症见发热口干，患处暗红微肿，局部疼痛喜冷，溃烂腐臭，脓水淋漓，筋骨暴露，舌黯红，苔黄，脉数。适宜内服的方剂是

A. 四逆加人参汤　　B. 当归四逆汤　　C. 阳和汤　　D. 人参养荣汤　　E. 四妙勇安汤

B1 型题

A. 不需特殊处理　　B. 保护水疱　　C. 用软干纱布包扎　　D. 局部敷冻疮膏　　E. 暴露疗法

4. Ⅰ°冻伤的处理，正确的是

5. Ⅲ°冻伤的处理，正确的是

【参考答案】

1. E　2. B　3. E　4. A　5. E

细目七　咬螫伤

【考点突破攻略】

要点一　毒蛇咬伤

（一）病因病理

1. 神经毒　主要是阻断神经肌肉的接头，引起弛缓型麻痹，产生肌肉运动障碍。终致周围性呼吸衰竭，引起缺氧性脑病、肺部感染及循环衰竭，若抢救不及时可导致死亡。

2. 血液毒　具有强烈的溶组织、溶血和抗凝作用，对心血管和血液系统产生多方面的毒性作用。

3. 酶的作用

（1）蛋白质水解酶：由于溶解肌肉组织和损害血管壁，从而增加管壁的通透性，因而可导致蛇伤局部肌肉坏死、出血、水肿，甚至深部组织溃烂。

（2）磷脂酶 A：其毒性作用是间接溶血作用，可引起极为严重的溶血症；还可使毛细血管通透性增加而引起出血，间接干扰心血管系统及神经系统的功能。

（3）透明质酸酶：能溶解细胞与纤维间质，破坏结缔组织的完整性，促使蛇毒从咬伤局部向其周围迅速扩散、吸收。

（4）三磷酸腺苷酶：可以破坏三磷酸腺苷而减少体内能量供给，影响体内神经介质、蛋白质的合成，导致各系统的生理功能障碍。

（二）临床表现

1. 局部症状　被毒蛇咬伤后，患部一般都有较粗大而深的毒牙痕，而无毒蛇咬伤的牙痕则小而排列整齐。神经毒毒蛇咬伤后局部症状不显著，疼痛较轻或没有疼痛，仅感局部麻木或蚁行感，伤口出血很少或不出血，周围不红肿。血液毒毒蛇咬伤后局部疼痛剧烈，肿胀明显，且迅速向肢体近心端发展，伤口有血性液体渗出，或出血不止，伤口周围皮肤青紫、瘀斑或血疱，有的伤口组织坏死形成溃疡，所属淋巴结、淋巴管红肿疼痛。混合毒毒蛇咬伤后伤口疼痛逐渐加重，并有麻木感，伤口周围皮肤迅速红肿，并有水疱、血疱，重者伤口坏死溃烂，区域淋巴结肿大压痛。

2. 全身症状　随毒蛇种类而异。神经毒毒蛇咬伤者潜伏期较长，多在伤后 1 ～ 6 小时出现症状，表现为头昏头痛、胸闷恶心、四肢乏力麻木、眼睑下垂，重者声音嘶哑、语言不利、呼吸困难、瞳孔散大、全身瘫痪、惊厥抽搐，终致呼吸麻痹而死亡。血液毒毒蛇咬伤者在短期内即出现全身中毒症状，恶寒发热、烦躁、口干、全身关节肌肉酸痛、腹痛、腹泻或大便秘结，重者可有广泛的皮下出血或瘀斑，以及内脏出血，如咯血、呕血、便血、尿血等，最终因循环衰竭、休克而死亡。混合毒毒蛇咬伤者兼见上述两种表现，混合毒造成死亡的主要原因仍为神经毒。

［常考考点］毒蛇咬伤的临床表现。

（三）西医治疗

1. 一般治疗 补充足够的营养物质和维生素，维持水、电解质平衡，防治脑水肿和心功能衰竭。毒蛇咬伤后常规进行破伤风抗毒素的治疗。咬伤数日内病情较重者，按危重病症抢救处理。

2. 抗蛇毒血清的应用 一般多用蝮蛇抗毒血清，使用前必须先做过敏试验，过敏试验阳性者可按脱敏疗法注射。同时可配合使用糖皮质激素。

3. 危重病症的抢救 防治多种器官的功能不全，如呼吸肌麻痹、休克、急性肾衰、广泛出血等的处理。

［常考考点］破伤风抗毒素和抗蛇毒血清的应用。

（四）中医辨证治疗

证型	辨证要点	治法	方剂
风毒（神经毒）证	局部伤口无红肿，疼痛轻微，感觉麻木；全身症状有头昏、眼花、嗜睡、气急，严重者呼吸困难，四肢麻痹，张口困难，口角流涎，双目直视，眼睑下垂，复视，表情肌麻痹，神志模糊甚至昏迷；舌质红，苔薄白，脉弦数或迟弱	活血通络，驱风解毒	活血驱风解毒汤（经验方）加减
火毒（血液毒）证	局部肿痛严重，常有水疱、血疱或瘀斑，严重者出现局部组织坏死；全身症状可见恶寒发热，烦躁，咽干口渴，胸闷心悸，胁胀胁痛，大便干结，小便短赤或尿血；或五官、内脏出血，斑疹隐隐；舌质红，苔黄，脉滑数或结代	泻火解毒，凉血活血	龙胆泻肝汤合五味消毒饮加减
风火毒证	局部红肿较重，一般多有创口剧痛，或有水疱、血疱、瘀斑或伤处溃烂；全身症状有头晕头痛，眼花，寒战发热，胸闷心悸，大便秘结，小便短赤，严重者烦躁抽搐，甚至神志昏聩；舌质红，苔白黄相兼，脉弦数	清热解毒，凉血息风	黄连解毒汤合五虎追风散加减
蛇毒内陷证	毒蛇咬伤后失治、误治，出现高热、躁狂不安、痉厥抽搐或神昏谵语；局部伤口由红肿突然变为紫暗或紫黑，肿势反而消减；舌质红绛，脉细数	清营凉血解毒	清营汤加减

［常考考点］毒蛇咬伤的辨证论治。

要点二　兽咬伤

（一）临床表现

有伤口感染后相应的局部或全身症状，或狂犬病毒引起的恐水症等症状，如微热、头痛、乏力、畏光、恐惧不安、喉间梗塞、伤口痛痒麻木，甚则急躁骚动、发热口渴而不敢饮水，对光、色、声很敏感，可引起抽搐，或作犬吠声，常有吞咽和呼吸困难。

（二）治疗

1. 咬伤后，应立即处理伤口。先用等渗盐水反复冲洗，用干纱布蘸干净伤口，以 70% 酒精或碘伏消毒周围皮肤。较深的伤口，需用 3% 过氧化氢冲洗，必要时稍扩大伤口，不予缝合，以利引流。

2. 免疫治疗。注射抗狂犬病免疫血清，于伤后 3 日内进行，预防剂量为每千克体重 40U。一般成人用量为 10 ～ 20mL，可于伤口周围注射 5 ～ 10mL，其余进行肌内注射。用前常规行过敏试验。免疫血清只延长潜伏期而不能预防狂犬病的发生。亦可采用人狂犬病免疫蛋白 20U/kg，半量注射于伤口，余下进行肌内注射。

3. 应用破伤风抗毒素、镇静剂、抗生素。

4. 患者应予隔离，安置于清静的单人病房内，由专人重点护理，避免各种外界刺激。

5. 全身支持疗法，包括呼吸支持、心脑功能维护、营养支持等。

6. 中医辨证治疗

（1）前驱期：治宜祛风解毒，方用人参败毒散加减。

（2）毒发期：治宜解毒开窍，方选玉真散加减。

（3）麻痹期：治宜益气回阳、解毒固脱，方用生脉饮合人参四逆汤加减。

［常考考点］狂犬咬伤的处理。

【例题实战模拟】

A1 型题

1. 毒蛇咬伤后，如为神经毒，其中医名称是
   A. 火毒　B. 风毒　C. 风火毒　D. 热毒　E. 湿毒
2. 下列有关神经毒毒蛇咬伤的表现，不正确的是
   A. 头昏头痛、胸闷恶心　B. 四肢乏力麻木、眼睑下垂　C. 呼吸困难、瞳孔散大
   D. 全身瘫痪、痉厥抽搐　E. 皮下出血或瘀斑
3. 被毒蛇咬伤后，下列哪个药物应用越早效果越好
   A. 升压药　B. 抗生素　C. 呼吸兴奋剂　D. 抗蛇毒血清　E. 肾上腺皮质激素
4. 毒蛇咬伤蛇毒内陷证的治疗方剂是
   A. 活血驱风解毒汤　B. 龙胆泻肝汤合五味消毒饮　C. 黄连解毒汤合五虎追风散
   D. 清营汤　E. 托里消毒散
5. 下列有关狂犬咬伤的处理，不正确的是
   A. 立即用等渗盐水反复冲洗
   B. 再用干纱布蘸干净伤口，以 70% 酒精或碘伏消毒周围皮肤
   C. 较深的伤口，需用 3% 过氧化氢冲洗
   D. 必要时稍扩大伤口，清创后缝合
   E. 于伤后 3 日内注射抗狂犬病免疫血清

A2 型题

6. 患者，被毒蛇咬伤后，症见局部肿痛严重，水疱、血疱；伴恶寒发热，烦躁，咽干口渴，胸闷心悸，胁胀胁痛，大便干结，尿血；内脏出血，斑疹隐隐；舌质红，苔黄，脉滑数。其辨证为
   A. 风毒（神经毒）证　B. 火毒（血液毒）证　C. 风火毒证
   D. 蛇毒内陷证　E. 毒窜经络证

【参考答案】

1. B　2. E　3. D　4. D　5. D　6. B

第十单元　常见体表肿物

细目一　脂肪瘤

【考点突破攻略】

要点一　临床表现

单发或多发。好发于肩、背、臀部。位于皮下的脂肪瘤大小不等，呈圆形、扁圆形或分叶状，边界清楚，基部较广泛，质软，有假性波动感，与周围组织无粘连，基底部可移动，但活动度不大。一般无自觉症状，发展缓慢，极少恶变。

要点二　西医治疗

一般无须处理，较大者可手术切除。

[常考考点] 脂肪瘤的特点。

细目二　纤维瘤

【考点突破攻略】

要点一　临床表现

纤维瘤可分为软、硬两种。软者又称皮赘，通常有蒂，大小不等，柔软无弹性，多见于面、颈及胸背部。硬者具有包膜，是由增生纤维组织构成的硬性结节，切除后不易复发，不发生转移。其生长缓慢，大小不定，可由针尖至鸡蛋大小或更大，实性，圆形，质硬，光滑，界清，无粘连，活动度大，无压痛，很少引起压迫和功能障碍。

要点二　西医治疗

宜早期切除。由于临床上与早期低恶性的纤维肉瘤不易鉴别，术后须进行病理检查。腹壁硬性纤维瘤有浸润性且易恶性变，应早期进行广泛切除。

［常考考点］纤维瘤的特点。

细目三　神经纤维瘤

【考点突破攻略】

要点一　临床表现

可单发或多发，以单发者常见，多发者又称为神经纤维瘤病。本病有如下特点：①呈多发性，数目不定，几个甚至上千个不等。肿物大小不一，米粒至拳头大小，多凸出于皮肤表面，质地或软或硬，有的可下垂或有蒂，大者可达十数千克。②肿瘤沿神经干走向生长，多呈念珠状，或呈蚯蚓结节状。③皮肤出现咖啡斑，大小不定，可为雀斑小点状，或为大片状，其分布与神经瘤分布无关，是诊断本病的重要依据。

要点二　西医治疗

可行手术切除。目前对神经纤维瘤病尚无有效根治方法，手术仅限于引起疼痛，影响功能与外貌，或疑有恶变者。

［常考考点］神经纤维瘤的特点。

细目四　皮脂腺囊肿

【考点突破攻略】

要点一　临床表现

囊肿可单发或多发。多呈圆形，直径多在 1 ～ 3cm，略隆起。质软，界清，表面与皮肤粘连，稍可移动，肿物中央皮肤表面可见一小孔，此为腺体导管开口处，有时可见有一黑色粉样小栓，其内容物为灰白色、豆腐渣样物质，有臭味。一般无自觉症状，合并感染时，局部可出现红肿、疼痛、触痛、化脓甚至破溃。

要点二　西医治疗

可手术摘除。并发感染时应先控制感染，波动感明显者可行切开引流术，待炎症消退或伤口愈合，再行手术摘除。

［常考考点］皮脂腺囊肿的特点。

细目五　血管瘤

【考点突破攻略】

要点一　临床表现

1. 毛细血管瘤　好发于婴幼儿头、面、颈部或成人的胸腹部，单发或多发，色鲜红或暗红，呈边缘不规则、不高出皮肤的斑片状，或高出皮肤，分叶，似草莓样。大小不一，界限清楚，柔软可压缩，压之可褪色。

2. 海绵状血管瘤　常见于头部、颈部，也可发生于其他部位及内脏。瘤体呈紫红或暗红色，柔软如海绵，大小不等，边界清楚，位于皮下或黏膜下组织内者可境界不清。指压柔软，有波动感，偶有少数呈柔韧或坚实感，无波动和杂音。

3. 蔓状血管瘤　多发于头皮，瘤体外观常见蚯蚓状蜿蜒迂曲的血管，有压缩性和膨胀性，紫红色，有搏动、震颤及血管杂音，局部温度稍高。肿瘤周围有交通的小动脉，如将其压迫，则搏动消失。血管瘤有时会突然破溃，可引起危及生命的大出血。

要点二　西医治疗

1. 手术治疗　适用于各种类型的血管瘤。对较大或无法确定范围的血管瘤，术前应行X线血管造影。

2. 放射疗法　婴儿和儿童的毛细血管瘤对放射线很敏感，但有一定副作用，应慎用。

3. 硬化剂注射　适用于中小型海绵状血管瘤，也可作为术前治疗的一种措施。

4. 冷冻、激光、电烙等　可用于表浅的面积小的血管瘤。对婴幼儿肢体巨大血管瘤无法进行其他治疗时，可用弹力绷带加压包扎。

［常考考点］血管瘤的特点及外科处理。

【例题实战模拟】

A1 型题

1. 下列不属于脂肪瘤特点的是

A. 好发于肩、背、臀部　B. 大小不等　C. 呈圆形、扁圆形或分叶状

D. 边界清楚　E. 皮肤出现咖啡斑

2. 肿瘤沿神经干走向生长，多呈念珠状，或呈蚯蚓结节状的是

A. 脂肪瘤　B. 纤维瘤　C. 神经纤维瘤　D. 皮脂腺囊肿　E. 血管瘤

3. 肿瘤中央皮肤表面可见一小孔，并可见黑色粉样小栓的是

A. 脂肪瘤　B. 纤维瘤　C. 神经纤维瘤　D. 皮脂腺囊肿　E. 血管瘤

4. 下列除哪项外，其余肿瘤一般均考虑手术治疗

A. 脂肪瘤　B. 纤维瘤　C. 神经纤维瘤　D. 皮脂腺囊肿　E. 血管瘤

A2 型题

5. 患者，女，28 岁。右前臂圆形肿物如指头大小，质硬，表面光滑，边缘清楚，无粘连，活动度大。应首先考虑的是

A. 皮脂腺囊肿　B. 脂肪瘤　C. 神经纤维瘤　D. 纤维瘤　E. 血管瘤

【参考答案】

1. E　2. C　3. D　4. A　5. D

第十一单元　甲状腺疾病

细目一　单纯性甲状腺肿

【考点突破攻略】

要点一　临床表现

甲状腺不同程度的肿大和肿大结节对周围器官引起的压迫症状是本病主要的临床表现。

1. 甲状腺肿大　病程早期，甲状腺呈对称、弥漫性肿大，腺体表面光滑，质地柔软，随吞咽上下移动。后期在肿大腺体的一侧或两侧可扪及单个或多个结节。当结节发生囊肿样变并发囊内出血时，可引起结节迅速增大，可伴有疼痛。

2. 压迫症状　单纯性甲状腺肿体积较大时可压迫气管、食管和喉返神经，出现气管弯曲、移位和气道狭窄，受压过久还可使气管软骨变性、软化，影响呼吸或引起呼吸困难；压迫喉返神经引起声嘶；压迫食管引起吞咽不适感，但不会引起梗阻症状；胸骨后甲状腺肿尚可压迫上腔静脉造成颜面部青紫色浮肿，颈部和胸部表浅静脉扩张。

［常考考点］单纯性甲状腺肿的临床表现。

要点二　西医治疗

1. 药物治疗　常用制剂有干甲状腺制剂、左旋甲状腺素。

2. 手术治疗　有下列情况之一者，可考虑手术切除治疗：①巨大甲状腺肿影响生活和工作者。②甲状腺肿大引起压迫症状者。③胸骨后甲状腺肿。④结节性甲状腺肿继发功能亢进者。⑤结节性甲状腺肿疑有恶变者。为防止术后残留甲状腺组织再形成腺肿及甲状腺功能低下，宜长期服用甲状腺激素制剂。

［常考考点］单纯性甲状腺肿手术切除的指征。

要点三　中医辨证治疗

证型	辨证要点	治法	方剂
肝郁脾虚证	颈部弥漫性肿大，伴四肢困乏，气短，纳呆体瘦；苔薄，脉弱无力	疏肝解郁，健脾益气	四海舒郁丸加减
肝郁肾虚证	颈部肿块皮宽质软，伴有神情呆滞，倦怠畏寒，行动迟缓，肢冷，性欲下降；舌淡，脉沉细	疏肝补肾，调摄冲任	四海舒郁丸合右归丸加减

［常考考点］单纯性甲状腺肿的辨证论治。

【例题实战模拟】

A1 型题

1. 下列不属于单纯性甲状腺肿手术适应证的是
   A. 巨大甲状腺肿影响生活和工作者　B. 甲状腺肿大伴有不适者　C. 胸骨后甲状腺肿
   D. 结节性甲状腺肿继发功能亢进者　E. 结节性甲状腺肿疑有恶变者
2. 单纯性甲状腺肿肝郁脾虚证的治法是
   A. 疏肝解郁，健脾益气　B. 疏肝补肾，调摄冲任　C. 疏肝理气，化痰散结
   D. 清肝泄胃，解毒消肿　E. 温补脾肾，化痰散结
3. 单纯性甲状腺肿肝郁肾虚证的治疗方剂是

A. 海藻玉壶汤　B. 普济消毒饮　C. 四海舒郁丸　D. 柴胡疏肝散　E. 龙胆泻肝汤

A2 型题

4. 患者，女，27 岁。发现颈部弥漫性肿大 3 个月，诊断为“单纯性甲状腺肿”，伴四肢困乏，善太息，气短，纳呆体瘦，苔薄，脉弱无力。治疗应首选

A. 海藻玉壶汤　B. 四海舒郁丸　C. 逍遥散　D. 柴胡疏肝散　E. 二陈汤

【参考答案】

1. B　2. A　3. C　4. B

细目二　慢性淋巴细胞性甲状腺炎

【考点突破攻略】

要点一　临床表现

本病起病缓慢，呈无痛性弥漫性甲状腺肿。初期甲状腺多呈轻中度弥漫性肿大，以峡部为显著；肿大两侧多对称，一侧肿大明显者少见；肿块质硬，表面光滑，病程较长者可扪及结节；多伴甲状腺功能减退。早期可有甲亢表现，但不久便会减轻或消失；较大的甲状腺肿可有压迫症状。

［常考考点］慢性淋巴细胞性甲状腺炎的临床表现。

要点二　西医治疗

1. 甲状腺激素替代疗法。

2. 免疫抑制治疗。

3. 手术治疗。甲状腺肿大有明显压迫症状者及合并恶性病变者应手术治疗。行甲状腺峡部切除、甲状腺大部切除及根治性切除。手术后大多继发甲低，需长期服用甲状腺制剂。

要点三　中医辨证治疗

证型	辨证要点	治法	方剂
气滞痰凝证	肿块坚实，轻度作胀，重按才感疼痛，其痛牵引耳后枕部，或有喉间梗塞感，痰多，一般无全身症状；苔黄腻，脉弦滑	疏肝理气，化痰散结	海藻玉壶汤加减
肝郁胃热证	颈前肿痛，胸闷不适，口苦咽干，急躁易怒，心悸多汗；苔薄黄，脉弦数	清肝泄胃，解毒消肿	普济消毒饮合丹栀逍遥散加减
脾肾阳虚证	颈下瘿肿，面色苍白，形寒肢冷，腰膝酸软，头目晕眩，或面浮肢肿；舌质淡，苔白滑或腻，脉沉细	温补脾肾，化痰散结	阳和汤加减

［常考考点］慢性淋巴细胞性甲状腺炎的辨证论治。

【例题实战模拟】

A1 型题

1. 甲状腺肿合并甲状腺功能减退最常见的原因是

A 急性甲状腺炎　B. 亚急性甲状腺炎　C. 慢性淋巴细胞性甲状腺炎

D. 单纯性甲状腺肿　E. 慢性侵袭性甲状腺炎

2 下列有关慢性淋巴细胞性甲状腺炎的临床表现，不正确的是

A. 起病缓慢，呈无痛性弥漫性甲状腺肿　B. 肿大两侧多不对称　C. 肿块质硬，表面光滑

D. 可扪及结节　E 伴甲状腺功能减退

3. 慢性淋巴细胞性甲状腺炎手术治疗的适应证是

A. 甲状腺肿大质地较硬　B. 伴有恶变　C. 伴有甲亢症状

D. 伴有甲减症状　　　　　　　E. 伴有多发结节

4. 慢性淋巴细胞性甲状腺炎气滞痰凝证的治疗方剂是

A. 海藻玉壶汤　B. 普济消毒饮　C. 四海舒郁丸　D. 柴胡疏肝散　E. 龙胆泻肝汤

A2 型题

5. 患者，女，45 岁。曾患慢性淋巴细胞性甲状腺炎。现症见颈下瘿肿，面色苍白，形寒肢冷，腰膝酸软，头目晕眩，面浮肢肿；舌质淡，苔白滑，脉沉细。其证候是

A. 气滞痰凝证　B. 肝郁胃热证　C. 脾肾阳虚证　D. 痰凝血瘀证　E. 肝肾亏虚证

【参考答案】

1. C　2. B　3. B　4. A　5. C

细目三　甲状腺功能亢进症的外科治疗

【考点突破攻略】

要点一　手术适应证

1. 中度以上的原发性甲亢。
2. 继发性甲亢，或高功能甲状腺腺瘤。
3. 胸骨后甲状腺肿并发甲亢；腺体较大伴有压迫症状的甲亢。
4. 抗甲状腺药物或 ^{131}I 治疗后复发，或不适宜药物及 ^{131}I 治疗的甲亢。
5. 妊娠早、中期的甲亢患者又符合上述适应证者。

[常考考点] 甲亢手术的适应证。

要点二　手术禁忌证

1. 青少年患者。
2. 症状较轻者。
3. 老年病人或有严重器质性疾病不能耐受手术者。

[常考考点] 甲亢手术的禁忌证。

要点三　常见手术并发症及其防治原则

1. 术后呼吸困难和窒息　多发生在术后 48 小时内，是术后最危急的并发症。常见原因血肿压迫气管、喉头水肿、气管塌陷、双侧喉返神经损伤。因此，术后应常规地在病人床旁放置无菌的气管切开包和手套，以备急用。若系喉头水肿，则快速滴注 20% 甘露醇 250mL、氢化可的松 100 ～ 200mg，以减轻水肿。气管软化者，应在术中行气管悬吊或气管切开。

2. 喉返神经损伤　大多数是因手术处理甲状腺下极时不慎将喉返神经切断、缝扎或挫夹、牵拉，造成永久性或暂时性损伤所致。少数也可由血肿或瘢痕组织压迫或牵拉而发生。由挫夹、牵拉、血肿压迫所致者，多为暂时性，经理疗等及时处理后，一般可能在 3 ～ 6 个月内逐渐恢复。

3. 喉上神经损伤　多发生于处理甲状腺上极时离腺体太远，分离不仔细，将神经与周围组织一同大束结扎所引起。若损伤外支会使环甲肌瘫痪，引起声带松弛，音调降低，说话费力。内支损伤则喉部黏膜感觉丧失，进食特别是饮水时容易误咽发生呛咳。若非双侧切断，一般经理疗、针灸治疗多可自行恢复。故结扎、切断甲状腺上动、静脉时，应紧贴甲状腺上极，以避免损伤喉上神经。

4. 手足抽搐　抽搐发作时立即静脉注射 10% 葡萄糖酸钙或氯化钙。

5. 甲状腺危象　是甲亢的严重合并症，若不及时处理，可迅速发展至昏迷、虚脱、休克甚至死亡，死亡率 20% ～ 30%。治疗包括：①肾上腺素能阻滞剂。②碘剂。③氢化可的松。④镇静剂。⑤降温。⑥静脉输注大量葡萄糖溶液补充能量。⑦有心力衰竭者加用洋地黄制剂。⑧吸氧。

6. 甲状腺功能减退　发生甲状腺功能减退时应给予甲状腺素制剂。

[常考考点]常见的手术并发症。

要点四 中医辨证治疗

证型	辨证要点	治法	方剂
肝郁痰结证	颈部瘿肿，质软不硬，喉感堵塞，胸闷不舒，性急易怒，忧郁怔忡，心悸失眠，眼突舌颤，倦怠乏力，大便溏薄，月经不调；舌红，苔薄腻，脉弦滑等	疏肝理气，软坚散结	柴胡疏肝散合海藻玉壶汤加减
肝火旺盛证	颈部肿大，眼突肢颤，心烦心悸，急躁易怒，面红目赤，口干口苦，坐卧不宁，怕热多汗，消谷善饥，形渐消瘦；舌红苔黄，脉弦数有力	清肝泻火，解郁散结	龙胆泻肝汤合藻药散加减
胃火炽盛证	多食善饥，形体消瘦，口干而渴，喜喝冷饮，好动怕热，汗出心悸，急躁易怒，眼突颈粗，小便黄赤，大便干燥；舌暗红，苔薄黄或黄燥，脉数	清胃泻火，生津止渴	白虎加人参汤合养血泻火汤加减
阴虚火旺证	头晕眼花，目赤干涩，羞明刺痛，心悸烦躁，少寐失眠，咽干口燥，眼突肢颤，手足心热，食多消瘦，月经不调，颈大有结；舌红少苔或苔剥，脉细而数	滋阴清热，化痰软坚	知柏地黄汤合当归六黄汤加减
气阴两虚证	神疲乏力，气促汗多，口咽干燥，五心烦热，面白唇淡，眼突手颤，颈肿胸闷，抑郁善忧，夜寐不安，心悸喜忘，食多便溏，腹胀泄泻，形体消瘦；舌红少苔，脉细数无力	益气养阴，泻火化痰	生脉散合补中益气汤加减

[常考考点]甲亢的辨证论治。

【知识纵横比较】

中西医结合内科学与外科学甲状腺功能亢进症的证治比较

甲状腺功能亢进症（中西医结合内科学）		甲状腺功能亢进症（中西医结合外科学）	
证型	方剂	证型	方剂
气滞痰凝证	逍遥散合二陈汤	肝郁痰结证	柴胡疏肝散合海藻玉壶汤
肝火旺盛证	龙胆泻肝汤	肝火旺盛证	龙胆泻肝汤合藻药散
阴虚火旺证	天王补心丹	阴虚火旺证	知柏地黄汤合当归六黄汤
气阴两虚证	生脉散加味	气阴两虚证	生脉散合补中益气汤
—	—	胃火炽盛证	白虎加人参汤合养血泻火汤

【例题实战模拟】

A1 型题

1. 甲亢手术的适应证是
   A. 青少年甲亢患者　B. 甲亢症状较轻者　C. 老年病人不能耐受手术者
   D. 有严重器质性疾病不能耐受手术者　E. 中度以上的原发性甲亢
2. 甲亢手术的禁忌证是
   A. 中度以上的原发性甲亢
   B. 青少年甲亢
   C. 胸骨后甲状腺肿并发甲亢，腺体较大伴有压迫症状的甲亢
   D. 抗甲状腺药物或 ^{131}I 治疗后复发，或不适宜药物及 ^{131}I 治疗的甲亢
   E. 妊娠早、中期的甲亢患者
3. 下列哪项不是甲状腺功能亢进症的术后并发症
   A. 手足抽搐　B. 喉返神经损伤　C. 甲状腺危象　D. 甲状腺功能减退　E. 甲状腺炎

A2 型题

4. 患者，女，34 岁。诊断为甲亢。症见多食善饥，形体消瘦，口干而渴，喜喝冷饮，好动怕热，汗

出心悸，急躁易怒，眼突颈粗，小便黄赤，大便干燥；舌暗红，苔薄黄，脉数。其证型是

A. 肝郁痰结证　B. 肝火旺盛证　C. 阴虚火旺证　D. 气阴两虚证　E. 胃火炽盛证

B1 型题

A. 柴胡疏肝散合海藻玉壶汤　B. 龙胆泻肝汤合藻药散　C. 知柏地黄汤合当归六黄汤

D. 普济消毒饮合丹栀逍遥散　E. 白虎加人参汤合养血泻火汤

5. 慢性淋巴细胞性甲状腺炎肝胃蕴热证的治疗方剂是

6. 甲状腺功能亢进症肝火旺盛证的治疗方剂是

【参考答案】

1. E　2. B　3. E　4. E　5. D　6. B

细目四　甲状腺肿瘤

【考点突破攻略】

要点一　甲状腺腺瘤

（一）临床表现

多以颈前无痛性肿块为首发症状，常偶然发现。颈部出现圆形或椭圆形结节，质韧有弹性，表面光滑，边界清楚，无压痛，多为单发，随吞咽上下移动。有时可压迫气管移位，但很少造成呼吸困难，罕见喉返神经受压表现。可引起甲亢及发生恶性变。

（二）西医治疗

原则上应早期切除，行包括腺瘤的患侧甲状腺大部或部分切除。切除标本必须立即行冰冻切片检查，以判定有无恶变。

（三）中医辨证治疗

证型	辨证要点	治法	方剂
肝郁气滞证	颈部肿块不红、不热、不痛；伴烦躁易怒，胸胁胀满；舌苔白脉弦	疏肝解郁，软坚化痰	逍遥散合海藻玉壶汤加减
痰凝血瘀证	颈部肿物疼痛，坚硬；气急气短，吞咽不利；舌质暗红有瘀斑，脉细涩	活血化瘀，软坚化痰	海藻玉壶汤合神效瓜蒌散加减
肝肾亏虚证	颈部肿块柔韧，常伴性情急躁，易怒，口苦，心悸，失眠，多梦，手颤，月经不调；舌红，苔薄，脉弦	养阴清火，软坚散结	知柏地黄丸合海藻玉壶汤加减

［常考考点］甲状腺肿瘤的辨证论治。

要点二　甲状腺癌

（一）西医病因病理

甲状腺癌的病因尚未明了，其发生与多种因素有关，如放射性损害（X 线外照射）、致甲状腺肿物质、TSH 的刺激、遗传等。甲状腺癌的病理类型可分为髓样癌、滤泡状腺癌、未分化癌、乳头状癌。除髓样癌外，绝大部分甲状腺癌起源于滤泡上皮细胞。

（二）临床表现与检查

1. 临床表现

（1）甲状腺肿块。

（2）压迫症状。

（3）转移及扩散。

（4）髓样癌常有家族史，癌肿可产生 5- 羟色胺和降钙素，临床上可出现腹泻、心悸、脸面潮红和血钙降低等症状。

2. 检查

（1）放射免疫测定血浆降钙素，对髓样癌有诊断价值。

（2）放射性同位素检查。

（3）影像学检查

1）X线检查：检查对诊断颈部有无转移及气管、血管有无受累有帮助。

2）B型超声波检查：可检测甲状腺肿块的形态、大小、数目，可确定其为囊性还是实性。

（4）穿刺细胞学检查与病理切片。

（三）西医治疗

1. 手术治疗 可根据肿瘤临床特点来选择手术切除范围。

2. 内分泌治疗 甲状腺乳头状癌和滤泡癌术后应常规给予甲状腺素，对预防复发及转移灶的治疗均有一定疗效，但对未分化癌和髓样癌无效。

3. 外放射治疗 主要用于未分化型甲状腺癌。

4. 放射性核素治疗。

5. 化学治疗 分化型甲状腺癌对化疗多不敏感，临床主要应用于失去手术机会或有转移的未分化腺癌。

（四）中医辨证治疗

证型	辨证要点	治法	方剂
气郁痰凝证	颈前肿块无痛，坚硬如石，生长较决，表面高低不平，肤色不变；伴性情急躁或郁闷不舒，胸胁胀满，口苦咽干，纳呆食少；舌质淡暗，苔白或腻，脉弦滑	理气开郁，化痰消坚	海藻玉壶汤合逍遥散加减
气血瘀滞证	肿块增长快，坚硬如石，表面不光滑，活动度差或消失，疼痛，或有皮肤青筋暴露；伴形体渐瘦，神疲乏力，或有音哑；舌质红，有瘀斑，苔黄，脉弦数	理气化痰，活血散结	桃红四物汤合海藻玉壶汤加减
瘀热伤阴证	肿块坚硬如石，推之不移，局部僵硬，形体消瘦，皮肤枯槁，声音嘶哑，腰酸无力；舌质红，少苔，脉细沉数	养阴和营，化痰散结	通窍活血汤合养阴清肺汤加减

［常考考点］甲状腺癌的辨证论治。

【例题实战模拟】

A2型题

1. 患者，男，50岁。多年存在的颈部肿块突然迅速增大，质变硬，吞咽时上下移动受限，伴胸胁胀满，口苦咽干，舌苔薄白，脉弦。其证型是

A. 热毒蕴结证 B. 气血瘀滞证 C. 瘀血内阻证 D. 毒热未尽证 E. 气郁痰凝证

2. 患者，男，27岁。发现颈前肿块3个月，诊断为"甲状腺瘤"，局部时有发胀，胸闷，有痰难咳，舌暗红，有瘀斑，脉细涩。治疗应首选海藻玉壶汤合

A. 八珍汤 B. 神效瓜蒌散 C. 逍遥散 D. 柴胡疏肝散 E. 二陈汤

B1型题

A. 海藻玉壶汤 B. 桃红四物汤 C. 养阴清肺汤 D. 四海舒郁丸 E. 柴胡疏肝散

3. 甲状腺癌气滞痰凝证的治疗方剂是

4. 慢性淋巴细胞性甲状腺炎气滞痰凝证的治疗方剂是

【参考答案】

1. E 2. B 3. A 4. A

第十二单元　胸部疾病

细目一　原发性支气管肺癌

【考点突破攻略】

要点一　临床表现与检查

（一）临床表现

1. 主要症状

（1）咳嗽：为肺癌最常见的症状，早期多为刺激性干咳。

（2）血痰：痰中带血也是肺癌的首发症状之一，癌细胞检出率高。

（3）胸痛：如果出现难以控制的持续性剧痛，提示有广泛的胸膜或局部胸壁侵犯。

（4）发热。

（5）气短及胸闷。

2. 主要体征

（1）肿瘤引起的肺部体征：肿瘤位于胸膜附近时易产生不规则的钝痛，肋骨、脊柱受侵时可有持续性胸痛及定点压痛。

（2）纵隔受累的体征：压迫喉返神经时，喉镜检查可见患侧声带麻痹。压迫膈神经可引起同侧横膈麻痹和上升，X 线透视可见病侧横膈运动迟缓。压迫上腔静脉、奇静脉可致上腔静脉综合征，出现头部和上肢静脉回流受阻，产生头面部、前胸部淤血，静脉曲张和水肿。侵犯迷走神经可使心率加快。心肌和心包受到侵犯时可出现心包填塞症状及体征。侵犯下颈交感神经链则产生 Horner 综合征。

（3）肿瘤转移引起的体征：最常见的为锁骨上淋巴结，也可见腋下淋巴结肿大。肺癌转移到中枢神经系统可引起相应的病理体征。肺癌可引起异位激素综合征。

（二）检查

1. 影像学诊断　胸部 X 线摄片检查、CT、MRI。

2. 组织细胞学诊断

（1）痰细胞学检查：是肺癌普查和诊断的一种简便有效方法。

（2）支气管镜检查：是诊断肺癌的一个重要手段。

（3）纵隔镜检查：主要用于判明中央型肺癌侵犯纵隔的范围。

（4）经胸壁肺穿刺活检。

（5）转移病灶活组织检查。

[常考考点] 原发性支气管肺癌的诊断（临床表现 + 实验室检查）。

要点二　外科治疗

外科手术治疗是将带肿瘤的病肺连同肺门淋巴结彻底切除，达到根治的目的。中央型肺癌常须施行全肺切除；有些中央型肺癌也可施行袖式肺叶切除术，以保证健康的肺组织和肺功能。对周围型肺癌，肺叶切除已被公认为合理的手术。肺切除术的疗效与肿瘤的病理类型、恶性程度、范围、位置和有无淋巴结转移有关。

手术方式有全肺切除术、肺叶切除术、袖状肺叶切除术、胸腔镜下肺段或肺叶切除术。

下列情况为外科手术的禁忌证：①远处有转移，如肝、脑、骨骼系统及锁骨上和腋下淋巴结转移。②广泛肺门和纵隔淋巴结转移，如临床上发生上腔静脉受压、喉返神经麻痹、膈神经麻痹等。③胸膜受到侵犯引起血性胸腔积液，并找到癌细胞，或癌肿侵入胸壁组织。④病人一般情况差，心、肺、肝、肾功能不佳，难以耐受手术者。

要点三　中医辨证治疗

证型	辨证要点	治法	方剂
气滞血瘀证	咳嗽，血痰，气促，胸胁胀痛或刺痛，大便干结；舌质紫暗或有瘀斑，苔薄黄，脉弦或涩	行气化瘀，软坚散结	血府逐瘀汤加减
脾虚痰湿证	咳嗽痰多，胸闷纳呆，神疲乏力，面色苍白，大便溏薄；舌质淡胖，苔白腻，脉濡缓或濡滑	健脾除湿，化痰散结	六君子汤合海藻玉壶汤加减
阴虚内热证	咳嗽，无痰或少痰或有泡沫痰，或痰黄难咳，痰中带血，胸痛气短，心烦失眠，口干便秘，发热；舌质红，苔花剥或光剥无苔，脉细数	养阴清热，软坚散结	百合固金汤加减
热毒炽盛证	高热，气促，咳嗽，痰黄稠或有血痰，胸痛口苦，口渴欲饮，便秘，尿短赤；舌质红，苔黄而干，脉大而数	清热泻火，解毒散肿	白虎承气汤加减
气阴两虚证	胸背部隐隐作痛，咳声低弱，神疲乏力，五心烦热，自汗盗汗；舌质红，苔少，脉沉细数	益气养阴，清肺解毒	沙参麦冬汤加减，或四君子汤合清燥救肺汤化裁

［常考考点］支气管肺癌的辨证论治。

【知识纵横比较】

中西医结合内科学与外科学原发性支气管肺癌的比较

原发性支气管肺癌（中西医结合内科学）		原发性支气管肺癌（中西医结合外科学）	
证型	方剂	证型	方剂
气滞血瘀证	血府逐瘀汤	气滞血瘀证	血府逐瘀汤
痰湿毒蕴证	导痰汤	脾虚痰湿证	六君子汤合海藻玉壶丸
阴虚毒热证	沙参麦冬汤合五味消毒饮	阴虚内热证	百合固金汤
气阴两虚证	沙参麦冬汤	气阴两虚证	沙参麦冬汤，或四君子汤合清燥救肺汤
—	—	热毒炽盛证	白虎承气汤

【例题实战模拟】

A1 型题

1. 原发性支气管肺癌常见的临床症状是

A. 胸痛　B. 咳嗽　C. 血痰　D. 声音嘶哑　E. 胸闷

2. 下列不属于原发性支气管肺癌脾虚痰湿证辨证要点的是

A. 咳嗽痰多　B. 胸闷纳呆，大便溏薄　C. 神疲乏力，面色苍白

D. 舌苔黄腻　E. 脉濡缓或濡滑

3. 原发性支气管肺癌气滞血瘀证的治法是

A. 行气化瘀，软坚散结　B. 健脾除湿，化痰散结　C. 养阴清热，软坚散结

D. 清热泻火，解毒散肿　E. 益气养阴，清肺解毒

A2 型题

4. 患者，男，60 岁。咳嗽 3 个月，偶有血丝痰，首先应做的检查是

A. 痰查结核杆菌　B. 胸部 CT　C. 支气管镜　D. 胸部 X 线　E. 胸部 B 超

B1 型题

A. 血府逐瘀汤　B. 六君子汤合海藻玉壶丸　C. 百合固金汤

D. 沙参麦冬汤　E. 白虎承气汤

5. 原发性支气管肺癌气阴两虚证的使用方剂是

6. 原发性支气管肺癌阴虚内热证的使用方剂是

【参考答案】

1. B 2. D 3. A 4. D 5. D 6. C

细目二 食管癌

【考点突破攻略】

要点一 临床表现与检查

（一）临床表现

1. 早期症状 吞咽食物梗噎感；胸骨后疼痛；食管内异物感；咽喉部干燥与紧缩感；食物吞咽缓慢并有滞留感。

2. 中晚期症状

（1）吞咽困难：是食管癌的典型症状。

（2）梗阻症状：严重者常伴有反流，持续吐黏液。

（3）疼痛：胸骨后或背部肩胛区持续性绞痛，常提示食管癌已有外侵。

（4）出血：呕血或黑便。

（5）声音嘶哑：是喉返神经受到肿瘤直接侵犯或转移淋巴结压迫所引起的早期临床症状。

（6）体重减轻和厌食。

（二）检查

1. 食管拉网细胞学检查是诊断早期食管癌比较有效的方法。

2. 食管镜检查可以在直视下观察肿瘤大小、形态和部位。

3. X 线钡餐检查。

4. CT 检查。

［常考考点］食管癌的诊断（症状 + 体征 + 实验室检查）。

要点二 外科治疗

手术是治疗食管癌的首选方法。对全身情况良好，有较好的心肺功能储备，无明显远处转移征象者，可考虑手术治疗。

手术禁忌证：全身情况差，已呈现恶病质；有严重心、肺或肝、肾功能不全者；X 线造影及其他影像学检查发现病变侵犯范围大，已有明显外侵现象及穿孔征象或侵及邻近重要脏器者；已有远处转移者。

［常考考点］手术是治疗食管癌的首选方法。

要点三 中医辨证治疗

证型	辨证要点	治法	方剂
痰气交阻证	有轻微的食管不适，或吞咽时稍有梗阻感，胸膈满闷，两胁胀痛，嗳气，口干；舌质偏红，苔薄腻，脉弦滑	开郁，化痰，润燥	启膈散合逍遥散加减
痰湿内蕴证	吞咽困难，或食入即吐，呕吐痰涎，或如豆汁，胸脘痞闷，大便溏薄，小便不利，头身困重；舌苔白腻或灰腻，脉象弦细而滑	除湿化痰，降逆止呕	二陈汤合旋覆代赭汤加减
瘀毒内结证	吞咽困难，疼痛难忍，食饮难下，呕吐赤汁，食管中疼痛，痛及颈背；烦躁不安，面色晦暗，口渴咽干，大便干结，小便赤；舌质紫黑，有瘀点，苔黄或粗糙无光泽，脉涩	活血化瘀，解毒祛邪	桃仁四物汤合犀角地黄汤加减
津亏热结证	吞咽梗涩而痛，饮能入而食难下；形体逐渐消瘦，五心烦热，口干咽燥，大便干结；舌质红干或有裂纹，脉弦细	清热养阴	五汁安中饮加味

续表

证型	辨证要点	治法	方剂
阴枯阳衰证	长期饮食困难，近于梗阻；呕恶气逆，形体枯羸，目不识人，气短乏力，语声低微，面色晦暗或苍白，大便难下；舌质暗绛，舌体瘦小，少苔乏津或无苔，脉细数或沉细无力	滋阴壮阳，益气养血	大补元煎加减

［常考考点］食管癌的辨证论治。

【例题实战模拟】

A1 型题

1. 食管癌的典型临床症状是
   A. 胸骨后疼痛　B. 食管内异物感　C. 吞咽困难　D. 呕血黑便　E. 声音嘶哑
2. 食管癌的首选治疗方法是
   A. 放射治疗　B. 化学药物治疗　C. 分子靶向治疗　D. 保守治疗　E. 手术治疗
3. 下列不属于食管癌手术治疗禁忌证的是
   A. 全身情况尚可，体重未见明显下降
   B. 有严重心、肺或肝、肾功能不全者
   C. X 线造影发现病变侵犯范围大，已有明显外侵现象
   D. 具有穿孔征象或侵及邻近重要脏器者
   E. 有远处转移者
4. 食管癌痰气交阻证的治疗方剂是
   A. 启膈散合逍遥散　B. 二陈汤合旋覆代赭汤　C. 桃仁四物汤合犀角地黄汤
   D. 五汁安中饮加味　E. 大补元煎

A2 型题

5. 患者，男，56 岁。症见吞咽困难，疼痛难忍，食饮难下，呕吐赤汁，食管中疼痛，痛及颈背；烦躁不安，面色晦暗，口渴咽干，大便干结，小便赤，舌质紫黑有瘀点，脉涩。其辨证为
   A. 痰气交阻证　B. 痰湿内蕴证　C. 瘀毒内结证　D. 津亏热结证　E. 阴枯阳衰证

【参考答案】

1. C　2. E　3. A　4. A　5. C

第十三单元　乳房疾病

细目一　急性乳腺炎

【考点突破攻略】

要点一　西医病因病理

本病的发病原因主要有乳汁淤积和细菌入侵两个方面。致病菌以金黄色葡萄球菌为主，少数可为链球菌感染。大多数发生在产后哺乳期的最初 3 ～ 4 周内，尤其以初产妇为多见。

要点二　临床表现与检查

（一）临床表现

1. 症状

（1）乳房肿胀疼痛。

（2）发热。

（3）其他症状。初起时可出现骨节酸痛、胸闷、呕吐、恶心等症状。化脓时可有口渴、纳差、小便黄、大便干结等症状。

2. 体征 初起时患部压痛，结块或有或无，皮色微红或不红。化脓时患部肿块逐渐增大，结块明显，皮肤红热水肿，触痛显著，拒按。脓已成时肿块变软，按之有波动感。

（二）检查

1. 血常规检查。
2. 患部穿刺抽脓。
3. B 型超声波检查。

［常考要点］急性乳腺炎的表现：乳房肿胀疼痛、发热。

要点三 西医治疗

1. 本病早期宜用含有 100 万 U 青霉素的等渗盐水 20mL 注射在炎性结块四周，必要时每 4 ～ 6 小时重复 1 次，能促使早期炎症灶消散。

2. 应用足量广谱抗菌药物。可选用青霉素、红霉素、头孢类抗生素等。

3. 脓肿形成后宜及时切开排脓。切开引流时应注意以下各点：①为避免手术损伤乳管而形成乳瘘，应以乳头为中心循乳管方向行放射状切口，至乳晕处为止。深部或乳房后脓肿可沿乳房下缘行弧形切口，经乳房后间隙引流，既有利于引流排脓，又可避免损伤乳管。乳晕下脓肿应沿乳晕边缘行弧形切口。②若炎症明显而波动感不明显者，应在压痛最明显处进行穿刺，及早发现深部脓肿。③切开后应以手指探入脓腔，轻轻分离多房脓肿的房间隔膜，以利引流。④为有利于引流通畅，可在探查脓腔时找到脓腔的最低部位，另作切口行对口引流。

4. 感染非常严重或脓肿切开引流损伤乳管者，可终止乳汁分泌。

［常考考点］乳晕下脓肿，切开引流应沿乳晕边缘作弧形切口。乳房后脓肿，切开排脓应沿乳房下缘作弧形切口。一般切口应以乳头为中心循管方向做放射状切口。

要点四 中医辨证治疗

证型	辨证要点	治法	方剂
肝胃郁热证	乳房肿胀疼痛，皮肤微红或不红，结块或有或无，乳汁排泄不畅，患部微热触痛；可伴有畏寒发热，头痛，胸闷不舒，骨节酸痛，口渴等；舌质淡红或红，苔薄黄，脉弦或浮数	疏肝清胃，通乳散结	瓜蒌牛蒡汤加减
热毒炽盛证	肿块逐渐增大，皮肤焮红灼热，疼痛剧烈，呈持续性搏动性疼痛，壮热不退，口渴喜饮，患部拒按，若肿块中央变软，按之应指，为脓已成；或见局部漫肿痛甚，发热，穿刺抽得脓液；或溃后脓出不畅，红肿疼痛不消，发热不退，有袋脓现象或传囊之变，同侧腋窝淋巴结肿痛，舌质红，苔黄腻，脉弦数或滑数	清热解毒，托里透脓	瓜蒌牛蒡汤合透脓散加减
正虚毒恋证	溃后乳房肿痛逐渐减轻，但疮口脓水不断，收口迟缓，或乳汁从疮口流出，形成乳漏；伴有面色少华、易疲劳、饮食欠佳、低热不退等；舌质淡，苔薄，脉细	益气活血养营，清热托毒	托里消毒散加减
气血凝滞证	大量使用抗生素或过用寒凉中药后，乳房结块，质硬不消，微痛不热，皮色不变或暗红，日久不消，无明显全身症状；舌质瘀紫，苔薄白，脉弦涩	疏肝活血，温阳散结	四逆散加味加减

［常考考点］急性乳腺炎的辨证论治。

【例题实战模拟】

A1 型题

1. 下列有关急性乳腺炎的叙述，不正确的是

A. 病因是乳汁淤积和细菌入侵　　B. 产后哺乳期的最初 3 ～ 4 周内易发

C. 经产妇多见　　D. 伴有发热
E. 患部乳房有压痛

2. 诊断乳房深部脓肿的主要依据是
A. 恶寒发热，乳房触痛　　B. 乳房红肿热痛　　C. 穿刺抽出脓性液体
D. 局部检查有波动感　　E. 超声检查提示有液平面

3. 首选用于治疗急性乳腺炎肝胃郁热证的方剂是
A. 托里消毒散　　B. 普济消毒饮　　C. 瓜蒌牛蒡汤　　D. 柴胡清肝汤　　E. 五味消毒饮

A2 型题

4. 患者，女，23 岁。产后 23 天，左乳房肿痛，伴发热恶寒，口干，舌红苔薄黄，脉浮数。查体：左乳外上象限可扪及一硬块，皮肤微红压痛。诊断为急性乳腺炎，治疗应首选青霉素加
A. 瓜蒌牛蒡汤　　B. 黄连清解汤　　C. 四妙散　　D. 黄连解毒汤　　E. 仙方活命饮

5. 患者，女，25 岁。患急性乳腺炎 6 天，局部红肿灼热，疼痛剧烈，伴有发热。外治应首选
A. 金黄膏　　B. 七三丹　　C. 黑虎丹　　D. 五五丹　　E. 桃花散

【参考答案】

1. C　2. C　3. C　4. A　5. A

细目二　乳腺增生病

【考点突破攻略】

要点一　临床表现与检查

（一）临床表现

1. 症状

（1）乳房内肿块：肿块常为多发性，呈结节状，形态不规则，大小不等，质韧而不硬，与皮肤和深部组织之间无粘连，推之能移，但与周围组织分界并不清楚。

（2）乳房胀痛：胀痛的特点是具有周期性，常发生或加重于月经前期。

（3）乳头溢液：若病变与大导管相通，或导管内有多发性乳头状增生及乳头状瘤病，常可出现乳头溢液，多呈黄绿色、棕色或血性，偶为无色浆液。

（4）其他症状：常可伴有胸闷不舒，心烦易怒，失眠多梦，疲乏无力，腰膝酸软，经期紊乱，经量偏少等表现。

2. 体征　乳房内可扪及多个形态不规则的肿块，多呈片块状、条索状或颗粒状结节，也可各种形态混合存在。各种形态的肿块边界都不甚清楚，与皮肤及深部组织无粘连，推之能活动，多有压痛。

（二）检查

1. X 线钼钯摄片为边缘模糊不清的阴影或有条索状组织穿越其间。

2. B 超为不均匀的低回声区以及无回声囊肿。

3. 切除（或切取）活检是最确切的诊断。

［常考考点］乳腺增生病的临床表现和 X 线钼钯摄片的特征性改变。

要点二　西医治疗

（一）药物治疗

1. 维生素类药物　可每次口服维生素 B_6 与维生素 E，或口服维生素 A。

2. 激素类药物　常可选用黄体酮、达那唑、丙酸睾丸酮等。

（二）手术治疗

对可疑病人应及时进行活体组织切片检查，如发现有癌变，应及时行乳癌根治手术。若病人有乳癌家族史，或切片检查发现上皮细胞增生活跃，宜及时施行单纯乳房切除手术。

要点三　中医辨证治疗

证型	辨证要点	治法	方剂
肝郁气滞证	乳房胀痛或有肿块，一般月经来潮前乳痛加重和肿块稍肿大，行经后好转；常伴有情绪抑郁，心烦易怒，失眠多梦，胸胁胀满等；舌质淡红，苔薄白，脉细涩	疏肝理气，散结止痛	逍遥散加减
痰瘀凝结证	乳中结块，多为片块状，边界不清，质地较韧，乳房刺痛或胀痛；舌边有瘀斑，苔薄白或薄而微黄，脉弦或细涩	活血化瘀，软坚祛痰	失笑散合开郁散加减
气滞血瘀证	乳房疼痛及肿块没有随月经周期变化的规律性，乳房疼痛以刺痛为主，痛处固定，肿块坚韧；伴有经行不畅，经血量少，色暗红，夹有血块，少腹疼痛；舌质淡红，边有瘀点或瘀斑，脉涩	行气活血，散瘀止痛	桃红四物汤合失笑散加减
冲任失调证	乳房肿块表现突出，结节感明显，经期前稍有增大变硬，经后可稍有缩小变软，乳房胀痛较轻微，或有乳头溢液；常可伴有月经紊乱，量少色淡，腰酸乏力等症；舌质淡红，苔薄白，脉弦细或沉细	调理冲任，温阳化痰，活血散结	二仙汤加减

［常考考点］乳腺增生病的辨证论治。

【例题实战模拟】

A1 型题

1. 乳腺囊性增生病用逍遥散治疗，其证型是

A. 肝郁气滞　　B. 痰瘀凝结　　C. 气滞血瘀　　D. 冲任失调　　E. 肝脾不和

2. 首选用于治疗乳腺增生病痰瘀凝结证的方剂是

A. 逍遥散　　B. 柴胡疏肝散　　C. 血府逐瘀汤　　D. 失笑散合开郁散　　E. 桃红四物汤合失笑散

A2 型题

3. 患者，女，33 岁。患乳腺增生病，双乳房结节月经前增大，面色少华，心烦易怒，月经紊乱，量少、色淡，舌淡红，苔薄白，脉弦细。其证型是

A. 肝郁气滞　　B. 肝胃不和　　C. 痰瘀凝结　　D. 气滞痰凝　　E. 冲任失调

B1 型题

A. 逍遥散　　B. 失笑散合开郁散　　C. 桃红四物汤合失笑散　　D. 二仙汤　　E. 四逆散

4. 急性乳腺炎气血瘀滞证的治疗方剂是

5. 乳腺增生病气滞血瘀证的治疗方剂是

【参考答案】

1. A　2. D　3. E　4. E　5. C

细目三　乳房纤维腺瘤

【考点突破攻略】

要点一　临床表现与检查

（一）临床表现

1. 症状

（1）乳房肿块：多发生于乳房外上象限，圆形，光滑，大小不等，小如黄豆、弹丸，大者如禽蛋，个别的直径可超过 10cm，称为巨大纤维瘤。

（2）乳房轻微疼痛。

（3）其他症状：部分病人可有情志抑郁、心烦易怒、失眠多梦等症状。

2. 体征　乳房内可扪及单个或多个圆形或卵圆形肿块，质地坚韧，表面光滑，边缘清楚，无粘连，极易推动。患乳外观无异常，腋窝淋巴结不肿大。

（二）检查

1. 钼靶 X 线乳房摄片 显示肿瘤阴影为圆形或卵圆形，形态规则，边缘整齐光滑，密度较周围组织略高且均匀。

2. B 型超声波检查 显示肿块为实质性，边界清楚。

3. 活体组织病理切片检查 将乳腺肿块全部切除后，取活体组织行病理切片检查，以进一步明确诊断。

［常考考点］乳房纤维腺瘤的症状和体征：乳房单个或多个圆形或卵圆形肿块，质地坚韧，表面光滑，边缘清楚，无粘连。

要点二 西医治疗

本病一般发展缓慢，虽属良性，但也有发生恶变的可能。一旦发现，应积极治疗。目前尚无很理想的治疗药物能将肿块消除，根治本病的方法是手术切除。

要点三 中医辨证治疗

证型	辨证要点	治法	方剂
肝气郁结证	肿块较小，发展缓慢，不红不热，不觉疼痛，推之可移，伴胸闷叹息；舌质正常，苔薄白，脉弦	疏肝解郁，化痰散结	逍遥散加减
血瘀痰凝证	肿块较大，坚硬木实，重坠不适，伴胸闷牵痛，烦闷急躁，或月经不调、痛经等；舌质暗红，苔薄腻，脉弦滑或弦细	疏肝活血，化痰散结	逍遥散合桃红四物汤加减

［常考考点］乳腺纤维腺瘤的辨证论治。

【知识纵横比较】

乳腺增生病和乳房纤维腺瘤的证治比较

乳腺增生病		乳房纤维腺瘤	
证型	方剂	证型	方剂
肝郁气滞证	逍遥散	肝气郁结证	逍遥散
痰瘀凝结证	失笑散合开郁散	血瘀痰凝证	逍遥散合桃红四物汤
气滞血瘀证	桃红四物汤合失笑散	—	—
冲任失调证	二仙汤	—	—

【例题实战模拟】

A2 型题

1. 患者，两侧乳房有边界不清的坚实肿块，其大小与月经周期无明显关系，乳房疼痛轻微，舌边有瘀斑，苔薄白，脉细涩。其治法是

A. 调理冲任，温阳化痰　B. 疏肝解郁，化痰散结　C. 行气活血，散瘀止痛
D. 疏肝清胃，通乳散结　E. 清热解毒，通乳透脓

2. 患者，女，32 岁。右乳房发现肿块 1 年，无疼痛。查体：右乳外下象限可扪及 2.5cm×1.5cm 大小肿块，形如鸡卵，表面光滑，活动度好。应首先考虑的是

A. 乳腺癌　B. 乳房结核　C. 乳腺增生病　D. 乳房纤维腺瘤　E. 乳腺导管内乳头状瘤

3. 患者，查体发现单发的乳腺肿块，无疼痛，腋窝淋巴结不大，无周期性改变，考虑可能的诊断是

A. 乳腺癌　B. 积乳囊肿　C. 急性乳腺炎　D. 乳房纤维腺瘤　E. 乳腺导管扩张症

B1 型题

A. 逍遥散　B. 失笑散合开郁散　C. 桃红四物汤合失笑散　D. 二仙汤　E. 柴胡疏肝散

4. 乳腺增生病肝郁气滞证的治疗方剂是
5. 乳房纤维腺瘤肝郁气滞证的治疗方剂是
【参考答案】
1. C 2. D 3. D 4. A 5. A

细目四 乳腺癌

【考点突破攻略】

要点一 西医病因病理

乳腺癌的真正病因和其他恶性肿瘤一样，尚不完全明确，但已被证明雌性激素的活性与乳腺癌的发生有密切的关系。乳腺癌病理的分期目前使用的方法多以世界卫生组织 FOOTE-STEWART 分类法，是根据肿瘤的始发部位，结合其生物特性分为浸润和非浸润型（原发癌）。临床上比较常用的分型方法是根据肿瘤分化程度分为两大类，即低分化乳腺癌和高分化乳腺癌。同时，根据乳腺癌的发展进程有原发性和转移性之分。

要点二 临床表现与检查

（一）临床表现

1. 症状

（1）乳房内包块：往往以无疼痛、单发包块、质地硬、表面不光滑、与周围组织粘连、界限不清、不易推动、无自觉症状为特点。

（2）局部皮肤改变：包块表面皮肤出现明显的凹陷性酒窝征，是乳癌早期的常见局部体征。到了晚期，肿块表面局部皮肤因皮下淋巴管被阻塞而引起淋巴性水肿，皮肤呈橘皮样改变。

（3）乳头部的变化：使乳头及整个乳房明显抬高或可使乳头内陷。

（4）特殊类型乳腺癌的症状：炎性乳癌多发生于年轻女性，特别是妊娠期和哺乳期女性。这种乳癌发展非常快，状如急性炎症表现，整个乳房高度肿胀，质地坚硬，无明显的局限性包块。

2. 体征

（1）视诊：要注意乳房体积的变化，乳头有无内陷及抬高。

（2）触诊：乳房的触诊一般应在月经期后进行，乳房触诊检查的顺序是内上、外上、外下、内下四个象限及乳晕区域。在触诊过程中一定要注意手法的轻重，并注意乳头是否有溢液，最后检查腋窝、锁骨上及锁骨下是否有肿大的淋巴结。

（二）检查

目前乳腺癌的诊断运用 X 线、B 超、针刺活检、细胞学等检查方法，提高了术前诊断率。

［常考要点］乳腺癌的特征性表现；凹陷性酒窝征是乳癌早期的常见局部体征。

要点三 西医治疗

1. 手术治疗 自 1894 年 Halsted 倡导乳癌根治术以来，手术治疗是治疗Ⅰ、Ⅱ期乳癌的常规手段。

2. 放射治疗 是综合治疗乳癌的一种方法，可以提高 5 年生存率，减少切口与局部的复发率。

3. 化学药物治疗 不少外科医师主张术前、术中、术后都要使用化疗，以达到对微小扩散转移灶的根治性治疗。

4. 内分泌疗法 近年来根据雌激素受体的检查结果，选择内分泌治疗方案。ER、PR 阳性，应选用内分泌疗法。Her-2 过度表达者，可根据情况在化疗或内分泌治疗的基础上联合曲妥珠单抗靶向治疗，或靶向治疗单独使用。

［常考考点］乳腺癌的西医治疗方法。

要点四 中医辨证治疗

证型	辨证要点	治法	方剂
肝郁气滞证	两胁胀痛，易怒易躁，乳房结块如石；舌苔薄黄或薄白，舌红有瘀点，脉弦有力	疏肝解郁，理气化痰	逍遥散加减
冲任失调证	乳中结块，皮核相连，坚硬如石，推之不移；伴有腰膝酸软，女子月经不调，男子遗精阳痿，五心烦热；舌淡无苔，少有龟裂，脉沉无力	调摄冲任，理气散结	二仙汤加味加减
毒热蕴结证	身微热，乳房结块增大快，已破溃，状如山岩，形似莲蓬，乳头内陷；舌红绛，苔中剥，脉濡数	清热解毒，活血化瘀	清瘟败毒饮合桃红四物汤加减
气血两虚证	乳房结块溃烂，色紫暗，时流污水，臭气难闻；头晕耳鸣，肢体消瘦，五心烦热，面色苍白，夜寐不安；舌绛无苔，或苔黄白，脉滑数	调理肝脾，益气养血	人参养荣汤加减

［常考考点］乳腺癌的辨证论治。

【知识纵横比较】

乳腺增生病与乳腺癌的证治比较

乳腺增生病		乳腺癌	
证型	方剂	证型	方剂
肝郁气滞证	逍遥散	肝郁气滞证	逍遥散
痰瘀凝结证	失笑散合开郁散	—	—
—	—	气血两虚证	人参养荣汤
气滞血瘀证	桃红四物汤合失笑散	毒热蕴结证	清瘟败毒饮合桃红四物汤
冲任失调证	二仙汤	冲任失调证	二仙汤加味

【例题实战模拟】

A1 型题

1. 首选用于治疗乳腺癌肝郁气滞证的方剂是

A. 四逆散　B. 逍遥散　C. 香贝养荣汤　D. 神效瓜蒌散　E. 瓜蒌牛蒡汤

2. 乳腺癌热毒蕴结证首选

A. 二仙汤　B. 逍遥散　C. 人参养荣汤　D. 清瘟败毒饮合桃花四物汤　E. 八珍汤

A2 型题

3. 乳癌患者，发现同侧腋下及胸骨旁有淋巴结转移，但一般情况尚可，宜行

A. 乳癌扩大根治术　B. 单纯乳房切除术　C. 乳癌根治术　D. 改良根治术　E. 放疗加化疗

4. 患者，女，52 岁。右乳房发现肿块 3 个月。查体：右乳头抬高，右乳外上象限可扪及一个 2cm×2.5cm 大小肿块，质硬，表面不平，边界不清，皮肤橘皮样变。应首先考虑的是

A. 乳腺癌　B. 乳房结核　C. 乳腺增生病　D. 乳管扩张症　E. 乳房纤维腺瘤

B1 型题

A. 桃红四物汤　B. 逍遥散　C. 人参养荣汤　D. 二仙汤　E. 八珍汤

5. 乳腺增生病冲任失调证的治疗方剂是

6. 乳腺癌冲任失调证的治疗方剂是

【参考答案】

1. D　2. A　3. B　4. A　5. D　6. D

第十四单元　胃与十二指肠疾病

细目一　胃及十二指肠溃疡急性穿孔

【考点突破攻略】

要点一　临床表现与检查

（一）临床表现

1. 症状

（1）剧烈腹痛。

（2）休克症状。

（3）恶心呕吐。

（4）全身情况。穿孔早期体温多正常，病人蜷曲静卧而不敢动，面色苍白，脉搏细速。6 ～ 12 小时后体温开始明显上升，常伴有脱水、感染、麻痹性肠梗阻、休克症状。

2. 体征

（1）腹部压痛及腹肌强直。

（2）腹腔内积气积液。

（二）检查

1. 实验室检查　白细胞计数及中性粒细胞比例增高。

2. X 线检查　在立位腹部透视或摄片时可见半月形的膈下游离气体影，对诊断有重要意义。

3. 超声波检查　可帮助判断腹腔渗液量多少，有无局限性积液及脓肿形成，作为穿刺引流的定位等。

4. 腹腔穿刺　可疑病例可行腹腔穿刺，阳性者有助于诊断，并可推断腹腔渗液的多少及腹腔污染的轻重，对选择治疗方法也有参考价值。

［常考考点］急性穿孔的表现和阳性检查结果。

要点二　诊断与鉴别诊断

（一）诊断

1. 多数病人有溃疡病史，且近期有溃疡病活动症状。

2. 突然发生的持续性上腹部剧烈疼痛，迅速发展到全腹，并常伴有轻度休克症状。

3. 检查时有明显的腹膜刺激征，并多有肝浊音界缩小或消失。

如 X 线检查发现膈下有游离气体，应能确诊。必要时可行腹腔穿刺检查。

（二）鉴别诊断

1. 急性胰腺炎　本病也可出现上腹部突然剧烈疼痛，伴有呕吐及早期腹膜刺激征，但其发病不如溃疡病穿孔急骤，腹痛开始时有由轻而重的过程，疼痛位于上腹部偏左，常向腰背部放射，早期腹膜刺激征不如溃疡病穿孔明显，无气腹征，血、尿淀粉酶升高，腹腔穿刺液可为血性。

2. 急性阑尾炎穿孔　胃、十二指肠溃疡急性穿孔时，漏出物可沿升结肠外侧沟流至右下腹，引起右下腹疼痛和压痛，易与急性阑尾炎的“转移性右下腹痛”相混淆。但急性阑尾炎起病不是很突然，腹痛是逐渐加重的，疼痛程度也不如溃疡病穿孔剧烈，体征以右下腹为甚，无气腹征。

3. 急性胆囊炎　重症胆囊炎伴腹膜炎者体征与溃疡病穿孔相似。但急性胆囊炎一般炎症反应较重，体征主要集中在右上腹，有时可触及肿大的胆囊，墨菲征阳性。X 线腹部透视膈下无游离气体，B 超检查即可做出鉴别。

4. 胃癌穿孔 其急性穿孔引起的腹内病理变化与溃疡病穿孔相同，因而症状和体征也相似，术前难以鉴别，有的甚至术中也难以确认溃疡是否已有癌变，或根本就是胃癌穿孔。

［常考考点］胃及十二指肠溃疡急性穿孔与急性胰腺炎、急性阑尾炎穿孔鉴别。

要点三 非手术疗法适应证

1. 穿孔小或空腹穿孔，就诊比较早，腹腔积液少，无腹胀，一般情况好，感染中毒症状不明显，不伴有休克及重要脏器严重病变者。
2. 单纯性溃疡穿孔，无合并出血、梗阻、癌变或再穿孔等溃疡病的严重并发症。
3. 年龄较轻，溃疡病史不长，非顽固性溃疡。
4. 就诊时腹腔炎症已有局限趋势者。

要点四 手术疗法适应证

1. 不适合非手术治疗的患者。
2. 经过非手术治疗 6 ～ 12 小时，症状体征不见缓解者。

［常考考点］胃及十二指肠溃疡急性穿孔非手术疗法和手术疗法的适应证。

细目二 胃及十二指肠溃疡大出血

【考点突破攻略】

要点一 临床表现与检查

（一）临床表现

1. 症状 最常见的表现是呕血和黑便。

2. 体征 腹部体检一般仅有上腹部压痛，部分病人有胃脘部胀满感。肠鸣音活跃，通常并不亢进，约半数病人体温轻度增高。

（二）检查

1. 实验室检查 应定期作红细胞计数、血红蛋白及血球压积的测定，进行性的下降提示出血随之增多。

2. 纤维胃镜检查 上消化道出血时可行急诊胃镜检查，可直接观察溃疡的部位、大小、深度，并可发现明显的出血部位，并可在镜下行电凝止血或局部用止血药止血。

要点二 诊断与鉴别诊断

（一）诊断

有典型溃疡病发作史或过去检查曾证明有溃疡病的患者如果发生胃肠道出血，最大的可能为溃疡出血，绝大多数诊断可确立，结合纤维胃镜检查及实验室检查，可以明确诊断。

（二）鉴别诊断

1. 胃癌出血 近年来，胃癌的发生率上升较快，胃癌伴出血者逐年增加，当发生上消化道大出血时应予警惕。纤维胃镜检查可见典型的恶性溃疡表现，活检可明确诊断，癌肿标记物检查明显升高提示癌肿存在。

2. 食管与胃底静脉破裂出血 有慢性肝炎、肝硬化病史的患者，突然发生出血且伴有腹痛，提示出血来势凶猛，常以呕血为主，并很快出现失血性休克。

3. 干呕或呕吐后突然发生出血 须警惕食管贲门部黏膜撕裂征（Mallory–Weiss tear），食管裂孔疝亦可引起大出血。

4. 急性胃黏膜出血 出血前有烧伤、损伤或严重感染等病史，或者长期服用激素者，应高度怀疑急性胃黏膜出血。

5. 胆道出血 有胆道疾病史者可出现周期性反复出血，呕血、便血均可发生，但以便血为主，大多发生在胆绞痛缓解后，间歇期约为 1 周。

［常考考点］胃及十二指肠溃疡大出血的诊断。

要点三 西医治疗

（一）内科紧急处理

1. 建立输液通道，快速补充循环血容量。
2. 应用止血药物。
3. 抗酸抗溃疡治疗。
4. 经胃管注入冰的生理盐水。
5. 经选择性动脉造影栓塞止血。
6. 纤维胃镜下应用激光、电凝止血。

（二）外科治疗

1. 急诊手术的适应证

（1）急性大出血，短期内出现休克征象者。

（2）反复多次出血，尤其近期反复大出血者。

（3）出血后经 6 ～ 8 小时内输血 600 ～ 1000mL，休克症状无明显好转或虽一度好转，但很快又重新出现休克症状者。

（4）在内科严格治疗期间出现大出血者。

（5）大出血合并有梗阻、穿孔，或者曾有梗阻、穿孔病史者。

（6）患者年龄偏大（50 岁以上），有高血压、动脉硬化及肝肾疾病，估计出血难以自愈者。

（7）近期胃镜或钡餐检查证实，溃疡位于胃小弯侧及十二指肠球部后壁，或检查发现溃疡基底部出血呈喷射状者。

2. 手术方式的选择

（1）若病人耐受力良好，则可考虑行根治性手术，即胃大部切除术，除了切除出血部位外，连同溃疡病灶一并切除，可达到根治目的。

（2）若病人情况很差，估计较难忍受长时间手术者，则尽量采用简单有效的方法，如切开胃前壁，对出血部位的血管行“8”字缝合，确定不再出血后再将前壁缝合。

（3）若病人耐受力尚可，但估计难以承受胃大部切除术者，可以选择溃疡局部切除术，也可施行迷走神经切断加幽门成形，或胃空肠吻合及溃疡出血点缝扎术。

［常考考点］胃及十二指肠溃疡大出血的手术指征。

细目三 胃及十二指肠溃疡瘢痕性幽门梗阻

【考点突破攻略】

要点一 临床表现与检查

（一）临床表现

1. 症状 患者有长期溃疡病反复发作史，近来有发作征象。梗阻早期可以是不完全性的，逐渐出现食欲减退、恶心、上腹部饱胀及沉重感。当出现完全性梗阻时，呕吐频繁，呕吐量大且多含积存的宿食，有酸臭味，呕吐物中不含胆汁，呕吐后上腹饱胀感减轻，腹痛消失，过一段时间又可出现类似呕吐，且全身情况逐渐恶化，消瘦及脱水明显。

2. 体征 由于患者长期不能进食，明显消瘦，伴有严重脱水，故有严重营养不良。

（二）检查

1. 实验室检查。呈血液浓缩状，血清钾、氯化物和血浆蛋白均低于正常，二氧化碳结合力和非蛋白氮增高，尿比重升高，偶可见尿酮。

2. X 线钡餐检查。

3. 纤维胃镜检查。

[常考考点] 胃及十二指肠溃疡瘢痕性幽门梗阻的表现：呕吐宿食。

要点二　诊断与鉴别诊断

（一）诊断

根据长时期溃疡病史及典型的胃潴留症状，配合实验室检查和 X 线钡餐检查等辅助检查，一般诊断溃疡所致瘢痕性幽门梗阻并无困难。

（二）鉴别诊断

1. 痉挛性和水肿性幽门梗阻　这种梗阻常为间歇性，有溃疡病的疼痛发作，虽有呕吐但不剧烈，亦无胃扩张，呕吐物中很少有宿食，常为当日所摄食物。

2. 胃癌所致幽门梗阻　胃幽门部肿瘤可以引起幽门梗阻，若为癌肿晚期所引起的幽门梗阻，可有恶性肿瘤的全身症状及癌胚抗原等标记物的异常，通过钡餐和胃镜检查、活组织检查等，往往都能获得确诊。

3. 十二指肠球部以下梗阻性病变　如胰头壶腹部肿瘤压迫十二指肠所致梗阻，往往有阻塞性黄疸出现，CT 等检查可见该部位的占位及浸润。十二指肠肿瘤所致梗阻常有血便表现。肠系膜上动脉压迫综合征者可有呕吐，但一般不为宿食，呕吐物中有胆汁。钡餐检查可确定梗阻的部位。这类病人在餐后俯卧 15 ～ 30 分钟可使食物通过而使症状缓解。

要点三　西医治疗

手术治疗

1. 手术前处理　处理的初期包括胃肠减压，洗胃，纠正血容量及水、电解质和代谢紊乱，降低胃酸分泌，并开始肠外营养支持。

2. 手术方式　国内目前仍以胃大部切除术为主，也可采用迷走神经干切断加胃窦部切除。

对全身情况极差的患者和老年患者，可以行胃空肠吻合术以解除梗阻，也可加做迷走神经干切断术以减少胃酸的分泌。

要点四　中医辨证治疗

证型	辨证要点	治法	方剂
脾胃虚寒证	上腹饱胀，食后较甚，朝食暮吐，暮食朝吐，吐出物为宿食残渣及清稀黏液，吐后则舒服，畏寒喜热，神疲乏力，大便溏少；舌质淡红，苔白或白滑，脉沉弱	温中健脾，和胃降逆	丁香透膈散加减
痰湿阻胃证	脘腹胀满，进食后加重，胸膈痞闷，呕吐频繁，吐出物为食物残渣及痰涎白沫；伴有眩晕、心悸；舌质淡红，苔白厚腻或白滑，脉弦滑	涤痰化浊，和胃降逆	导痰汤加减
胃中积热证	脘腹胀满，餐后加重，朝食暮吐，暮食朝吐，吐出物为食物残渣及秽浊酸臭之黏液；心烦口渴，欲进冷饮，小便黄少，大便干结；舌质红少津，苔黄燥或黄腻，脉滑数	清泻胃热，和中降逆	大黄黄连泻心汤加减
气阴两虚证	病程日久，反复呕吐，形体消瘦，神疲乏力，唇干口燥，小便短少，大便干结；舌红少津，脉细数	益气生津，降逆止呕	麦门冬汤加减

[常考考点] 幽门梗阻的辨证论治。

细目四　胃癌

【考点突破攻略】

要点一　临床表现与检查

（一）临床表现

1. 症状

（1）胃部痛是胃癌最常见也最易被忽视的症状。

（2）食欲减退、消瘦、乏力。

（3）恶心、呕吐。

（4）出血和黑便。

2. 体征　一般胃癌尤其是早期胃癌常无明显的体征。晚期胃癌可出现上腹部肿块、直肠前触及肿物、脐部肿块、锁骨上淋巴结肿大等体征。

（二）检查

1. X线钡餐检查。

2. 内窥镜检查。

3. 实验室检查对胃癌诊断无特异性，胃液及大便隐血试验可以为发现胃癌提供线索。

4. 超声波检查。

［常考考点］胃癌的诊断。

要点二　西医治疗

1. 手术治疗　是治疗胃癌的主要手段。胃癌根治术应遵循以下三点要求：①充分切除原发癌灶。②彻底廓清胃周围淋巴结。③完全消灭腹腔游离癌细胞和微小转移灶。

2. 化学治疗。

3. 放射治疗。

［常考考点］胃癌常用胃癌根治术。

要点三　中医辨证治疗

证型	辨证要点	治法	方剂
肝胃不和证	多见于早、中期胃癌及胃癌术后患者。胃脘胀满疼痛，痛引两胁，情志不舒，善怒，喜太息；嗳腐吞酸，呃逆呕吐，吞咽不畅；脉弦	疏肝和胃，降逆止痛	逍遥散合旋覆代赭汤加减
脾胃虚寒证	见于中、晚期胃癌。胃脘隐痛，喜温喜按，大便溏薄，呕吐清稀；神疲乏力，食少腹胀，朝食暮吐；舌淡胖边有齿痕，脉沉缓无力	温中散寒，健脾和胃	附子理中汤加减
胃热伤阴证	多见于早、中期胃癌及放疗的患者。胃脘灼热、疼痛，食后痛剧，尿黄便秘；饥不欲食，胃中嘈杂，心烦口渴；舌干红绛，少苔或无苔，脉细数	养阴清热，和胃止痛	竹叶石膏汤合玉女煎加减
气血双亏证	晚期胃癌多见。心悸头晕，形瘦无华，疲乏气短；自汗盗汗，纳呆食少，虚烦不眠，胃脘隐痛；舌淡有齿痕或有瘀斑，脉虚细无力	补气养血，健脾补肾	十全大补汤加减
脾虚痰湿证	多见于中、晚期胃癌合并贲门或幽门梗阻者。头晕身重，呕吐痰涎，胃脘痞满疼痛；口淡少食，腹胀便溏，痰核累累；舌淡胖苔浊，脉濡滑	健脾化湿，软坚散结	参苓白术散合二陈汤加减
瘀毒内阻证	多见于进展期胃癌。胃脘刺痛拒按，呕血腥秽，或心下痞块坚硬，呕吐食少，大便黑干；舌紫或有瘀斑，苔浊腻，脉沉涩	活血祛瘀，解毒养阴	失笑散合膈下逐瘀汤加减

［常考考点］胃癌的辨证论治。

【知识纵横比较】

胃癌与胃及十二指肠溃疡瘢痕性幽门梗阻的证治比较

胃十二指肠溃疡瘢痕性幽门梗阻		胃癌	
证型	方剂	证型	方剂
—	—	肝胃不和证	逍遥散合旋覆代赭汤
脾胃虚寒证	丁香透膈散	脾胃虚寒证	附子理中汤
胃中积热证	大黄黄连泻心汤	—	—
气阴两虚证	麦门冬汤	胃热伤阴证	竹叶石膏汤合玉女煎
—	—	瘀毒内阻证	失笑散合膈下逐瘀汤
痰湿阻胃证	导痰汤	脾虚痰湿证	参苓白术散合二陈汤
—	—	气血双亏证	十全大补汤

中西医结合内科学与外科学中胃癌的证治比较

胃癌（中西医结合内科学）		胃癌（中西医结合外科学）	
证型	方剂	证型	方剂
痰气交阻证	海藻玉壶汤	—	—
肝胃不和证	柴胡疏肝散	肝胃不和证	逍遥散合旋覆代赭汤
脾胃虚寒证	理中汤合四君子汤	脾胃虚寒证	附子理中汤
胃热伤阴证	玉女煎	胃热伤阴证	竹叶石膏汤合玉女煎
瘀毒内阻证	膈下逐瘀汤	瘀毒内阻证	失笑散合膈下逐瘀汤
痰湿阻胃证	开郁二陈汤	脾虚痰湿证	参苓白术散合二陈汤
气血两虚证	八珍汤	气血双亏证	十全大补汤

【例题实战模拟】

A1 型题

1. 胃及十二指肠溃疡病，下列哪种情况暂不需手术治疗
   A. 胃及十二指肠瘢痕性幽门梗阻
   B. 溃疡恶变
   C. 35 岁男性病人因十二指肠溃疡饥饿时引起剧烈腹痛
   D. 胃及十二指肠溃疡急性穿孔腹膜炎表现严重
   E. 复合溃疡经系统内科治疗无效
2. 下列哪项不符合胃及十二指肠溃疡大出血的诊断
   A. 有明显腹膜刺激征　B. 主要症状是呕血和解柏油样大便　C. 出现失血性休克
   D. 血红蛋白明显下降　E. 病人呈贫血面容，血细胞比容小于 30%
3. 瘢痕性幽门梗阻最主要的临床表现是
   A. 呕吐大量隔餐或隔夜食物　B. 消瘦　C. 上腹胀痛　D. 胃型及胃蠕动波　E. 食欲减退
4. 下列哪项不属于急性穿孔的诊断要点
   A. X 线检查发现膈下有游离气体
   B. 墨菲征阳性
   C. 检查时有明显的腹膜刺激征，并多有肝浊音界缩小或消失
   D. 有溃疡病史，且近期有溃疡活动状况

E. 突然发生的持续性上腹部剧烈疼痛，迅速发展到全腹，并常伴有轻度休克症状

A2 型题

5. 患者，男，60 岁。胃部疼痛史半年，近来出现进行性贫血消瘦等，首先应考虑

A. 十二指肠溃疡出血　B. 胃溃疡出血　C. 门静脉高压，食管 – 胃底静脉曲张破裂出血

D. 应激性溃疡　E. 胃癌

6. 患者，男，55 岁。患胃癌。胃脘胀满疼痛，痛引两胁，情志不舒，善怒，喜太息，嗳腐吞酸，呃逆呕吐，吞咽不畅，脉弦。其证型是

A. 肝胃不和　B. 脾胃虚寒　C. 胃热伤阴　D. 气血双亏　E. 脾虚痰湿

B1 型题

A. 丁香透膈散　B. 小建中汤　C. 理中丸　D. 黄芪建中汤　E. 附子理中汤

7. 胃及十二指肠溃疡瘢痕性幽门梗阻脾胃虚寒证的治疗方剂是

8. 胃癌脾胃虚寒证的治疗方剂是

【参考答案】

1. C　2. A　3. A　4. B　5. E　6. A　7. A　8. E

第十五单元　原发性肝癌

【考点突破攻略】

要点一　临床表现与检查

（一）临床表现

1. 症状　早期无明显症状。常见症状为肝区疼痛、腹胀、消瘦乏力、纳差、上腹肿块。

2. 体征

（1）肝肿大。

（2）黄疸。

（3）腹水。

3. 临床分型

（1）单纯型：临床和化验无明显肝硬化表现者。

（2）硬化型：有明显肝硬化的临床表现和血液学改变者。

（3）炎症型：病情发展快，伴有持续性高热或谷丙转氨酶持续增高在 1 倍以上者。

4. 并发症

（1）上消化道出血。

（2）肝昏迷。

（3）肝癌结节破裂。

［常考考点］肝癌的常见并发症是上消化道出血、肝昏迷、肝癌结节破裂。

（二）检查

1. 甲胎蛋白（AFP）检测　对原发性肝癌的诊断价值很大，特异性较高。

2. 肝功能及酶学检查　晚期肝癌或合并肝硬化者可有肝功能损害。大多有血清碱性磷酸酶、γ–GT 增高。

3. 超声检查　是肝癌诊断中最常用而有效的方法。

4. X 线检查　肝右叶的癌肿可发现右膈肌抬高，运动受限或局限隆起。肝左叶或巨大肝癌在行胃肠钡餐造影时可见胃及结肠肝曲被推压现象。

5. CT　可以明确病灶的数目、位置、大小及与重要血管的关系。

6. 磁共振显像（MRI）。
7. 肝血管造影。
8. 肝穿刺活组织检查。
［常考考点］甲胎蛋白（AFP）检测对原发性肝癌的诊断价值很大。

要点二　西医治疗

1. 手术治疗　肝区段切除术，左、右半肝切除术，肝中叶切除术，左、右肝三叶切除术等。
2. 介入治疗　肝动脉灌注 TAI+TAE、无水酒精瘤内注射、经皮射频治疗。
3. 生物治疗。
4. 放射治疗。

要点三　中医辨证治疗

证型	辨证要点	治法	方剂
气滞血瘀证	相当于单纯型Ⅱ期。症见两胁胀痛，腹部结块，推之不移，胸闷腹胀，纳呆乏力；舌淡红，苔薄白或薄黄，脉弦	疏肝理气，活血化瘀	小柴胡汤合大黄䗪虫丸加减
脾虚湿困证	相当于单纯型Ⅱ期或硬化型Ⅱ期伴有腹水。症见脘腹胀满，胁痛肢楚，神疲乏力，纳呆便溏，四肢肿胀；舌淡胖，苔白或腻，脉弦而滑	益气健脾，化湿祛痰	四君子汤合逍遥散加减
肝胆湿热证	相当于炎症型Ⅲ期。症见胁下积块，腹大如鼓，黄疸日深，纳呆乏力，小便短赤，腹水肢肿；舌红或绛，苔黄或糙，脉弦滑数	清利湿热，活血化瘀	茵陈蒿汤合鳖甲煎丸加减
肝肾阴虚证	相当于硬化型Ⅲ期。症见口干，低热盗汗，形体消瘦，腰痛酸软，小便短赤；舌红少苔，脉细数	养阴散结，凉血解毒	青蒿鳖甲汤合一贯煎加减

【知识纵横比较】

中西医结合内科学与外科学原发性肝癌的证治比较

原发性肝癌（中西医结合内科学）		原发性肝癌（中西医结合外科学）	
证型	方剂	证型	方剂
气滞血瘀证	逍遥散合桃红四物汤	气滞血瘀证	小柴胡汤合大黄䗪虫丸
湿热瘀毒证	茵陈蒿汤合鳖甲煎丸	肝胆湿热证	茵陈蒿汤合鳖甲煎丸
肝肾阴虚证	滋水清肝饮合鳖甲煎丸	肝肾阴虚证	青蒿鳖甲汤合一贯煎
—	—	脾虚湿困证	四君子汤合逍遥散

【例题实战模拟】

A1 型题
1. 原发性肝癌晚期的重要体征是
A. 蜘蛛痣　B. 下肢浮肿　C. 质地坚硬，表面不规则的肝脏肿块
D. 消瘦、营养不良　E. 肝区叩击痛
2. 治疗原发性肝癌脾虚湿困证，应首选
A. 逍遥散合桃红四物汤　B. 茵陈蒿汤合鳖甲煎丸加减　C. 四君子汤合逍遥散
D. 失笑散合丹参饮　E. 柴胡疏肝散
3. 原发性肝癌肝肾阴虚证的治法是
A. 疏肝理气，活血化瘀　B. 清利湿热，活血化瘀　C. 养阴散结，凉血解毒
D. 补气温阳，化瘀解毒　E. 益气养阴，化瘀解毒
A2 型题
4. 患者，诊断为原发性肝癌。症见两胁胀痛，腹部结块，推之不移，脘腹胀闷，纳呆乏力，嗳气泛

酸，大便不实，舌质暗红，有瘀斑，苔薄白，脉弦涩。适宜的方剂是

A. 小柴胡汤合大黄䗪虫丸　B. 逍遥散合桃红四物汤　C. 茵陈蒿汤合鳖甲煎丸

D. 滋水清肝饮合鳖甲煎丸　E. 柴胡疏肝散加减

B1 型题

A. 疏肝理气，活血化瘀　B. 清热利湿，化瘀解毒　C. 养阴清热，解毒祛瘀

D. 理气化痰，消食散结　E. 温中散寒，健脾调胃

5. 治疗原发性肝癌肝胆湿热证，应首选

6. 治疗原发性肝癌气滞血瘀证，应首选

【参考答案】

1. C　2. C　3. C　4. A　5. B　6. A

第十六单元　门静脉高压症

【考点突破攻略】

要点一　解剖概要

门静脉与其他部位静脉相比有三个特点：

1. 门静脉主干的两端均为毛细血管，一端为胃肠道、脾、胰腺、胆道等的毛细血管，另一端为肝小叶内的毛细血管网（肝窦）。

2. 门静脉主干中少有静脉瓣存在。

3. 门静脉与腔静脉系统之间存在多处交通支。主要有：①胃底、食管下段交通支。②直肠下端肛管交通支。③前腹壁交通支。④腹膜后交通支。

要点二　临床表现与检查

（一）临床表现

1. 症状　脾肿大、脾功能亢进、呕血或柏油样黑便、腹水及非特异性全身症状（如乏力、嗜睡、厌食、腹胀等）。

2. 体征　查体可触及脾肿大，肿大可达脐下。

［常考要点］门静脉高压症临床表现为脾肿大、脾功能亢进、呕血或柏油样黑便、腹水。

（二）检查

1. 血象　脾功能亢进时，白细胞计数减少至 3×10^9/L 以下；血小板计数减少至（70 ～ 80）$\times10^9$/L 以下。

2. 肝功能　肝功能储备可用 Child 肝功能分级方法评价。

3. X 线检查　上消化道造影显示食管－胃底静脉曲张，表现为食管、胃底黏膜紊乱，呈蚯蚓状或蚕食样。

4. 内镜检查　最好在出血 24 小时内进行，阳性率高。

5. B 超检查及多普勒测定　是目前最方便的测定方法。

6. 特殊检查

（1）肝活检。

（2）免疫学检查。

（3）脾静脉造影。

7. 门静脉压力的测定　术前及术中测定门静脉压力对诊断、选择手术方法及其预后判断均有帮助。

（1）手术前后测定方法：①经皮脾穿刺脾髓测压（SP）。②经皮肝穿刺肝内门静脉分支测压

（PVP）。③肝静脉插管测压。

（2）术中测压方法：①门脉压：直接穿刺门静脉主干（FPP）或门静脉分支，如大网膜静脉。②术中暂时钳夹门静脉，测得压力为肝侧门静脉闭锁压（HOPP），正常为 0.49 ～ 0.98kPa（50 ～ 100mmH_2O）；在阻断脏侧门静脉测得的压力为脏侧门静脉闭锁压（SOPP），正常值为3.92 ～ 5.58kPa（400 ～ 600mmH_2O）。SOPP 与 HOPP 的压力差相当于门静脉入肝血流的最大灌注压（MPP），反映门静脉入肝的血流量。

［常考考点］门静脉高压症的典型表现和阳性检查结果。

要点三　诊断与鉴别诊断

1. 出血的鉴别　凡有急性大量消化道出血者，首先要考虑到胃及十二指肠溃疡、食管－胃底静脉曲张破裂出血和胃癌这三个最常见的原因；其次为胃黏膜的急性炎症病变等。

（1）溃疡病大出血：有典型的溃疡病史，出血前往往有突然加重或失去原来的疼痛规律；胃溃疡以呕血为主，最终会出现柏油样便。而十二指肠溃疡以柏油样便为主，往往有大量呕血，呕吐的血多为咖啡色，出血量大时便血呈紫红色，出血后上腹部的疼痛可以缓解或减轻。病人的肝功能应为正常，很少有腹水；钡餐造影和胃镜检查可以明确诊断。

（2）胃癌出血：一般病史较长，有类似溃疡病史，食欲减退、消瘦、贫血、上腹部隐痛可逐渐加重。早期持续小量出血，粪便隐血试验持续阳性，侵犯大血管时可发生呕血、便血及休克。胃镜下可见到典型的恶性溃疡和肿瘤表现，活检可以明确诊断。胃癌病人出血后原来的症状持续存在或进一步加重。

（3）胆道出血：有肝胆疾病或外伤病史，可有黄疸，但一般很少有肝硬化。胆道造影可以明确病变的部位及出血的原因。B 超与 CT 检查对诊断有很大的帮助。

（4）急性胃黏膜病变：一般有重症感染、损伤、烧伤等病史。可有呕血或血便，但以呕血为主，反复出现，间歇期可达数日。

（5）Mallory–Weiss 综合征：Mallory–Weiss 综合征简称为 M–W 综合征，在消化道出血中所占的比例有上升的趋势。其在临床上典型的表现为酗酒呕吐后随之而来的呕血。多为食管内压力急剧上升，食管与胃连接部的黏膜撕裂伤所致。所有遇到胃内有积血而又无原发病灶时，就应考虑到本病的可能。

2. 脾肿大和脾功能亢进的鉴别　可分为原发性和继发性两大类。原发性有原发性血小板减少性紫癜、先天性溶血性贫血、原发性白细胞减少症和全血性血细胞减少症。一般先有某些血细胞减少，继而脾肿大，但骨髓涂片则有相应的血细胞增生过盛现象。继发性脾功能亢进一般均有某些前驱疾病，如血吸虫病、疟疾、黑热病、白血病等引起脾肿大后，因脾功能亢进而有不同的血细胞减少现象，无肝病，肝功能正常。如果不能确诊为肝硬化的早期表现或肝后型门脉高压症，有时需要行肝活检和门脉压力测定。

3. 腹水的鉴别

（1）心源性腹水：如风湿性心脏病所致二尖瓣狭窄、缩窄性心包炎等心脏病，在发生心力衰竭时，往往出现腹水，易与肝硬化腹水相混淆；但若详细地询问病史，细致地进行心脏听诊，再结合心电图及 X 线检查，一般进行鉴别并不太困难。

（2）肾源性腹水：慢性肾炎很容易发生腹水而被误诊为肝硬化。但慢性肾炎合并有全身浮肿、血尿、高血压、尿中有大量蛋白及管型，结合病史，诊断并不困难。

（3）腹腔内肿瘤：腹腔内肿瘤可以压迫门静脉或癌栓在门静脉内形成栓塞而使血液回流受阻，致使门静脉出现高压及腹水。此时大部分已属肿瘤晚期，可有血液及淋巴远处转移，也可有腹腔内大量种植。要详细询问病史及查体，钡餐造影、B 超、CT 检查有鉴别价值，同时进行腹水内查找癌细胞更有助于诊断。

要点四　西医治疗

（一）非手术治疗

食管 – 胃底曲张静脉破裂出血，尤其是肝功能储备 Child C 级病人，尽可能采用非手术治疗。

1. 补充血容量。
2. 应用血管活性药物。①血管加压素。②生长抑素。
3. 内镜治疗。①经纤维内镜注射硬化剂。②经内镜食管曲张静脉套扎术。
4. 三腔管压迫止血。
5. 经颈静脉门体分流术。

（二）手术疗法

1. 分流术。
2. 断流术。
3. 转流术。

［常考考点］门静脉高压症的西医处理。

要点五　中医辨证治疗

证型	辨证要点	治法	方剂
瘀血内结证	腹部积块明显，硬痛不移，面黯消瘦，纳减乏力，时有寒热，女子或见月事不下；舌边暗紫或见瘀点，苔薄，脉弦涩	祛瘀软坚，兼调脾胃	膈下逐瘀汤加减
寒湿困脾证	腹大胀满，按之如囊裹水，甚则颜面浮肿，脘腹痞满，得热稍舒，精神困倦，怯寒懒动，小便少，大便溏，或身目发黄，面色晦暗；舌苔白腻，脉缓	温中健脾，行气利水	实脾饮加茵陈加减
气随血脱证	患者突然大量吐血及便血后出现面色苍白，四肢厥冷，汗出；舌淡，苔白，脉微	益气固脱	独参汤加减

［常考考点］门静脉高压症的辨证论治。

【例题实战模拟】

A1 型题

1. 门静脉系与腔静脉系之间主要的交通支中，最具有临床重要性的是
   A. 脐旁静脉交通支　B. 胃底、食管下端交通支　C. 直肠下端、肛管交通支
   D. 前腹壁交通支　E. 腹膜后交通支
2. 门静脉高压症的三大临床主要表现是
   A. 脾肿大、上消化道出血、腹水　B. 肝大、上消化道出血、腹水
   C. 脾大、脾功能亢进、腹水　D. 肝大、脾大、腹水
   E. 脾大、腹水、黄疸
3. 肝功能储备 Child C 级病人，食管 – 胃底静脉曲张破裂出血，宜采用的治疗方法是
   A. 分流术　B. 断流术　C 转流术　D. 非手术疗法　E. 胃大部切除术

4. 患者，男，45 岁。既往有乙肝病史 20 年。现症见腹大胀满，按之如囊裹水，甚则颜面浮肿，脘腹痞满，得热稍舒，精神困倦，怯寒懒动，小便少，大便溏，身目发黄，面色晦暗；舌苔白腻，脉缓。宜选用的治疗方剂是
   A. 真武汤　B. 实脾饮加茵陈　C. 茵陈蒿汤　D. 五苓散　E. 膈下逐瘀汤

【参考答案】

1. B　2. A　3. D　4. B

第十七单元　急腹症

细目一　急性阑尾炎

【考点突破攻略】

要点一　西医病因病理

1. 病因　急性阑尾炎的发病过程往往是复杂的，其发病有三种学说：阑尾腔梗阻学说、细菌感染学说、神经反射学说。上述三种因素在急性阑尾炎的发病过程中可相继出现，且互相影响，互为因果。

2. 病理

（1）急性单纯性阑尾炎：炎症局限于阑尾黏膜及黏膜下层，逐渐扩展至肌层、浆膜层。阑尾轻度肿胀，浆膜充血，有少量纤维素性渗出物。

（2）化脓性阑尾炎：炎症发展到阑尾壁全层，阑尾显著肿胀，浆膜充血严重，附着纤维素渗出物，并与周围组织或大网膜粘连，腹腔内有脓性渗出物。

（3）坏疽或穿孔性阑尾炎：阑尾壁出现全层坏死，局部呈暗紫色或黑色，可局限在一部分或累及整个阑尾，极易破溃穿孔。穿孔后感染扩散可引起弥漫性腹膜炎或门静脉炎、败血症等。

（4）阑尾周围脓肿：化脓或坏疽的阑尾被大网膜或周围肠管粘连包裹，脓液局限于右下腹而形成阑尾周围脓肿或炎性肿块。

要点二　临床表现与检查

（一）临床表现

1. 主要症状

（1）转移性右下腹疼痛。

（2）胃肠道症状。

（3）全身症状。可有头晕、头痛、乏力、汗出、口干、尿黄、脉数等症状。少数坏疽性阑尾炎或导致门静脉炎时，可有寒战高热。

2. 主要体征

（1）压痛：右下腹局限性显著压痛是阑尾炎最重要的特征。

（2）反跳痛。

（3）腹肌紧张。

（4）右下腹包块，若阑尾周围脓肿形成，右下腹可扪及痛性包块，边界不清且固定。

［常考考点］右下腹局限性显著压痛是阑尾炎最重要的特征。

（二）检查

下列检查方法可协助阑尾炎的定性、定位诊断。

1. 结肠充气试验（Rovsing 征）　如出现右下腹疼痛为阳性，可提示阑尾炎的存在。

2. 腰大肌试验（Psoas 征）　阳性提示炎性阑尾贴近腰大肌，多见于盲肠后位阑尾炎。

3. 闭孔内肌试验（Obturator 征）　阳性提示炎性阑尾位置较低，贴近闭孔内肌，为盆腔位阑尾炎。

4. 直肠指诊　直肠右侧前上方有触痛，提示炎性阑尾位置较低。

5. 经穴触诊　阑尾穴有压痛，尤以右侧明显而多见。

要点三　诊断与鉴别诊断

（一）诊断

根据转移性右下腹疼痛的病史和右下腹局限性压痛的典型阑尾炎特点，一般即可做出诊断。

（二）鉴别诊断

1. 胃及十二指肠溃疡穿孔　多有上消化道溃疡病史，突然出现上腹部剧烈疼痛并迅速波及全腹。腹膜刺激征明显，多有肝浊音界消失，肠鸣音消失，可出现休克，X 线检查常可发现膈下游离气体。

2. 急性胃肠炎　多有饮食不洁史，肠鸣音亢进，一般无腹膜刺激征，大便检查可有脓细胞及未消化食物。

3. 急性肠系膜淋巴结炎　腹痛常与上呼吸道感染并发，早期即可有高热、白细胞数增高，但腹痛、压痛相对较轻且较广泛，在肠系膜区域内有时可触及肿大淋巴结。

4. 右肺下叶大叶性肺炎或右侧胸膜炎　常有右侧胸痛及呼吸道症状，腹部无固定性显著压痛点。胸部 X 线检查有鉴别意义。

5. 急性胆囊炎、胆石症　右上腹持续性疼痛，阵发性加剧，可伴有右肩部放射痛，腹膜刺激征以右上腹为甚，墨菲（Murphy）征阳性。

6. 右侧输尿管结石　常突然出现剧烈绞痛，向会阴部及大腿内侧放射，但腹部体征不明显，有肾区叩击痛，可伴有尿频、尿急、尿痛或肉眼血尿等症状，一般无发热。X 线摄片常可发现阳性结石。

7. 异位妊娠破裂　常有急性失血症状和下腹疼痛症状，有停经史，妇科检查阴道内有血液，阴道后穹隆穿刺有血等。

［常考要点］转移性右下腹疼痛的病史和右下腹局限性压痛的典型阑尾炎的特点。

要点四　西医治疗

尽早采用手术疗法，尤其是老年人、小儿、妊娠期急性阑尾炎。其主要方法是阑尾切除术。对腹腔渗液严重，或腹腔已有脓液的急性化脓性或坏疽性阑尾炎，应同时行腹腔引流；对阑尾周围脓肿，如有扩散趋势，可行脓肿切开引流。

［常考考点］阑尾炎西医尽早采用手术疗法。

要点五　中医辨证治疗

证型	辨证要点	治法	方剂
瘀滞证	转移性右下腹痛，呈持续性、进行性加剧，右下腹局限性压痛或拒按；伴恶心纳差，可有轻度发热；苔白腻，脉弦滑或弦紧	行气活血，通腑泄热	大黄牡丹汤合红藤煎剂加减
湿热证	腹痛加剧，右下腹或全腹压痛、反跳痛，腹皮挛急，右下腹可扪及包块；壮热，恶心纳差，便秘或腹泻；舌红苔黄腻，脉弦数或滑数	通腑泄热，利湿解毒	大黄牡丹汤合红藤煎剂加败酱草、白花蛇舌草、蒲公英
热毒证	腹痛剧烈，全腹压痛、反跳痛，腹皮挛急；高热不退或恶寒发热，恶心纳差，便秘或腹泻；舌红绛，苔黄厚，脉洪数或细数	通腑排毒，养阴清热	大黄牡丹汤合透脓散加减

［常考考点］急性阑尾炎的辨证论治。

【例题实战模拟】

A1 型题

1. 急性阑尾炎时，闭孔肌试验阳性，提示

A. 阑尾位置较深　B. 阑尾为盲肠后位　C. 阑尾位置较低为盆腔位阑尾
D. 阑尾为盲肠内位　E. 提示有盆腔脓肿形成

2. 急性阑尾炎热毒证者宜用

A. 大柴胡汤　B. 大黄牡丹汤合透脓散　C. 大黄牡丹汤合红藤煎剂
D. 龙胆泻肝汤　E. 大陷胸汤

A2 型题

3. 患者，转移性右下腹痛 2 天，全腹痛 1 天。检查：腹膜刺激征阳性，以右下腹为著，肠鸣音减弱，血白细胞计数 1.8×10^9/L。应首先考虑的是

A. 急性肠胃炎　　B. 急性胆囊炎　　C. 急性胰腺炎

D. 子宫外孕破裂　　E. 阑尾炎穿孔并发腹膜炎

4. 患者，1 天前出现转移性右下腹疼痛，目前腹痛加剧，全腹压痛、反跳痛，腹皮挛急，右下腹可扪及包块；伴壮热，恶心纳差，便秘；舌红苔黄腻，脉弦数。其证候是

A. 瘀滞证　B. 湿热证　C. 热毒证　D. 寒湿证　E. 阴虚证

【参考答案】

1. C　2. B　3. E　4. B

细目二　肠梗阻

【考点突破攻略】

要点一　分类

1. 按发病的基本原因分类

（1）机械性肠梗阻。

（2）动力性肠梗阻：①麻痹性肠梗阻。②痉挛性肠梗阻。

（3）血运性肠梗阻。

2. 按肠壁有无血运障碍分类

（1）单纯性肠梗阻：只有肠内容物通过受阻而无肠管血运障碍者。

（2）绞窄性肠梗阻：肠梗阻的同时伴有肠壁血运障碍者。

3. 按梗阻部位不同分类　可分为高位小肠梗阻、低位小肠梗阻或结肠梗阻。

4. 按梗阻程度分类　可分为完全性肠梗阻和不完全性肠梗阻。

5. 按梗阻进展速度分类　可分为急性肠梗阻和慢性肠梗阻。

要点二　西医病因病理

（一）局部病理生理改变

1. 肠蠕动变化　机械性肠梗阻表现为梗阻上段肠管的蠕动增强，麻痹性肠梗阻则肠蠕动减弱或消失。

2. 肠腔膨胀、积气积液。

3. 肠壁充血水肿、通透性增加。

4. 肠壁坏死穿孔。

（二）全身病理生理改变

1. 体液丧失可迅速导致严重缺水、血容量减少和血液浓缩，甚至出现休克。

2. 电解质紊乱和酸碱平衡失调。

3. 感染和中毒。

［常考要点］机械性肠梗阻最常见，绞窄性肠梗阻最危险。

要点三　临床表现与检查

（一）临床表现

1. 症状

（1）腹痛：单纯性机械性肠梗阻一般呈阵发性剧烈腹痛；绞窄性肠梗阻往往出现剧烈的持续性腹痛

伴有阵发性加重；麻痹性肠梗阻多呈持续性胀痛。

（2）呕吐。

（3）腹胀。

（4）停止排气排便。

2. 体征

（1）全身情况：单纯性肠梗阻的早期一般无明显变化；梗阻晚期有脱水表现。绞窄性肠梗阻可出现休克表现。

（2）腹部体征

1）望诊：腹部膨胀，高位梗阻多在上腹部；低位小肠梗阻多在中腹部。麻痹性肠梗阻多呈全腹均匀膨胀；闭袢性肠梗阻可出现不对称膨胀；机械性肠梗阻多可见肠型及肠蠕动波。

2）触诊：单纯性肠梗阻可有不定位的轻压痛；绞窄性肠梗阻则出现压痛、反跳痛、肌紧张等腹膜刺激征。

3）叩诊：肠胀气时一般呈鼓音。当绞窄性肠梗阻时腹腔有渗液，可出现移动性浊音。

4）听诊：肠鸣音亢进，呈高调金属音或气过水声；麻痹性肠梗阻时，则肠鸣音减弱或消失。

（3）直肠指检：应作为常规检查，不能忽视。直肠肿瘤引起肠梗阻时，可触及直肠内肿物；肠套叠、绞窄性肠梗阻时，指套可染有血迹。

（二）检查

1. 实验室检查

（1）血液：严重失水，血液浓缩时，血红蛋白及红细胞压积升高；肠绞窄伴腹膜炎时，白细胞计数及中性粒细胞比例升高。血钾、钠、氯离子及二氧化碳结合力、血气分析等测定能判断电解质、酸碱平衡紊乱情况。

（2）尿液：脱水时尿量减少，尿比重升高。

（3）呕吐物及粪便检查：如有大量红细胞或隐血试验阳性，多表示肠管有血运障碍或出血性的病变。

2. X 线检查 肠管的气液平面是肠梗阻特有的 X 线表现。

［常考考点］痛、吐、胀、闭是各类肠梗阻共同的四大症状。腹部立位 X 线透视或平片检查是肠梗阻常用的检查方法，肠管的气液平面是肠梗阻特有的 X 线检查表现。

要点四 诊断与鉴别诊断

（一）诊断

典型的肠梗阻具有痛、呕、胀、闭四大症状，腹部可见肠型及肠蠕动波，肠鸣音亢进，可出现全身脱水等体征；结合腹部 X 线检查，明确诊断并不困难。

（二）鉴别诊断

1. 机械性与动力性肠梗阻的鉴别 机械性肠梗阻，早期腹胀不明显。麻痹性肠梗阻则腹胀显著，多无阵发性腹部绞痛，肠鸣音减弱或消失，X 线检查可显示大、小肠全部均匀胀气。

2. 单纯性与绞窄性肠梗阻的鉴别 当肠梗阻有下列临床表现时，应考虑到绞窄性肠梗阻的可能。

（1）腹痛发作急骤，剧烈，呈持续性并有阵发性加重。

（2）呕吐出现早而频繁，呕吐物为血性或肛门排出血性液体，或腹穿抽出血性液体。

（3）早期出现脉率加快，体温升高，白细胞增高，甚至出现休克。

（4）腹膜刺激征明显且固定，肠鸣音由亢进变为减弱，甚至消失。

（5）腹胀不对称，有局部隆起或可触及孤立胀大的肠袢。

（6）X 线检查可见孤立胀大的肠袢，位置固定，不随时间而改变，或肠间隙增宽，提示有腹腔积液。

（7）经积极非手术治疗后症状体征无明显改善。

3. 高位肠梗阻与低位肠梗阻的鉴别 高位小肠梗阻呕吐发生早而频繁，腹胀不明显；低位小肠梗阻腹胀明显，呕吐出现晚而次数少，并可吐出粪样物。

4. 完全性肠梗阻与不完全性肠梗阻的鉴别 完全性肠梗阻呕吐频繁，如为低位梗阻则腹胀明显，完全停止排气排便。不完全性肠梗阻呕吐与腹胀都较轻或无呕吐，尚有少量排气排便。

5. 肠梗阻病因的鉴别 新生婴儿以肠道先天性畸形最多见，2 岁以下小儿则肠套叠多见，3 岁以上儿童以蛔虫团堵塞所致的肠梗阻居多，老年人则以肿瘤及粪块堵塞常见。临床上最为常见的是粘连性肠梗阻。

【知识纵横比较】

各型肠梗阻的鉴别

分型	临床特点
机械性肠梗阻	阵发性腹部绞痛
麻痹性肠梗阻	腹胀显著，肠鸣音减弱或消失
绞窄性肠梗阻	①腹痛，呈持续性并有阵发性加重； ②呕吐物或肛门排出物或腹穿抽出血性液体； ③脉率加快，体温升高，白细胞增高，甚至出现休克； ④腹膜刺激征，肠鸣音由亢进变为减弱，甚至消失
高位肠梗阻	呕吐发生早而频繁，腹胀不明显
低位肠梗阻	腹胀明显，呕吐出现晚而次数少，可吐出粪样物
完全性肠梗阻	呕吐频繁
不完全性肠梗阻	呕吐与腹胀都较轻或无呕吐，尚有少量排气排便

［常考考点］各型肠梗阻的鉴别。

要点五　西医治疗

（一）非手术治疗

1. 适应证

（1）单纯性粘连性肠梗阻。

（2）动力性肠梗阻。

（3）蛔虫团、粪便或食物团堵塞所致的肠梗阻。

（4）肠结核等炎症引起的不完全性肠梗阻、肠套叠早期。

2. 方法

（1）禁食与胃肠减压。

（2）纠正水、电解质和酸碱平衡紊乱。

（3）防治感染和毒血症。

（4）灌肠疗法。

（5）颠簸疗法。

（6）其他，如穴位注射阿托品，嵌顿疝的手法复位回纳，腹部推拿按摩等。

（二）手术治疗

1. 适应证

（1）绞窄性肠梗阻。

（2）有腹膜刺激征或弥漫性腹膜炎征象的各型肠梗阻。

（3）应用非手术疗法后经 6 ～ 8 小时观察，病情不见好转。

（4）肿瘤及先天性肠道畸形等不可逆转的器质性病变引起的肠梗阻。

2. 方法

（1）解除梗阻病因。

（2）切除病变肠管行肠吻合术。
（3）短路手术。
（4）肠造口术或肠外置术。
［常考考点］非手术治疗和手术治疗的适应证。

要点六　中医辨证治疗

证型	辨证要点	治法	方剂
气滞血瘀证	腹痛阵作，胀满拒按，恶心呕吐，无排气排便；舌质淡红，苔薄白，脉弦或涩	行气活血，通腑攻下	桃仁承气汤加减
肠腑热结证	腹痛腹胀，痞满拒按，恶心呕吐，无排气排便；发热，口渴，小便黄赤，甚者神昏谵语；舌质红，苔黄燥，脉洪数	活血清热，通里攻下	复方大承气汤加减
肠腑寒凝证	起病急骤，腹痛剧烈，遇冷加重，得热稍减，腹部胀满，恶心呕吐，无排气排便，脘腹怕冷，四肢畏寒；舌质淡红，苔薄白，脉弦紧	温中散寒，通里攻下	温脾汤加减
水结湿阻证	腹痛阵阵加剧，肠鸣辘辘有声，腹胀拒按，恶心呕吐，口渴不欲饮，无排气排便，尿少；舌质淡红，苔白腻，脉弦缓	理气通下，攻逐水饮	甘遂通结汤加减
虫积阻滞证	腹痛绕脐阵作，腹胀不甚，腹部有条索状团块，恶心呕吐，呕吐蛔虫，或有便秘；舌质淡红，苔薄白，脉弦	消导积滞，驱蛔杀虫	驱蛔承气汤加减

［常考考点］肠梗阻的辨证论治。

【例题实战模拟】

A1 型题

1. 下列除哪项外，均是肠梗阻常见的临床表现
A. 腹痛　B. 呕吐　C 便秘　D. 腹胀　E. 停止排气排便

2. 下列不属于手术疗法适应证的是
A. 绞窄性肠梗阻
B. 有腹膜刺激征或弥漫性腹膜炎征象的各型肠梗阻
C. 应用非手术疗法后经 6 ～ 8 小时观察，病情未见好转
D. 肿瘤及先天性肠道畸形等不可逆转的器质性病变引起的肠梗阻
E. 蛔虫团、粪便或食物团堵塞所致的肠梗阻

A2 型题

3. 患者，女，53 岁。阵发性腹痛、腹胀 3 天，伴恶心呕吐，无排便排气，小便黄，舌红，苔薄白，脉沉弦。查体：腹软，轻压痛，偶见肠型。诊断为肠梗阻，其证型是
A. 气滞血瘀证　B. 肠腑热结证　C. 肠腑寒凝证　D. 水结湿阻证　E. 虫积阻滞证

B1 型题

A. 动力性肠梗阻　B. 血运性肠梗阻　C. 机械性肠梗阻
D. 完全性肠梗阻　E. 不完全性肠梗阻

4. 由于器质性病变致肠腔变小，使肠内容物通过发生障碍，称为
5. 肠腔不通同时伴肠壁血运障碍，称为

【参考答案】

1. C　2. A　3. E　4. C　5. B

细目三　胆道感染与胆石症

【考点突破攻略】

要点一　急性胆道感染

（一）西医病因病理

1. 病因

（1）梗阻因素：胆石症和胆管狭窄是造成胆道梗阻，引起胆道感染的重要原因。胆石症、胆管狭窄和胆道感染常同时并存，互为因果，互相影响。

（2）感染因素：包括寄生虫感染、细菌感染和病毒感染等。

（3）局部供血障碍：胆道局部供血障碍是胆道感染或炎症的另一重要原因。

（4）其他：胆道畸形、胆道创伤和胆道运动功能障碍也可致急性胆道感染。

2. 病理　根据胆囊壁的病变程度和范围常分为以下几种类型：

（1）急性单纯性胆囊炎：一般为急性胆囊炎的早期表现。

（2）急性化脓性胆囊炎：急性单纯性胆囊炎继续发展，梗阻因素未能解除或继发严重的感染。

（3）急性坏疽性胆囊炎：为急性胆囊炎的晚期表现，常同时伴有胆囊壁内脓肿破溃而出现胆囊穿孔、胆汁性腹膜炎。

（4）急性梗阻性化脓性胆管炎：是由于胆管梗阻和细菌感染，胆管内压升高，肝脏胆血屏障受损，大量细菌和毒素进入血循环，造成以肝胆系统病损为主，合并多器官损害的全身严重感染性疾病，是急性胆管炎的严重形式。

（二）临床表现与检查

1. 临床表现

（1）急性胆囊炎：突发右上腹阵发性绞痛，常在饱餐、进油腻食物后或在夜间发作。疼痛常放射至右肩部、肩胛部和背部。伴恶心呕吐、厌食等。右上腹可有不同程度、不同范围的压痛、反跳痛及肌紧张，Murphy 征阳性。

（2）急性梗阻性化脓性胆管炎：本病发病急骤，病情进展快，除具有一般胆道感染的 Charcot 三联征（腹痛、寒战高热、黄疸）外，还可出现休克、中枢神经系统受抑制表现，即 Reynolds 五联征。

2. 检查

（1）急性胆囊炎：实验室检查：有轻度白细胞升高；血清转氨酶轻度升高，AKP 升高。影像学检查：B 超检查可显示胆囊增大、囊壁增厚甚至有“双边”征，以及胆囊内结石光团。此外，如 ^{99m}Tc–EHIDA 检查，由于胆囊管梗阻，胆囊不显影，其敏感性几乎达 100%。

（2）急性梗阻性化脓性胆管炎：实验室检查：白细胞计数升高，中性粒细胞升高，血小板计数降低。凝血酶原时间延长，肝功能有不同程度的受损。影像学检查：以 B 超最为实用，能及时了解胆道梗阻的部位、病变性质、肝内外胆管扩张等情况。

（三）西医治疗

1. 一般治疗　包括禁食，输液，纠正水、电解质及酸碱代谢失衡，全身支持疗法；选用针对革兰阴性、阳性细菌及厌氧菌均有作用的广谱抗生素或联合用药。使用维生素 K、解痉止痛药等对症处理。对于急性重症胆管炎，要重视恢复血容量，改善和保证组织器官的良好灌流和氧供。

2. 手术治疗　急诊手术适用于：①发病在 48 ～ 72 小时以内者。②经非手术治疗无效且病情恶化者。③怀疑有胆囊穿孔、弥漫性腹膜炎、急性化脓性胆管炎、急性坏死性胰腺炎等并发症者。手术方法包括：胆囊造口术、胆囊切除术、胆总管探查、T 型管引流术。

3. 非手术方法　置管引流包括胆囊穿刺置管术、经皮肝穿刺胆道置管引流术和经内镜鼻胆管引流术。

（四）中医辨证治疗

证型	辨证要点	治法	方剂
蕴热证（肝胆蕴热）	胁腹隐痛，胸闷不适，肩背窜痛，口苦咽干，腹胀纳呆，大便干结，有时低热；舌红苔腻，脉平或弦	疏肝清热，通下利胆	金铃子散合大柴胡汤加减
湿热证（肝胆湿热）	发热恶寒，口苦咽干，胁腹疼痛难忍，皮肤黄染，不思饮食，便秘尿赤；舌红苔黄，脉弦数滑	清胆利湿，通气通腑	茵陈蒿汤合大柴胡汤加减
热毒证（肝胆脓毒）	胁腹剧痛，痛引肩背，腹拘强直，压痛拒按，高热寒战，上腹饱满，口干舌燥，不能进食，大便干燥，小便黄赤，甚者谵语，肤黄有瘀斑，四肢厥冷，鼻衄齿衄；舌绛有瘀斑，苔黄开裂，脉微欲绝	泻火解毒，通腑救逆	黄连解毒汤合茵陈蒿汤加减

［常考考点］急性胆道感染的辨证论治。

要点二　胆石症

（一）临床表现与检查

1. 临床表现

（1）胆囊结石：阵发性绞痛，可向右肩胛部放射，称为胆绞痛，常伴有恶心呕吐。高脂肪餐、暴饮暴食、过度疲劳可诱发胆绞痛。右上腹部有程度不同的压痛。

（2）肝外胆管结石：发作期间可表现 Charcot 三联征，即腹痛、寒战高热和黄疸。上腹部及右上腹有压痛。

（3）肝内胆管结石：急性发作时肝区疼痛，寒战发热，体温为弛张热型，可有轻度黄疸，肝脏可有不对称增大，肝区有叩击痛。在不发作期间症状不典型，常表现有上腹隐痛、恶心、嗳气、反酸、食欲不振等，也可无任何症状。

［常考考点］胆结石的临床表现。

2. 检查

（1）血常规：急性发作期白细胞增高，中性粒细胞比例增高，多数病人白细胞增高的程度与合并感染的轻重相并行。

（2）肝功能：胆石症反复发作可引起轻重不同的肝脏损害，肝功能试验可发现异常，例如血清谷丙转氨酶（SGPT）、谷胺酰转肽酶（γ-GT）增高，血清胆红素增高。

（3）影像学检查：胆道造影、B 超、CT 或 MRI 检查可见到胆囊或（和）胆管扩张和结石影像。其中 B 超方便易行，价格低廉，为首选检查。

［常考考点］胆石症的影像学检查首选 B 超。

（二）西医治疗

1. 排石疗法　适应证：①胆管结石直径＜ 1cm，胆管下端无狭窄。②胆管或肝管多发小结石。③手术后胆管残余结石。④较小的胆囊结石，胆囊舒缩功能较好者。

2. 电针排石　电针除了能消炎止痛，使胆道感染的症状得以控制外，也可促使排出胆石。

3. 溶石疗法　口服溶石药物：鹅去氧胆酸和熊去氧胆酸。

4. 碎石疗法　适应证：①症状性胆囊结石。②口服胆囊造影检查显示胆囊功能正常。③阴性胆结石。④胆囊内直径 0.5 ～ 2cm 的单颗结石，或直径 0.5 ～ 1cm 的多发结石，但不得超过 5 颗结石。⑤单发胆管阴性结石且定位准确。

5. 取石疗法　经皮肝穿刺胆道（PTCS）以及经十二指肠镜 Oddi 括约肌切开取石（EST）等。

6. 外科手术　手术方法与胆道感染大致相同，根据结石部位的不同，分别采用胆囊切除、胆总管切开取石、T 管引流术及胆肠内引流术等，部分肝胆管结石病人须行肝叶切除术。近年来随着外科微创技术的发展，对于胆囊和胆总管结石的择期治疗，主张首选联合电子内镜（胆道镜、十二指肠镜和腹腔镜）下的微创外科手术。

［常考考点］排石疗法和碎石疗法的适应证。

（三）中医辨证治疗

证型	辨证要点	治法	方剂
肝郁气滞证	右上腹间歇性绞痛或闷痛，有时可向右肩背部放射，右上腹有局限性压痛；伴低热，口苦，食欲减退；舌质淡红，苔薄白或薄黄，脉弦紧	疏肝利胆，理气开郁	金铃子散合大柴胡汤加减
肝胆湿热证	右上腹持续性胀痛，多向右肩背部放射，右上腹肌紧张，有压痛，有时可摸到肿大的胆囊；伴高热、恶寒、口苦咽干、恶心呕吐、不思饮食，部分病人出现身目发黄；舌质红，苔黄腻，脉弦滑或弦数	疏肝利胆，清热利湿	茵陈蒿汤合大柴胡汤加减
肝胆脓毒证	右上腹硬满灼痛，痛而拒按，或可触及肿大的胆囊，黄疸日深，壮热不止；舌质红绛，苔黄燥，脉弦数。严重者，四肢厥冷，脉细数	泻火解毒，养阴利胆	茵陈蒿汤合黄连解毒汤加味
肝阴不足证	胁肋隐痛，绵绵不已，可向右肩背部放射，遇劳加重，口干咽燥，心中烦热，两目干涩，头晕目眩；舌红少苔，脉弦细	滋阴柔肝，养血通络	一贯煎加减

［常考考点］胆石症的辨证论治。

【知识纵横比较】

胆囊炎和胆石症的证治比较

胆囊炎		胆石症	
证型	方剂	证型	方剂
蕴热证（肝胆蕴热）	金铃子散合大柴胡汤	肝郁气滞证	金铃子散合大柴胡汤
湿热证（肝胆湿热）	茵陈蒿汤合大柴胡汤	肝胆湿热证	茵陈蒿汤合大柴胡汤
热毒证（肝胆脓毒）	黄连解毒汤合茵陈蒿汤	肝胆脓毒证	茵陈蒿汤合黄连解毒汤
—	—	肝阴不足证	一贯煎

【例题实战模拟】

A1 型题

1. Charcot 三联征包括

A. 腹痛、寒热、胆囊肿大　B. 上腹剧痛、板状腹、黄疸
C. 束腰带状腹痛、淀粉酶升高、腹水　D. 腹痛、寒热、黄疸
E. 寒热、黄疸、肝大

2. 下列不属于胆石症碎石疗法适应证的是

A. 症状性胆囊结石　B. 口服胆囊造影检查显示胆囊功能正常
C. 阴性胆结石　D. 胆囊内直径 0.5 ～ 1cm 的多发结石（5 颗以上）
E. 单发胆管阴性结石且定位准确

A2 型题

3. 患者，女，64 岁。右上腹持续胀痛半月余，伴恶寒发热，恶心呕吐，便秘尿赤。检查：巩膜轻度黄染，右上腹压痛、轻度反跳痛，右上腹可触及边缘不清的压痛包块；舌红，苔黄腻，脉弦数。其治法是

A. 清热解毒，活血祛瘀　B. 通里攻下，活血化瘀　C. 活血化瘀，行气止痛
D. 疏肝理气，利胆排石　E. 清胆利湿，通气通腑

B1 型题

A. 金铃子散合大柴胡汤　B. 茵陈蒿汤合大柴胡汤　C. 黄连解毒汤合茵陈蒿汤
D. 一贯煎　E. 柴胡疏肝散

4. 胆囊炎肝胆脓毒证的治疗方剂是

5. 胆石症肝胆脓毒证的治疗方剂是

【参考答案】

1. D　2. D　3. E　4. C　5. C

细目四　急性胰腺炎

【考点突破攻略】

要点一　西医病因病理

1. 病因

（1）梗阻因素：最常见的梗阻原因是胆结石。胆胰共同通路的梗阻导致胆汁反流进入胰管，造成胆汁诱发的胰实质损伤。

（2）过量饮酒。

（3）暴饮暴食。

（4）其他：高脂血症、高钙血症、创伤、胰腺缺血、病毒感染及某些药物（如雌激素、口服避孕药等）也可能诱发。

2. 病理　程度不同的水肿、出血和坏死是急性胰腺炎的基本病理改变。

（1）急性水肿性胰腺炎：病变多局限于胰体尾部。病变的胰腺肿大变硬，被膜紧张。镜下见间质充血水肿并有中性粒细胞及单核细胞浸润。有时可发生局限性脂肪坏死，但无出血。

（2）急性出血坏死性胰腺炎：病变以广泛的胰腺坏死、出血为特征，伴轻微炎症反应。病变胰腺肿大，质软，出血呈暗红色，严重者整个胰腺变黑，分叶结构模糊。胰腺周围组织可见散在的黄白色皂化斑或小块状的脂肪坏死灶。镜下胰腺组织呈大片凝固坏死，间质小血管壁也有坏死。坏死胰腺以局部纤维化而痊愈或转变为慢性胰腺炎。晚期坏死胰腺组织合并感染，形成胰腺脓肿。过度的炎症反应所引起的循环、代谢、免疫等方面的改变，导致多器官功能不全综合征（MODS），并进而发展成 MSOF。

要点二　临床表现与检查

（一）临床表现

1. 症状

（1）腹痛：是主要临床症状。腹痛剧烈，起始于中上腹，也可偏重于右上腹或左上腹，放射至背部；累及全胰则呈腰带状向腰背部放射痛。

（2）恶心、呕吐。

（3）腹胀。

2. 体征

（1）发热：初期常呈中度发热，合并胆管炎者可伴寒战、高热。胰腺坏死伴感染时，高热为主要症状之一。

（2）黄疸：仅见于少数病例。

（3）腹膜炎体征：坏死性胰腺炎压痛明显，并有肌紧张和反跳痛，范围较广或延及全腹。

（4）休克。

（5）皮肤瘀斑：脐周、腰部可出现青紫色的不规则斑块。少数重症胰腺炎可于左腰部有青紫色斑（Grey-Turner 征），在脐周也可有青紫色斑（Cullen 征）。

（6）手足搐搦。

（7）呼吸窘迫综合征和多器官功能衰竭。

[常考要点] 急性胰腺炎的症状：腹痛、恶心、腹胀。

（二）检查

1. 血清、尿淀粉酶测定　血清淀粉酶测定是被最广泛应用的诊断方法。血清淀粉酶在发病 2 小时后开始升高，24 小时达高峰，4 ～ 5 天后逐渐下降；尿淀粉酶于发病后 24 小时开始升高，48 小时达到高峰，持续 1 ～ 2 周才缓慢下降。

2. 腹部 B 超　能发现胰腺水肿和胰周液体的积聚，还可探查胆囊增大、胆管扩张或结石影。

3. 增强 CT 扫描　弥漫性或局灶性胰腺增大、水肿、坏死液化，胰腺周围组织变模糊、增厚，并可见积液，还可发现急性胰腺炎的并发症，如胰腺脓肿、假囊肿或坏死。

［常考考点］血清、尿淀粉酶测定对诊断的意义。

要点三　临床分型

1. 轻型急性胰腺炎　临床上表现为急性、持续性腹痛（偶无腹痛），血清淀粉酶活性增高≥正常值上限 3 倍，影像学提示胰腺有或无形态改变，排除其他疾病者；可有或无其他器官功能障碍；少数病例血清淀粉酶活性正常或轻度增高。

2. 重症急性胰腺炎　急性胰腺炎伴有脏器功能障碍，或出现坏死、脓肿或假性囊肿等局部并发症者，或两者兼有。常见腹部体征有上腹部明显的压痛、反跳痛、肌紧张、腹胀、肠鸣音减弱或消失等。可以有腹部包块，偶见腰肋部皮下瘀斑征和脐周皮下瘀斑征。可以并发一个或多个脏器功能障碍，也可伴有严重的代谢功能紊乱，包括低钙血症（血钙＜ 1.87mmol/L）。增强 CT 为诊断胰腺坏死的最有效方法，B 超及腹腔穿刺对诊断有一定帮助。APACHE Ⅱ评分≥ 8 分。Balthazar CT 分级系统≥Ⅱ级。

在重症急性胰腺炎患者中，凡在起病 72 小时内经正规非手术治疗（包括充分液体复苏）仍出现脏器功能障碍者，可诊断为暴发性急性胰腺炎。暴发性急性胰腺炎病情凶险，非手术治疗常不能奏效，常继发腹腔间隔室综合征。

要点四　诊断与鉴别诊断

（一）诊断

突发上腹剧痛、恶心、呕吐、腹胀并伴有腹膜刺激征，经检查可除外胃肠穿孔、绞窄性肠梗阻等其他急腹症，并具备下列 4 项中 2 项者即可诊断为重症急性胰腺炎：①血、尿淀粉酶增高，或突然下降到正常，但病情恶化。②血性腹水，其淀粉酶增高。③难治性休克。④ B 超或 CT 检查示胰腺肿大，质不均，胰外有浸润。

［常考考点］重症急性胰腺炎的诊断。

（二）鉴别诊断

1. 消化道溃疡穿孔　有溃疡病史，初起即为持续性剧痛，腹肌紧张呈板状腹，肝浊音界缩小或消失，腹部 X 线片示有膈下游离气体。

2. 急性胆囊炎　疼痛多在右上腹，呈绞痛样发作，向右肩背部放射，呕吐后腹痛稍有减轻，伴寒战发热，右上腹压痛、肌紧张。

3. 急性肠梗阻　多有手术或腹膜炎病史，腹痛为痉挛性，时缓时急，逐渐加重，多位于脐周，伴有呕吐、不排便、不排气。肠鸣音亢进，可闻及气过水声或金属音，腹部可见到肠型及蠕动波，腹部透视有肠内气液平面、闭袢影像等。

4. 急性肾绞痛　阵发性绞痛，腰部重于腹部，并放射至腹股沟部与阴囊。如有血尿、尿频或尿急，更有助于鉴别。

要点五　西医治疗

（一）非手术治疗

（1）禁食。

（2）胃肠减压。

（3）补充血容量。

（4）抑制胰腺分泌和抑制胰酶活性。

（5）支持治疗。

（6）防治感染。

（7）腹腔灌洗。

（8）脏器支持治疗。

（二）手术治疗

1. 适应证 ①胰腺坏死并发感染形成脓肿或出现败血症。②并发腹腔出血或出现假性囊肿破裂并发症。③系明确外科原因引起的胰腺炎，如胆石症、输入袢综合征等，旨在去除病因。④非手术治疗临床无效的病例。

2. 手术方式 引流术、坏死组织清除术和规则性胰腺切除术。

［常考考点］急性胰腺炎手术治疗的适应证。

要点六　中医辨证治疗

证型	辨证要点	治法	方剂
肝郁气滞证（轻型）	腹中阵痛或窜痛，恶心呕吐，无腹胀，上腹仅有压痛，无明显腹肌紧张；舌质淡红，苔薄白或黄白，脉细或紧	疏肝理气，兼以清热燥湿通便	柴胡清肝饮、大柴胡汤、清胰汤Ⅰ号
脾胃实热证（重型）	上腹满痛拒按，痞寒腹坚，呕吐频繁，吐后腹痛无减，大便干结，小便不通，小便短赤，身热口渴；舌质红，苔黄腻或燥，脉弦滑或滑数，重者厥脱	清热泻火，通里逐积，活血化瘀	大陷胸汤、大柴胡汤、清胰合剂
脾胃湿热证（胆道疾患并发胰腺炎）	脘胁疼痛，胸脘痞满拒按，气痛阵作，口苦咽干，泛恶不止，或有身目俱黄，便干溲赤；舌红绛，苔黄腻，脉弦滑数	清热利湿，行气通下	龙胆泻肝汤、清胰汤Ⅰ号
蛔虫上扰证（胆道蛔虫引起的急性胰腺炎）	持续性上腹疼痛，剑突下阵发性钻顶样剧痛，或伴吐蛔；苔白或微黄而腻，脉弦紧或弦细	清热通里，制蛔驱虫	清胰汤Ⅱ号、乌梅汤等

［常考考点］急性胰腺炎的辨证论治。

【知识纵横比较】

胆石症和急性胰腺炎的证治比较

急性胰腺炎		胆石症	
证型	方剂	证型	方剂
肝郁气滞证（轻型）	柴胡清肝饮、大柴胡汤、清胰汤Ⅰ号	肝郁气滞证	金铃子散合大柴胡汤
脾胃实热证（重型）	大陷胸汤、大柴胡汤、清胰合剂	肝胆湿热证	茵陈蒿汤合大柴胡汤
脾胃湿热证（胆道疾患并发胰腺炎）	龙胆泻肝汤、清胰汤Ⅰ号	肝胆脓毒证	茵陈蒿汤合黄连解毒汤
蛔虫上扰证（胆道蛔虫引起的急性胰腺炎）	清胰汤Ⅱ号、乌梅汤等	肝阴不足证	一贯煎

【例题实战模拟】

A1 型题

1. 下例有关急性胰腺炎的诊断，不正确的是

A. 上腹剧痛、恶心、呕吐、腹胀　B. 血、尿淀粉酶增高　C. 血、尿淀粉酶降低

D. 难治性休克　E. CT 检查示胰腺肿大，质不均，胰外有浸润

2. 下列不属于重症急性胰腺炎诊断标准的是

A. 血、尿淀粉酶增高，或突然下降到正常，但病情恶化

B. 血性腹水，其淀粉酶增高

C. 难治性休克
D. 合并急性胆囊炎
E. B 超或 CT 检查示胰腺肿大，质不均，胰外有浸润

3. 下列不属于急性胰腺炎手术治疗适应证的是
A. 胰腺坏死并发感染形成脓肿　B. 并发腹腔出血　C. 出现败血症
D. 非手术治疗临床无效的病例　E. 上腹剧痛、恶心、呕吐、腹胀并伴有腹膜刺激征

4. 急性胰腺炎肝郁气滞证的治法是
A. 疏肝理气，清热燥湿通便　B. 清热泻火，通里逐积，活血化瘀　C. 清热利湿，行气通下
D. 清热通里，制蛔驱虫　E. 疏肝利胆，理气开郁

【参考答案】
1. C　2. D　3. E　4. A

第十八单元　腹外疝

细目一　概述

【考点突破攻略】

要点一　西医病因病理

（一）病因

1. 腹壁强度降低　潜在的腹壁强度降低最常见于某些组织穿过腹壁的部位，如精索或子宫圆韧带穿过的腹股沟管、股动脉穿过的股管、脐血管穿过的脐环等处，其他如腹白线因发育不良也可成为腹壁的薄弱点。此外，手术切口愈合不良、外伤、感染、腹壁神经损伤、老年、久病、肥胖所致肌肉萎缩等也是腹壁强度降低的原因。

2. 腹内压力增高　常见的原因有慢性咳嗽、慢性便秘、排尿困难（如包茎、膀胱结石、前列腺增生）、腹水、妊娠、举重、婴儿经常啼哭等。正常人虽时有腹内压增高的情况，但如腹壁完整而维持一定的强度，则不会发生疝。

（二）病理解剖

典型的腹外疝由疝环、疝囊、疝内容物和疝外被盖组成。

1. 疝环　也称疝门，它是疝突向体表的门户，亦即腹壁薄弱点或缺损所在。各种疝通常以疝环所在部位作为命名依据，如腹股沟疝、股疝、脐疝、切口疝等。

2. 疝囊　是壁层腹膜经疝环向外突出形成的囊袋。可分为疝囊颈、体和底三部分。疝囊颈是疝囊体与腹腔之间通道的狭窄部分，其位置相当于疝环。疝囊体是疝囊扩大部分。疝囊底为其最低部分。

3. 疝内容物　是进入疝囊的腹腔内脏器或组织，以小肠最为多见，大网膜次之。此外，如盲肠、阑尾、乙状结肠、横结肠、膀胱等均可进入疝囊，但较少见。

4. 疝外被盖　是指疝囊以外的各层组织。

［常考考点］腹外疝由疝环、疝囊、疝内容物和疝外被盖组成。

要点二　临床类型

腹外疝有易复性、难复性、嵌顿性、绞窄性等类型。

1. 易复性疝　一般腹外疝病人在站立、行走、劳动或腹内压骤增时突出，在平卧、休息或用手向腹腔推送时又可回纳腹腔内，则称为易复性疝。

2. 难复性疝　有些腹外疝的内容物反复突出，致疝囊颈受摩擦而损伤，并产生粘连，使内容物不能完全回纳，称为难复性疝。

少数病程较长的疝因内容物不断进入疝囊时产生的下坠力量，将疝囊颈上方的腹膜逐渐推向疝囊，尤其是髂窝区后腹膜与后腹壁结合得极为松弛，更易被推移，以致盲肠（包括阑尾）、乙状结肠或膀胱随之下移而形成疝囊壁的一部分，这种疝称为滑动性疝。因其内容物不能完全还纳，也属难复性疝。

3. 嵌顿性疝　疝环较小而腹内压突然增高时，疝内容物可强行扩张囊颈而进入疝囊，随后因囊颈的弹性收缩，又将内容物卡住，使其不能回纳，这种疝称为嵌顿性疝。肠管嵌顿后，疝囊内的肠壁及其系膜渐增厚，颜色由正常的淡红逐渐转为深红，囊内可有淡黄色积液，此时肠系膜内动脉搏动尚能扪到。嵌顿如能及时解除，上述病变可恢复正常。

4. 绞窄性疝　嵌顿疝如不及时解除，肠管及其系膜受压情况不断加重可使动脉血流减少，以至完全阻断。此时肠系膜动脉搏动消失，肠壁逐渐失去光泽、弹性和蠕动能力，最终变黑坏死。疝囊内积液转为紫红色血水，甚至成脓性。

5. 其他　肠管受压或绞窄时，临床上还可同时伴有急性机械性肠梗阻。有时嵌顿的内容物仅为部分肠壁，系膜侧肠壁及其系膜并未进入疝囊，肠腔并无完全梗阻，这种疝称为肠管壁疝或 Richter 疝。如嵌顿的是小肠憩室（常为 Meckel 憩室）则称 Litter 疝。

［常考考点］各类型疝的特点。

细目二　腹股沟斜疝

【考点突破攻略】

要点一　腹股沟管解剖

腹股沟管并非呈管形，而是腹股沟区肌层间一个潜在的裂隙，位于腹股沟韧带中点上方 2cm 处，与韧带平行。成人腹股沟管长 4 ～ 5cm，内有精索或子宫圆韧带通过。有内、外两口及前、后、上、下四壁。内口即内环（腹环），外口即外环（皮下环），其大小一般可容一指尖。前壁为皮肤、皮下组织、腹外斜肌腱膜，外侧 1/3 部分尚有腹内斜肌；后壁为腹膜与腹横筋膜，内侧的 1/3 尚有联合腱；上壁为腹内斜肌和腹横肌下缘；下壁为腹股沟韧带和腔隙韧带。在腹外斜肌与腹内斜肌之间有髂腹下神经和髂腹股沟神经通过。

要点二　临床表现

1. 易复性斜疝　此型斜疝用手轻按疝囊，嘱患者咳嗽，可扪及膨胀性冲击感。病人平卧或用手法将包块向腹环处推挤，包块可回纳消失。再以手指尖经阴囊皮肤伸入外环，可发现外环扩大，局部腹壁软弱。此时需嘱患者咳嗽，指尖有冲击感。包块消失后，用手指紧压腹股沟管腹环处，让患者咳嗽、站立或鼓腹，包块不再出现。若疝内容物为小肠，则包块柔软、光滑、有弹性，叩诊呈鼓音，听诊可闻及肠鸣音；当包块回纳进入腹腔时，可听到“咕噜声”。若内容物为大网膜，则包块坚韧、无弹性，叩诊呈浊音，听诊无肠鸣音，回纳不伴“咕噜”声。

2. 难复性斜疝　此型斜疝除坠胀感、牵引痛稍重外，其主要表现为包块不能完全回纳，尚有消化不良和便秘等症状。

滑动性斜疝也属难复性疝，多见于青壮年男性，右多于左，其比例约为 6∶1。虽不多见，但滑入疝囊内的盲肠或乙状结肠，在疝手术时容易误当疝囊切开，应予注意。

3. 嵌顿性和绞窄性斜疝　此型斜疝常发生在高强度劳动或剧烈咳嗽及严重便秘等腹内压骤增时。主要表现为包块突然增大，伴有明显疼痛，包块变硬无弹性，触痛明显，不能回纳；如疝内容物为肠管，可出现急性肠梗阻或绞窄性肠梗阻症状，如腹部绞痛、恶心、呕吐、便秘、腹胀等；若疝内容物为大网膜，局部触痛常较轻。

疝一旦嵌顿则自行回纳的机会很少，在临床上嵌顿和绞窄是不能完全分开的两个发展阶段。一般认为，嵌顿疝超过24～48小时，出现毒血症及严重水、电解质紊乱与酸碱失衡表现，有包块皮肤水肿、发红等症状者，应考虑为绞窄性疝。当然，临床上也有绞窄性疝在肠袢坏死穿孔时，疼痛可因疝囊内压力骤降而暂时缓解的，所以疼痛减轻而包块仍存在者，不应认为是病情好转。绞窄时间越长者，其疝内容物越易发生感染。感染侵及周围组织，可引起疝外被盖组织的急性炎症，严重者可发生脓毒血症。

[常考考点] 各型斜疝的临床特点。

要点三　西医治疗

（一）非手术疗法

1岁以内的婴儿，因其腹肌可随身体发育逐渐强壮，疝有消失的可能，故暂不手术。可用棉线束带或绷带压住腹股沟管内环，这样可防止疝块突出，给发育中的腹肌以加强腹壁的机会。

老年体弱或因故不适于手术者，可用疝带治疗。但长期使用可以刺激致疝颈肥厚、硬韧；疝内容物与疝壁粘连，容易造成嵌顿或绞窄。发生嵌顿如时间较短（不超过2～4小时），且局部压痛不明显，腹部无压痛及腹肌紧张等腹膜刺激症状，估计无肠管绞窄坏死时，可以试行手法复位，手法切忌粗暴。复位后观察24～48小时，注意有无腹膜炎出现，以及肠梗阻是否解除。

（二）手术疗法

手术疗法效果确切，但对合并慢性咳嗽、便秘、排尿困难、腹水、妊娠等有腹内压增高者，务必先行处理，以免术后复发。手术方法可归纳为传统的疝修补术、无张力疝修补术和经腹腔镜疝修补术等。

腹股沟疝的手术方法很多，其手术目的是切除疝囊和加强腹股沟管薄弱部分，通常有三类。

1. 疝高位结扎　指在疝颈部结扎疝囊。可视疝囊大小，对其远端疝囊给予切除或留于原位，这样就堵住了腹内脏器或组织进入疝囊内的通道。结扎应尽量在高的水平进行，如结扎偏低，那只是把一个较大的疝囊转化成一个较小的疝囊，给疝复发造成了条件。单纯的疝囊高位结扎术只有在腹股沟管薄弱部于发育过程中能够逐渐加强时，疗效才确切，所以该术式多用于婴幼儿。对其他年龄段及绞窄性斜疝患者，如因局部有严重感染，修补易失败时亦可应用。

2. 疝修补术　适用于腹股沟管缺损不大，附近肌腱比较完整的成年患者。其方法是在疝高位结扎的基础上，视薄弱或缺损部位而决定内环修补和腹股沟管壁修补。

（1）内环修补：适用于内环扩大的病例。如内环仅轻度扩大，将内环的下缘间断缝合数针，能容小指尖通过即可。

（2）腹股沟管壁修补：其方法很多，通常可分为加强腹股沟管前壁或后壁两类。

弗格森法：是加强腹股沟管前壁最常用的方法。高位结扎疝颈后，不游离精索；将腹内斜肌下缘和联合腱在精索浅面缝于腹股沟韧带上，以消灭弓状下缘与腹股沟韧带之间的空隙。此方法适用于腹股沟管后壁发育尚健全的儿童和青年人较小的斜疝。

巴西尼法：是修补腹股沟管后壁的方法。在高位疝囊颈结扎后，将精索游离提起，在精索深面，将腹内斜肌下缘和联合腱缝于腹股沟韧带上，精索位于腹内斜肌与腹外斜肌腱膜之间。适用于成人斜疝和腹壁一般性薄弱者。

麦可威法：是修补腹股沟管后壁的方法。在巴西尼法的基础上，在精索深面将腹内斜肌下缘和联合腱缝于耻骨梳韧带上，可同时加强腹股沟三角和间接封闭股环。多用于腹壁重度薄弱的较大斜疝和复发性疝。

（3）无张力疝修补术：分离出疝囊后，如疝囊较小，无须高位结扎或切除，将其内翻送入腹腔。然后将用人工材料制成一个圆形花瓣形的充填物填充在疝的内环处以填补缺损，再将一个合成纤维网片缝合于腹股沟管后壁而替代传统的张力缝合。

3. 疝成形术　巨型疝或复发性疝、腹股沟管后壁严重缺损等无法利用局部组织进行修补者，应施行疝成形术。基本术式按巴西尼法进行。传统上是将同侧腹直肌前鞘瓣向外下翻转，在精索深面缝至腹股沟韧带上，或用自体阔筋膜移到腹股沟管后壁。近年来人工材料涤纶网、四氟乙烯网、尼龙网等的出现为在无张力状态下进行疝修补创造了条件，主要用于修复腹股沟区的腹横筋膜缺损。手术要点是：切除软弱损坏的腹横筋膜及腹膜外组织，将合成纤维网固定于缺损的腹横筋膜边缘深面及腹股沟韧带上。这种方法克服了传统术式张力大、术后局部牵扯感、疼痛较重和组织间愈合差等缺点。

除以上方法外，尚可利用腹腔镜等设备进行手术。

[常考考点] 腹股沟斜疝的外科处理方法及适应证。

【知识纵横比较】

腹股沟斜疝的手术方式及适应人群比较

手术方式	适合人群
疝高位结扎术	婴幼儿的腹肌在发育中可逐渐强壮而使腹壁加强，单纯疝囊高位结扎常能获得满意的疗效，不需要实行修补术
内环修补术	即缝合腹横筋膜在内环处的裂隙，较 Bassini 法步骤简单，创伤小，适用于老年人、儿童
弗格森法修补术（Ferguson） 精索原位腹股沟斜疝修补术	适用于疝囊较小和腹股沟后壁较坚强的病例。其特点是不游离精索，只在精索前面加强腹股沟管的前壁。一般用于青年
巴西尼法修补术（Bassini） 精索腱膜下移位腹股沟疝修补术	适用于疝囊较大而腹壁薄弱的成年患者。其特点是将精索移位至腹内斜肌和腹外斜肌腱膜之间
麦可威法修补术（McVay） 改良精索腱膜下移位腹股沟斜疝修复术；麦克凡氏腹股沟斜疝修补术；麦克维疝修补术	适用于腹壁肌肉很薄弱的成人、老年人和复发性腹股沟斜疝。其特点是将联合腱缝合在耻骨韧带上，以达到加强和修补腹股沟管后壁的目的

细目三　腹股沟直疝

【考点突破攻略】

要点一　局部解剖

腹股沟三角：其外侧边是腹壁下动脉，内侧边为腹直肌外侧缘，底边为腹股沟韧带。此区内无腹肌覆盖，腹横筋膜又比其他部位薄弱，易发生疝，故又称直疝三角。

要点二　临床表现

多见于老年男性体弱者，其基本表现与斜疝相似，但其包块位于腹股沟内侧和耻骨结节的外上方，多呈半球状，从不进入阴囊，不伴有疼痛及其他症状。起立时出现，平卧时消失。因其基底部较宽，容易还纳，极少发生嵌顿。还纳后指压内环不能阻止其出现。如以食指经外环插入腹股沟管内，可触及后壁明显缺损。疝内容物常为小肠或大网膜，膀胱有时可进入疝囊，成为滑动性直疝；如发生粘连，膀胱即成为疝囊的一部分，手术时应注意。

要点三　西医治疗

早期可试用疝带治疗，但手术加强腹股沟三角仍是最有效的治疗手段。常用手术方法是：在精索深面将腹内斜肌下缘和联合腱缝合至耻骨梳韧带上。如疝囊颈偏小者，也可采取高位结扎；巨大的疝囊则须连续缝合，以关闭腹腔，然后决定是否应用人工材料进行修补。

【知识纵横比较】

腹股沟斜疝和直疝的比较

鉴别要点	腹股沟斜疝	腹股沟直疝
发病年龄	多见儿童及青壮年	多见于老年体弱者
突出路径	经腹股沟突出由外上向右下前斜行进入阴囊	腹股沟三角直接由后向前突出，不进入阴囊
疝块外形	椭圆形、梨形，上部呈蒂柄状	半球状，基底部宽
疝块回纳后压住内环	疝块不再突出	疝块仍突出
精索与疝囊关系	精索在疝囊后方	精索在疝囊前方
疝囊颈与腹壁下动脉关系	疝囊颈在其外侧	疝囊颈在其内侧
嵌顿机会	较高	较低

细目四　股疝

【考点突破攻略】

要点一　股管解剖

股管是腹股沟韧带下内侧一个漏斗形的间隙，长 1 ～ 1.5cm，直径 1.5cm，有上、下两口。上口为股环，有股环隔膜覆盖；下口为卵圆窝，是股部阔筋膜上的一个薄弱部分，其浅面有筛状板覆盖，大隐静脉在此处穿过筛状板进入股静脉。股管前壁是腹股沟韧带，后壁是耻骨梳韧带，内侧是陷窝韧带，外侧是股静脉。股管内被脂肪、疏松结缔组织充填。

要点二　临床表现

常在腹股沟韧带下方卵圆窝处出现一半球形肿块，一般约核桃大小，除部分病人在久站或咳嗽时感到患处胀痛外，无明显其他症状，尤其肥胖病人易被忽视。由于股环狭小，同时疝内容物进入股管呈垂直而下，突出卵圆窝后向前转折，构成锐角，因此极容易发生嵌顿和绞窄，这时可出现剧烈疼痛和急性肠梗阻症状。由于局部表现不明显，易被误诊为腹内原因所致的急腹症。但在肠壁性绞窄性股疝时，可无肠梗阻表现，待肠壁坏死、穿孔，局部形成脓肿或蜂窝织炎时，常被切开引流而形成肠瘘。

要点三　西医治疗

股疝不能自愈，容易嵌顿，一旦嵌顿可迅速发展为绞窄性股疝，因此股疝确诊后应及时给予手术治疗。对嵌顿或绞窄性股疝更应施行急诊手术。常用的方法有两类，即腹股沟上修补法和腹股沟下修补法。

1. 腹股沟上修补法　基本手术是 Mcvay 修补法，在切开腹股沟管后壁腹横筋膜后，用纱布推开腹膜外脂肪，找出股静脉，并在其内侧分离疝囊颈部，边分离边向上提出疝囊，必要时在卵圆窝处向上推压，有助于疝囊的完全游离。将疝囊高位结扎切断，将耻骨韧带、陷窝韧带及腹股沟韧带缝合在一起，借以关闭股环；也可采用人工合成材料及腹腔镜修补术。本法适用于较大股疝或嵌顿性股疝。

2. 腹股沟下修补法　在卵圆窝处行 6 ～ 7cm 直切口或斜切口。切开皮下层及筛状板后，在股静脉内侧显露出疝囊；其外常有一层脂肪，有时不容易分离，易损伤外侧的股静脉和大隐静脉。切开疝囊、回纳内容物后，疝囊颈部行高位结扎。然后将腹股沟韧带与耻骨梳韧带间断缝合，封闭股环。缝合内侧时应包括陷窝韧带，缝合外侧时勿损伤压迫股静脉。此法适用于较小股疝或老年体弱者。

【例题实战模拟】

A1 型题

1. 腹外疝发生的两个主要因素是

A. 妊娠和劳累　　B. 腹水和排尿困难　　C. 久站和负重

D. 慢性咳嗽和便秘　　E. 腹壁强度降低和腹内压增高

2. 典型的腹外疝不包括

A. 疝囊　B. 疝环　C. 疝外壁　D. 疝内容物　E. 疝外被盖

3. 嵌顿性疝与绞窄性疝的主要区别是

A. 疝内容物能否回纳　　B. 有无肠梗阻表现　　C. 疝囊部位是否发硬

D. 有无休克表现　　E. 疝内容物有无血液循环障碍

A2 型题

4. 患者，男，74 岁。右侧腹股沟区可复性肿块 8 年。查体：患者直立时，在腹股沟内侧端、耻骨结节上外方有 4cm×4cm 大小的半球形肿物，未进入阴囊，平卧后自行消失。该患者最可能的诊断是

A. 股疝　B. 隐睾　C. 交通性鞘膜积液　D. 腹股沟斜疝　E. 腹股沟直疝

B1 型题

A. 疝内容物易回纳入腹腔

B. 疝内容物不能完全回纳入腹腔

C. 疝内容物有动脉性血液循环障碍

D. 疝内容物被病环卡住不能还纳，但无动脉性血液循环障碍

E. 疝内容为部分肠壁

5. 绞窄性疝的特点是

6. 难复性疝的特点是

【参考答案】

1. E　2. C　3. E　4. E　5. C　6. B

第十九单元　肛肠疾病

细目一　概述

【考点突破攻略】

要点　齿线及周围组织

齿线，又名齿状线，是由直肠柱与肛瓣的游离缘联合而成，是皮肤与黏膜的交界处，是内外胚层的移行区。齿线上下两方的上皮、血管、淋巴及神经的来源完全不同，其上、下的主要区别见下表：

齿线上、下的解剖差异

部位	齿线以上	齿线以下
组织结构	黏膜	皮肤
动脉供应	直肠上、下动脉	肛管动脉
静脉回流	直肠上静脉丛回流入门静脉	直肠下静脉丛回流入下腔静脉
淋巴回流	腹主动脉旁淋巴结	腹股沟淋巴结
神经支配	自主神经系统，无痛觉	躯体神经支配，痛感敏锐

（一）齿线上区

1. 直肠柱 或称肛柱，为肠腔内壁垂直的黏膜皱襞。直肠柱上皮对触觉和温觉刺激的感受比齿线下部的肛管更敏感。

2. 肛瓣 两个直肠柱下端之间有半月形黏膜皱襞，称为肛瓣。

3. 肛隐窝 或称肛窦，是肛瓣与直肠柱之间的肠壁黏膜形成向上开口的袋状间隙。肛窦口向上，深 3 ～ 5mm，底部有肛腺的导管开口。此处常存积粪屑杂质，易致损伤及感染而引发肛隐窝炎及各种肛肠疾病。

4. 肛腺 是连接肛隐窝内下方的腺体，与肛隐窝相通。肛腺分泌的液体存在肛窦内，排便时可起到润滑大便的作用。

5. 肛垫 位于直肠、肛管结合处，亦称直肠肛管移行区（痔区）。该区为环状的海绵状组织带，富含血管、结缔组织、弹性纤维及与平滑肌相混合的纤维肌性组织（Treitz 肌）。肛垫像一胶垫，协助括约肌封闭肛门。

（二）齿线下区

1. 肛乳头 直肠柱下端的三角形小隆起，沿齿线排列，称为肛乳头，由纤维结缔组织组成，含有血管和毛细淋巴管，表面覆以皮肤。

2. 括约肌间沟 又称肛门白线，是内、外两括约肌之间的括约肌间沟，直肠指检时能触到明显的环形沟。

3. 栉膜 是齿线与括约肌间沟之间的肛管上皮，是皮肤与黏膜的过渡区，皮薄而致密，色苍白而光滑。栉膜区是肛管的最狭窄地带。

细目二　痔

【考点突破攻略】

要点一　痔的分类与病理

（一）分类

临床上根据痔发生部位的不同，主要分为内痔、外痔和混合痔三种。

1. 内痔 内痔是发生于齿线上，由直肠上静脉丛淤血、扩张、屈曲所形成的柔软静脉团。内痔是肛门直肠疾病中最常见的一种疾病，以便血、坠胀、肿块脱出为主要临床表现。常见并发症有下血、嵌顿、贫血。内痔表面为直肠黏膜所覆盖，好发于肛门右前、右后和左侧正中部位（即膀胱截石位 3、7、11 点处）。

内痔分期：

Ⅰ期内痔：无明显自觉症状，痔核小，便时粪便带血，或滴血，量少，无痔核脱出，镜检痔核小，质软，色红。

Ⅱ期内痔：周期性、无痛性便血，呈滴血或射血状，量较多，痔核较大，便时痔核能脱出肛外，便后能自行还纳。

Ⅲ期内痔：便血少或无便血，痔核大，呈灰白色，便时痔核经常脱出肛外，甚至行走、咳嗽、喷嚏、站立时也会脱出肛门，不能自行还纳，须用手托、平卧休息或热敷后方能复位。

Ⅳ期内痔（嵌顿性内痔）：平时或腹压稍大时痔核即脱出肛外，手托亦常不能复位。痔核经常位于肛外，易感染，形成水肿、糜烂和坏死，疼痛剧烈。指诊肛门括约肌松弛，肛内可触及较大、质硬的痔核。镜检见痔核表面纤维组织增生变厚呈灰白色。长期便血者可引起贫血。

［常考考点］内痔的特点以及内痔的分期。

2. 外痔 外痔是发生于齿线下，由痔外静脉丛扩大、曲张，或痔外静脉丛破裂，或反复发炎纤维增生所形成的疾病。以自觉坠胀、疼痛和有异物感为主要临床表现。外痔表面为肛管皮肤所覆盖，不能送入肛门，不易出血。常见外痔有结缔组织性外痔、静脉曲张性外痔、血栓性外痔等。

（1）结缔组织性外痔（皮痔）：因肛门裂伤、内痔反复脱出，或产育、便秘、溲难努责，导致邪毒外侵、湿热下注和局部气血运行不畅，筋脉阻滞，瘀结不散，或慢性炎症刺激，反复发炎、肿胀、肥大、增生，致使肛门周围结缔组织增生所形成的赘皮。当肛门皱襞受损、感染，以致皱襞皮肤充血、肿胀而成为炎性外痔。

（2）静脉曲张性外痔（血痔）：下蹲排便时，腹内压增高，致使齿线下肛门缘周围皮下静脉曲张而形成的静脉团淤血。多呈圆形或不规则突起，恢复正常体位后则又可消失。

（3）血栓性外痔（葡萄痔）：因便秘或排便时用力努挣，致使肛门静脉丛破裂，血液漏出血管外所形成的静脉血栓。

［常考考点］外痔的特点以及外痔的分型。

3. 混合痔 混合痔是直肠上、下静脉丛淤血、扩张、屈曲、相互沟通吻合而形成的静脉团。其位于齿线上下，表面同时为直肠黏膜和肛管皮肤所覆盖。内痔发展到Ⅱ期以上时多形成混合痔，故又被称为“带有外痔成分的内痔”。混合痔逐步发展，周围组织被破坏和发生萎缩，肥大的肛垫逐渐增大、下移、脱出至肛门外。当脱出痔块在肛周呈梅花状时，称为“环形痔”。脱出痔若被痉挛的括约肌嵌顿，可发生水肿、淤血甚至坏死，临床上称为嵌顿性痔或绞窄性痔。

（二）病理

痔是肥大、移位的肛垫，而不是曲张的直肠上静脉末支，这一观点已被认同。肛垫内正常纤维弹力结构的破坏，伴有肛垫内静脉的曲张和慢性炎症纤维化，肛垫出现病理性肥大且向远侧移位后而形成痔。

长期饮酒和恣嗜辛辣等刺激性食物可使局部充血；肛周感染可引起静脉周围炎使肛垫肥厚；营养不良可使局部组织萎缩无力；久坐久立或便秘、妊娠、前列腺增生等使腹内压升高而影响痔静脉回流的因素均可诱发痔。

要点二 临床表现与检查

（一）临床表现

1. 症状

（1）便血：无痛性间歇性便血是内痔最常见的早期症状。多表现为便后肛门出血，血色鲜红，不与粪便相混或便上带血，或血染手纸，或滴血，或呈喷射状出血，便后出血自行停止。内痔出血多为间歇性，粪便干燥、疲劳、饮酒、过食刺激性食物常为出血诱因。少数患者因长期反复出血，导致严重贫血。

（2）脱出：内痔痔核增大，排便时受粪便挤压，与肌层分离而脱出肛外。早期表现为便时脱出，便后能自行还纳；后期经常脱出而不能自行还纳，须用手托复位，或长时间卧床休息方能复位，甚者于用力、行走、咳嗽、喷嚏、下蹲时均可脱出。脱出的痔核易感染而发炎、水肿、嵌顿、剧烈疼痛，以致复位困难。

（3）疼痛：单纯性内痔无疼痛，少数患者仅感肛门坠胀或排便困难。当痔核发炎肿胀或痔内血栓形成时，则可出现疼痛，且疼痛常伴随大便不尽感。当痔核脱出嵌顿、感染而出现水肿、坏死时，局部疼痛剧烈，且在排便、坐立、行走、咳嗽等情况时疼痛加剧。

（4）肿胀：多见于炎性外痔和血栓性外痔。肛门缘赘皮呈椭圆形或不规则肿胀，表面色稍暗，并感肛门坠胀。

（5）异物感：多见于结缔组织性外痔。肛门边缘赘生皮瓣，便后肛门不易擦净，平素自觉肛门有异物感。

（6）黏液外溢：直肠黏膜长期受痔核刺激，产生炎症性渗出，使分泌物增多。肛门括约肌松弛时可随时流出，使肛门皮肤经常受刺激而发生湿疹、瘙痒。轻者便时流出，重者在不排便时也自然流出，污染内裤，病人极不方便。痔核脱出时分泌物更多。

（7）瘙痒：因分泌物或脱出痔核刺激，致使肛门周围潮湿不洁而发生湿疹和瘙痒，病人极为难受。

（8）便秘：痔患者常因便时恐惧出血而人为地控制大便，造成习惯性便秘，再因便秘而大便干燥而极易擦破痔核黏膜引起出血，从而形成恶性循环。

2. 体征 血栓性外痔可见肛门缘周围有暗紫色椭圆形肿块突起，表面水肿。结缔组织性外痔可见肛门缘有不规则赘皮突起。内痔或混合痔一般不能见之于外，当痔核发生脱出时，可见脱出痔块呈暗紫色，时有活动性出血点。

（二）检查

1. 指诊 内痔可触及颗粒状、柔软肿块。血栓性外痔触之质硬，剧痛，不能活动。

2. 肛门镜检查 无痔核脱出者，可用肛门镜检查。内痔可见直肠下端齿线上黏膜呈大小不等的圆形或椭圆形肿块，质软，色红；或黏膜变厚，肿块表面糜烂、渗出或粗糙，呈紫红色或暗红色，并有少量分泌物；有时肿块表面可见活动性出血点。

［常考考点］痔的常见症状和体征。

要点三 西医治疗

（一）一般治疗

在痔的初期或无症状静止期的痔，只需多摄入纤维性食物、养成良好的大便习惯、保持大便通畅、热水坐浴等。血栓性外痔有时经局部坐浴、热敷、外敷消炎止痛药，疼痛可缓解而不需要手术。嵌顿性痔初期可用手法复位，使脱出的痔块还纳肛门内，并阻止其再脱出。

（二）外治

1. 熏洗法 适用于各期内痔及内痔脱出或外痔肿胀明显或脱肛者。常用花椒盐水，或苦参汤、五倍子汤、祛毒汤，或 1∶5000 高锰酸钾液、洁尔阴、日舒安药液等熏洗热敷，以活血消肿止痛、收敛止痒。

2. 外敷法 适用于各期内痔、外痔感染发炎及手术后换药。常用消痔散、五倍子散等药物外敷患处，以清热消肿止痛、收敛止血。

3. 塞药法 适用于Ⅰ、Ⅱ期内痔。常用痔疮锭、九华栓等塞入肛门内，以清热消肿、止痛止血。

4. 枯痔法 适用于Ⅱ、Ⅲ期内痔。常用枯痔散、灰皂散等外敷于痔核表面，以腐蚀痔核，促使痔核干枯、坏死、脱落。

［常考考点］外治法的适应证。

（三）其他疗法

1. 冷冻疗法 通过冷冻而使痔核坏死、脱落，达到痊愈的目的。适用于各期内痔、混合痔的内痔部分。

2. 激光治疗 激光具有热、光、机械压力和电磁场四种效应，利用激光的效应可使痔核组织发生凝结、烧灼而碳化或气化，达到切割痔核组织和凝固血管而治愈痔的目的。适用于各期内痔、混合痔及外痔。

3. 胶圈套扎疗法 通过器械将小乳胶圈套在痔核根部，利用胶圈的弹性阻断血液循环，使痔核缺血、坏死、脱落而达到痊愈的目的。适用于Ⅱ、Ⅲ期内痔，混合痔的内痔部分。

4. 结扎术 在痔核深部用粗线贯穿结扎，使痔核缺血坏死而脱落，以达到痊愈的目的。适用于Ⅱ～Ⅲ期内痔，特别是纤维型内痔。

禁忌证：肛门周围脓肿或湿疮者；内痔伴有痢疾或腹泻者；因腹腔肿瘤引起的内痔；内痔伴有严重肺结核、高血压，以及肝、肾疾病和血液病患者；临产期孕妇。

［常考考点］冷冻疗法、激光疗法、胶圈套扎疗法和结扎疗法的适应证。

（四）手术治疗

1. 痔切除术 适用于结缔组织性外痔和静脉曲张性外痔。

2. 血栓性外痔剥离术 适用于血栓性外痔，痔核较大，血栓不易吸收，炎症局限者。

3. 外痔剥离内痔结扎术 适用于混合痔。

4. 外切内注结扎术 适用于混合痔。

5. 吻合器痔上黏膜环切术 适用于Ⅱ～Ⅲ期内痔、环状痔和部分Ⅳ期内痔。

［常考考点］各种手术疗法的适应证。

要点四　中医辨证治疗

证型	辨证要点	治法	方剂
风伤肠络证	大便带血，滴血或呈喷射状出血，血色鲜红，或有肛门瘙痒；舌红，苔薄白或薄黄，脉浮数	清热凉血祛风	凉血地黄汤或槐花散加减
湿热下注证	便血鲜红，量多，肛内肿物脱出，可自行还纳，肛门灼热；舌红，苔薄黄腻，脉弦数	清热渗湿止血	脏连丸加减
气滞血瘀证	肛内肿物脱出，甚或嵌顿，肛门紧缩，坠胀疼痛，甚则肛门缘有血栓，形成水肿，触之疼痛明显；舌暗红，苔白或黄，脉弦或涩	清热利湿，祛风活血	止痛如神汤加减
脾虚气陷证	肛门坠胀，痔核脱出，需用手托方能复位，便血鲜红或淡红；面色无华，神疲乏力，少气懒言，纳呆便溏；舌淡胖，边有齿痕，苔薄白，脉弱	补气升提	补中益气汤加减

［常考考点］痔的辨证论治。

【例题实战模拟】

A1 型题

1. Ⅱ期内痔的特点是

A. 平时或腹压稍大时，痔核即脱出肛外，手托亦常不能复位

B. 痔核大，呈灰白色，便时痔核经常脱出肛外，甚至行走、咳嗽、喷嚏、站立时也会脱出肛门

C. 痔核不能自行还纳，须用手托、平卧休息或热敷后方能复位

D. 痔核较大，便时痔核能脱出肛外，便后能自行还纳

E. 无明显自觉症状，便时粪便带血，量少，无痔核脱出

2. 内痔最常见的早期症状是

A. 无痛性间歇性便血　B. 脱出　C. 疼痛　D. 瘙痒　E. 便秘

A2 型题

3. 患者，50 岁。排便时出血，量不多，肛门脱出肿物，如李子大小，表面色紫，微带白色，需用手推挤方能还纳，病已 10 年，近来加重。其诊断是

A. Ⅰ期内痔　B. Ⅱ期内痔　C. Ⅲ期内痔　D. Ⅳ期内痔　E. 直肠脱垂

4. 患者，女，46 岁。大便时肛内有物脱出，不能自行还纳，偶有便血，量不多，1 年前曾行内痔注射治疗。查体：痔核已纤维化。该患者目前最佳的治疗方法是

A. 熏洗法　B. 塞药法　C. 消痔灵注射　D. 枯痔钉疗法　E. 结扎疗法

5. 患者，男，43 岁。既往有痔疮病史 6 年，2 天前大便后肛内肿物脱出，嵌顿，肛门紧缩，坠胀疼痛，肛门缘有血栓，形成水肿，触之疼痛明显，舌暗红，苔白或黄，脉弦涩。适宜的内服方剂是

A. 凉血地黄汤　B. 脏连丸　C. 止痛如神汤　D. 补中益气汤　E. 桃红四物汤

【参考答案】

1. D　2. A　3. C　4. E　5. C

细目三　肛周脓肿

【考点突破攻略】

要点一　西医病因病理

直肠肛管周围脓肿的常见致病菌有大肠杆菌、金黄色葡萄球菌、链球菌和绿脓杆菌，偶有厌氧菌和结核杆菌，常是多种病菌混合感染。直肠肛管周围脓肿的成因主要与肛窦感染有关。

因肛窦开口向上，腹泻、便秘时粪便易损伤或嵌入肛窦；或分泌物阻塞肛窦，引起水肿、感染而延

及肛腺，形成肛腺脓肿，然后再向上下蔓延或穿过肠壁、肛管括约肌而至直肠肛管周围间隙，形成直肠肛管周围脓肿。

外伤、炎性病变或注射药物时消毒不严，注射剂量、药物浓度、注射深浅、部位等不恰当，引起局部坏死、感染而形成脓肿，或经淋巴引流扩散到直肠肛管周围间隙而引起直肠肛管周围脓肿。

直肠肛管周围脓肿的病理改变大致可分为四期：

（1）感染物进入肛窦，形成炎症反应，导致肛窦炎。

（2）感染沿肛腺继续扩散，肛腺管水肿、阻塞，致使肛腺发炎，炎症扩散至直肠肛管周围形成肛周炎，为脓肿的前驱期。

（3）炎症继续发展，由腺组织经血管、淋巴管侵入周围组织，沿括约肌肌间隔蔓延，形成脓肿。

（4）脓肿自行向皮肤或黏膜穿破，脓腔逐渐机化缩小，形成瘘道。

要点二　临床表现与检查

（一）临床表现

1. 症状　主要表现为肛门周围突发肿块，继则剧烈疼痛，局部红肿灼热，坠胀不适，伴有不同程度的全身症状，易肿，易脓，易溃，但不易敛，溃后易形成肛瘘。因脓肿部位不同而症状各异，一般而言，位于提肛肌以上的脓肿位置深隐，局部症状轻，全身症状重；位于提肛肌以下的脓肿部位浅而局部红肿热痛明显，全身症状较轻。

（1）肛门周围皮下脓肿：肛门周围皮下脓肿是最常见的一种脓肿，多由肛腺感染向下蔓延，在肛管内、外括约肌之间突出至皮下，一般不大。主要症状是：初起时局部发硬，继之红肿灼热或有压痛，或呈持续性跳痛，排便、受压及咳嗽时加重，行动不便，坐卧不安，全身感染症状不明显。

（2）坐骨直肠窝脓肿（坐骨直肠间隙脓肿）：肛腺脓肿突破肛门外括约肌而进入坐骨直肠间隙，形成坐骨直肠间隙脓肿。初起即有发热、乏力、食欲不振、寒战、恶心等全身感染症状，随后局部症状加重，肛门灼热，红肿疼痛，疼痛呈持续性胀痛或跳痛，有明显深压痛，可有排尿困难，里急后重，便时疼痛加重。如不及时切开，脓肿可向下穿入肛管周围间隙，再由皮肤穿出，形成肛瘘。

（3）骨盆直肠间窝脓肿（骨盆直肠间隙脓肿）：肛腺脓肿向上突破直肠纵肌进入提肛肌上骨盆直肠间隙形成脓肿，与肛门周围皮下脓肿相比，坐骨直肠间隙脓肿少见。发病缓慢，有持续性高热、头痛、恶心等全身症状，初起仅感会阴、直肠坠胀，便时尤为不适，便意不尽，时有排尿困难，常无定位症状，肛周无异常表现。

（4）直肠后间隙脓肿：坐骨直肠窝脓肿或肛门后脓肿引流不及时，脓液向上穿透提肛肌形成脓肿。肛门外观正常，但直肠内有明显的坠胀感，骶尾部可产生钝痛，向臀部及下肢放射，在尾骨与肛门之间有明显的深部压痛，并可出现发热、周身不适等全身中毒症状。

（5）直肠黏膜下脓肿

1）直肠骨盆部直肠黏膜下脓肿：局部肿痛等症状不明显，全身发热等症状显著。

2）直肠肛管部肛管黏膜下脓肿：局部疼痛、肿胀、压痛等症状显著，全身症状不明显。

2. 体征　浅部脓肿肛门周围可见肿块，局部皮肤发红，有压痛，成脓后可触及波动感；深部脓肿则局部无明显体征，红肿不明显，有压痛，不易触及波动感，穿刺可抽出脓液。

概言之，脓肿位置浅在者局部症状重，全身症状轻；脓肿位置深隐者局部症状轻，全身症状重。

（二）检查

1. 直肠镜检查　直肠黏膜下脓肿可见直肠黏膜有明显的局限性肿胀、发红。

2. B 超、CT 检查　深部脓肿穿刺未发现脓腔时，行 B 超或 CT 检查可发现脓腔。

要点三　西医治疗

（一）非手术治疗

1. 抗感染　可联合选用 2 ～ 3 种对革兰阴性杆菌有效的抗生素。

2. 温水坐浴或局部理疗　改善局部微循环，促进炎症吸收和消散，且减轻疼痛。

3. 口服泻剂或石蜡油 可以减轻排便疼痛。

（二）手术治疗

1. 切开引流术 适用于肛门周围皮下脓肿、肛管后脓肿和直肠黏膜下脓肿。

2. 切开挂线疗法 适用于坐骨直肠窝脓肿、肌间脓肿、骨盆直肠间隙脓肿和脓腔通过肛管直肠环者。

3. 分次手术 适用于体弱者之深部脓肿或脓肿无切开挂线条件的患者。

要点四 中医辨证治疗

证型	辨证要点	治法	方剂
热毒蕴结证	肛门周围突然肿痛，持续加剧；伴有恶寒发热，大便秘结，小便短赤等；局部红、肿、热、痛明显，皮肤焮热；舌红，苔薄黄，脉数	清热解毒，消肿止痛	仙方活命饮或黄连解毒汤加减
火毒炽盛证	肛周疼痛剧烈，持续数日，痛如鸡啄，眠寐不能；伴恶寒发热，口干便秘，溲赤而难；肛周红肿，按之有波动感或穿刺有脓，或脓出黄稠而带粪臭味；舌红，苔黄，脉弦滑数	清热解毒透脓	透脓散加减
阴虚毒恋证	肛周肿痛，皮肤暗红，成脓时间长，溃后脓出色白稀薄，疮口难敛；伴有全身倦怠无力，心烦，潮热，盗汗；舌红，苔少，脉细数	养阴清热，祛湿解毒	青蒿鳖甲汤合三妙丸加减

［常考考点］肛周脓肿的辨证论治。

【例题实战模拟】

A1 型题

1. 直肠肛管周围脓肿的主要病因是
   A. 外伤　B. 肛窦感染　C. 肛裂　D. 药物注射　E. 全身感染
2. 最常见的直肠肛管周围脓肿是
   A. 坐骨直肠窝脓肿　B. 骨盆直肠间窝脓肿　C. 肛门周围皮下脓肿
   D. 直肠后间隙脓肿　E. 直肠黏膜下脓肿
3. 关于肛痈，错误的描述是
   A. 突发性肛门肿痛　B. 坠胀　C. 骨盆直肠间隙脓肿局部症状明显
   D. 肛门旁皮下脓肿溃后形成低位肛瘘　E. 直肠后间隙脓肿骶尾部可有钝痛
4. 肛痈与血栓外痔的共有症状是
   A. 肿痛　B. 流脓　C. 脱出　D. 便秘　E. 便血

A2 型题

5. 患者，肛周疼痛剧烈，已持续数日，痛如鸡啄，眠寐不能；伴恶寒发热，口干便秘，溲赤而难；肛周红肿，按之有波动感；舌红，苔黄，脉弦滑数。适宜的内服方是
   A. 仙方活命饮　B. 黄连解毒汤　C. 透脓散　D.青蒿鳖甲汤合三妙丸　E. 止痛如神汤

【参考答案】

1. B　2. C　3. C　4. A　5. B

细目四 大肠癌

【考点突破攻略】

要点一 结肠癌

（一）临床表现与检查

1. 临床表现 早期无特异性表现。中期以后的主要症状有排便习惯或粪便形状改变，腹痛，腹部肿块，肠梗阻及全身慢性中毒症状。

（1）右半结肠癌：主要表现为贫血，腹部肿块，腹痛。
（2）左半结肠癌：主要表现为便血，黏液便，肠梗阻。

2. 检查

（1）X 线气钡双重对比造影：可发现肠腔狭窄或钡影残缺及肿瘤数目等。
（2）纤维结肠镜或电子肠镜：不仅可以看到肠内病变的形态和范围，更重要的是取活组织病理检查以确诊。
（3）血清癌胚抗原（CEA）检查：60% 的结肠癌患者 CEA 升高，尤其是动态观察 CEA 对判定术后预后和复发有重要价值。

［常考考点］结肠癌的诊断。

（二）西医治疗

1. 结肠癌根治术 手术方式和范围应根据肿瘤部位、浸润深度和转移范围以及是否伴有肠梗阻而定。病变范围小或局限者应行彻底根治术，广泛浸润或有转移者只宜行减症或减量（姑息性）手术，以缓解病情、改善症状，为综合治疗创造条件。

2. 化学治疗 化疗是手术后辅助治疗，有提高 5 年生存率的可能。化疗时机、剂量因人而定，常用方案为 5–FU 联合铂类药物为主。

（三）中医辨证治疗

证型	辨证要点	治法	方剂
气滞血瘀证	触及腹部肿块、结节，腹痛，腹胀，嗳气，恶心，呕吐，便血；舌紫暗或有瘀斑，脉弦涩或弦滑	祛瘀散结，理气降逆	桃红四物汤加减
湿热下注证	便下脓血，里急后重，腹部灼痛，大便黏滞恶臭；舌质红，苔黄腻，津少，脉洪大或滑数	清热，解毒，利湿	槐角地榆汤加味
正虚邪实证	腹部胀满，大便秘结不畅，时流臭水，消瘦，乏力，自汗，脓血便，扪及腹块；舌质淡，苔黄燥，脉细	补益气血，理气通腑	八珍汤合麻仁滋脾丸加减
脾肾两虚证	腹胀，腹泻，腰膝酸软，不思饮食，四肢无力，失眠倦怠，尿少；舌淡，脉细无力	健脾益肾，扶正固本	益气固本解毒汤加减

［常考考点］结肠癌的辨证论治。

要点二　直肠癌

（一）临床表现与检查

1. 临床表现

（1）排便习惯改变是常见早期症状。
（2）出血。
（3）脓血便。
（4）大便变细或变形：当出现肠管部分内容物通过障碍时，则有腹痛、腹胀、肠鸣音亢进等不完全性肠梗阻表现。
（5）转移征象：当肿瘤侵犯膀胱、前列腺时，可有尿频、尿痛、血尿等表现。骶前神经受侵犯，可出现骶尾部持续性剧烈疼痛。直肠癌晚期或有肝转移时可出现肝大、黄疸、腹水、贫血、消瘦、浮肿及恶病质等。

2. 检查

（1）大便隐血检查。
（2）内镜检查：除可肉眼做出诊断外，还可取组织作病理学检查。
（3）直肠指诊：是诊断直肠癌的最重要方法。
（4）影像学检查：腹部或盆腔 B 超检查、CT 检查主要针对直肠癌的分期进行评估，检出癌肿浸润肠壁的深度及有无邻近器官受累情况，有无肝转移，为手术方案提供依据。

（5）肿瘤标记物：癌胚抗原（CEA）主要用于预测直肠癌的预后和监测复发。

（二）西医治疗

1. 手术治疗 无手术禁忌证、可以切除的直肠癌应尽可能早期实施根治术。切除范围应包括肿瘤病变、足够的肠管、被侵犯的邻近器官、四周可能被浸润的组织、全直肠系膜淋巴结。不能实施根治术者亦应行缓解症状的姑息性切除。

2. 放射治疗 可在术前施行。作为提高疗效的辅助疗法，术前放疗可提高手术切除率。术后放疗用于手术不能达到目的、术后局部复发或晚期的病人。

3. 化疗 是手术后辅助治疗，有提高5年生存率的可能。化疗时机、剂量因人而定，常用方案为5-FU联合铂类药物为主。

（三）中医辨证治疗

证型	辨证要点	治法	方剂
脾虚湿热证	腹胀，气短，乏力，食欲不振，腹痛拒按，面黄，便稀溏，或便下脓血，里急后重；舌胖嫩，苔黄腻，脉细数或滑数	清热利湿，理气健脾	四妙散合白头翁汤加减
湿热瘀毒证	腹胀，腹痛或窜痛，拒按，矢气胀减，腹内包块，便下黏液脓血或里急后重，排便困难；舌质红有瘀斑，苔黄，脉弦数	清热解毒，通腑化瘀，攻积祛湿	木香分气丸加减
脾肾寒湿证	黏液血便，形体消瘦，面色㿠白，肠鸣腹泻，泻后痛减，腹痛喜热，形寒肢冷；舌淡，苔白，脉细冷	祛寒胜湿，健脾温肾	参苓白术散合吴茱萸汤加减
肾阳不固、痰湿凝聚证	腹痛，腹胀，腹部包块，纳呆，气短乏力，痰多，形体消瘦，腰膝酸软，四肢沉重，脓血黏液便，甚至脱肛；舌淡胖，苔白滑腻，脉细濡	益肺补肾，祛湿化痰	导痰汤加减

［常考考点］直肠癌的辨证论治。

【知识纵横比较】

结肠癌与直肠癌的证治比较

结肠癌		直肠癌	
证型	方剂	证型	方剂
气滞血瘀证	桃红四物汤	脾虚湿热证	四妙散合白头翁汤
湿热下注证	槐角地榆汤	湿热瘀毒证	木香分气丸
正虚邪实证	八珍汤合麻仁滋脾丸	脾肾寒湿证	参苓白术散合吴茱萸汤
脾肾两虚证	益气固本解毒汤	肾阳不固、痰湿凝聚证	导痰汤

【例题实战模拟】

A1型题

1. 如果怀疑患者患乙状结肠癌，能够最终明确诊断的检查方法是

A. CT检查　B. 血CEA检查　C. B超检查

D. 纤维结肠镜下活检，送病理切片检查　E. 收集粪便内脱落细胞，送细胞学检查

2. 直肠癌最初的症状是

A. 便血　B. 腹痛　C. 腹泻　D. 排便次数增多及排便不尽感　E. 粪便变形变细

3. 下列不属于结肠癌表现是

A. 肛门重坠感　B. 粪便形状改变　C. 腹部肿块　D. 排便习惯改变　E. 肠梗阻

B1型题

A. 四妙散合白头翁汤　B. 木香分气丸　C. 槐角地榆汤

D. 参苓白术散合吴茱萸汤　E. 导痰汤

4. 结肠癌湿热下注证的治疗方剂是
5. 直肠癌湿热瘀毒证的治疗方剂是
【参考答案】
1. D 2. D 3. A 4. C 5. B

第二十单元 泌尿与男性生殖系统疾病

细目一 泌尿系结石

【考点突破攻略】

要点一 西医病因病理

一般认为尿中晶体过多（超饱和状态、草酸盐、尿酸盐、磷酸盐等）或晶体聚合抑制物质（焦磷酸盐、黏多糖、多肽、尿素等）减少，以及成核基质的存在是形成结石的三个主要因素。

1. 全身性因素

（1）代谢紊乱：高血钙、高尿钙（甲状旁腺功能亢进者）可使尿酸钙增加；痛风者尿酸增高，损害肾小管，使尿中基质增多，盐类析出，皆易形成结石。

（2）饮食结构：儿童因动物蛋白质、维生素A摄入不足而易形成膀胱结石。饮食中动物蛋白、精制糖摄入过多，纤维素摄入减少可促成上尿路结石。

（3）药物因素：磺胺类药物易在酸性尿中析出结晶引起尿结石；维生素D摄入过多可引起上尿路结石；大量摄入维生素C会使尿中草酸含量明显增加而引起草酸钙结石。

（4）遗传因素：与遗传有关的如先天性胱氨酸代谢紊乱所致的胱氨酸结石。

（5）生活环境：气候、水源、长期进食含钙量高的饮食或药物，与结石发生有一定关系。

2. 尿液因素

（1）尿中形成结石物质排出过多：如钙、草酸、尿酸排出量增加。长期卧床，骨质脱钙，尿钙升高，尿流不畅，并发感染，易成结石。

（2）尿pH值改变：尿液过酸易产生尿酸结石、胱氨酸结石；磷酸镁铵及磷酸钙结石易在碱性尿中形成。

（3）尿中抑制晶体形成的物质减少：枸橼酸、焦磷盐酸、酸性黏多糖、镁减少易产生结石。

（4）尿量减少：尿液浓缩使尿内成石物质浓度增高。

3. 局部因素

（1）尿液淤滞：泌尿道解剖结构异常致尿路梗阻、尿流障碍，易使尿中晶体沉淀，形成结石。

（2）尿路感染：脓球、坏死组织、菌落可成为结石核心，有的细菌（葡萄球菌、链球菌、变形杆菌）能分解尿素产生氨，使尿pH值升高（碱性），易形成磷酸钙和碳酸钙结石。

（3）尿路异物：尿中结晶易附于异物形成结石。

4. 结石的成分与性质

（1）草酸盐（钙）结石：含钙多，棕褐色，坚硬，粗糙不规则，呈桑椹状，X线片上显影佳，多在上尿路发生。

（2）磷酸盐结石（钙、镁、铵）：灰白色、黄色或棕色，质脆，表面粗糙，多形成鹿角状，X线片上显分层影。

（3）尿酸盐结石：黄色或红棕色，质硬，表面光滑，X线片上不显影，多在肾、输尿管发生。

（4）胱氨酸结石：淡黄或黄棕色，X线片上不易显影。

（5）尿酸盐结石和胱氨酸结石：B 超下可见强光团。

5. 结石所在的部位

（1）肾结石：原发，位于肾盏或肾盂，单个或多个，可呈鹿角状（铸状）。

（2）输尿管结石：多来源于肾脏，可滞留于输尿管任何一段，以三个生理狭窄部为多见。

（3）膀胱结石：小儿及老人多为原发，其余多来自上尿路，逐渐增大，可形成尿路中最大的结石。

（4）尿道结石：多来源于膀胱。

6. 结石引起的损害

（1）直接损害：结石较大而表面粗糙，易使黏膜损伤，形成溃疡，黏膜受到结石长期刺激可生成息肉，甚至癌变。

（2）梗阻：结石以上的输尿管、肾积水，被动地代偿性扩张、变性，乃至肾功能损害。

（3）感染：尿路被结石梗阻，尿液滞留，易继发感染，如肾盂肾炎、脓肾、肾周围炎、膀胱炎等。

［常考考点］结石的损害。

要点二　临床表现与检查

（一）临床表现

1. 上尿路结石　包括肾脏结石和输尿管结石。①疼痛，肾绞痛、腰腹部钝痛、放射痛。②血尿。③梗阻。

2. 下尿路结石　包括膀胱结石和尿道结石。

（1）膀胱结石：典型症状为排尿突然中断，并感疼痛，可放射至阴茎头部和远端尿道，改变体位后可缓解症状。

（2）尿道结石：表现为突发性尿线变细、排尿费力、呈点滴状、尿流中断，甚至出现排尿障碍而发生急性尿潴留。

［常考考点］不同部位结石的特征性表现。

（二）检查

1. 实验室检查

（1）尿常规：可见红细胞；pH 值对判断结石成分有积极意义。

（2）尿培养：在合并感染时，可确定致病菌，并通过药敏试验指导用药。

（3）血、尿生化：测定血与尿中的钙、磷、尿素氮及肌酐清除率等，如有异常时，有助于分析结石形成的原因，并了解结石对肾功能的影响。

（4）结石成分分析：将已排出或取出的结石进行成分分析，确定其类型，可为以后的防治提供参考。

2. 影像学检查

（1）腹部平片（KUB）：显示结石大小、个数、外形及透光程度，必要时可摄侧位片或断层片，以助确诊。

（2）静脉尿路造影（IVP）：观察肾功能，确定有无梗阻及结石与尿路的关系。

（3）B 型超声波检查（BUS）：有助于阴性结石的诊断，同时可了解结石个数、大小及肾脏积水程度。

（4）放射性核素检查：可显示有无梗阻，梗阻的部位、程度及肾功能受损情况。

（5）逆行性肾盂造影：对于 IVP 不显影或显影不佳时，可选择此检查。有助于了解尿路是否通畅、是否有阴性结石存在，同时也有助于肿瘤的鉴别。

（6）CT 检查：怀疑阴性结石或肿瘤时，作为 BUS 的补充。

［常考考点］腹部平片（KUB）可显示结石大小、个数、外形及透光程度。

要点三　西医治疗

（一）一般治疗

1. 大量饮水　保持每天尿量在 2000mL 以上，有利于减少晶体形成和促进结石的排出，是预防结石形成和增大的最有效方法。

2. 调节饮食与尿 pH 值　含钙结石应限制含钙、草酸成分丰富的食物，如牛奶、奶制品、豆制品、巧克力、坚果含钙量高，浓茶、番茄、菠菜、芦笋等含草酸量高。尿酸结石不宜服用动物内脏等高嘌呤食物，避免高动物蛋白、高动物脂肪和高糖食物，宜食用含纤维素丰富的食物。对尿酸和胱氨酸结石者可口服枸橼酸钾、重碳酸钠，以碱化尿液。感染性结石者可口服氯化铵酸化尿液，有预防作用。

3. 控制感染　结石梗阻时易继发感染，应进行尿液细菌学检查，并选择敏感抗生素抗炎治疗。

（二）肾绞痛的治疗

结石性肾绞痛疼痛剧烈，应及时处理。可选择下列方法：①消炎痛栓 1 粒，塞肛。②阿托品 0.5mg，肌注。③哌替啶 50mg，肌注。④黄体酮 20mg，肌注。⑤针刺肾俞、足三里、三阴交、京门等。

（三）体外冲击波碎石（ESWL）

适用于直径≤ 2.5cm 的上尿路结石。远端尿路梗阻、妊娠、出血性疾病、严重心脑血管病、安置心脏起搏器、血肌酐≥ 265μmol/L、急性尿路感染、育龄妇女下段输尿管结石等不宜使用。

（四）手术治疗

1. 腔镜手术　有输尿管镜取石或碎石术、经皮肾镜取石或碎石术。

较小的膀胱结石可经膀胱镜碎石钳机械碎石。尿道结石原则上将结石推入膀胱，然后按膀胱结石处理。

2. 开放手术　常用的方法有肾盂、肾窦、肾实质切开取石术，以及肾部分切除术、肾切除术、输尿管切开取石术、膀胱切开取石术。

另外，双侧输尿管结石应先处理梗阻严重侧；一侧输尿管结石、另一侧肾结石时应先处理输尿管结石；双侧肾结石应先处理易于取出而安全的一侧；鹿角形结石应采取综合性治疗措施。

[常考考点] 体外冲击波碎石（ESWL）的适应证和禁忌证。

要点四　中医辨证治疗

证型	辨证要点	治法	方剂
湿热蕴结证	腰痛，少腹急满，小便频数短赤，溺时涩痛难忍，淋沥不爽，口干欲饮；舌红，苔黄腻，脉弦细	清热利湿，通淋排石	八正散加减
气滞血瘀证	腰腹酸胀或隐痛，时而绞痛，局部有压痛或叩击痛；舌暗或有瘀斑，苔薄白或微黄，脉弦紧	行气活血，通淋排石	金铃子散合石韦散加减
肾气不足证	腰酸坠胀，疲乏无力，病程日久，时作时止，尿频或小便不利，夜尿多，面色无华或面部轻度浮肿；舌淡，苔薄白，脉细无力	补肾益气，通淋排石	济生肾气丸加减

[常考考点] 泌尿系结石的辨证论治。

【例题实战模拟】

A1 型题

1. 下列不属于泌尿系统结石引起的病变是

A. 局部直接损伤　B. 梗阻　C. 出血　D. 感染　E. 癌变

2. 对腹部平片不能显示的小结石和透 X 线的结石的诊断，应首先考虑的检查是

A. B 超　B. 腹部 CT　C. 尿常规　D. 排泄性尿路造影　E. 24 小时尿定量分析

A2 型题

3. 患者，男，56 岁。患泌尿系结石日久，腰部胀痛，小便不利，时发时止，遇劳加重。首选方剂是

A. 济生肾气丸　B. 三金排石汤　C. 金铃子散　D. 八正散　E. 石韦散

4. 患者，男，32 岁。突发腰痛，少腹急满，小便频数短赤，溺时涩痛难忍，淋沥不爽，伴口干欲饮，舌红，苔黄腻，脉弦细。应考虑的诊断是

A. 前列腺炎，湿热下注证　B. 泌尿系结石，气滞血瘀证　C. 淋病，湿热毒蕴证

D. 泌尿系结石，湿热蕴结证　E. 睾丸炎，湿热下注证

【参考答案】

1. E　2. A　3. A　4. D

细目二　睾丸炎与附睾炎

【考点突破攻略】

要点一　临床表现

1. 急性非特异性睾丸炎　多发于单侧。睾丸肿痛，程度由轻微不适到剧烈疼痛不等，向腹股沟放射，阴囊皮肤发红、肿胀。

2. 腮腺炎性睾丸炎　临床表现与非特异性睾丸炎类似，症状较轻，常在腮腺炎后 4 ～ 7 天发病，可由单侧累及双侧。

3. 急性附睾炎　突发性阴囊疼痛，坠胀不适，患侧阴囊肿胀，阴囊皮肤发红、发热、疼痛，沿精索放射至腹股沟，甚至放射至腰部，疼痛剧烈。附睾肿大发硬，触痛明显，附睾、睾丸界限不清，形成脓肿时可有波动感，脓溃则有瘘管。

4. 慢性附睾炎　阴囊轻度坠胀不适或疼痛，可放射至下腹部及同侧大腿内侧，休息后好转。患侧附睾局限性增厚、肿大，精索及输精管增粗，与睾丸界限清楚。

要点二　西医治疗

1. 一般治疗　急性期应卧床休息，托起阴囊，口服止痛退热药物，避免性生活与体力活动；慢性期合并前列腺炎的患者，可配合采用热水坐浴等疗法。注意保持会阴部清洁，避免睾丸损伤。

2. 药物治疗　根据细菌培养及药敏试验，选择有效抗生素，足量应用，以控制感染。常用抗生素有青霉素、氨苄西林等。高热伴中毒症状明显者应加用激素治疗。腮腺炎性睾丸炎抗生素治疗无效，以对症治疗为主，必要时用退热止痛药。

3. 外治法　早期可用冰袋敷于阴囊，以防止肿胀；后期用热敷，可加速炎症消退。附睾疼痛严重的患者可用 0.5% 利多卡因行精索封闭。

要点三　中医辨证治疗

证型	辨证要点	治法	方剂
湿热下注证	一侧或双侧睾丸、附睾肿胀疼痛，阴囊皮肤红肿疼痛，痛引小腹；伴恶寒发热，头痛，口渴；舌红苔黄腻，脉滑数	清热利湿，解毒消肿	龙胆泻肝汤加减
火毒炽盛证	睾丸肿痛剧烈，阴囊红肿灼热，若脓成则按之应指，高热，口渴，小便黄赤短少；舌红苔黄腻，脉洪数	清火解毒，活血透脓	仙方活命饮加减
脓出毒泄证	脓液溃出，色黄质稠，睾丸肿痛减轻，热退或仍微热；或脓液清稀，创口不收，身困乏力；舌红苔白，脉细或细数	益气养阴，清热除湿	滋阴除湿汤加减
寒湿凝滞证	睾丸坠胀隐痛，遇寒加重，自觉阴部发凉，可伴腰酸、遗精；舌淡苔白润，脉弦紧或沉弦	温经散寒止痛	暖肝煎加减

［常考考点］睾丸炎和附睾炎的辨证论治。

【例题实战模拟】

A1 型题

1. 下列不属于睾丸炎和附睾炎临床表现的是

A. 睾丸肿痛　B. 阴囊皮肤发红、肿胀　C. 疼痛向腹股沟放射　D. 疼痛可放射至腰部　E. 尿频、尿急、尿痛

2. 睾丸炎火毒炽盛证的治法是

A. 清热利湿，解毒消肿　B. 清火解毒，活血透脓　C. 益气养阴，清热除湿　D. 温经散寒，祛湿止痛　E. 活血化瘀，行气止痛

A2 型题

3. 患者，双侧睾丸、附睾肿胀疼痛，阴囊皮肤红肿疼痛，痛引小腹，伴恶寒发热，头痛，舌红，苔黄腻，脉滑数。治疗应首选

A. 龙胆泻肝汤　B. 暖肝煎　C. 滋阴除湿汤　D. 仙方活命饮　E. 二仙汤

B1 型题

A. 龙胆泻肝汤　B. 仙方活命饮　C. 滋阴除湿汤　D. 暖肝煎　E. 八正散

4. 泌尿系结石湿热蕴结证的治疗方剂是

5. 睾丸炎湿热下注证的治疗方剂是

【参考答案】

1. E　2. B　3. A　4. E　5. A

细目三　前列腺炎

【考点突破攻略】

要点一　临床表现与检查

（一）临床表现

1. 急性细菌性前列腺炎

（1）全身症状：起病突然，发热，寒战，乏力，虚弱，厌食，恶心呕吐。血液检查白细胞计数明显增高。

（2）局部症状：腰骶部、会阴或耻骨上、腹股沟处坠胀、疼痛，排便或久坐后加重，可向腰背、下腹部、大腿放射。

（3）尿路症状：尿频、尿急、尿痛、尿滴沥、排尿不净及尿道脓性分泌物，排尿时尿道灼热感，尿线变细或中断，甚至出现尿潴留。可出现初血尿、终末血尿或全程血尿，多为镜下血尿。

（4）直肠症状：直肠胀满，里急后重，用力排便时肛门疼痛，尿道口溢出白色黏液。

（5）性功能障碍：性欲减退，阳痿，血精，性交痛。

（6）前列腺触诊：可触及肿大前列腺，触痛明显，整个或部分腺体坚韧。按摩前列腺可自尿道口引出前列腺液，其中有大量白细胞或脓细胞以及含脂肪的巨噬细胞，培养可有细菌生长。为避免败血症和泌尿系上行感染，急性期不宜行前列腺按摩。

2. 慢性前列腺炎

（1）疼痛：程度较轻，多为胀痛、抽痛，主要在会阴及腹股沟部，可放射至阴茎、睾丸、耻骨上和腰骶部，有时射精后疼痛和不适是突出特征。

（2）尿路症状：轻度尿频、尿急、尿痛，夜尿多，排尿时尿道内有异常感觉，如发痒、灼热、排尿不净。

（3）尿道口滴白：多在尿末或大便时尿道口溢出白色黏液，还可于早起及运动后发生。

（4）性功能障碍：阳痿，早泄，血精，性欲减退，性交痛，不育。

（5）神经衰弱症状：头晕耳鸣，失眠多梦，神疲乏力，健忘，精神抑郁，自信心减弱。

（6）其他症状：虹膜炎、关节炎、神经炎等。

（7）前列腺触诊：腺体大小多正常或稍大，两侧叶不对称，表面软硬不均，中央沟存在。严重时前列腺压痛阳性，腺体硬度增加或腺体缩小。

［常考考点］急慢性前列腺炎的典型特征。

（二）检查

1. 一般检查

（1）尿三杯试验：将一次排出的尿液分成3份，最初10～15mL尿为第一杯，中间为第二杯，最后10mL为第三杯。离心，取各自沉淀作显微镜检查。前列腺炎患者第一杯尿有碎屑和脓尿；第二杯较清晰；第三杯混浊，其中细菌和白细胞增多。

（2）前列腺液检查：直肠指检按摩前列腺取得前列腺液，于显微镜下检查，每高倍视野白细胞10个以上或少于10个，伴有成堆脓球，卵磷脂小体减少。

（3）前列腺液培养：取前列腺液进行细菌培养，可以鉴别细菌性和非细菌性前列腺炎。

（4）前列腺液pH值测定：正常前列腺液的pH值为6～7，呈弱酸性。慢性前列腺炎时pH值明显升高。

2. 特殊检查

（1）免疫学检查：急性前列腺炎患者前列腺液IgA和IgG水平增高，慢性患者的前列腺液IgA增加最明显，其次为IgG。

（2）细菌学检查：细菌性前列腺炎患者ESP和VB3的细菌计数高于VB1和VB2；非细菌性前列腺炎患者的四种标本均无细菌。

要点二　西医治疗

（一）一般治疗

合理安排生活起居，加强身体锻炼，增强体质，性生活有规律。注意饮食，不吃刺激性食物，禁酒戒烟，适量多饮水，保持大便通畅。避免久坐、久骑，注意休息。

（二）抗生素治疗

急性细菌性前列腺炎患者对抗生素反应较好。首选复方新诺明（TMP-SMZ），该药能在前列腺液中保持较高浓度，抗菌效果显著。喹诺酮类抗生素治疗慢性前列腺炎效果较好，此类药物抗菌谱广，前列腺内浓度比血清高。

（三）心理治疗

解释病情，增强患者信心，消除其顾虑，必要时应用镇静剂。

（四）外治法

1. 前列腺按摩

（1）急性前列腺炎禁忌采用。

（2）慢性前列腺炎时，按摩可改善局部血运，排出腺体内炎性分泌物。每周1次，动作宜轻柔，切忌暴力挤压。

2. 熏洗坐浴疗法　对充血性前列腺炎疗效肯定。温水坐浴和药物可促进盆腔的血运，改善局部微循环，促使炎症吸收。用42～46℃温水坐浴，每天2次，每次20分钟，20天为1个疗程。

3. 药物离子透入疗法　选择高敏、广谱抗生素或中药制剂，经直肠内或耻骨联合上直流电药物导入治疗慢性前列腺炎，疗效满意。

4. 其他疗法　如针灸、敷贴疗法、直肠内给药法和物理疗法等。

［常考考点］急慢性前列腺炎的治疗。

要点三　中医辨证治疗

证型	辨证要点	治法	方剂
湿热下注证	尿频、尿急、尿痛，尿道灼热感，排尿不利，尿末或大便时滴白，会阴、少腹、睾丸、腰骶坠胀疼痛；伴发热、恶寒、头身痛楚等；舌红，苔黄腻，脉弦滑或数	清热利湿	八正散或龙胆泻肝汤加减
气滞血瘀证	病程长，少腹、会阴、睾丸坠胀疼痛，感觉排尿不净；指诊前列腺压痛明显，质地不均匀，可触及结节；舌质暗或有瘀斑，苔薄白，脉弦滑	活血化瘀，行气止痛	前列腺汤加减
阴虚火旺证	腰膝酸软，头晕目眩，失眠多梦，五心烦热，遗精或血精，排尿或大便时有白浊，尿道不适；舌红少苔，脉细数	滋阴降火	知柏地黄汤加减
肾阳虚衰证	腰膝酸软，手足不温，小便频数，淋沥不尽，阳痿早泄；舌淡胖，苔白，脉沉细	温补肾阳	济生肾气丸加减

［常考考点］前列腺炎的辨证论治。

【例题实战模拟】

A1 型题

1. 前列腺炎气滞血瘀证内服方应选

A. 前列腺汤　B. 桃红四物汤　C. 血府逐瘀汤　D. 少腹逐瘀汤　E. 金铃子散合桃红四物汤

A2 型题

2. 患者，男，56 岁。有慢性前列腺炎史 3 年。刻下症见：少腹、睾丸、会阴胀痛不适，舌有瘀点，脉细涩。治疗应首选的方剂是

A. 右归丸　B. 八正散　C. 抵当汤　D. 大分清饮　E. 前列腺汤

3. 患者，男，30 岁。主诉终末尿痛，尿频，腰骶及会阴部疼痛 3 月余，便后或晨起后发现尿道口有白色分泌物，乏力，腰酸，前列腺液检查 WBC 20 ～ 30/HP，磷脂小体减少，舌红苔黄腻，脉细数。诊为前列腺炎（精浊），其证型是

A. 气滞血瘀证　B. 湿热蕴结证　C. 阴虚火旺证　D. 肾阳虚损证　E. 热毒蕴结证

B1 型题

A. 青霉素　B. 红霉素　C. 复方新诺明　D. 头孢类抗生素　E. 喹诺酮类抗生素

4. 急性细菌性前列腺炎，抗生素治疗应首选

5. 慢性细菌性前列腺炎，抗生素治疗应首选

【参考答案】

1. A　2. E　3. B　4. C　5. E

细目四　前列腺增生症

【考点突破攻略】

要点一　临床表现与检查

（一）临床表现

1. 症状

（1）尿频：患者早期表现为尿频，尤其夜尿次数明显增多（每夜 2 次以上）。

（2）排尿困难：进行性排尿困难是前列腺增生最重要的症状。增生的腺体压迫尿道，使尿道延长、变窄、弯曲，尿道阻力增加。当后尿道阻力超过逼尿肌的张力时，逼尿肌不能长时间维持收缩，无法排空膀胱，出现残余尿。轻度梗阻表现为排尿等待、中断、尿后滴沥不尽；梗阻加重则出现排尿费力、尿

流变细、射程缩短，最终呈滴沥状排尿。

（3）血尿：前列腺增大使腺体黏膜表面小血管和毛细血管充血、张力增大，当膀胱收缩或扩张时，血管张力改变，可发生镜下血尿或肉眼血尿，如黏膜血管扩张破裂，可出现大出血，血块阻塞尿道或充满膀胱；膀胱颈部充血或并发炎症、结石时，也可出现血尿。

（4）尿潴留：常由气候变化、饮酒或劳累等诱因，使前列腺和膀胱颈部充血、水肿，导致排尿困难加重，尿液突然完全不能排出，发生急性尿潴留，表现为下腹部疼痛、膀胱区膨胀。如残余尿随梗阻加重而增多，过多的残余尿使膀胱失去收缩能力，逐渐发生尿潴留，为慢性尿潴留。此时可并发充溢性尿失禁，即膀胱过度充盈使少量尿液从尿道口溢出。尿潴留常损害肾功能，严重者可导致肾功能衰竭。

（5）其他症状：膀胱出口梗阻可导致膀胱结石、膀胱炎。排尿不畅，长期靠增加腹压排尿可引发痔疮、便血、脱肛等，还可形成腹外疝。

2. 体征

（1）直肠指检：可于直肠前壁触及增生的前列腺。正常前列腺表面光滑、柔软、界限清楚，中央可触及纵向浅沟，横径 4cm，纵径 3cm，前后径 2cm，重约 20g。临床按前列腺增生情况分为三度。Ⅰ度：前列腺大小为正常的 1.5 ～ 2 倍，约鸡蛋大，质地中等，中央沟变浅，重量为 20 ～ 25g。Ⅱ度：前列腺大小为正常的 2 ～ 3 倍，约鸭蛋大，质地中等，中央沟极浅，重量为 25 ～ 50g。Ⅲ度：前列腺大小为正常的 3 ～ 4 倍，约鹅蛋大，质地硬韧，中央沟消失，重量为 50 ～ 70g。

（2）触诊：严重尿潴留时，耻骨上可触及肿大包块。梗阻引起严重肾积水时，上腹部两侧可触及肿大肾脏。

（二）检查

1. 尿流率检查 可检查下尿路有无梗阻和梗阻的程度。尿流动力学检查可鉴别逼尿肌、尿道括约肌失调和不稳定膀胱逼尿肌引起的排尿困难，还有助于确定手术适应证及判断手术后的疗效。

2. 血清前列腺特异抗原（PSA）测定 当前列腺体积较大，质地较硬，或有结节时，应测定血清 PSA，以排除前列腺肿瘤。正常 PSA ＜ 4ng/mL，如异常增高，应考虑癌肿。

3. B 超检查 经腹 B 超可观察前列腺形态、结构、大小、突入腔内的情况，测定膀胱内残余尿量，有助于了解有无肾积水及积水程度。经直肠 B 超可显示前列腺的断面像、前列腺病变发展程度及形态变化。

4. 膀胱镜检查 可直接观察后尿道、膀胱颈形态、腔内前列腺增生情况，有助于了解后尿路梗阻程度，发现膀胱内有无占位性病变及结石，对临床出现无痛性血尿的患者尤为必要。

5. 泌尿系 X 线检查

（1）静脉尿路造影：可了解下尿路梗阻以及肾盂、输尿管扩张的程度。造影剂充满膀胱时显示充盈缺损，说明前列腺中叶或侧叶明显突出于膀胱内。排尿后摄片可观察残余尿是否存在及程度。

（2）前列腺造影：经会阴或直肠黏膜穿刺，分别将造影剂注入腺体的左右叶，注射后拍摄正侧位片，可清楚观察前列腺包膜轮廓，进而了解前列腺形态、大小、密度及病变性质。

6. CT 及 MRI 检查 二者均以形态、密度来判断前列腺大小、性质以及前列腺周围的关系。有助于了解腺体与周围组织之间的关系，对外科手术治疗的选择有重要意义。

［常考考点］前列腺增生症的诊断（症状 + 体征 + 检查）。进行性排尿困难是前列腺增生最重要的症状。

要点二 西医治疗

1. 一般治疗 注意气候变化，防止受凉，预防感染，戒烟禁酒，不吃辛辣刺激性食物，保持平和心态，适当多饮水，不憋尿。

2. 药物治疗 治疗前列腺增生的药物包括激素类药物、α 受体阻滞剂及植物药等。

3. 手术治疗 前列腺增生患者出现严重梗阻时应考虑手术治疗。开放性手术包括经耻骨上前列腺摘除术、耻骨后前列腺摘除术、经会阴前列腺摘除术，特点是疗效好，治疗彻底，但创伤较大。经尿道前列腺电切术（TURP）、等离子双级切除术等是非开放性腔内手术，其特点是创伤小、痛苦少、恢复快，对年老体弱、增生不太大的患者尤为适用。

4. 其他疗法

（1）激光治疗：激光导光束经膀胱镜置入，接触式或非接触式直接作用于前列腺，通过切割、气化、消融等手段达到治疗增生的目的。

（2）经尿道气囊高压扩张术：经尿道插入带气囊的导管，利用气囊压力撑开前列腺，达到扩张尿道的目的。

（3）前列腺尿道支架置入术：利用记忆合金制成的网状支架撑起前列腺尿道部，改善梗阻症状。

（4）电磁波疗法：包括微波和射频治疗，原理都是局部热疗。治疗时应注意调节温度，避免灼伤尿道。

（5）高强度聚集超声治疗：通过超声传递能量，“热消融”治疗前列腺增生。

［常考考点］前列腺增生的手术治疗。

要点三　中医辨证治疗

证型	辨证要点	治法	方剂
湿热下注证	小便频数，排尿不畅，甚或点滴而下，尿黄而热，尿道灼热或涩痛；小腹拘急胀痛，口苦而黏，或渴不欲饮；舌红，苔黄腻，脉弦数或滑数	清热利湿，通闭利尿	八正散加减
气滞血瘀证	小便不畅，尿线变细或尿液点滴而下，或尿道闭塞不通，小腹拘急胀痛；舌质紫暗或有瘀斑，脉弦或涩	行气活血，通窍利尿	沉香散加减
脾肾气虚证	尿频不爽，排尿无力，尿线变细，滴沥不畅，甚者夜间遗尿；倦怠乏力，气短懒言，食欲不振，面色无华，或气坠脱肛；舌淡，苔白，脉细弱无力	健脾温肾，益气利尿	补中益气汤加减
肾阳衰微证	小便频数，夜间尤甚，排尿无力，滴沥不爽或闭塞不通；神疲倦怠，畏寒肢冷，面色㿠白；舌淡，苔薄白，脉沉细	温补肾阳，行气化水	济生肾气丸加减
肾阴亏虚证	小便频数不爽，淋沥不尽，尿少热赤；神疲乏力，头晕耳鸣，五心烦热，腰膝酸软，咽干口燥；舌红，苔少或薄黄，脉细数	滋补肾阴，清利小便	知柏地黄丸加减

［常考考点］前列腺增生症的辨证论治。

【知识纵横比较】

前列腺炎和前列腺增生症的证治比较

前列腺炎		前列腺增生症	
证型	方剂	证型	方剂
湿热下注证	八正散或龙胆泻肝汤	湿热下注证	八正散
气滞血瘀证	前列腺汤	气滞血瘀证	沉香散
阴虚火旺证	知柏地黄汤	肾阴亏虚证	知柏地黄丸
肾阳虚衰证	济生肾气丸	肾阳衰微证	济生肾气丸
—	—	脾肾气虚证	补中益气汤

中西医结合外科学前列腺增生症与妇产科学产后排尿异常的证治比较

前列腺增生症（中西医结合外科学）		产后尿潴留（中西医结合妇产科学）		产后小便频数（中西医结合妇产科学）	
证型	方剂	证型	方剂	证型	方剂
脾肾气虚证	补中益气汤	肺脾气虚证	补气通脬饮	肺脾气虚证	黄芪当归散
肾阳衰微证	济生肾气丸	肾阳亏虚证	济生肾气丸	肾气虚证	肾气丸
气滞血瘀证	沉香散	血瘀证	加味四物汤	—	—
		气滞证	木通散	—	—

续表

前列腺增生症（中西医结合外科学）		产后尿潴留（中西医结合妇产科学）		产后小便频数（中西医结合妇产科学）	
证型	方剂	证型	方剂	证型	方剂
肾阴亏虚证	知柏地黄丸	—	—	—	—
湿热下注证	八正散	—	—	—	—

【例题实战模拟】

A1 型题

1. 前列腺增生症最重要的临床症状是

A. 尿频　B. 排尿困难　C. 血尿　D. 尿急　E. 尿痛

2. 与前列腺增生症（精癃）病人直肠指诊前列腺的特征不符的是

A. 表面光滑而无结节　B. 边缘清楚　C. 中等硬度而富有弹性

D. 中央沟变浅或消失　E. 压痛明显

A2 型题

3. 急性前列腺增生症患者，症见尿频、尿急、尿痛，会阴部胀痛，疼痛向大腿内侧放射，伴恶寒发热，口干口苦，舌红，苔黄腻，脉滑数。其证型是

A. 湿热下注证　B. 气血瘀滞证　C. 肾阳亏虚证　D. 阴虚火旺证　E. 中气下陷证

B1 型题

A. 少腹逐瘀汤　B. 沉香散　C. 桃红四物汤　D. 血府逐瘀汤　E. 前列腺汤

4. 前列腺增生症气滞血瘀证的内服方宜选

5. 前列腺炎气滞血瘀证的内服方宜选

【参考答案】

1. B　2. E　3. A　4. B　5. E

第二十一单元　周围血管疾病

细目一　血栓闭塞性脉管炎

【考点突破攻略】

要点一　西医病因与病理

（一）病因

关于病因有以下学说：烟草致敏学说、寒冻学说、免疫学说、激素学说等，总之，凡是能使周围血管长久地处于痉挛状态的因素都可能是血栓闭塞性脉管炎（TAO）发病的原因。

（二）病理

1. 早期多侵犯中小动、静脉，病情进展可波及腘、股、髂动脉和肱动脉，侵犯腹主动脉及内脏血管者罕见。

2. 病变呈节段性分布，两段之间血管比较正常。

3. 可分为急性期和慢性期，在急性期为急性动、静脉炎和其周围炎，并可波及伴随神经。血管全层有广泛的内皮细胞和成纤维细胞增生，并有淋巴细胞浸润，中性粒细胞浸润较少，还可见巨细胞、血管内皮增生和血栓形成。慢性期管腔内血栓机化，内有新生细小血管再通，含有大量成纤维细胞，并与增

生的血管内膜融合粘连。动脉内弹力层显著增厚，动脉各层有广泛的成纤维细胞增生。动脉周围显著纤维化，呈炎症性粘连，使动脉、静脉、神经包裹在一起，形成坚硬的索条。呈周期性发作，故具有急、慢性变化。

4. 当血管闭塞时都会有侧支循环建立，如果代偿不足，或侧支血管痉挛，即可引起肢体循环障碍而出现发凉、麻木、疼痛、溃疡和坏疽。

要点二　临床表现与检查

（一）临床表现

1. 症状

（1）疼痛：疼痛是 TAO 病人最突出的症状，大约有 1/10 的患者在开始患病时就有疼痛。当病情进一步发展为动脉闭塞时，则产生更为严重的缺血性疼痛。早期患肢伴随发凉、麻木和足底弓疼痛，病人行走一段路程后，小腿部及足弓部肌肉发生胀痛或抽痛，如继续行走时疼痛加重，最后被迫止步，休息后症状缓解，再行走后症状又出现，即所谓“间歇性跛行”。如病情继续加重，则动脉缺血更为严重，甚至肢体处于休息状态时疼痛仍不缓解，且以夜间尤甚。病人常抱膝而坐，彻夜不眠；或将肢体下垂，此时即所谓 TAO 病人的静息痛，其疼痛常会因为情绪刺激及局部受冷而加重。

（2）发凉：患肢发凉、肢冷，自觉凉感，往往在夏季也要加穿袜、鞋，即使这样亦感发凉。

（3）感觉异常：患肢（趾、指）可出现发痒、胼胝感、针刺、麻木、灼热、酸胀感等，甚或在足部或小腿有部分感觉丧失区。

2. 体征

（1）皮肤颜色改变：初发病时患肢因缺血皮肤苍白，当抬高患肢时此苍白变得更为明显，进一步可呈发绀色，接近坏疽或坏疽时呈暗紫色。

（2）游走性血栓性浅静脉炎：约有半数病人早期或整个病程中反复出现此症。具体表现为浅静脉区皮肤沿静脉走行处可见发硬、红肿的硬结或条索，伴有压痛及灼热感，以足部及小腿处多见，大腿偶可出现。病变呈迁移性发作，可单处亦可数处同时发病。每次发作时局部病变长度为数毫米至数十毫米，时间 1 ～ 3 周，消退后往往残留色素沉着痕迹。

（3）营养障碍：病变部位由于缺血、营养不良而致皮肤干燥、皲裂、脱屑、少汗或无汗，趾背、足背及小腿汗毛脱落，趾（指）甲变厚、变形、生长缓慢，小腿肌肉萎缩等。

（4）动脉搏动减弱或消失：足背动脉及胫后动脉搏动通常触不到或减弱，腘动脉及股动脉搏动常减弱或消失，有时可累及上肢的桡、尺动脉，其搏动不能触及。

（5）雷诺现象（Raynaud 现象）：TAO 病人早期受情绪或寒冷刺激呈现指（趾）由苍白、潮红继而发绀的颜色变化。

（6）坏疽和溃疡：当肢体脉管阻塞依靠其侧支循环亦难以维持局部营养，或因加温、药物刺激或损伤等，均可诱发局部坏疽或溃疡。溃疡部位可位于甲旁、趾间或足的侧面，或趾（指）关节，并可波及整个趾（指）甚或整个足（手）部。大多发生干性坏疽，待部分组织坏死后脱落即形成溃疡，此时如继发感染即变为湿性坏疽。根据坏疽或溃疡的范围，可将其分为三级：

Ⅰ级——坏疽、溃疡只限于趾部。

Ⅱ级——坏疽、溃疡延及跖趾（掌指）关节或跖（掌）部。

Ⅲ级——坏疽、溃疡延及全足背（掌背）或侵及跟踝（腕）关节或腿部。

（二）检查

1. 多普勒（Doppler）肢体血流超声检查　可显示动脉缺血样改变或闭塞样改变，往往描记足背及胫后动脉时可出现直线波形；显示动脉搏动波形降低，往往只有主峰，缺乏次峰和第三峰，监听器中搏动声消失或减弱，并有踝压指数等灵敏数据的改变。新型超声可直接显示血管的闭塞程度和管径大小及血流速度等相关指标。

2. 皮肤温度测定　在室温下（15 ～ 25℃）患者的皮肤温度低于正常体温 2℃时，则表示血液供应不足。TAO 病人患肢皮温降低。

3. 肢体光电容积描记（PPG） 可出现缺血样波形改变。

4. 阻抗血流图（IPG） 可反映血管功能状态及血流状况，TAO 病人血流量减少，并有趾（指）动脉压力等数据的改变。显示峰值幅度降低，提示血流速度减慢；降支下降速度减慢提示血液流出阻力增加。

5. 红外热像仪测定 可明确肢体缺血的“冷区”，提示缺血范围。

6. 血液流变学检查 可有全血黏度增高、红细胞压积增高等改变。

7. 甲皱微循环测定 可有甲皱毛细血管袢轮廓不清，排列紊乱，管袢变短、变细、扩张淤血及畸形表现。

8. 血液凝固学检测 可有血小板黏附和聚集、纤维蛋白原增高等血液高凝表现。另外，还可测定凝血酶原Ⅲ（AT-Ⅲ）、纤维蛋白原（Fibrinogen）、α_2-巨球蛋白（α_2-Macroglobulin）等，可更好地了解血液是否存在高凝状态。

9. 免疫球蛋白检测 免疫球蛋白及其复合物，以及 T 细胞亚群检测均可出现增高或阳性表现。

10. 动脉造影 可进一步判定阻塞部位及情况，侧支循环情况等，为手术提供资料。现在有条件的医院可在数字减影血管造影（DSA）下进行。

11. 足背动脉血氧饱和度测定 肢体末梢动脉血多缺氧而致足背动脉血氧饱和度降低。

［常考考点］疼痛是 TAO 病人最突出的症状；发凉是 TAO 早期的常见症状。

要点三 西医治疗

（一）药物治疗

1. 扩血管药物 妥拉苏林；罂粟碱；烟酸。

2. 抗血小板聚集药 阿司匹林；潘生丁。

3. 改善微循环药物 前列腺素 E_1；己酮可可碱。

4. 止痛剂 可选用非甾体类抗炎药和新型麻醉剂、止痛剂等。

5. 抗生素 合并坏疽、溃疡时可适当选用。

（二）手术治疗

1. 腰交感神经节切除术。
2. 血管重建术。
3. 大网膜移植术。
4. 截肢（趾、指）术。
5. 神经压榨术。

（三）高压氧疗法

目前有条件的医院进行此疗法，取得一定疗效。

要点四 中医辨证治疗

证型	辨证要点	治法	方剂
寒湿证	面色暗淡无华，喜暖怕冷，患肢沉重、酸痛、麻小感，小腿抽痛感。常伴有间歇性跛行，趺阳脉搏动减弱或消失，局部皮色苍白，触之冰凉、干燥；舌淡，苔白腻，脉沉细而迟。其他症状并不显著，或伴有迁移性静脉炎	温阳通脉，祛寒化湿	阳和汤加减
血瘀证	患肢暗红、紫红或青紫，下垂时更甚，抬高则见苍白，足趾毳毛脱落，皮肤、肌肉萎缩，趾甲变厚，并可有粟粒样黄褐色瘀点反复出现，趺阳脉搏动消失，患肢持久性静息痛，尤以夜间痛甚，患者往往抱膝而坐，或患肢悬垂在床边，不能入睡；舌质红或紫暗，苔薄白，脉沉细而涩	活血化瘀，通络止痛	桃红四物汤加减
热毒证	患肢皮肤黯红而肿，趺阳脉搏动消失，患肢如煮熟之红枣，皮肤上起黄疱，渐变为紫黑色，呈浸润性蔓延，甚则五趾相传，波及足背，肉枯筋萎，色黑而干枯、溃破腐烂，疮面肉色不鲜，疼痛异常，如汤泼火烧样，彻夜不得安眠，常须弯膝抱足按摩而坐。并伴有发热、口干、食欲减退、便秘、尿黄赤、舌质红、苔黄腻、脉洪数或细数	清热解毒，化瘀止痛	四妙勇安汤加减

续表

证型	辨证要点	治法	方剂
气血两虚证	面容憔悴，萎黄消瘦，神情倦怠，心悸气短，畏寒自汗；患肢肌肉萎缩，皮肤干燥脱屑，趾甲干燥肥厚；坏死组织脱落后疮面生长缓慢，经久不愈，肉芽暗红或淡而不鲜；舌质淡，脉沉细而弱	补气养血，益气通络	十全大补丸加减
肾虚证	大多见于寒湿证、血瘀证和热毒证之久病后，兼见精神萎靡不振，面色晦暗无华，上半身热而下半身寒，口淡不渴，头晕腰痛，筋骨痿软，大便不爽，脉沉细无力	肾阳虚者温补肾阳；肾阴虚者滋补肾阴	肾阳虚者桂附八味丸加减；肾阴虚者六味地黄丸加减

［常考考点］血栓闭塞性脉管炎的辨证论治。

【例题实战模拟】

A1 型题

1. 有关血栓闭塞性脉管炎，下列哪项是错误的
   A. 是一种慢性持续性进行性疾病　B. 在我国北方多见　C. 病变只发生在下肢
   D. 病变呈节段性，节段间有内膜正常的血管　E. 与吸烟和足部受寒有关
2. 血栓闭塞性脉管炎寒湿证的治法是
   A. 清热解毒，活血化瘀　B. 活血通络，散寒止痛　C. 清热活血，疏通经络
   D. 温阳通脉，祛寒化湿　E. 清热解毒，化痰通络
3. 血栓闭塞性脉管炎血瘀证的治疗方剂是
   A. 阳和汤　B. 桃红四物汤　C. 四妙勇安汤　D. 十全大补丸　E. 六味地黄丸

A2 型题

4. 患者，男，34 岁。患肢皮肤暗红而肿，趺阳脉搏动消失，患肢如煮熟之红枣，皮肤上起黄疱，渐变为紫黑色，呈浸润性蔓延，波及足背，肉枯筋痿，色黑而干枯，溃破腐烂，疮面肉色不鲜，疼痛异常，如汤泼火烧样，彻夜不得安眠，常须弯膝抱足按摩而坐。伴有发热，口干，食欲减退，便秘，尿黄赤，舌质红，苔黄腻，脉洪数。其证候是
   A. 寒湿证　B. 血瘀证　C. 热毒证　D. 气血两虚证　E. 肾虚证
5. 脱疽患者，男，39 岁。症见患肢夜间痛甚难寐，抱膝而坐，患肢暗红，下垂更甚，汗毛脱落，舌质暗红，苔薄白，脉弦。其辨证属
   A. 寒湿阻络证　B. 血脉瘀阻证　C. 湿热毒盛证　D. 热毒伤阴证　E. 气阴两虚证

【参考答案】

1. C　2. D　3. B　4. C　5. B

细目二　动脉硬化性闭塞症

【考点突破攻略】

要点一　西医病因病理

目前本病的病因和发病机制尚未完全清楚，但是高血压、高脂血症、吸烟、糖尿病、肥胖等是其高危因素。其发病机制目前有如下三种学说：血管内膜损伤及平滑肌细胞增殖学说、脂质浸润学说、血流动力学说。

要点二　临床表现与检查

（一）临床表现

1. 症状　早期的症状主要为肢体发凉、间歇性跛行，可有肢体麻木、沉重无力、酸痛、刺痛及烧灼

感，继而出现静息痛。

如病变在髂动脉者，其闭塞位置较高，可引起双下肢、双臀、髂、大腿后侧或小腿腓肠肌部位症状，有时伴阳痿；如病变在股–腘段动脉时，可有小腿肌群的症状；如果病变闭塞部位在胫前、胫后则可表现以足部或小腿为主的症状。

2. 体征

（1）皮肤温度下降：根据病变闭塞部位的不同，其皮肤温度由大腿股部至足部均可降低，但通常在远端足趾处其皮温明显下降。

（2）皮肤颜色变化：有闭塞的动脉血供不足时，根据其病程的长短，侧支循环情况，可有皮肤苍白、潮红、青紫、发绀等改变。初期一般呈苍白，如时间久者可出现潮红、青紫等。

（3）肢体失养：主要表现为肌萎缩、皮肤萎缩变薄、骨质疏松、发脱落、趾甲增厚变形、坏疽或溃疡。坏疽以足趾远端为最常见。溃疡多发生于缺血局部压迫后或外伤后，如踝关节突出处等。

（4）动脉搏动减弱或消失：根据闭塞部位，可扪及胫后动脉、足背动脉及腘动脉、股动脉搏动减弱或消失。

（二）检查

1. 一般检查 包括心电图、心功能及眼底检查、血脂、血糖检查。通过一般检查可判定患者的动脉硬化和高脂血症的情况以及是否患有糖尿病等。

2. 无创伤性血管检查 包括超声多普勒（Doppler）肢体血流检查及电阻抗或光电容积血流描记（PPG）的检查。踝压 / 肱压值称为踝肱压指数，即踝压（踝部胫前或胫后动脉收缩压）与同侧肱压相比，正常值＞1.0，如＞0.5 而＜1 则视为缺血，如＜0.5 则为严重缺血。

3. 血液流变学检查 可以反映患者血液黏度等数项指标，提示血液流变性改变。

要点三　西医治疗

（一）非手术治疗

降血脂；扩血管；抗凝祛聚；去纤溶栓；其他，如抗生素应用、体液补充等。

（二）手术治疗

1. 经皮腔内血管成形术。
2. 动脉旁路转流术。
3. 动脉内膜剥脱术。
4. 截肢术。

要点四　中医辨证治疗

证型	辨证要点	治法	方剂
寒凝血脉证	肢体肢端发凉、冰冷，肤色苍白，肢体疼痛；舌质淡苔白，脉沉迟或弦细。	温经散寒，活血化瘀	阳和汤加减
血瘀脉络证	肢体发凉麻木、刺痛，夜间静息疼痛，病位有瘀点或瘀斑，皮色潮红或紫红色；舌有瘀点、瘀斑，或舌质红绛、紫暗，脉弦涩或沉细。	活血化瘀，通络止痛	桃红四物汤加减
热毒蕴结证	肢体坏疽或呈干性或伴脓出，局部红肿疼痛，或伴瘀点、瘀斑，可有发热，恶寒，严重者神志失常；舌质红绛，舌苔初白腻、黄腻，久之黄燥或黑苔，脉滑数、弦数或洪数。	清热解毒，利湿通络	四妙勇安汤加减
脾肾阳虚证	年老体弱，全身怕冷，肢体发凉，肌肉枯萎，神疲乏力，足跟及腰疼痛，阳痿，性欲减退，食少纳呆，膀胱胀满；舌质淡，苔白，脉沉细。	补肾健脾，益气活血	八珍汤合左归丸或右归丸加减

［常考考点］动脉硬化性闭塞症的辨证论治。

【知识纵横比较】

血栓闭塞性脉管炎和动脉硬化性闭塞症的证治比较

血栓闭塞性脉管炎		动脉硬化性闭塞症	
证型	方剂	证型	方剂
寒湿证	阳和汤	寒凝血脉证	阳和汤
血瘀证	桃红四物汤	血瘀脉络证	桃红四物汤
热毒证	四妙勇安汤	热毒蕴结证	四妙勇安汤
气血两虚证	十全大补丸	—	—
肾虚证	肾阳虚者桂附八味丸；肾阴虚者六味地黄丸	脾肾阳虚证	八珍汤合左归丸或右归丸

【例题实战模拟】

A1 型题

1. 以下有关动脉硬化性闭塞症的描述，不正确的是

A. 患肢麻木、沉重无力、酸痛　　B. 不会出现间歇性跛行

C. 远端足趾处皮温明显下降　　D. 可有皮肤苍白、潮红、青紫、发绀等改变

E. 动脉搏动减弱或消失

2. 脱疽（动脉硬化性闭塞症）热毒蕴结证的治法

A. 清热解毒，利湿通络　　B. 活血化瘀，通络止痛　　C. 清热解毒，化瘀止痛

D. 清热解毒，消肿止痛　　E. 清热解毒透脓

【参考答案】

1. B　2. A

细目三　下肢深静脉血栓形成

【考点突破攻略】

要点一　临床表现与检查

（一）临床表现

1. 中央型　发生于髂－股静脉部位的血栓形成。

（1）症状：患肢沉重、胀痛或酸痛，可有股三角区疼痛。

（2）体征：起病急，全下肢肿胀明显，患侧髂窝股三角区有疼痛和压痛；胫前可有压陷痕，患侧浅静脉怒张，可伴发热，肢体皮肤温度可升高。左侧多于右侧。

2. 周围型　股－腘静脉以及小腿端深静脉处血栓形成。

（1）症状：大腿或小腿肿痛、沉重、酸胀，发生在小腿深静脉者疼痛明显，不能踏平行走。

（2）体征：股静脉为主的大腿肿胀，程度不是很重，皮温一般升高不明显，皮肤颜色正常或稍红。局限于小腿深静脉者，小腿剧痛，不能行走，行走则疼痛加重，往往呈跛行，腓肠肌压痛明显，Homans 征阳性（即仰卧时双下肢伸直，将踝关节过度背屈，会引发腓肠肌紧张性疼痛）。

3. 混合型　全下肢深静脉血栓形成。

（1）症状：全下肢沉重、酸胀、疼痛，股三角及腘窝和小腿肌肉疼痛。

（2）体征：下肢肿胀，股三角、腘窝、腓肠肌处压痛明显。如果体温升高和脉率加速不明显、皮肤颜色变化不显著者，称股白肿。如果病情严重，肢体肿胀明显，影响了动脉供血时，则足背及胫后动脉搏动减弱或消失，肢体皮肤青紫，皮温升高，称股青肿。后者可发生肢体坏疽。

4. 并发症及后遗症

（1）并发症：下肢深静脉血栓形成可向其远、近端蔓延，进一步加重回流障碍。如血栓波及下腔静脉则可引发双侧下肢回流障碍。血栓脱落，随血流回流至肺动脉处，可引发肺栓塞，肺栓塞可致死。

（2）后遗症：下肢静脉血栓形成后，可破坏静脉瓣膜，遗留下深静脉瓣膜功能不全综合征。本病早期管腔闭塞；而中期可出现部分再通；后期可全部再通，也可再次形成血栓。

（二）检查

1. 超声多普勒（Doppler）检查 双功能彩色多普勒超声可从影像、声音来对下肢深静脉血栓形成进行诊断，可看到管腔内血栓回声、管径大小、形态、血流情况、静脉最大流出率等，是无创检查中较理想的方法。

2. 放射性核素检查 其原理是放射性物质被新鲜血栓大量摄取，比较正常血流即可判断有无血栓形成。

3. 数字减影血管造影（DSA）检查 这是一种有创检查方法，可分为逆行和顺行静脉造影。本法可直接看到静脉的中断、充盈缺损和侧支循环或再通的情况。临床多采用顺行造影。

4. 凝血系列指标检查 包括出凝血时间、凝血酶原时间及纤维蛋白原等的测定。在溶栓治疗期间，应注意凝血指标的测定。

［常考考点］血栓性深静脉炎的诊断。

要点二 西医治疗

（一）非手术疗法

1. 一般处理 卧床，抬高患肢，适当活动，离床活动应用弹力袜或弹力绷带保护患肢。

2. 溶栓疗法 病程不超过72小时的患者，可给予尿激酶（UK）静脉滴注。此外，还可用链激酶（SK）等溶栓药物。

3. 抗凝疗法 是治疗本病的一种重要方法。常用药物有肝素和华法林（香豆素衍化物类）。

4. 祛聚疗法 常用的药物有阿司匹林、双嘧达莫（潘生丁）等。

5. 祛纤疗法 目的在于祛纤、降低血黏度。

（二）手术疗法

主要采取Fogarty导管取栓术。髂－股静脉血栓形成，病程不超过48小时者，或出现股青肿时，应选择手术疗法。其方法为将Fogarty导管由一侧大隐静脉分支插入至下腔静脉后，充气囊阻断静脉回流，由患肢股静脉再插入另一Fogarty导管达血栓近侧后充盈第二导管气囊，缓缓回拉带出血栓，再拉出第一根导管，使血流恢复。术后要辅用抗凝、祛聚疗法。

［常考考点］血栓性深静脉炎的非手术疗法和手术疗法。

要点三 中医辨证治疗

证型	辨证要点	治法	方剂
湿热蕴阻，气滞血瘀证	患肢肿胀，皮色苍白或发绀，扪之灼热，腿胯部或小腿部疼痛，固定不移，发热；舌质紫暗或略红，舌有瘀斑，苔腻，脉数	理气活血，清热利湿	桃红四物汤合萆薢渗湿汤加减
气虚血瘀，寒湿凝滞证	患肢肿胀久不消退，沉重麻木，皮色发紫，或皮色苍白，青筋露出，按之不硬，无明显凹陷；舌淡有齿痕，苔薄白，脉沉涩	益气活血，通阳利水	补阳还五汤合阳和汤加减

［常考考点］下肢深静脉血栓形成的辨证论治。

【例题实战模拟】

A1型题

1. 中央型深静脉血栓形成的部位多位于

A. 髂－股静脉 B. 股－腘静脉 C. 股静脉为主 D. 全下肢深静脉 E. 小腿端静脉

2. 下肢深静脉血栓形成的治疗不包括
A. 离床活动应用弹力袜或弹力绷带保护患肢　B. 尿激酶静脉滴注　C. 肝素
D. 祛聚疗法　E. 升高血黏度
3. 下列哪项不是下肢深静脉血栓形成的主要表现
A. 患肢出现条索状物　B. 肢体肿胀　C. 疼痛　D. 局部皮温升高　E. 浅静脉怒张
4. 气虚湿阻型下肢深静脉血栓形成的治疗宜用
A. 和营活血，利湿通络　B. 健脾利湿，活血通络　C. 益气活血，通阳利水
D. 健脾渗湿，活血通络　E. 健脾益气，利水消肿
5. 下肢深静脉血栓形成最严重的并发症是
A. 浅静脉扩张　B. 皮炎　C. 臁疮　D. 肺栓塞　E. 下肢深静脉功能不全
【参考答案】
1. A　2. E　3. A　4. C　5. D

细目四　单纯性下肢静脉曲张

【考点突破攻略】

要点一　临床表现

1. 症状

（1）患肢浅静脉隆起、扩张、迂曲，状如蚯蚓，甚者呈大团块，站立时明显，少数人在卧位时由于静脉倒流不明显，曲张静脉空虚亦不明显；严重者可于静脉迂曲处触及“静脉结石”。

（2）患肢沉重感，酸胀感，时有疼痛。尤其当患者久行时由于血液倒流而致静脉淤积加重，回流受影响而出现诸症状。

2. 体征

（1）患肢小腿下段、足踝部或足背部肿胀，并可有压陷痕。

（2）皮肤营养变化，可出现皮肤变薄、色素沉着（多在足靴区）、湿疹样皮炎和溃疡形成。

（3）血栓性浅静脉炎：由于血液淤积，血流缓慢，在曲张静脉处形成血栓而出现局部索条状红肿处，并有压痛。

（4）出血：由于外伤或小静脉自发破裂而继发出血。

（5）下肢静脉功能试验：①深静脉通畅试验。②大隐静脉瓣膜功能试验。③交通静脉瓣膜功能试验。

要点二　诊断

1. 家族史或长期站立、寒冷刺激等病史。

2. 肢体有曲张或呈团块样静脉。

3. 足靴区可出现营养不良情况，如色素沉着、溃疡等。

4. 大隐静脉瓣膜功能试验、深静脉通畅试验及深浅静脉交通支试验提示大隐静脉或小隐静脉瓣膜功能不全，并可有交通支瓣膜功能不全。

［常考考点］单纯性下肢静脉曲张的诊断。

要点三　西医治疗

1. 一般措施　防止腹内压增加，加穿弹力袜外部加压，以减轻对浅静脉血管的压力，同时保护浅静脉过度伸张。

2. 手术治疗　术式选择大隐静脉高位结扎加剥脱术。

3. 硬化剂注射和压迫疗法　本方法适用于少量、局限的病变以及手术的辅助治疗，处理残留的曲张

静脉。

4. 并发症处理

（1）血栓性浅静脉炎：可给予局部外用肝素钠乳膏或局部热敷治疗，抗生素对感染性静脉炎有效。

（2）溃疡形成：局部湿敷利凡诺等外用药物，如面积大也可考虑清创后植皮。

（3）曲张静脉破裂出血：抬高患肢和加压包扎后即可止血，无须特殊用药。

［常考考点］下肢静脉曲张的西医处理和并发症。

要点四　中医辨证治疗

证型	辨证要点	治法	方剂
气血瘀滞证	患肢小腿沉重，遇寒湿加重，酸痛或胀痛，久立久坐后加重；患肢显见脉道迂曲或扭曲成团，或局部硬结；小腿下部皮肤颜色紫褐灰暗；可伴烦躁易怒或神情抑郁，叹息脘闷；舌质淡紫或有瘀斑瘀点，苔白，脉弦细或沉涩	行气活血，祛瘀除滞	柴胡疏肝散加减
湿热瘀阻证	患肢瘀肿，色灰紫暗，漫及小腿全部，青筋隐现，有紫红色素条或肿硬区；小腿溢出污液或附有糜苔，小腿前或侧方瘀肿溃烂，疮口色暗，肉腐失新；伴烦躁不安，发热口渴，尿赤，便干；舌质暗红或紫，伴瘀斑瘀点，苔黄或白，脉滑数或弦数	清热利湿，活血祛瘀	萆薢渗湿汤合大黄䗪虫丸加减

［常考考点］单纯性下肢静脉曲张的辨证论治。

【例题实战模拟】

A1 型题

1. 单纯性下肢静脉曲张不会出现

A. 小腿皮肤变薄、色素沉着　　B. 患肢小腿下段、足踝部或足背部肿胀

C. 患肢沉重感，酸胀感，时有疼痛　　D. 出血

E. 巴宾斯基征阳性

2. 确诊为单纯性下肢静脉曲张，症状明显和无禁忌证者，最佳的治疗方法是

A. 曲张静脉高位结扎、主干剥脱和交通支结扎　　B. 外敷中草药治疗

C. 穿弹力袜　　D. 抗凝、祛聚、扩血管和溶栓治疗

E. 单纯高位结扎术

3. 单纯性下肢静脉曲张湿热瘀阻证的治疗主方是

A. 五味消毒饮　　B. 大黄䗪虫丸合萆薢渗湿汤　　C. 除湿胃苓汤

D. 当归饮子　　E. 四物消风饮

【参考答案】

1. E　2. A　3. B

第二十二单元　皮肤及性传播疾病

细目一　带状疱疹

【考点突破攻略】

要点一　临床表现

本病好发于春秋季节，发病前患部皮肤常有感觉过敏，皮肤灼热刺痛，伴全身不适、疲乏无力、食欲不振、轻度发热等前驱症状。2 ～ 5 天后局部出现皮损，但亦有无前躯症状即发疹者。皮损先为在一

定神经分布区域发生不规则红斑，继而出现簇集性丘疱疹，水疱内容物透明澄清，或呈黄色、浅黄色半透明，数日后疱液混浊或呈血性。疱壁较厚不易破溃，5～10天疱疹干瘪结痂而自愈。

皮疹多沿某一周围神经分布，排列呈带状，发于身体一侧，不超过正中线。好发部位为肋间神经、颈部神经、三叉神经及腰骶神经支配区。神经痛为本病的特征之一，一般在有神经痛的同时或稍后即出现皮损，但亦有在神经痛4～5天后才发生皮损者。神经疼痛程度不一，约有50%的50岁以上患者，可持续数月甚至更长时间。

临床可有多种类型，如局部仅出现潮红、淡红斑或丘疹，无典型水疱者，称不完全型或顿挫型带状疱疹；若皮损为大疱，直径超过1cm者称大疱型带状疱疹；若疱内容物为血性者，称出血性带状疱疹；老年或营养不良者水疱基底部组织坏死，结黑褐色痂皮，愈后遗留瘢痕，称坏疽性带状疱疹；若局部发疹后数日内全身发生类似于水痘样皮疹，常伴高热，可并发肺、脑等脏器损害者，称为泛发性带状疱疹；若病毒侵犯三叉神经眼支，疼痛剧烈，可累及眼角膜，形成角膜溃疡，愈后形成瘢痕而失明；严重者发生全眼球炎、脑炎，甚至死亡，称为眼带状疱疹；若病毒侵犯面神经及听神经，可出现外耳道或鼓膜疱疹，或出现患侧面瘫及轻重不等的耳鸣、耳聋等听觉症状。当膝状神经节受累，影响面神经的运动和感觉纤维，可产生面瘫及轻重不等的耳鸣、耳痛及外耳道疱疹，称之为Ramsay–Hunt综合征；若病毒侵犯脊神经后根神经节引起交感和副交感神经受累使其支配的内脏区域发疹，引起胃肠炎及泌尿系症状等，称之为内脏带状疱疹。

［常考考点］带状疱疹的临床表现。

要点二　诊断与鉴别诊断

（一）诊断

春秋季节常见，以皮疹为簇集性、呈带状排列、单侧分布及神经痛为特点。病程2～3周，愈后极少复发。

（二）鉴别诊断

1. 单纯疱疹　好发于皮肤黏膜交界处，不沿神经呈带状分布。自觉症状轻微，水疱较小易破。多见于发热性疾病患者，有复发倾向。

2. 接触性皮炎　有明显的接触史，皮损与神经分布无关，自觉烧灼、剧痒感，无神经痛。

［常考考点］带状疱疹的诊断：簇集性水疱呈带状排列＋神经痛。

要点三　西医治疗

1. 全身治疗

（1）抗病毒药物。

（2）止痛药物。

（3）维生素药物。

（4）免疫调节剂。

（5）皮质类固醇激素。

2. 局部治疗

（1）2%甲紫溶液，或阿昔洛韦软膏、3%～5%阿昔洛韦霜、3%阿糖胞苷霜等外涂。眼带状疱疹可用0.5%阿昔洛韦溶液、3%阿昔洛韦软膏、0.5%～1%疱疹净溶液点眼。

（2）有感染者可用0.5%雷佛奴尔溶液、0.1%新霉素溶液湿敷。

（3）神经痛明显者可用1%达可罗宁紫草地榆油膏、5%苯唑卡因代马妥油膏或泥膏外涂。

要点四　中医辨证治疗

证型	辨证要点	治法	方剂
肝经郁热证	皮疹潮红，疱壁紧张，灼热刺痛；伴口苦咽干，心烦易怒，大便干，小便黄；舌质红，苔黄腻，脉滑数	清泻肝火，解毒止痛	龙胆泻肝汤加减

续表

证型	辨证要点	治法	方剂
脾虚湿蕴证	皮损色淡，疱壁松弛，破后糜烂、渗出，疼痛轻；口不渴，食少腹胀，大便时溏；舌质淡，苔白或白腻，脉沉缓或滑	健脾利湿，清热解毒	除湿胃苓汤加减
气滞血瘀证	皮疹大部分消退，但疼痛不止或隐痛绵绵；坐卧不安，夜寐不宁；舌质紫暗，苔白，脉弦细或涩	理气活血，通络止痛	柴胡疏肝散合桃红四物汤加减

［常考考点］带状疱疹的辨证论治。

【例题实战模拟】

A1 型题

1. 带状疱疹肝经郁热证的治法是

A. 清热解毒，活血化瘀　B. 清泻肝火，解毒止痛　C. 清热活血，疏通经络
D. 理气活血，重镇止痛　E. 清热解毒，化痰通络

2. 带状疱疹气滞血瘀证的使用方剂是

A. 龙胆泻肝汤　B. 除湿胃苓汤　C. 膈下逐瘀汤
D. 血府逐瘀汤　E. 柴胡疏肝散合桃红四物汤

A2 型题

3. 患者，女，30 岁。左侧腰周出现绿豆大水疱，簇集成群，累累如串珠，排列成带状，疼痛较重，舌苔薄黄，脉弦数。其诊断是

A. 接触性皮炎　B. 药物性皮炎　C. 带状疱疹　D. 热疮　E. 湿疮

4. 患者，女，54 岁。诊断为带状疱疹，症见皮损色淡，疱壁松弛，破后糜烂、渗出，疼痛轻；口不渴，食少腹胀，大便时溏；舌质淡，苔白腻，脉沉缓。其证候类型是

A. 肝经郁热证　B. 脾虚湿蕴证　C. 气滞血瘀证　D. 湿热蕴脾证　E. 脾气亏虚证

【参考答案】

1. B　2. E　3. C　4. B

细目二　癣

【考点突破攻略】

要点一　临床表现

（一）头癣

1. 黄癣　初起毛发根部红色丘疹或脓疱，干后形成黄痂，逐渐增厚扩大，形成碟形黄癣痂，边缘翘起，中心微凹，上有毛发贯穿。剥去痂皮，其下为鲜红湿润的糜烂面或浅表溃疡，有特殊的鼠尿臭味。病发失去光泽，易于脱落，但不折断，若不及时治疗，毛囊受到破坏而形成萎缩性瘢痕，遗留永久性脱发，严重时只在头皮的边缘保留残余的头发。患者自觉瘙痒剧烈，有继发感染时可伴发热，局部淋巴结肿大。黄癣菌也可侵犯头皮外的光滑皮肤及甲部，偶见侵犯内脏器官。

2. 白癣　好发于头顶中间，也可在额顶部或枕部。开始时为大小不一灰白色鳞屑性斑片，圆形或椭圆形，时有瘙痒，其上头发失去光泽，白色斑片日久蔓延扩大，形成大片。患部头发一般距头皮 2 ～ 4mm 处折断，根部有一白色菌鞘围绕，为真菌孢子寄生于发外形成，断发极易拔除，患部皮肤无炎症反应。病程缠绵，迁延数年不愈，但至青春期，大多自愈，新发再生，不留瘢痕。若患处发生感染化脓时，则该处头发永不再生而留有瘢痕。

3. 黑点癣　发病初期为散在性、局限性点状红斑，以后发展为大小不等的圆形或不规则形灰白色鳞屑斑，边缘清楚。病发长出头皮后即折断，远望形如黑点，自觉瘙痒。本病进展缓慢，可经年累月不

愈，因毛囊被破坏而形成瘢痕。黑头癣除发生于头皮外，亦可侵犯光滑的皮肤及指（趾）甲。

［常考考点］黄癣与白癣的特征性表现。

（二）手足癣

1. 足癣

（1）水疱型：多发生在趾间、足跖及其侧缘。皮损为聚集或散在的深在性皮下水疱，壁厚发亮，感觉瘙痒。数天后干燥脱屑或融合成多房性水疱，撕去疱壁可露出蜂窝状基底及鲜红色糜烂面。

（2）浸渍糜烂型：发生于趾缝间，尤以4、5趾间多见。表现为趾间潮湿，皮肤浸渍发白，如将白皮剥去，基底呈鲜红色，可有少量淋巴液，瘙痒剧烈。此型易继发感染，并发急性淋巴管炎、淋巴结炎及丹毒。

（3）鳞屑角化型：以足跟、足跖及其侧缘多见。角质层增厚、粗糙、脱屑、干燥。冬季易发生皲裂，疼痛明显。本型多见于病程长、年龄大的患者。

2. 手癣　皮损初起为掌心或指缝水疱或掌部皮肤角化脱屑、水疱。水疱破后干涸，叠起白屑，中心向愈，四周继发水疱，并可延及手背、腕部。自觉瘙痒，反复发作手掌皮肤肥厚、皲裂疼痛。损害若侵及指甲，可使甲板增厚或萎缩翘起，色灰白而成甲癣（灰指甲）。

3. 体癣　好发于夏季，冬季常好转。皮疹好发于颜面及颈部，亦可发生于躯干、四肢等处。损害为圆形或钱币形红斑，数目不定，病灶中央常自愈，周边稍隆起，呈活动性，有炎性丘疹、小疱、痂皮、鳞屑等。可形成环形，有时亦可互相融合成多环形或损害中央发生新皮疹而形成同心环状。自觉瘙痒，可反复发作。

股癣多发生在男性成年人，主要发生在腹股沟内侧与阴囊相接触的大腿根部及臀部。皮疹与体癣相似，两侧对称发生，病人自觉剧痒。患处由于搔抓或摩擦，潮湿糜烂，呈湿疹样改变，慢性阶段皮损可以出现苔藓化。胖人多汗者病情较为严重。

［常考考点］手癣、足癣、体癣的特征。

要点二　诊断与鉴别诊断

（一）诊断

头癣

（1）黄癣：皮损为以毛发为中心的黄癣痂，伴鼠尿臭味，发展缓慢，毛发脱落，形成永久性脱发。直接镜检为发内菌丝孢子，滤过紫外线检查显示暗绿色荧光，培养为许兰毛癣菌。

（2）白癣：皮损为白色鳞屑斑，断发有白色菌鞘，愈后不留瘢痕，青春期可自愈。镜检发外密集小孢子，滤过紫外线检查显示亮绿色荧光，培养为大小孢子菌或铁锈色小孢子菌或羊毛状小孢子菌。

（3）黑点癣：皮损为小片白色鳞屑斑，低位断发，形如黑点，进展缓慢，有的至青春期可自愈，病久可形成瘢痕。镜检可见发内呈链状排列稍大的小孢子，培养为堇色毛菌和断发毛癣菌。

［常考考点］黄癣、白癣黑点癣的镜检结果。

（二）鉴别诊断

1. 头癣

（1）头皮脂溢性皮炎：好发于青年人；皮损为白色鳞屑堆叠，搔抓脱落，脱发而不断发；无传染性；真菌检查阴性。

（2）银屑病：头部皮损为大小不一略高起的银白色鳞屑性斑块，边界清楚，刮去鳞屑可见出血点，无断发及白色菌鞘；真菌镜检阴性。

（3）头部湿疹：头部皮损有丘疱疹、糜烂、渗出、结痂等多形损害，瘙痒，一般不脱发；真菌镜检阴性。

2. 手足癣

（1）手足部湿疹：常对称发生，皮疹为多形性，边界不清，瘙痒剧烈，反复发作；真菌检查阴性。

（2）汗疱疹：多发生于手足多汗患者，对称发生深在性小水疱，瘙痒及烧灼感；好发于春秋季，常每年定期反复发作；真菌检查阴性。

3. 体癣

（1）玫瑰糠疹：好发于躯干及四肢近心端；皮疹呈椭圆形，皮疹长轴与皮纹一致，常先出现母斑；查真菌阴性。

（2）银屑病：皮疹有时呈环形，基底为淡红色浸润性斑块，上覆以多层银白色鳞屑，刮去银屑后有薄膜现象和点状出血；好发于头部、躯干和四肢；一般冬重夏轻；真菌检查阴性。

［常考考点］头癣、体癣与银屑病的鉴别。

要点三　西医治疗

（一）头癣

1. 抗菌疗法　常用药物有灰黄霉素和酮康唑，以灰黄霉素为首选。服药期间应避免服用抑制胃液分泌的药物，定期检查肝功能。其他抗真菌药物如伊曲康唑、疗霉舒等亦可酌情采用。

2. 局部治疗　常用药物有 2.5% ～ 5% 碘酊、10% 硫黄软膏、复方苯甲酸软膏、硝酸咪康唑霜剂及洗剂等。上述药物可选一种，或数种交替外用，擦药时擦遍全头，一般用药 5 ～ 7 周，直到临床症状消失后 2 周为止，不得中途间断。黄癣患者若菌痂很厚时，应先以油剂除去菌痂，再外擦药物。

（二）手足癣

1. 全身治疗　适用于病情较重及反复发作患者，可选用酮康唑、伊曲康唑、特比萘芬或氟康唑等抗真菌药物口服。

2. 局部治疗

水疱型：选用 1% ～ 3% 益康唑、克霉唑、联苯苄唑霜及复方苯甲酸搽剂、复方雷琐辛搽剂等外用。

浸渍糜烂型：选用高锰酸钾溶液（1∶6000 ～ 1∶4000）热浸或醋酸铅液（1∶2000）湿敷。外搽作用比较温和的制剂如复方雷琐辛搽剂、2% 咪康唑霜等。

鳞屑角化型：先用角质剥脱剂，如 10% 水杨酸软膏、30% ～ 40% 尿素软膏，待角化减轻后，再用咪唑类抗真菌药物。

不论用哪种外用药，均需坚持连续治疗 1 ～ 2 个月。如伴发感染，可外用抗炎药物。

（三）体癣

1. 全身治疗　全身泛发性癣可选用伊曲康唑、特比萘芬、酮康唑、氟康唑等抗真菌药内服。

2. 局部治疗　酌情外搽复方苯甲酸搽剂或软膏（怀氏搽剂或软膏）、复方雷琐辛搽剂（卡氏搽剂）、3% 咪康唑霜、1% ～ 2% 克霉唑霜、酮康唑霜、联苯苄唑霜、特比萘芬软膏等。

［常考考点］头癣治疗首选灰黄霉素，其他癣使用抗真菌药。

要点四　中医辨证治疗

疾病	证型	辨证要点	治法	方剂
头癣	虫毒湿聚证	皮损泛发，蔓延浸淫，或大部分头皮毛发受累，患处皮肤红肿，痂厚；舌质红，苔黄腻，脉滑数	祛风除湿，杀虫止痒	苦参汤加减
手足癣	湿热蕴结证	皮疹以水疱、丘疱疹、糜烂为主，局部红赤肿痛；舌质红，苔黄腻，脉滑数	清热利湿，解毒消肿	萆薢化毒汤合五神汤加减
	血虚风燥证	皮疹以角质层肥厚、干燥、脱屑、皲裂为主，自觉疼痛；舌质淡红，苔薄白，脉细	养血祛风	当归饮子加减
体癣		皮疹泛发，瘙痒剧烈，股癣潮湿糜烂，呈湿疹样改变；舌质红，苔黄腻，脉滑数	清热利湿，祛风止痒	龙胆泻肝汤加减

［常考考点］癣的辨证论治。

【例题实战模拟】

A1 型题

1. 以下关于黄癣的叙述，不正确的是

A. 好发于头部　　　　B. 皮损初起毛发根部红色丘疹或脓疱，干后形成黄痂
C. 有特殊的鼠尿臭味　D. 病发易于折断，参差不齐
E. 可遗留永久性脱发

2. 下列癣病中，皮损为白色鳞屑斑的是
A. 黄癣　B. 白癣　C. 手癣　D. 足癣　E. 股癣

3. 头癣的抗菌治疗，应首选的药物是
A. 灰黄霉素　B. 酮康唑　C. 伊曲康唑　D. 疗霉舒　E. 特比萘芬

A2 型题

4. 患者，男，30 岁。两大腿内侧可见 3 枚钱币形红斑，边界清楚，中心消退，外围扩张，无明显疼痛，瘙痒感明显，多在夏季加重，入冬减轻。应首先考虑的是
A. 股癣　B. 黄癣　C. 白癣　D. 湿疹癣　E. 银屑病

5. 患者，患有足癣，皮疹以角质层肥厚、干燥、脱屑、皲裂为主，自觉疼痛；舌质淡红，苔薄白，脉细。其适宜的内服中药方剂是
A. 苦参汤　B. 萆薢化毒汤合五神汤　C. 龙胆泻肝汤　D. 除湿胃苓汤　E. 当归饮子

【参考答案】

1. D　2. B　3. A　4. A　5. E

细目三　湿疹

【考点突破攻略】

要点一　临床表现

1. 急性湿疹　急性发病，皮损为多密集的粟粒大小的丘疹、丘疱疹，基底潮红，由于搔抓，丘疹、丘疱疹或水疱顶端抓破后流滋、糜烂及结痂，皮损中心较重，外周有散在丘疹、红斑、丘疱疹。病变常为片状或弥漫性，无明显边界。皮损呈多形性，常有红斑、潮红、丘疹、丘疱疹、水疱、脓疱、流滋、结痂等数种皮损共存。可发生在身体的任何部位，亦可泛发全身，但常发于头面、耳后、手足、阴囊、外阴、肛门等，多呈对称分布。急性湿疹经过治疗，1 ～ 2 个月脱去痂皮而愈。因搔抓继发感染，可形成糜烂、渗液、化脓，并可并发毛囊炎、局部淋巴结炎等。

2. 亚急性湿疹　常由于急性湿疹未能及时治疗，或处理不当，致病程迁延所致。皮损较急性湿疹轻，以丘疹、结痂、鳞屑为主，仅有少量水疱及轻度糜烂。

3. 慢性湿疹　急性和亚急性湿疹长期不愈或反复发作而成。部分病人一开始即表现为慢性湿疹的症状。皮损表现为皮肤肥厚粗糙、浸润，色暗红或紫褐色，有不同程度的苔藓样变。皮损表面常附有鳞屑伴抓痕、血痂、色素沉着，部分皮损可出现新的丘疹或水疱，抓破后有少量流滋。皮损多局限于某一部位，如小腿、手足、肘窝、腘窝、外阴、肛门等处。发生于手足及关节部位者，常易出现皲裂，自觉疼痛，影响活动。患者自觉瘙痒，呈阵发性，夜间或精神紧张、饮酒、食辛辣发物时瘙痒加剧。病程较长，反复发作，时轻时重。

［常考考点］各型湿疹的典型表现。

要点二　诊断与鉴别诊断

（一）诊断

1. 急性湿疹　本病起病较快。皮损呈多形性，对称分布，以头、面、四肢远端、阴囊等处多见，可泛发全身。自觉灼热、剧烈瘙痒。可发展成亚急性或慢性湿疹。

2. 亚急性湿疹　常由急性湿疹病程迁延所致。皮损渗出较少，以丘疹、丘疱疹、结痂、鳞屑为主。有轻度糜烂，颜色较暗红。自觉瘙痒剧烈。

3. 慢性湿疹　常由急性湿疹或亚急性湿疹长期不愈转化而来。皮损多局限于某一部位，境界清楚，

有明显的肥厚浸润，表面粗糙，或呈苔藓样变，颜色褐红或褐色，常伴有丘疱疹、痂皮、抓痕。常反复发作，时轻时重，有阵发性瘙痒。

（二）鉴别诊断

1. 接触性皮炎 与急性湿疹相鉴别，本病有接触过敏物病史；常见于暴露部位或接触部位；皮损以红斑、水疱或大疱为主，边界清楚；去除病因后很快痊愈，不复发。

2. 药物性皮炎 与急性湿疹相鉴别，发病突然，皮损广泛而多样。一般发病前有明确的服药史。

3. 神经性皮炎 与慢性湿疹相鉴别，本病多发于颈、肘、尾骶部，常不对称。有典型的苔藓样变，无多形性皮损，无渗出。

[常考考点] 湿疹与接触性皮炎、药物性皮炎和神经性皮炎的鉴别诊断。

要点三 西医治疗

1. 全身治疗

（1）抗组胺类药物。

（2）镇静剂。

（3）非特异性脱敏疗法：急性或亚急性泛发性湿疹时，可静脉注射 10% 葡萄糖酸钙或 10% 硫代硫酸钠、维生素 C。

（4）普鲁卡因静脉注射。

（5）皮质类固醇激素。

（6）抗生素应用。

2. 局部治疗

（1）急性湿疹：急性红肿，有大量浆液或脓液，或多或少痂皮的糜烂面和溃破面，宜用湿敷，如醋酸铅、3% 硼酸溶液、高锰酸钾溶液等；急性红肿，有丘疹水疱，甚至脓疱疹，但无糜烂面或溢液，则采用干燥疗法，如炉甘石洗剂或粉剂外搽。

（2）亚急性湿疹：炎症不显著或稍有溢液，宜用糊剂，如 3% ～ 5% 糠馏油糊剂或含有 2% ～ 5% 的硫黄煤焦油糊剂、3% 黑豆馏油等。

（3）慢性湿疹：以止痒、抑制表皮细胞增生、促进真皮炎症浸润吸收为原则。常用药物有 5% ～ 10% 复方松馏油软膏、10% ～ 20% 黑豆馏油软膏、皮质类固醇激素乳剂等。

要点四 中医辨证治疗

证型	辨证要点	治法	方剂
湿热浸淫证	发病急，皮损潮红灼热，瘙痒无休，抓破渗液流脂水；伴身热，心烦，口渴，大便干，尿短赤；舌质红，苔黄或黄腻，脉滑或数	清热利湿	萆薢渗湿汤合三妙丸加减
脾虚湿蕴证	发病缓慢，皮损潮红，瘙痒，抓后糜烂渗出，可见鳞屑；伴有纳少，腹胀便溏；舌淡胖，苔白或腻，脉弦缓	健脾利湿	除湿胃苓汤加减
血虚风燥证	病程久，皮损色暗或色素沉着，剧痒，或皮损粗糙肥厚；伴口干不欲饮，纳差，腹胀；舌质淡，苔白，脉弦细	养血润肤，祛风止痒	当归饮子加减

[常考考点] 湿疹的辨证论治。

【例题实战模拟】

A1 型题

1. 不符合急性湿疹特点的是
   A. 皮疹形态单一，境界清楚　B. 对称分布　C. 剧烈瘙痒
   D. 常有渗液、糜烂　E. 严重时有大疱

2. 中医治疗湿疹脾虚湿蕴证的首选方剂是
   A. 黄连解毒汤　B. 萆薢化毒汤　C. 龙胆泻肝汤　D. 知柏地黄丸　E. 除湿胃苓汤

3. 湿疮湿热浸淫证的治疗主方是

A. 五味消毒饮　B. 三妙丸合萆薢渗湿汤　C. 除湿胃苓汤　D. 当归饮子　E. 四物消风饮

B1 型题

A. 养血地黄汤　B. 四物汤　C. 当归饮子　D. 桃红四物汤　E. 除湿胃苓汤

4. 手足癣血虚风燥证的使用方剂是

5. 湿疹血虚风燥证的使用方剂是

【参考答案】

1. A　2. E　3. B　4. C　5. C

细目四　荨麻疹

【考点突破攻略】

要点一　临床表现

本病可以发生于任何年龄和季节。发病突然，在皮肤上出现大小形态不一的鲜红或白色的风团，少数患者也可仅有水肿性红斑。可因搔抓刺激，风团互相融合成片，有时在风团表面出现水疱。消退迅速，不留痕迹，以后又不断成批发生，时隐时现，可泛发全身。自觉灼热，瘙痒剧烈。部分患者可有怕冷、发热等症状。如侵犯消化道黏膜，可伴有恶心呕吐、腹痛腹泻等症状；发生于咽喉者，可引起喉头水肿和呼吸困难，甚至可以发生晕厥。荨麻疹型血管炎患者的皮损可发生于任何部位，但以面、上肢和躯干部最多见，反复发作风团，有时为多形红斑样皮损，其上可见微细紫癜，皮损消退后遗留紫癜、鳞屑或色素沉着。

根据病程长短，可分为急性和慢性两种。急性者，骤发速愈，一般经 1 周左右可以痊愈；慢性者，病程在 1 ～ 2 个月以上，反复发作，迁延数月，甚至数年。

要点二　诊断与鉴别诊断

（一）诊断

突然发作，皮损为大小不等、形状不一的风团及水肿性斑块。皮疹时隐时现，发无定处，剧烈瘙痒，消退后不留痕迹。部分病人可有腹痛、腹泻、发热、关节痛等症状。严重者可有呼吸困难，甚至窒息。结合各项检查有助于病因诊断。

（二）鉴别诊断

1. 接触性皮炎　有明确接触史；皮损多局限于接触部位；有红斑、肿胀、丘疹、水疱、糜烂、渗出等，但以单一皮损为主；如不接触致敏物，一般不再复发。

2. 多形性红斑　损害多在手足背、颜面、耳等处；为红斑、水疱，呈环形；时轻时重，不易消退。

[常考考点] 荨麻疹的诊断与鉴别。

要点三　西医治疗

1. 全身治疗

（1）抗组胺类药物。

（2）肾上腺皮质激素。

（3）拟交感神经药。

（4）维生素类。

（5）其他，如组胺球蛋白及肽酶治疗慢性荨麻疹。

2. 局部治疗　外搽止痒洗剂，如荷酚液、1% 麝香草酚、2% 碳酸等。

要点四 中医辨证治疗

证型	辨证要点	治法	方剂
风寒束表证	皮疹色白，遇风寒加重，得暖则减；恶寒怕冷，口不渴；舌质淡红，苔薄白，脉浮紧	疏风散寒，调和营卫	麻黄桂枝各半汤加减
风热犯表证	风团鲜红，灼热剧痒，遇热加重，得冷则减；伴有发热，恶寒，肿痛；舌质红，苔薄白或薄黄，脉浮数	疏风清热止痒	消风散加减
胃肠湿热证	皮疹色红片大，瘙痒剧烈；伴腹痛，恶心呕吐，神疲纳呆，大便秘结或泄泻；舌质红，苔黄腻，脉弦滑数	疏风解表，通腑泄热	防风通圣散加减
血虚风燥证	反复发作，迁延日久，午后或夜间加重；心烦易怒，口干，手足心热；舌质淡红少津，苔薄白，脉沉细	养血祛风，润燥止痒	当归饮子加减

［常考考点］荨麻疹的辨证论治。

【例题实战模拟】

A1 型题

1. 下列有关荨麻疹的特点，不正确的是

A. 突然发作，消退迅速，不留痕迹

B. 皮损为大小不等、形状不一的风团及水肿性斑块

C. 皮疹时隐时现，发无定处

D. 以单一皮损为主

E. 剧烈瘙痒，消退后不留痕迹

2. 下列不属于荨麻疹病因病机的是

A. 风寒束表　B. 风热犯表　C. 胃肠湿热　D. 脾虚湿盛　E. 血虚风燥

A2 型题

3. 患者，男，14 岁。汗出当风，全身突发皮疹，疹色白，遇风寒加重，得暖则减；伴恶寒怕冷，口不渴；舌质淡红，苔薄白，脉浮紧。其证候类型是

A. 风寒束表证　B. 风热犯表证　C. 胃肠湿热证　D. 脾虚湿盛证　E. 血虚风燥证

B1 型题

A. 麻黄桂枝各半汤　B. 消风散　C. 防风通圣散　D. 当归饮子　E. 除湿胃苓汤

4. 荨麻疹风热犯表证的治疗方剂是

5. 荨麻疹胃肠湿热证的治疗方剂是

【参考答案】

1. D　2. D　3. A　4. B　5. C

细目五　淋病

【考点突破攻略】

要点一　临床表现

有不洁性交或间接接触传染史。潜伏期一般为 2 ～ 10 天，平均 3 ～ 5 天。

（一）男性淋病

1. 急性淋病　尿道口红肿发痒及轻度刺痛，继而有稀薄黏液流出，引起排尿不适，24 小时后症状加剧。排尿开始时，尿道外口刺痛或灼热痛，排尿后疼痛减轻。尿道口溢脓，开始为浆液性分泌物，以后逐渐出现黄色黏稠的脓性分泌物。

2. 慢性淋病 表现为尿痛轻微，排尿时仅感尿道灼热或轻度刺痛，常可见终末血尿。尿道外口不见排脓，挤压阴茎根部或用手指压迫会阴部，尿道外口仅见少量稀薄浆液性分泌物。

（二）女性淋病

1. 急性淋病 主要类型有：

（1）淋菌性宫颈炎。

（2）淋菌性尿道炎。

（3）淋菌性前庭大腺炎。

2. 慢性淋病 常见下列情况：

（1）幼女淋菌性外阴阴道炎。

（2）女性淋病若炎症波及盆腔等处，则易并发盆腔炎、输卵管炎、子宫内膜炎等。

（3）播散性淋病。

（4）其他部位的淋病。

［常考考点］淋病的典型症状。

要点二 诊断与鉴别诊断

（一）诊断

1. 临床表现 本病须根据病史、临床表现和实验室检查结果综合分析、慎重诊断。

（1）感染史：有与淋病患者性交或不洁性交，以及共同生活史；慢性期患者曾有淋病病史。

（2）典型症状体征：主要表现为尿道炎、阴道炎等，出现急性、慢性尿道炎症及局部红、肿、热、痛，有分泌物或呈脓性。部分病例可无临床症状。

2. 实验室及特殊检查 以尿道、阴道等处分泌物及局部刮片、挤压液和抽取液涂片或培养，淋球菌呈阳性，血清学检查可作诊断参考。

（二）鉴别诊断

1. 非淋菌性尿道炎 主要由沙眼衣原体和解脲支原体感染所引起。其潜伏期较长；尿道炎症较轻，尿道分泌物少；分泌物查不到淋球菌，有条件的可作衣原体、支原体检测。

2. 念珠菌性尿道炎 病史较长，多有反复感染史。尿道口、龟头、包皮潮红，可有白色垢物，瘙痒明显；实验室检查可见念珠菌丝。

要点三 西医治疗

1. 青霉素类。
2. 壮观霉素（淋必治）。
3. 喹诺酮类。

要点四 中医辨证治疗

证型	辨证要点	治法	方剂
湿热毒蕴证（急性淋病）	尿道口红肿，尿液混浊如脂，尿道口溢脓，尿急，尿频、尿痛，淋沥不止，严重者尿道黏膜水肿，附近淋巴结肿痛，女性宫颈充血、触痛，并有脓性分泌物，可有前庭大腺红肿热痛等，可伴有发热等全身症状；舌红，苔黄腻，脉滑数	清热利湿，解毒化浊	龙胆泻肝汤酌加土茯苓、红藤、萆薢；热毒入络者，合清营汤加减
阴虚毒恋证（慢性淋病）	小便不畅、短涩，淋沥不尽，女性带下多，或尿道口见少许黏液，酒后或疲劳易复发，腰酸腿软，五心烦热，食少纳差；舌红，苔少，脉细数	滋阴降火，利湿祛浊	知柏地黄丸酌加土茯苓、萆薢等

［常考考点］淋病的辨证论治。

【知识纵横比较】

前列腺炎与淋病的证治比较

前列腺炎		淋病	
证型	方剂	证型	方剂
湿热下注证	八正散或龙胆泻肝汤	湿热毒蕴证（急性淋病）	龙胆泻肝汤
气滞血瘀证	前列腺汤	—	—
阴虚火旺证	知柏地黄汤	阴虚毒恋证（慢性淋病）	知柏地黄丸
肾阳虚衰证	济生肾气丸	—	—

【例题实战模拟】

A1 型题

1. 下列各项，不属于淋病特点的是

A. 尿频尿急　B. 尿道刺痛　C. 尿道溢脓　D. 排尿困难　E. 腹股沟淋巴结肿大

A2 型题

2. 患者，男，36 岁。7 天前有不洁性交史，现尿道口红肿，有脓性分泌物溢出，伴尿频、尿急、尿痛。考虑诊断为

A. 淋病　B. 前列腺炎　C. 梅毒　D. 生殖器疱疹　E. 尖锐湿疣

3. 患者，男，28 岁。3 天来尿道口红肿，尿急、尿频、尿痛，淋沥不止，尿液混浊如脂，尿道口溢脓，舌红苔黄腻，脉滑数。西医诊断为急性淋病，治疗应首选

A. 知柏地黄丸　B. 龙胆泻肝汤　C. 清营汤　D. 萆薢渗湿汤　E. 四妙勇安汤

B1 型题

A. 导赤散　B. 前列腺汤　C. 知柏地黄汤　D. 济生肾气丸　E. 龙胆泻肝汤

4. 前列腺炎湿热下注证的治疗方剂是

5. 淋病湿热毒蕴证的治疗方剂是

【参考答案】

1. D　2. A　3. B　4. E　5. E

细目六　梅毒

【考点突破攻略】

要点一　临床表现

1. 一期梅毒　主要表现为疳疮（硬下疳），发生于不洁性交后 2 ～ 4 周，常发生在外生殖器部位，少数发生在唇、咽、宫颈等处，男性多发生在阴茎的包皮、冠状沟、系带或龟头上。

2. 二期梅毒　主要表现为杨梅疮，一般发生在感染后 7 ～ 10 周或硬下疳出现后 6 ～ 8 周。早期症状有流感样综合征，表现为头痛、恶寒、低热、食欲差、乏力、肌肉及骨关节疼痛、全身淋巴结肿大，继而出现皮肤黏膜损害、骨损害、眼梅毒、神经梅毒等。

3. 三期梅毒　亦称晚期梅毒。此期特点为病程长，易复发，除皮肤黏膜损害外，常侵犯多个脏器。

4. 潜伏梅毒（隐性梅毒）　梅毒未经治疗或用药剂量不足，无临床症状，血清反应阳性，排除其他可引起血清反应阳性的疾病存在，脑脊液正常，称为潜伏梅毒。

5. 胎传梅毒（先天梅毒）　是母体内的梅毒螺旋体由血液通过胎盘传到胎儿血液中，导致胎儿感染的梅毒。

［常考考点］三期梅毒的特征性表现。

要点二 诊断与鉴别诊断

（一）诊断

1. 临床表现

（1）病史：①多有冶游史或不洁性交史，或有与梅毒病人密切接触史，或有与梅毒病人共用物品史。②曾有性病史，或有硬下疳，二期或三期梅毒表现的病史。

（2）症状体征：皮肤、黏膜、阴部、肛门、口腔等处有梅毒性表现，感染期较长者有内脏受损症状体征。

2. 实验室及特殊检查 梅毒螺旋体检查和梅毒血清试验阳性。

（二）鉴别诊断

1. 硬下疳与软下疳 病原菌为杜克雷嗜血杆菌，潜伏期短，发病急，炎症明显，基底柔软，溃疡较深，表面有脓性分泌物，疼痛剧烈，常多发。

2. 梅毒玫瑰疹与风热疮（玫瑰糠疹） 皮损为椭圆形，红色或紫红色斑，其长轴与皮纹平行，附有糠状鳞屑，常可见较大母斑，自觉瘙痒，淋巴结无肿大。梅毒血清反应阴性。

3. 梅毒扁平湿疣与尖锐湿疣 疣状赘生物呈菜花状或乳头状隆起，基底较细，呈淡红色。梅毒血清反应阴性。

［常考考点］梅毒的诊断：症状＋梅毒螺旋体检查和梅毒血清试验阳性。

要点三 西医治疗

抗生素治疗，首选青霉素类药物。

［常考考点］梅毒的治疗首选青霉素类药物。

要点四 中医辨证治疗

证型	辨证要点	治法	方剂
肝经湿热证	多见于一期梅毒。外生殖器疳疮质硬而润，或伴有横痃，杨梅疮多在下肢、腹部、阴部；兼见口苦口干，小便黄赤，大便秘结；舌质红，苔黄腻，脉弦滑	清热利湿，解毒驱梅	龙胆泻肝汤加减
血热蕴毒证	多见于二期梅毒。周身起杨梅疮，色如玫瑰，不痛不痒，或见丘疹、脓疱、鳞屑；兼见口干咽燥，口舌生疮，大便秘结；舌质红绛，苔薄黄或少苔，脉细滑或细数	凉血解毒，泄热散瘀	清营汤合桃红四物汤加减
毒结筋骨证	见于杨梅结毒。患病日久，在四肢、头面、鼻咽部出现树胶肿，伴关节、骨骼作痛，行走不便，肌肉消瘦，疼痛夜甚；舌质暗，苔薄白或灰或黄，脉沉细涩	活血解毒，通络止痛	五虎汤加减
肝肾亏损证	见于三期梅毒脊髓痨者。患病可达数十年之久，逐渐两足瘫痪或痿弱不行，肌肤麻木或虫行作痒，筋骨窜痛；腰膝酸软，小便困难；舌质淡，苔薄白，脉沉细弱	滋补肝肾，填髓息风	地黄饮子加减
心肾亏虚证	见于心血管梅毒患者。症见心慌气短，神疲乏力，下肢浮肿，唇甲青紫，腰膝酸软，动则气喘；舌质淡有齿痕，苔薄白而润，脉沉弱或结代	养心补肾，祛瘀通阳	苓桂术甘汤加减

［常考考点］梅毒的辨证论治。

【例题实战模拟】

A1 型题

1. 一期梅毒的主要表现是

A. 疳疮（硬下疳） B. 横痃 C. 杨梅疮 D. 杨梅结毒 E. 生殖器疱疹

2. 早期梅毒检查的主要方法为

A. 梅毒血清试验 B. 脑脊液检查 C. 暗视野显微镜螺旋体检查

D. 血常规检查 E. X 射检查

B1 型题

A. 硬下疳　B. 横痃　C. 杨梅疮　D. 杨梅结毒　E. 软下疳

3. 梅毒二期的表现为

4. 梅毒三期的表现为

【参考答案】

1. A　2. C　3. C　4. D

细目七　尖锐湿疣

【考点突破攻略】

要点一　临床表现

有与尖锐湿疣患者不洁性交或生活接触史。潜伏期 1 ～ 12 个月，平均 3 个月。

基本损害为淡红色或暗红褐色、柔软的表皮赘生物。赘生物大小不一，单个或群集分布，表面分叶或呈棘刺状，湿润，基底较窄或有蒂，但在阴茎体部可现基底较宽的“无蒂疣”。由于皮损排列分布不同，外观上常表现为点状、线状、重叠状、乳头瘤状、鸡冠状、菜花状、蕈状等不同形态。

要点二　诊断与鉴别诊断

（一）诊断

（1）性接触史：患者多有不洁性接触史或夫妇同病。

（2）好发部位：男性好发于阴茎龟头、冠状沟、系带；同性恋发生于肛门、直肠；女性好发于外阴、阴蒂、宫颈、阴道和肛门。

（3）皮损特点：初起为淡红色丘疹，逐渐增大，融合成乳头状、菜花状或鸡冠状增生突起，表面湿润，根部有蒂，易出血。

（4）醋酸白试验：用 3% ～ 5% 的醋酸液涂擦或湿敷 3 ～ 10 分钟，阳性者局部变白，病灶稍隆起，在放大镜下观察更明显。

［常考考点］尖锐湿疣的诊断。

（二）鉴别诊断

1. 假性湿疣　多发生于 20 ～ 30 岁的女性外阴，特别是小阴唇内侧和阴道前庭；皮损为直径 1 ～ 2mm 大小的白色或淡红色小丘疹，表面光滑如鱼子状，群集分布，无自觉症状。

2. 扁平湿疣　为梅毒常见的皮肤损害，皮损为扁平而湿润的丘疹，表面光滑，成片或成簇分布，皮损内可找到梅毒螺旋体。梅毒血清反应强阳性。

3. 阴茎珍珠状丘疹　多见于青壮年。皮损为冠状沟部珍珠样半透明小丘疹，呈半球状、圆锥状或不规则状，色白或淡黄、淡红，沿冠状沟排列成一行或数行，或包绕一周，无自觉症状。

要点三　西医治疗

1. 口服或注射可选用阿昔洛韦、利巴韦林、聚肌胞、干扰素等抗病毒药物和免疫增强剂。

2. 外涂可根据病情选用足叶草脂素（疣脱欣）、1% ～ 5% 5- 氟尿嘧啶、30% ～ 50% 三氯醋酸或 3% ～ 5% 酞丁胺等涂敷于疣体表面。注意保护正常皮肤黏膜。

3. 使用激光、冷冻、电灼疗法时注意不要过度治疗，避免损害正常皮肤黏膜和瘢痕形成，预防感染。

4. 疣体较大者可手术切除。

要点四　中医辨证治疗

证型	辨证要点	治法	方剂
湿毒下注证	外生殖器或肛门等处出现疣状赘生物，色灰或褐或淡红，质软，表面秽浊潮湿，触之易出血，恶臭；伴小便黄或不畅；苔黄腻，脉滑或弦数	利湿化浊，清热解毒	萆薢化毒汤加黄柏、土茯苓、大青叶
湿热毒蕴证	外生殖器或肛门等处出现疣状赘生物，色淡红，易出血，表面有大量秽浊分泌物，色淡黄，恶臭，瘙痒，疼痛；伴小便色黄量少，口渴欲饮，大便干燥；舌红，苔黄腻，脉滑数	清热解毒，化浊利湿	黄连解毒汤加苦参、萆薢、土茯苓、大青叶、马齿苋等

［常考考点］尖锐湿疣的辨证论治。

【例题实战模拟】

A1 型题

1. 有关尖锐湿疣的描述不正确的是
   A. 潜伏期 3 年
   B. 多有不洁性接触史
   C. 男性好发于阴茎龟头、冠状沟、系带
   D. 醋酸白试验阳性者局部变白，病灶稍隆起
   E. 初起为淡红色丘疹，逐渐增大，融合成乳头状、菜花状或鸡冠状增生突起

2. 尖锐湿疣的潜伏期为
   A. 2 ～ 5 天　B. 1 周左右　C. 1 ～ 12 个月　D. 3 周左右　E. 3 个月

3. 不用于尖锐湿疣涂敷的药是
   A. 10% ～ 25% 的足叶草酯　B. 1% ～ 5% 的 5- 氟尿嘧啶　C. 30% ～ 50% 的三氯醋酸
   D. 地塞米松软膏　E. 3% ～ 5% 的酞丁胺

A2 型题

4. 张某，女，23 岁。患尖锐湿疣，外生殖器及肛门出现疣状赘生物，色灰，质柔软，表面秽浊潮湿，触之易出血，恶臭，小便色黄，不畅，舌苔黄腻，脉弦数。治拟利湿化浊、清热解毒，应首选
   A. 黄连解毒汤　B. 萆薢化毒汤　C. 龙胆泻肝汤　D. 知柏地黄丸　E. 土茯苓合剂

【参考答案】

1. A　2. C　3. D　4. B

执业医师资格考试相关图书推荐